U0346158

中医多学科研究

主 编 雷顺群 司银楚 黄金刚

编写人员（以姓氏笔画为序）

王 彤　王力平　王民生　王米渠

王庆宽　方肇勤　司银楚　曲黎敏

孙会文　李铁君　杨万章　张颖清

郝葆华　栗载福　黄 戈　黄金刚

曹素元　彭荣琛　雷顺群　潘远根

魏善初　瞿岳云

全国百佳图书出版单位

中国中医药出版社

·北 京·

图书在版编目（CIP）数据

中医多学科研究 / 雷顺群，司银楚，黄金刚主编 . —北京：中国中医药出版社，2023.8

ISBN 978-7-5132-8046-4

Ⅰ . ①中… Ⅱ . ①雷… ②司… ③黄… Ⅲ . ①中医学

Ⅳ . ① R2

中国国家版本馆 CIP 数据核字（2023）第 036338 号

中国中医药出版社出版

北京经济技术开发区科创十三街 31 号院二区 8 号楼

邮政编码　100176

传真　010-64405721

鑫艺佳利（天津）印刷有限公司印刷

各地新华书店经销

开本 889×1194　1/16　印张 35.5　字数 850 千字

2023 年 8 月第 1 版　2023 年 8 月第 1 次印刷

书号　ISBN 978 - 7 - 5132 - 8046 - 4

定价　150.00 元

网址　www.cptcm.com

服 务 热 线　**010-64405510**

购 书 热 线　**010-89535836**

维 权 打 假　**010-64405753**

微信服务号　**zgzyycbs**

微商城网址　**https：//kdt.im/LIdUGr**

官 方 微 博　**http：//e.weibo.com/cptcm**

天猫旗舰店网址　**https：//zgzyycbs.tmall.com**

如有印装质量问题请与本社出版部联系（010-64405510）

版权专有　侵权必究

前　言

中医学是几千年来我国劳动人民与疾病作斗争的经验总结，是中华民族的伟大创举，是中国古代科学的瑰宝，是最能体现中国文化的代表性元素和载体，也是打开中华文明宝库的钥匙，为中华民族的繁衍生息作出了巨大贡献，对世界文明进步产生了积极影响。

中医学具有悠久的历史渊源。考古发掘研究证明，早在 170 万年前我们的祖先就在中国这块广阔的土地上生活、劳动和繁衍后代。在漫长的岁月中，他们在认识自然、改造自然的实践中，创造了光辉的远古文化，创造了灿烂的人类文明。从远古到春秋时代，中医学的理论和临床实践都是个别的、具体的、零散的，处于经验不断积累的阶段。从战国到汉代，中医学家们为了适应农耕社会的需要，在古代哲学思想的指导下，在大量临床实践的基础上，以整体观念为主导，以辨证论治为特点，对中医学进行了总结和提升，形成了以《黄帝内经》《难经》《神农本草经》《伤寒杂病论》四大经典为标志的学术体系，开启了中医发展之先河。从此以后，历经秦、汉、魏、晋、南北朝、隋、唐、宋、元、明、清各个朝代，中医学都有着不同程度的发展。

中医学具有鲜明的特色优势。在"治未病"中的主导作用，在重大疾病治疗中的协同作用，在疾病康复中的核心作用，是中医学的主要特色和优势。"治未病"是指合理选用中医学养精神、调饮食、练形体、慎房事、适寒温等方法，通过长期的修炼，达到保养身体、减少疾病、增进健康、延年益寿目的的技术和方法，适用于所有健康人群和亚健康人群。在疾病的治疗中，如中西医结合治疗急腹症、骨折，以及在针刺麻醉等方面，中医发挥了重要的协同作用。对某些重大疾病的治疗，如高血压、糖尿病、高脂血症、冠心病等，中医的治疗效果也非常突出。康复是指中医采用精神调节、合理饮食、体育锻炼、服用药物、针灸推拿、导引娱乐等各种措施，对先天或后天各种因素造成的代谢障碍和功能衰退进行恢复，达到提高或改善患者生命质量的目的，适用于年老体弱、慢性疾病、残疾人、疾病后或手术后的患者。

中医学具有完整的理论体系。早在 40 年前，我们就对《黄帝内经》（以下简称《内经》）逐篇、逐段、逐句、逐字地进行研究，通过深入提炼、分类、比较、分析、归纳、综合，最终将《内经》的理论体系总结为十二个部分，即阴阳学说、五行学说、脏腑学说、经络学说、精气神学说、病因学说、病机学说、病证学说、诊法学说、论治学说、摄生学说、运气学说。自《内经》以后，随着社会的进步，人们对疾病的认识越来越深化，集中地反映在辨证和治疗两个方面。如辨证方面创立了八纲辨证、病因辨证、脏腑辨证、经络辨证、精气血津液辨证、六经辨证、卫气营血辨证、三焦辨证等，从不同的侧面对疾病的辨证规律进行了探讨，至今仍然是中医临床各科辨证的主要方法。再如治疗方面，《内经》的治疗方法主要以针灸为主，后世的治疗方法则更加丰富多彩，包括药物疗法、手术疗法、正骨疗法、针灸疗法、推拿疗法、导引疗法、情志疗法、饮食疗法及其他民间疗法数百种之多。如果将《内经》理论体系和后世"辨证学""治疗学"有机地融会贯通在一起，就形成了中医阴阳五行学、中医藏象学、中医病因病机学、中医诊法学、中医辨证学、中医论治学、中医运气学等二级学科，构成了中医基础理论的基本框架，也是人们通常所说的"完整的中医理论体系"。

中医学具有重要的国际影响。目前，中医学已经传播到世界 183 个国家和地区，对外全方位、多角度、宽领域、高层次的合作格局正在形成。如《内经》《本草纲目》被联合国教科文组织列入世界记忆名录，中国针灸列入人类非物质文化遗产代表作名录，里约奥运会运动员身上风靡的"火罐烙印"，云南白药、川贝枇杷露在海外走红等。神奇的中医被口口相传，中医以独特的优势为世界提供各种中医药产品，助力各国共同应对慢性疾病和新兴传染病的挑战，推动人类大健康共同体的发展。

由上可知，中医学确实是一个伟大的宝库，其中蕴含的科学奥秘是极其深刻的，等待我们去发掘的内容是极其丰富的。在这个伟大的宝库中，我们揭示的内容仅仅是其中的一小部分。随着科学技术的不断进步，我们会从中获得更有意义和更有价值的宝贵矿藏。

乘新时代的春风，中医振兴发展进入到一个前所未有的阶段。深入发掘中医宝库中的精华，彰显中医学的独特优势，切实把中医学这一祖先留给我们的宝贵财富发掘好、整理好、继承好、利用好，一定能谱写出建设健康中国的新篇章。

传承是中医学发展的根基，创新是中医学发展的动力。中医学在传承中创新，在创新中传承。如何实现中医学传承和创新，中国中医科学院终生研究员、诺贝尔奖获得者屠呦呦为我们树立了榜样。屠呦呦受到中医典籍的启发提取青蒿素，充分彰显了中医学自身的科学价值。同时给中医科研带来了新的启示：古老的中医学与现代科学技术相结合，就能产生更多的原创性成果。现代科学技术就是我们所说的现代"多学科"的理论、技术和方法，应用多学科的理论、技术和方法研究中医，国内称之为"中医多学科研究"。因此，从多学科的角度研究中医已成为中医学传承创新发展的重要手段，中医多学科研究是研究中医学的必由之路。

中医多学科研究的战略意义：①加深人们对中医理论的认识。应用多学科的理论、方法和手段研究中医，使人们对中医理论的认识更加客观、更加全面、更加深化，促进中医学术的繁荣。如有的学者应用系统论研究中医藏象学说，绘制出人体系统结构模式图，揭示人体内存在四种主要联系，这些联系又集中体现在物质代谢、形态结构、生理功能、病理变化四个方面，由此指出中医藏象学说是研究人体物质代谢、形态结构、生理功能、病理变化极其相互联系的学说，包括脏腑、经络、精气神三个组成部分。这样，我们对中医藏象学说的认识就更加精准和清晰，开创了研究中医藏象学说的新途径。②架起中医学与多学科研究的桥梁。当代自然科学的一个最显著特点，就是应用一门或几门科学的研究方法去研究另一门科学，使得不同学科的科学方法和对象有机地结合起来，产生许多新兴学科和边缘学科，从而推动科学的不断发展。我国中医界学者应用多学科的方法探讨和研究中医，架起了两者之间的桥梁，经过长期的的努力，撰写了一批中医与多学科相结合的专著，如《中医统计学》《中医微生态学》《中医系统论》《中医思维学》《中医心理学》等。③创立中医新的辨证论治体系。随着科学技术的不断发展和抗生素的广泛应用，旧有的传染病得到了有效的控制。现在疾病谱发生了明显的变化，慢性病已成为难解的方程式。所以，如何建立一套适应现代慢性疾病的辨证论治体系已成为当务之急。随着多学科研究的渗透，人们在系统论思想指导下，在中医藏象学说的基础上，创建了"五脏系统辨证"的新体系。这个新体系在普通高等教育"十五"国家级规划教材《中医内科学》（中国中医药出版社，2003年）中得到了充分的表达。④促进现代生命科学的发展。应用多学科研究中医学的过程中，受到中医学的启发，反过来推动了现代科学的进步与发展。如"全息生物学"是我国科学家在世界生物学界独自创立的生物学理论，得到了国内外学者的广泛认可。目前，我国已建立了一支全息生物学的研究队伍，国外也有许多国家开始了全息生物学的应用和研究，如英国第一只克隆羊就是在"全息生物学"理论指导下取得的成果。然而全息生物学理论的创立则是起源于中医针灸学，反过来全息生物学对中医学的许多诊疗方法做出了科学的解释，揭开了蒙在这些诊疗方法上的神秘面纱，为中医学的穴位、经络、针灸、脉诊、舌诊、面诊等研究提供了现代生物学理论基础。⑤为大健康理论奠定坚实基础。中医多学科研究著作从自然科学（数理统计学、模糊数学、现代量子物理学、生物化学、微量元素、古天文学、古气象学、医学地理学、信息论、系统论、耗散结构论、电子计算机、激光技术）、生物科学（物候学、全息生物学、时间生物学、分子生物学、微生态学）、人体科学（人体形态结构学）、社会科学（古代哲学、心理学）和思维科学五个方面，近20多个学科深入探索和研究人类的健康和中医，形成了自然环境健康学、生物健康学、人体健康学、社会健康学、思维健康学五个大健康知识架构和理论体系。在五大健康学理论指导下，又形成了自然环境健康产业、生物健康产业、人体健康产业、社会健康产业、思维健康产业等五大健康产业链。大健康以人类的生命、健康、长寿为宗旨，以"自然－生物－人体－社会－思维大健康模式"为核心，以大健康产业为根基。大健康已经成为国家战略的重要组成部分，国家经济建设和发展的助推器，提高全民身体素质的原动力，创建新兴学科的杠杆和桥梁。

中医多学科研究的思路和展望：①中医多学科研究的思路。当前世界正兴起一场新技术革命，各种新技术推动着自然科学的发展，也推动着医学科学的发展。21世纪世界医学向微观与宏观两个方向发展，积极采用数、理、化、天、地、生等学科的理论及各种新技术，向快速、精确、高效、直观、自动化等方向发展。这种趋势为中医研究提供了有益的借鉴，开拓了研究的新方向，启迪了研究的新思路，从而使中医的发展建立在当代自然科学、社会科学、思维科学的基础上，中医多学科研究的前途是无量的。②中医多学科研究的目标。中医多学科研究的最终目标是实现中医现代化，明确提出中医现代化的口号是20世纪80年代初期，这一口号的提出，其本意是指应用现代多学科的方法和手段研究中医的各种理论和临床实践问题，意图揭示中医的科学内涵。我们认为，所谓中医现代化即在哲学思想指导下，多学科地研究中医传统的独特的理论及其丰富的临床经验，探索其规律，揭示其本质，使中医理论得到严密的科学论证，形成更加先进的科学体系，并有力地指导临床实践。用一句话来说，中医多学科研究为加快中医现代化拓展了广阔的空间。或者说，传承中医的"岐黄之术"，让这笔祖先留给我们的宝贵财富在新时代不断地"增值"，中医多学科研究是关键。③中医多学科研究的任务。中医多学科研究的任务，就是以现有中医学术思想、理论体系、诊疗方法为原点，强调：A. 不断地寻找和发现自然界普遍存在的规律，建立中医与现代科学相结合的新理论、新学科，推动中医的全面发展；B. 确立中医发展的新模式，掌握中医未来发展的战略制高点；C. 建立中医基础理论的新体系和标准化，以利于后人学习及中医国际化；D. 创建中医诊断和治疗新技术，开发适合中医特色的医疗设备；E. 研发治疗重大疑难疾病的新药物；F. 提高中医临床疗效，保障人民健康，保护社会劳动力。④中医多学科研究的艰巨性。中医多学科研究的难度很大，我们要充分地估计到中医多学科研究的艰巨性。中医的许多问题，如对精气的物质基础、阴阳的辨证法、五行的联系观、藏象的实质、经络的机理、证候的本质、复方的原理，以及高血压、高脂血症、糖尿病、动脉粥样硬化斑块、冠心病、脑血管病、肿瘤、骨质疏松、老年性痴呆、肝病、艾滋病等疾病的研究，都未取得实质性的进展和突破。中医多学科研究需要若干代人的共同努力，才能达到预期的目的。另外，要提倡学术争鸣，参加《中医多学科研究》写作的专家众多，他们从不同的学科展开对中医的研究，可能存在不同的观点和意见，不要轻易采取否定的态度，实践是检验真理的唯一标准，通过学术讨论使问题逐步得到解决。

中医多学科研究的举措：①由于中医多学科研究是一项长期的任务，为了使事业后继有人，必须培养后备人才，这是中医多学科研究能否成功的关键所在。培养造就一批多学科渗透和交叉的中医创新型人才，组建一批高层次创新团队，提倡高等中医院校与其他高等院校联合培养高层次复合型中医人才。中医多学科研究是一项庞大的系统工程，仅仅依靠中医自身的力量是不够的，必须吸收一大批其他科研工作者，组成中医多学科研究大军，才能将中医的传承创新发展不断地引向深入。②围绕国家战略需求及中医重大科学问题，建立中医多学科融合的科研平台。在中医药重点领域建设国家重点实验室，建立一批国家临床医学研究中心、国家工程研究中心和技术创新中心。目前，重要的是深化基础理论、诊治规律、作用机理研究和诠释，开展防治重大、难治、罕见疾病和新突发传染病等临床研究，加快中药新药创制研究，研发一批先进的中医器械和中药制药设备。完善中医产学研一体化创新模式。③推动中医的对外开放，将中医纳入构建人类命运共同体和一带一路国际合作的重要内容，实施中医国际合作专项。推动中医国际标准制定，积极参与国际传统医学相关规则制定，推动中医文化海外传播和学术交流。

党的十八大以来，党和国家把中医摆在了更加突出的位置，强调传承创新发展中医是新时代中国特色社会主义事业的重要内容，是中华民族伟大复兴的大事。发挥中医优势，推动我国生命科学实现创新突破，弘扬中华优秀传统文化，增强民族自信和文化自信，促进文明互鉴和民心相通，推动构建人类大健康共同体等，均具有重要的现实意义和深远的历史意义。

北京中医药大学　雷顺群

目　录

第一章　中医多学科研究是研究中医学的必由之路 ·· 1

第一节　从中医学模式到中医多学科研究 ·· 1

第二节　中医多学科研究的战略意义 ·· 5

第三节　中医多学科研究的范围和内容 ·· 9

第四节　中医多学科研究的方法与步骤 ·· 15

第五节　中医多学科研究的前景和展望 ·· 16

第二章　在中医研究中如何科学地应用数理统计学 ·· 20

第一节　绪论 ·· 20

第二节　常用统计指标的计算及其应用 ·· 22

第三节　均数的显著性检验 ·· 31

第四节　率的显著性检验 ··· 40

第五节　Ridit 分析法 ·· 46

第六节　方差分析 ··· 49

第七节　相关与回归 ··· 52

第三章　模糊数学在中医学的应用 ·· 54

第一节　模糊数学的特点 ··· 54

第二节　模糊数学在中医学的应用举例 ·· 60

第三节　模糊数学在中医研究中应用之我见 ··· 71

第四章　中医蕴含了现代量子物理学的重要内容 ·· 73

第一节　量子物理学概述 ··· 73

第二节　量子物理学与中医整体观 ··· 76

第三节　中医阴阳五行学说与量子物理学 ·· 77

第四节　用量子物理观点诠释经络系统 ·· 79

第五节　量子物理学与中医学的"气" ·· 82

第五章　生物化学与证及分析化学与中药的深入讨论 ·· 86

第一节　生物化学与分析化学概述 ··· 86

　　　第二节　生物化学与中医的"证" ································· 89
　　　第三节　分析化学与中药 ······································· 92

第六章　从微量元素的角度探讨中医的相关问题 ··················· 98
　　　第一节　微量元素与中医肾功能 ······························· 98
　　　第二节　微量元素与针灸 ······································ 102
　　　第三节　微量元素与中医舌诊 ································· 102
　　　第四节　微量元素与临床病证 ································· 103
　　　第五节　微量元素与中药 ····································· 105

第七章　中医与中国古天文学的密切关系 ························· 112
　　　第一节　中医的宇宙观 ······································· 112
　　　第二节　《内经》的历法及其天文背景 ····················· 126
　　　第三节　"气"学说的天文内涵 ····························· 131
　　　第四节　阴阳学说的天文探讨 ······························· 133
　　　第五节　五行学说的天文意义 ······························· 136
　　　第六节　《内经》论"天" ··································· 139

第八章　中国古气象学在中医的应用 ····························· 145
　　　第一节　季节气候变化对脏腑气血的生理影响 ··············· 146
　　　第二节　气象变化与人体发病的关系 ······················· 147
　　　第三节　气象要素对辨证诊断的指导意义 ··················· 153
　　　第四节　不同气象条件下的治疗原则 ······················· 155
　　　第五节　气象变化与针刺宜忌 ······························· 158
　　　第六节　从古气象学角度探讨防病养生 ····················· 159

第九章　中医医学地理学研究 ··································· 162
　　　第一节　中医医学地理学研究对象和意义 ··················· 162
　　　第二节　中医医学地理学的重要思想 ······················· 163
　　　第三节　不同地理条件下形成的诸种地方医药 ··············· 168
　　　第四节　地理与病证举隅 ····································· 191
　　　第五节　地理环境与养生保健 ······························· 195
　　　第六节　地理环境与中药资源 ······························· 197

第十章　中医物候学思想研究 ··································· 204
　　　第一节　物候学及中医物候学概述 ························· 204
　　　第二节　有关中医物候学思想的渊源 ······················· 205
　　　第三节　季节性模式的建立与历法节气 ····················· 207
　　　第四节　物候学定律在《内经》中的反映 ··················· 212
　　　第五节　中医基础理论中的物候学思想 ····················· 215

第六节　中医临床中的物候学思想 …………………………………………… 222

第七节　中药学中的物候学思想 ……………………………………………… 224

第八节　针灸学中的物候学思想 ……………………………………………… 231

第九节　《内经》中物候观点的特殊性 ……………………………………… 234

第十节　历代各种史料里的中医药物候知识 ………………………………… 236

第十一节　研究中医药物候学思想的意义 …………………………………… 240

第十一章　中医与全息生物学 …………………………………………………… 243

第一节　生物全息学为中医提供了现代生物学的理论基础 ………………… 243

第二节　生物全息诊疗法丰富和发展了针灸学 ……………………………… 244

第三节　全息胚学说与穴位全息律、穴区全息律的实质 …………………… 257

第四节　全息胚学说与经络穴位的实质 ……………………………………… 266

第五节　包括脉诊、面诊、舌诊在内的生物全息诊法和疗法、推拿按摩、针刺麻醉的

生物泛控论原则 ……………………………………………………… 268

第六节　癌的全息胚学说与中医抗癌的巨大潜力 …………………………… 274

第十二章　中医时间生物学研究及具体应用 …………………………………… 295

第一节　中医昼夜节律的研究 ………………………………………………… 296

第二节　中医月周节律的研究 ………………………………………………… 304

第三节　中医四时节律的研究 ………………………………………………… 307

第四节　中医运气节律的研究 ………………………………………………… 314

第五节　时间针灸学——子午流注针法 ……………………………………… 317

第六节　辨时论治用药 ………………………………………………………… 322

第十三章　应用分子生物学理论研究中医药 …………………………………… 329

第一节　肾精学说的现代分子生物学基础 …………………………………… 329

第二节　阴阳学说与分子生物学 ……………………………………………… 336

第三节　正邪学说与现代分子生物学的关系 ………………………………… 341

第四节　肝主疏泄的现代分子生物学基础 …………………………………… 343

第五节　中药与分子生物学 …………………………………………………… 347

第十四章　中医学与微生态学在方法论原理上的统一性 ……………………… 353

第一节　微生态与中医整体观 ………………………………………………… 353

第二节　微生态与阴阳平衡 …………………………………………………… 354

第三节　微生态学与中医体质 ………………………………………………… 355

第四节　微生态与扶正祛邪 …………………………………………………… 356

第五节　微生态与脾胃病证 …………………………………………………… 356

第六节　微生态协助中医诊断 ………………………………………………… 357

第七节　微生态学有利于中医对疾病的治疗 ………………………………… 358

第十五章　从信息论角度探讨经络、针灸与针麻 ································· 360

第一节　信道与经络 ··· 360

第二节　腧穴是人体内信息传输的端点 ································· 362

第三节　针灸是一种典型的信息疗法 ··································· 367

第四节　针麻的信息论原理 ··· 371

第十六章　在系统论思想指导下创立中医五脏系统辨证 ··············· 375

第一节　系统论概述 ··· 375

第二节　中医藏象学说蕴含了丰富的系统论思想 ····················· 377

第三节　建立中医五脏系统辨证的思路 ································· 385

第四节　中医五脏系统辨证的基本框架 ································· 393

第十七章　中医与耗散结构论 ··· 398

第一节　什么是耗散结构 ··· 398

第二节　人体的高度有序性 ··· 399

第三节　人体是一个开放系统 ··· 402

第四节　人体处于适度远离平衡态 ····································· 410

第五节　人体内存在着非线性动力学机制 ······························ 423

第六节　生命过程的不可逆性和自稳态 ································· 427

第七节　从耗散结构论分析中医调治法与养生 ························· 432

第十八章　中国古代哲学思想对中医的影响 ··························· 439

第一节　阴阳学说、五行学说和精气学说是中国古代重要的哲学思想 ··· 439

第二节　中国古代哲学思想对《内经》理论体系形成的指导意义 ········· 441

第三节　中医哲学思想的特定内容 ····································· 445

第四节　历代医家对阴阳学说的实践与发展 ····························· 450

第十九章　中医与思维科学的理性思考 ······························· 456

第一节　中医思维的桥梁 ··· 456

第二节　中医理论思维途径 ··· 462

第三节　中医诊断思维 ··· 467

第四节　中医治疗思维 ··· 473

第二十章　中医心理学的创立与发展 ··································· 480

第一节　中医心理学导言 ··· 480

第二节　中医心理学的性质和特点 ····································· 482

第三节　中医心理学学术研究 ··· 485

第四节　《内经》与中医心理学 ······································· 488

第五节　阴阳身心发展学说及衰阳（老年期） ························· 490

第六节　阴阳人格体质学说及太阳——火形人 ························· 492

第七节　阴阳睡眠学说及研究系列 ⋯⋯⋯⋯⋯⋯⋯⋯⋯⋯⋯⋯ 494

第八节　七情学说及心理病机 ⋯⋯⋯⋯⋯⋯⋯⋯⋯⋯⋯⋯ 496

第九节　中医心理治疗 ⋯⋯⋯⋯⋯⋯⋯⋯⋯⋯⋯⋯ 497

第十节　患恨导引治疗 ⋯⋯⋯⋯⋯⋯⋯⋯⋯⋯⋯⋯ 499

第十一节　中医心理卫生及长寿 ⋯⋯⋯⋯⋯⋯⋯⋯⋯⋯⋯⋯ 500

第二十一章　中医关于人体形态结构的研究 ⋯⋯⋯⋯⋯⋯⋯⋯⋯⋯⋯⋯ 503

第一节　中医关于解剖学知识的认识 ⋯⋯⋯⋯⋯⋯⋯⋯⋯⋯⋯⋯ 503

第二节　针灸穴位的形态学研究 ⋯⋯⋯⋯⋯⋯⋯⋯⋯⋯⋯⋯ 510

第三节　神经干细胞与中医药 ⋯⋯⋯⋯⋯⋯⋯⋯⋯⋯⋯⋯ 514

第二十二章　电子计算机在中医的应用 ⋯⋯⋯⋯⋯⋯⋯⋯⋯⋯⋯⋯ 526

第一节　中医电子计算机的设计原理 ⋯⋯⋯⋯⋯⋯⋯⋯⋯⋯⋯⋯ 526

第二节　用电子计算机模拟专家经验 ⋯⋯⋯⋯⋯⋯⋯⋯⋯⋯⋯⋯ 530

第三节　用电子计算机整理中医经典著作 ⋯⋯⋯⋯⋯⋯⋯⋯⋯⋯⋯⋯ 536

第二十三章　激光技术及其在针灸的应用 ⋯⋯⋯⋯⋯⋯⋯⋯⋯⋯⋯⋯ 540

第一节　激光概述 ⋯⋯⋯⋯⋯⋯⋯⋯⋯⋯⋯⋯ 540

第二节　激光与经络现象 ⋯⋯⋯⋯⋯⋯⋯⋯⋯⋯⋯⋯ 543

第三节　激光针灸的作用 ⋯⋯⋯⋯⋯⋯⋯⋯⋯⋯⋯⋯ 545

第四节　激光针灸的特殊效应 ⋯⋯⋯⋯⋯⋯⋯⋯⋯⋯⋯⋯ 547

第五节　激光针灸的临床应用 ⋯⋯⋯⋯⋯⋯⋯⋯⋯⋯⋯⋯ 550

第一章

中医多学科研究是研究中医学的必由之路

中医多学科研究是在中医关于"人体模式"的基础上提出来的一种新的研究方法和途径，在推动中医学发展、实现中医现代化、促进中医国际化等方面具有极其重要的战略意义。中医多科学研究涉及自然科学、生命科学、社会科学、思维科学等领域的数十个学科，其宗旨在于积极利用先进的科学技术和现代化手段对中医学进行全面、系统的综合研究，使中医理论不断创新，诊疗技术迅速发展，更好地为人类健康服务。

第一节　从中医学模式到中医多学科研究

什么是中医模式？这个问题可以追溯到《内经》。《内经》包含了丰富的学术思想和完整的理论体系，其所论述的内容非常广泛。

数学方面：《内经》中的数学不是以数学符号表现的，而是采用数学模型的方法。《内经》中的数学模型有三种，即阴阳数学模型、五行数学模型和九宫八风数学模型。阴阳数学模型主要是用"阴道偶，阳道奇"之理来说明事物的对称性，根据这个模型可以推导出健康与疾病的定义，即一阴一阳之谓道，偏阴偏阳之谓疾。五行数学模型实质上是表述系统的稳态规则的群论模型，这个模型可以解释人体脏腑间的生理病理机制，还可以解释自然界的胜负。九宫八风数学模型则根据过宫时风向的逆顺以预测疾病，又是天人相应整体观和人体全息现象的一种数学模型。

天文学方面：《内经》对宇宙的结构和天体的运动做了较深入的探讨。关于宇宙的结构，《素问·天元纪大论》说："太虚寥廓，肇基化元，万物资始，五运终天，布气真灵，惚统坤元，九星悬朗，七曜周旋，曰阴曰阳，曰柔曰刚，幽显既位，寒暑弛张，生生化化，品物咸章。"指出无边的宇宙，充满了大气，天地万物均由此气而生发。五运之气上升至天，周而复始地运行，敷布着真灵之气，统摄大地万物。天上明亮的九星悬耀，日月五星来回运动，阴阳刚柔之气贯注于天地之间，昼夜四时逆变,使万物生化不息,彰明显著。关于天体的运动,《内经》认为太阳由阳气组成,月亮由阴气组成,两者均有一定的运行轨道和运转速度,太阳的运行有周日视运动和周年视运动,月亮的运行则有朔望月周期和恒星月周期。而且《内经》在记述天象时,常与人体的生理现象和病理现象联系起来,如周天有二十八宿,每宿度数有长短之别,则人身有 28 脉,上应二十八宿,也有长有短;每年有 12 个月,每天有 12 个时辰,则人有 12 脏腑等。

历法学方面:《内经》中提到的历法有三种。第一种是直接采取历家之说,如《素问·六节藏象论》谓:"大小月三百六十五日而成岁,积气余而盈润矣。"《素问·阴阳别论》载:"四经应四时,十二从应十二月。"即是说一年有 365 天,分为春夏秋冬四季,共有 12 月,大月 30 天,小月 29 天,由于 12 个月的日数不等于一回归年的日数,因而隔些年加置闰月。第二种是六十干支历,如《素问·六节藏象论》说:"天以六六为节,地以九九制会,天有十日,日六竟而周甲,甲六复而终岁,三百六十日法也。"该历法以六十日为计算单位,比较方便,循环六次差不多等于一回归年。第三种是五运六气历,比较注重气候的变化、人体生理现象与时间周期之间的关系,这是一种与气候、人体有密切关系的历法,故又称医用历或气候历。《内经》为了养生和治疗的需要,必须随时注意时令气候的变化,这就不可避免地涉及历法问题。

气象学方面:《内经》对大气运动、气候变化、天气预报、医疗气象等问题都有精彩的论述。认为大气运动的原因是由于空间因素和地面因素、上升运动与下降运动相互作用的结果,如《素问·六微旨大论》说:"升已而降,降者谓天;降已而升,升者谓地。天气下降,气流于地,地气上升,气腾于天。故高下相召,升降相因,而变作矣。"《内经》还指出气候异常的原因与"气"的运行有关,风、寒、暑、湿、燥、火六气与一年的六步相配合,六气主时,时令到了,相应的"气"也随之出现。若时令未到而相应的"气"提前出现,谓之太过;时令已到而相应的"气"尚未出现,谓之不及,太过与不及都是气候异常的表现。此外,《内经》注意到某些天气过程、气候特征之间的相互关联,并由这种关联制作天气预报,其对天气、气候变化的预报,不是笼统地议论一年气候状况的正常与否,而是按时节分别讨论,所以具有一定的价值。《内经》还从人与自然界息息相关这一观点出发,对医疗气象问题,如气候与疾病的关系、区域地理特征与疾病的关系、气候状况与治疗方法的关系等,均做了比较系统的阐述。

地理学方面:由于医学与地理学的结合,则形成了医学地理学这一边缘学科。医学地理学是研究人群健康、疾病和地理环境之间关系的科学。现代医学地理学着重于观察、调查和统计,而《内经》的医学地理学思想侧重于研究不同地理地域环境与人体体质、疾病的发生、治疗方法等的关系,他的特点是指导临床。如《素问·异法方宜论》说:"故东方之域,天地之所始生也,鱼盐之地,海滨傍水,其民食鱼而嗜咸,皆安其处,美其食,鱼者使人热中,盐者胜血,故其民皆黑色疏理,其病皆为痈疡,其治宜砭石。"

物候学方面:物候学有两条重要的规律:一是物候现象都是一年一度的循环;二是这种循环是以气候为转移的,并不完全随节气这种固定的时日而改变。这两条规律在《内经》都有所反映,如《素问·六节藏象论》说:"终期之日,周而复始,时立气布,如环无端,候亦同法。"《素问·至真要大论》云:"胜复之动,时有常乎?气有必乎?岐伯曰:时有常位,而气无必也。"说明节气是一定的，而物候却可以波动。在《内经》运气学说中，记载了大量的物候学内容，如《素问·气交变大论》谓："岁土太过，雨湿流行……泉涌河衍，涸泽生鱼，风雨大至，土崩溃，鳞见于陆。病腹满溏泻肠鸣。""岁土不及，风乃大行，化气不令，草木茂荣，飘扬而甚，秀而不实，上应岁星。民病飧泄霍乱。"整个运气学说表明，风、寒、暑、湿、燥、火每一种邪气，都有自己的物候、气候特征及伴随的疾病。

时间生物学方面：《素问·生气通天论》说："故阳气者，一日而主外，平旦人气生，日中而阳气隆，日西而阳气已虚，气门乃闭。"《灵枢·顺气一日分为四时》载："朝则人气始生，病气衰，故旦慧；日中人气长，长则胜邪，故安；夕则人气始衰，邪气始生，故加；夜半人气入脏，邪气独居于身，故甚也。"此外，《素问·脉要精微论》谓"四变之动，脉与之上下""春日浮""夏日在肤""秋日下肤""冬日在骨"，即"脉合四时"。春弦、夏洪、秋毛、冬石，反映了一年四季人体脉象的周期性变化。《内经》根据不同季节对人体的影响，提出"春夏养阳，秋冬养阴"的观点，并强调"和于阴阳，调于四时"可以使人健康。如果违背了这个规律，就会发病。

哲学方面：《内经》关于气的唯物主义、阴阳的辩证法和五行的联系观等的阐述极为精辟。指出"气"是构成宇宙的物质基础，是宇宙的本源，气总是处在不断地运动变化之中，一切有形物体，皆由气通过气化作用而生成，"物之生，从于化"，自然和人体的一切联系都归于气，气是所有联系的媒介。阴阳不代表某种特定的事物，而是从具体事物与现象中抽象出来的，表示事物形态特征的范畴，阴阳的对立统一是自然界运动变化的原因和总规律，阴阳在《内经》中表现为阴阳对立、互根、消长、转化等多个方面。《内经》认为一切事物的内部都包含木、火、土、金、水等五个方面，这五个方面的生克制化构成了事物的整体，事物内部五个方面的相生相克关系，形成了事物正常情况下的循环运动。五行学说用于中医，借以说明人体生理病理及其与外在环境的相互关系，从而指导临床的诊疗和预防。

社会学方面：《内经》关于社会因素与疾病的关系也有不少论述，如《素问·脉要精微论》说："衣被不敛，言语善恶，不避亲疏者，此神明之乱也。"神明之乱可由于社会政治动乱，或人际关系紧张，或恋爱、婚姻、家庭悲剧，或老年长期独居等所致。另外，人在自己的生活习惯中，过食肥甘厚味，酗酒无度，可引起痈疡之变，所以，《素问·生气通天论》说："膏粱之变，足生大丁。"此外，劳动过度可以耗损人的正气，出现精神疲惫、四肢困倦、动则气喘的病变，故《素问·举痛论》说："劳则气耗。"性生活不节，房事过度，易耗伤肾精，引起腰膝酸软、眩晕耳鸣等，因此，《素问·五脏生成》说："因而强力，肾气乃伤，高骨乃坏。"

逻辑学方面：《内经》中应用了很多的逻辑方法，诸如概念、判断、推理、论证、反驳、假说、试探、分析、综合、归纳、演绎、同异观、取类比象、灵感思维等。从整个内容看，既有形式逻辑的内容，又有辩证逻辑的内容，还有特殊逻辑的内容，形成"三合一"的特点。如《素问·阴阳离合论》说："阴阳者，数之可十，推之可百，数之可千，推之可万，万之大，不可胜数，然其要一也。"这是先从"一"演绎到"万"，又从"万"归纳到"一"，反映了归纳和演绎的思维方法。又如《素问·八正神明论》说："请言神，神乎神，耳不闻，目明心开而志先，慧然独悟，口弗能言，俱视独见，适若昏，昭然独明，若风吹云，故曰神。"这种"独悟""独明"的真知灼见，是医术炉火纯青时出现的思想升华,是思维质的飞跃,体现了灵感思维的特点。

心理学方面:《内经》的心理学思想包括对人体心身活动的认识、心身与自然、形神相应、心理活动的个体差异、梦与释梦、生理与心理、病理与心理、临床治疗中的心理问题、摄生理论中的心理卫生思想等。《素问·宣明五气》说:"五脏所藏,心藏神、肺藏魄、肝藏魂、脾藏意、肾藏志,是谓五脏所藏。"说明神、魂、魄、意、志五种精神意识活动,在五脏各有所主。并在论述五神脏的基础上,指出人的情志是由五脏所生,如《素问·阴阳应象大论》说:"人有五脏化五气,以生喜怒悲忧恐。"肝在志为怒,心在志为喜,脾在志为思,肺在志为忧,肾在志为恐。可见,五脏与五神、五志的关系是:五脏藏精化气以生神,神接受外界刺激而生情,神活动于内,情表现于外,这就是情志活动产生的全过程。除此之外,《内经》还涉及系统论、控制论、信息论、耗散结构论、协同论、突变论、解剖学、生理学、病理学、诊断学、治疗学、预防学、军事学、音律、体育等内容。所以说,《内经》具有极其丰富而深刻的科学内涵,包含着许多有待探索的重大科学原理和人类生命科学的奥秘。

《内经》时代的医家们认识到自然因素、社会因素和心理因素等与疾病的发生有着极其密切的关系,从人体、自然、社会、心理等领域做了综合的考察和全面的研究。因此,《内经》确立了一个这样的雏形模式,即"人体-自然-社会-心理医学模式",《内经》的全部内容就是围绕这个模式进行阐述的。中医所研究的对象是人,人是一个高度统一的有机体,在这个整体中,每一部分的活动都与其他部分息息相关,密切结合,从而构成了复杂的生命活动。此外,人是自然界发展到一定阶段的产物,自然界中存在人类赖以生存的必要条件,人是一个开放的巨系统,和外界时刻保持着物质、能量和信息的交换。自然界的运动变化,都可能对人体产生直接或间接的影响。还有,人与人之间的结合组成了人类社会,社会环境、生活习性,均可影响人体,导致多种疾病的发生。再则,人具有语言、文字和思维能力,每时每刻都有各种心理活动产生,人体自身的心理状态随时都在影响着人体。所以,人体不仅要受到自身生命活动规律的支配,而且还要受到自然界运动变化规律、社会发展规律和思维规律的支配。"人体-自然-社会-心理医学模式"说明了人体的各个组成部分是一个统一的整体,人与自然界是一个统一的整体,人与社会是一个统一的整体,人的心理和形体是一个统一的整体。这四个整体的综合才真正构成中医整体观的全部内容。"人体-自然-社会-心理医学模式"告诉我们,要真正认识人的本质,必须将人体作为生命人体、自然人体、社会人体、心理人体进行多层次多角度的系统研究,也就是说要从反映人体、自然、社会、心理等相应的人体科学、自然科学、社会科学、心理科学进行研究。而人体科学、自然科学、社会科学、心理科学都是较庞大的科学体系,每一科学体系领域中又包含了很多的分支学科。所以,要想认识人的本质,必须运用多种学科对人体进行综合研究,这种研究我们称之为"多学科研究",用多学科方法研究中医我们则称之为"中医多学科研究"。由此可以看出,中医多学科研究是在中医模式的基础上提出来的,有自己的立论根据,绝不是我们唯心的杜撰。

中医研究的目的是认识人的生命运动以及关于疾病的诊断、治疗、预防和康复。生命运动所涉及的物理、化学过程都是高度非线性的,人们对生命运动的许多基本问题,如各组成部分的协调,信息的传递,各层次的自我调节方式,生命过程中物质、能量、信息的内在联系等,依然是未知数。

中医临床治疗的特点在于辨证论治，关键又是辨证。由于证的复杂性，证的模型很难在动物身上复制出来，因而研究证的较好的方法，是直接对人体进行动态的、无创伤的同步观察。这样，中医学在探索生命运动的真谛，揭开生命之谜，提高关于疾病的诊疗水平和防治康复能力的过程中，就会产生一系列许许多多的新课题。研究这些多因素、多变量、多参数的复杂课题，仅靠中医学自身的方法已显得力不从心，只有运用多学科研究的方法才可能得以解决。现代自然科学的一个最显著的特点，就是应用一门或几门科学的研究方法去研究另一门科学的对象，使得不同学科的科学方法和对象有机地结合起来。科学方法的这种应用就是我们通常所说的科学方法的移植和渗透。所谓"移植"，即指平行学科之间一门学科的个别科学方法向另一门学科的转移。所谓"渗透"，即指横断学的科学方法，向所有科学结构层次的横向伸展，他不仅给自然科学带来了新的突破，同时加强了自然科学的整体化趋势。自然科学高度分化的一致性，形成了各门科学日益紧密联系、相互渗透的统一的科学体系，构成纵横交错的立体网络系统。各门学科在这个科学总体系中的地位和作用，规定着该门学科与其他学科的相互关系的形式及其发展方向。自然科学体系分为基础自然科学和应用科学两大类，基础自然科学包括数学、物理学、化学、天文学、地学、生物学；应用科学包括工程技术、农业技术和医学科学等。基础自然科学是整个自然科学体系的基本构架，这个构架是应用科学的基础，他的发展决定了应用科学的进步程度。医学作为研究人体生命现象，寻找向疾病作斗争的有效手段的应用科学，他的进步同整个科学的发展密切相关，并取决于基础自然科学研究成果应用的程度。中医作为医学科学的一个组成部分，也属于应用科学的范畴。他在自然科学体系中的地位，决定于他与基础自然科学、边缘科学、横断科学之间潜在的联系，他的发展取决于基础自然科学的发展程度。所以从自然科学体系的角度来看，中医多学科研究势在必行。

《内经》在科学技术高度发达的今天，仍然受到国内外医学界和科学界的注目。他有两点最可贵之处：一是建立了一套独特的完整的中医理论体系，二是他大大地吸取了古代关于人体科学、自然科学、社会科学和思维科学的理论与成果。由于这些科学的移植和渗透，对《内经》理论的形成起到了举足轻重的作用。可见，中医多学科研究是我国古代医学家的发明和创举，是中医学的优势，也是中医学的重要特色之一。我们今天提出中医多学科研究，无非是为了继承中医学的优良传统，保持中医学的特色，并使之发扬光大。

第二节　中医多学科研究的战略意义

一、推动中医的发展

众所周知，无数的事实暴露了近代医学的很多缺陷。例如，不能适应疾病谱改变后的新需要，许多合成新药伴有严重的副作用，细胞病理学、因果分析方法、单一病因论等认识论和方法学也具有局限性和极端化倾向，出现了临床检查至上论、器官移植风、强调病而忽视人等偏向。针对这些不足，中医学却显示了自己独特的优势，即在整体动态平衡基本思想指导下实施辨证论治，因而很少受疾病谱改变的影响，对某些现代难治疾病也可以获得较好的疗效。中药资源丰富，有传统的炮制工艺，有科学的组方理论，更有针灸、推拿、导引、食疗、整骨等非药物疗法，基本上无副作用。在防治疾病和养生保健方面，密切结合病人实际，重视个体差异及其与环境的相互联系，尤其重视调整或提高机体本身抗病能力等。在保护人类健康、向疾病作斗争的过程中，我们必须全面地继承中医的优势。但是，科学技术发展史表明，任何一门科学都没有顶点，都要发展，都要前进。这种发展有如逆水行舟，不进则退。事实告诉我们，自然界的事物是不断运动、变化和发展的，人对自然界事物的认识，也是不断由现象到本质，由一级本质到二级本质逐步深入，逐步前进的。作为人类对自然界物质运动形式认识的自然科学，也是不断发展的。所以，任何科学都必须发展，中医也不例外。可是，如何推动中医的发展？由于客观世界本身是一个有机的统一体，其中所包含的各种物质客体及其与之相联系的运动形式，都处于紧密的相互联系和相互作用之中，因此包括中医学在内的任何科学的研究对象，都不可能孤立存在，他们必然与其他学科的研究对象相联系。对于任何学科而言，引进其他学科的科学方法，对揭示其研究对象的本质，不但是可能，而且是必要的。特别对中医学来说，他的研究对象具有突出的"异质综合体"的特点，故引进其他学科的方法就具有更为重要的意义。所以，中医学要发展，必须借用现代科学技术武装自己、建设自己，使中医学不断充实、完善和提高，即是说要大力开展中医多学科研究。多学科研究中医，我们认为是非常需要的，这将对中医学的发展，更好地造福于人类，起到积极作用。中医多学科研究是推动中医发展的重要动力。

二、实现中医现代化

中医发展的目标就是要实现中医现代化。什么是中医现代化？所谓中医现代化，即在正确哲学思想指导下，多学科地研究中医传统的独特的理论及其丰富的临床经验，探索其规律，揭示其本质，使中医理论得到严密的科学论证，形成更加先进的科学体系，并有效地指导临床实践。中医多学科研究是实现中医现代化的重要手段。

第一，运用多种学科的理论、方法、技术和手段论证中医理论的科学性，提高中医学术水平，使人们对中医的认识逐步深化。譬如"气"是中医的重要理论之一，既玄妙又深奥。但是人们应用现代科学仪器对气功师发放的"外气"进行探测研究，测到了磁场、静电富集、红外辐射、次声振动、微粒流等，找到了气的物质基础。同时，观察到气功能使人体生理机能效率提高、生化系统调节机能平衡更加稳定和精确、代谢速率下降、生长激素分泌量减少等。另外，模拟气功师发放的红外信息，试制了红外信息治疗仪，应用于临床，取得了与气功师发放的红外信息类似的疗效。可见，通过多学科研究，人们对中医"气"的认识就更加深刻了。又如有的学者通过对阴虚、阳虚的实验性研究，发现阴虚病人 cAMP 占优势，阳虚病人 cGMP 占优势，指出血浆中 cAMP 和 cGMP 含量及比值的改变，是判断阴虚、阳虚的重要指标。可知，阴虚、阳虚的病理变化是可以在分子水平上反映出来的，也说明中医阴阳理论在分子水平上得到了证实。再如国外有关气象、水文、物候和流行病的许多统计资料表明，运气学说中的 60 年甲子周期和十二地支的规律，确有科学的依据。按日本东京都樱花开放的 1100 多年的记录，其季节早晚周期为 62 年，英国马绍基家族曾记录诺尔福克地区 190 年的物候周期，平均为 12.2 年。这些数字与运气学说中的六十年甲子和十二地支十分接近。还有中医的子午流注学说，向来研究的人不多，精通者更少，有的人甚至持否定态度。然而目前兴起的生物钟理论和时间治疗学，都恰好与子午流注的机理相吻合。通过生物钟和人体生命节律的研究，发现人体生命节律的周期与月亮绕地球转动的周期有关，生命活动日节律与 24 小时昼夜周期有关。可见，中医学关于人体虚实与月廓空盈相应、人体经脉气血与十二时辰相应的理论都有其客观依据。美国卡泼勒博士在《物理学之道》一书中，指出中国哲学思想中的"道"暗含着"场"的概念，"气"的概念与量子场的概念也惊人地相似，基本粒子动力模型与《易经》所表达的观点相近，强子八重态对称性与八卦图类似。因耗散结构理论而获得诺贝尔化学奖的普利高津，也认为他的耗散结构理论和中国整体性的传统思想相符合。

第二，中医现代化的逐步实现，必将推动生命科学的发展。例如根据现代医学现有的知识难以说明中医"气"的道理，而气功治疗时序疾病的效果却是客观存在的。如果能把气的问题阐述清楚，对人体的内在本质就会有深入的了解。又如有人受中医耳针、面针、手针、足针以及舌诊、脉诊的启发，认为人体某一局部的生理病理变化，往往蕴含着全身五脏六腑、气血阴阳的整体信息。并在此基础上，发现了第二掌骨侧微针系统，根据第二掌骨侧压痛点的有无和位置，以判定机体有无疾病，或哪个部位有病。同时指出人体任何一个肢节都是这样的微针系统，都有着与第二掌骨侧相同的穴位分布规律，都是整体的一个缩影。不仅人具有缩微现象，动植物也有这种缩微现象。通过对人以及动植物的观察，然后引进物理学中"激光全息摄影"的概念，提出了"生物全息律"的重要理论。中医的许多缩微现象，自《内经》以来经历了几千年的漫长过程，人们天天碰到用到，但却不知道这是生物界规律在人体身上的反映。只有到了物理学高度发达的今天，有了激光、全息等理论，才可能将中医的各种缩微现象由感性认识上升到理性认识，找出"生物全息律"这一生物界的重要规律，这个规律为人类认识生命现象开拓了新的道路。反过来也说明了中医蕴藏着许多关于生命运动的秘密，我们运用现代多学科的方法进行探索，则可推动生命科学的发展。再如经络学说是中医基本理论的重要组成部分，中医文献对人体经络系统有着翔实记载和具体描述。人到底有没有经络这个千古之谜，近来已被广大科学工作者通过声、光、电、热和同位素等生物物理方法揭示出来。我国科技人员运用声信息技术检测绵羊脾、胃两经的经络现象，通过对 56 只绵羊体作的 8877 穴位、14 项实验，取得了大量的数据，证实动物体内同人体一样存在着经络系统。这一发现是经络研究的一项突破性进展，为探索经络理论的实质以及生命运动规律提供了证据和思路。这就是应用"声信息"现代技术研究中医理论，促进中医现代化，推动生命科学发展的又一范例。

第三，从多学科的某一个侧面对中医进行研究，将多学科理论与中医理论有机地结合起来，建立了许多中医新兴学科。如"控制中医学"，就是用控制论的思想方法、数学模型的技巧和电子计算机技术对细菌性痢疾、心绞痛、肝病、脑血管病的有效病案和其他资料，作了充分的验证工作。如"中医系统辨证学"，即在普通系统论思想指导下，在中医藏象学说基础上，将八纲辨证、病因辨证、脏腑辨证、经络辨证、气血津液辨证、六经辨证、卫气营血辨证及三焦辨证等诸种辨证方法融会贯通，有机地结合内一起，进而建立以五脏系统为纲、以证型为目的新的辨证体系。再如"中医心理学"，对中医七情学说、阴阳身心发展、阴阳人格体质、阴阳睡眠、心理病机、四诊心法、心身治疗、中医心理卫生等许多方面，做了深入的讨论和全面的论述，为中医心身医学的建立奠定了基础。除此之外，"中医耗散结构论""中医思维学""中医协同论""时间中医学""社会中医学""中医统计学"及其他的学科也将陆续出台。这些新兴中医学科的诞生，为中医现代化的实现拓展了思路。

第四，将新技术应用于中医，增加了中医的诊治手段，提高了中医的诊疗水平。当前，最突出地表现在现代新技术与针灸的结合及电子计算机技术在中医的广泛应用。热针灸仪、超声针灸仪、激光针灸仪、微波针灸仪、电针灸仪、磁针灸仪等现代治疗仪器的产生，极大地丰富了针灸的治疗手段，提高了针灸的治疗效果。如微波针灸仪，具有无损伤、无痛感、疗效好、使用安全、无副作用等特点。该仪器获得第四十届普罗迪夫国际秋季技术博览会金质奖章，同时获国家专利。

三、促进中医国际化

由于事物是普遍联系的，反映事物运动规律的各门自然科学也是相互联系的。当代各门自然科学在不断分化中又呈现出相互交叉的景象，自然科学无国界的特点日趋显著，自然科学走向世界已成为历史发展的一种趋势。中医也是如此，当前在全球范围内出现了世界性的"中医热"，这个热潮是在 20 世纪 70 年代初期掀起来的，其势头始终不衰。如美国，曾经是最顽固的反对中医的国家，宣称中医为伪科学，诬蔑针灸为"野蛮之术"，可是现在美国各州几乎都设有针灸学院或学校。据资料统计，仅加利福尼亚州就设立了四所针灸学院，其中一所还设有分校，该州取得正式开业执照的针灸师达 1600 余人。美国国内的中医学术组织和学术刊物也日益增多，市场生药及中成药品种、数量、销售额都在大幅度增加。又如法国，他是最早应用和推广中医的国家，直到今天，她仍然是推动欧洲中医学热潮不断向前的中心。德国在法国的影响下，针灸也较普及。据统计，日本生产汉方药制剂的厂家达 28 个，生产种类 151 种，使用汉方药治疗的医师占全国医师总数的 42.07%，汉方科研机构为 7 个，专业科技人员在 1000 人以上。1982 年 4 月 25 日正式成立了日本东洋医学研究机构联络协议会，从而在全国范围内实现了汉方医学研究在组织上和行动上的统一。1983 年 2 月 4 日，日本政府批准成立了"针灸大学"。早在 20 世纪 50 年代，以前苏联为首的一些东欧国家就曾派专家、学者来我国接受中医药和针灸学的教育，一些东欧国家建立了专门的中医研究机构，在理论和实践方面都取得了良好的进展。还有朝鲜、新加坡、印度尼西亚、泰国、马来西亚、菲律宾等国家，纷纷成立了中医学术团体，在中医基础理论研究、临床实践和人才培训等方面都取得了可喜的进步。另外，世界卫生组织在 1977 年第 30 届大会上通过的有关传统医学的决议，以及同年 11 月在日内瓦召开的"促进和发展传统医学会议"，指出了中医药学及针灸学方面的成就，并对如何推广我国的经验提出了具体建议。当前，还出现了一批国际性的中医学术团体。如国际中医协会、国际针灸联合会、世界针灸学会等。近年来，又举办了一系列有关中医药学的国际学术交流会。当前，各国科学家已普遍认识到中医是一门既有系统理论又有实用价值的科学，很多国家纷纷要求到我国留学、进修或考察。据统计在我国学习自然科学的各国留学生中，学习中医的居第一位。我国举办的国际针灸培训班，已为 120 个国家或地区培养了 1000 多名针灸人才，他们遍布全球。国外学者估计，全世界接受中医治疗的人数占总人数的 1/3 以上。我国也派出大批的中医专家出国讲学或帮助诊治疾病，加强国际交流。这些事实充分地证明，现阶段在世界范围内确实掀起了"中医热""针灸热"的高潮，形势喜人，形势逼人。在这种形势下，我们必须清醒地看到，国外具有许多研究中医的良好条件，如技术水平高、设备先进、文献资料丰富、情报来源广泛、经济实力较强等优势。不少发达国家正组织人力，用现代科学技术研究中医理论，把我们某些同志当作糟粕的东西，通过现代多学科研究，证实为人类的无价之宝。当前国外在研究中医的过程中遇到三个主要障碍，一是语言文字不通，二是中医本身义理深奥，三是西方思维方法与东方思维方法大不相同。一旦这几个障碍被克服以后，其发展速度可想而知。面对国际现实，我们一定要有时代感和紧迫感，我国是中医的发源地，要想在国际竞争中保持中医药的优势，必须运用中医多学科的方法，对中医展开全面的研究，这是人民赋予我们的期望。不然的话，很可能出现"墙内开花墙外红"的局面，对上有愧于列祖列宗，对下有负于子孙后代。

第三节　中医多学科研究的范围和内容

一、中医多学科研究的范围

中医多学科研究的范围，实质上就是从哪些学科去研究中医的问题。归纳起来，大体上包括以下六个方面。

（一）哲学

哲学是关于自然科学、社会科学和思维科学的概括。辩证唯物主义是当代最先进的哲学思想，它包括唯物主义、辩证法、认识论等内容。哲学认为世界是物质的，物质是运动的，时间和空间是运动着的物质的存在形式，物质的运动变化遵循对立统一、质量互变、否定之否定等规律。实践是认识的基础，理论来源于实践并指导实践，同时在实践中受到检验和得到发展。而中医在研究人体的时候，向来就把人作为生命之人、自然之人、社会之人和心理之人进行考察，所以中医与辩证唯物主义哲学思想有着天然的亲和力。在中国古代哲学史上，先秦诸子学、魏晋玄学和宋明理学对中医产生了极大的影响，尤其是先秦的阴阳学说、五行学说、精气学说对中医理论的形成起了重要的指导作用。古代医家在创建中医理论的过程中，自觉地吸取了同时代的哲学思想，这是他们成功的重要原因所在。现在有了辩证唯物主义哲学思想，我们应当在发展中医理论和学术的过程中，自觉地吸收这种先进的思想，并在这种思想指导下，促进中医学术的发展。

（二）横断科学

横断科学是从具体科学中概括和发展起来的，具有跨学科的性质，即适用于各门学科，其基本概念和原则可以从一个学科转用到另一个学科。横断学科包括老三论（信息论、控制论、系统论）和新三论（耗散结构论、协同论、突变论）。信息概念，是客观世界各种现象和过程中普遍具有的一种特殊的反映。信息是物质和能量在时间和空间中分布的不均匀的程度，是伴随着宇宙中一切过程发生的变化的程度。通过信息来研究现象的方法，要求抽去信息的实在载体的许多属性，抽掉这些属性之后，就可以广泛地用一种过程去模拟另一种过程。对中医来说，四诊是对信息的收录和描述，辨证是对信息的分析和综合，治则是对信息的处理原则，方药是对信息的处理手段，疗效是对处理信息的判断等。中医孕育了信息论的许多内容，这就为信息论在中医的应用提供了广阔的天地。控制论所研究的是生命现象、人类社会、机器系统、思维和一切可能的一般结构里的调节和控制的规律。这些具有调节和控制机能的过程，虽然在性质上是不同的，但是在量的形式上都具有相似性，能够统一地加以处理。比如用控制论语言描述中医辨证论治的过程，可以认为：①控制系统：医生。②被控对象：病人。③被控对象输入和输出信息的检测：四诊。④决策：治法。⑤对策：处方用药。⑥预卜：误差估计。⑦反馈：诊治过程的循环。由于中医运用的是直观综合的方法，因此可以根据控制论的原理，对生命和疾病模型结构的调节和控制机制作出种种深刻的科学结论。系统方法从对系统的要素和结构的分析出发，在强调整体与部分辩证统一的同时，在对系统的整体规律性和各组成要素的相互联系、相互作用的认识中，揭示被研究对象的本质及其规律。由各个成分或部分所构成的系统具有他的各个成分或部分所没有的属性，系统的属性决定于系统的结构，即决定于系统由各个成分的相互联系的方式。中医把人体看成是一个统一的整体，是以五脏为中心并联系经络的五大功能系统所组成的统一体。把八纲辨证、脏腑辨证、六经辨证、卫气营血辨证和三焦辨证等，看成是作为系统而存在的病理模型，充分体现了整体性原则、联系性原则、有序性原则、动态性原则和最优化原则等系统论思想。又如灰色系统理论，即指含有已知信息（称为白信息）、又含有未知信息（称为黑信息）或非确知信息（称为灰信息）的系统。灰色系统理论的五步建模方法可以应用于中医的研究：第一步明确目标、因素、关系、条件，并用精确的语言加以表达，称为语言模型；第二步对语言模型显含或隐含的各种要素进行分析，并用箭头或方框表示，称为网络模型；第三步明确前因与后果间的数量关系、比例关系，就得到量化模型；第四步利用前因与后果的时间数据序列，建立可以描述系统发展变化关系的模型，称为动态模型；第五步采取适当措施，保证系统的发展变化有满意的品质，称为优化模型。耗散结构论研究的是一个系统从混沌向有序转化的机理、条件和规律。他认为，一个远离平衡态的开放系统，在外界条件变化达到一个特定临界值时，通过涨落发生突变即非平衡相变，就有可能从原来的混沌无序状态变为一种稳定有序的状态。其实，在远离平衡的条件下，系统可以实现新的更高水平的稳定有序结构。当然，这得有条件：首先，系统必须是开放系统，必须不断地同外界保持物质、能量和信息交换；其次，系统必须远离平衡态，离平衡态近了还不行；再次，必须以不稳定状态为前提，通过涨落波动使系统跃迁到新的稳定有序状态。譬如，中医学认为疾病的发生，从根本上说是阴阳的相对平衡遭到破坏，所以治疗的最终目的在于调整阴阳，使机体由病理状态转化到生理状态。这种阴阳调整理论，实质上就是耗散结构论在中医的具体应用。协同论是一门研究完全不同的学科中存在的共同本质特征的横断学科。它通过分析类比，来描述各种系统和运动现象中从无序到有序转变的共同规律。协同论认为，各种系统千差万别，如激光中的原子和光子，生物中的动物和植物，社会中的工厂和农村，它们的性质完全不同，但它们从无序向有序转变的机制确是类似的，甚至是相同的，遵从共同的规律。协同论从横向去研究不同学科的共同规律，使人们更易从一个已知领域进入到另一个未知领域，把一个学科的成果推广到另一个学科。协同论为将其他学科的成果应用于中医提供了理论和方法，对中医的发展必然会起到重要的推动作用。突变论是在拓扑学、奇点理论的基础上，通过描述系统在临界点的状态，来研究非连续性突然变化现象。在自然现象、社会活动以及人的行为决策中，突变是普遍存在的。突变论用精密的数学工具为各类突变建立了模型，直观地描述了在临界点附近，外部条件微小变化引起系统突然的跳跃质变的规律，对于防止突变，促使事物向良好预后转化有着重要意义。有人从突变论出发，对中医的辨证论治做了深入的探讨，指出疾病的发生是一种突变，危重病人的死亡也是一种突变。

（三）基础自然科学

基础自然科学按照传统的分类，包括数学、物理学、化学、天文学、地学、生物学等。数学方法，是使中医由定性走向定量的必不可少的研究方法。马克思说："一种科学只有成功地运用数学时，才算达到了真正完善的地步。"数学包括经典数学、统计数学和模糊数学等三个内容。经典数学主要用于解决事物的确定性问题。在客观现实中，除了确定性之外，尚有许多的事物带有不确定的性质，这种不确定性又有随机性和模糊性之分。所谓随机性，是指有明确的定义但不一定出现的事件所包含的不确定性，事物的随机性常常借助统计数学进行处理。所谓模糊性，是指难以给出精确定义但已经出现的事件所包含的不确定性，事物的模糊性则要借助模糊数学进行处理。中医的许多问题，如阴阳、五行、脏腑、经络、病因病机、辨证施治、遣方用药、取穴施针等都具有模糊性的特点，这样就为模糊数学在中医的应用提供了用武之地。目前中医还处于数学形式化的准备阶段，为了加速中医从定性向定量的转化，我们应当积极地将现代数学引进到中医领域来，为中医数学化创造条件。物理学包括实物物理学、场物理学以及实物物理学和场物理学相结合的实物－波动力学等三大内容。实物物理学主要研究机械运动的规律，如"力""质量""速度""加速度"等基本概念及牛顿三大定律等。实物物理学所说的实物体，就是指由基本粒子、原子、分子所组成的物体，是一种有形的实物。而目前所说的物理场有三种，即电场、磁场、引力场。场的一个主要特征，就是波动性。场波动的传播过程不需要借助某种连续介质，在真空中也能传播。有实物就有场，有一种具体的实物构造，就有一种相应的场构造，这是自然界的普遍规律。场和实物相辅相成，组成一个完整和统一的物体。自然界的任何物体，包括生物体（人亦在内），都是实物与场的统一体。从现代物理学实物—场理论可以解释中医的整体观、阴阳学说、经络学说、气的本质等重大理论问题，但是在这方面还需要作更深入的研究。化学有无机化学、有机化学及分析化学之分。人类是从自然环境中产生、进化和发展起来的，人和自然环境之间最本质的联系，就是化学元素。特别是化学微量元素与人类的起源、进化、群落和个体健康以及中药的治疗机制更为密切。如中医所说的元气之根的"肾"就是以锌、锰的功能为基础的，补肾药中的微量元素也主要含的是锌、锰。又如阴虚患者的血清中，铜含量明显升高，锌／铜比值明显降低。这样人们可以从血液中微量元素的变化，诊断或预测可能出现的疾病，也可以用"微量元素药丸"或"金属奶粉"等治疗或预防某些疾病。可见，从化学的角度研究中医基础理论、临床、中药、针灸等，很有发展前途。天文学是研究宇宙演化和结构以及天体运行规律的科学。由于太阳和月亮的运行、地球的自转等，出现了春夏秋冬四季与昼夜的变化，这些变化对人体都会产生这样或那样的影响。中医运气学说是中医理论体系的重要组成部分，它包含了古代天文学的基本内容，主要研究天体运行、气候变化及其对人体的影响。有人从天文年历的月亮运动资料里找到了古代太极－阴阳－八卦的物理图像。所以，研究中医的许多理论，如运气、阴阳、五行等问题，必须了解古代天文学，尤其是要掌握现代天文学的基本理论，才能使研究不断深化。地学是研究地球发生、变化和结构规律以及地理环境与人类社会之间关系的科学。地学包括地质学、地震学、地理学、水文学、海洋学、气象学等。地球的外壳由岩石圈、水圈、生物圈和大气圈所组成，这是人类和一切生物赖以生存的环境和活动场所。由于地球在其运动、发展过程中，物质和能量交换过程及其组合有明显的空间差异，因此各地的地理环境也具有鲜明的差异性，许多地方病、流行病、传染病、职业病等表现了强烈的区域性特征，反映了某些疾病的发生和发展与地理环境中某个或某些环境条件，如地质、地形、水文、气候或生物条件之间的依存关系。地学中的气象学和地理学对中医的影响最明显，在《内经》中有大量的记载，我们应当很好地整理，并深入探讨。生物学主要是研究生命运动及其发展变化规律的科学。它涉及的内容很广，包括生物学、植物学、动物学、微生物学、遗传学、解剖学、生物数学、生物化学、生物物理学、生物气候学、时间生物学、分子生物学等。现在有人从生物物理学的角度，利用声、光、电、磁、热等，对经络现象进行实验研究。还有人从物候学、分子生物学、时间生物学等方面研究中医，为中医理论找到了科学依据，丰富了临床的诊断和治疗。人是生命之人，生物学理论对中医学的移植看来前景美好。

（四）社会科学

社会科学包含的内容十分广泛，对中医发生直接影响的有社会学、逻辑学、语言学、体育和音律等。社会学是研究社会人际关系及其规律的科学。人是组成社会的分子，家庭是组成社会的细胞，社会因素、人际关系以及个人的生活方式等对人体健康和疾病的发生都会产生直接或间接的作用。而且现在的社会远比古代社会要复杂得多，所以研究社会因素对中医的影响，已成为中医界的当务之急。逻辑学是研究思维规律的科学，分为形式逻辑、数理逻辑和辩证逻辑。形式逻辑以思维形式（概念、判断、推理、论证）及其规律为研究对象；数理逻辑是以数学方法研究思维规律的；辩证逻辑在于揭示思维形式之间的辩证关系，把握他们的转化和发展，从认识发展的辩证进程来考察思维的形式及其规律。古代医学家在创立中医理论的时候，成功地应用了许多思维形式、思维方法和思维规律，所以有人说中医带有思辨的特点。当今，我们在研究中医理论的过程中，更须借助逻辑学的知识，并应用于中医的研究。语言学包括文字、词法、句法等。由于古代语言与现代语言、汉语与外语差别异常显著。而中医历代绝大部分的古典医籍又是以古汉语的形式记载的，这样给现在的人学习中医以及中医国际学术交流带来了不少的困难。目前，摆在我们面前比较迫切的问题，就是要解决中医的语言问题，关键的一步就是运用现代语言在不失医中本意的情况下，对中医进行系统的描述，也就是唯象语言描述。这样有利于现代的青年学习中医，提高他们学习中医的兴趣，同时也有利于国际间的文化交流。体育运动能够提高身体健康水平，预防疾病，延年益寿。生命的本质就在于运动，古代医家非常强调体育锻炼，如五禽戏、八段锦、易筋经、太极拳等，严格地说都属于体育健身疗法的范畴。所以，我们应该发挥中医体育健身疗法的优势，积极整理、推广和普及，以提高全民族的健康水平，减少疾病的发生。中医的各种体育健身治疗方法不仅在预防疾病中起到了重要作用，而且在疾病的康复中也发挥了重要作用，愈来愈受到人们的重视。尤其在现代老龄化问题比较突出的情况下，这些疗法在延年益寿中的作用就更加明显了。音律既能表达人的思想感情，又能陶冶人的性情，对人体的生理活动起到调节作用。中医学认为"五音"与疾病的发生有关系，如《素问·阳明脉解》篇说："闻木音则惕然而惊者，阳气与阴气相薄，水火相恶，故惕然而惊也。"现代用音乐治疗某些疾病收到较好的效果，这就给人以启迪，音乐与中医的结合是可行的。

（五）心理学

心理学是研究人类行为的科学，即对行为进行探索、理解和预测的科学。人的行为不仅指运动，也包括个体的内部活动，如思想、情感、态度、人格特征等。这些都可以通过不同的途径，用不同的方法，作直接的观察或间接的测定及评估。心理学和医学都是与人打交道，都涉及人的行为，这是两者的共同点，也是心理学和医学相互结合的基础。临床中的许多问题，如疾病的发生、诊断、治疗和预防等，都与人的心理有关。中医把"形神统一"作为自己重要的学术思想，强调形与神的统一。神主要指人的情志活动，中医将之归纳为喜、怒、忧、思、悲、恐、惊等七情。认为七情是重要的致病因素，在疾病的发生中占有重要的地位，七情致病多为内伤杂病。故诊断和治疗内伤病时，尤其要深知七情，即要深知患者的心理活动，据此才能对疾病作出深刻的认识，并提高诊断水平和治疗效果。

（六）新技术

当代新技术以电子工业、生物工程、激光、光纤通信以及一系列新材料、新能源为代表。这些新技术在中医领域也不断被应用。21世纪70年代初，我国医学家首先用电子计算机来研究针麻针刺原理，继而又广泛应用于文献整理、临床、药物、情报、教学和管理等方面。当前对辨证论治的研究较为普遍，比如中医专家系统，将有实践经验的老中医的经验输入电子计算机，编成一定的程序，然后应用电子计算机对患者进行诊断和处方，治疗效果也是不错的。但是，中医的辨证论治是一种复杂的思维过程，包括形象思维、抽象思维和灵感思维等，采用电子计算机模拟难以完全代替之，有待进一步探索。又如激光在中医的应用也很普遍，尤其是激光针灸已经广泛地应用于临床，收到较好的效果，很受病人的欢迎。再如生物工程中氨基酸遗传密码与六十四卦图惊人地相似。所有这些，使我们看到将当代科学新技术应用于中医已成为可能与现实。

二、中医多学科研究的内容

（一）中医理论体系研究

现在人们经常谈论"中医理论体系"的问题，但是何谓中医理论体系，他包括的主要内容是什么？其说不一。要想认识中医的理论体系，首先得把《内经》的理论体系搞清楚。因为《内经》是整个中医理论的基础，只有了解和掌握了《内经》的理论体系，中医理论体系的问题就容易理解了。我们曾用分类的方法对《内经》的理论体系进行了较长时间的研究，根据《内经》原文逐条比较、分析和归纳，认为《内经》的理论体系应当包括阴阳学说、五行学说、脏腑学说、经络学说、精气神学说、病因学说、病机学说、病证学说、诊法学说、治则学说、摄生学说、运气学说等12个方面，即这12个方面才是《内经》理论体系的主要内容和框架。然而，《内经》成书于春秋战国至东汉时期，它只总结了那个时代人们与疾病做斗争的经验。随着人们对疾病的认识越来越深入，与疾病做斗争的手段亦日益增多，积累了丰富的临床经验，创立了不少新的理论，大大发展了《内经》。这种发展突出地表现在辨证和治疗两个方面。譬如后世在临床实践的基础上，创立了八纲辨证、病因辨证、脏腑辨证、经络辨证、精气血津液辨证、六经辨证、卫气营血辨证和三焦辨证等，这些辨证方法从不同的侧面对疾病的辨证规律进行了探讨，这些辨证方法极大地丰富和发展了《内经》原有的理论。又如，《内经》虽然制定了一系列的治疗原则，可是在具体治法上则以针刺为主，而后人在临床上却发明和创造了很多的具体治法。据初步统计，至目前为止，中医的治法包括药物疗法、手术疗法、正骨疗法、针灸疗法、推拿疗法、导引疗法、情志疗法、饮食疗法、其他疗法等九大类，这是《内经》无可比拟的。鉴于中医在辨证和治疗方面的发展，已经逐步形成了"辨证学"和"治疗学"两门独立的学科。若将《内经》的理论体系与后世发展了的理论综合起来进行分析和归纳，显而易见，中医理论体系应该包括以下七个组成部分：①中医阴阳五行学。②中医藏象学。③中医病因病机学。④中医诊法学。⑤中医辨证学。⑥中医论治学。⑦中医运气学。因此，运用多学科方法对中医理论体系进行研究，实质上就是对以上七个部分的研究。

（二）中医临床研究

中医临床包括内、外、妇、儿、五官等各科，我们应该努力从多学科的角度对常见病、多发病进行研究，找出治疗这些疾病的有效方法，提高治疗效果，保护人民的健康。在当前情况下，对中医急症要特别加强研究，创立中医治疗临床急症的独特方法，减轻病人的痛苦。此外，对危害人类生命最为严重的肿瘤和心脑血管疾病，也要组织多学科力量进行攻关。中医治病是以辨证论治为本，辨证又是论治的基础，所以对临床"证"的研究已成为临床研究的中心任务。关于证的研究可以从两个方面理解：一方面是证的客观化问题，因为每一个证都具有特异性的主症和一些从症，中医对证的认识和确立，就是以主症和从症为其根据的。所以证的客观化问题，严格说来，就是主症和从症的客观化，即四诊客观化的问题。另一方面是证的本质问题，这个问题十分复杂，近些年来关于证的本质的研究有所进步，但尚未获得突破，距离对证本质的认识还相去甚远。我们要应用多学科同步研究的方法考察证的本质，建立证的统一模型，使临床辨证走向规范化和系统化。通过多学科的研究，为中医诊断提供新的技术和方法，丰富中医临床诊断的检测手段。目前，除了对现有的四诊进一步研究外，还要开阔视野，要积极引进适用于中医、有利于提高中医诊断水平的各种检测仪器，这样使中医临床诊断不断向前发展。此外，中医治疗方法十分丰富，我们必须全面地继承，并用之于临床。与此同时，还要不断提供新的治疗方法，因为疾病谱是不断变化的，所以治疗方法也要随之而改变。事实证明，多学科研究已为中医临床治疗提供了不少行之有效的方法。通过对临床实践的大量研究，可以总结出各种疾病的发生发展过程以及治疗规律，在这些规律的指导下，反过来又可能极大地提高临床疗效。

（三）中药研究

中医治病用药是以中医理论为指导的，对中药性能的认识也是从他能纠正人体的寒、热、虚、实的功能反应态的信息反馈中得到的。这些近似于灰箱的识别方法，是无法用还原分析的白箱方法所取代的。所以对中药的研究，不能停留在对药物的成分和结构的分析上，必须运用多学科的方法进行研究，当前的重点是对地道药材、中药炮制、中药配伍等问题展开研究。中药是中医治病的主要手段，而目前国内外市场上的中药品种比较混乱，这对中医学术的发展、临床疗效的提高都是不利的。中医历来非常强调地道药材，过去对地道药材的鉴别主要依靠肉眼鉴别和显微鉴别，有时也不一定能解决问题。而多学科研究中的微量元素方法，在地道药材的鉴别方面发挥了重要作用，即使被鉴别的药物变成灰烬，也能识别出来。另外，随着中医走向世界，中药国际标准化也成了亟待解决的问题，我们理应对此运用多学科的方法进行研究。中药通过炮制可以转变某些药物的性味以适合医疗的需要，也可以改变药物的升降浮沉性能，还可以引药入经，改变作用趋向，增强治疗效果。甚至可以降低或消除有毒药物的毒性和副作用，保证用药安全，有的还能产生新的有效成分，扩大治疗范围。由此可见，中药炮制是一门十分重要的学问，运用多学科的方法对中药炮制做多方面的研究，探讨他的机理，这是发挥中药作用、提高临床疗效不可缺少的。

（四）针灸研究

针灸治疗的理论基础是经络学说，所以对针灸的研究自然离不开经络。目前国内外对经络现象、循经感传、腧穴的电位测定、经络与体表内脏相关、经络与神经及体液的关系等进行了很多的探讨，但是至今仍然没有将经络的实质阐述清楚。若想揭开经络之谜，认识经络的本质，了解针灸原理，提高针灸临床治疗效果，还须下很大功夫，尤其要从多学科的角度对针灸进行整体研究。

（五）导引研究

导引具有防病、康复、益寿的作用，这是肯定无疑的。除此之外，导引练到一定程度，可以增强人的智慧，还可以调动人的先天潜能。如果我们开展导引的多学科研究，使之变成一门科学，就可以大大提高人的健康水平，提高人的智力和能力，提高人改造自身的有效性。

第四节　中医多学科研究的方法与步骤

一、文献整理

首先，应该集中一部分热心中医多学科研究，有一定中医理论和实践经验，又懂得现代科学技术的同志，花一定的时间，对历代古典医籍中有关多学科研究的文献进行发掘和整理。在作这项工作的时候，尽可能不要遗漏，实事求是，使文献辑出后尽量系统化。其次，对整理出来的中医多学科研究的古代文献，要用现代语言进行阐述，杜绝以经释经的倾向，让现在的人能够看懂。再次，在整理过程中，可以运用现代多学科理论与中医文献进行对比性研究，让人看到在中医里面，蕴含了许多现代科学的雏形，使人们受到启发，提高运用现代多学科方法研究中医的自觉性。第四，关于现代多学科研究的很多概念，中医可能没有，但也不必拘泥。重要的是要从现代多学科的理论原则和实质等方面去考察中医，这样才能举一反三，不断深化。

二、实验研究

建立中医多学科研究的实验中心，全面开展中医多学科的实验研究。由于人体的复杂性，多学科研究中医必须同步进行，这样才能解决实验中的多因素、多变量、多参数的问题。在实验研究的基础上，发现新规律，形成新的学说，使人们对人体自身及其疾病的认识，无论在广度、深度、精度上，争取达到现代科学的水准．在长期大量实验研究的基础上，不断建立中医的新兴学科，丰富中医的内容，促进中医的发展。

三、临床应用

其一，中医诊断水平必须提高，通过多学科研究实现四诊客观化。此外，在四诊客观化的同时，要不断增添新的诊断技术，吸收新的诊断内容。其二，对中医的治疗方法除了继续发掘之外，要运用现代多学科的技术手段，创造更多的治疗方法，或者是对原有方法的改进，或者是传统方法与新技术的结合，或者是新方法的产生，使中医治疗方法日益丰富多彩，努力提高临床疗效。其三，许多疾病的康复，现代医学显得无能为力，而中医却有独特的效果。我们应该运用多学科方法去研究疾病的康复，提高健康水平。其四，中药是保证疗效的重要手段，因而要坚持以中医理论为指导，充分应用多学科知识和方法加快对单味中药、复方、古方的研究，改革剂型，适应临床需要，同时争取国际市场的优势。总之，我们认为，中医多学科研究的重点要放在应用方面，短线课题与长线课题相互结合。有的课题争取在短时间内产生明显的社会效益和经济效益，使新老中医的士气受到鼓舞，使科研人员看到希望，坚定人们开展中医多学科研究的信心。

第五节　中医多学科研究的前景和展望

当前世界正兴起一场新技术革命，各种新技术推动着自然科学的发展，也推动着医学科学的发展。20世纪整个医学科学的发展出现了如下的一些趋向：在研究层次上，向微观和宏观两个方向发展，分子医学和系统医学并进；在科学体系上，向微分化和积分化方向发展，分支学科和交叉学科并进；在技术方法上，广泛采用数学、物理学、化学、生物学以及各种技术的新成就，向快速、精确、高效、直观、自动化等方面发展。这些新的趋势，给中医提供了有益的借鉴，开拓了研究的新方向，启迪了研究的新思路，从而使中医的发展建立在当代人体科学、自然科学、社会科学和思维科学的基础上，中医多学科研究的前景是无量的。展望未来，我们应该做好下例各项工作：

一、统一认识

必须积极利用先进的科学技术和现代化手段，促进中医药事业的发展。当前，广大中医药人员迫切要求古老的中医尽快跟上时代的步伐，都有一种紧迫感。而且我国各项科学技术水平都在迅速提高，国际学术交流日益频繁，先进技术不断引进，这就为中医多学科研究创造了有利的条件。所以，凡是对发展中医有用的各种先进科学技术，我们应采取"拿来主义"的态度，尽快吸收，尽早消化，为中医的研究服务，努力提高中医的科研水平。有的人担心，搞中医多学科研究会不会影响中医的特色。中医之所以流传几千年仍然焕发着青春活力，之所以受到国际的重视乃至今后能不能实现其世界化目标，最关键的就在于坚持了他的特色。中医多学科研究是以中医为"体"，多学科为"用"，多学科是为中医服务的，而不是相反。中医多学科研究本来就是中医的重要特色之一，建议对中医多学科研究有疑义的同志重温一下《内经》，也许对这个问题的认识会有所帮助。实际上，长时期以来中医的知识结构沿着单一的方向发展，结果在多种因素的影响下，基础理论的研究被人们所忽视，导致很多重要的学说已无人问津。如果我们不用多学科方法去研究，长此下去，情况将不堪设想。中医多学科研究的最终目的是要实现中医现代化，我们认为中医现代化并不是中医西医化，而是沿着自身独立发展的道路，提高到现代科学的水平。西医和中医都是应用科学，用西医理论去统一中医，或者相反，无异于用一种经验去统一另一种经验，无数事实雄辩地证明，那是徒劳的。就像科学史上长达百年之久的光的粒子学和波动学之争一样，两者虽然都有自己的实验依据，谁都无法否定和统一对方，直到量子力学兴起，才解决了光的本质问题。中医多学科研究，在客观上难度很大，他要求的学科面宽，可是当前中医受到学科的局限性、知识结构的单一性及思想方法等影响，因此研究进展缓慢。从这个角度来看，我们要充分地估计到开展中医多学科研究的艰巨性，这是一个以 10 年为单位的漫长过程，不可能一提中医多学科研究就要求马上将中医的许多本质问题全部揭示出来，这是不切实际的。同时，任何研究都要允许失败，不能因为一两次失败就受到指责。另外，要积极提倡学术争鸣，对不同的意见不要轻易采取否定的态度，实践是检验真理的标准，可以通过学术讨论使问题逐步解决。中医多学科研究已经受到国家的高度重视，我们已经有了一批为数众多的具有献身精神的中医科研人员，也有一批热心中医事业的其他科研工作者，更有一批在中医多学科研究的征途中迈出第一步的有识之士，只要大家统一认识，同心协力，共同奋斗，中医多学科研究事业一定会成功的。

二、中医多学科研究的成败在于人才

任何事情都得人去做，人才问题是根本，为了加速中医多学科研究的进程，必须发展和壮大中医多学科研究的队伍，必须有一批具有远大理想、掌握中医理论、坚持中医特色又具备现代科学知识的中医人才。

（一）充分发挥现有中医人才的作用

国内有一批名老中医，虽然由于社会历史条件的限制，对现代科学技术缺乏系统的学习，但他们具有较高的中医理论素养和实践经验，在中医多学科研究方面可以发挥顾问作用。中年中医具备较扎实的中医基础理论，又有一定的现代科学知识和临床经验，年富力强，特别是其中的一部分同志又经过研究生阶段的培养，对中医有一定的造诣，所以这批中年中医已成为中医多学科研究的中坚和骨干，目前中医多学科研究的重担正在由他们承担，而且其中不少同志做出了成绩，作出了贡献。年青一代中医虽然学识尚浅，经验不足，但是他们思想活跃，精力充沛，知识面较宽，富于进取心，将成为中医多学科研究的新生力量。

（二）组成同盟军

中医多学科研究是一个浩大的系统工程，仅仅依靠中医自身的力量还不够，必须吸收一大批其他各种学科的科学工作者，包括哲学科学工作者、社会科学工作者、自然科学工作者、横断科学工作者、思维科学工作者以及其他工程技术人员，组成浩浩荡荡的中医多学科研究的同盟军。这些同志既热爱自己的专业，也热爱中医事业，有的还取得了一定成就，已成为中医多学科研究的重要组成部分。

（三）培养后备人才

由于中医多学科研究是一项长期而艰巨的历史任务，需要几代人的努力方能成功。为了使中医多学科事业后继有人，代代相传，必须培养后备力量。当前可以在中医院校增设一些现代科学技术的新课程，增加学生多学科的知识。有条件的中医院校也可以开设中医多学科研究的专业，学制以八年为宜，前三年学习哲学、社会学、逻辑学、心理学、数学、物理学、化学、天文学、地学、生物学、信息论、控制论、系统论、耗散结构论、协同论、突变论、电子计算机、激光技术等，后五年学习中医及西医。这样，时间虽然长一点、`慢一点，但从战略眼光看，这些人必将成为未来中医多学科研究的主力军。而且只有有了第一代具备合理知识结构的中医多学科研究的人才，才有可能着手培养下一代多学科研究的必要人才，在这个鸡生蛋、蛋孵鸡的循环往复的过程中，最关键的就是开创新局面的第一代，他们将在一块几乎完全陌生的土地上开垦，任重而道远，他们的努力将关系到中医兴衰存亡的大业。另外，还可以培养中医多学科研究生，尤其要从学过自然科学的大学毕业生中选招研究生，这样可以解决现阶段中医多学科研究的燃眉之急。一言以蔽之，要想完善中医多学科研究，必须培养一批高水平的中医多学科研究队伍。

三、组织中医多学科研究的协作攻关

（一）建立研究基地

中医多学科研究必须有自己的研究基地，可以建立全国性的中医多学科研究中心，吸收少量具有真才实学的老中医以及既懂现代科学、又有较高理论水平的中医参加工作。为了使研究工作顺利进行，在配备技术干部、安排资金和添置现代化仪器方面，要优先考虑和扶持。

（二）组织协作

我们国内的科研工作现在有一个毛病，就是过于分散，相互之间没有联系，缺少协作，设立的摊子太多，效率也低，应该统筹规划，组织好协作。特别是中医多学科研究，涉及的面较大，牵涉许许多多的学科和分支学科，更应该搞好协作。但是，科研协作绝不是不同学科有关专业人员的简单叠加，要围绕同一个目标而工作，彼此之间必须你中有我、我中有你，相互配合。实际上，一旦接触到具体课题，随之而来的便是选题的着眼点、解题的思路、专业的兴趣、学术价值的标准等等。所以，如何组织协作，可在实践中逐步摸索，总结经验，不断进步。

（三）建立群众性的学术团体

目前从事中医多学科研究的同志分散在各地区、各单位，面广人多，为了加强联系，可以在省市范围内先建立中医多学科研究小组，条件成熟的还可以建立省一级的中医多学科研究会。通过民间的形式，发现人才，团结同志，更好地开展中医多学科研究。

（四）加强学术交流

研究工作进行到一个阶段，应该总结，并且召开不同范围不同规模的学术讨论会，加强学术交流。全国民间性的中医多学科研究学术讨论会已经开过好几次，对推动学术交流起了积极作用。下一步可按专业性质不同，召开小范围的专题学术讨论会，将研究工作引向专题化。

（五）创办学术刊物

我们正处在信息社会之中，若要加强信息交流，必须创办中医多学科研究的刊物。这个刊物是中医多学科研究的舆论阵地，通过此刊物可以了解中医多学科研究的概况及动态，这对于推动中医多学科研究的发展是有好处的。

综观前述，中医多学科研究是一个伟大的事业，前途是光明的，道路是曲折的。未来的世纪是生命科学的世纪，整体－综合的人体生命科学则是未来科学的高峰。在攀登这座高峰的漫长的征途中，我们祖先创立的中国医药学为我们提供了方向和指南，而中医本身也将在探索的过程中，以崭新的面貌出现在世界的东方，放射出更加夺目的光彩。

第二章

在中医研究中如何科学地应用数理统计学

第一节 绪 论

一、统计学方法在中医学的应用

数理统计学，是以数学方法中的概率论为基础来论述和推求偶然性内部所隐藏的一种规律的科学方法。自然界的一切事物都有其内在规律性，可是由于受到偶然性因素的影响，使我们在观察自然事物时，即使在同样条件下，也有差异，即变异性。引起变异的原因不外乎内因和外因，但不管这种变异的原因和性质如何，他所具有的偶然性都和事物内在的必然性互相联系的。正如恩格斯在《费尔巴哈与德国古典哲学的终结》中所说："在表面上看去是发生着偶然性的地方，其实，这种偶然本身总是服从于内部隐藏着的规律的。""必然性通过无数的偶然性为自己开辟道路。"这证明科学研究工作的主要任务就是要从表现为偶然性的数据中，正确分析出其中的必然规律。数理统计方法就是帮助人们解决这个问题的一个重要工具。

在医学领域里，运用数理统计来对同类事物加以估计和预测，包括推测正常值，评定药物和科研成果的优越性及其可信程度，提供正确的科研设计。

实际上，我们祖先在很久以前就具有统计学的思想并应用到社会和医学中去。统计萌芽于原始社会末期，如《周易·系辞》说："上古结绳而治，后世圣人易之以书契。"结绳和书契，是对当时某些重大政治、经济事项进行粗略分类，并计算其总数的一种活动，为古代统计学的雏形。战国时代孟子讲过："物之不齐，物之情也。或相倍蓰，或相十百，或相万千。"前一句是讲自然界的差异是客观存在的，后一句说出了各种变异是有大有小。这里所言的差异和变异正是统计学中常用的概念。中医研究的本意也正是通过观察和对人体变异性的研究以认识健康和疾病的内在规律。因此，古代医家们往往能自发地提出或运用某些统计学方法的思想。三国时代的张举，在著名的"张举烧猪"的实验中，就运用过对照的概念。张举为苏州县官，一案告妇人谋杀亲夫，杀后谎说死于火灾。夫家告官，妻子抵赖。张举命取二猪，一杀之，一缚之，将死活二猪共柴堆中央，引火烧之，烧死后查验二猪。宋代著名法医家宋慈在所著《洗冤录》中总结了张举烧猪的案例，说："凡生前被火烧死者，其尸口鼻内有烟灰，两手脚皆挛缩；若死后烧者，其人虽手足挛缩，口内却无烟灰。"实验结果，死后被烧猪口内无烟灰，亡者口内也无烟灰，说明该人是被先杀后烧，妻子无言而伏法。这则记载告诉我们，早在 1600 年前，我国医家在动物实验中就运用统计学的对照概念来处理具体问题了。中医学的很多理论就是运用概率的统计思路归纳出来的，如《素问·上古天真论》关于女子和男子的发育周期分别以七岁和八岁的倍数计算，关于"年四十阴气自半"的论述等都是如此。

从统计学来看，经验的产生过程，是一个时空概率的增殖过程。所谓经验，无非是他对自然界的某种客观现象长期积累的实践和观察，从而在头脑中不自觉地留下对该现象的编者计分布和变异规律的特征，有经验的人至少是不自觉的统计论者，由此而知，统计学是掌握经验的牛耳。

然而，中医学真正应用统计学方法，还是从近年来踏上实验科学之途才开始的。如所开展的对正常人群体态现象的研究（如阴阳、寒热、虚实、气血的观察）、对各种治法的研究（如扶正固本、活血化瘀、清热解毒、通里攻下等）、对临床病案的分析及运用理化仪器检测中草药的性质及疗效、对中医基础理论的本质的探讨（如脾、胃、肾、命门等）及对针灸、针麻、气功、推拿、医籍文献的研究及整理、都运用了统计学的方法。一门科学，从定性的描述进入定量的分析与计算，是这门科学达到比较成熟程度的重要标志之一。定量分析将使论据显得充分而有力，从而形成理论的稳固根基。正如马克思所说：一种科学只有在成功地运用数学时，才算达到真正完善的地步。所以我们可以说，统计学方法是挖掘和发扬祖国医药学伟大宝库的有力工具之一。

二、几个基本概念

（一）个体、总体与样本

一种观察、研究对象的一个单元体或一套观察指标的观测值称为个体。性质相同的个体所构成的集体称为总体。在科学研究中实际加以实验观察的那部分个体称为样本，科学工作者往往通过样本来推测总体。

（二）概率

概率又称然率，用英文字母小写 p 表示。p 可以是小数、分数或百分数。它是反映某一事件发生的可能性大小的量，必然发生的事件概率为 1，不可能发生的事件概率为 0。概率越接近于 1，表明事件发生的可能性越大；概率越接近于 0，事件发生的可能性越小。一般的概率范围在 0 与 1 之间。在医学科研论著中常见到 $p \leq 0.05$，$p \leq 0.01$，是表示事件发生的可能性等于或小于 0.05 或 0.01，作为事物差别有显著意义与有非常显著意义的界限。

（三）随机抽样

从总体中抽取样本时，要使总体中每个个体都有同等的被抽取的机会，也就是说要遵循随机化的原则。

三、统计资料的收集和整理

统计工作可分为三个阶段：收集资料、整理资料和分析资料。

（一）资料的收集

收集资料是统计工作的第一步，也是最重要的一步，要根据研究工作的目的，进行实验设计，按设计要求收集准确、完整的原始资料，资料可以来自日常医疗工作记录和报告卡，可以用统计报表的形式获得，或者进行专题调查或实验，这就要求科技工作者要认真、一丝不苟地书写门诊病历、住院病历、检查记录，各种统计报表及专题调查或实验的各项记录。对中医病历的书写要按国家规定的格式与要求，按中医四诊、八纲、理、法、方、药顺序书写，尽量采用中医名词、术语，参照中医疾病分型，观察指标尽量客观化。原始资料不正确，残缺不全，或数量不足，往往使结果无法表示事物内在的规律。

（二）资料的整理

统计资料整理的任务，就是把收集来的不同的个体资料加以科学整理，使之系统化，从而求出说明总体的某些指标。首先应对收集到的资料的完整性和正确性进行审查与核对，然后要将这些资料进行分组归类，并进行分析。

（三）资料的分析

正确运用统计方法，能够帮助我们正确认识客观事物。如果在进行科学研究以前没有充分的考虑，收集了一些杂乱的、不正确的资料，而希望用统计方法来予以弥补，这是任何人也无能为力的。或者只凭主观愿望出发，用拼凑数字去追求主观结论，这是统计工作中应该严格避免的。

第二节　常用统计指标的计算及其应用

在医学研究中收集来的原始资料，一般可分为两大类，一类是测量资料（或称计量资料），以数值的大小来表示事物的程度，如血压、脉搏、体温、溶液浓度等。另一类是计数资料，是清点数目所得的记录。一般先将样品按性质或类别进行分组，然后清点各组的个体数。如某病患者按证型可分为伤食型、暑热型、寒湿型、湿热型、脾肾阳虚型等五型，则按该五型分别清点各型人类。从测量资料的原始数据往往不容易看出其意义和规律性，统计学通过一定的计算把这些原始数据加以处理，使之成为比较简单易懂，而且可以用一种实验结果进行适当估价的数值。这些数值如率、比、平均数、标准差等，叫作统计指标。

一、相对数

我们把观察的样品的个体的实际数叫绝对数，是统计计算和分析研究必不可少的基本数值。绝对数反映了现象的实际情况，但不能全面地说明问题。例如比较甲乙两地同一时期结核的患病情况，甲地患病人数150人，乙地患病人数80人。单纯从绝对数看，甲地患病人数高于乙地，但甲地为5000人口，乙地为2000人口，经计算甲地平均每100人有3个人患结核病，乙地每100人有4个人患结核病，显然乙地高于甲地。

相对数是以绝对数为基础计算出来的比例数，能反映出事物相互间的联系，有助于分析、阐明事物的规律性。根据不同的应用范围，常分为以下三种。

（一）比

比又称结构指标或构成指标（构成比），是表示一种事物或现象内部结构构成情况的统计指标，也就是计算一种事物内部各个成分所占的比重，常用100或1000作比例基数，所以又称百分比（％）或千分比（‰）。例如，某医院在"中西医结合治疗血栓闭塞性脉管炎226例临床总结中"，按年龄的构成指标如表2-1所示。

表 2-1　年龄构成指标表

年龄（岁）	病例数（例）	百分比（％）
≤ 21	4	1.77
21 ～	120	53.10
31 ～	84	37.17
41 ～	12	5.31
51 ～	5	2.21
> 60	1	0.44
合计	226	100

$$\frac{部分（甲或乙或丙）}{全体（甲+乙+丙）} \times 100\% = 构成指标$$

构成指标是表示部分和全体之间的关系，他只能说明事物内部的构成情况。从算式中可以看出分子是分母的组成部分，各部分总和等于100％，当其中某一部分发生改变时，其他各部分也随他发生变化，因此，构成指标在一般情况下不能用来相互比较。

（二）率

率又称频率指标或频数指标，表示某种现象在一定条件下实际发生的次数与或能发生该现象的总例数之比。由同一总体中所算出的多种频数指标彼此没有关系，各种频数指标加在一起也不等于100％，因此，频数指标可以进行比较。

医学上常用的频数指标：患病率、发病率、感染率（阳性率）、死亡率、病死率、治愈率等。

$$某病患病率 = \frac{调查某病患病人数}{调查人数} \times 100$$

$$某病发病率 = \frac{某期间内某病新病例数}{某期间平均人口数} \times 100$$

$$某病感染率 = \frac{带有某病病原体人数}{检查人数} \times 100$$

$$某病死亡率 = \frac{某地某年某病死亡人数}{该地同年平均人口数} \times 100$$

$$某病病死率 = \frac{死于某病人数}{该病患病人数} \times 100$$

$$某病治愈率 = \frac{某病治愈人数}{该病患病人数} \times 100$$

（三）相对指标（对比指标）

相对指标是表示有关事物或现象相互间的比例。通常以一种事物或现象的数值为1或100与其他数值之对比。如男女比例，师生比例等。

$$相对指标 = \frac{甲事物数值}{乙事物数值}（或 \times 100\%）$$

（四）正确应用率和比

"率"和"比"的计算虽然简单，但他们的性质所表达的意义及计算方法是不相同的，使用时必须注意，否则将导致错误的结论。我们必须正确地运用相对指标。常见错误有以下三种。

1. 应用相对数时注意其绝对数的多少，一般要求在100左右或更多，过少的绝对数算出的相对数没有实际意义。如甲医院治乙型脑炎5人死亡3人，病死率60%。而乙医院收治乙型脑炎患者2人，死亡1人，病死率50%，据此说明乙医院的病死率比甲医院低，这是不恰当的。

2. 由于把构成指标误认为频数指标，从而导致错误结论。故首先要明确率和比的含义。

作为构成指标的比和频数是不一致的。比是以总数为100%，当其中某一构成部分的比重增大了，另一部分的比重就会相应地缩小，这是构成指标的特点，故当用比来直接比较时须注意这一点。

在临床研究的文献中，率和比错误应用的例子不乏所见。

例如，某地区人民医院在"中西医结合治疗血栓闭塞性脉管炎282例临床总结"一文中，其结论："本组病例250例发于18～40岁，占总例数的88.6%，年龄最小18岁，计3例；最大的66岁1例。可以看出，本病主要损害青壮年劳动力。"其资料来源是"仅就1965～1970年住院治疗的282例进行分析"的，这个结论不够确切。

因为在总人口中，各年龄组的人数是不同的、住院患者受就医条件、医疗关系等因素影响，故仅以病例不能推论居民的一般发病情况，只能说明该住院脉管炎患者中，其18～40岁年龄组占282例的比重为88.6%，青壮年发病较多不能作为频数指标来评价脉管炎年龄组的发病频率。所以，认为脉管炎主要损害青壮劳力的推论是不够恰当的。

又如，某单位"中西医结合治疗血栓闭塞性脉管炎"文章，在分析患病率指出："患者221例。其中农民79例，工人56人，共135例，占61.09%；职工67例；其他19例。说明劳动人民发病率较高。"作者是要分析脉管炎与职业的关系。从相对数看是各种职业患脉管炎的百分比，这只能说明来院就诊的脉管炎的职业构成百分比，不能说明各种职业的患病率高低。

医院患病总数中疾病的相对发生数，不能代表居民总体中的各种疾病的频度。往往在分析疾病与各种标志的关系如性别、年龄、职业等，误认为频数指标，由于某种疾病与各种标志的构成比重（百分比、千分比）关系，不能推论全体居民患病的频度。

就频数指标的应用，也应加以注意。例如，某医学院附属医院在"天花粉综合治疗恶性葡萄胎与绒毛膜上皮癌"一文中说："在16例绒癌中，治愈14例，死亡2例，治愈率87.5%，死亡率为12.5%。"又如，某医院妇产科的一篇"大剂量化学药物治疗绒癌和恶性葡萄胎"的文章中写道："随着治疗方法的不断改进，病人的死亡率逐年下降。绒癌死亡率由 1958 年前的 89.2% 下降到 29.3%，恶性葡萄胎死亡率由 25.9% 下降到 1.8%（近两年恶性葡萄胎无死亡）。"很显然上述两者将死亡率认为病死率，把两者混淆起来。此现象是不少见的。

病死率与按病因计算的死亡率不同，死亡率是某种疾病的死亡人数对人口数之比，病死率是死亡人数对病人数之比。在医院统计中，利用死亡人数和出院人数包括死亡的，可以计算病死率指标。上述两个例子是计算绒癌和恶性葡萄胎的病死率，其分母的患绒癌和葡萄胎的病人数（不是居民人口数，也不是全院的住院人数）：分子是患绒癌和恶性葡萄胎的死亡人数，所以病死率与死亡率是不同性质的两种指标。病死率指标可以说明疾病的严重性和医疗工作的好坏，由于医药方面的发明，医疗方法的进展，可以使某种疾病的病死率大大降低，上述报道就说明了这个问题。

3. 要注意相对指标的可比性。应用相对指标要注意相对指标的可比性，尤其值得指出，虽然率一般可做比较，但在对比时也是有条件的，如资料条件要一致（齐同），样本例数要足够等，即是说注意对比事物的方面是否相同。简言之，是对疾病诊断标准，检查方法和其他条件因素等是否有本质的不同，在内部构成的比重方面是否相近似，不要把不同质的两个组混在一起，如有不同时就不能直接对比。

例如，某医学院妇产医院肿瘤防治研究小组的报道："天南星治疗 20 例子宫颈癌的临床观察"一文中，将不同质的治疗方法归结为天南星的疗效。"在 20 例治愈病例中Ⅰ期 2 例，Ⅱ期 4 例，Ⅲ期 14 例。Ⅲ期病人中有 6 例由于是晚期病人，曾用半量体外照射之后癌灶仍未消退，用天南星治疗而获得近期治愈的；9 例是由于晚期癌灶范围广，故在天南星治疗同时加用宫旁四野外放射（不上镭）。4 例Ⅱ期病人中有 1 例为晚期，也加用体外放射，其余 3 例及其他病人均单独应用天南星治疗而获得近期治愈的。"按疗效标准：近期治愈，显效、有效、无效分析有效率78% 读者是可以理解的，但是近期治愈20 例的结果让读者很难置信，因单独用天南星只是一部分病例，尚有另一部分病例为天南星治疗同时加用体外放射。如果作者从治疗方法上在临床设计时设对照组就有说服力了。因此，不能把自己的主观臆断和片面的引用合乎自己观点的资料来推论，这对进行科研工作是很重要的。

（五）率的标准化法

率作为一种相对指标来说，如令其较准确表达样本水平，尚须全面地具体分析。例如在临床中，诊断率、治愈率、病死率等都受收治病人具体情况决定。如片面追求这三率，则会造成医院只收治轻病人，而不收治重病人，甚至把危重病人放在门诊抢救，不准进病房，对一些无特效治疗的癌症患者更不收容。在率之间进行比较时，如果两组内部构成不同，直接比较这两个总率显然不合理，这就需要进行标准化计算。

进行标准化计算首先要选定一个"标准"，作为共同标准。如标准人口，标准人口构成等。一般选定标准的方法有三种：①两组或几组资料各部分加在一起组成构成比作为他们的共同标准。②在相互比较的两组或几组资料中，任意选择其中一组的构成比，作为两者或几者的共同标准。③选择一个通用的标准作为两者或几者的共同标准。

［例一］某院两个病区在一个月内治愈率统计如表 2-2。

表 2-2　某院两个病区在 1 个月内治愈率的统计

项目	一病区			二病区		
	病人数（例）	治愈数（例）	治愈率（%）	病人数（例）	治愈数（例）	治愈率（%）
轻症病人	40	36	90	60	54	90
重症病人	60	42	70	40	28	70
合计	100	78	78	100	82	82

从上表可以看出，总的治愈率二病区高于一病区。但是，一二病区治愈的轻重病人的比例不同，一病区轻与重之比为 1∶1.5，二病区轻与重之比为 1.5∶1。由于构成的比率不同而导致总率的不同。所以必须进行标准化计算。我们现在用第一种办法，即以两组资料各部分之和所组成的构成比，作为两者的"共同标准"如表 2-3。

表 2-3　标准化计算表

项目	治愈率		③共同构成标准	标准化治愈率	
	①一病区	②二病区		④=①×③一病区	⑤=②×③二病区
轻症病人	0.9	0.9	0.5	0.45	0.45
重症病人	0.7	0.7	0.5	0.35	0.35
合计	0.78	0.82	1.0	0.8	0.8

* 为了计算方便，把百分换成小数。

通过标准化处理说明，两个病区总的标准化治愈率无高低之分，皆为 0.8（80%）。

［例二］用手术和中西医结合两种方法治疗胃癌观察其三年生存率如表 2-4。

表 2-4　两种方法治疗胃癌 3 年生存率的比较

分期	单纯手术组			中西医结合组		
	总例数	生存数	生存率（%）	总例数	生存数	生存率（%）
Ⅱ	12	10	83.33	4	3	75.00
Ⅲ	48	9	18.75	50	19	38.00
Ⅳ	15	0	0	33	7	21.21
合计	75	19	25.33	87	29	33.33

从表 3-4 可知，中西医结合组病情偏重，两者不好比较，有必要计算标准化率，也用第一种方法选定标准，如表 2-5 计算如下。

表 2-5　单纯手术组与中西医结合组比较

分期	标准例数为两组例数之和①	单纯手术组		中西医结合组	
		生存率②	预期生存例数③=②×①	生存率④	预期生存例数⑤=④×①
Ⅱ	16	0.8333	13.33	0.7500	12.00
Ⅲ	98	0.1875	18.38	0.3800	37.24
Ⅳ	48	0	0	0.2121	10.18
合计	162		31.71		59.42

单纯手术组标准化三年总生存率：

$$\frac{13.71}{162} \times 100\% = 19.55\%$$

中西医结合组标准化三年总生存率：

$$\frac{59.42}{162} \times 100\% = 36.63\%$$

可见，中西医结合组标准化三年总生存率高于单纯手术组。

二、平均数和标准差

（一）平均数

平均数表示可测量资料的平均值，以表示一组性质相同的观测值的平均水平或集中趋势。平均数的第一个特征是样本大，即所测例数愈多愈有代表性。平均数的第二个特征是同质性，他所计算的变量，必须是性质相同的。在医学编者计中，常用的平均数有算术平均数、几何平均数、中位数等。各种平均数都有自己的适用范围。各种平均数中，以算术平均数应用最广，其代表性较好，也比较稳定，尤其适用于呈正态分布的计量资料。当资料分布呈偏态，或呈等比关系时，应考虑用中位数或几何均数。

常用的算术平均数的计算方法有如下两种。

1. 直接计算法

当样本例数较少（观察例数小于30例时，又称小样本），可采用直接计算法，用各观察值之和除以观察例数所得之商，即为算术均数。

$$\overline{X} = \frac{X_1 + X_2 + X_{3+} \cdots + X_n}{N} = \frac{\sum X}{N} \text{（公式1）}$$

式中　$\overline{X}$——算术平均数，简称均数

X_1，X_2，X_3……X_n——各观察单位的数值

N——观察个数

Σ——为总和的符号（读作 sigma）

［例三］测得10个20岁～25岁健康女性血压的收缩压（mmHg）的数值为100、102、118、120、125、128、119、129、130、110，则她们的平均收缩压如下。

$$\overline{X} = \frac{100 + 102 + 118 + 120 + 125 + 128 + 110 + 120 + 130 + 110}{10} = 116.3 \text{（mmHg）}$$

2. 简捷法

当样本较大，即观察例数较多时，用直接计算法比较麻烦，可以用简捷法计算均数。计算公式如下。

$$\overline{X} = X_0 + \frac{\sum(fd)}{N} \times i \text{（公式2）}$$

式中　$\overline{X}$——均数

X_0——假定均数

i——组距

f——频数

d—— 各组组中值减去假定均数，除以组距所得值。

［例四］某地区 110 例健康男子血清中总胆固醇的具体数值如表 2-6 所列，求其平均数。

表 2-6　110 例健康男子总胆固醇值（mg%）

178.8	157.5	185.0	117.5	168.9	172.6	183.1	139.4	185.1	206.2
175.7	166.3	199.9	135.2	171.6	204.8	163.8	129.3	208.0	222.6
169.0	171.1	191.7	166.9	137.4	243.1	184.9	188.6	155.7	122.7
172.6	163.2	201.0	197.8	241.2	225.7	157.9	140.6	166.3	278.8
200.6	205.5	177.9	230.0	167.6	181.7	214.0	197.0	174.6	168.8
211.5	199.	237.1	125.1	130.0	153.4	196.6	155.4	175.7	184.0
219.7	151.7	181.4	170.0	152.5	176.0	201.0	131.2	207.8	237.0
168.8	176.7	150.9	150.0	245.6	225.7	183.6	157.9	196.7	188.5
160.9	252.9	177.5	199.1	245.6	225.7	183.6	157.9	196.7	188.5
199.2	173.6	129.2	226.3	214.3	117.9	159.2	251.4	181.1	189.2
246.9	169.5	188.0	208/4	156.7	170.5	192.4	261.3	179.4	199.0

计算步骤如下。

第一步：将资料分组。观察例数多时，可以分成 10～20 组，观察例数少于 50 时，可分 5～6 组。本组的全距 = 最大值 - 最小值 278.8-104.2=174.6，若分成 10 组，则组距为 17.46。为计算方便，分成 9 组，组距 i=20。分组丰收点以整数为宜。各组的起止数分别称为上限或下限，如"100-"，这一组的下限是 100（含 100），上限是 120（不含 120）。上限和下限的均数称为组中值，用 X_i 表记。

第二步：将资料中各个数值采用划记法进行归纳分类，得到各组例数，即频数 f_i。

第三步：拟定一个假定的均数 X_0。一般选择中央的组中值作为假定均数。如本例以第五组的组中值为假定均数 $X_0=190$。

第四步：计算各组的 d_i 值及 d_if_i 值，并将所计算出的值列于表中。如表 2-7 所示。

d_i 之计算公式如下。

$$di = \frac{X_I - X_0}{i}$$

表 2-7　简捷法计算均数表

组号	分组	划记	频数 f_i	组中值 X_i	d_i	d_if_i	$f_id_i^2$
1	100-		3	110	−4	−12	48
2	120-		9	130	−3	−27	81
3	140-		13	150	−2	−26	52
4	160-		30	170	−1	−30	30
5	180-		26	190	0	0	0
6	200-		13	210	1	13	13
7	220-		8	230	2	16	32

续表

组号	分组	划记	频数 f_i	组中值 X_i	d_i	d_if_i	$f_id_i^2$
8	240-		6	250	3	18	54
9	260–280		2	270	4	8	32
合计			110			-40	342

第五步：按公式计算均数。

$$\overline{X}=X_0+\frac{\sum(fd)}{N}\times i=190+\frac{-40}{110}\times 20=182.72 \text{mg}\%$$

（二）标准差

变量既有集中趋势的一面，也有离散的一面。前者为集中性，后者为波动性。例如，有两组 20 岁人员体重资料，甲组 5 人分别为 48、49、50、51、52kg；乙组 5 人分别为 46、48、50、52、54kg，甲乙组的均数都是 50kg。从均数看不出他们之间有什么差异，但实际甲组变异小些，乙组变异大些。如何用一个标准能表达出这种变异程度，在统计学上常用"标准差"来表示。标准差是说明一系列数字离散程度的一个综合指标。均数和标准差结合起来，能更全面地说明一套变量值的分布情况。

计算公式如下。

$$SD=\sqrt{\frac{\sum(X-\overline{X})^2}{N-1}} \quad （公式 3）$$

式中：SD——标准差

N——变量个数

$\overline{X}$——均数

Σ——累加符号

在实际应用中，为了计算方便，可改用以下公式。

$$SD=\sqrt{\frac{\sum X^2-\frac{(\sum x)^2}{N}}{N-1}} \quad （公式 4）$$

式中：SD——标准差

N——变量个数

$\sum X^2$——各变量值先平方后相加

$(\sum X)^2$——各变量值先相加后平方。

［例五］有甲、乙两组体重各如表 2-8 所列，依公式分别计算二组之标准差。

表 2-8　将甲、乙组数据

甲　组		乙　组	
X_1（kg）	χ^2	X_2（kg）	X_2^2
48	2304	46	2116
49	2401	48	2304

续表

甲 组		乙 组	
X_1（kg）	χ^2	X_2（kg）	X_2^2
50	2500	50	2500
51	2601	52	2704
52	2704	54	2916
合计 250	12510	250	12540

用公式 3 计算。

甲组　$SD=\sqrt{\dfrac{12510-\dfrac{250^2}{5}}{5-1}}$

$=\sqrt{\dfrac{12510-\dfrac{6250}{5}}{4}}$

$=\sqrt{\dfrac{12510-12500}{4}}$

$=\sqrt{\dfrac{10}{4}}=1.5811kg$

乙组　$SD=\sqrt{\dfrac{12540-\dfrac{250^2}{5}}{5-1}}$

$=\sqrt{\dfrac{12540-12500}{4}}$

$=3.1623kg$

从计算结果看，两组均数虽同，但标准差不同，乙组标准差大，说明乙组变量的变异程度大。可见，标准差可以反映出变量值之间变异度的大小。标准差大，个体波动性大；标准差小，个体波动性小。

当处理大样本资料（即变量个数多）时，用上述公式仍很不方便，还可以用简捷法进行计算，计算公式如下。

$$SD=i\times\sqrt{\dfrac{\sum f_id_i^2-\dfrac{(\sum f_id_i)^2}{N}}{N-1}}$$

式中的 i、f_i、d_i、N 如同例四中的含义。

［例六］求例四中 110 例正常男子胆固醇值的标准差。

$$SD=20\times\sqrt{\dfrac{342-\dfrac{(-40)^2}{110}}{110-1}}=35.35mg\%$$

（三）标准差的应用

1. 用以表示一组变量值的离散程度。当两组变量值单位相同，均数相近时，标准差愈大表示变量值离散程度愈大，即变量的分布愈分散，均数代表性愈差；标准差愈小，均数代表性愈好，变量的分布愈集中。

2. 用以估计人体正常值的范围。例如例四中的110例健康男子血清胆固醇频数分布情况，可制成频数分配直方图。从图形可见频数分布集中于均数附近，两边逐渐减少。当变量个数增加、组距不断分细时，直方图逐渐接近一条光滑曲线，其特征是中间高两边低，左右对称的钟形曲线，与数学上的正态曲线相似，称之为正态分布。按正态曲线的理论，对于呈正态分布或近似正态分布的一组变量，有68.27%的变量频数分布在均数 ± 一个标准差的范围内；有95%的变量频数分布在均数±1.98个标准差的范围内；有99%的变量频数分布在均数±2.56个标准差的范围内。而正常值的范围一般是以平均数±1.96个标准差作为划定界限。如我们求得健康男子红细胞的均数是500万，标准差25万，其正常值为500±25×1.96万即450万～550万。当然，如果是不属正态分布的正常值另有确定的方法。

3. 用以确定样本的大小。在调查研究或实验设计时，首先确定样本的规模，以满足研究者所要求的误差范围和精确度。一般来说，被研究现象波动大，精度要求高，样本的规模应大；反之，可以小。

4. 用以计算标准误。

第三节　均数的显著性检验

一、均数的抽样误差与标准误

在医学科学研究中，常采用抽样研究的方法。通过对从总体中随机抽取出来的样本进行研究总体。如果抽样时不遵循随机化的原则，或者对样本进行过挑选，显然不能代表总体的情况。但如果严格遵循了随机化的原则，所得的样本参数是否与总体参数就会完全一致呢？并不是的。我们把这种由于抽样而引起的样本与总体之间的差异叫作抽样误差。抽样误差在抽样研究中是不可避免的。我们可以用统计的方法来估计其大小，并判断各种统计指标有无显著意义。

（一）均数的标准误

在统计学里，抽样误差的大小常用标准误来表示。标准误就是样本平均数据的标准差，用$s_{\bar{x}}$来表示，以表示样本平均数的分布情况。标准误大，说明抽样误差大；标准误小，说明抽样误差小。样本的均数与总体均数越接近，即样本均数的可靠性越大。

标准误的计算公式是：

$$SM=\frac{SD}{\sqrt{N}}（公式5）$$

式中：SM——样本均数的标准误

SD——样本的标准差

N——样本观察例数

[例七] 已知110例健康男子血清胆固醇含量的均数为182.72mg%，标准差为35.35mg%，求均数的标准误。

$$SM=\frac{SD}{\sqrt{N}}$$

$$=\frac{35.36}{\sqrt{110}}=3.37mg\%$$

由标准误的计算公式可以看出，决定标准误的因素有两个，一个是标准差的大小，一个是抽样数目的多少。显然，当样本例数一定时，如果总体中各变量值变异大，即标准差大，则所抽得的各样本均数的变异度也大，即抽样误差大，标准误大。同时，当样本所包括的个体数越多，样本均数越接近总体均数，抽样误差就越小。

应该注意标准差和标准误之相同与不同。他们都是说明离散程度的指标，但标准差是说明一般变量值的波动（即离散程度）情况，而标准误是表示各次重复抽样结果之间的差异，是表示样本平均数波动情况的量，因而说明平均数可靠性的一个指标，缩小标准误可以提高研究的可靠性。一般在求得均数后，将标准误附于其后说明均数的可靠程度，可写成 $\overline{X}\pm SM$。本例为（182.72±3.37）mg%。

（二）总体均数的可信限

总体均数的可信限指的是可能包括总体均数的一个范围。抽样研究的目的，就是用样本估计总体。样本均数是总体均数的估计值，但样本均数正好等于总体均数的可能性是很小的，因此，当我们用样本均数来推论总体均数时，就很想知道总体均数有多大的可信区间。如果这个区间有95%的概率包括总体均数，就称为95%可信区间，区间的上、下限就叫95%的可信限。也就是有5%的概率不包括总体均数。

如前所述，呈正态分布的变量值有95%的概率分布在 $\overline{X}\pm1.96SM$ 的范围内。同样，从总体抽取许多样本，可得许多均数，当样本较大时，各均数的分布也是围绕总体均数（用μ表示）为中心的正态分布，即也有95%的概率分布在 $\mu\pm1.96\delta m$（δm为总体均数的标准误），即

$$\mu-1.96\delta m<\overline{X}<\mu+1.96\delta m$$

移项后：
$$\overline{X}-1.96\delta m<\mu<\overline{X}+1.96\delta m$$

前式说明样本均数有95%的可能性分布在 $\mu+1.96\delta m$ 的区间，后式说明总体均数有95%的可能性分布在 $\overline{X}+1.96\delta m$ 的范围里。通常我们并不知道总体均数的标准误，只能用样本均数的标准误SM来代替总体均数的标准误δm，这样总体均数 μ 的95%的可信区间就为 $\overline{X}+1.96\delta m$ 了。同理总体均数的99%的可信区间就为 $\overline{X}+2.58SM$。

（三）t 值及 t 分布

对于小样本资料，用上述方法用 SM 代替 δm 来确定总体均数的可信区间，误差就会很大，这时就用 t 值来推算。t 值的计算公式是：

$$t = \frac{\overline{X} - \mu}{SM} \quad （公式 6）$$

该公式的意义是样本的均数 $\overline{X}$ 与总体均数 μ 之差是几个样本均数的标准误 SM。公式中的 $\overline{X}$ 与 SM 是变化的，即从正态分布的总体中可抽取许多样本，每个样本都有样本均数，各样本中的个体差异也不同，因此标准差不同，则标准误也不相同，计算出的 t 值是不相同的。但 t 值是一组有规律的数值，如果将其绘成曲线，这叫 t 曲线，其分布叫作 t 分布。

t 曲线的形状与样本所含的个体数 N 有关，具体地说是与一个叫自由度 n' 的参数有关，大多数情况下 n'=N−1。可见，自由度不同，t 曲线的形状也不同。自由度越大，即样本个体数越多，t 曲线越接近于正态分布的曲线形状。按正态分布的规律，当 n'→∞ 时，t 值曲线下面积的 95% 以内和95% 以外（占 5%）的分界点是 ±2.58。我们把 5% 界的 t 值用 t(n')0.05，1% 界的 t 值用 t(n')0.01来表示，显然用于 t 曲线形状与 n' 的大小有关，n' 越小，t 曲线越低平，那么 5%、1% 界的 t 值就越大。如当 n'→∞ 时，t(∞)0.05=1.96，t(∞)0.01=2.58，而当 df=3 时，t(3)0.05=3.182，t(3)0.01=5.841。

t(df)0.05 及 t(df)0.01 这两个界值在统计学上认为是很重要的，用他们来表示有无显著意义。因此，统计学家将 t 分布规律，把对应某一自由度，一定概率的 t 值分 0.01、0.05 列于表中，供计算时查用。当样本 ｜t｜≥t(n')0.05 时，可认为若在同一总体中反复抽样，在平均 100 次抽样中，抽得这样大和比这更大的样本的 ｜t｜值，至多不过 5 次或少于 5 次，即概率 ≤ 0.05；当样本｜t｜≥t(df)0.01 时，则平均在 100 次抽样中，抽到这样大和比这更大的样本 ｜t｜值，至多不过一次，或不足一次，即 P ≤ 0.01；如果｜t｜< t(df)0.05，则 P>0.05，所以，在同一总体中抽样，就有：

$$｜t｜≥t(df)0.05 \text{ 时，} P ≤ 0.05$$
$$｜t｜≥t(df)0.01 \text{ 时，} P ≤ 0.01$$
$$｜t｜< t(df)0.05 \text{ 时，} P > 0.05$$

对于小样本资料，均数的可信区间为：

$$95\% \text{ 的可信区间} \overline{X} ± t(df)0.05SM$$
$$99\% \text{ 的可信区间} \overline{X} ± t(df)0.01SM$$

这是因为，各均数的分布也属于 t 分布，其 5% 点应为 t(df)0.05，1% 点应为 t(df)0.01。

二、两均数的差异显著性检验 t 检验

我们在科研中常设立实验组和对照组，然后把两个组的实验结果的数据进行比较，对其差异进行分析，这是最基本的实验原则。但在实验组和对照组，是否出现了差异就有意义呢？就可以认为是由实验因素引起的呢？这里有个需要具体分析问题。例如分别用甲、乙两种药品治疗气管炎，按

药物分两组。甲组观察 21 例有效 17 例，乙组观察 19 例有效 15 例，怎样判别呢？如果从有效的绝对数看，甲组 17 例大于乙组 15 例，但甲组观察总例数也多。如果从有效率的百分比来看乙组为 $\frac{15}{17}$ 高于甲组 $\frac{17}{21}$，其实二组疗效可能在同一水平区间。这是因分组病例数不同引起的抽样误差所致。当分组病例数相同时，也可能有抽样误差。例如对 20 名缺铁性贫血病人，分两组每组 10 人，分别用中药和西药治疗。观察结果，中药组 10 名病人的红细胞平均增加 136 万 /mm³，西药组 10 名病人的红细胞平均增加 130 万 /mm³，即中药组比西药组平均增加 6 万 /mm³。那么能不能说中药疗效优于西药呢？其实这不一定，因为在例数相同的情况下，仍存在抽样误差问题。当抽取用中药的 10 名患者，可能正好是都属于对中药敏感的 95% 正态分布曲线之内，而用西药的患者可能抽中了对西药不敏感的 5% 范围内的患者，那么显然前一组疗效高于后一组，但确难以得出中药优于西药的结果。再举个浅显的例子，甲乙二篮球队各有 10 名运动员，当甲组上场的 5 名都是最强的，而乙组上场的 5 名恰好是最弱的，这时两队比赛，其结果就不是由两队水平所决定的，而是由于抽样所决定的。在统计学上认为由于抽样误差所引起的平均数相对数（率）的差异没有显著意义。假若这种差异已经超出了抽样误差所引起差异范围，即不能用抽样误差来解释这种差异，即认为这种差异有显著的意义。

T 检验是常用的差异显著性检验的方法，是通过 t 值来判断差异的显著性。在医学统计学上是这样规定的：

当 $P > 0.05$ 或 $|t| < t\,(df)\,0.05$ 时为差异无显著意义

$0.05 \geq P \geq 0.01$ 或 $t\,(df)\,0.05 \leq |t| \leq t\,(df)\,0.01$ 为差异有显著意义

$P \leq 0.01$ 或 $|t| \geq t\,(df)\,0.01$ 为差异有非常显著意义

可见，在同一自由度下，（即样本体数一定）t 值越大，P 值越小。同一 P 值时，自由度越大，则 t 值越小。

t 检验的前提是总体为正态分布，而且变量是可计量的资料。

t 检验大体分为三个步骤：

第一步，是无效假设。当比较两组平均数的差异有无显著差别时，首先假定差异是不显著的，即两组平均数无本质差别，差异可能是由抽样误差引起的。这种假设在统计学上称为无效假设。第二步，进行检验，求得在这个假设下得到这样的差异的概率是多少。第三步，是依据概率的多少判断这个假设能否成立。如假设成立，就认为两组平均数的差异不显著，反之，假设被推翻，则认为两组平均数有显著差异。

t 检验因具体情况不同，检验方法稍有差别，一般有下面几种情况。

（一）样本平均数与总体平均数差异显著性的检验

当我们根据大量调查的结果或以往的多次实验或经验，已知某事物的平均数（如生理正常数值）可当作总体平均数看待，此时可用以下公式：

$$t = \frac{|\overline{X} - \mu|}{SM} \quad (\text{公式 7})$$

式中 $\overline{X}$ 为样本平均数，μ 为总体平均数，SM 为标准误。

［例八］已知正常人的脉搏平均为 72 次/分，现有某医生测得 10 例慢性四乙基铅中毒患者的脉搏平均为 67 次/分，标准差为 5.97 次/分，问四乙基铅中毒患者的平均脉搏与正常人平均脉搏有无显著差异？

第一步：先据公式 6 依标准差算出标准误：

$$SM = \frac{SD}{\sqrt{N}} = \frac{5.97}{\sqrt{10}} = \frac{5.97}{3.16} = 1.89 次/分$$

第二步：再按公式 7 计算 t 值：

$$t = \frac{|\overline{X} - \mu|}{SM} = \frac{|97 - 72|}{1.89} = \frac{5}{1.89} = 2.64$$

第三步：查 t 值表（表 2-9），此处自由度 df 为 N-1=10-1=9，查得当自由度为 9 时，t 值的 5% 界为 2.262，1% 界为 3.250。可分别写作 t（9）0.05=2.262；t（9）0.01=3.250。现算得的 t 值为 2.64，大于 t（9）0.05 而小于 t（9）0.01，即 t（9）0.05＜t＜t（9）0.01 所以他的概率 P 介于 0.05 和 0.01 之间，写成 0.05＞P＞0.01。说明四乙基铅中毒患者平均脉搏与正常人平均脉搏的相差，在统计学上是有显著意义的。这就放弃了原来认为不显著的假设，说明此时脉搏的异常不是由抽样误差所引起的，而是患者的一个症状。为什么这样说呢？因为 P＜0.05，即表示继续按此条件做同样 100 次的观察（每 10 例），有 95 次（0.95）都可能出现四乙基铅中毒患者脉搏低于正常脉搏，仅有不足 5 次（0.05）不出现这种情况的可能，这种情况就认为是显著。如 P＜0.01 时，做 100 次观察，可能有 99 次（0.99）出现脉搏低于正常值，仅有 1 次不出现，像这种情况就认为是非常显著。

表 2-9　t 值表

n¹ ＼ p	0.2	0.1	0.05	0.02	0.01	0.001	n¹ ＼ P
1	3.078	6.314	12.706	31.821	63.657	636.619	1
2	1.886	2.920	4.303	6.965	9.925	31.598	2
3	1.635	2.353	3.182	4.541	5.841	12.924	3
4	1.533	2.132	2.776	3.747	4.604	8.610	4
5	1.476	2.015	2.571	3.365	4.032	6.859	5
6	1.440	1.943	2.447	3.143	3.707	5.959	6
7	1.415	1.895	2.365	2.998	3.499	5.405	7
8	1.397	1.860	2.306	2.896	3.355	5.041	8
9	1.383	1.833	2.262	2.821	3.250	4.781	9
10	1.372	1.812	2.228	2.764	3.169	4.587	10
11	1.363	1.796	2.201	2.718	3.106	4.437	11
12	1.356	1.782	2.179	2.681	3.055	4.318	12
13	1.350	1.771	2.160	2.650	3.012	4.221	13
14	1.345	1.761	2.145	2.624	2.977	4.140	14
15	1.341	1.753	2.131	2.602	2.947	4.073	15

续表

n¹ \ p	0.2	0.1	0.05	0.02	0.01	0.001	n¹ \ P
16	1.337	1.746	2.120	2.583	2.921	4.015	16
17	1.333	1.740	2.110	2.567	2.898	3.965	17
18	1.330	1.734	2.101	2.552	2.878	3.922	18
19	1.328	1.729	2.093	2.539	2.861	3.883	19
20	1.325	1.725	2.086	2.528	2.845	3.850	20
21	1.323	1.721	2.080	2.518	2.831	3.819	21
22	1.321	1.717	2.074	2.508	2.819	3.792	22
23	1.319	1.714	2.069	2.500	2.807	3.767	23
24	1.318	1.711	2.064	2.492	2.797	3.745	24
25	1.316	1.708	2.060	2.485	2.787	3.725	25
26	1.315	1.706	2.056	2.479	2.779	3.707	26
27	1.314	1.703	2.052	2.473	2.771	3.690	27
28	1.313	1.701	2.048	2.467	2.763	3.674	28
29	1.311	1.699	2.045	2.462	2.756	3.659	29
30	1.310	1.697	2.042	2.457	2.750	3.646	30
40	1.303	1.684	2.021	2.423	2.704	3.551	40
60	1.296	1.671	2.000	2.390	2.660	3.460	60
120	1.289	1.658	1.980	1.358	2.617	3.373	120
∞	1.282	1.645	1.960	2.326	3.576	3.291	∞

（二）同一批对象处理前后的差异显著性检验

医学研究时，我们往往对同一批对象于处理前后进行某些客观指标（如体重、血象、血压等）的观测，以比较处理结果。

[例九]某医院进行活血化瘀治疗肺心病的疗效观察1个月，其10例男性患者中治疗前后全血黏度如表2-10所示，问活血化瘀对改变肺心病全血黏度有无作用。

表2-10 10例男性患者的全血黏度

病人号数	全血黏度	
	治疗前	治疗后
1	5.2	3.9
2	6.3	4.
3	4.8	4.6
4	7.0	4.9
5	4.6	4.0
6	4.7	4.2
7	.0	4.4
8	7.1	5.0
9	4.9	3.7
10	5.0	3.8

第一步：首先求出每一个体处理（治疗）前后的差数（X），及（X²），列表如表2-11。

表 2-11　10 例患者全血黏度计算表

病人号数	全血黏度		差数 X	X^2
	治疗前	治疗后		
1	5.2	3.9	1.3	1.69
2	6.3	4.0	2.3	5.29
3	4.8	4.6	0.2	0.04
4	7.0	4.9	2.1	4.41
5	4.6	4.0	0.6	0.36
6	4.7	4.2	0.5	0.25
7	.0	4.4	1.6	2.56
8	7.1	5.0	2.1	4.41
9	4.9	3.7	1.2	1.44
10	5.0	3.8	1.2	1.44
合计			13.1	21.89

第二步：求差数的平均数及标准误

差数的平均数 $\overline{X} = \dfrac{差数和}{N} = \dfrac{13.1}{10} = 1.31$

标准差

$$SD = \sqrt{\dfrac{\sum X^2 - \dfrac{(\sum x)^2}{N}}{N-1}} = \sqrt{\dfrac{(21.89)^2 - \dfrac{(13.1)^2}{10}}{10-1}} = \sqrt{\dfrac{479.17 - 17.16}{9}} = 7.16$$

标准误

$$SM = \dfrac{SD}{\sqrt{N}} = \dfrac{7.16}{\sqrt{10}} = 2.26$$

第三步：求 t 值：也分两步进行

先作无效假设，假设活血化瘀法治疗肺心病一个月对全血黏度没有什么改变作用。依据这个假设，治疗前后差数的平均数应该是 0，所产生的误差是抽样误差所引起的。

再按公式 7 计算 t 值。根据无效假设，μ=0，则 $t = \dfrac{\left|\overline{X} - \mu\right|}{SM} = \dfrac{|1.31 - 0|}{2.26} = 0.579$

第三步：查 t 值表，当 N=0 时，自由度 df=9，t(9)0.05=2.262，t < t(9)0.05，P > 0.05，因此，可以得出结论，为无显著差异。说明用活血化瘀法治疗肺心病一个月以后，血液黏度虽有改变，但这种差异还没有超出由于抽样误差所引起的差异，所以不能确定其疗效的可靠性。但由于治疗前后还有改变，应考虑是否例数太少，抽样误差较大，或药物配伍不当，或治疗时间还不够等因素，应改变科研设计后，再进行检验。

（三）两个样本对照时平均数差异显著性检验

在科研工作中，经常要研究两组计量资料的均数间有没有显著差别。由于有抽样误差，即使两组总体均数相同，样本均数也往往不相同。因此，当两个样本的均数不同时，应作差别的显著性检验，然后确定他们的总体均数是否相同。对这类资料作检验，同样，先假设两个样本是由两个相同的总体中随机抽取的，即 $\mu_1-\mu_2=0$，两均数之差仅仅是由抽样误差所致。

这种情况下的 t 值是由两个样本均数的差数（$\overline{X_1}-\overline{X_2}$）除以差数的标准误 $S_{(\overline{X_1}-\overline{X_2})}$ 所得到的。写成公式就是：

$$t=\frac{\left|\overline{X_1}-\overline{X_2}\right|}{S_{(\overline{X_1}-\overline{X_2})}} \quad （公式8）$$

该 t 值也呈 t 分布。式中 $\overline{X_1}$，$\overline{X_2}$ 分别为两个样本的均数。$S_{(\overline{X_1}-\overline{X_2})}$ 为两平均数差数的标准误，其计算公式是：

$$S_{(\overline{X_1}-\overline{X_2})}=\sqrt{S_C^2 \cdot \frac{N_1+N_2}{N_1 N_2}} \quad （公式9）$$

式中，N_1，N_2 分别为两样本的个体数，S_C 称为合并标准差，S_C^2 是合并标准差的平方，也叫合并变异数，其计算公式是：

$$S_C^2=\frac{\sum(X_1-\overline{X}_1)^2+\sum(X_2-\overline{X}_2)^2}{N_1+N_2-2}$$

$$=\frac{\sum X_1^2-\frac{(\sum X_1)^2}{N_1}+\sum X_2^2-\frac{(\sum X_2)}{N_2}}{N_1+N_2-2} \quad （公式10）$$

如果已经先算出两样本的标准差 SD_1、SD_2，则可用下面公式计算 S_C^2

$$S_C^2=\frac{(N_1-1)SD_1^2+(N_2-1)SD_2^2}{(N_1-1)+(N_2-1)}$$

这种 t 检验的自由度 $df=(N_1-1)+(N_2-1)=N_1+N_2-2$

［例十］对功能性子宫出血，辨证分为实热、虚热、虚寒等三种，观察中医辨证和自主神经系统、内分泌系统及免疫学的关系，今测定实热与虚寒两组之皮质醇含量（mg/dl）数，如表 2-12，比较两组均数有无差别。

表 2-12　实热与虚寒皮质醇含量比较（mg）

实热组		虚寒组	
X_1	X_1^2	X_2	X_2^2
25.5	650.25	12.5	156.25
24.5	600.25	10.5	110.25
26.5	702.25	14.5	210.25
26.0	676.00	13.0	169.00
25.0	625.00	11.5	132.25
23.5	552.25	10.5	110.25
24.5	600.25	14.5	210.25
$\sum X_1=175.5$	$\sum X_1^2=4406.25$	$\sum X_2=87.0$	$\sum X_2^2=1098.50$

第一步：进行无效假设。假设两个均数的差别是由抽样误差引起的。

第二步：计算 t 值

$$\overline{X} = \frac{\sum X_1}{N_1} = \frac{175.5}{7} = 25.07$$

$$\overline{X_2} = \frac{\sum X_2}{N_2} = \frac{87.0}{7} = 12.43$$

$$S_{(\overline{X_1} - \overline{X_2})} = \sqrt{S_C^2 \cdot \frac{N_1 + N_2}{N_1 N_2}}$$

$$= \sqrt{\frac{\sum X_1^2 - \frac{(\sum X_1)^2}{N_1} + \sum X_2^2 - \frac{(\sum X_2)^2}{N_1}}{N_1 + N_2 - 2} \times \frac{N_1 + N_2}{N_1 N_2}}$$

$$= \sqrt{\frac{4406.25 - \frac{175.5^2}{7} + 1098.50 - \frac{87.0^2}{7}}{7 + 7 - 2} \times \frac{7 + 7}{7 \times 7}}$$

$$= 0.75$$

$$t = \frac{\left| \overline{X_1} - \overline{X_2} \right|}{S_{(\overline{X_1} - \overline{X_2})}} = \frac{25.07 - 12.43}{0.75} = 16.85$$

第三步：求 p 值：自由度 $df = N_1 + N_2 - 2 = 7 + 7 - 2 = 12$

查表得 t（12）0.05=2.18，t（12）0.01=3.055，t > t（12）0.01，说明差异有非常显著意义。即实热组皮质醇含量的均值高于虚寒组的皮质醇含量，不是由于抽样误差所造所在。

（四）大样本平均数的差异显著性检验

当样本含量较大（一般以 N>100 时，认为为大样本）时，t 分布接近于正态分布。这时用 μ 检验比 t 检验简便（这里仅介绍公式和算法，并于 μ 检验的原理将在下一节介绍）：

$$\mu = \frac{\left| \overline{X_1} - \overline{X_2} \right|}{S_{(\overline{X_1} - \overline{X_2})}} \quad \text{此式又可变换为（公式 11）}$$

$$\mu = \frac{\left| \overline{X_1} - \overline{X_2} \right|}{\sqrt{\frac{SD_1^2}{N_1} + \frac{SD_2^2}{N_2}}} \quad \text{（公式 12）}$$

式中 $\overline{X_1}$，$\overline{X_2}$ 分别为两个样本的均数。SD_1、SD_2 分别代表两个样本的标准差。此时，不需查 t 值表，当

$$\mu < 1.96 \text{ 时，} P > 0.05 \text{ 差异无显著意义}$$

$$\mu > 1.96 \text{ 时，} p < 0.05 \text{ 差异有显著意义}$$

$$\mu > 2.58 \text{ 时，} P < 0.01 \text{ 差异有非常显著意义}$$

［例十一］某医院在治疗乙脑病例时，观察其病情轻重与体温恢复正常的病程天数关系如下：

轻型 459 例，平均 5.71 天恢复正常 SD_1=2.16

中型 48 例，平均 7.90 天恢复正常 SD_2=2.65

计算 μ 值：

$$\mu = \frac{|\overline{X}_1 - \overline{X}_2|}{\sqrt{\dfrac{SD_1^2}{N_1} + \dfrac{SD_2^2}{N_2}}} = \frac{|5.71 - 7.90|}{\sqrt{\dfrac{2.16^2}{459} + \dfrac{2.56^2}{48}}} = 6.08$$

μ > 2.58，p < 0.01，表示病程轻重与体温恢复正常所需的平均天数的差别是有非常显著意义的。即病程轻者所需的时间短些，病情重者所需的时间长些。这种差别不是由抽样误码率差所致。

第四节　率的显著性检验

一、率的抽样误差及标准误

在抽样研究中，样本均数与总体均数之间存在着抽样误差。同样，样本率与总体率之间也存在着抽样误差。这是因为总体中各个体之间存在着差异，因此当我们从总体中随机抽取一部分组成样本时，所得的统计量与总体的参数不一定会完全相同，而且每次抽取样本的样本率也会存在一定差异，这种由于抽样而引起的差异称为率的抽样误差。

（一）率的标准误

率的抽样误差用率的标准误来表示，记作 S_p，其计算公式是

$$S_p = \sqrt{\frac{P1 - P}{N}} = \sqrt{\frac{Pq}{N}} \quad （公式 13）$$

式中 S_p——率的标准误

　　　P——事物出现的百分率

　　　Q——事物不出现的百分率 q=1-p

　　　N——样本含量

［例十二］用补肾法治疗再生障碍性贫血 21 例，16 例有效，有效率为 76.19%，求标准误差：

$$S_p = \sqrt{\frac{76.19(1 - 76.19)}{21}} \quad 9.3\%$$

与均数的标准误同样的道理，率的标准误说明率的抽样误差的大小。率的标准误小，说明抽样误差小，样本率与总体率越接近。另外，用样本率的标准误可以估计总体率的可信限。当样本个数足够大时，按正态分布理论，总体率的可信区间为：

总体率的 95% 可信区间为 p±1.96S_p

总体率的 99% 可信区间为 p±2.58S_p

二、率的显著性检验

（一）μ检验

当样本数量较多时，率的频数分布呈正态分布，可以用正态分布的规律来检验率的差异显著性，不需要查t值表，也不称其为t检验。而是用μ值来检验率的差异显著性，所以叫μ检验。μ检验的步骤与t检验的步骤相同。

1. 样本率与总体率差异的显著性检验

$$\mu = \frac{|P - \pi|}{\sigma p} \quad （公式14）$$

式中，P为样本率，π为总体率，σ_P为根据总体率计算的率的标准误。μ值计算出来以后，按下述原则判断差异的显著性。

$$\mu < 1.96 \text{ 时，} P > 0.05 \text{ 差异无显著意义}$$
$$\mu \geq 1.96 \text{ 时，} p < 0.05 \text{ 差异有显著意义}$$
$$\mu \geq 2.58 \text{ 时，} P < 0.01 \text{ 差异有非常显著意义}$$

［例十三］根据以往的经验，一般溃疡病患者有22%的人发生胃出血症状。某医生观察60岁以上溃疡病人160例中有52人（占32.5%）发生胃出血症状，问是否老年患者比较容易并发胃出血症？

检验程序是：

（1）建立假设：设老年患者与一般胃溃疡患者发生胃出血的出现率无差别，现在差别是由抽样误差所造成的。

（2）求μ值：

$$\text{总体率 } \pi = 22\% \quad 1 - \pi = 1 - 22\% = 78\% \quad N = 160$$

标准误
$$\sigma_P = \sqrt{\frac{\pi(1-\pi)}{N}} = \sqrt{\frac{0.22 \times 0.78}{160}} = 0.0327$$

样本率 P=32.5%

$$\mu = \frac{|P - \pi|}{\sigma_P} = \frac{|0.325 - 0.22|}{0.0327} = 3.21$$

结论：μ=3.21＞2.58，所以P＜0.01，差异有非常显著意义，可见老年胃溃疡患者较一般患者易发生胃出血。

2. 两个样本率的差异显著性检验

检验两个样本率的差异显著性用以下公式

$$S_{(P_1-P_2)} = \sqrt{Pq\left(\frac{1}{N_1} + \frac{1}{N_2}\right)} \quad （公式15）$$

$$\mu = \frac{|P_1 - P_2|}{S_{(P_1-P_2)}} \quad （公式16）$$

式中：$S_{(P_1-P_2)}$代表两个率相差的标准误；P_1，P_2分别代表两个样本的率，P为两组合计的发生率，

$q=1-P$；N_1，N_2分别代表两组的例数

[例十四] 用扶正固本法在冬季治疗慢性支气管炎三个月，治疗80例有63例咳嗽、咳痰、喘息症状减轻或消失。又在同一疗程中观察99例患者不服药作为对照，有31例咳嗽、咳痰、喘息症状也减轻或消失，问二者有无显著性差异。

检验步骤是：

（1）建立假设：假设扶正固本法治疗支气管炎的疗效与不用药物治疗的效果一样，差别是由抽样误差所致

（2）计算 μ 值

合计例数 80+99=179

合计有效例数 63+31=94

合计有效率 $P=\dfrac{94}{179}=52.5\%$

$$q=1-p=47.5\%$$

$$S_{(P_1-P_2)}=\sqrt{0.525\times0.475\times(\frac{1}{80}+\frac{1}{99})}=0.075$$

$P_1=\dfrac{63}{80}=78.75\%$ $P_2=\dfrac{31}{99}=31.31\%$

$$\mu=\frac{|0.7875-0.3131|}{0.075}=6.325$$

（3）结论 $\mu=6.325 > 5.28$，因此差异有非常显著意义。说明差异不是由于抽样误所引起的。

（二）卡方（X^2）检验

卡方（X^2）检验也广泛地用于计数资料的差异显著性检验。X^2表示实际频数与理论频数之间相差情况，若两者相差大，则X^2值大；两者相差小，则X^2值亦小，根据样本分配的形式用概率来加以解释。X^2的基本公式是：

$$X^2=\sum\frac{(A-T)^2}{T}\quad（公式17）$$

式中　A——实际数　T——理论数

四格表法的卡方检验。这种方法因为有四个格子的基本数字，所以叫四格表法。四格表的格式如表2-13：

图 2-13　四格表法

组别	结果		Σ
	+	-	
甲	a	c	a+c
乙	b	d	b+d
Σ	a+b	c+d	a+b+c+d=N

[例十五] 如[例十三]μ检验之例子，用X^2（卡方）检验其差异显著性，列成四格表如表2-14

所示：

表 2-14　扶正固本法治疗气管炎治疗结果

组别	有效例数	无效例数	Σ
扶正固本	63（42.01）	17（37.99）	80
对照	31（51.99）	68（47.01）	99
Σ	94	85	179

检验步骤：

（1）建立假设：假设用扶正固本法治疗支气管炎的疗效与不用药治疗一样，差别仅由抽样误差所致。

（2）计算 X^2 值

根据两组有效率相同的假设，可由合计治疗 179 人算得理论上的有效率：$\frac{94}{179}$ =52.51%，因此，用扶正固本法治疗支气管炎 80 例按理论有效率的有效例数应为（表中括号里的数）

$$T_1 = 80 \times 52.51\% = 42.01$$

那么，理论无效例数应为：

$$T_2 = 80 - 42.01 - 37.99$$

同理，对照组的理论值：

$$T_3 = 99 \times 52.51\% = 51.99$$

$$T_4 = 99 - 51.99 = 47.01$$

相对应的实际数是：

$$A_1 = 63$$

$$A_2 = 17$$

$$A_3 = 31$$

$$A_4 = 68$$

代入公式 17

$$X^2 = \sum \frac{(A-T)^2}{T} = \frac{(63-42.01)^2}{42.01} + \frac{(17-37.99)^2}{37.99} + \frac{(31-51.99)^2}{51.99} + \frac{(68-47.01)^2}{47.01} = 39.93$$

（3）查 X^2 值表（表 2-15），作出结论。用公式进行 X^2 计数，若实际数与理论数完全相同，则 X^2 值必为零，X^2 值越大，理论数与实际数相差也越大。而且 X^2 值与格子数有关，格子越多，X^2 也会越大。

表 2-15　X^2 值表

n'	P					
	0.20	0.10	0.05	0.02	0.01	0.001
1	1.642	2.706	3.841	5.412	6.635	10.828
2	3.219	4.605	5.991	7.824	5.210	13.816
3	4.642	6.251	7.815	9.837	11.345	16.266

续表

n'	P					
	0.20	0.10	0.05	0.02	0.01	0.001
4	5.989	7.779	9.488	11.668	13.277	18.467
5	7.289	9.236	11.070	13.388	15.068	20.515
6	8.558	10.645	12.592	15.033	16.812	22.458
7	9.803	12.017	14.067	16.622	18.475	24.322
8	11.030	13.362	15.507	18.168	20.090	26.125
9	12.242	14.684	16.919	19.679	21.666	27.877
0	13.442	15.987	18.307	21.161	23.209	29.588
1	14.631	17.275	19.675	22.618	24.725	31.264
2	15.812	18.549	21.026	24.054	26.217	32.909
3	16.985	19.812	22.362	25.472	27.688	34.528
4	18.151	21.064	23.685	26.873	29.141	36.123
5	19.311	22.307	24.996	28.259	30.578	37.697
6	20.465	23.542	26.296	29.633	32.000	39.252
7	21.615	24.769	27.587	30.995	33.409	40.790
8	22.760	25.989	28.869	32.346	34.805	42.312
9	23.900	27.204	30.144	33.687	36.191	43.820
0	25.038	28.412	31.410	35.020	37.566	45.315
1	26.171	29.615	32.671	36.343	38.932	46.797
2	27.301	30.813	33.924	37.659	40.289	48.268
3	28.429	32.007	35.172	38.968	41.638	49.728
4	29.553	33.196	36.415	40.270	42.980	51.179
5	30.675	34.382	37.652	41.566	44.314	52.618
6	31.795	35.563	38.885	42.856	45.642	54.052
7	32.912	36.741	40.113	44.140	46.963	55.476
8	34.027	37.916	41.337	45.419	48.278	56.893
9	35.139	39.087	42.557	46.693	49.588	58.301
0	36.250	40.256	43.773	47.962	50.892	59.703

同一总体中随机抽样所算得的 X^2 值的分布为 X^2 分布。当

$$X^2 < X^2 (n') 0.05 \quad P > 0.05 \quad 差异无显著意义$$

$$X^2 \geqslant X^2 (n') 0.05 \quad P \leqslant 0.05 \quad 差异有显著意义$$

$$X^2 \geq X^2（n'）0.01 \quad P \leq \quad 差异有极显著意义$$

n' 为自由度。所谓自由度就是所需要的独立参数的数目，这里是指计算理论数时必须独立计算的格子数。如本题中四个格子只要已知一个格子的理论数，其他格子就可以用减法求出。如果用 r 代表（横）行数，c 代表（竖）列数，则自由度

$$df=（r-1）（c-1）$$

本题 r=2，c=2，∴ de=（2-1）（2-1）=1

查 X^2 表得 X^2（1）0.05=3.841，X^2（1）0.01=6.635，X^2（1）0.001=10.828，可见 X^2=39.93>X^2（1）0.001，则 P<0.001，故差别有极显著的意义，即用扶正固本法治疗支气管炎是有效的。

应该说明的是，用基本公式计算的 X^2 值只是一种近似值，在自由度大于 1，四个格的理论数都大于 5 时，可以用。但当自由度为 1，并且有某一格的理论数小于，而且两组总例数不少于 40 时，为了避免因卡方值偏大而造成结论错误，应当用下面校正公式计算 X^2 值。

$$X^2 = \sum \frac{(|A-T|-0.5)^2}{T} （公式 18）$$

另外，四格表法还有一种较为简便的计算公式来计算 X^2 值：

$$X^2 = \frac{(ad-bc)^2 N}{(a+b)(c+d)(a+c)(b+d)} （公式 19）$$

如上例用简便式计算是

$$X^2 = \frac{(63 \times 68 - 31 \times 17)^2 \times 179}{94 \times 85 \times 80 \times 99} = 39.92$$

和用基本公式计算出的 X^2 值一致。其校正式是

$$X^2 = \frac{(|ad-bc|-\frac{N}{2})^2 \times N}{(a+b)(c+d)(a+c)(b+d)} （公式 20）$$

当研究事物较多，卡方计算的行数或列数超过 2，就不是四格表了，但检验方法与四格表基本相同。

［例十六］某院治疗再生障碍性贫血分为中药补肾组、中药补脾肾组及西药对照组，各组例数如表 2-16 所列，检验他们的疗效有无差异。

表 2-16　治疗再障分组表

分组	有效例数	无效例数	Σ
补肾组	23（18.2）	3（7.8）	26
补脾肾组	16（14.7）	5（6.3）	21
对照组	24（30.1）	19（12.9）	43
Σ	63	27	90

检验步骤

（1）建立无效假设，假设各组疗效无差异

（2）计算 X^2 值，对于多行多列的 X^2 值的计算，也是用基本公式进行，需计算各组的理论值。

该例的理论有效率为 $\frac{63}{90}$ =70%，所以

$$T_1=26\times70\%=18.2$$

$$T_2=26-18.2=7.8$$

$$T_3=21\times70\%=14.7$$

$$T_4=21-14.7=6.3$$

$$T_5=43\times70\%=30.1$$

$$T_6=43-30.1=12.9$$

$$X^2=\sum\frac{(A-T)^2}{T}$$

$$=\frac{(23-18.2)^2}{18.2}+\frac{(3-7.8)^2}{7.8}+\frac{(16-14.7)^2}{14.7}+\frac{(5-6.3)^2}{6.3}+\frac{(24-30.1)^2}{30.1}+\frac{(19-12.9)^2}{12.9}$$

$$=1.2658+2.9538+0.1149+0.2682+1.2362+2.8844$$

$$=8.72$$

（3）查 X^2 表，作结论：按自由度

$$df=（r-1）c-1）=（3-1）（2-1）=2$$

查 X^2 表得 X^2（2）0.05=5.99，X^2（2）0.01=9.21，说明差异有显著意义。

多行多列的 X^2 检验，也可用简便公式进行计算，公式是：

$$X^2=N(\sum\frac{A^2}{NrNc}-1)（公式21）$$

式中：N 为总例数，A 为实际数，Nr 为与某格实际数同行的合计数，Nc 为与某格实际数同列的合计数。如上例的计算是

$$X^2=90\times(\frac{23^2}{26\times63}+\frac{3^2}{26\times27}+\frac{16^2}{21\times63}+\frac{5^2}{21\times27}+\frac{24^2}{43\times63}+\frac{19^2}{43\times27}-1)$$

$$=90\times（0.3229+0.0128+0.1934+0.044+0.2126+0.3109-1）$$

$$=8.694$$

第五节　Ridit 分析法

Ridit 分析法是"非参数统计"法之一，可用于检验未知分布、同质性较差和变异性过大的资料，也可用于等级资料如"-""+""++""+++"及无效、好转、显效、治愈及数字不确切的计量资料，这类资料属半定量资料，不宜用 t 检验来分析，而 X^2 检验往往不能说明哪组疗效较好，只能说明两组或多组间有无显著差异，而 Ridit 检验可以适用这种要求，因此，其应用也很广泛。

Ridit 分析法的步骤是：

（1）选定标准组。标准组一般选样本大，例数多的组；

（2）将标准组的各水平换成 Ridit（R）值；

（3）求平均$\bar{R}$值，用公式

$$\bar{R} = \frac{\sum fR}{N} （公式22）$$

式中 N 为总例数，f 为各等级的例数，R 为各等级的 R 值。$\bar{R}$的值应在 0～1 之间，而标准组的$\bar{R}$值应等于 0.5，其他各组均以标准组的$\bar{R}$值

（4）进行$\bar{R}$值的显著性检验。先算出$\bar{R}$值的标准误$S_{\bar{R}}$，确定出$\bar{R}$值的 95% 可信区间是$\bar{R} \pm 2 S_{\bar{R}}$。$S_{\bar{R}}$可用公式

$$S_{\bar{R}} = \frac{1}{\sqrt{12N}} （公式23）$$

进行简便计算

（5）画出显著性检验图示。看$\bar{R}$的可信区间是否包括 0.5，如果包括，说明差异不显著，如果不包括，说明差异显著。

一、样本与总体的比较

［例十七］用复方甘草合剂治疗咳嗽 2410 例有很好的疗效，用满山红止咳糖浆治疗咳嗽临床观察 187 例，试比较他们的疗效。见表 2-17。

表 2-17　复方某草合剂与满山红糖浆疗效比较

组别	无效	好转	显效	控制	合计
复方甘草合剂	340	780	1210	80	2410
满山红	24	51	87	25	187

分析步骤

1.选定标准组

本例中用复方甘草合剂治疗大批病人，我们可以把他当作总体看待，在 Ridit 分析中作为标准组，而把满山红作为样本。

2.将标准组各疗效等级的 Ridit 值 R 及平均$\bar{R}$值计算出来，计算方法如表 2-18 所示：

表 2-18　复方甘草合剂与满山红糖浆的 Ridit 计算表

等级	例数（f）	$\frac{1}{2} \times f$	f 累计数下移一行	（5）=（3）+（4）	R=$\frac{(5)}{N}$
（1）	（2）	（3）	（4）	（5）	（6）
无效	340	170	0	170	0.070
好转	780	390	340	730	0.303
显效	1210	605	1120	1725	0.716
控制	80	40	2330	2370	0.983
合计 N	2410				

3. 求 $\bar{R}$

$$\bar{R} = \frac{\sum fR}{N} = \frac{340 \times 0.070 + 780 \times 0.303 + 1210 \times 0.716 + 80 \times 0.983}{2410}$$

=0.500

对照组的 $\bar{R}_{满山红}$ 值为：

$$\bar{R}_{满山红} = \frac{24 \times 0.070 + 51 \times 0.303 + 87 \times 0.716 + 25 \times 0.983}{187}$$

=0.556

4. 求可信区间，$\bar{R}_{满山红}$ 的 95% 可信区间为 $\bar{R}_{满山红} \pm 2 S_{\bar{R}} = 0.556 \pm 2 \times \dfrac{1}{\sqrt{12 \times 187}} = 0.556 \pm 0.042 =$ 0.514 ~ 0.598

可见满山红的可信区间不包括 0.5 在内，因此，差别有显著意义。由于疗效等级是由低向高排列，$\bar{R}$ 大者疗效较好。本组 $\bar{R}_{满山红} > \bar{R}_{标准组}$，因此，满山红糖浆疗效较复方甘草合剂要好。

5. 图示：Ridit 分析法可以用图示，图中横线为标准组的 $\bar{R}$（=0.5）的数值，供比较用。圆点为对照组的 $\bar{R}$ 值，两条短横线间为可信区间，可信区间如不与横线相交则为有显著意义。

二、两组或多组平均 Ridit 差别的显著性检验

在临床工作中往往要比较两组或两组以上的疗效的差别有无显著意义，由于相差例数不多，不能用其中一组作为总体，或不易找到总体，就要以各组的合并频数作为标准组。

[例十八] 用针灸方法治疗气管炎 395 例，分三型疗效观察如表 2-19 所示，比较针灸法对三型气管炎的疗效有无差别，并说明哪一型疗效较好。

表 2-19　针灸治疗气管炎分型的疗效比较

	控制	显效	好转	无效	合计
单纯型	36	47	48	12	143
喘息型	37	52	69	24	182
痰湿型	12	16	23	19	70
合计	85	115	140	55	395

步骤

1. 选定标准组，选合并频数作为标准组。

2. 将标准组各等级的 R 值按表 2-20 计算出来检验

表 2-20　针灸治疗气管炎分型疗效的 Ridit 计算表

疗效	例数 f	$\dfrac{1}{2} \times f$	f 累计数下移一行	（5）=（3）+（4）	$R = \dfrac{(5)}{N}$
（1）	（2）	（3）	（4）	（5）	（6）
无效	55	27.5	0	27.5	0.069
好转	140	70	55	125	0.316
显效	115	57.5	195	252.5	0.639
控制	85	42.5	310	352.5	0.892

3. 计算各组的 $\bar{R}$ 值

$$\bar{R}_{标准组} = \frac{\sum fR}{N} = \frac{55 \times 0.069 + 140 \times 0.316 + 115 \times 0.639 + 85 \times 0.892}{395} = 0.5$$

$$\bar{R}_{单纯型} = \frac{12 \times 0.069 + 48 \times 0.316 + 47 \times 0.639 + 36 \times 0.892}{143} = 0.546$$

$$\bar{R}_{喘息型} = \frac{24 \times 0.069 + 69 \times 0.316 + 52 \times 0.639 + 37 \times 0.892}{182} = 0.493$$

$$\bar{R}_{痰湿型} = \frac{19 \times 0.069 + 23 \times 0.316 + 16 \times 0.639 + 12 \times 0.892}{70} = 0.422$$

4. $\bar{R}$ 的显著性检验

首先自出各组的标准误和可信区间

单纯型的 95% 可信区间为

$$0.546 \pm \frac{1}{\sqrt{3n}} = 0.546 \pm \frac{1}{\sqrt{3 \times 143}} = 0.546 \pm 0.048 = 0.498 \sim 0.594$$

喘息型的 95% 可信区间为

$$0.493 \pm \frac{1}{\sqrt{3n}} = 0.493 \pm \frac{1}{\sqrt{3 \times 182}} = 0.493 \pm 0.043 = 0.45 \sim 0.535$$

痰湿型的 95% 可信区间为

$$0.422 \pm \frac{1}{\sqrt{3n}} = 0.422 \pm \frac{1}{\sqrt{3 \times 70}} = 0.422 \pm 0.069 = 0.353 \sim 0.491$$

这类多组疗效比较，以合并频数作为标准组的 Ridit 分析，是看各组的可信区间有无重合，两两比较，如有重复，则疗效无差别；如无重合，则疗效有差别。当疗效等级由低向高排列时，$\bar{R}$ 大者疗效好，$\bar{R}$ 小者疗效较差。当疗效等级由高向低排列时，$\bar{R}$ 最大的疗效最差。本例中，喘息型的可信区间与单纯型和痰湿型都有重合，因此喘息型与单纯型、喘息型与痰湿型疗效无差别；但单纯型与痰湿型的可信区间无重复，因此其疗效是有差别的，而且因为 $\bar{R}_{单纯型} > \bar{R}_{痰湿型}$，因此，用针灸方法治疗单纯型气管炎比痰湿型疗效更好。

第六节　方差分析

一、方差分析的原理

方差分析是检验两个或两个以上均数间差别的显著性的方法。检验两个均数间差别显著性可以用 t 检验，也可以用方差分析。所谓方差，就是指的标准差的平方。方差分析的基本原理就是将全部观察值的总变异，按需要分成几个组成部分，再分别进行变异来源的分析。方差分析的前提是：假设各总体的个体间的变异的方差相等，且误差为正态分布，而且样本均数差别是各因素综合作用的结果，各因素的效应是可以叠加的。下面以单因素试验的方差分析为例来说明。在单因素方差分析中，设有 k 个组，每组内有 n 个独立的个体（各组 n 值不一定相同），那么总例数 N 为：

$$N=n_1+n_2+\cdots\cdots+n_k$$

由变异引起的各个观察值 X_{kn} 与总的均数 $\overline{\overline{X}}$ 不同，各组均数 $\overline{X}$ 与总平均数 $\overline{\overline{X}}$ 不同，其来源可分为：

1. 组间变异

几个样本均数间有差别，可能是各组内个体差异造成的，也可以是各组实验因素不同而引起的。这种组间变异是组间离均差平方和（即各观察值与均数的差数的平方的总和）除以相应的自由度所得的均方 MS 组间来表示。我们用 $SS_{组间}$ 表示离均平方和。即 $SS_{组间}=\sum(X-\overline{X})^2$，组间自由度 n_1^1 =K-1，所以 $MS_{组间}=SS_{组间}/n_1^1$

2. 组内变异

每一组内个体与该组均数不同，且每个个体的观察值也互不相同，这是由于个体差异引起的，称之为组内变异。组内变异用组内离均差平方和 $SS_{组内}$ 除以相应的自由度所得的均方 MS 组纳来表示。组内自由度 n_2^1 =N–K。

根据可加性原理，各样本总体离均差的平方和可以分解成两部分，一部分是组间离均差平方和，一部分是组内离均差平方和，以 $SS_{总}$ 表示总体离均差平方和，则有

$$SS_{总}=SS_{组间}+SS_{组内}（公式24）$$

$$SS_{组内}=SS_{总}-SS_{组间}$$

假如没有实验因素的影响，组间变异也只有个体差异的影响，那么组间变异和组内变异就相等或近乎相等。如果用 F 来表示组间变异与组内变异之比，

$$F=\frac{MS_{组间}}{MS_{组内}}（公式25）$$

则此时 F 应等于或近似等于 1。反之，当试验因素起了作用时，F 应较多地大于 1。

在方差分析中，是以检验 F 值的大小来检验均数的差异显著性的。所以也叫 F 检验。F 检验是按所计算出来的 F 值，与查 F 界值表所得的值进行比较而得出结论的。当

$$F<F(n_1^1,n_2^1)0.05 \quad p>0.05 \quad 差异不显著$$
$$F \geqslant F(n_1^1,n_2^1)0.05 \quad p \leqslant 0.05 \quad 差异显著$$
$$F \geqslant F(n_1^1,n_2^1)0.01 \quad p \leqslant 0.01 \quad 差异非常显著$$

二、F 检验

[例十九] 某医院用新加味太极丸治疗小儿喘憋性肺炎，将 30 例患者随机分成三组，分别给予治疗，每人治愈日数如下表，试比较三种方法有无差别。

用 F 检验。检验步骤如下。

1. 先计算各基本数据，如表 2-21 所列。

2. 计算离均差平方和：$SS_{总}$ 和 $MS_{组间}$，$MS_{组内}$

表 2-21 三种方法治疗小儿喘憋肺炎治愈日数比较

	治疗组	对照组	西药组	
X_{kn}	4	5	5	
	5	7	6	
	4	5	7	
	5	6	6	
	3	6	6	
	4	7	5	
	4	6	6	
	4	6	5	
	3		6	
	4		6	
	4			
	5			
$\sum X_{kn}$	49	48	58	$\sum X=155$
n	12	8	10	N=30
$\overline{X}_{kn}$	4.08	6	5.8	$\overline{\overline{X}}=5.293$
$\sum X_{kn}^2$	2.05	292	340	$\sum X^2=837$

$$SS_{总}=\sum\left(X-\overline{\overline{X}}\right)^2=\sum X^2-\frac{(\sum X)^2}{N}=837-\frac{(155)^2}{30}=36.17$$

$$SS_{组间}=\sum\frac{(\sum X_{kn})}{n}-\frac{(\sum X)^2}{N}$$

$$=\frac{49^2}{12}+\frac{48^2}{8}+\frac{58^2}{10}-\frac{155^2}{30}=23.65$$

$SS_{组内}=SS_{总}-SS_{组间}=36.17-23.65=12.52$

组间自由度 $df_1=k-1=3-1=2$

组内自由度 $df_2=N-k=30-3=27$

$$F=\frac{MS_{组间}}{MS_{组内}}=\frac{23.65/2}{12.52/27}=25.50$$

查表 F（2，27）0.05=3.35，F（2，27）0.01=5.49，显然，差别有非常显著意义。见表 2-22。

表 2-22 （双侧检验，P=0.05，方差齐性检验用）

n_2'	n_1'									
	2	4	6	8	10	12	15	20	30	∞
2	39.00	39.25	39.33	39.37	39.40	39.42	39.43	39.45	39.4	39.50
3	16.04	15.10	14.74	14.54	14.42	14.34	14.25	14.17	14.0	13.90
4	10.65	9.60	9.20	8.98	8.84	8.75	8.66	8.56	8.46	8.26
5	8.43	7.39	6.98	6.76	6.62	6.52	6.43	6.33	6.23	6.02

续表

n_2'	n_1'									
	2	4	6	8	10	12	15	20	30	∞
6	7.26	6.23	5.82	5.60	5.46	5.37	5.27	5.17	5.07	4.85
7	6.54	5.52	5.12	4.90	4.76	4.67	4.57	4.47	3.46	4.14
8	6.06	5.05	4.65	4.43	4.30	4.20	4.10	4.00	3.89	3.67
9	5.71	4.72	4.32	4.10	3.96	3.87	3.77	3.67	3.56	3.33
10	5.46	4.47	4.07	3.85	3.72	3.62	3.52	3.42	3.31	3.08
12	5.10	4.12	3.75	3.51	3.37	3.28	3.18	3.07	2.96	2.72
15	4.76	3.80	3.41	3.20	3.06	2.96	2.86	2.76	2.64	2.40
20	4.46	3.51	3.13	2.91	2.77	2.68	2.57	2.46	2.35	2.09
30	4.18	3.25	2.87	2.65	2.51	2.41	2.31	2.20	2.07	1.79
∞	3.69	2.79	2.41	2.19	2.05	1.94	1.83	1.71	1.57	1.00

第七节　相关与回归

相关与回归是研究变量间关系的统计方法。

一般说来，变量之间如果确有客观联系，常以两种形式之一表现出来。一是函数关系，即以确定性的形式表现出来，例如圆的周长等于直径的 π 倍，匀速运动的路程等于速度和时间的乘积等，此时给出自变量的每一个值，必有因变量的确定值与之对应。第二种形式则是变量间既有一定联系，而又非函数关系是为统计关系，此时变量间的联系以一种非确定性的形式出现。本节所介绍的就是变量之间的紧密程度和依存关系的表示法，前者为相关，后者为回归。

一、相关概念与相关系数

若两组变量之间的关系的变化有一定联系，这种联系以非确定形式出现，即其关系虽不能以严格的函数形式表现出来，却可用统计的方法在大量对比前提下，将其平均数进行对比而加以显示，这种关系称为统计关系，在统计学上称为相关。在中医研究中的一些生理病理情况多属于此，例如呼吸与脉搏，身长与体重，年龄与高血压，吸烟与肺癌，放射污染与肿瘤等。事实上，由于测量误差的不可避免，即使变量之间存在确定的函数关系，往往也以不确定的形式表现出来，因此，研究相关在医学科研中颇为重要。

相关系数是用来表示两个变数之间联系的紧密程度的统计指标，通常用 r 表示。设两个随机变量 x 和 y，我们获得了 n 对变量值（x，y），计算公式如下。

$$r=\frac{\sum(x-\bar{x})(y-\bar{y})}{\sqrt{\sum(x-\bar{x})^2\sum(y-\bar{y})^2}}\quad（公式26）$$

式中$\sum(x-\bar{x})^2$，$\sum(y-\bar{y})^2$是x、y的离均差平方和，可用下列公式计算。

$$\sum(x-\bar{x})^2=\sum x^2-\frac{(\sum x)^2}{n}\quad（公式27）$$

$$\sum(y-\bar{y})^2=\sum y^2-\frac{(\sum y)^2}{n}\quad（公式28）$$

式中$\sum(x-\bar{x})(y-\bar{y})$是x、y的离均差乘积之和，可用下式计算。

$$\sum(x-\bar{x})(y-\bar{y})=\sum X\cdot Y-\frac{\sum X\cdot\sum Y}{n}\quad（公式29）$$

相关系数没有单位，其值在 –1 与 +1 之间。｜r｜值越接近于1，表示两事物间的直线关系愈密切；r=0 时，表示无相关；r>0，为正值，y 随 x 增大而增大，称为正相关；r<0，为负相关，y 随 x 增大而减小，称为负相关。

r 值计算出来后，要进行相关系数的显著性检验。相关系数的显著性检验有 t 检验法和直接查表法。t 检验法先计算 r 的 t_r 值

$$t_r=\frac{r\sqrt{n-2}}{\sqrt{1-r^2}}\quad（公式30）$$

按自由度 n'=n–2 查 t 值表。直接查表法，是按自由度 n'=n–2 查表，当 r 值小于表内 5% 界的 r 值时，概率 $p>0.05$；r 值大于表内 5% 界时，$p<0.05$；同理 r 值超过 1% 界的 r 值时 $p<0.01$。

二、直线回归

如所研究的两个变量间的关系，经相关系数假设检验有差别，而且将他们在 xy 直角坐标系中绘成的散点图上呈直线相关趋热，可进一步进行直线回归分析。直线回归分析的目的就是要找出一个能确切反映所研究的两个变量间关系的直线方程，使该直线密切联系诸样本点，使尽可能多的点落在直线上或分散在直线的附近两侧。统计上称此种方程为直线回归方程，该直线为回归直线。直线回归方程一般用 y=a+bx 的形式表示。式中，a 称为回归方程的截短，b 为回归系数，只要把 a、b 值确定了，回归方程也就确定了。

$$b=\frac{\sum(x-\bar{x})(y-\bar{y})}{\sum(x-\bar{x})^2}\quad（公式31）$$

$$a=\bar{y}-b\bar{x}\quad（公式32）$$

回归系数也须进行显著性检验。

第三章

模糊数学在中医学的应用

第一节　模糊数学的特点

一、普通集合的概念及其表示

集合论产生于 19 世纪末，由康托（Cantor）首先创立。集合是数学中最原始的概念之一，不可能用其他的概念来下定义。

什么是集合？可以这样说：集合是具有某种共同属性的事物的全体。这些事物可以是具体的，也可以是抽象的。例如某医院的医生，某城市的全体居民，大于 5 的实数，温病患者等，都可以构成一个集合。上述各个集合所包含的对象（医生、居民、大于 5 的实数、温病患者）称为集合的"元素"。一个集合所包含的元素，可以是有限多个，也可以是无限多个。前述中的医生、居民等，其元素是有限多个，而第三例中，其集合的元素则是无限多的。

集合通常用大写英文字母 A、B、C……X、Y 等表示，元素通常用小写英文 a、b、c……x、y 表示。

同一集合中各元素都具有某种共同的性质，因此我们可以根据这种性质来判断所讨论的范围内的某元素是否属于某集合。在讨论的范围内，被讨论的全体对象称为"全集合"或"论域"。在论域中挑出具有某种相同特性的那部分元素所构成的集合便称为论域中的一个"子集"。如大于 5 的自然数是论域—自然数的一个子集。风温病是温病中的一个子集等。有时元素本身是由一个子集合构成，而子集合又可包含若干个元素。因此，一个集合可以以另一个集合作为他的元素。

论域中（在所讨论的范围内）某一元素与某一集合的关系是或属于该集合或不属于该集合，二者必居其一。

设有集合 A 及元素 a，若属于 A 时就写作 $a \in A$；若不属于 A，就写作 $a \notin A$。

当我们讨论某一具体的集合时，可以根据该集合的特性分别采用不同的方法表示。一般有下面三种：

（1）列举法　把该集合所有的元素列举出来，放在一大括号内。如 A=｛风温、春温、暑温、湿温、伏暑、秋燥、温毒、温疫、冬温｝，表示温病包含的种类。但是当集合元素很多甚至无穷多时，则无法采用列举法，故可以采取第二种方法。

（2）定义法　把集合中全体元素所具有的共同性质描述出来。如 B=｛b：武汉的所有居民｝；C=｛c：安神定志的药物｝等。

（3）特征函数法　若普通集 $X=\{x_1,\ x_2,\ x_3,\ x_4,\ x_5\}$，$A=\{x_2,\ x_3\}$，$B=\{x_3,\ x_4,\ x_5\}$。显然 A、B 都是 X 的子集。

如果我们希望表明 X 中的元素，哪些是 A 或 B 的元素，可以这样规定：

$$x_1 \notin A \text{ 记为（} 0/x_1 \text{）}$$
$$x_2 \in A \text{ 记为（} 1/x_2 \text{）}$$

这实质上是对于 X 的一个子集 A，定义了一个特征函数（Characteristic function）

$$C_A(x) = \begin{cases} 1 & x \in A \\ 0 & x \notin A \end{cases}$$

此处 $C_A(x)$ 的值，视 x 是否属于 A 而定，$C_A(x)$ 的取值为 A 的特征值或隶属度（grade of membership）。

于是，这里引进了一种新的表示法，其中 / 并不是表示除，而是把 x 所取的特征值分开；+ 号不是算术中的加，而是集合运算并。显然 $C_A(x)$ 的值域是｛0，1｝。

二、模糊集合的定义及其表示

（一）模糊集合的定义

普通集合定义后，讨论的对象只有两种可能，即或属于此集合或不属于此集合，非彼即此。但现实中确实存在一类事物，其分限的划分并不如此清晰，例如"年青的女人""秃头的人"等。他们大都没有准确定义的隶属关系，然而这种没有准确定义的类，在人类思维中，特别是在模式识别（中医的辨证亦是一种模式识别）、信息传递和抽象化的领域中，起着重要的作用。这些类中的成员构成的集合称为模糊集合（Fuzzy Sefs）。

模糊集合是一种隶属程度的命题，而不是"是或不是"的命题，严格地说，模糊集合可以看作是一种类，在对象被划分为隶属于此类时，具有一种渐进的程度（graduatitg of progression）。较精细地说，其类中的成员具有 1（肯定成员）与零（非成员）之间的隶属度（grade of membership）。从广义意义来说，普通集合可当作是模糊集合的特殊情况，即他只有两个隶属度，即：零和 1。

（二）模糊集的符号、术语和基本运标

设 $\underline{A}$、$\underline{B}$ 为任意两个模糊集，$\overline{\underline{X}}$ 为论域。

1. 隶属函数（membership funcfion）

$\mu_{\underline{A}}$（x）：X→［0,1］表示 X 中的每个元素 x 与其间［0,1］中的某一数值相对应以说明该 x 隶属于 $\underline{A}$ 的程度。

例如：令论域 区为 $\overline{\underline{X}}$ 间［0.100］，x 表示年龄，把"老年"自然数为 X 中的模糊集 $\underline{A}$。则老年可

由如下的隶属函数来定义。

当 $0 \leqslant x \leqslant 50$

$$\mu_{\underline{A}}(x) = \begin{cases} 0 \\ \left(1 + \left(\dfrac{x-50}{5}\right) - 2\right) - 1 \end{cases} \text{当} 50 \leqslant x \leqslant 100$$

如果某个人的年龄是 60 岁（x=60 岁），则代入式（4.1），$\mu_{\underline{A}}$（60）=0.8，表示 60 岁的人隶属于老年模糊集的程度是 0.8，称此值为隶属度。

模糊集的隶属函数的建立和先取带有主观性，他可以根据人们一般标准确定，即所谓"约定俗成"；有些也可以应用模糊统计得到，究竟何者为佳，则视具体问题而定。

（1）若 $\mu_{\underline{A}}(x) = \mu_{\underline{B}}(x)$，则称 $\underline{A}=\underline{B}$。即两个模糊集相等是用其元素的隶属度来定义的。只有论域中各元素对 $\underline{A}$ 的隶属度等于他们对 $\underline{B}$ 的隶属度时，才称 $\underline{A}=\underline{B}$。

（2）若 $\mu_{\underline{A}}(x) = 0$ 则 $A=\phi$。即论域中任一元素对 $\underline{A}$ 的隶属变为零时，$\underline{A}$ 是空集。这时没有一个元素被划入 $\underline{A}$ 中。

（3）若 $\mu_{\underline{A}}(x) \leqslant \mu_{\underline{B}}(x)$，则 $\underline{A} \subseteq \underline{B}$。即论域中各元素对 $\underline{A}$ 的隶属小于或等于他们对 $\underline{B}$ 的隶属度时，称 $\underline{A}$ 包括于 $\underline{B}$ 中或 $\underline{B}$ 包含 $\underline{A}$。

（4）设 $\underline{A}$、$\overline{\underline{A}}$ 两个集合有关系 $\mu_{\overline{\underline{A}}}(x) = 1 - \mu_{\underline{A}}(x)$，则称 $\underline{A}$、$\overline{\underline{A}}$ 互为补集。

（5）若 $\mu_{\underline{c}}(x) = \max\left[\mu_{\underline{A}}(x), \mu_{\underline{B}}(x)\right]$，则称 c 为 $\underline{A}$、$\underline{B}$ 两集的并集。并集也常常表示为 $\underline{C} = \underline{A} \cup \underline{B}$。于是

$$\mu_{\underline{A} \cup \underline{B}}(x) = \max\left[\mu_{\underline{A}}(x), \mu_{\underline{B}}(x)\right] \quad (4.2)$$

（6）若 $\mu_{\underline{C}}(x) = \min\left[\mu_{\underline{A}}(x), \mu_{\underline{B}}(x)\right]$，则称 $\underline{C}$ 为 $\underline{A}$、$\underline{B}$ 两集的交集。交也常常表示为 $\underline{C} = \underline{A} \cap \underline{B}$。于是

$$\mu_{\underline{A} \cap \underline{B}}(x) = \min\left[\mu_{\underline{A}}(x), \mu_{\underline{B}}(x)\right] \quad (4.3)$$

（7）截集。设 F（X）为论域 X 上的模糊集，$\underline{A}$ 为 F（X）的模糊子集（往往写成 $\underline{A} \in = F（X）$），则称

$$Ax = \{x : \mu_{\underline{A}}(x) \geqslant x, x \in X\}, \forall x \in (0.7) \quad (4.4) \text{为截集。}$$

截集有时亦可称置信水平。下例中则亦可强制模糊集转换成分明集以便处理。

如"病人高烧"，高烧概念是模糊的，设体温 X 上的模糊子集"高烧"=$\underline{A}$，且有

$$\underline{A} = \frac{0.6}{38.6°} + \frac{0.7}{38.7°} + \frac{0.8}{38.8} + \frac{0.9}{38.9°} + \frac{1}{39.0°} + \cdots$$

则"39° 以上"就是一分明集 $A_{39°}(x=39°)$，此时称为以 39° 截取 $\underline{A}$。

2. 模糊数

人们常常在做数量的估计时说："大约是 6"，则此时的"6"可认为是一模糊数。表示模糊数的方法有许多，在对模糊数时行运标亦有多种方法。下面给出一例示范：

"大约 6"或"大约 2"，设：

$$A_1 = \text{"大约 6"} = \frac{1}{6} + \frac{0.8}{5} + \frac{0.7}{7}$$

$$A_2 = \text{"大约 2"} = \frac{1}{2} + \frac{0.6}{1} + \frac{0.8}{3}$$

$$A_1 \times A_2 = \left(\frac{1}{6} + \frac{0.8}{5} + \frac{0.7}{7}\right) \times \left(\frac{1}{2} + \frac{0.6}{1} + \frac{0.8}{3}\right)$$

$$= \frac{1}{12} + \frac{0.8}{10} + \frac{0.7}{14} + \frac{0.6}{6} + \frac{0.6}{5} + \frac{0.6}{7} + \frac{0.8}{18} + \frac{0.8}{15} + \frac{0.7}{21}$$

$$= \frac{0.6}{5} + \frac{0.6}{6} + \frac{0.6}{7} + \frac{0.8}{10} + \frac{1}{12} + \frac{0.7}{14} + \frac{0.8}{15} + \frac{0.8}{18} + \frac{0.7}{21}$$

3. 语气标子

有时对于某一模糊集常用一状语以加强或减弱其作用。例如模糊集"年轻"，可以是"很年轻"或是"有点年轻"。这里"很"或"有点"这样的语气加于"年轻"上时，其相应的隶属函数如何表达，这里介绍浓聚标子（operation of concerntion）和扩散标子（clilation）。

$$\text{CON}_{(\underline{A})} = \underline{A}^2 \quad \text{起加强语气作用} \quad (4.5)$$

$$\text{DIL}_{(\underline{A})} = \underline{A}^{0.5} \quad \text{起减弱语气作用} \quad (4.6)$$

三、模糊关系及其合成

（一）模糊关系

模糊关系是集合论中最基本的概念之一。他主要是探讨不同集合之间或同一集合之内各元素在不同性质上的关系。例如人集合与天集合之间有所谓天人相应的关系，但最基本的是二元关系（即二个元素之间的关系）。为了用数学公式表示关系，先介绍直积概念。

设 X，Y 是由个论域。在普通集合论中，记：

$$X \times Y \triangle \{(x, y) \mid x \in X, g \in Y\} \quad (4.7)$$

X 与 Y 的直积，直积是以两集合之间的元素的配对；即在集合 X 中取一元素，在集合 Y 中取一元素进行配时。若给予这种配对以某种约束，便体现有一种由约束而规定的关系；受到约束的这些配对则形成直积的一个子集，这些子集便表现为约束关系。积从 X 到 Y 的一个关系，乃是定义成为 X×Y 的一个子系 R，$R \in (X \times Y)$，写作：

$$X \xrightarrow{R} Y$$

设取论域 $\underline{X}$ 是人，按不同性质可构成很多子集合 F（X）；其中 A、B 分别表示男性和女性的集合，则夫妻关系 R 便是 A、B 满足此关系的那一部分人构成的子集，并是分明集合。"青年夫妻"，则以集合中的成员"青年"的模糊性而构成一模糊系，并称这类关系为模糊关系。他可写成如下形式：

$$X \xrightarrow{R} Y \quad (4.8)$$

一般而言，设 X、Y 是任意两个集合，则直积空间：

$$X \times Y = \{(x,y)|x \in X, y \in Y\} \quad (4.9)$$

其中的一个模糊集 $\underline{R}$，被称为 X 与 Y 的模糊关系。其隶属函数为 $\mu_{\underline{R}}(x,y)$，他表示诸元素之间关系的密切程度。

当 X=Y 时，则 X×X 的模糊关系 $\underline{R}$ 称为：X 上的二元模糊关系。亦可类比扩展为多元模糊关系。

例如 X=$\{x_1, x_2, x_3, x_4, x_5\}$ 为 5 个人的集合，X 上的关系 $\underline{R}$ 表示他们彼此间面貌相像的关系，则 $\mu_{\underline{R}}$ 即为相像程度，而 $\mu_{\underline{R}}$ 的值可用下列矩阵表 3-1 所示

表 3-1 矩阵表

$\underline{R}$	x_1	x_2	x_3	x_4	X_5
x_1	1	0.8	0.3	0.2	0.6
x_2	0.8	1	0.4	0.5	0.7
x_3	0.3	0.4	1	0.9	0.1
x_4	0.2	0.5	0.9	1	0.2
x_5	0.6	0.7	0.1	0.2	1

（二）模糊关系的合成

设 X、Y、Z 是任意三个集合，$\underline{R}$ 为 X、Y 的模糊关系，$\underline{S}$ 是 Y、Z 的模糊关系，则：$\underline{R} \circ \underline{S}$ 称作 $\underline{R}$ 和 $\underline{S}$ 的合成，他规定了 X 和 Z 之间的模糊关系。其隶属函数为

$$\mu_{\underline{R} \circ \underline{S}}(x,y) = Max\{Min[\mu_{\underline{R}}(x,y), \mu_{\underline{S}}(y,g)]\}$$

$$= V\{\mu_{\underline{R}}(x,y) \wedge \mu_{\underline{S}}(y,g)\} \quad (4.10)$$

此 "∨"。"∧" 分别表示取大、取小。

例如左边的关系矩阵就是由其右边 $\underline{R}$、$\underline{S}$ 表示父母与祖父母面貌相像关系，则 $\underline{R} \circ \underline{S}$ 表示子女与祖父母面貌相像关系。

又例如左边的关系矩阵就是由其右边 $\underline{R}$、$\underline{S}$ 两个关系矩阵所合成。

$$\begin{matrix} R & & S \\ \begin{bmatrix} 0.3 & 0.8 \\ 0.6 & 0.9 \end{bmatrix} & \circ & \begin{bmatrix} 0.5 & 0.9 \\ 0.4 & 0.7 \end{bmatrix} = \begin{bmatrix} 0.4 & 0.8 \\ 0.5 & 0.9 \end{bmatrix} \end{matrix} \quad (4.11)$$

（三）模糊关系合成的规律

结合律：

（1）设 $\underline{A}$、$\underline{B}$、$\underline{C}$ 三个模糊关系，则

$$(\underline{A} \circ \underline{B}) \circ \underline{C} = \underline{A} \circ (\underline{B} \circ \underline{C}) \quad (4.12)$$

（2）设 $\underline{R}^C$ 为 $\underline{R}$ 的逆关系，则

$$(\underline{R}_1 \circ \underline{R}_2)^C = \underline{R}_1^C \circ \underline{R}_2^C \quad (4.13)$$

此处 $\mu_{\underline{R}}(x,y) = \mu_{\underline{R}}^C(x,y)$。

（3）对称关系，即当有

$$R = R^C \quad (4.14)$$

称 R 是对称的。因此 $\left(R^C\right)^C = R$。

例如："相似"关系是对称的，而"大于"、"爱慕"关系则是非对称的。

（四）模糊关系矩阵

1. 模糊关系可用模糊关系矩阵来表示（表 3-2）

例如考虑论域 $X_1 = X_2 = 1+2+3+4$，则他们的关系可由以下关系矩阵定义。

表 3-2　模糊关系矩阵表

R	1	2	3	4
1	0	0.3	0.8	1
2	0	0	0.3	0.8
3	0	0	0	0.3
4	0	0	0	0

其中（i，j）j 是第 i 行值和 X_2 的第 j 列值的隶属度 $\mu_R(x_1, x_2)$ 值。

为了方便，一个 m（行）×n（列）的矩阵也可简成（a_{ij}）m×n 或（a_{ij}），（i=1，2，…，m；j=1，2，…，n）。

当矩阵只有一行或一列时，也称为行向量或列向量。

2. 模糊关系矩阵的运算随"标子"而有所不同

选择适当的"标子"是模糊数学中一个极有趣味的问题，并具有一定的技巧。我们用 $\overset{\bullet}{*}$ 号表示广义和标子；$\overset{+}{*}$ 表示广义和算子，今有二矩阵 A=（α_{ij}）、B=（b_{ij}），他们进行*广义合成运算，即

$$A * B = C$$

此处 C=（c_{ij}）；则 $c_{ij} = \overset{n}{\underset{j=1}{\overset{+}{*}}}\ (a_{ij} \overset{\bullet}{*} b_{ij})$；i=1，…，n。

现举如下例子以说明关系矩阵的运算。

设有二模糊关系矩阵

$$\underline{A} = \begin{pmatrix} 0.3 & 0.1 \\ 0.5 & 1.0 \end{pmatrix}, \quad \underline{B} = \begin{pmatrix} 0.5 & 0.1 \\ 0.2 & 0.9 \end{pmatrix}, \quad 则$$

$$\underline{A} * \underline{B} = \begin{pmatrix} \left(0.3 \overset{\bullet}{*} 0.5\right) \overset{+}{*} \left(0.1 \overset{\bullet}{*} 0.2\right) & \left(0.3 \overset{\bullet}{*} 0.1\right) \overset{+}{*} \left(0.1 \overset{\bullet}{*} 0.9\right) \\ \left(0.3 \overset{\bullet}{*} 0.5\right) \overset{+}{*} \left(1.0 \overset{\bullet}{*} 0.2\right) & \left(0.5 \overset{\bullet}{*} 0.1\right) \overset{+}{*} \left(1.0 \overset{\bullet}{*} 0.9\right) \end{pmatrix}$$

当 $\overset{\bullet}{*}$、$\overset{+}{*}$ 取札德算子 $\wedge$、$\vee$ 运算，有

$$\underline{A} * \underline{B} = \begin{pmatrix} (0.3 \wedge 0.5) \vee (0.1 \wedge 0.2) & (0.3 \wedge 0.1) \vee (0.1 \wedge 0.9) \\ (0.5 \wedge 0.5) \vee (1.0 \wedge 0.2) & (0.5 \wedge 0.1) \vee (1.0 \wedge 0.9) \end{pmatrix}$$

$$= \begin{pmatrix} 0.3 & 0.1 \\ 0.5 & 0.9 \end{pmatrix}$$

当 $\overset{\bullet}{*}$、$\overset{+}{*}$ 取爱因斯坦算子 $\overset{\bullet}{\varepsilon}$、$\overset{+}{\varepsilon}$，此处

$$K \cdot a \overset{\bullet}{\varepsilon} b = \frac{ab}{1+(1-a)(1-b)} \quad (4.15)$$

$$a \overset{\bullet}{\varepsilon} b = \frac{a+b}{1+ab} \quad (4.16)$$

则：

$$A * B = \begin{pmatrix} \left(0.3\overset{\bullet}{\varepsilon}0.5\right)\overset{+}{\varepsilon}\left(0.1\overset{\bullet}{\varepsilon}0.2\right) & \left(0.3\overset{\bullet}{\varepsilon}0.1\right)\overset{\bullet}{\varepsilon}\left(0.1\overset{\bullet}{\varepsilon}0.9\right) \\ \left(0.5\overset{\bullet}{\varepsilon}0.5\right)\overset{+}{\varepsilon}\left(1.0\overset{\bullet}{\varepsilon}0.2\right) & \left(0.5\overset{\bullet}{\varepsilon}0.1\right)\overset{\bullet}{\varepsilon}\left(1.0\overset{\bullet}{\varepsilon}0.9\right) \end{pmatrix}$$

$$= \begin{pmatrix} 0.11\overset{+}{\varepsilon}.012 & .018\overset{+}{\varepsilon}.083 \\ .20\overset{+}{\varepsilon}.20 & .034\overset{+}{\varepsilon}.90 \end{pmatrix}$$

$$= \begin{pmatrix} .12 & .10 \\ .38 & .91 \end{pmatrix}$$

此外，还有其他一些算子，可参考有关文献。当前的研究揭示，采用∨、∨运标有不少问题，由于在某些情况下无效，因此建议采用权值规一化下的算术积及算术和进行合成支标。运标比较一致，又保险。

第二节　模糊数学在中医学的应用举例

一、关幼波诊治肝病的数学模型。

根据关幼波长期的临床经验，他将鉴别各种肝病的症状归纳为十六个。此十六个症状可以用论域为 X 的一个肝病子集 $\overline{X}$ 表示。每一病人具体的症状在此子集中产生十六维特征向量；各种不同的肝病可分为 r 种症状。例如证型 A_1 表示脾虚迁延性肝炎。同样 A_2 表示另一种证型，设有证型 j 种。每一症状对于诊断为不同证型的肝炎有不同的权重。当有 i 个症状，j 个证型时 a_{ij}（i=1，…，16；j=1，…，r）时，就是第 i 个症状关于第 j 个证型的权值。并定义

$$P_j = \sum_{i=1}^{16} a_{ij} \cdot x_i, \quad x_i \in X \quad (4.17)$$

对于每一证型 j，其各症状的权值是不相同的。例如症状 x_1 是纳呆或纳差、x_2 是脘腹胀、x_3 是肠鸣、x_4 是矢气多、x_5 是完谷不化、x_6 是乏力、x_7 是便溏或腹泻、x_8 是怕冷、x_9 是苔薄白或白、x_{10} 是舌边有齿痕、x_{11} 是脉沉缓或沉滑、x_{12} 是月经错后与色淡或淋漓不止、x_{13} 肝区劳累后痛、x_{14} 是嗳气，x_{15} 是 GPT 异常、x_{16} 是 TTT 高。根据专家意见，对 A_1 证型有 $\alpha_{1.1}=2$，$\alpha_{2.1}=5$，$\alpha_{3.1}=4$，$\alpha_{4.1}=4$，$\alpha_{5.1}=4$，$\alpha_{6.1}=4$，$\alpha_{7.1}=4$，$\alpha_{8.1}=1$，$\alpha_{9.1}=1$，$\alpha_{10.1}=2$，$\alpha_{11.1}=3$，$\alpha_{12.1}=3$，$\alpha_{13.1}=2$，$\alpha_{14.1}=1$，$\alpha_{15.1}=3$，$\alpha_{16.1}=2$。　如

将每特征向量合并，则构成症状—证型矩阵，或简写成R16×r。这种矩阵十分重要，他实际上是专家知识的一种重要表达方法。

对于每一证型，都由专家提出其标准特征值，设为：

$$P_{Ajo} = \sum_{i=1}^{16} x_{ij}, (j = 1, \cdots, R) \quad (4.18)$$

此处x_{ij}是第j证型所具有的最为标准的症候群，当然其中不一定包括所有的十六个症状，其中究竟包括哪些症状，由专家决定。设对证型A1，如仅包含m个症状，此时将其所缺的症状的该特征值赋予零，其余赋予1，这样构成由0、1两个值组成的十六维特征向量$T_{1 \times 16}$（因为i=1），然后按（·、+）算子组成矩阵合成：

$$P_j = T1 \times 16、P16 \times R = \sum_{i=1}^{16} t_i v_{ij}, (j = 1, \cdots, R)$$

此处$T1 \times 16 = (t_1, t_2, \cdots t_{16})$，$t_i$或为10，或为1。对每一特定病人，其对各种症型的隶属度分别为：

$$M_{\overline{X}_j}(Aj) = P_i / {}_{PAj0}, (j = 1, \cdots, R)$$

或

$$M_A(X) = (P_1 / P_{A1,0}, P_2 / P_{A2,0}, P_R / P_{AR,0})$$

然后按最大隶属原则进行鉴别，即可得出最可能的辨证结果

$$L = M_{ax} M_A(X)$$

例如某病人其症状及检查结果为：腹胀、乏力、肠鸣、纳呆、GPT=300、TTT=15、口干、喜热饮、苔薄黄、脉沉数（其中标以 * 号者不属于特征症状）。因此症状向量$T(\overline{X}) = (1、1、1、1、1、0、0、1、0、0、0、0、1、0、0)$；其对脾虚迁延性肝炎 $P_{A1,0} = \sum_{i=1}^{16} r_{i,1} = 45$

$P_{A1} = \sum_{i=1}^{16} t_i r_{i1} = 23$，故此病人对脾虚迁延性肝炎A1的隶属度是

$$M_{\overline{X}}(A_1) = P_1 / P_{A10} = \frac{23}{45} = 0.51$$

如果标出了$R_{16 \times R}$矩阵中其他各种证型的隶属度，则可按最大隶属原则进行辨证。

按以上模型编制了计算机程序，并成为关幼波大夫肝病诊疗系统。

二、具有自学习功能的中医辨证施治专家开发系统

这是最近研制的一个系统，已通过鉴定。在研究中医专家系统的过程中，牵涉到如下问题：首先是专家经验的表达，其次是以相应的算法在计算机上实现这种表达。一般的困难在于有些专家的经验常寓于"可意会而难以言传"之中。目前常用的建立专家系统的方法主要是专家医理设计，再由计算机专家依此设计程序。而在计算模拟专家临证中，或因医理设计不完善，或因专家的自我知识更新而需经常对原理进行修改，从而对于一个专家系统而言，其本身理应随时更新已用改版的方法以适应知识更新外，多数是一种静态的版本。显然，设计一种具有能自动适应知识变化而能动态地更新知识的系统实在有必要。

这里我们将介绍一种应用泛系方法论和模糊统计相结合的思路而设计的"具有自学习功能的中医辨证施治开发系统"。这一系统的特点是：他能通过输入专家的医案而自动学习专家知识（可绕过医理设计这一关口），从而动态地自适应进行其知识更新。

（一）设计思路

我们这里是用泛系全息重演律、泛权等泛系概念从方法学上解决专家知识的问题。

在生物学中有重演律——HaecKEF 发生律，他描述个体发育是模拟种系进行的过程：即一个进化发展的广义系统（包括事物过程）在一般条件下，前后阶段是相互隐模拟或是显模拟的。这种前后的关系的反复地进行，就使得一个发展的广义系统具有隐性或显性的重演性。对于全息性而言则有分配律，即信息的记录是按（M：1）和（1：N）的方式，即空间的 M 个点（或特征）都在信息记录的媒介上的一个点上得到反映，而媒介上的每一个点都记录有空间上 N 个点上的信息。这些记录的协同作用可能有被记录的对象特征，这种全息性可以推广到广义的系统上。

根据泛系全息重演律可以设计专有系统，这个系统的特点是系统没有学习时什么知识也没有，只有在学习中才能逐步积累知识，随着学习的质量提高而在不同的水平上模拟专家系统。

在专家从事其专业活动中，其每一活动都必然反映专家的特色和风格。对于一个中医专家，其在临证过程中保存的医案（包括临证按语、治则、方剂、药味）必然反映该专家的特点。这相当于全息律中的（1·N），这是他临证思维规律的体现。当然为数不多的临证记录反映专家知识较为浅薄（有如全息学中的分配性质量作用法则——图像的清晰度与取图面积有关）。但如果有相当多的临证记录，则从这些病案中，经过适当处理，可以从中获取专家知识从而逼近专家水平。

又设临证医案是按时序排列的（例如多年的临证医案），则在不同时间间隔获取的知识有所不同，而后阶段的学识或隐或显地包含有前一阶段的学识。因此选取不同阶段的医案予以处理，将取得不尽相同的知识表达。一般而言，在有记忆的系统中，知识将随时序的推移而不断更新。

根据以上设想，可以设计一个具有自学习功能的中医辨证施治专家系统。

（二）具有自学习功能的中医辨证施治系统的泛系及模糊统计学习模型

设泛系（E、H）。此处 $E = \& \cup \vartheta$ 为泛系硬部，$H = \{f_1、f\}$ 为泛系软部。其中 $\& = \{s_1、s_2\cdots，s_m\}$ 是包括症状、体征、化验结果的表象集。

$\vartheta = \{d_1、d_2\cdots，d_m\}$ 是证型集。对于任一患者主要表现的表象是 & 的子集 $s \subset \&$，相应的证型 $d \subset \vartheta$。他们的关系是泛系的软部，$f_1：s \rightarrow d$。

用 W 表示泛权集，当考虑 s、d 的关系时，s 所反映的有关 d 的信息，可用三元体（s，d，ω）表示之，ωW

我们设计此学习模型的前提是当 s 和 d 为已知时，ω 的值将在学习过程中逐步完善。其 s_i，d_j（$s_i \in \&$，$d_j \in \vartheta$）的关系可用泛系合成运表示。

设：$f_2 \subset W（\& \times \vartheta）$

又设泛权水平 ω_λ

则：$f_2 \circ \omega_\lambda = \{(s_i, d_j)|(s_i, d_j\omega) \in f_2, \omega \in \omega_\lambda, s_i \in \& \ d_j \in \vartheta\}$

此处 $f_2 \circ \omega_\lambda$ 构成中医辨证的泛权势。上式中 s 和 d 可来自专家的医案，ω 则可采用模糊统计方法求得。

模糊统计同概率统计是不同的，前者考虑事件空间中一个可变化的普通集 D^*，他与模糊集相联系，设此模糊集为 D，其模糊概念为 x（例如某一证型），D^* 每一次的确定（相应予专家临证的结论），都是病案，病案中专家提供了 & 与 ϑ 的某些关系，他即可用来表示诸症状隶属于某证型的隶属度，又可用模糊统计中的隶属频率予以逼近，即

$$s_i \text{ 对 } D^* \text{ 的隶属频率} = \frac{"s_i \in D^*"\text{的次数}}{n} \quad (4.19)$$

s_i 对 D^* 的隶属度 $\underset{\Delta}{=} \mu_{D^*}(s_i)$

此处 n 表示某一确定证型的病案数，此时的隶属频等于泛权 ω。

由此可以得出 & 中诸元素同 ϑ 中诸元素构成的泛权势，他可以认为是专家知识的近似表达。

（三）沈士芳教授冠心病绞痛中医辨证施治系统开发试验

为了检验以上模型的性能，我们开发了沈士芳教授的冠心病心绞痛的中医辨证施治系统。

系统的标准病案取自沈老几年来专门收集的确诊为冠心病的临证医案，根据他的经验分为以心脉瘀阻为主的八个证型，并精选了医案 200 份，他们就是生成专家知识的基本"数据"。这些数据包括 170 个表象，药味 200 种。泛权势 ω 采用如下方法计算。

设表象集 &= $\{ s_i \}$，i=1，…，t

证型集 $\vartheta = \{ d_j \}$，j=1，…，m

病案集 J= $\{ c_R = \{s, d\}, s \subset \&, d \subset \vartheta \}$

对于具体病案，其症状表象子集 s 中症状 $s_i \in \&$，（i=1，…，u），证型为 $d_R \in \vartheta$，其中 t 为表象表中收集的所有表象数日，m 则为系统中证型数目。R=1，…，n 是病案数。U 是第 R 病案 c_R 中的症状。取一初始值的零的二维数组 ω（t，m），则当输入的标准病案是 c_R 时，有

$$\omega(o, d_R) = \omega(o, d_r) + 1$$
$$\omega(s_i, d_R) = \omega(s_i, d_R) + 1, i = 1, \cdots, u$$

不断输入标准案时，$\omega(t, m)$ 中便逐步形成一种来自表象完整型的数值化的二元关系。他实际上表示专家的知识，可作为形成专家系统的基础。

当我们用计算机来建立专家系统时，如果使用上述模型，则我们可将每一病案的症状和证型输入计算机，则按下列公式算出 ω_{ij}

$$\omega_{ij} = \omega(I, J) = \frac{\dfrac{\omega(I, J)}{\omega(O, J) + 0.1}}{\sum_{j=1}^{M} \dfrac{\omega(I, J)}{\omega(O, J) + 0.1}} \quad (4.20)$$

此处 I=1，…，t；J=1…，m。ω_{ij} 即是第 I 表象对第 j 证型的泛权关系值。将病人各表象对各证的贡献（泛权值）分别相加再经过优化处理，并按大小排序可得出辨证结果。

辨证结果得到之后，以同样模型得到的证－方关系，将使系统输出方剂和药味。

（四）意义

对一个热心中医的学者，常常喜欢读古代医案，以便学习他们临证的特点。但苦于卷帙浩繁，日久天长，只能领略其一二，本开发系统则为现代名医提供了一种新的能保存其医案的媒介，而且能自动生成具有专家特色的咨询系统。这种现代名医医案将是一种附有使用说明书的算盘，他同计算机结合起来，为你展示的知识要比古名医医案多得多，也更便于学习，而且可以进行临证模拟。不仅如此，他还能为你展示名医的某些特点，而这些特点如果是阅读古名医医案，是要经过深入的研究才能获得的。

除以上一层意义外，这种系统的广泛应用将使表象的描述逐渐步走向规范化，从而有利于建立和改进唯象的中医理论体系。

三、可能用于针刺麻醉的效果评级

（一）问题的提出

对针刺麻醉下的手术效果进行评定时，必须对疼痛的轻重进行评定。为了希望比较稳定地反映疼痛量，国内已经进行过大量的工作（如记录针麻手术过程中各种生理指标，分析这些生理指标的变化与主诉疼痛的关系等）。目前关于针麻效果的定级，基本上是根据1972年上海举办的针麻学习班提出的"针麻手术评级标准"，这个"标准"中各级手术的疼痛反应规定为：Ⅰ级（优）——无疼痛表现，Ⅱ级（良）——术中偶诉疼痛或有疼痛表现，Ⅲ级（尚可）——疼痛较明显，Ⅳ级（失败）——疼痛明显需改药物麻醉。这里我们看到他的所谓"标准"，实际上是一种语言量值。这样的"标准"具有明显的模糊性，由此产生的结果是：各个地区、各个医院，甚至同一医院的不同麻醉师，甚至同一麻醉师在不同次手术中，在评定针麻效果的级别时，存在一定的出入。

显然，在评级关键的疼痛指标上，对针麻原理的研究，临床良效穴位的筛选、较佳针刺量的确定、各种手术方式优劣的比较都带来一定的困难。这种困难既然产生了评定"标准"的模糊性，当然处理他时应用以模糊数学为基础的可能性正得其所。

（二）应用可能性理论对针麻手术效果进行评定所采的步骤

为了应用可能性理论所提供的方法对针麻手术效果进行评级，我们采用如下步骤。

（1）对与针麻手术效果起关键作用的因素先定出一个数值指标，我们取一个叫"疼痛指数"的量。

（2）将用传统方法评级，并将级别相同的病例分组，求出各组疼痛指数对人数分布的直方图。

（3）根据直方图提供的线索拟定一合适的可能性分布。

（4）对可能性分布作出限定，并使α–同语言可能性表示一致，且以此作为评级的标准，取提供信息量较多的语言值作为最后的定级。

（三）各级指标的设立

首先经麻醉师和外科医师充分协商，适当地将针麻醉手术分成若干阶段，并规定填写统一的表格；其次，在进行针麻手术时，记录每阶段的时间和当时产生疼痛反应的反应量，为了同评级相一致也分成四级。今以针麻阑尾手术为例，约定：

"0"无痛。

"+"轻痛。病人表现为皱眉、呻吟、微汗、血压和脉搏稳定（血压波动在20mmHg内、脉搏波动在20次/分以内）。

"++"中痛。病人表现屏气、呼痛、握拳、四肢挪动、出汗较多、血压和脉搏波动（20mmHg以上，但在30mmHg以内；脉搏波动在20次/分以上，但在30次/分以内；或血压骤降20mmHg，脉搏骤降20次/分以内）。

"+++"剧痛。病人表现为咬牙、大声连续呼痛、大汗、躁动不合作，血压脉搏波动显著（血压波动在30mmHg以上及脉搏波动在30次/分以上）。

手术记录表格设计如表3-3。我们给出一反应疼痛指数的量——疼痛指数。各手术阶段的总疼痛指数规定为$10^{r_i}t_i$。此处左下标i是不同手术阶段的标记；t_i及r_i是各相应手术阶段所经历的时间和疼痛反应的级别。这里疼痛指数的取数形式是出于对Weber-Fechner的定律考虑，这一定律反映出感官行为的一个基本特点，即在一定的强度范围内，对刺激的感受是刺激强度对数的线性函数。又令总疼痛指数$P=\Sigma 10^{r_i}t_i$

表3-3　针麻手术记录表

手术阶段	1	2	3	4	5	……
手术时间	t_1	t_2	t_3	t_4	t_5	……
疼痛反应	r_1	r_2	r_3	r_4	r_5	……
疼痛指数	$10^{r_2}t_1$	$10^{r_2}t_2$	$10r^3t_3$	$10^{r_4}t_4$	$10^{r_5}t_5$	……
总疼痛反应指数 $P=10^{r_2}t_1+10^{r_2}t_2+10r^3t_3+10^{r_4}t_4+10^{r_5}t_5$						

将每个病例的总疼痛指数P求出，并取其对数（这使作图方便），就级别归类求出各选定范围内人数分布的百分比，作出直方图。图中上左斜线为Ⅲ级手术的分布。在10g500=2.7处，将Ⅱ、Ⅲ级分成两分，左（Ⅱ级）、左（Ⅲ级）各方各级人数约80%。并且以此为界，各边分布的人数百分比都高于另一方。这就为我们区分Ⅱ、Ⅲ级界限提供了基础。

（四）可能性分布和可能性限制的设立

在针麻手术效果的四种级别中，Ⅰ级和Ⅳ级的鉴别比较容易，因为Ⅰ级表现为无痛，而Ⅳ级为针麻失败需改换麻醉方法，其中并无模糊之处。故我们的工作乃在区分Ⅱ、Ⅲ级。这里我们将上节所规定的指标同可能性理论建立起联系。

我们取论域U=｛P_1，P_2，$\cdots P_n$｝是针麻手术的疼痛指数集，那么相应于命题"针麻手术的效果是Ⅱ级"的从属函数为

$$\mu_{\Pi}(P)=1-S(P:\alpha,b,c),$$

并且：

$$S=0, \qquad 当 P\leqslant a,$$

$$S=2\left(\frac{P-a}{c-a}\right)^2, \qquad 当 a\leqslant P\leqslant b$$

$$S=1-2\left(\frac{p-a}{c-a}\right)^2, \qquad 当 b\leqslant p\leqslant c,$$

$$S=1, \qquad\qquad 当\,p \ge c,$$

这里 a、b、c 是根据问题而赋值的参数。其中之 $b = \dfrac{a+c}{2}$ 称为跨接点，他使 $\mu_{\Pi}(p) = 0.5$。我们根据上节直方图所提供的线索可令 $b=500$，$c=750$。则"针麻手术的效果是 II 级"的命题的可能性分布。又由于在本例中，"针麻手术的效果是 III 级"的命题，同以上命题具有互补性（即非彼即此），故

$$\mu_{\mathrm{III}}(p) = 1 - \mu_{\Pi}(p),$$

此处 μ_{III}（P）表示手术效果为 III 级的从属函数，他也就是相应的可能性分布。

如果我们对命题加可能性限制，例如提出"P II 是 α– 可能"的命题，再进一步规定"1– 可能"为"完全可能"，"0.9– 可能"为"很可能"，"0.5– 可能"为"可能"，"0.1– 可能"为"有点可能"，并求出与此相对应的疼痛指数值，则得到

P ≤ 250　　　　完全可能

P ≤ 362　　　　很可能

P ≤ 500　　　　可能

P ≤ 638　　　　有点可能

P < 750　　　　有点点可能

P ≥ 750　　　　不可能

对于 III 级的可能限制同样可得

P ≥ 750　　　　完全可能

P ≥ 638　　　　很可能

P ≥ 500　　　　可能

P ≥ 362　　　　有点可能

P > 250　　　　有点点可能

P ≤ 250　　　　不可能

今以针麻阑尾手术为例，设某患者手术时疼痛指点数 P=300，则可能性限制如下两个命题：

此病例是 II 级是很可能；

此病例是 III 级是有点可能。

取提供信息量较多的作为最后定级则有"此病例是 II 级是很可能"，或取常用语句表达为：此病很可能 II 级。

（五）应用语言可能性限制对针麻效果的检试

上面所述语言可能性限制给针麻手术效果的评级提供了一个依据，这里我们应用以上结果对取自空军汉口医院、长航总医院及武医附一、二院的针麻阑尾术病例随机抽取 26 例作一试评（表 3–4）。

表 3-4　针麻阑尾手术评级表

病例号	结果 P	评级	传统 评级	可能性限制评级		最终 评级
				II	III	
1	580		II	有点可能	可　能	可能 II 级
2	557		III	有点可能	可　能	可能 II 级
3	664		III	有点可能	可　能	可能 II 级
4	196		II	完全可能	不可能	可能 II 级
5	87		II	完全可能	不可能	完全可能 II 级
6	1110		III	不可能	完全可能	完全可能 II 级
7	4130		III	不可能	完全可能	完全可能 II 级
8	65		II	完全可能	不可能	可能 II 级
9	380		II	可　能	有点可能	非常可能 II 级
10	255		II	非常可能	有点点可能	完全可能 II 级
11	118		II	完全可能	不可能	完全可能 II 级
12	69		II	完全可能	不可能	完全可能 II 级
13	250		II	完全可能	不可能	完全可能 II 级
14	200		II	完全可能	不可能	可能 II 级
15	395		II	可　能	有点可能	完全可能 III 级
16	2829		III	不可能	完全可能	非常可能 II 级
17	357		II	非常可能	有点点能	非常可能 II 级
18	341		II	非常可能	有点点可能	完全可能 III 级
19	1020		III	不可能	完全可能	非常可能 II 级
20	302		II	非常可能	有点点可能	可能 II 级
21	491		II	可　能	有点可能	完全可能 II 级
22	128		II	完全可能	不可能	完全可能 II 级
23	25		II	完全可能	不可能	完全可能 II 级
24	240		II	完全可能	不可能	完全可能 III 级
25	1390		III	不可能	完全可能	完全可能 II 级
26	1020		II	不可能	完全可能	完全可能 II 级

此 26 例中应用可能性限制评级的结果同传统评级相一致的有 24 例。2 例不符合者，我们查了一下原始记录，其中第 1 例有两个手术阶段出现中痛，而第 26 例曾长时间出现中痛，因此各传统级为 II 级似乎勉强。

从以上结果看，可能限制的评级有一定的稳定性，另外这种评级稍微细致些，从而给针麻临床研究带来的一些方便。就方法而言，也十分简单易行，谁都可掌握，便于推广。

本文中举的例子虽是用针麻阑尾手术，但是对于针麻胃大部切除术、针麻子宫全切术等手术也都适用。

四、四虚辨证的模糊数据学方法

在中医临床中，四虚（气虚、血虚、阴虚、阳虚）之证是较常见的，江一平通过收集的有关的中医杂志上发表的 254 例四虚证，结合中医经典理论所公认的证型分类，进行证集、症集的定量工作，归纳成四个证型集。对症 - 证的关系赋予客观指标，同时又把定量的隶属度，转化为定性的是非判断，为提高中医辨证诊断提供了参考。

（一）数学模型的设置

令 S 表四虚证的症状全集，S_i 为虚证的症状子集，分别以 S_1、S_2、S_3、S_4 表气虚、血虚、阴虚及阳虚。

令 D 表四虚证之各脏腑证型的全集、D_i 为四虚证型子集，分别以 D_1、D_2、D_3、D_4 表气虚证、血虚证、阴虚证、阳虚证。而每一证型之病位—脏腑归属又可分为 $D_1 = \{D_{ij}1j=1，\cdots，9\}$，即心气虚、肺气虚、脾肺气虚、肾气不固、气虚失血九种；以此类推，D_2 有五种证型、D_3 有八种、D_4 有六种。其相应各证型之典型症状，例如气虚证共有 $S_1 = \{S_{ij}1j=1，\cdots，24\}$ 24 种症状，S_2 有 21 种症状，S_3 和 S_4 各有 27 和 23 种。另外对各证型还有一些有特殊诊断价值的症状，另立一类。

气虚证的 24 个症状是：头晕目眩，少气懒言，神疲乏力，自汗，舌淡，脉虚无力，面色㿠白，心悸气短，咳喘无力，声音低怯，纳呆，腹胀，便溏，面色萎黄，脘腹胀满，小便数，脱肛，呼多吸少，遗尿，胸闷，舌有瘀斑，腰膝痿软、滑精早泄、血从下溢。其余证型亦各有类似的症状集。

根据上述集合的归类，结合中医以症为据的辨证思想，四虚证的诊断问题便可归结为病人的症状子集 S，以多大程度隶属于证型子集 D_{ij}（即第 i 证之第 j 脏腑）的模糊集合问题。利用所收集的 254 例四虚（D_j）病例中出现的症状 S_{ij}，采用模糊统计方法，计算模糊频率 $f_{D_j}(S_i)$

$$f_{D_j}(S_i) = \frac{n_{sij}}{m_{D_j}} \quad (4.22)$$

此处 n_{sij} 表示在证型 fD_j 中 S_i 出现的次数，mD_j 是 fD_j 证型的病例数。由于模糊频率尚不一定反映症状和证型之间的关系，在实用中的隶属度可以他作为基础进行修正，即隶属度。

$$M_{D_j}(s_i) = d_{ij} \cdots f_{D_i}(S_i) = d_{ij}\frac{n_{sij}}{m_{D_j}}$$

此处 d_{ij} 是对 S_i 在 d_{ij} 中的模糊频率的修正因子，其值根据历史资料提供或中医经验设定。

无量值的症状 S_i 对各有关证型 D_{ij} 的隶属度 $M_{dj}(S_i)$ 列表，可得出四虚辨证的四个模糊关系，他就是以症测证定量的基础。这种关系经整理如表 3-5，这是气虚的症–证关系矩阵，其余以此类推。气虚有九种证型和 24 个症状，其中又可将有特殊意义的症状 $\hat{s}_1 = \{$头晕目眩，少气懒言，自汗，神疲乏力，舌淡，脉虚无力$\}$ 另作为证型分类的重要信息，经他们过虑。

表 3-5　气虚证（D_1）的症——证模糊关系不矩阵 i=1，$\cdots$，24；j=1，$\cdots$，9

S_1 \ D_1	$D_{1.1}$	$D_{1.2}$	$D_{1.3}$	$D_{1.4}$	$D_{1.5}$	$D_{1.6}$	$D_{1.7}$	$D_{1.8}$	$D_{1.9}$
$S_{1.1}$	0.1	0.0	0.2	0.2	0.0	0.0	0.2	0.0	0.3
$S_{1.2}$	0.2	0.3	0.0	0.1	0.1	0.3	0.0	0.0	0.0
$S_{1.3}$	0.0	0.1	0.2	0.2	0.3	0.1	0.0	0.1	0.0
$S_{1.4}$	0.1	0.3	0.1	0.1	0.1	0.1	0.1	0.1	0.0
$S_{1.5}$	0.1	0.1	0.1	0.1	0.0	0.2	0.1	0.1	0.2
$S_{1.6}$	0.2	0.1	0.3	0.0	0.1	0.0	0.1	0.1	0.0
$S_{1.7}$	0.0	0.1	0.1	0.1	0.1	0.2	0.2	0.0	0.2
$S_{1.8}$	0.3	0.1	0.0	0.0	0.2	0.3	0.1	0.0	0.0
$S_{1.9}$	0.0	0.3	0.1	0.0	0.0	0.2	0.2	0.0	0.0

续表

S_1＼D_1	D_1.1	D_1.2	D_1.3	D_1.4	D_1.5	D_1.6	D_1.7	D_1.8	D_1.9
$S_{1.0}$	0.0	0.3	0.1	0.0	0.2	0.1	0.3	0.0	0.0
$S_{1.11}$	0.0	0.0	0.3	0.2	0.1	0.1	0.1	0.1	0.1
$S_{1.12}$	0.0	0.0	0.2	0.3	0.0	0.1	0.3	0.0	0.1
$S_{1.13}$	0.0	0.0	0.3	0.3	0.0	0.0	0.2	0.1	0.1
$S_{1.14}$	0.1	0.1	0.2	0.2	0.1	0.1	0.1	0.0	0.1
$S_{1.15}$	0.0	0.0	0.2	0.4	0.0	0.0	0.2	0.0	0.2
$S_{1.16}$	0.0	0.0	0.2	0.2	0.2	0.0	0.2	0.2	0.0
$S_{1.17}$	0.0	0.0	0.1	0.3	0.1	0.0	0.3	0.2	0.0
$S_{1.18}$	0.1	0.1	0.0	0.0	0.3	0.1	0.1	0.3	0.0
$S_{1.19}$	0.0	0.0	0.1	0.1	0.2	0.0	0.1	0.5	0.0
$S_{1.20}$	0.3	0.2	0.1	0.1	0.1	0.2	0.0	0.0	0.0
$S_{1.21}$	0.3	0.2	0.0	0.0	0.1	0.3	0.1	0.0	0.0
$S_{1.22}$	0.0	0.0	0.1	0.1	0.3	0.1	0.1	0.3	0.0
$S_{1.23}$	0.0	0.0	0.1	0.0	0.3	0.0	0.0	0.6	0.0
$S_{1.24}$	0.0	0.0	0.2	0.2	0.0	0.0	0.2	0.1	0.3

比较某一行隶属度的大小，则可以作为某一症状隶属于各个脏腑证型不同程度的指征。根据四个症 - 证关系矩阵中最大隶属度的不同情况，采用入截的方法，可得到四个以量表达脏腑病主症和次症的 μ_{λ}- 截模糊矩阵。例如对表 4-1 的矩阵，以 $\lambda=0.3$，按下列公式进行截取。

$$\mu_{\lambda}\left(s_{1i}, D_{1j}\right) = \begin{cases} 1 \\ 0.7 \\ 0 \end{cases},$$

当 M_{Dj}（Si）$\geqslant 0.3$

$0.1 < M_{Dj}$（Si）< 0.3

M_{Dj}（Si）$\leqslant 0.1$

则可得出表 3-6。表中标有 * 号的症状，是因为在关系矩阵中表现超值，具有特殊诊断价值。

表 3-6 $\lambda=0.3$ 截取得到的症一证矩阵，i=1，…，24；j=1，…，9

S_1＼D_1	D_1.1	D_1.2	D_1.3	D_1.4	D_1.5	D_1.6	D_1.7	D_1.8	D_1.9
$S_{1.1}$	0.0	0.0	0.7	0.7	0.0	0.0	0.7	0.0	1.0
$S_{1.2}$	0.7	1.0	0.0	0.0	0.0	1.0	0.0	0.0	0.0
$S_{1.3}$	0.0	0.0	0.7	0.7	1.0	0.0	0.0	0.0	0.0
$S_{1.4}$	0.0	1.0	0.0	0.0	0.0	0.0	0.0	0.0	0.0
$S_{1.5}$	0.0	0.0	0.0	0.0	0.0	0.7	0.0	0.0	0.7
$S_{1.6}$	0.7	0.0	0.3	1.0	0.0	0.7	0.0	0.0	0.0
$S_{1.7}$	0.0	0.0	0.0	0.0	0.0	0.7	0.7	0.0	0.7

续表

S₁ \ D₁	D₁.₁	D₁.₂	D₁.₃	D₁.₄	D₁.₅	D₁.₆	D₁.₇	D₁.₈	D₁.₉
S₁.₈	1.0	0.0	0.0	0.0	0.7	1.0	0.0	0.0	0.0
S₁.₉	0.0	1.0	0.0	0.0	0.7	0.7	0.7	0.0	0.0
S₁.₀	0.0	1.0	0.0	0.0	0.7	0.0	1.0	0.0	0.0
S₁.₁₁	0.0	0.0	1.0	0.7	0.0	0.0	0.0	0.0	0.0
S₁.₁₂	0.0	0.0	0.7	1.0	0.0	0.0	1.0	0.0	0.0
S₁.₁₃	0.0	0.0	1.0	1.0	0.0	0.0	0.7	0.0	0.0
S₁.₁₄	0.0	0.0	0.7	0.7	0.0	0.0	0.0	0.0	0.0
S₁.₁₅	0.0	0.0	0.7	*	0.0	0.0	0.7	0.0	0.7
S₁.₁₆	0.0	0.0	0.7	0.7	0.7	0.0	0.7	0.7	0.0
S₁.₁₇	0.0	0.0	0.0	1.0	0.0	0.0	1.0	0.7	0.0
S₁.₁₈	0.0	0.0	0.0	0.0	1.0	0.0	0.0	1.0	0.0
S₁.₁₉	0.0	0.0	0.0	0.0	0.7	0.0	0.0	*	0.0
S₁.₂₀	1.0	0.7	0.0	0.0	0.0	0.7	0.0	0.0	0.0
S₁.₂₁	1.0	0.7	0.0	0.0	0.0	1.0	0.0	0.0	0.0
S₁.₂₂	0.0	0.0	0.0	0.0	1.0	0.0	0.0	1.0	0.0
S₁.₂₃	0.0	0.0	0.0	0.0	1.0	0.0	0.0	*	0.0
S₁.₂₄	0.0	0.0	0.7	0.7	0.0	0.0	0.7	0.0	1.0

当利用这些关系进行判断某症状所归属的证型时，可分为两步。

第一步：设病人具有的症状集为 $\underline{S}$。则求出他与证型 D_i 的贴近度 $[D_i, S_j]$，并且：

$$[D_i, \underline{S}] = \frac{N_{\underline{s}n\hat{s}i} + K}{N_{\hat{s}i}} \quad (4.23)$$

此处 S 是与证型 D_i 相应的症状集，N_{si} 是 S 所具有的症状数目；K 是附加的一个因子，称为模糊度。用式 4.23 计算 $\underline{S}$ 对各 Di（i=1, …, 4）的贴近度，取其最贴近者（即有最大 $[Di, \underline{S}]$）定出虚证的性质。

第二步：在以上基础上，采用定脏腑部位的公式，即计算隶属度

$$M_{Dij}(S) = \sum_{j=1}^{\cdot} d_i \beta_{ij} \quad (4.24)$$

此处 β_{ij} 为病人症状集合中对应于表 4.2 中的隶属度：d_i 则在 $[1, 2, 3]$ 中取值，其大小视症状的轻重度分三级。取 $M_{Dij}(\underline{S})$ 中最大者作为诊断。

（二）举例

某女，54 岁，面色萎黄，精神萎靡不振，少气懒言，食欲不佳，大便溏泄，脉虚无力，舌质淡，消瘦，夜不寐，自汗。

第一步：已知 $\underline{S}$ 为上述症状。根据 4.22 式计算有：

$$[D_1, \underline{S}] = \frac{N_{Sn\hat{s}_1} + K}{N_{\hat{S}_1}} = \frac{5}{6} = 0.83, \underline{S} = \int$$

消瘦、少气、自汗、舌淡、脉虚无力 $\int$；D_1 时的特殊症状为 $\hat{s}_1$

$$[D_2, \underline{S}] = \frac{N_{sn\hat{s}_2} + K}{N_{\hat{s}_2}} = \frac{1}{6} = 0.17$$

$$[D_3, \underline{S}] = \frac{N_{sn\hat{s}_3} + K}{N_{\hat{s}_3}} = \frac{2}{9} = 0.22$$

$$[D_4, \underline{S}] = \frac{N_{sn\hat{s}_4} + K}{N_{\hat{s}_4}} = \frac{1}{7} = 0.14$$

因 [D_i，$\underline{S}$] 最大，故辨证定为气虚。

第二步：应用公式（4.23）确定脏腑归属。由于病人有症状 $S_{1.14}$（面色萎黄）、$S_{1.3}$（神志萎靡不振）、$S_{1.2}$（少气懒言）、$S_{1.4}$（自汗）、$S_{1.11}$（食欲不佳）、$S_{1.13}$（大便溏泄）、$S_{1.6}$（脉虚无力）、$S_{1.7}$（舌质淡），症状中没有特别严重的，则查表 9—2 可得 $\mu_{D1.1}(\underline{S}) = 1.4$，$\mu_{D1.2}(\underline{S}) = 2.0$，$\mu_{D1.3}(\underline{S}) = 4.8$，$\mu_{D1.4}(\underline{S}) = 2.1$，$\mu_{1.5}(\underline{S}) = 1.0$，$\mu_{D1.6}(\underline{S}) = 2.4$，$\mu_{D1.7}(\underline{S}) = 1.4$，$\mu_{D1.8}(\underline{S}) = 0.6$，$\mu_{D1.9}(\underline{S}) = 0.7$。其中 $\mu_{D1.3}(\underline{S}) = 4.8$，最大，故可辨证为脾气虚。

第三节　模糊数学在中医研究中应用之我见

模糊数学应用于中医时至今日，已不仅是理工学者所要探讨的领域了，一批有远见卓识的中医大夫，为了推动中医学术的不断发展，孜孜不倦地寻求各种现代手段，其中也包括应用模糊集理论来武装自己，并且取得了一些初步的成效。不仅在国内，美国的中医学者在国内学者的启发下，应用模糊数学模型建立了"中医系统"软件，并作为中医针灸大学博士研究生班讲座。从目前的形势看来，中医学这块宝地，确实是模糊数学得以开发的处女地。

话虽如此，但也有学者对此特怀疑态度。这种怀疑不是对中医有所怀疑，而是对模糊集理论的怀疑，我们认为这种怀疑不是没有道理的。因为模糊数学在"隶属"这一基本概念上的人为因素太多，他的微妙的伸缩性又没有给予可以令人信服的基本理论保证。特别是数学家，他们是以严格称著的。曾有人问我："模糊集论有没有像概率论那样的中心极限定律或是大数定律那样的定律。"显然，目前还不能说有了这样的定律，而作为一个数学体系，类似的基本定律似乎是不可少的。

作为一个科学工作者，在进行研究时，特别是有人提出怀疑时更应慎重。作为模糊集论的基础虽仍在寻求之中，但有没有理由相信应用模糊论解决具体问题的科学性。这得先从一段故事谈起。

一、关于孟德尔遗传学

孟德尔遗传学者到中国访问，他遇到一位中国学生，学生问他是否听说一位名叫 Fisher 的英国统计学者写的一篇说明孟德尔的试验结果过于完美而不真实的论文，Fisher 认为在一小块豌豆地上要取得有利于孟德尔提出的遗传律那样的结果的可能性只有三万分之一，同时断定孟德尔观察的资料有"严重偏向"。查阅孟氏烧剩余的笔记表明，他确曾根据豌豆表皮的颜色进行几种分类，以便获得他自己所希望的规律的比率。这似乎说明孟德尔实验结果是人为因素凑成的。在他对豌豆的性状进行分类时，加入了他自己的主观意志。

然而最近发表的一篇论文为这些理论的实验结果提出了解释，即某些生物特性并不能按统计学家所用的离散的范畴分类，其类别划分的边界是不分明显的，或称为模糊的。R-Bernstein 请 50 名学生物的大学生把进行遗传学试验的玉米粒分成紫色、黄色、有皱及光滑饱满四类。结果是有 6% 的玉米无法分类。扎查的模糊集论，正是在这些事实的基础上提出的。孟德尔的遗传学试验中有一项是有关豌豆种子形状的分类，即圆形光滑的有皱纹。但只有一些凹坑的豌豆属于哪一类是不明确的。孟氏可能把类似如此"无法分类"的豌豆归于同他的理论最大限度地一致的类型，这里存在着主观性。伟大的科学家不同于平凡的研究工作者之处，在于前者的洞察力，能从一般人看不出有用的数据或现象之中看到某种具有理论意义的东西。模糊数学在应用于中医研究时，孟德尔的洞察力值得我们借鉴。

二、在中医研究中如何应用模糊数学

我们知道，名老中医的临证和一般中医不同之处在他对病人的观察（就是收集有关病人症状的信息）有独到之处，只筛选那些有利于其诊断的内容，对所得信息进行分类，有些类别不明显的症状，则依其经验或自己的主见纳入其划分的类别之中。这很像孟德尔在进行遗传学研究时对豌豆的分类的做法，而不同之处则是孟德尔面对的是豌豆，名老中医面对的是"病人"。孟德尔以其天才的预见，发现了遗传规律。中医学有关辨证施治的科学规律在灯火阑珊之中，期待一代精英去发现他。

模糊数学作为一种研究工具用于中医，可考虑如下。

首先，模糊数学模型要同电子计算机联系起来，而这有必要强调 S、S、L.chang 证明过的一条定理，即：在设有分布智力时，对某个模糊或不模糊系统来说，非模糊算法至少不比最好的模糊法差。这提示我们在使用现代科学方法来整理富有浓厚思辨和哲理的中医时，最好有能反映专家智力分布的算法，也就是说需要人-机匹配，相辅相成，只有这样才能充分体现模糊数学的优势。

其次，我们应特别注意模糊集的模糊理论（"Fuxxy" freovy of fuaay sets）的应用，即语言方法的应用，他涉及模糊逻辑、模糊推理的发展。国外同行在医学中应用语言模式进行的疾病分类，值得我们借鉴和启发。在中医学的研究中语言方法的应用将有着无限的前景，这包括中医古文模糊形式系统的研究，医古文语义及其数学表示的研究。显然，这是些基础的工作，是较难完成的。然而这些无功利的工作，真正愿意去做的人凤毛麟角。此外还有古代语言和现代语言对应的研究是值得提倡的，能不能用现代汉语表达中医的古代理论或中医理论。

以上这些意见并不全面，但主要考虑到中医的理论或临证时所涉及的量，几乎全是语言变量，而希望用现代手段找出这些变量的关系，以便在不同的层次上表达中医唯象的规律，不能不使用第 n 代（n=3，…，i）电子计算机，这显然要求对语言变量本身及其规律进行研究。

第四章

中医蕴含了现代量子物理学的重要内容

第一节　量子物理学概述

一、量子物理学概述

量子物理学，是为描述远离我们的日常生活经验的抽象原子世界而创立的，但他对日常生活的影响无比巨大。量子物理学包括量子力学和量子场论。量子力学是研究微观粒子基本运动规律的理论。1923 年，德布罗意（Louis de Broglie，1892—）提出物质波理论，开创了量子力学的时代。德布罗意认为，不仅光有波粒二象性，实物粒子也有波粒二象性。他还把描写物质粒子性的物理量与描写物质波动性的物理量联系起来，写出了以他的名字命名的关系式。1926 年，薛定谔（1887--1961）根据德布罗意物质波思想，引入波函数，得出了量子力学的基本方程 -- 薛定谔方程（波动方程），还进而建立了微扰理论，详细计算了散射等问题，完成了波动力学的创建工作。海森伯（Werner Karl Heisenberg，1901—1976）等人从量子化条件出发建立了矩阵力学，并成功地解决了氢原子能级、斯塔克效应、氢原子在电场和磁场中能级的移动等问题。波动力学和矩阵力学是从两个不同的方面研究一个共同的问题，他们的效果是相同的，可以通过数学变换从一个理论转换为另一理论。人们把波动力学和矩阵力学合在一起，统称为量子力学。1925—1930 年，狄拉克（Paul Adrien Maurice Dirac，1902—1984）对量子力学理论作了全面总结，还建立了相对论量子力学。

量子物理学在理论上，他以科学史上"史无前例的精细程度正确地描述着世界"，成为几乎所有现代科学技术的基础。没有量子力学作为工具，就不可能有化学、生物、医学以及其他每一个关键学科的飞速发展。应用上，没有量子力学就没有全球经济可言，因为作为量子力学的产物的电子学革命将我们带入了计算机时代。光子学的革命也将我们带入信息时代，量子物理学产生的科学思想与哲学观点同样是一场真正意义的革命，他刷新了我们对于世界的看法，对于其他学科的发展具有深远的影响，其中包括中医学。

二、量子物理学的基本内容

伴随着这些进展，围绕量子力学的阐释和正确性发生了许多争论。玻尔和海森堡是倡导者的重要成员，他们信奉新理论，爱因斯坦和薛定谔则对新理论不满意。

基本描述：系统的行为用薛定谔方程描述，方程的解称为波函数。系统的完整信息用他的波函数表述，通过波函数可以计算任意可观察量的可能值。在空间给定体积内找到一个电子的概率正比于波函数幅值的平方，因为粒子的位置分布在波函数所在的体积内。粒子的动量依赖于波函数的斜率，波函数越陡，动量越大。斜率是变化的，因此动量也是分布的。这样，有必要放弃位移和速度能确定到任意精度的经典图像，而采纳一种模糊的概率图像，这也是量子力学的核心。

对于同样一些系统进行同样精心的测量不一定产生同一结果，相反，结果分散在波函数描述的范围内，因此电子特定的位置和动量没有意义。这可由测不准原理表述如下：要使粒子位置测得精确，波函数必须是尖峰型的，然而尖峰必有很陡的斜率，因此动量就分布在很大的范围内。相反，若动量有很小的分布，波函数的斜率必然很小，因而波函数分布于大范围内，这样粒子的位置就更加不确定了。

波的干涉：波相加还是相减取决于他们的相位，振幅同相时相加，反相时相减。当波沿着几条路径从波源到达接收器，比如光的双缝干涉，一般会产生干涉图样。粒子遵循波动方程，必有类似的行为，如电子衍射。至此，类推似乎是合理的，除非要考察波的本性。波通常认为是媒质中的一种扰动，然而量子力学中没有媒质，从某种意义上说根本就没有波，波函数本质上只是我们对系统信息的一种陈述。

对称性和全同性：氦原子由两个电子围绕一个核运动而构成。氦原子的波函数描述了每一个电子的位置，然而没有办法区分究竟是哪个电子，因此，电子交换后看不出体系有何变化，也就是说在给定位置找到电子的概率不变。由于概率依赖于波函数的幅值的平方，因而粒子交换后体系的波函数与原始波函数的关系只可能是下面的一种：要么与原波函数相同，要么改变符号，即乘以 –1。到底取谁呢？

量子力学令人惊诧的一个发现是电子的波函数对于电子交换变化。其结果是戏剧性的，两个电子处于相同的量子态，其波函数相反，因此总波函数为零，也就是说两个电子处于同一状态的概率为 0，此即泡利不相容原理。所有半整数自旋的粒子（包括电子）都遵循这一原理，并称为费米子。自旋为整数的粒子（包括光子）的波函数对于交换不变号，称为玻色子。电子是费米子，因而在原子中分层排列；光由玻色子组成，所以激光光线呈现超强度的光束（本质上是一个量子态）。最近，气体原子被冷却到量子状态而形成玻色 – 爱因斯坦凝聚，这时体系可发射超强物质束，形成原子激光。

这一观念仅对全同粒子适用，因为不同粒子交换后波函数显然不同。因此仅当粒子体系是全同粒子时才显示出玻色子或费米子的行为。同样的粒子是绝对相同的，这是量子力学最神秘的侧面之一，量子场论的成就将对此作出解释。

三、量子物理学的特征

（一）量子世界的测不准原理

量子（包括原子、电子、光子、夸克等）既显示出似波性又显示出似粒子性，即具有波－粒二相性。在观察量子的似波性（粒子动量）时，仪器对其位置的精确度产生了一个很大的扰动，因此光子位置就测不准了。同样，在观察量子的似粒子性（粒子位置）时，仪器又对其运动动量产生了很大的扰动，因此光子的似波性就测不准了。这意味着，要同时测量一对确定的动力学量（粒子的位置与动量）是不可能的，测量中总是存在得知这一个量的信息而不得不放弃另一个量的信息的情况，这就是测不准原理。

（二）量子世界的非定域性

1965 年由贝尔不等式做出数学上的证明，其后又有 1982 年巴黎大学的阿斯派克特所做的实验证实：量子世界的测不准性质确实存在，一个量子系统的两个远距离分离部分之间的瞬间关联确实能够发生。量子世界的非定域性说明在一个量子系统中，两个相距很远（即使有几光年距离）的相关粒子必须被看作是一个整体，他们之间存在着肯定的关联协作性，并且，这种关联协作性存在于量子世界中。这意味着，一个系统中的各个相关部分不是独立存在的，即使他们可能相隔遥远，看起来似乎没有必然的因果相关，其实他们之间总是存在着整体需要的一致性和关联性。

四、量子物理学的哲学观点

（一）哲学的基本问题

首先，由于观察测量在量子物理学中所起的关键作用，所以实验者以一种基本的方式参与了微观实在的形成。就是说，只有当观察者观察他时，他的种种行为和性质才被最终的决定。这意味着，在物质的形成中，精神起着基本的、不可或缺的作用。世界其实是精神和物质、主体和客体互为交织在一起的一个整体，两个侧面互为依存，和谐地构成完整的世界。

其次，量子物理学认为，由于测不准原理，我们不能正确地预言世界，只能就我们的测量方法观察到的结果做出有意义的概率预言。世界不可以精确预知，然而并非毫无规律可循。这对于系统论科学和复杂性、非线性科学的研究，具有深远的指导意义。

（二）还原论和整体论

哲学上的还原论观点认为：自然界的高级运动的形式是低级运动形式的结果。而量子物理学认为，量子粒子的种种微观特性是依赖于全体宏观测量条件的，因此部分的性质只有与整体系统结合起来才能获得，离开了与整体的联系，部分是没有意义的。另外，一个系统的相关分离部分相隔得再遥远，其关联性仍然存在，体现着步调一致的整体的属性。还原论试图揭示出整体组织中的简单成分，并推导出整体的特性，而整体论则注意整体的复杂性，并运用整体论的方法去研究整体。

（三）方法论

还原论的认识形式导致把整体事物简化成最基本的单元、最纯粹的状态，实验的结果才是准确的。但是结果使得很多关于整体性质和复杂事物的信息丢失掉了。在量子理论的不确定性原理、互补性原理及其整体观的哲学观点问世以后，人们开始认识到世界上好多事物复杂性质只有在整体的结构层面上才能显示出来，整体的事物往往蕴含着复杂性。一般说，整体观的研究方法是从宏观、系统的角度出发，以直觉感知为认知基础，接受实践的检验后，上升为理论再指导实践，他着重研究部分的组合情况以及部分间关系对整体性质的影响等。

（四）互补原理

唯物辩证法的"一分为二"观点和我国古代哲学史中的"合二为一"观点，都注意到事物对立统一的两个方面。"一分为二"强调了一个事物内在的分解和矛盾的对立性的一面；"合二为一"强调了矛盾双方的互相依存、互为存在一面。而"互补原理"则强调事物内部存在着两个对立又互补的两个方面，应该用符合各个对立面运动规律的方法分别观察他们的运动，然后进行两个方面的互补描述，以得到对该事物的全面、客观的认识。

第二节　量子物理学与中医整体观

一、中医整体观

所谓中医整体观，即是中医学对于人体本身的统一性、完整性，以及对人与自然相互关系的整个认识。概括地说，就是认为人体与外界环境是一个统一的有机整体，而人体本身则又是这一巨大体系的缩影（即人身小天地），也是一个统一的有机整体。所以中医学的整体观包括两方面的内容：一是认为人体本身是一个有机的整体，因而从这一观点来认识和研究人体的生理、病理，以及对于疾病的诊断和治疗。二是认为人与自然界（即外在环境）也保持着统一的整体关系。

人体是由若干脏器、组织所组成。各个脏器、组织都具有各自不同的功能，但这些不同的功能又都是人体整体活动的一部分，从而决定了机体在组织结构上的整体统一性，因而才保证了在生理上相互联系，以维持其生理活动上的协调平衡。在病理上则相互影响和传变，从而产生复杂的病理变化。

机体整体统一性的形成，是以五脏为中心，配以六腑，通过经络系统"内属于脏腑，外络于肢节"的作用而实现的。五脏是代表着整个人体的五个系统，人体的所有组织器官都可以包括在这五个系统之中。人体以五脏为中心，通过经络系统，把六腑、五体、五官、九窍、四肢百骸等全身组织器官联系成有机的整体，并通过精、气、血、津液的作用，来完成机体统一的机能活动。这种五脏一体观充分反映了人体内部器官是相互关联的，而不是孤立的，乃是一个统一的有机整体。

二、量子物理学与整体观

首先量子哲学整体观认为，粒子的种种特性依赖于全体宏观测量条件，因此部分的性质只有与整体系统结合起来才能获得，离开了与整体的联系，部分是没有意义的。而中医理论强调的"天人合一"思想，正与之有异曲同工的呼应。"天人合一"的思想认为："人类与周围的世界是统一的，人就是其中的一个部分，一个方面……天道变化必然影响人道。"因此中医理论认为："天地万物本为一体""人从天生，故合天道""人之身也，与天地形象相参；身盛衰也，与日月相应也""善言天者，必应于人"等等，说明人类是天地这一整体系统中的一个部分，不可避免地受到自然界的影响，不可以独立于天地，即环境气候地理等因素之外去考察人体这个部分。

其次量子哲学整体观认为，相关的分离部分必须看成是一个整体，分离的部分间有着同谋协作的关联性。中医理论也认为人不仅与自然界是一个不可分割的整体，人的自身也是一个以五脏为中心的整体，人体脏腑、体表、经络、官窍都是相关统一的，都具有关联性。如中医理论的脏腑相关学说、经络脏腑相关学说都说明人体的各脏腑相互联系不可分割，人体的各种功能互相协调彼此为用，人体疾病的发病机理上互相影响等。不仅如此，中医理论也认为"物类"是"相感"的，北宋赞宁著有《物类相感志》，记述了物类相感的种种特殊现象共有400多例，说明生长在同一个自然环境里的分离的部分是有显著的感应现象的。这种具体实用的整体观显然和量子哲学的整体观有着很深的认同。

第三节　中医阴阳五行学说与量子物理学

一、互补原理与阴阳学说

如前所述，量子哲学的"互补原理"观点认为：事物具有两个不相容的侧面，要得到对该事物性质完整的认识，必须使用两个方面各自测量的结果进行互补的描述。这种观点早在中医理论的阴阳学说中就有着从理论到具体应用的理解与阐述。比如"一阴一阳之谓道""阴不可无阳，非气无以生形也；阳不可无阴，非形无以载气也""阴阳又各互为其根，阳根于阴，阴根于阳；无阳则阴无以生，无阴则阳无以化"等。说明事物具有两个方面，互为依存，不可偏废某一方面。在把阴阳理论应用到中医的各种医疗实践上则有，"人生有形，不离阴阳""善诊者，察色按脉，先别阴阳""医道虽繁，而可以一言蔽之者，曰阴阳而已。故证有阴阳，脉有阴阳，药有阴阳……设能明彻阴阳，则医理虽玄，思过半矣""谨察阴阳所在而调之，以平为期"等，说明在医疗实践中阴阳两方面的变化是要同时观察的。另外，玻尔还认为：这种互补原理是自然界固有的并不只是实验制作的结果。中医的阴阳理论对此已早有深切的理解，比如"阴阳者，天地之道也，万物之纲纪，变化之父母，生杀之本始，神明之府也""阴阳者，万物之能始也""阴阳者，数之可十，推之可百，数之可千，推之可万，万之大不可胜数，然其要一也"等。互补原理和阴阳学说都承认事物有这种并协性，并且这种并协性是根植于自然万物中的。事实上，玻尔把中国古老的阴阳太极图作为其家族的族徽，并在上面刻了"对立即互补"的字样，正反映出互补原理和阴阳学说之间的那种渊源的内在联系。

二、阴阳五行属性和色光（频率）的相互关系

《内经》曰："五脏有声，声各有音，人有五音，轻而劲，沉而深，声音相应则无病。"五音即角、征、宫、商、羽，角乱则病在肝，征乱则病在心，宫乱则病在脾，商乱则病在肺，羽乱则病在肾。古人从发声而知病，这表达了五音（频率）可直接沟通人与天地自然的关系，并架起了金、木、水、火、土五行与人体脏腑相通的桥梁。

十二经脉除了根据阴阳分别表里和属络脏腑外，在生理和病理情况下，各经和各脏腑之间还存在着相互促进和相互制约的关系。据阴阳五行和藏象学说的理论，金、木、水、火、土之间的相生相克的关系，同样在脏腑经络间发生。事实上，光是一种电磁波。电磁波具有振动的特性。不同颜色的光，其实就是振动频率不同的电磁波，而透过刺激我们的双眼，产生红、橙、黄、绿、蓝、靛、紫等不同的颜色。以下是光频率与颜色之间的关系。

光的颜色是由频率决定的，当频率不变时，光的颜色不变。可见光中的七色光的由红到紫频率逐渐增大，红光频率最小，紫光频率最大。在真空中各种色光传播速度相同，可知红光波长最大，紫光波长最小。在不同介质中光传播速度不同，同一种介质中各种色光传播速度也不同。介质对频率高的色光折射率大，对红光的折射率最小，传播波速最大；对紫光的折射率最大，传播速度最小。无论在什么介质中光的频率均不变化。

根据 Dr.Voll 以不同频率测得相对应的经络和脏腑的结果，每一条经络会有一对应的脏腑频率。又以 Dr.PeterMnadel 奥能色光针疗法的穴位相应于 3 对互补色（红 / 绿、橙 / 兰、黄 / 紫）其中之一对。以实验来相对照，再以各脏腑在对应阴阳五行属性关系来看，那么脏腑阴阳五行属性对应的频率也应与其电磁（色光）频率相对应。在不同的经络声频实验当中，所采样的主声频也都在 20Hz 到 40Hz 之间。

无论是声波、光波或电磁波都是一种振动频率，只是以不同方式来表示的形态。所以若以频率来解释波动，那么事实上都是一样的。而这些实验结果可以确认经络的振动频率是在舒曼谐振波的基本频率范围内。舒曼谐振波有七个基本常测频率。其中，7sHz（+/-.0shz）更是种常态状，人脑波频的一般正常波频是 AIPha 波（8～13Hz）状态，也在这个波频范围之内。根据任督二脉与脑的密切关系，可以推论这就是任督二脉的波频。其余的六个波频，根据 Dr.Voll 和奥能色光针疗法的概念，则和十二经脉相对应。如此一来，经络的十四正经可以和整个宇宙连贯，也在"天人合一"的概念上取得一个科学的解释。由于经络具有受激传感特征频率，特定经络只在特定频率的作用下发生传感。因此，在特定时间内环境作用于经络的辐射应该是一特定的值。以每日为一个周期，在一个周期内的频率变化刚好为一个平均律半音阶，而经络所认识的正是这种辐射。又因子午流注周期与地球自转的周期相吻合，与观察者相对地球、太阳的位置有关，因此由经络知觉到的随时间变化的频率周期还和地球的自转有关。

显微镜发明人 Dr. Royal Raymond Rife 认为，所有的生物都有其精确独特的振动频率。一个单一频率的单一色光造成在显微镜下的生物样本振动与发光。这单一色光可和有相同频率的生物组织相对应，让观察者看到的生物组织相对应的色光在一定范围里突显其独特的结构。这种可调频率范

围包括从红外线到紫外线。因为物体色光效应的特性，让我们不需要高倍显微镜下即可变识其色光。Dr. Royal Raymond Rife 发现生物体的频率特质时，引发他认为每个单独的微生物植物必然也有一个共振频率是对其有影响或甚至有害的，这符合中医阴阳五行相生相克的概念。经过无数次红外线与紫外线的失败实验，只得到表面伤害的结果。改用穿透力强的无线电发送频率后，证实他的观点是正确的。他认为在所有的光频中会有一个共振频率对这种带有疾病的生物体可产生共振，他相信一旦发现这共振频率将可对带有疾病的生物体产生治疗作用，而对其他正常细胞也不会产生不良的作用或伤害。

第四节　用量子物理观点诠释经络系统

一、中医的经络学说

经络学说是中医基础理论的一个重要组成部分，中医认为经络是一个以十四经脉为主体的复杂体系，他是人体功能的联络调节和反应系统，已被广泛地运用于解释人体的生理、病理，以及对疾病的诊断和治疗。正如《灵枢·经别》篇记载："夫十二经脉者，人之所以生，病之所以成；人之所以治，病之所以起；学之所始，工之所止也。"有关人体经络现象的研究表明，人体体表确实存在着某种与古典医籍所描绘的人体经脉循行路线基本一致的轨迹，但这些轨迹在一般情况下无法观察到，只有采用特有的方法才有可能将这些特殊的轨迹检测或显示出来。长期以来，该问题是经络现象客观研究的切入点和关键。当前，如何借助现代科学理论和技术手段，揭示隐藏在经络现象背后的物理学本质以及由此涉及的人体脏腑、气血津液的生理和病理规律等重要问题是有关经络研究的重中之重。

二、光子学与经络学

（一）经脉循行路线的光子学检测

经脉是指人体中联系脏腑和体表，运行气血的通道，是经络系统中的主干。随着经络现代研究的不断深入，应用许多现代物理学手段，如电阻测量法、核素跟踪法、超声影像等都被应用于人体经脉循行路线的客观检测，并取得了若干有意义的结果。然而，由于上述实验手段或方法具有一定的损伤特性，使得许多实验不便重复，至今仍未能在经脉循行路线的客观检测方面取得突破性进展。如何充分运用现代高新技术，特别是日趋成熟的光学方法及其测量技术，寻找人体经脉客观检测研究的突破口，便成为当前经络研究必须首要思考的问题。

近年来，国内外科学家们不约而同地想到了物理学中的光学技术，从而拉开了应用现代光学技术研究人体经络现象的序幕。我国学者在此方面的研究也取得了一定的研究成果，如应用较高分辨率的红外热成像设备，获得了人体体表循经红外辐射轨迹特征；采用红外分光光谱的方法研究人体穴位区与非穴位区红外辐射光谱的特异；利用辐射场照相仪和穴位发光真空图像仪，即在高频高压电场作用下，拍摄到手足部位十二经脉呈线状排列的发光点，其路线基本上与大肠经的体表循行路线一致；采用冷负荷试验对循经红外辐射轨迹热源的初步判定，经脉线下深部组织中 PO_2 的检测，经脉线下深部组织温度的测定，经脉线下深部组织中微循环灌注量的检测以及针刺对循经红外辐射轨迹和经脉线下能量代谢的影响等。发现循经红外辐射轨迹的形成与两个因素有关，皮肤的微循环是其中一个直接的因素，其次是经脉线下深部组织中所存在的生理性的温度梯度。热量从温度较高的深部组织，通过传导和对流的方式不断向浅部传递，直至皮表，形成了一条由深到浅的传热通道。

现代光学技术运用于人体经脉循行路线的客观检测，可以做到人体处于自然状态下，无外界刺激干扰下的经脉循行路线的客观显示，因此具有无可比拟的优势，进一步加强经脉循行路线的光子学检测的研究，有望找到人体经脉客观检测的基石。

（二）循经感传现象的光子学研究

基于光学传输特性实验平台，观察了不同压力阻滞状态下光波沿心包经传输特性。实验结果提示，人体经脉线可能是光波的良通道，即光波呈现沿经脉线传输的趋势及沿经光波传输可被阻滞，再次从光学的角度证明了循经感传现象的客观存在及可阻滞现象。同时，表明光学方法和手段在经络现代研究中的可行性、有效性和重要性。

循经感传机理的研究有望从纳米技术的发展与应用中找到切入点和突破口。纳米磁性液体材料是由超细微粒包覆一层长键的有机表面活性剂高度弥散于一定基液中，而构成稳定的具有磁性的液体，他可以在外磁场作用下整体地运动，因此具有其他液体所没有的磁控特性，借助光敏感检测设备就可以跟踪纳米颗粒在体内的移动。如能将各种穴位注射用的各种注射液制成纳米磁性注射液，则有望为循经感传的机理研究打开一条崭新的研究之路。

（三）经络腧穴诊断的光子学研究

腧穴是人体脏腑经络气血输注出入的部位，在人体脏腑 – 体表信息传递过程中扮演着重要的角色。因此，经络腧穴携带着与脏腑组织功能活动密切相关的生理病理信息。如何合理提取经络腧穴所蕴含的有效信息，丰富和指导经络腧穴诊断等临床应用问题，是现代经络研究的一项重要课题。目前，常用的经络腧穴诊断方法有望诊法、触诊法、测定法（如皮肤阻抗测定、知热感度测定等），但是这些方法大都因为客观化、定性或定量诊断的不足而使得临床应用受到限制。通过人体经络腧穴微弱光子辐射以及红外辐射光谱等光学特性的研究有望为经络腧穴诊断提供一种新方法。

1. 经络腧穴诊断的微弱光子辐射特性的研究

生物微弱光子辐射是生物体特有的现象，是由于生物体内分子跃迁时向外辐射能量而产生，反映了生物体生命过程的相关特征。现已证实生物体的超微弱发光与生物体中生物系统的氧化代谢、细胞的分裂和死亡、光合作用、致癌以及生长的调控等许多基本的生命过程有着内在的联系，而且正是由于他与活的生物体内的生化过程以及生物机体的生理和病理状态的这种密切关系，使得这种弱微光子辐射在医学、农业和其他生命科学方面，具有重要的诊断价值。

2. 经络腧穴诊断的红外辐射光谱特性的研究

人体红外辐射光谱中包含着人体很多生理、病理信息，机体的红外辐射与生物体的信息传递、细胞分裂、癌变、死亡及生长等生命过程存在着内在联系，可反映其脏器和各部的代谢变化。运用人体红外辐射光谱可以对疾病进行无损伤非接触性诊断。而深入研究人体经脉腧穴辐射红外热波或光谱及其时间节律性将有助于揭示人体经络在人体机能调控方面的地位和作用，并有望成为人体健康的有效监测手段或方法。

如何应用现代光学技术与方法合理提取穴位所蕴含的有效信息，进行定性与定量诊断的研究，是今后研究的方向。如采用ＯＣＴ成像法或漫射辐度法可以快速地测量并获得人体腧穴区域组织的光学特性参数和生理学特性参数，这些特性参数携带人体生理功能特征，因此是人体健康状态的映像或表征，这种方法将有望成为中医学穴位诊断的一种新指标。

3. 腧穴双向良性调节作用的光子学研究

针灸具有双向调节作用，即当人体处于失衡状态时，通过针灸某些腧穴，使机体回复平衡的状态。即针灸既可使机体亢奋状态向正常状态转化，又可使机体低下状态向正常状态转化。研究表明，这既不是单纯的兴奋过程，也不是单纯的抑制过程，他是根据机体功能状态和相关条件的不同，分别使亢进或低下、兴奋或抑制的病理生理功能趋向正常化。针灸刺激是否产生双向效应取决于腧穴特性、机体功能状态、操作手法等等。有关脑穴激光刺激的实验现象，进一步证明了腧穴的双向调节功能。

脑穴是一个自稳系统，健康脑穴或处于内稳态的腧穴，不响应激光的刺激，这符合光生物调节作用理论（photobiom odulation，pBM），即内稳态ＰＢＭ只能调节生物系统的功能，但对处于内稳态的生物系统无效。

ＰＢＭ是单色光或激光对生物系统功能的刺激或抑制作用，不会引起生物系统的损伤。细胞的生理状态对照射效应的影响和最佳治疗参数的选择，指出生理反应的量与方向（如刺激或抑制）依赖于光照时细胞生理条件。同样地，腧穴的双向调节作用可以通过激光刺激参数的选择设置来观察和研究。

近年来，激光穴位照射疗法或激光针灸疗法，在国内外引起了广泛的关注和应用。这些内容主要涉及激光针灸的效应及其机理研究。

三、"波"理论与经络

经络系统的作用是借由波动和共振整合机制来实现的。在身体各部的细胞分子、组织、器官间的互动、相互作用与互传信息的同时所产生的生物电，和地球的磁场互动后，形成一个生物磁场。法拉第的磁力线的概念，磁场中充满了磁力线的作用力。由此可以推理，人体内也存在无数个磁力线。这个磁力线的产生是在各个细胞分子、组织、器官所有的电活动和地球的磁场"互动"而产生的。这些磁力线像张网，密布在人体中，同时和地球的磁场中的舒曼谐振波不停地"互动"（共振）。因此可以推论，磁力线和人体的经络一样，密布全身，和地球磁场甚至整个宇宙进行信息的交流。

经络的"行气"作用，主要是由"原气"和"宗气"参与并推动，以"营气""卫气"的形式在经脉中周流不息的运行，以细胞连接通讯方式，传递同步性的非特定功能活动信息，达到分化细胞的功能代谢的作用。其各个"气"之所以有不同的名称，是因其各个作用的形式不同而来区分的，事实上气就是能场，是生物场，借由经络而达到其特定的功能和作用。也就是说，经脉的行气作用是个形式，和磁力线本身的特质一样，是一种无形的能量传输网络。从总体来看，经络通行气血的作用，与其细胞连接通讯属性和沟通，联系各组织、器官功能活动的作用特点是相一致的，因此是符合总体观点的。可以说，经络系统遍布全身。在这个系统上所表现的经络现象，是决定于人体组织及其生理、病理变化的信息传递。他是一个完整的网，因为他涵盖了生命体整个的有形及无形的生命现象。

舒曼谐振波：不是波，是一种电磁辐射波频，是一种振动频率。驻波：不是波，是一种特殊的振动形态。驻波能量的特性可以解释针灸的各个穴位，因其位置不同，能量的聚集也不同，因此，穴位的选定与波动和共振现象相关性是一致的。

磁力线是磁场中电磁的一种无形的架构，也是一种作用力传导路径或轨道。布满磁力线的空间称之为"场"，力线疏密则是表示场的强弱。有学者在应用激光针激发井穴在通过叩击证实隐性循经感传的存在之后认为："隐性循经感传的存在似乎预示着经络实质系进化较原始的初级传导系统。其功能表现有如波导管说，可能是有一定的方向，沿体表深浅不同的经络传导，并依脏腑生物电变动的电磁波束。"当时这电磁波束应该指的就是磁力线的波动机制。

物质结构波是一种驻波形式。物质结构波即是所有物质的起源，是大自然的律法，是宇宙起源的一种原始波，和《易经》其《太极图说》中"无极而太极，太极动而生阳，动极而静，静而生阴"的概念相符。结合物质结构波理论、磁场的概念（磁场里充满了磁力线）和舒曼谐振波共振，即可解释经络理论的很多现象。物质结构波理论合乎《易经》《太极图说》中"无极"和"太极"是宇宙万物的本源。以物质结构波理论的观点来说，物质结构波即是所有物质的起源，是大自然的律法，尤其值得中医界做更多的观察和研究。

第五节　量子物理学与中医学的"气"

一、中医学的"气"

中医学吸纳了中国古代哲学中"气是宇宙的本原"这一基本观点，认为气也是生命的本原，是构成生命的基本物质。《素问·宝命全形论》云："天地合气，命之曰人。"《灵枢·天年》篇亦云："人之始生，何气筑为基，何立而为楯……以母为基，以父为楯。"因此，人的生长壮老已，皆本于气。气聚则生，气壮则长，气衰则老，气散则死。

天人相应理论是中医基本理论之一，充分体现了中医整体性思维内涵。中医学认为，人与天地万物能够相互感应，也是借"气"作为媒介和桥梁。《素问·六微旨大论》云："天气下降，气流于地；地气上升，气腾于天……而变作矣。"故大千世界一气相连，事物之间之所以会相互感应，根源就在于他们存在着"气"这一共同的物质基础。《庄子·知北游》云："通天下一气耳。"

可见，中医学"气"的概念，既有微观特征又具宏观内涵，既有本身的统一性，又有不同的层次性。《内经》中描述的"气"多达2997种，笼统言"气"者近800处，更有19篇直接以"气"冠名，就是依据"气一元论"，从不同层面、不同角度阐述自然与人体生理、病理变化规律。近年来，很多学者只注重其概念的分层归类，而忽略了此概念的统一性。甚至有专家提出质疑，认为中医概念只是抽象的哲学概念而已。而事实上，中国传统文化是文哲不分的，哲学、文学、历史、自然科学杂糅于一体。

气是什么？有什么内在的规定性呢？这是长期困扰中医界的一个基本问题，也是一直争论不休的话题。要解决这个问题，首先应弄清气究竟是不是物质？是什么样的物质？他有哪些本质特征？目前，比较公认的观点是：其一，气是构成世界的本原；其二，气运动不息，变化不止；其三，气是天地万物之间的中介。以上观点并没有谈到气的形态结构的规定性，但承认气的物质性和运动性，承认气的客观存在性，承认气参与天地万物的变化但又游离于其间。

二、"场"与"气"

在物理学领域，量子物理学家戴维·玻姆认为，物质无论其质量大小，实质上皆由高度凝聚的光组成，其运动速度低于光速而呈现为固态。而中医则言，大至无形的太虚，小至有形的万物，均是"气"的不同存在形态而已。根据爱因斯坦质能方程与波粒二象性，有物质必有能量，有能量必有物质，两者本质是统一的，中医将之归于统一的"气"。清·喻昌《医门法律》亦云："气聚则形存，气散则形亡。"由此可见，实物与无形的场有着本质的统一性，这非常符合中医"气为万物本原"的论述，也论证了古代哲学中"无中生有"的哲学论断。

人体是一个生物磁场，经络是人体内无数的磁力线网络，这个网络以驻波的形式和舒曼谐振波共振后产生的一种能量。这种能量的波动性对生物体具有一定的作用。这个过程所产生的即是"气"的形态。换句话说，气即是一种能量场。

中医学的概念是对一种相互关系的描述，而不是对物质实体的描述。如"气"是指生命运动的本源，生命运动的各种关系的总和。"阴阳五行"则是"气"的表达模型，代表相反相成的运动方式及其物质运动内部的关系；"脏腑"表示生命活动的五种类型及其相互关系，而绝不是仅指组织器官；"经络"是生命运动走向及其调控、转换过程的路径。

三、生物光子理论和中医"气"的概念

气为何物？生物光子理论作了一些具体的回答。中医学不仅承认"气"的存在，而且将气分为两种，阴和阳，两者相辅相成，维持人体的健康与和谐。Mnadel将气之阴阳比拟为电系统与电磁波运动的两极。由于光在本质上是电磁波，光现象又涉及电磁波的恒久不息的震荡，此一震荡的给定界限，在中医模式中即可形容为类似阴阳参数。因此，气可以类比为前沿科学家用以形容光现象的具体化了的特殊表象。

生物分子系统信号及能量传递的特征不是化学现象，而是物理现象。强调有机体控制与调节的性质从化学到物理方面的转变，就直接指向了东方医学、针灸学及广泛称之为能量医学的许多治疗

体系。生物光子理论对于中医研究、中医现代化、中医与西医互融与相通极有帮助。为了中医现代化的需要，为了中西医合璧的未来医学的需要，我们必须借助丰富的想象力，从当代前沿科学的最新进展中寻找出路。在许多方面，中医学都带有浓厚的能量医学色彩，因而生物光子理论应该是一种适当的选择。

倘若气是量子，气的物质与功能相统一的二元内涵也可以从量子生物学的角度得以科学地诠释。能量在宇宙中广泛存在，具体物质中有，具体物质外亦有，他无处不在且不依附于某种物质。物质构成，物质间的转换和相互作用都离不开能量。能量在物质间自由出入，由一种能量是转换成另一种能量，而其总量保持不变。这也符合气是天地万物的中介的观点。运用量子理论来解释气的理论，也不失为一种新的途径。现代物理学发展到量子水平，我们不但应该充分应用现代科技成果为中医理论的科学性提供证据，而且应该运用他们重新诠释中医的基本概念。

四、机体量子是脏腑网络调节的"气信息"

通过研究生物超弱发光的光谱、光学透射性、光子计数统计，光照诱导的延迟发光的衰减动力学，生物超弱发光与生物体的生理和病理过程的相关性和对生物体温度的依赖关系，德国生物物理学家 Popp 等提出相干理论假说：一部分自发的和光诱导的生物超弱发光的光子（量子），起源于生物系统内一个高度相干的电磁场，这种相干电磁场很可能是活组织内通讯联络的基础。生物系统和激光器都是非线性的非平衡的开放系统，都具有产生相干辐射的激活物质、泵浦源和谐振腔，由光或代谢过程激发的 DNA 分子的碱基所形成的激发体具有良好的激光物质特性。在生物系统中维持生物分子处于稳定非平衡态的能源是新陈代谢中的生化能；生物细胞相当于一个小小的球状谐振腔，球状腔内具有很高的光场，可以引发各种非线性效应，产生相干辐射。

大量的实验研究表明，生命系统的电磁辐射具有以下基本特征：①量子效应。生物电磁辐射的强度极低，被测的生物量子场（电磁场）中的量子数约为 100，这意味着生物电磁场绝不是一个经典效应，而是一个典型的量子效应（下文的电磁场、光子场通称为量子场）。②相干性。生命系统的非线性、非平衡性和开放性的综合表述就是生命系统的"相干性"。③透明性效应。生命物质对量子的传播显示出高度的透明性。这是生命物质对相干量子流的一种"漂白"作用。本质上是由于生命物质激发态的高度布居性，相干量子流在穿过时不发生显著的吸收作用。

生命系统的相干性表现之一是生物量子辐射的合作性。合作辐射有超辐射和亚辐射，超辐射的辐射强度与原子数的平方成正比，是原子间的相长干涉效应；亚辐射是原子之间的相消干涉效应，也称"量子储存"，是指一个原子从高能态跃迁到低能态，发射出一个量子，但这个量子又把另一个原子从低能态激发到高能态。换言之，一个量子被两个原子态"禁闭"在他们中间，原子系统在状态之间跃迁，但是没有量子发射出来。在这个态中，原子系统具有完全的相消干涉效应，辐射场呈现最高程度的亚辐射。海洋甲藻群体实验观察显示，这种被禁闭的生物量子扮演了传递生物信息的角色。生命运动是无限多生物子系统（在不同层次上有器官、组织、亚细胞、生物大分子等）的集体效应。他们之间通过禁闭的量子作为通信方式，基于此他们被组织起来，在生命运动中表现出关联、协同、合作的行为，从而导致生命体内部的大范围相干性和宏观上的高度有序性。

生物光子常表现出非线性特征，反映了一个系统内部各个组成单元之间的相互作用和耦联关系。实验表明，黄瓜幼苗发射的光子在通过不同厚度的大豆薄层时，其消光系数比利用分光仪分出的同等强度和波长的人工光的消光系数至少低一个量级，说明光子（量子）辐射具有部分相干性。在水蚤的数量关系实验中，光子辐射的强度一开始随水蚤数目的增加而增加，水蚤数目超过 20 以后，发光强度随数目的变化出现极大与极小值，这些极大和极小值有规律地出现在当水蚤间的平均距离为虫体尺寸的整数比时，这说明比色杯中的水蚤之间存在相互作用，辐射强度与水蚤数目呈非线性关系。

生命体中电磁辐射的量子场具有整体性、恒动性、转化性、中介性，是中医人体之"气"的物质基础，由上述分析可知，机体中的量子具有信息传递功能，且在生命运动的信息传递中扮演着重要的角色。由此推测，机体量子可能就是脏腑经络调节的"气信息"，是机体内信息通讯的一种非分子型信使。

现实中，量子作为信息传递载体已经被应用或开发，并且形成了以量子力学的叠加原理为基础，研究信息处理的一门新兴前沿科学，即量子信息学，他包括量子密码术、量子通信、量子计算机等几个方面，近年来在理论和实验上都取得了重大的突破，成为当今信息研究领域的热点。

第五章

生物化学与证及分析化学与中药的深入讨论

化学是研究物质及其转换的科学。化学的研究对象是原子、分子、超分子、生物大分子及分子的各种不同尺度和不同复杂程度的聚集态及组装态。化学研究内容与方法涉及合成和反应,分离和分析,结构和形态,物理性能和生物活性及其规律。蛋白质、核酸和糖是构成生命的三种基本物质,而人体的生命过程涉及众多的化学反应并服从基本的化学规律。中医药研究的对象是人体,必然与化学有密切的关系,而中药又是一个复杂的化学体系。

第一节 生物化学与分析化学概述

一、生物化学

生物化学是运用化学的理论和方法研究生命物质的边缘学科。其任务主要是通过研究生物体的化学组成、代谢、营养、酶功能、遗传信息传递、生物膜、细胞结构及分子等阐明生命现象。目前正在运用诸如光谱分析、同位素标记、X射线衍射、电子显微镜以及其他物理学、化学技术,对重要的生物大分子(如蛋白质、核酸等)进行分析,以期说明这些生物大分子的多种多样的功能与他们特定的结构关系。特别是人类基因组计划的完成,从分子水平探讨生命的本质,为研究人类疾病的产生原因及诊断和治疗奠定了基础。

中医药学历史悠久,中医治疗许多疑难病症往往比西医效果更佳。用生物化学的研究方法来研究中医中药治疗疾病的机理、方法、疗效等方面可获得科学客观的指标。即可对中医中药治疗疾病的疗效作出科学分析和客观评价,从而为提高中医临床辨证诊断和疗效奠定基础。最有发展前景的是利用转基因技术生产新型转基因中草药,还可利用转基因技术将现有的中药进行改造,创造出新的高效、低毒、高产、更利于种植和推广的中草药。

二、分析化学

（一）学科定义

分析化学（analytical chemistry）是应用化学的基本理论，以及化学的分析技术和方法鉴定物质的化学组成（元素、离子、官能团、或化合物）、测定物质的有关组分的含量、确定物质的结构（化学结构、晶体结构、空间分布）和存在形态（价态、配位态、结晶态）及其与物质性质之间的关系。

（二）研究内容

分析化学的研究内容包括研究对象和解决的关键问题。

研究对象：从单质到复杂的混合物和大分子化合物，从无机物到有机物，从低分子量到高分子量（如 10 原子质量单位）。样品可以是气态、液态和固态。称样重量可由 100g 以上至以 mg 以下。1931 年 E. 威森伯格提出的残渣测定，只取 10μg 样品，属于超微量分析。

研究问题：①定性分析：分析和鉴定物质中有哪些元素和（或）基团。②定量分析：测定物质中每种成分的数量或物质纯度如何。③结构和立体分析：物质中原子彼此如何联结而成分子和在空间如何排列。

（三）分析方法

1. 火试金法

火试金法是一种古老的分析方法。试金法为检验黄金的手段，后来推广至某些重金属，特别是铜和铅矿石分析。火试金法适用于能从样品中以粒状或纽扣状析出的金属，而不适用于非金属。

2. 定性分析和定量分析

通过建立一系列的实验方法和试剂，对金属和非金属进行离析和称量，从而达到对物质的定性和定量分析。

3. 容量分析

采用氧化还原滴定法、酸碱滴定法、沉淀滴定法和络合滴定法等技术和方法间接测定特定物质的含量。

4. 微量分析

微量分析早期是化学显微术，即在显微镜下观察样品或反应物的晶态、光学性质、颗粒尺寸和圆球直径等。发展到湿法微量分析和有机微量定量分析。用环炉技术，仅用微克量样品既能在滤纸或瓷板检出无机物、有机物。

5. 色谱法

色谱法也称层析法，是设计制作特定的沉淀对物质元素分离的方法。气体吸附层析是利用气体吸附以分离挥发性物质的一种方法，并由此诞生了气相色谱仪。气体分配层析法根据液液分配原理对物质进行层析的方法。色谱－质谱联用法中将色谱法所得之淋出流体移入质谱仪，可使复杂的有机混合物在数小时内得到分离和鉴定。液相色谱法包括液－液和液－固色谱，后两个名称之第一态代表流动相，第二物态代表固定相。在大气压力下，液相色谱流速太低，因此须增加压强。

6. 薄层层析

采用薄层硅胶等代替滤纸进行层析。由于硅胶颗粒均匀而细微，分离的速度和程度一般优于纸层析，分离无机物和有机物时与纸层析一样有效。

7. 热分析

热分析是根据物质遇热所发生的影响而建立的分析方法。从差热分析到出现精细的差热分析仪和差示扫描量热法。差示扫描量热法能测定化合物的纯度及其他参数，如熔点和玻璃化、聚合、热降解、氧化等温度。20 世纪初提出的热重量法是研究物质，如钢铁、沉淀等遇热时重量之变化。

8. 有机试剂

通过有机试剂测定无机和有机物是一种有效的分析方法。如早期草酸用于钙、镁分离和钙的测定，琥珀酸铵用于沉淀三价铁使他与二价金属离子分离。后来发展了很多有机试剂成为特定有机和无机良好的沉淀剂和耦合剂。

9. 光度分析

比色法以日光为光源，靠目视比较颜色深浅。分光光度计使用单色光和光电倍增管，波长范围为 220 ～ 1000nm，比目视范围（400 ～ 700nm）更宽。用光照射悬浮液，从顶部观察，当视线与光线成直角时，称为比雾法；如果视线与光线在一条直线上时，称为比浊法。18 世纪 50 年代 G.J. 马尔德在原子量测定中，利用了目测上层液体中氯化银悬浮液的亮度。比雾计用于定量测定，其灵敏度很高。世纪初光度分析开始采用紫外吸收光谱、红外光谱、喇曼光谱、激光、远红外光谱、原子发射光谱等的光谱法。

10. 电化学分析法

以能斯脱公式为基础，将电动势与离子浓度、温度联系起来，奠定了电化学的理论基础。电化学分析法发展迅速，电沉积重量法、电位分析法、电导分析法、安瓿滴定法、库仑滴定法、示波极谱法相继出现。氢电极、玻璃电极和离子选择性电极陆续制成。尤以极谱分析技术贡献卓著。

11. 分离和富集方法

虽然有不少灵敏的和选择性强（甚至专一）的方法，但是如果欲测元素的浓度接近或低于方法的测定下限，则富集仍不可避免。富集方法很多，如升华、挥发、蒸馏、泡沫浮选、吸附、色谱法、共沉淀、共结晶、汞齐作用、选择溶解、溶剂萃取、离子交换等。

在检出或测定之前，常常需要使欲测（或检出）物质与干扰物质彼此分离。重要的分离方法有蒸馏、溶剂萃取、离子交换、电渗析、沉淀、电泳等，大都与富集方法相同。富集可认为是提高浓度的分离方法。

隐蔽作用虽不是分离，但其作用使离子失去其正常性质，即令该离子以另一形式存于反应体系中。然而在分析化学中分离之目的无非使干扰离子不再干扰，因此就广义而言，隐蔽及其相反作用解蔽应包括在分离范畴中。

12. 取样和试样分解

取样最重要的要求是有代表性，即取来欲分析的样品须能代表全体。气态和液态样品属于均匀或容易混匀的物质，取样不需要处理。不均匀的固态物质则需要按规定手续取样，如所取大样需要按一定程序粉碎和缩分到小样，保证检测样本代表原物质。

样品溶熔是第二步。溶熔包括溶解和熔融，也称分解。有些样品能溶解于水、酸或混合酸、碱，以及有机溶剂中。不能溶解的，可改用熔剂熔融。熔剂可分碱性、酸性、氧化性和还原性的。如果欲分析的成分较易挥发或熔融温度高，则可改用烧结，即将颗粒表面部分熔化。有机化合物和生物样品可采用干法灰化或湿法灰化。干法灰化为在充分氧气存在下加热至炭化并逐渐燃烧，或在较低温度用原子氧氧化（低温灰化）。湿法灰化利用氧化性酸（如硝酸、高氯酸、浓硫酸）氧化样品。干法、湿法各有其优缺点，须视样品而定。

（四）分析仪器

当代分析化学注重仪器分析，常用的分析仪器有几大类，包括原子与分子光谱仪、电化学分析仪器、核磁共振、X光（X射线荧光仪、X射线衍射仪），以及质谱仪、电子能谱仪等。

（五）分析化学应用范围

分析化学有极高的实用价值，对人类的物质文明做出了重要贡献，广泛地应用于地质普查、矿产勘探、冶金、化学工业、能源、农业、医药、临床化验、环境保护、商品检验、考古分析、法医刑侦鉴定等领域。特别是分析化学在中药成分的分析和修饰的应用，促进了中药的产业化和标准化，进而形成了一门新的学科——中药化学。

第二节　生物化学与中医的"证"

证是中医学理论体系中认识疾病的概念，是中医学特有的、最基本、最常用的术语之一。证，即证候。是指疾病发展过程中某一个阶段的病理属性的概括，是由不同的病因引起阴阳气血的不同变化导致人体的不同疾病状态。

一、证的含义本质

《说文解字》曰"证，谏也，从言，胥声，私吕切。""證，告也，从言，登声，诸应切。""证""證"原属两字，今混用。证字最早见于医学书籍者当推《素问·至真要大论》的"病有远近，证有中外"。《内经》中"证"字仅此一见，其字义难以确定。其后历代医家，受不同时代和各种因素影响，对证的解释多有发挥，尤以近50年来，对证的含义本质先后提出多个不同的诠释，如"证据说""证候群""病理状态""病理生理过程""标准或准则""人体功能态""异常机能状态""机能反应状态""概念性的统一体""整体体质反应特征"等。按其内涵划分：一是释"证"为疾病的现象，即作为中医诊断凭据的症状、体征及其他临床信息；二是释"证"为疾病的本质，即对疾病某一阶段的病因、病性、病位等病理要素的综合、概括；三是认为"证"兼有疾病的现象和本质两方面的内涵。

二、证的生物化学本质

证既然是有规律的病表现，就必然有其规律性的物质支配机制。40年来为寻找和阐明证的化学本质，对各种可能是证的化学本质的物质进行了较为全面的探索，从激素、酶、环磷酸腺苷（cAMP）、环磷酸鸟苷（cGMP）、三磷酸腺苷（ATP）、微量元素、神经递质等进行了多方面的研究。如对八纲辨证中的阴、阳、表、里、寒、热、虚、实各证都进行了单独的生理病理和解剖学研究，涉及指标有内分泌（包括肾上腺皮质激素、甲状腺激素、前列腺素、性激素、内分泌腺体形态学等）、血浆环核苷酸、物质能量代谢（ATP、Na^+、K^+、儿茶酚胺、ATP酶、尿17-DHCS和红细胞转换、玫瑰花环、补体C_3、IgM、IgG等）、自主神经功能（体温、脉率、血压、冷加压试验及某种神经递质及其代谢产物的测定等）等各方面。其中尤以阴虚证、阳虚证的研究比较多，如肾阳虚时cAMP下降，cGMP上升，cAMP／cGMP下降；肾阴虚时cAMP上升，cGMP下降，cAMP／cGMP上升等。空腹血PG变化可作为判定NIDDM患者痰湿证的客观指标之一，部分血管活性肽可能成为充血性心力衰竭中医辨证分型的客观指标等。

三、脾虚证本质研究

脾虚证研究一直是中医证本质研究的热点。在脾气虚证本质研究上主要表现为唾液淀粉酶活性比值降低，尿D-木糖排泄率下降，胃肠运动功能紊乱，胃肠黏膜有关细胞线粒体数量减少及其结构异常，胃肠道激素异常，血清淀粉酶及胰淀粉酶、同工酶、胰脂肪酶活性降低，机体免疫功能低下，副交感神经功能活动偏亢等。

从脾主运化水谷精微的理论出发，对实验性大鼠脾虚证的多个脏器，尤其是消化器官进行了一系列酶组织化学研究，脾虚大鼠胃黏膜SDH、NSE（神经元特异烯醇化酶）、CA（碳酸酐酶）活性降低，LDH升高，ATP、ALP无明显变化。小肠上皮SDH、G-6-P、ATP活性降低，LDH、ACP活性升高。结盲肠上皮细胞和腺细胞SDH活性减弱，LDH活性增强，结肠上皮细胞和腺细胞ALP、ATP活性增强，盲肠上皮细胞和腺细胞ALP、ATP活性减弱。各级生精细胞SDH、ALP、ATP、ACP活性明显变化，睾丸间质细胞3-B-HSDH、（3-B-羟甾脱氢酶）活性轻度增强。肾上腺皮质与髓质SDH、LDH、ALP、ACP、ATP、3-B-HSDH、PAS均有改变，ATP活性增高，PAS反应增强，ACP活性减弱，束状带细胞SDH活性增高，髓质LDH活性增高。附睾上皮细胞中，附睾管头段SDH、LDH活性增强，中段SDH、3-B-HSDH活性增强，尾段SDH、3-B-HSDH活性减弱。脾虚组胰腺泡细胞的RNA、SDH、ATP、G-6-P、TPP（硫胺素三磷酸酶）降低，LDH升高，脾虚空肠黏膜吸收细胞ATP活性减弱。甲状腺滤泡ACP和滤泡液的PAS反应明显减弱；甲状旁腺ALP增强，而ACP减弱。睾丸、肾上腺、甲状腺ACP活性降低，个别内分泌细胞SDH、ATP、PAS有变化。此外还发现脾气虚大鼠骨骼肌SDH、PFK（6-磷酸果糖激酶）活性升高，CCO（细胞色素氧化酶）、LDH活性降低，ATP明显减少，这表明脾气虚大鼠骨骼肌存在着能源物质不足，利用异常，能量代谢途径的异常和能量产生不足。

四、系统生物学与中医证候

系统生物学是一门研究生物系统中所有组成单元（DNA、RNA、蛋白质、代谢物小分子等）的构成及在特定条件下，如遗传的、环境的因素变化时，分析这些组分间相互作用和调控的学科。系统生物学研究的是生物单元在所有水平上复杂的相互作用，重点考查这些生物单元整合一起的方式，即分散的生物单元如何形成了系统整体的功能和机制。在对生物系统有了整体把握的基础上，系统生物学可以比较全面地解析生命运动的全过程，利用系统的思维方式、复杂性科学的理论以及整体性研究的手段来揭示生命现象的一些基本原理和本质规律。

系统生物学的主要特点：①整合：指系统内不同构成要素（基因、蛋白质、生物小分子等）的整合，从基因到细胞、到组织、到个体的各个层次的整合。②信息：生命系统的信息流向是DNA-A-蛋白质 – 蛋白质相互作用网络 – 细胞 – 组织 / 器官 – 个体，系统生物学的重要任务就是要尽可能地获得每个层次的信息并将他们进行整合。③干涉：系统生物学一方面要了解系统的结构组成，另一方面要揭示系统的行为方式。也就是说，系统生物学研究的并非是一种静态的结构，而是要在人为控制的状态下，揭示出特定的生命系统在不同的条件下和不同的时间段具有什么样的动力学特征。

中医证候是一个复杂生命现象的外在表现，这些生命现象包括生理、病理、生化、基因、蛋白、代谢等多方面。在既往研究中，侧重于运用还原论的思维方法研究中医证候，这与中医证候的本质不相吻合。而系统生物学研究方法的引入，为中医证候本质研究开辟了新的思路。从中医证候与系统生物学的概念来看，两者有着共同之处，均是揭示生命现象的本质。只是，中医证候属于抽象概念，但如何把这抽象的概念用现代医学所证实显得尤为重要；而系统生物学正是研究所有组成单元（DNA、RNA、蛋白质、代谢物小分子等）的构成及其相互作用的学科，这与中医学整体观念的特点不谋而合。因此，利用系统生物学研究证候的生物学基础是可行的，系统生物学无疑给中医证候学客观化和现代化的要求提供了理论上的可能。

五、中医证本质生物化学研究的局限性和思路

企图用某种或某些生化指标作为描述证候内在依据的"金指标"，这样不加区分地将某种微观指标作为证的指标，从逻辑学的角度而言就是前提不明。因为他的化学本质不明确，具有特异性的指标太少，且缺乏系统性、规范性和客观再现性。作为证本质的功能标准：①这些物质的生物学作用能够解释相应的证候。②这些物质的生物学作用能够引起相应的实验室改变。③临床上随着治疗和病情的进退出现证的动态变化时，这些物质亦应有相应的变化，甚至其变化的趋势可以预示随之而来的征候的变化。这种证本质的功能标准从直观上分析有许多合理之处，但这种标准只是对证本质表面现象的认识，具有一定局限性，易将证本质的研究方向引导到那些证的继发性改变（直接效应物质和中间介质）上，而难以发现证的真正本质，不利于指导证本质的实验研究。

因此，中医证本质的分子标准：①从化学本质上，应是细胞内基因表达产生的蛋白质和肽类分子。②在体内具有信使分子的性能，应是细胞间信息传递的第一信使分子，如细胞因子等。③其生

物学活性可以解释相应证的证候和实验室改变，并能随着证的动态变化而相应的改变。④动物和人体实验可以证明应用此种物质，或使用特定的药物和（或）方法等能在体内模拟出相应的功能态改变时，可以诱生出相应证的证候和实验室改变。⑤使用抗体、受体拮抗剂等阻断该物质的生物学活性，或使用特定的方法等能达到恢复体内正常的功能态时，可以缓解或消除相应证的证候和实验室改变。⑥使用转基因动物等基因敲除或封闭相应基因功能的技术，可以证明无相应基因功能的动物和人不再患此种证。符合 1～5 条标准者可基本确定为相应证的本质，第 6 条标准可作为证本质的确定标准。中医证（指虚证和部分实证）发生的机理是由于细胞因子网络调节系统自稳态平衡破坏的结果，是一类细胞因子网络"功能态"失常的病理生理过程。证的本质是一类具有信使分子性能的蛋白质和肽分子。

六、利用生物化学的转基因技术开发新的中草药

中草药之所以能治病，是因他含有某些有效的化学成分。比如生物碱、苷类、挥发油、有机酸及一些氨基酸、蛋白质和酶等化学物质。一种中草药往往含有许多种化学成分，但不是所有的化学成分都有医疗效用，而其中能够决定中药疗效的某种化学物质就是中药所含的有效成分。而与疗效无关的化学成分称为无效成分，有些无效成分还会对人体产生一定的毒副作用。如果用生物化学技术来分析植物基因组，最终找出某种中草药中产生有效化学成分的植物基因，将该植物基因转移到其他植物、微生物或海洋生物体内，创造出新型转基因植物药物，新的转基因植物药物具有安全、高效、针对性强、无毒副作用，不需提纯，具有大规模种植、产量高且成本低等优势。获得的新型转基因中草药经分析鉴定、临床试验后可大范围推广。

第三节　分析化学与中药

一、中药化学的定义

中药化学是一门结合中医药基本理论和长期的临床用药实践经验，运用化学，特别是分析化学的理论、技术和方法，研究中药的化学构成的一门学科。

二、中药化学的研究对象和内容

中药化学研究的对象是中药，包括矿石类、植物类和动物类中药。中药化学的研究对象要严格区别植物化学和天然药物化学的研究，虽然二者的研究对象有相同或相近之处。

中药化学研究的内容是基于中医药理论指导下，研究中药的有效物质基础。有效物质基础就是有生物活性的、有明确药效作用的化学成分，即研究中药有效成分的化学结构、化学性质、提取、分离、检识、化学结构的鉴定、化学结构的改造和修饰，以及有效成分的化学结构与中药药效之间

的关系。

中药化学不仅研究单位中药的有效成分，而且还发展到研究中药复方的化学组成，筛选中药复方的有效成分组，及其与药效学的关系，进而阐明中药复方的临床疗效的物质基础，以及中药复方配伍规律的实质。

三、中药的化学成分

中药所含化学成分很复杂，每一种中药都可能含有多种成分。中药的化学成分通常有糖类、氨基酸、蛋白质、油脂、蜡、酶、色素、维生素、有机酸、鞣质、无机盐、挥发油、生物碱、苷类等。有效成分是具有明显生物活性并具有药效作用的成分，如生物碱、甙类、挥发油、氨基酸等。无效成分则是在中草药里普遍存在，没有什么生物活性，不起药效作用的化学成分，如糖类、蛋白质、色素、树脂、无机盐等。但是，有效与无效不是绝对的，一些原来认为是无效的成分因发现了他们具有生物活性而成为有效成分。例如，蘑菇、茯苓所含的多糖有一定的抑制肿瘤作用；海藻中的多糖有降血脂作用；天花粉蛋白质具有引产作用；鞣质在中草药里普遍存在，一般对治疗疾病不起主导作用，常视为无效成分，但在五倍子、虎杖、地榆中却因鞣质含量较高并有一定生物活性而成为有效成分；又如黏液通常为无效成分，而在白及中却为有效成分。

四、中药有效成分的提取、分离和鉴定

中药所含成分十分复杂，既含有多种有效成分，又有无效成分，还包含有毒成分。提取其有效成分并进一步加以分离、纯化，得到有效单体是中药化学成分的研究基础。中药提取和分离就是根据被提取成分的主要理化性质，选定相应提取分离技术，最大限度提取中药的有效成分，使中药制剂的内在质量得到提高，使中药的效果得以最大限度的发挥。

从中药提取、分离和精制获得的有效成分必须通过化学结构的鉴定，这样才能深入研究有效成分的生物活性、构效关系、体内代谢，以及化学结构的改造和修饰。

（一）中药有效成分的提取

1. 溶剂提取法

溶剂提取法是根据中药中各种成分在溶剂中的溶解性质，选用对活性成分溶解度大，对不需要溶出成分溶解度小的溶剂，而将有效成分从药材组织内溶解出来的方法。中药成分在溶剂中的溶解度直接与溶剂性质有关。溶剂可分为水、亲水性有机溶剂及亲脂性有机溶剂，被溶解物质也有亲水性及亲脂性的不同。

用溶剂提取中药成分用浸渍法、渗漉法、煎煮法、回流提取法及连续回流提取法等。同时，原料的粉碎度、提取时间、提取温度、设备条件等因素也都能影响提取效率，必须加以考虑。

2. 水蒸气蒸馏法

是利用中药材中的有效成分能随水蒸气蒸馏而不被破坏的一种提取方法。此类成分的沸点多在100℃以上，与水不相混溶或仅微溶，且在约100℃时存在一定的蒸气压。当与水在一起加热时，其蒸气压和水的蒸气压总和为一个大气压时，液体就开始沸腾，水蒸气将挥发性物质一并带出。主要

用于芳香水和挥发油的提取。

3. 升华法

固体物质受热直接气化，遇冷后又凝固为固体化合物，称为升华。中草药中有一些成分具有升华的性质，故可利用升华法直接自中草药中提取出来。

4. 超临界流体萃取

超临界流体萃取 SFE 是利用超临界状态下的流体为萃取剂，从液体或固体中萃取中药材中的有效成分并进行分离的方法。该技术是 80 年代引入中国。其原理是以一种超临界流体在高于临界温度和压力下，从目标物中萃取有效成分，当恢复到常压常温时，溶解在流体中的成分立即以溶于吸收液的液体状态与气态流体分开。萃取过程一般分为流体压缩→萃取→减压→分离四个阶段。

近年应用于中药提取分离中的高新技术还有膜分离技术、超微粉碎技术、中药絮凝分离技术、半仿生提取法、超声提取法、旋流提取法、加压逆流提取法、酶法、大孔树脂吸附法、超滤法、分子蒸馏法等。

现代中药成分提取技术使中药化学成分提取纯度高，操作简单，节能，生产周期短，易发现天然植物中新的活性成分，极少损失易挥发组分或破坏生理活性物质，无溶剂残留，产品质量高。

（二）中药有效成分的分离

1. 溶剂分离法

一般是将总提取物选用三四种不同极性的溶剂，由低极性到高极性分步进行提取分离。其中酸碱熔剂法利用某些成分能在酸或碱中溶解，又在加碱或加酸后变更溶液的 pH 值后成不溶物而析出，从而达到化学成分的分离。

2. 两相溶剂萃取法

萃取法：两相溶剂提取又简称萃取法，是利用混合物中各成分在两种互不相溶的溶剂中分配系数的不同而达到分离的方法。

逆流连续萃取法：是一种连续的两相溶剂萃取法。其装置可具有一根、数根或更多的萃取管。管内用小瓷圈或小的不锈钢丝圈填充，以增加两相溶剂萃取时的接触面。

逆流分配法：逆流分配法又称逆流分溶法、逆流分布法或反流分布法。逆流分配法与两相溶剂逆流萃取法原理一致，但加样量一定，并不断在一定容量的两相溶剂中，经多次移位萃取分配而达到混合物的分离。

液滴逆流分配法：液滴逆流分配法又称液滴逆流层析法。为近年来在逆流分配法基础上改进的两相溶剂萃取法。对溶剂系统的选择基本同逆流分配法，但要求能在短时间内分离成两相，并可生成有效的液滴。

3. 沉淀法

是在中草药提取液中加入某些试剂使产生沉淀，去杂质的方法。沉淀法包括铅盐沉淀法和试剂沉淀法。

4. 盐析法

盐析法是在中草药的水提液中，加入无机盐至一定浓度，或达到饱和状态，可使某些成分在水中的溶解度降低沉淀析出，而与水溶性大的杂质分离。

5. 透析法

透析法是利用小分子物质在溶液中可通过半透膜，而大分子物质不能通过半透膜的性质，达到分离的方法。

结晶、重结晶和分步结晶法。一般来说，中草药化学成分在常温下多半是固体的物质，都具有结晶的通性，可以根据溶解度的不同用结晶法来达到分离精制的目的。研究中草药化学成分时，一旦获得结晶，就能有效地进一步精制成为单体纯品。

6. 层析法

层析过程是基于样品组分在互不相溶的两"相"溶剂之间的分配系数之差（分配层析），通过组分对吸附剂吸附能力的不同（吸附层析），和离子交换，使分子的大小（排阻层析）发生分离。通常又将一般的以流动相为气体的称为气相层析，流动相为液体的称为液相层析。

薄层层析。薄层层析是一种简便、快速、微量的层析方法。一般将柱层析用的吸附剂撒布到平面如玻璃片上，形成一薄层进行层析时—即称薄层层析。其原理与柱层析基本相似。

（三）中药化学成分的鉴定

中药化学成分的鉴定目前主要的手段和测定指标：①物理常数测定：物理常数的测定包括熔点、沸点、比旋度、折光率和比重等测定。②中药化学成分的分子式的确定：目前主要采用质谱法确定中药化学成分的分子式。③在分子式确定的基础上，进行中药化学成分的结构骨架和官能团的确定。

五、中药和中药复方化学成分与药效物质基础研究

我国中草药种类繁多，1983—1984年的统计有12807种，其中包括植物类药、动物类药和矿物类药，同时还有少量的人工制品，如青黛、阿胶、冰片等。不同种类和来源的中草药，其化学成分相当复杂。不同的中草药含有不同类型的化学成分，而一种中药，也可能含有大量的不同结构类型的化学成分。中药所含有的化学成分是中药发挥药效作用的物质基础，即药效物质基础，也有的称为有效成分、有效组分等。中药物质基础的研究，对阐明中药临床防治疾病的机制及中医药的基本理论具有重大意义。中药药效物质基础的研究，化学的理论和方法是必备的。

中药化学成分的研究在我国开展的时间不是很长，所以用有效化学成分来阐明中药药效者并不多，绝大部分的中药的有效成分不清楚，当然结合中医药的基本理论和临床疗效来评价中药的药效物质基础难度更大。通过化学分析得出的中药化学成分，既有有效成分，也有无效成分。中药的无效成分，如碳水化合物、蛋白质、油脂和树脂等。但随着化学技术的发展，现在也发现以前认为无效的化学成分，如多糖、多肽等有生物活性的成分，具备一定的药效作用，成为中药的有效成分。有一些中药的无效成分，在中药的前期处理，如加工、炮制的制作过程，以及服用后进入血液中产生了次生化合物，从而具备了药效作用，也成为中药的药效物质基础。以前正式有效的中药化学成分，应用现代化学技术对其化学结构加以改造和修饰，增加了中药有效成分的药效作用。

中药药效物质基础的研究，研究者大多从单一的化学成分，或一类化学组分入手来研究，这种思路有一定的局限性，因为中医药治疗疾病强调整体调节，中药的药效作用是多组分、多靶点的作

用方式，单一中药的化学成分无法阐明中药的药效物质基础，特别是中药复方的作用机制。目前研究者开始转变单一化学成分及一类化合物的研究，而关注多组分的药效作用，基于中药及复方的功效，注重药效物质基础的研究。

中药复方是中医根据配伍规律而组成的方剂，强调中药的配伍的相互作用，包括协同作用和拮抗作用，从而达到中医药学强调的整体调节作用，而不是中药化学成分简单的叠加效应。中药复方还可以因为煎煮等因素产生化学反应，使某些化学成分消失，而产生新的化合物，达到减毒增效的效果，这样的化合物也是中药复方的药效物质基础。这也是目前中药复方药效物质基础研究的新思路。

六、中药血清药物化学研究

（一）"中药血清药物化学"的提出

传统的中药及复方研究模式只注重药物对人体的作用，一味地去研究中药中到底含有什么成分，什么成分能在体外药理实验中显示活性，往往使研究走入误区，不能真正的阐明中药及复方的药效物质基础。20世纪80年代日本学者基于"人体胃肠道中寄生菌群能够通过水解苷类物质获得能量来源，中药产生生物活性的成分可能是中药经过菌群代谢之后的产物"的假说，提出了"血清药理学"和"血清药化学"的新概念。

血清药理学的方法具有能防止中药粗制剂本身理化性质对实验的干扰，尤其是模拟药物的体内过程，实现体外实验的有效性等优点。经过近20年的实践，中药血清药理学有效地带动了中药及复方体外药效学及药理学评价研究的发展。

（二）中药血清药物化学的理论假说及研究范畴

中药血清药物化学的理论假说是中药口服给药后，经消化道酸和酶的消化、肠道菌群作用，生成一种由中药固有成分及其代谢产物组成的混合物，被选择性吸收，经肝酶作用进入血液，通过血液运输到各个靶器官和靶组织，从而发挥中药的疗效。中药有效成分严格意义上讲是中药入血的，并能发挥药效作用的化学成分。因此，通过分析口服给药后血清中成分，确定中药及复方在体内直接发挥作用的化学成分，是快速、准确的研究确定中药药效物质基础的有效途径。

中药血清药物化学的研究目的决定其研究范畴应该包括以下几方面：①口服样品成分分析及品质评价。②实验动物的选择；③给药方案的确定；④采血时间及采血方式的确定；⑤含药血清样品的制备；⑥血清样品分析方法的选择；⑦血中移行成分的制备；⑧血中移行成分与中药传统疗效相关性研究；⑨代谢产物及代谢途径研究；⑩中药及复方的药代动力学研究。

（三）中药血清药化学研究的实践

1. 单味药的血清药物化学研究

远志口服给药后，在血清中分离获得了TMCA及其代谢物M-TMCA。经药效研究证明，TMCA及M-TMCA具有显著的镇静催眠作用，成为远志的药效成分。

茵陈蒿口服给药后，监测血清中成分发现只有6,7-DME被大量吸收入血，药效研究证明其具有利胆、抗炎、利尿、降血脂等一系列的药效，是茵陈蒿的有效成分。

越橘茎叶经口给药后，发现熊果苷和秦皮苷被吸收入血，药效研究证明他们的活性与越橘疗效有相关性，表明秦皮苷及熊果苷是越橘茎叶在体内产生直接作用的物质。

白术提取物口服给药后苍术酮和苍术内酯并未被吸收，只有 TEDYA 在消化管内水解成 TEDY 而被吸收入血，TEDY 是白术在体内产生直接作用的物质，而 TEDYA 是前体药物。

东北红豆杉乙醇提取物口服后，血中主要移行成分是紫杉醇、紫杉脂素、异紫杉脂素、紫杉宁、三尖杉碱、金松双黄酮、银杏双黄酮等，并通过药效学研究确定了上述成分为主的药用部位群的有效性。

地黄通过对不同提取部位给药后的血清色谱指纹图的分析比较，初步确定了水溶性高分子部位是地黄的主要有效部位。

2. 中药复方的血清药物化学研究

茵陈蒿汤血中主要移行成分是来源于茵陈的 6,7-DME，而大黄、栀子的成分在血中未被检出，并通过药效学实验认定 6,7-DME 为茵陈蒿及茵陈蒿汤的药效物质基础。

口服六味地黄丸后从血中发现了 11 个入血成分，其中 4 个为新产生的代谢产物；7 个成分为六味地黄丸体外所含成分的原型，其中有一成分虽为熟地中所含原型成分，但其他 2 种药材也能代谢产生，对其体内的量变有共同的贡献。

复方安替威胶囊口服后产生了 19 个血中移行成分，5 个为新产生的代谢产物，14 个为原方成分直接入血；通过体外抗 SARS 病毒实验证实，以这 19 个血中移行成分为主的有效部位群是复方安替威胶囊药效物质基础。

第六章

从微量元素的角度探讨中医的相关问题

人体组织中的元素含量低于 0.01%μg，即被称为微量元素。现已确认 14 种微量元素为人体生理必需物质，他们是铁、碘、铜、锌、锰、钴、钼、硒、铬、镍、锡、硅、氟和钒。这些必需微量元素参与某些蛋白质的构成，是许多酶系统的激活剂或组成材料，对新陈代谢的影响颇大，系维持正常生命活动不可缺少的成分。若人体平衡微量元素的机制失调、微量元素的过多或不足，都会引起病变。近 10 年来，我国从微量元素角度研究中医学，取得了可喜的成果。

第一节　微量元素与中医肾功能

一、肾开窍于耳

《灵枢·脉度》篇说："肾气通于耳，肾和则耳能闻五音矣。"耳的听觉依赖于肾气充养，肾精匮乏则耳听失聪。作纯音听力检查：以语言频率听力异常人数比较，肾虚组高于正常组（P < 0.01）；测定听阈值（低频区、语言频率、高频区），肾虚组高于正常组（P < 0.001）；听力曲线形式分析，非平坦型听力曲线所占比例数，肾虚组也高于正常组（P < 0.001）。由此可见，肾虚的听力减退是较普遍的，呈过早出现的老年性耳聋，即耳蜗功能过早地发生生理性衰退。组织化学测定，耳蜗各部（尤其是血管纹中），细胞色素氧化酶、过氧化物酶等含铁酶类的活性极强，对铁代谢很敏感。缺铁引起酶活力下降，从而导致听力减退。比较血清中微量元素铁，健康人组为 1481.17±37.64μg%，肾虚耳聋组为 112.76±18.88μg%，后者显著低于前者，有统计学意义（P < 0.01）。肾虚越重的，血清铁含量越低，其听力受损程度越甚。此结果表明，"肾开窍于耳"确与微量元素铁相关。中医历来用磁石治疗耳鸣耳聋，他是一种含铁量很高的矿物药。以磁石为主药的方剂治疗感觉神经性耳聋患者，随着血清铁含量增加（接近健康人水平），他们的听力亦随之恢复。由此看出，肾 – 铁 – 耳听觉功能

三者呈轴线关联。含铁中药纠正患者的缺铁状况，肾虚得以补养，听力渐有增强。中医所论述的肾功能有物质基础，铁是其中之一。

二、肾主骨

《素问·五脏生成》曰："肾之合骨也。"检查骨质增生（肾虚组）的病人，发现有微量元素的改变，锌、镁、铁、钙均显著低于健康人组。治疗骨折，中医常给予含有自然铜的方药，自然铜的主要成分是二硫化铁。补充适量的铁，可促进骨折愈合。对于骨折迟迟不愈的病人，依据"肾主骨"理论，临床处方多用杜仲、续断、熟地、补骨脂、枸杞等补肾类药。经分析，他们富含微量元素锌、锰。投以补肾药后，机体血清中锰含量升高，大量地沉积在骨折部位，有利于骨痂形成。随着人体进入老年期，肾功能逐渐减弱，骨质亦有改变。事实证实，年龄由 20 岁递增至 100 岁，骨皮质指数逐年减少。以 62 例我国老年人为例，摄取 x 线右股骨正位片，测量右股骨中段外径与内径，计算出骨皮质指数。当他们服用补肾方剂《还精煎》一年，从均值分析，发现骨皮质指数没有减少，仍保持在前一年的水平。显然，补肾药物能阻止骨的退行性改变。综上所述，中医"肾主骨"理论是科学的。

三、肾主生长发育

肾主生长发育。克汀病患者立迟、行迟、齿迟、发迟及语迟，属中医"五迟病"。此乃先天禀赋不足，系典型的肾气亏乏。如《医宗金鉴》所云："五迟之证，要皆肾气不足。"测定肾虚克汀病患者的微量元素，锌、铜、镁的含量低于正常人，差异非常显著（P < 0.001）。对于"五迟病"，中医习惯以温补肾脏之治法，有一定效果。现代药学鉴定，许多温补肾脏药含有锌、铜、镁等元素。

四、肾之华在发

《素问·六节藏象论》说："肾者……其华在发。"头发的生机根源于肾气。发为肾之外候，头发的生长与脱落，润泽与枯槁，皆同肾的盛衰相关。有资料表明，人体不同年龄阶段，头发中多种元素的含量会有变化。以脱发为一项指标调查，肾虚患者有不同程度的脱发，故脱发被列入肾虚证的诊断标准之一是正确的。人体经壮年而渐衰，反映肾气强弱的头发则由乌黑而变成灰白。如《素问·上古天真论》云："女子六七，发始白""丈夫六八，发鬓颁白。"据 504 例资料，60 岁以上人群，秃发、白发的现象因年龄递增而明显增加。印度医学家观察到，头发的黑、白与微量元素相关，白头发者锌、铜、铁、硒的含量较低，锰含量较高。我国学者检查 24 例百岁老人，他们的头发全成白色，其微量元素状态与印度报告一致。此外，对 108 例长寿者调查，说明头发的灰白与锶减少有关联。脱发和头发早白，中医从肾论治，常用何首乌。何首乌富含锌、铜、铁，通过微量元素作用，发挥补肾效益，促进头发转黑。借助扫描电镜，观察到益气补肾药物可以改善头发血养，促进上皮增生，调整生长期紊乱。笔者从事脱（秃）发科研工作多年，观察到老年人脱发的主要病因是肾虚。在从肾论治获效的病例中，他们的疗程比较长，大都要坚持服药 3 个月。有的经治半年，其头发中锌、铁含量才达到正常水平。

五、肾藏志，作强之官

《素问·灵兰秘典论》说："肾者，作强之官，伎巧出焉。"《素问·调经论》说："肾藏志。"志，古通"誌"，意指记忆力。肾主骨，生髓，通于脑。肾气充旺，精盈髓足者，筋骨强劲，思维敏捷，记忆力强。年老肾衰者，精神疲惫，头晕健忘，动作迟缓。对 580 名 20～89 岁的人群作记忆力测验，提示在成年后，记忆力随年老而明显减退。自 1971 年，业已明确单胺氧化酶的活性与脑衰老相关。随年龄增长，单胺氧化酶的活性增强。老年组鼠脑的单胺氧化酶活性显著高于青年组。补肾类的方药（右归丸、还精煎、固真方、地黄、何首乌、女贞子、锁阳、菟丝子等），经放射酶分析法研究，说明他们对老年鼠脑单胺氧化酶活性起到明显的抑制作用，从而延缓脑组织的衰老。蟠桃丸，又名清宫寿桃丸，用于老年肾虚证。12 例老人服用蟠桃丸 8 周后，他们锌、铜、溴、钠等元素含量发生变化，对原有的元素失衡状态起到调整作用，肾藏志功能提高，肾虚症状减轻，这些老人的瞬时记忆力、记忆广度均较前有显著改善。

六、肾主生殖

肾藏精，主生殖。男女性腺发育、第二性征、生殖器功能等均与肾有直接关系。现已查明，缺锌导致女性垂体促性腺激素的分泌不足、性机能减退、闭经、不孕。中医妇科根据"肾主生殖"学说，常常给予补肾药物，治疗效果比较满意。用原子吸收光谱法测定 40 种妇科用药，其中补肾类药物巴戟天、女贞子、枸杞等富含锌元素。多种中药组成的精煎，能使老年大鼠血清雌二醇和双氢睾酮的含量增加，对卵巢、子宫和睾丸似有延缓衰退的作用。从实验观察到，缺锰引起雄性动物的睾丸退行性变化、性机能衰弱。对于阳痿的辨证，中医多责之于命门火衰，最常用的温肾壮阳药物是阳起石。经微量元素检测，阳起石含有丰富的锰。补肾成品延龄膏，含有多种人体必需微量元素，报告 40 例老年人，性功能衰退，中医辨证为肾虚。经延龄膏治疗后，肾虚状态好转，性功能亦随之增强。

七、肾气曲线

《素问·上古天真论》以肾为主导，从女子从七岁谈到七七，从男子八岁言及八八。这些描述是中医临床资料的总结，他简明地概括了人体生长壮老已的过程。在人体这一生理过程中，肾功能相应出现变化，即年幼时的弱，青年时的强，壮年时的盛，老年时的衰。若以肾功能为纵轴，年龄阶段为横轴，将肾功能与年龄阶段的相应变化在坐标图中标出，即可绘得峰状的曲线。这一曲线，现代中外学者命名为肾气曲线，或称为女七男八曲线。测定人体锌值，锌含量随着年龄的增加而增加，至 20～40 岁时达到最高值，中年之后逐渐下降。将锌含量与年龄阶段的相应变化制成坐标图，发现这一曲线和肾气曲线相同。所以，肾气曲线有科学意义。

经曰："年四十而阴气自半也。"意谓人体 40 岁后，肾功能由盛渐衰，肾虚症状也逐渐多现。有资料报道，比较 40 岁、50 岁、60 岁至 90 岁的不同年龄组人群，其肾虚的检出率依次为 70%、80%、96%、100%，表明肾虚证随着年龄递增而明显发生。从微量元素看来，我国老年人锶、锰、钙含量显著低于成年人。检查我国 90 例 90 ～ 105 岁的高寿女性，她们的锶、锰、铬、钙、铁等元素含量比一般老年人高（或不低于一般老年人），他们肾气不衰而长寿的原因与微量元素相关。

八、肾主寿命

《中藏经》曰："肾者，精神之舍，性命之根。"《医学正传》更明确地说："肾元盛则寿延，肾元衰则寿夭。"统计从汉至清历个朝代有代表性的方书共 28 部，列有延年益寿方剂 149 首，其中补肾类方所占比例最高。在记载抗衰老的药物中，就其使用频率而言，超过 20 次以上者计 23 味药，补肾类药就占有 14 味（熟地、枸杞、菟丝子、生地、肉苁蓉、杜仲、五味子、鹿茸、巴戟天、何首乌、山茱萸、补骨脂、牛膝、山药）。显然，中医在探索人类尽其天年的课题中，如何养护肾元是核心内容。

何首乌是最常用的延年中药，为历代公认。他富含人体必需的微量元素，有益于身体健康。科学实验证明，随着年龄老化，小鼠血中超氧化物歧化酶含量下降，铜蓝蛋白含量增加，胸腺萎缩退变。当给小鼠饲予含何首乌的食料数月后，小鼠血中超氧化物歧化酶含量增加，铜蓝蛋白含量下降，胸腺退变得以延缓。以生存期为检查指标，给 13 月龄的昆明种小鼠长期喂予还精煎（饲料中加入还精煎），观察平均生存期显著延长，证实还精煎有益寿功效。

清宫寿桃丸由益智仁、大生地、枸杞子等十余种中药组成，系清朝宫廷名方。有衰老见证的老年人服用寿桃丸后，肾虚症状改善，衰老程度减轻，总有效率为 87.9%。比较服药前后头发中锌、铜、钠、溴四种元素浓度，服药后铜、钠数量下降，锌量基本不变，锌 / 铜比值上升，提示寿桃丸对这些元素有调节作用。作鹌鹑存活率观察，实验 400 天，0.5% 寿桃丸（粉）组的鹌鹑存活率显著提高。寿桃丸还有降低老年人血浆过氧化脂质的功效，对鼠肝匀浆过氧化脂质生成呈现抑制作用，具有一定的清除超氧自由基、羟自由基的效果。已知维生素 E 是一种强大的天然生物抗氧化剂，他阻断过氧化的连锁反应，干扰自由基与色素斑的形成，提高免疫力，延缓衰老的过程，是世界公认的抗衰老药物。从临床疗效到药物实验，业已表明清宫寿桃丸比维生素 E 有更好的抗衰老能力。

学习中医史获悉，大多数医家认为"肾为先天之本"，强调延年的本质是固护肾元，也有医家从"脾为后天之本"，注重延年的关键是培养脾土。这两种学派历来有争议。近来，将 90 例老年人随机分成两组，研究补肾法和健脾法延缓衰老的作用。从神经内分泌系统及免疫系统所表现的功效，补肾法和健脾法各有侧重，而以补肾法更为显著。

《千金要方》道："四十以上，即顿觉气力一时衰退。衰退既至，诸病峰起，久而不治，遂致不救。"有鉴于此，《景岳全书》进一步曰："人于中年左右当大为修理一番，则再振根基，尚余强半。"以改善"肾虚衰老见证积分值"为例，服用清宫寿桃丸后，对老年组、老年前期组均有效果，而老年前期组的疗效明显优于老年组。所以，为延缓衰老，从老年前期开始服用清宫寿桃丸预防衰老，效果更显著。

第二节　微量元素与针灸

早在 1980 年，我国学者报告，以新鲜尸体为标本，用 99.99% 纯度的钛刀取样，从足三里、少海等 16 个经穴部位所得的样品与邻近非经穴部位的样品比较，作微量元素测定，发现经穴部位的铁、铜、锌、锎的含量与非经穴部位的含量存在差异。这是一项重要发现，这种差异的实质尚需进一步研究。另有实验报道，以家兔为例，针刺足三里，该穴组织中的锌含量增加，与未接受针刺的穴位相比，有非常显著的差异。由此提示，针刺穴位所引起的复杂效应中，有微量元素的改变。

针刺可以镇痛，其原理正在探索。我国医家取家兔为实验动物，针刺穴位 30 分钟后，其痛阈明显升高。针刺前和针刺后，分别测定尾核头部前区灌流液中的铜离子和锌离子。针刺前铜离子的含量是（0.57±0.14）μg/mL，针刺后降至（0.20±0.04）μg/mL，有显著性差异，$P < 0.01$。针刺前的锌离子含量是（0.41±0.10）μg/mL，针刺后增到（0.58±0.07）μg /mL，有显著性差异，$P < 0.01$。对照组痛阈无明显变化，尾核头部前区灌流液中铜离子及锌离子含量亦无明显变化。显然，针刺镇痛与尾核头部前区铜离子、锌离子有一定联系。

随着人体年迈衰老，微量元素发生变化。以头发中锌、铜含量比较，老年女性头发锌值低于成年女性，老年女性头发铜值高于成年女性。根据艾灸足三里可以延年强身的传统经验，对 61 ～ 85 岁的女性老人每日 1 次艾灸双侧足三里，每侧 5 ～ 10 分钟，10 天为 1 个疗程。共进行 3 个疗程，疗程间休息 15 天。艾灸前，她们的头发锌含量是（206±33.30）ppm，艾灸后增至（400.40±75.62）ppm。艾灸前，她们的头发铜含量为（26.08±13.14）ppm，艾灸后降至（14.90±3.49）ppm。已知锌、铜在人体肠道的吸收是相拮抗的，故推测艾灸足三里能够改变锌、铜含量的机理，使锌在肠道的吸收有所增加，铜在肠道的吸收有所减少。艾灸后，人体锌的适度增加和铜的适度减少，这对于老年人的健康有益。因此，艾灸足三里被誉为长寿灸，确有科学道理。

阳虚的治疗，艾灸命门穴有效。用羟基脲使小鼠呈阳虚状态，以艾灸命门穴施治。艾灸后，阳虚小鼠肝脏、脾脏的去氧核糖核酸中的铜值降低、锌值升高，恢复到正常水平。结果表明，艾灸命门有补阳之功，其机理之一是微量元素的调节。

第三节　微量元素与中医舌诊

微量元素与人体疾病相关。发生病变时，微量元素也有改变，这种改变在舌、血液、头发中均可表现出来。中医观察舌象而测知病情，乃是一种直观的诊病方法。

人体缺铁时，会导致舌的丝状乳头、蕈状乳头萎缩、舌面光红。临床报告，舌苔变化与血铜也有直接关系。观察到舌苔由薄白苔→薄黄苔→白腻苔→黄腻苔，即患者病情由浅入深，与此相应，患者血铜依序逐渐升高，且差异显著。就舌质而言，由淡红舌→红舌→紫舌，反映了患者病态由轻至重。测定血中微量元素，患者铜、锌含量按次逐渐增加，且差异显著。血瘀证病人的舌质，有的为紫舌，有的为非紫舌。他们血清锌量都低于健康人，但紫舌组与非紫舌组的锌量无显著差别。

第四节 微量元素与临床病证

一、气虚证

与健康人比较，气虚病人血清锌明显降低，铜变化不大或略有升高，铜/锌比值升高，锰、铬均有升高。

二、血瘀证

与健康人比较，血瘀证患者血清中溴显著下降，铜显著增加，铁呈大幅度波动（最高值55.2ppm，最低值0.53ppm），锌变化不大。

三、阴虚内热证

与健康人比较，阴虚内热证患者头发中铜、铁、锌升高，磷降低，P值均小于0.01，有显著差异。

四、肺胃燥热证

如痤疮，中医辨证为肺胃燥热，与健康人比较，患者血清锌显著降低，$P < 0.01$。

五、病证鉴别

阴虚证、阳虚证的病理不同，微量元素变化亦不同，阴虚证患者全血锌量降低，铜量升高，锌/铜比值下降。与此相反，阳虚证患者全血锌量升高，铜量降低，锌/铜比值上升。显而易见，从微量元素的这一变化中鉴别，阴虚证、阳虚证清晰可分。脾肾两虚证与肺肾两虚证相比，前者头发中钛、镍含量显著高于后者。按钛、镍含量绘成非线性映照图，对分辨这两种证候颇有补益。因此，在某一范围内的病种，注重中医四诊，并参从微量元素测定，提供实验资料，有利于辨别病证。尽管这一探讨处于初步阶段，但对我们颇有启迪。

六、病证轻重程度

病证的形成有物质基础，微量元素是其中之一。临床资料表明，病证轻重程度与微量元素变化程度呈正相关。比较同一类型的阳虚病人，血清锌下降为其共性。阳虚症状越重，血清锌下降越明显。按脏腑辨证，脾阳虚、肾阳虚、脾肾阳虚的症状依次加重。同正常人相比，83例阳虚患者血清锌都低于正常人，低的程度与证候轻重相一致。血清锌值依序排列为正常人＞脾阳虚＞肾阳虚＞脾肾阳虚。60例冠心病，辨证分为三证（阴虚、阳虚、阴阳俱虚）。中医认为阴虚、阳虚、阴阳俱虚这三种虚证中，阴阳俱虚证较阴虚证、阳虚证为重。与健康人比较铜、锌、锶、锰、钙诸元素，阴阳俱虚证的含量减少尤为明显。综上所述，辨别病证之轻重，除了依靠中医传统经验外，还可参考微量元素的变化。

七、病证的认识

系统性红斑狼疮。根据皮肤病态，中医称之为日晒疮、鬼脸疮、蝴蝶疮等；根据内脏损害，中医谓之为水肿、惊悸、癥瘕等。对病证认识，中医各家均持己见。微量元素理论与系统性红斑狼疮诊治实践的结合，深化了对此病证的认识。

对确诊系统性红斑狼疮的17例患者，测定全血微量元素，与健康人相比。13例患者锌量降低，铜量升高，锌/铜比值下降，这种状况符合阴虚证所有的微量元素改变。4例患者锌量升高，铜量降低，锌/铜比值上升，这种状况符合阳虚证所有的微量元素改变。阴虚证人数显著多于阳虚证人数，有统计学意义。

对确诊系统性红斑狼疮的患者，先经中医辨证，分为阴虚证及阳虚证（阴虚证者占绝大多数），再分别测定微量元素。阴虚证者锌量降低，铜量升高，锌/铜比值下降；阳虚证者锌量升高，铜量降低，锌/铜比值上升。微量元素变化状况与上述结果一致。

由病证到微量元素，由微量元素到病证，两方面的资料相吻合。统计系统性红斑狼疮患者的性别、年龄、症状和四诊所得，又分析施治所用的滋养肝肾药有疗效，且这些中药大都含锌量高。由此提出，从中医观点看来，系统性红斑狼疮的主要病证是阴虚，是肝肾先天不足。

八、辨证与辨病相结合

中医临床辨治，既要重视证，也要重视病。辨证与辨病相结合，这种观点已为人们公认。微量元素研究，以现代科学资料表明他的正确性。

克汀病与骨质增生病，中医辨证都为肾阳虚。相同的证，体现在两组病人头发中锌含量有相同特点，均显著低于健康人（$P < 0.001$）。证同，病不同，所以两组病人头发中铜、铬、锰、铁、钙存有差异（$P < 0.01$ 或 $P < 0.05$）。选择白细胞减少症及慢性肝炎病人中的气虚证者，气虚为其共性，故其血清锌也有共同点，即都低于健康人（$P < 0.001$）。白细胞减少症、慢性肝炎的证同，病不同，故而血清铜、铁又存在差别（$P < 0.01$）。观察85例肝硬化患者，根据病因分为两组（肝炎后肝硬化、血吸虫病肝硬化），根据辨证分为两组（血瘀组、虚证组），尽管均是肝硬化，血清锌量因证别而差异显著。这些案例，说明发挥中医优势，辨证与辨病相辅相成，有助于全面了解病根所在，指导合理用药。

九、病证的中药疗效

中药对病证疗效的观察，以往取决于病人诉说及医生四诊，而现代中医临床报告中大都列有实验室资料。治疗前后微量元素的变化情况，为疗效的判断提供了一项客观依据。

如 21 例慢性肾功能衰竭（肾阳虚组），经中药治疗，自觉症状改善，精神振作，三项肾功能指标好转，贫血程度减轻，细胞免疫功能提高。与这些治疗后的情况相一致，患者血清锌明显增加，铜/锌比值下降，均达到和健康人无显著差异的水平（P > 0.05）。报告 24 例高血压病（肝郁证），服用中药疏肝一号，取得明显降压效果。治疗前后微量元素比较，治疗后锌、铜、锌/铜比值如同血压均有下降。安慰剂组 8 例，治疗前后血压无改变，微量元素亦无改变。此后，这 8 例改服用中药疏肝一号，锌、铜、锌/铜比值和血压都有下降。10 例晚期血吸虫病肝硬化患者，与健康人比较，治疗前的血清中铁、锌、锌/铜比值显著下降。治疗后，患者病情好转，其微量元素亦向健康人方向演变。贵阳中医学院附一院肛肠科的消痔Ⅱ号治疗内痔有良效，当内痔患者服药后，病情好转，其血液微量元素有所改变。与未服药的内痔患者比较，服药组的锌、锌/铜比值显著升高，达到健康人的水平。气阴两虚证患者的微量元素含量不同于健康人，经辨证施治，药证相合，患者症状消失，其微量元素含量恢复到健康水平。药证不合，患者症状加重，其原有的微量元素含量不正常状况就更突出。因此，微量元素的测定，可以检验辨证是否正确，药效是否良好。

证的研究是一项复杂课题。学习各家报告时发现，有的结论相同，有的结论不同。分析资料，并作仔细对比，笔者认为导致结论不一的因素很多。如病人的性别、年龄、工种、饮食习惯、生活环境的诸多不同；中医诊病时的望、闻、问、切，存在着医生间的经验误差；医家所探索的病种差别，有的为单一病种，有的为多病种（涉及西医多个系统、中医多个脏腑）；血中微量元素含量随生物钟出现节律变化，采血时间不同，可直接影响结果；头发检测前的处理方法各异，外界污染的现象也要考虑；治疗阶段的中西药并用，两种药物间产生理化作用等。

第五节 微量元素与中药

一、中药鉴定

中药鉴定是一门重要学科，直接影响临床治疗。以大青叶为例，我国东北用的是蓼科植物蓼蓝的叶，华东用的是十字花科植物松蓝的叶，华南用的是爵床科植物马蓝的叶。中药品种不一，疗效及副作用当然不同。从大黄而论，《药典》规定 3 种为正品大黄（掌叶大黄、药用大黄、唐古特大黄），还有 3 种为非正品大黄（华北大黄、河套大黄、藏边大黄）。正品大黄的疗效高、副作用少。因此，大黄的鉴定，首先要辨别正品与非正品。正品大黄与非正品大黄所含微量元素存在差异，这一差异为品种鉴别提供了佐证。

中药讲究产地，同一品种药物因产地不同而疗效有别，故中药产地的鉴定不能忽略。比较药用大黄，四川产者含锌量达 68.64ppm，陕西产者仅为 15.86ppm，差异十分显著。因此，当测出某一药用大黄的含锌量，就有助于识辨他的产地。

确定了大黄品种、产地之后，还需鉴定质量优劣。在供销部门，药工通过眼看、手摸、鼻嗅、口尝等传统经验分辨大黄等级。唐古特大黄，药材公司依据药工直观感觉，评定质量档次，由优至劣依序为包黄、次包黄、坏乌黄。经微量元素检测，获悉优、劣的唐古特大黄均含锰，但含量有差异。由优至劣，其锰含量逐级降低。微量元素检测法证实传统经验具有科学性，他为生药评价提供了证据。

为辨识道地药材，我国学者将微量元素测定与计算机技术相结合，首创特征微量元素图谱鉴定法。潞党参为党参中的道地药材，以他为例，简述这种鉴定法。首先测定潞党参的多种元素，继以多元统计方法，经计算机反复调整阈值，确定潞党参的几种特征微量元素，求出合理的样本判别模式，再将这几种特征微量元素绘成图谱。这一图谱即是潞党参特征微量元素图谱。假若今有党参一药，不知是否为潞党参，请予鉴定。那么，测出这一党参的微量元素，制成图谱，与标准潞党参图谱作对比，便可一目了然地作出判断。此外，这种图谱法还可用计算机检验。假若今有党参一药，但不知是否为潞党参。那么，测出这一党参的微量元素，所获数据代入潞党参判别函数式，计算 γ 值。γ 值与 0 比较大小，按统计学即可作出判断。

还有报道鹿茸、自然铜、黄芪、党参、柴胡等中药，借助微量元素测定，对药物的真伪、品种、持量等予以鉴定。

二、中药产地

我国疆域宽广，地貌复杂，气候迥异，故中药质量颇有悬殊。测定山西、四川、烟台所产的黄芪，烟台黄芪含钼量高。同属甘肃省的岷县、文县，两县当归根中镁、铁、镍、锌等微量元素颇有差异。我国富硒地区土壤中硒含量显著高于其他地区，富硒地区的党参、吴茱萸、大黄、附子、枳壳、车前子、半夏等药物含硒量亦显著高于其他地区的。阿胶系用水与驴皮熬制而成，历来以山东阿井之水熬制的为上品。与北京、上海、天津、杭州等地的水质比较，阿井水的金属离子含量高，差异显著。阿井水的微量元素大都对人体有益，对人体有害的金属元素都未检出。用阿井水熬胶，有利于药效，有利于除去驴皮杂质，切片均匀透亮，不易变形变质。还有资料表明，红参、鹿茸、西洋参、人参、三七等药物，其元素含量因地而异。综上所述，通过微量元素鉴定，有助于判明药材产地，择优录用。

三、中药采收

中药大多数是植物性药。植物在生长发育的各个时期，其所含无机成分不同，药性强弱亦异。

我国西北狼毒的采收，比较锌、铜、镍等元素，春季样品含量略高。以钡、锌、镍、锰、铁、钴、钼、硅、铜等元素衡量，一年生、二年生、三年生的黄芪的含量有差异，尤以钼为突出。综合参考药效因素，评定三年生的黄芪较一年生、二年生的黄芪为好，故应采收三年生的黄芪作药用。

四、中药的分部使用

《药鉴》说："大凡用药，须要得法，根梢各治，尤勿混淆。"当归用药分三部，头补血、身养血、梢破血，此乃临床经验之总结。现代科学证实当归不同部位的微量元素不同，产生不同的疗效。当归头含铜、锌最高，当归尾含铁量最多。按头、身、尾所含铁、铜、锌的数量绘制坐标图，四川、云南、甘肃的当归均呈一致的曲线。查现在某些中药房，将当归不分头、身、梢（尾），混杂在一起配方，这无疑有悖于合理用药。适量的锰、铁有利于骨折愈合，骨折挫伤散中选用猪下颌骨。这是由于猪下颌骨中的无机元素锰、铁、镁、镍、硅的含量均高于猪的其他部位。黄根是茜草科三角瓣花属植物，治疗尘肺病有一定效果。比较黄根不同部位九种微量元素的含量，枝皮、茎枝和叶中含锌、铜、铁、钴较多，这些微量元素有益于尘肺病患者。但是，黄根根中的锰含量高，达1719.14μg/g，黄根片剂含锰量甚至达到2064.92μg/片。动物实验表明，过量的锰对心脏有毒性作用。27例尘肺病患者连续服用黄根片半年后，有8例出现心肌受损、传导阻滞、窦性心动过缓。这种情况的出现，考虑与高锰有关。因此，对于黄根的应用，一定要注意选择药用部位，二要注意消除高锰。

五、中药炮制

提高药效是中药炮制目的之一，自然铜含15种金属元素，他的水煎液中Fe^{++}被人体肠道吸收，产生药理作用。生自然铜Fe^{++}浓度仅为0.0319%，烧煅后的自然铜水煎液Fe^{++}浓度显著升高。烧煅自然铜，以马福炉400℃、4小时为最佳条件，其水煎液Fe^{++}浓度可达1.688%。经微量元素测定，铬、钴、锂、铷、锰、锌、铜等元素含量随天麻去皮而减少，硒因蚕蛹脱脂而降低。因此，天麻去皮、蚕蛹脱脂的加工方法，既费人力，又使药效物质受损，应予改革。传统炮制赭石的方法是煅红醋淬。已知赭石含三氧化二铁、氧化亚铁。经水煎，以Fe^{++}状态被人体吸收利用。赭石煅红醋淬后，水煎液中Fe^{++}含量增加，证实传统炮制法有科学道理。比较赭石煅红的温度，以650℃为适宜。

除去某些对人体有害的物质，是中药炮制目的之二。炉甘石含铅，经水飞法处理，铅类重金属残留于终末物中弃掉，故有减毒之功。由于环境污染，空气中氟化物增多，导致我国某地桑叶含氟高达40.0μg/g，应引起注意。临床用药时，先以清水淋洗桑叶20分钟，可减少氟化物约50%。雄黄中含有As_2O_3，对人体毒害大。通过净选，排除杂质，能使As_2O_3减少29.7%。净选后，取水飞法处理，则可进一步明显降低As_2O_3，而干研法没有这一功效。

六、中药制剂

在研究中药制剂时，以往强调有机成分，而视无机元素为非药效物质。微量元素的进展，更新着人们的观点，开始纠正这种偏向。

以锰为例，明目睁黄丸锰含量为18.47μg/g，水提取物含量降至4.3μg/g，醇沉后的醇溶物含量仅为0.3μg/g，乃是传统丸剂的1/62。丁公藤注射液与丁公藤生药比较，磷、氯、钾、铁、铜的含量显然不一样。中医所用的丹剂，化学合成品的疗效不如传统制品，且产生皮肤刺激痛。以渴龙奔江丹比较，传统制品中铁、铜含量显著高于化学合成品，铁、铜具有化腐生肌、祛瘀生新的作用。对于上消化道出血的治疗，生大黄粉较制大黄粉为优。比较掌叶大黄的三种制剂（生大黄粉、精制大黄片及大黄糖浆），他们的含钛量依次为 57.4、41.2 及 2.2ppm，他们的含铁量依次为 312、40.1 及 7.3ppm。差异十分显著，甚至达 42 倍之多。上述资料证明，微量元素含量与中药剂型密切相关，直接影响疗效。因此，当我们改革中药剂型、设计工艺流程、选择化学合成等项问题时，应将传统经验与现代科学结合起来。

汤剂是最常用的中药剂型。某些中药需久煎，使溶液中药效物质增多。例如，代赭石煎煮 3 小时，其煎液中 Fe^{++} 含量显著高于煎煮 1 小时者。石膏、珍珠母、牡蛎，中医通称为石性药，皆难溶于水。作无机元素定性分析及锰、铁、铜、镁、钙、硅等元素的半微量定量，表明他们的原料、水煮提物及残渣中所含成分及各成分含量都基本相同。因此，石性药水煮提后弃去，浪费很大。实验证明，石膏、珍珠母、龙骨等药物，在常规水煮提后，将其粉碎，可再次利用。此外，中医处方时，将石性药剂量减少，而以细粉状入煎，则能替代大块状的药物，节省药源。紫石英的主要成分是氟化钙。氟化钙微溶于水，但水煎加温时溶解度增加。21g 紫石英，按常规煎煮，药液中含氟量为 2276μg/g。这一含氟量已超过人体正常需求量，有损于健康，应引起临床重视。

对中药制剂的质量管理，微量元素检测法大有可为。能量色散 X 射线谱的应用，具有简单、直观、快速、准确等优点。一看图谱就能知晓样品含有哪些元素，含量多少。抽样检查刺五加糖衣片、复方丹参片、灵芝干糖浆、牛黄降压丸、天麻丸、丹参注射液、天麻注射液、穿心莲注射液等中成药，发现药方相同而产地不同，其微量元素含量有差异；同一产家的同一产品，而出产批号不同，其微量元素含量有差异。比较板蓝根注射液所含铜和锌的数量（μg/mL），一家的产品为 0.031±0.01 和 2.21±0.05，另一家产品为 3.51±0.02 和 0.036±0.07，两家产品的差异令人惊奇。提出控制标准，有利于中药制剂的稳定和提高。例如，磁朱丸由磁石、朱砂、神曲组成，磁石以全铁含量较高的灵磁石为佳。采用氧化还原测定法和络合测定法，根据样品分析结果，认为磁石及磁朱丸中四氧化三铁含量以全铁计算不得低于 50% 和 14%。

根据病情，有的患者需长期服用某种中成药。因此，中成药的药效成分应注意，而对人体有害的微量元素尤应注意。检查六家制药厂的附子理中丸，发现有的含砷量为 3.88ppm，有的未检出。有同一产家的附子理中丸，其含砷量差异达 4 倍。

七、方药分类

长期实践经验，中医观察到方药的性能不同，将他们分门别类。微量元素有如一把钥匙，打开闭锁，使我们对方药分类有了新的认识。

犀牛角、羚羊角、水牛角、牛黄都是寒凉性质的药物，具有清热、解毒、凉血的功效。微量元素测定，发现他们有一共同特点，都含丰富的锌，含量皆达 180ppm，天然牛黄甚至达 500ppm 以上。结合锌的生理、药理作用，提示这些药物归于一类的物质基础是丰富的锌。丹参、赤芍、川芎均属活血化瘀类药，他们的共同点是含丰富的硒，提示这些药归于一类的物质基础是丰富的硒。又例如，龙骨、牡蛎列入重镇潜阳类药，这两药微量元素含量大致相同；石膏、寒水石属于清热泻火类药，他们微量元素含量大致相同。由此可见，归属同一类的药物，他们的微量元素含量大致相同，或有共同的特点。

分别于不同种类的中药，以微量元素相比，他们的确不同。按锌、锰含量而言，补肾类药显著高于理气类药，有显著差异。人参、当归、沙参、五味子、白术等为滋养补益药，槟榔、厚朴、枳实、木香等为疏调气机药，补益药的锌、锰含量高于理气药。

同属补益范畴的方药，因其所补力量的强弱，因其所补阴阳、脏腑的不同，表现在微量元素方面也有差异。人参、党参、孩儿参三者系补气药，他们均含铁、锌、铜、锰、铬、钴、钼、锡、镍、钒、锶、硒、硅、氟等元素。人参比党参、孩儿参的效大力，这些微量元素含量值人参高于党参、孩儿参。四君子汤补气，四物汤补血，四君子汤含铜量明显高于四物汤，四物汤含锌、铁量高于四君子汤。六味地黄丸和补中益气丸比较，补中益气丸含铁量高于六味地黄丸，相差 2 倍。

八、药物归经

中药归经学说，他以脏腑经络为基础，指出某些药物对某些脏腑经络的治疗作用明显，是药物各有所专的归纳与系统化。

熟地、肉苁蓉、菟丝子、何首乌、女贞子、山茱萸、仙茅、枸杞、淫羊藿、杜仲、锁阳、续断、补骨脂等为补肾药；六味地黄丸、金匮肾气丸、参桂鹿茸丸、乌须黑发丸、全鹿丸、健肾壮腰丸、龟龄集、龙蛾丸等为补肾方，经微量元素测定，这些补肾方药有一显著特点，皆含丰富的锌、锰。由此看来，锌、锰是这些方药归肾的物质基础。这一物质基础使他们对"肾"有富集、亲和的倾向，从而发挥补肾效果。

药物归经不同，表现为微量元素的差异。根据中医眼科学的分经论治，青葙子、密蒙花、夜明砂为归肝经药，决明子、桑椹子、女贞子、菟丝子、枸杞为归肝肾经药。与归肝肾经药相比，归肝经中药的锌、锰、铜的丰度显著增高。

九、中药代用品

某些中药材供不应求，故寻求代用品是当务之急。冬虫夏草系名贵中药，主产于四川及青藏高原，生长期长，采收不易。香棒虫草及人工培养的虫草菌丝体，两者所含微量元素、有机成分及药理效应都和冬虫夏草相似。因此，用香棒虫草、人工培养的虫草菌丝体替代冬虫夏草是可行的。生产鹿茸精时，鹿茸皮作为下脚料丢弃。将鹿茸皮熬成胶状（鹿茸胶）。鹿茸胶与鹿角胶相比，在理化性状、酸性多糖、微量元素诸方面均相似。鹿角胶紧俏，以适当剂量的鹿茸胶代之，变废为宝。天然牛黄的药源甚少，许多中成药所用的是人工牛黄。已知锌元素有清热凉血之效，故以此衡量天然牛黄与人工牛黄。天然牛黄的含锌量 500ppm 以上，人工牛黄只有 15ppm，差异极显著。为了提高人工牛黄的质量，不仅要注意有机成分（胆酸、胆红素、甾醇类及游离氨基酸等），还要注意无机物质。

龟板，中药材公司收购的是龟下甲（腹甲），而龟上甲（背甲）弃之不用。实验证明，龟上甲与龟下甲所含的微量元素基本相似。以出胶量相比，龟上甲约为龟下钾的两倍。进一步作滋阴研究，对于阴虚型甲亢大鼠（血清铜升高，铜／锌比值升高），龟上甲、龟下甲皆能使血清铜下降，铜／锌比值下降，且作用效果无显著差异。由此说明，龟上甲、龟下甲有同等效力的滋阴功能，均可作滋阴药用。这对于解决龟板缺少的问题具有一定的意义。

十、中药药理

慢性肝病患者与健康人比较，他们血液中锌、铁含量降低，铜升高。由厚朴、姜黄、黄精、川楝子、山豆根、柴胡、平地木、垂盆草组成的中药方剂，对动物实验性肝炎有一定效果，临床应用的有效率为83.3%。经测定，该方中含锌、铁较丰富，含铜较低。究其药效作用，锌、铁补充、纠正慢性肝病患者的这两种微量元素的缺少，调节一系列酶系统的代谢，有利于肝功能恢复。

给雄性小鼠饲以含羟基脲食物，会出现典型的阳虚状态（羟基脲阳虚组）。右归丸系补阳药，为证实其补阳作用，给雄性小鼠饲以含羟基脲和右归丸的食物（羟基脲右归丸组）。结果表明，羟基脲阳虚组的食量减少，体重减轻，心、肝、脾、肾等组织的锌、铁显著降低，血镁显著下降。羟基脲右归丸组的食量增加，体重增加，提高心、肝、脾、肾等组织的锌、铁含量，提高血镁含量。右归丸的补阳机理虽然复杂，但是调整微量元素确是机理之一。

经测定，人类的植物性食物的锌／铜比值为11：4，27种防治冠心病的中草药的锌／铜比值仅为3.99，后者约是前者的1/3。临床资料和动物实验均已证实，高锌低铜（锌／铜比值大）的饮食会干扰胆固醇的代谢，诱发冠心病。显然可见，中草药防治冠心病的药理，除了有机成分之外，还有微量元素的作用。

超氧化物歧化酶随年龄增长而降低，是衰老的一项指标。微量元素硒对超氧化物歧化酶有辅助作用，保护细胞不受超氧自由基离子和其他自由基的侵害。临床观察到，服用中药制剂活力苏，确有延缓衰老的效果。进一步研究发现，活力苏使老年人超氧化物歧化酶增加，硒含量也增加。因此，中药抗衰老的药效机理与微量元素相关。

养血补肾汤的组成是黄芪、当归、丹参、覆盆子、菟丝子、熟地、紫河车、茺蔚子、川芎、鸡血藤、木香、甘草。动物实验表明，此方有雌激素样作用。微量元素测定，此方含锌、铜、锰、硒、铁、磷、钙、镁。这些微量元素的作用，有利于丘脑—垂体—卵巢轴功能的恢复。对于功能失调性月经病，此方的有效率为96.78%。

22例白细胞减少症，以单味箭叶淫羊藿冲剂治疗，获效者20例。与治疗前相比，患者治疗后的血清锌、镁显著降低，铜变化不明显，铜／锌比值显著升高（主要是锌降低所致）。由此表明，中药效果与微量元素有关。深入探讨，人体每个白细胞含锌量是红细胞的25倍，细胞分裂所需的核苷酸还原酶要求大量的镁离子。淫羊藿的补益药效并非微量元素的简单添加，而是促进锌、镁向组织内转移，增加锌、镁的有效利用，得以满足白细胞增殖的需求，促进免疫功能。

微量元素的兴起，展现了中医研究的新篇章。以微量元素探讨经穴、针刺镇痛、方药、舌象、脏腑，使传统经验得到科学解释，证明中医是伟大的宝库。在今后的科研中，笔者建议：扩大微量元素的检测，不要局限于铁、铜、锌、锰；深入进行临床药理，不应停留在标本的测试阶段；要注意微量元素含量，还要注意他们相互间的比值、协同及拮抗的关系；微量元素与病证，何者为因，何者为果，因果关系值得探讨；脏腑生理功能的研究，由肾而及心、肺、肝、脾等；分门别类进行中药系列的微量元素测定，寻求内涵的规律；重视中医整体观点，从微量元素的吸收、运载、利用、储备、代谢等多环节作探索。

第七章

中医与中国古天文学的密切关系

天文学与人类一样悠久，简而言之，中国古人"仰以观于天文，俯以察于地理，是故知幽明之故"（《系辞》），即通过仰观俯察弄清楚不明显的事物和明显的事物的道理。具体言之，则是"古者包牺氏之王天下也，仰则观象于天，俯则观法于地，观鸟兽之文与地之宜，近取诸身，远取诸物，于是始作八卦，以通神明之德，以类万物之情"。包牺氏通过仰观俯察，将世界上的事物分别用八个种类来代表或作为象征，将天下万物作出八种类别的区分。其目的"以通神明之德，以类万物之情"。虽然不具备现代天文学的意义，不是着眼于探讨天体和宇宙的本质或天体运行的机制，而是通过仰观天文、俯察地理获得人类生存所需的知识与智慧，并认为仰观天文是古代文明产生和发展的重要方法。

中国古代，医学与天文学的关系相当密切，不像现在这两门学科被隔得那么遥远。对远古的中国人来说，最重要的知识是星占历算、祭祀仪轨、医疗方技。星占历算讲的是把握和探索宇宙的知识，祭祀仪轨讨论的是整顿人间秩序之学，医疗方技则是洞察人类自身生命的学问。天文与地纪相互作用的观点，则是后世医家提出的五运六气学说。五运六气学说是通过对地之五行与天之六气的相互作用来推演地对空间的普遍的气运法则，并由此扩大了对生命意义的探讨。而人在其中既是气运的观测者，又是整个事件的中心。其中天地人三才密切相关，息息相通，正是远古文明在大方向上给予我们把握与引导，才开始了东方文明游历几千年的伟大探险。

第一节　中医的宇宙观

早在春秋时代，我国就已经有关太阳黑子的记录，屈原的《天问》就有追寻天地宇宙从何而来的记载。一般而言，古人对天有三种认识：一是神秘的宗教的天，即天是最高的神，是宇宙的主宰者，相当于上帝。二是自然的、与人相对应的天，即一切自然存在和表象。三是科学的天，是具体的、与地相对应的自然物，是天文学研究的对象。

《说文解字》释"天"："天，颠也，至高无上，从一大。"其中有两层意思：一是天为人之巅，即人的头；二引申为至高无上的客体的天。

这两层意思是通过对"一"和"大"两个字形的分析得出的。如果说"大"是人体正面的形象，那么"一"就代表人的头。然而许慎对"一"的深入解读，我们或许能读出一个全新的"天"——哲学的天。

"一"是《说文解字》中的第一个字，也是中国古代思想界及医家最看重的一个字，如"天地之至数，始于一"（《素问·三部九候论》）。老子云"道生一""天得一以清；地得一以宁；神得一以灵；谷得一以盈；万物得一以生"（《老子·三十九章》）。庄子说："泰初有无无有无名；一之所起，有一而未形。物得以生，谓之德；未形者有分，且然无间，谓之命"（《庄子·天地》）。"天一生水"（《周易》）。以上诸说都有将"一"隐喻为万物本源之"道"的意味，及隐喻为生命原动力之"德"的意味。在具体运用上，孔子云"吾道一以贯之"，养生家每每曰"抱一""守一"，所以关于"一"字的解读对"天"的理解至关重要。《说文解字》训"一"为："惟初太极，道立于一，造化天地，化成万物。"这十六字将中国哲学宇宙发生论的观念尽现其中。那么"一"作为哲学理念是如何产生而又如何具有其神圣的意蕴的呢？

据今人叶舒宪考，"一"在神话思维中并不只是单纯的数目字，而是喻指创世之前的混沌状态。神话在描述这种状态时常常使用各种异形而同质的象征意象，如混沌、鸡卵、元气、葫芦等。如果我们从"一"字中难以看出其原始混一的宇宙论语境，那么从另一个"壹"字中则不难领悟其原始表象。《说文》释"壹"曰："壹，专壹也，从壶吉，吉亦声。"从古字形上看，正像一个有盖之壶的表象。壶，《说文》曰："圜器也。"圜，《说文》曰："天体也。"《易·说卦》："乾为天，为圜。"段易裁注引《公羊传》注曰："腹方口圆曰壶。"正是取象于天地之象。上古"壶""瓠"二字相通，瓠即葫芦。由此看来，"壹"字取象实为葫芦，这说明"壹"与"一"的宇宙论源自葫芦的创世神话。由此，我们可知，老庄所道"混沌""恍惚"，易家所谓"氤氲"都与"壶"同源。养生家的"守一"实为守混沌，"天"之"一大"实指"混沌的大"或"最大的混沌"。而古代炼丹术士之丹鼎也取象于此。天人合一的"一"也是喻指此混沌的无差别状态，而不是简单的天人相合或单纯的天人感应。

实际上，许慎释"一"的十六字包含了古代思想家对"天"的所有解读，从原始混一的深融状态到"元气剖判，乾坤始奠"，再到"天行健""天地之大德曰生"，始终是一种有机的自然主义，"他完全不牵涉到什么超越人类之上的造物主或超越自然的神灵的概念，而同时又给最高级的人类经验以充分活动的余地"。这种将宇宙视作一个有机整体的观念，使得一系列的矛盾都得以解决。而西方文明从一开始就陷入一种二元论的困扰中，并始终在神学的唯心主义和机械唯物主义之间摇摆不定，并在无法调和的矛盾中不断挣扎。

在汉代，我国的天文学有了长足的进步，在天人感应思潮的统治下，汉代对各种天象、气象的观察与探索更加系统而缜密，并形成了我国古代天文学的基本架构。其主要文献有《淮南子·天文训》《史记·天官书》《汉书·天文志》《汉书·五行志》《周易·乾凿度》等。我们必须清楚的是，天文学在古代主要不是作为一种自然科学学科，而是带有及其浓重的政治色彩。在上古，他曾是王权得以确立的基础，后来则长期成为王权的象征。所以古代关于天文、天象的描述与现代天文学有很大不同。

天学三志发端于《史记》。所谓"天学三志"是指古代官修史书中的志书，往往与天文学有关，其中包括《天文志》《律历志》和《五行志》。

（1）《天文志》：专载恒星观测资料、天象记录、天文仪器、宇宙理论、重要天文活动等。

（2）《律历志》：专载历法沿革、音律理论及数据。

（3）《五行志》：专记各种"祥瑞"或"灾异"，即反常的天文现象。

它们都试图用当时流行的阴阳五行学说对天文历法作出科学的解释。

一、宇宙本原论

（一）关于宇宙本原

"宇宙"二字最早见于《尸子》卷下："上下四方曰宇，古往今来曰宙。"指出宇宙包含空间和时间两部分。《墨经》中："宇，弥异所也；（久）宙，弥异地也。"也包含有时空之意，《庄子》也说："有实而无乎处者，宇也；有长而无本剽者，宙也。"汉代张衡更进一步提出："宇之表无极，宙之端无穷。"扩展出宇宙无限的思想，这种无限时空概念已成为现代科学中"宇宙"词的东方渊源。

由此可见，"宇宙"二字代表时空的无限广延，及其所包含的万事万物。中国古籍对自然的描述多用"天地"二字，但天地与宇宙的内涵是不同的，天地主要指日月星辰天空与山河大地，只是宇宙的一部分，天地有成毁过程，属于宇宙的有形之"器"的层面，而宇宙还有无形之"道"的层面，所以不能把天地的生成与毁灭过程推广到宇宙本体上来。

关于宇宙本原，中国古代有两种说法，一个是将"无"作为宇宙的本原和源头，一个是将"有"（气）作为宇宙的本原和源头。

这实际上源于中国古代宇宙演化理论的两套系统，一是老子的"无生有"（道）论，《易传》之"道""器"论与老子同，其后的《淮南子》《易纬·乾凿度》和张衡的《灵宪》是对这种学说的系统论述。他们都在宇宙生成之前安排了一个"无"的阶段，作为宇宙产生的本原。二是从"有"展开对宇宙生成的描述，主要是管子的"精气"化生万物说。

具体而言，前者从"无"开始关于宇宙的描述，他们大致把宇宙生成分为四个阶段，即太易（无气、无形、无质）——太初（有气、无形、无质）——太始（有气、有形、无质）——太素（有气、有形、有质）（见《易纬·乾凿度》）。其中的"太易"就是宇宙的本原，指无气、无形、无质的状态。

后者则从"气"开始关于宇宙的描述。事实上，关于"气"的理论的发源始于《管子》。在《管子·水地篇》中，管子提出"精气"化生万物的学说，指出正是精气的作用产生了宇宙万物及人类。

《庄子·外杂篇》反映的思想与《管子》相似，庄子认为无形的道，实质就是气。指出"通天下一气耳"（《庄子·知北游》）。气的凝聚构成万物之形，万物的离散又返归于气的原始状态。明确指出了气为无限多样性的统一。

荀子发挥了《管子》四篇和《庄子·外杂篇》的思想，认为气是世界万物的本原。《荀子·王制》曰："水火有气而无生，草木有生而无知，禽兽有知而无义，人有气有生有知有义，故最为天下贵也。"指出从宇宙万物本原来看，水火、草木、禽兽、人类无不统一于气。

其后，《吕氏春秋》将阴阳与精气结合，认为"万物所出，造于太一，化于阴阳"（《吕氏春秋·大乐》）；又说"太一出两仪，两仪出阴阳，阴阳变化，一上一下，合而成章"（同上）。"精气一上一下，圜周复杂，无所稽留，故曰天道圜"（《吕氏春秋·圜道》）。可知其阴阳是指精气。《淮南子》则提出元气论，并将元气视作道生万物的中间环节。

《内经》秉承了秦汉诸子的"气"（道）观念，释"气"为万物的本原。同时，发展了秦汉诸子关于"气"的理论，使之进一步系统化，将"气"的理论应用到医学、天文学、气象学等方面。

（二）《内经》气本论

《内经》没有"宇宙"一词，而采用"太虚""天""天地"等词语，通过对"太虚"与"气"的论述，表达了对宇宙本原的看法。

《内经》宇宙本原论的基本特征是轻"无"而重"有"、轻"体"而重"用"。其中，太虚为"无"，气为"有"；太虚为气之体，气的运动为气之用。由于"气"是介于有形、无形之间的一个特殊事物，他的无形的特性体现了"气"作为宇宙本原的抽象的无限共性，同时又在客观实在性的基础上同万事万物有限的具体个性统一起来。作为宇宙本原，《内经》强调的既不是"精气"，也不是"元气"，而是"太虚大气"。

《内经》关于宇宙本原的看法来自其特有的"太虚说"。《内经》多次提到"太虚"，并认为太虚即气。而现代的注释多为"太空"或"天空"，是将"太虚"降到"品物咸章"的层面。王冰以"虚空"解，张景岳以"太极"解。张志聪说："太虚，谓空无之境，大气之所充，神明之宫府也。"马莳曰："太虚者，无极也。"其实，太，大也；虚，无也，当以"无极"解。无极生太极，太虚指宇宙生成之前的状态，是"气"的本来状态。

"太虚寥廓，肇基化元，万物资始，五运终天，布气真灵，惚统坤元，九星悬朗，七曜周旋，曰阴曰阳，曰柔曰刚，幽显既位，寒暑弛张，生生化化，品物咸章"（《素问·天元纪大论》）。

"地为人之下，太虚之中者也"（《素问·五运行大论》）。

"太虚寥廓，五运回薄，衰盛不同，损益相从"（《素问·五常政大论》）。

"寒临太虚……阴凝太虚……太虚深玄……太虚埃昏……太虚苍埃"（《素问·六元正纪大论》）。

所谓"太虚寥廓"，寥，寂寥沉静。廓，空阔无边，此形容太虚寂然不动、无形无象的状，指"气"的本来状态，即虚静为气之体。《周易·系辞传》说："易无思也，无为也。寂然不动，感而遂通天下之故。"寂然不动，即"太虚寥廓"；而"肇基化元"，指"气"的运动状态，即聚散为气之用。

《内经》不谈宇宙，而称太虚。认为天地都是由"太虚"中的大气生成的，天地只是整个太虚的一部分。但《内经》不强调太虚寂寥沉静的特性，而重视太虚中运动着的大气。在《内经》看来，太虚中的大气才是宇宙的本原。

首先，天地万物之生源于气。他指出太虚是充满了具有生化能力的气的宇宙，一切有形之体皆由气的化生而发生、生长、发展，并由此生生不息。

其次，天地万物之构成本于气，他指出太虚大气分为两类：阴气、阳气。阳动而散故化气，形成天；阴静而凝固成形，形成地。阴阳中和之气化生万物，《素问·宝命全形论》曰："天地合气，命之曰人。"

再次，天地万物的变化也由于气。《素问·阴阳应象大论》说："积阳为天，积阴为地。"天地形成有一个演化过程，是由太虚中阴阳二气逐渐积累而成，故《素问·六微旨大论》说："物之生，从于化。"

最后，万物之毁灭复归于气，幽为气，显为形，形气转化是气的基本形式。《素问·六微旨大论》曰："出入废则神机化灭，升降息则气立孤危。故非出入，则无以生长壮老已；非升降，则无以生长化收藏。是以升降出入，无器不有。故器者，生化之宇，器散则分之，生化息矣。"指出阴阳二气相互作用形成天地万物后，其以升降出入继续作用于万物，聚而成器，器散又复归气。因此，一切有形的物体，包括天地，都有从生长到灭亡的过程，都有生有息，这就是《内经》关于宇宙中一切物体演化的根本看法。

由此，气在《内经》中即是亚里士多德所说的"万物由他构成，开始由他产生，最后又化为他"的世界本原。

二、宇宙演化论

所谓宇宙演化，是指研究宇宙万物生成演化的历程及其规律、秩序法则。在中国古代，关于宇宙演化的理论有盘古化生说、道生宇宙说、虚廓生宇宙说。但很少有人提及《内经》中的"气化生宇宙说"，实际上，《内经》将宇宙本原和宇宙演化的要点放在"气化论"上，并由此形成统一而完整的天道系统，不仅对中国传统医学体系的形成具有决定的意义，而且对中国古代关于宇宙演化理论也有相当大的启示。

从《内经》看来，宇宙万物的生成、变化、与死亡，都是气本原由混一到分离，再由分离复归混一的气化过程。正如后人张载在其论著《正蒙·太和》中所言："由太虚，有无之名；由气化，有道之名。"即太虚大气是由无生有的本原，气化是天道运动演化的实质。如果说西方医学的理论根基在于解剖，中医的理论根基则在于气化，气化之道才是《内经》的要旨所在。因此，"气化论"是"气"所以成为本原的原因，是《内经》关于宇宙运动的重要描述，同时也是《内经》天道观中的重要理念。

（一）气化的原因在于阴阳

在《内经》看来，引起气的运化的原因不在外部，而在于气的阴阳属性，《素问·阴阳应象大论》说："阴阳者，天地之道也，万物之纲纪，变化之父母，生杀之本始，神明之府也。"即阴阳是变化的根源和内部力量。

具体到天道观中，《内经》指出，太虚大气形成天地万物，天（阳）和地（阴）支配着人和万物的生化变异。《素问·阴阳应象大论》说："天有精，地有形。天有八纪，地有五理，故能为万物之父母。"八纪指四立二分二至八个主要节气，五里指与五行相配的东西南北中五方，正由于天有八节气候之异、地有五方之不同，于是就有"天地合气"。天地合气的结果就是地有九野，岁有四时，月有大小，日有短长，万物生化不息。所以天地之气（阴阳）为万物变化之父母。

（二）气化的形式在于形气转化

《内经》不仅认为每一具体的物体都是形气转化的生化之宇，并且认为形与气的相互转化是生化万物的基本形式。

首先，形气转化为阴阳之用，《素问·天元纪大论》曰："夫变化之为用也，在天为玄，在人为道，在地为化。"在《内经》看来，阴阳为体，变化为用。体为隐，用为显，所以变化显示于天、地、人，而为天道、地道、人道。

其次，天地之形气交感以其气候及物候的规律性表现，给我们如何理解气、观察气提供了最现实、最可靠的依据，使我们能够准确地"以外揣内"，这是《内经》重视天道的原因所在。气在天为精气，在地表现为形类，"形气相感而化生万物矣"（《素问·天元纪大论》）。气有三阴三阳多少的差别，形有盛衰的不同，"上下相招，而损益彰矣"（《素问·天元纪大论》）。另外，《内经》还云："善言气者，必彰于物。""化气生成万物皆禀于物，故言气应者，以物明之。"即一般人对气的理解与认识，只能是在他彰于物之后，通过"以外揣内""以象测藏"的方式来实现。

最后，形气转化依据的是大气升降出入的原则。《内经》认为金、木、水、火、土五行是成形的，但也是由太虚大气所形成。因而，地之五行之气上升到天就是终天之五运之气，《内经》强调天地之气相互升降，天地之升降互为因果，天之气与地之形在升降相因的运动中实现互相转化。这种过程被概括为"动静相招，上下相临，阴阳相错，而变由生也"（《素问·天元纪大论》）。"物生谓之化，物极谓之变"（同上）。这五行、六化、六气作为《内经》构建宇宙天地阴阳二气相互作用的模式，广泛应用于说明天体的运行、四时的变迁以及人体与天道相应。

《内经》所言形气概念，是指在宇宙物质结构的每一层次上都存在形和气两大类物质形态，形具有明显的质量并占据有限的空间，气无一定形状确具有空间的广延性。在宇观层次上，他将物质形态分为天体和太虚元气两大类，认为太虚元气是宇宙的本元。在微观层次上，他把视之不见的物质形态统称之为"气"，认为气有阴阳之分，指出"阳化气，阴成形"，阴气是微观物质微粒，阳气是其所生化的微观能量。形与气这两大类物质形态的对立统一，是宇宙万物生化不息的依据。

赵定理先生认为：这种形气转化理论，包括了固态的、液态的与气态的物质的对立统一，实体与场的对立统一。这种对宇宙物质构成的理论，已非常接近现代物理学的观点。物理学的发展史，起于牛顿的经典力学，牛顿经典力学基于绝对时空的定义，这个框架里，质量守恒定律与能量守恒定律是各自独立的，场空间的能量与质点的能量互不相干。牛顿在《自然哲学的数学原理》一书中说："绝对的、真实的时间本身按其本性来说是均匀流逝的，与外界任何事物无关，绝对的空间就其本性来说与外界任何事物毫无关系，他永远是同一的、不动的。"赵定理认为：爱因斯坦狭义相对论的时空，虽推广到以光速直线运动时空，也属于惯性时空范畴。赵氏进而指出：相对论和经典力学可统一在原始的牛顿第二定律：

$F=\dfrac{d(m\bar{v})}{dt}=m\dfrac{d\bar{v}}{dt}+v\dfrac{dm}{dt}$ 之中，略去 $\bar{v}\dfrac{dm}{dt}$ 项，可得到相对论质能关系式：

△E=C²·m，质与能（即形与气）互为彼此存在的另一种形式，物质释放的能量与他减少的能

量相当：$\Delta m \dfrac{\Delta E}{c^2}$。又根据爱因斯坦的引力场理论，惯性质量 = $\dfrac{引力质量}{加速度}$ × 引力场强度，物质的质量与场能之间存在着相互转化的关系。在微观世界中，实体越来越小，成为原子、质子、中子、电子、光子等微观粒子时，实体和场也就越来越难以截然区分，量子力学便以"波粒二象性"来描述微观实体和场亦此亦彼的关系。量子力学的进展告诉人们，微观世界的本质是实体粒子具有场的特性，场量子也具有实体的特性，二者可以互相转化。《内经》对宇宙本质的认识，在相对论和量子理论中得到充分体现，形成了《内经》宇宙（太虚）观的不朽光辉。

（三）气化的规律在于五运六气

形与气交感是宇宙万物生化不息的依据，无限的运动方式在其相互作用的过程中发生了无限的变化，在无限的变化中又有相应的数、序、术的规律可循。五行的圜道特征侧重于整体联系，阴阳的消息理论侧重于运动变化，阴阳消息生出五行，五行按顺序发生作用，而生出四季，阴阳五行交互配合，生成宇宙万物。万物又生生不已，变化无穷无尽。

1. 阴阳五行的道特征是宇宙演化的基础

圜道即循环之道，是从观测天象入手对天象周期性运动规律的一种描述。《素问·天元纪大论》说："在天为玄……玄生神。"如果说天有神明，那么天体运动的重复性规律就是他的"神机"，周而复始，即是"神"。《素问·六节藏象论》说："五运之始，如环无端。"《素问·五常政大论》说："太虚寥廓，五运回转。"这都是对五行圜道的形象表述。五行循序而生，相间而克，终而复始。终而复始的圜道是天道的纲纪，是宇宙事物的普遍形式。

而推动五行周期性循环的正是阴阳盈虚消息，盈虚消息的具体体现就是圜道。所谓消，指的是阳长阴消；所谓息，指的是阴长阳消。《史记·历书》云："盖黄帝考订星历，建立五行，起消息，正闰余。"古人对季节气候的推移，不像今天我们可以用地球公转原理进行解释，而是用阴阳消长理论进行诠释。即制定历法，既要注重日月星辰的运行，又要结合气的阴阳消长，将天度与气数的相应视为历法的关键，五行与消息的结合则使得古代消息论因五行这个内在机制的推动而显得更加灵活。

2. 五运六气是《内经》对宇宙演化规律的总结

《内经》天道观的重点体现就是五运六气学说。五运六气学说，一种把天文、历法、气象、物候、医学等理论综合成一个推理逻辑的系统学说，五运六气的总体思想是天气决定地气，天地合气又决定人的健康和疾病的特征。

气化运动规律在五运六气学说中是指五运和六气是互为化生的。六气自上交于下，六气化生五运；五运自下交于上，化为经天之五气。这种化生关系，《内经》称之为"在天为气，在地成形"。正是五运六气的气交产生了天体间的万象变化和大地上的万物生化。

"寒暑燥湿风火，天之阴阳也，三阴三阳上奉之。木火土金水火，地之阴阳也，生长化收藏下应之。天以阳生阴长，地以阳杀阴藏"（《素问·天元纪大论》）。寒暑燥湿风火以其无形无象之气化，故称天之阴阳；木火土金水以其物质性，故称地之阴阳。三阴三阳的消息为天之阳生阴长，生长化收藏则为地之阳杀阴藏。故自然界的气候变化，取决于五运六气的运动，人的生理、病理变化，取决于五脏六腑、六经之气的运动。

具体来讲，五运以纪年的十天干作为推演工具，推算出该年的岁运、主运、客运。每年分为五时，五时各有木火土金水五"运"统管，十年一个周期。六气以纪年的十二地支为推演工具，推算出该年的主气与客气，每年分为六时，各由风木、君火、相火、湿土、燥金、寒水六"气"统管，十二年为一周期。运气上下相临，则产生三十年一纪、六十年一周的德化政令变化。其中，运与气属同类而同其施化，谓之"同化"，此外还有生克制化。因此，我们说，阴阳五行的圜道特征是宇宙演化的基础，五运六气是《内经》对天体演化规律的总结。

三、宇宙结构论

《周易·系辞传》说："天垂象，见吉凶，圣人象之。"说明古人对于"天"的情况，是从观测天象中了解的，但是对于"天"的构造，人们却有不同的见解。《晋书·天文志》称："古言天者有三家：一曰盖天，二曰宣夜，三曰浑天。"即便这三种学说，至汉灵帝时蔡邕："宣夜之学绝无师法，《周髀》术数具存，考验天状，多所违失，惟浑天尽得其情，今史官候台所用铜仪，则其法也。"即自汉以后，浑天说成为我国古代关于宇宙结构的正统学说，宣夜、盖天之说名存实亡，，事实果真如此吗？事实上详察《内经》，我们发现这三家学说在《内经》中不仅均有体现，而且把学术的重点放在了我国历史上先进的宇宙结构理论——宣夜说上强调"气"在宇宙中的作用。以下将《内经》对这三种学说的联系作概括性的介绍。

（一）《内经》与盖天说

1. 盖天说要旨

盖天说分旧盖天说和新盖天说。"旧盖天说"存于《晋书·天文志》，云："天圆如张盖，地方如棋局。天旁转如推磨而左行，日月右行，随天左转，故日月实东行，而天牵之以西没。譬之于蚁行磨石之上，磨左旋而蚁右去，磨疾而蚁迟，故不得不随磨以左回焉。天形南高而北下，日出高，故见；日入下，故不见。天之居如倚盖，故极在人北，是其证也。极在天之中，而今在人北，所以知天之形如倚盖也。日朝出阳中，暮入阴中，阴气暗冥，故没不见也。夏时阳气多，阴气少，阳气光明，与日同辉，故日出即见，无蔽之者，故夏日长也。冬天阴气多，阳气少，阴气暗冥，掩日之光，虽出犹隐不见，故冬日短也。"其意思是：①天圆地方。②北极在天之最高处。③天如磨盘，顺时针方向转，即左旋，为阳。日月五星如蚁右转，即右旋，为阴。众星如蚂蚁爬得慢，天如磨盘转得快，所以，太阳和月亮虽然实际上向东运行，但看起来却随天一起向西运动。④昼为阳，夜为阴。⑤有夏冬之分。

"新盖天说"也存于《晋书·天文志》，云："蔡邕所谓《周髀》者，即盖天之说也……其言天似盖笠，地法覆盘，天地各中高外下。北极之下为天地之中，其地最高，而滂沲四颓，三光隐映，以为昼夜。天中高于外衡冬至日之所在六万里，北极下地高于外衡下地亦六万里，外衡高于北极下地二万里。天地隆高相从，日去地恒八万里。日丽天而平转，分冬夏之间日所行道为七衡六间，每衡周径里数，各依算术，用勾股重差推暑影极游，以为远近之数，皆得于表股者也。故曰《周髀》。"这种盖天说其要点如下：①天如盖笠，地如覆盘，天地皆有中高而四旁颓下，日月星辰在这两个半球间时隐时现，形成昼夜的变化。②日月星辰皆附丽于天而平转。③其构建的宇宙天地模式是七衡六间。即设想天穹不但在极轴上旋转，还沿极轴上下滑动，从而造成冬、夏二至南北回归的天体、气象及昼夜长短的不同。即对四季变化的解释，不是简单地从阴阳之气的多少变化来说明，而是从太阳在冬季和夏季运行的轨道不同来说明阴阳的变化，从而说明季节的变化。

2.《内经》的盖天思想

总之，盖天说是一个既有设想，又有直接观察，还有数学论证的宇宙模式。有趣的是，现代研究表明，古代"盖天"理论与今天科学的天文研究结果有诸多不谋而合之处。例如，"盖天说"的天体划分与现在人们在地球上划分的五带相应，而且，还能用其模型图示对北极和赤道的气候和作物的特殊情况做出比较精确的说明。

盖天说对医学的影响更是意味深远：

首先"旧盖天说"中有三点与《内经》相关：①已涉及阴阳的模糊说法，阴阳的量化与太阳的运行相关。②阳左行阴右行，故《素问·天元纪大论》曰："左右者，阴阳之道路也。"③医家不同于星占家，其观测的对象主要是人体。人在天之下，同时又在地之上。伴随着人又是万物，这就是一幅天覆地载的图像。如《素问·宝命全形论》说："天覆地载，万物悉备，莫贵于人。人以天地之气生，四时之法成。"因此，《内经》确立了人在天地人系统中的位置。

其次，"新盖天说"中的第三条对中医的贡献最大。众所周知，《周髀算经》是建立在立竿见影的观测基础之上，即以圭表观测太阳影长为主，而其构建的宇宙天地模式是七衡六间。七衡是七条太阳在不同月份的视运行轨道，所以"七衡"看起来是七个同心圆，相邻两圆间有一道间隔，故称"六间"。这七个同心圆最内的一个圆称为"极内衡"，最外的一个圆称为"极外衡"。"极内衡"是夏至时太阳的运行轨道，"极外衡"是冬至时太阳的运行轨道。《周髀算经》给出的"极内衡"的直径为23800里，而"极外衡"的直径为47600里，即外衡直径恰好是内衡直径的一倍，因而可以据此求得七衡间的平均距离为3966又2/3，并由夏至的极内衡日道起算，第二衡为大暑（六月中气）时的日道，第三衡就是处暑（七月中气）时的日道，然后是秋分（第四衡）、霜降（第五衡）、小雪（第六衡）及最外衡冬至（第七衡）时的日道。也可以反过来推，即从冬至日道的最外衡起算，第二衡就是大寒（十二月中气）时的日道，第三衡就是雨水（正月中气）时日道等，一直推到最内衡的夏至日道，可见表7-1。

表7-1　七横六间表

大暑→处暑→秋分→霜降→小雪

（第二衡）→（第三衡→（第四衡）→（第五衡）→（第六衡）

夏至（极内衡）→冬至（极外衡）

小满→谷雨→春分→雨水→大寒

（第六衡）→（第五衡）→（第四衡）→（第三衡）→（第二衡）

中衡

他指出每个月太阳都有自己的轨道，并由此推导出十二个月气温的不同，将日月运行与阴阳结合，指出太阳运动是阴阳转化的根本原因，这是阴阳量化的初始。这种七衡六间的几何图形模式是企图定量地表述盖天说的宇宙体系，对中医理论中的三阴三阳模型的建立与理论推导不无启发。

但盖天说也有其致命弱点，即日月星辰只能绕着拱形的半球式地面水平旋转，而不能转到地下。随着数学计算方式的发展，汉代学者越来越觉得这种说法难以计算妥帖，他们依据对日月星辰运行轨道的测算，对盖天说提出种种疑问，在探索中逐步形成了一种新的宇宙结构模型 ---- 浑天说

（二）《内经》与浑天说

当盖天说盛行之时，古代的另一个关于宇宙结构的学说，浑天说也在发展着。其实，早在公元前 3 世纪，慎到在著作中就说天似弹丸，是球体而非半球体。庄子的好友惠施说："南方无穷而有穷。"提出天有两个极点，即两个极轴点的观点。他们的说法已经包含了浑天说的基本模式。西汉末年，扬雄作"难盖天八事"，表达了对盖天说的怀疑。东汉大天文学家张衡集浑天说之大成，并依据该说之道理作"浑天仪"，还特为"浑天仪"作了一篇说明性论文《浑天仪注》。标志着浑天说在西汉以后成为中国古代天文学中占统治地位的宇宙结构学说。

1. 浑天说要旨

东汉著名学者张衡在所著《浑天仪注》中说："浑天如鸡子，天体圆如弹丸，地如鸡中黄，孤居于内，天大而地小也……周天三百六十五度又四分之一，中又分之，则一百八二度八分度之五复地上，一百八二度八分度之五绕地下，故二十八宿，半见半隐。"由于天球旋绕运转，因而绕天一周排布（大致主要是沿黄道分布）的二十八宿，就必然是半见半隐。这也是浑天说的观测依据。由于强调天体（不是指日月星辰等在天上之物体，而是天球概念）旋绕运转，因而突出了天体运转的转轴，也就是突出了天极的概念。由天极而进一步就可定出天体（天球）上的各种点和圈。整个天球的运转，如车轮般周旋无端，"其形浑浑，故曰浑天也"。

浑天说要点如下：①天体绕极轴旋转。②浑天说虽不采用古代天文学中的赤经、赤纬概念，但在本质上还是赤道坐标系，这是传统中国天文学的特色。③使用地平坐标系。

（1）天体绕极轴旋转　由于天球旋绕运转，必有旋绕运转之轴，这个天球旋转轴与天球的交点就是南北两天极，通常人们观测到的只有天北极，而天南极在地平之下，人们看不见，因而提到天极都是指天北极。天极是天球旋绕运动的标志点，众所周知，天球的旋绕运转是地球绕日旋转的反映，所以天球的极正是地球的极在天球上的投影。或者说是地球自转轴无限延伸与天球的交点，这也是天人感应最本质的理论基础之一。天体就是这样以北极和看不见的南极为轴来旋转，永远不会偏离中心，四季交替，寒暑相代，万物因此而有节制地生长。

（2）赤道坐标系　由天极可以得出天球赤道的概念。天球赤道是天球上的一个大圆，他垂直于天球极轴。所谓大圆，就是以天球中心为圆心在天球上作的圆。所以天赤道的圆心与天球的球心同一，以天球的球心为圆心，可以作出无数个大圆，但天赤道是垂直于极轴的大圆，天极与赤道组成一个坐标系叫作赤道坐标系。不过浑天说不直接采用赤道坐标系，而是采用与之在意义上完全相同的两个座标量，即入宿度和去极度。入宿度相当于赤经，但不是从春分点起始计量。他是首先看所测天体居于 28 宿中的哪一宿，如果确知在某一宿，再从这一宿标志星（称为距星）起，反时针方向计量所测天体与标志星相距的度数。去极度与赤纬对应，是从天极开始，沿赤经圈往赤道方向计量，但并不是到赤道为止，可以量至赤道以南即去极度是从北天极一直计量到南天极。浑天说在本质上是赤道坐标系，这是传统中国天文学的特色。

（3）地平坐标系的意义　天球上除天极之外，还有一个重要的点就是天顶。天顶实际上是观测者的头顶无限向上延伸与天球的交点。同样，向下无限延伸，与天球的交点，就叫天底，因而天顶是一个与观测者相关的点。在直观上，古人认为大地是平展的，所以称为地平面，地平面无限延伸与天球相交的圈，就是地平圈，地平圈与观测者连接天顶和天底的轴的线相垂直。由天顶和地平圈也可以组成一个坐标系，叫作地平坐标系。同赤道坐标系一样，与地平圈垂直的诸大圆称为地平经圈，与地平圈平行的圆（小圆）就是地平纬圈。地平经圈中有一个大圆，既通过天极又通过天顶，这个大圆就叫作子午圈。子午圈与地平圈相互垂直，因他又是一个赤经圈，与赤道也相互垂直，他既通过观测者的头顶，因而他即与观测者相关，又与"天"直接相关。地平圈与子午圈相交的两点，靠近天极的称为北点，远离天极的称为南点，这就是南北两方位点。还有一个也是地平经圈诸大圆之一。他既与地平圈垂直。同时又与子午圈和卯酉圈同时与地平圈相交的四个交点就是四方点。子午圈与卯酉圈的不同之处。在于子午圈同时是赤经圈，但卯酉圈不是一个赤经圈，因为他不通过天极，他只是一个地平经圈。尽管他是与子午圈相互正交的一个特殊的地平经圈，量度天体的地平高度（即地平纬度）是从地平量至星体（沿地平经圈），称为该星体的地平高度。但也可以从天顶起沿地平经圈量到星体，这称为天体的天顶中距，两者意义是一样的，关于地平经度，即相应于赤道坐标的赤经，在地平坐标系称为方位角。通常是根据十二次方位或十二支方位来说明，如星体在玄枵之次称为在子位等。

2.《内经》的浑天思想

浑天说的这个特点为《内经》的天人合一理论提供了天文上的依据，由于天球旋绕运转，必有旋绕运转之轴，这个天球旋转轴与天球的交点就是南北两天极，通常人们观测到的只有天北极，而天南极在地平之下，人们看不见，因而提到天极都是指天北极。天极是天球旋绕运动的标志点，而众所周知，天球的旋绕运转是地球绕日旋转的反映，所以天球的极正是地球的极在天球上的投影。或者说是地球自转轴无限延伸与天球的交点，这也是天人感应最本质的理论基础之一。天体就是这样以北极和看不见的南极为轴来旋转，永远不会偏离中心，四季交替，寒暑相代，万物因此而有节制地生长。

浑天说的第二个特点提供了盖天说所办不到的事情，即对《内经》中五运六气理论的确立打下了坚实的基础。黄道是太阳在天球上周年视运动的轨道，与天赤道呈现23°27的交角，黄赤交角是南北半球中纬度地带四季气候分明的成因。月亮绕地球运动的轨道叫白道，与黄道成5°8′43的交角，月亮在绕地球旋转的同时，还伴随地球沿黄道在天球上做周年视运动，反映在天球上，呈日月缠绕黄道做周年视运动。朱灿生认为，运动轨道为太极曲线，古人就此绘制了著名的"太极图"。

我国古代天文学把黄道视作日月运行的轨道。东汉刘向《五纪论》说："日月循道，南至牵牛，北至东井。"以黄道为天球基圈的坐标系，叫黄道坐标系。

《内经》应用黄道坐标系标度日月运行，协调朔望月与回归年的关系，他的标度方法有二：一是在标度日月运行的节律，以气候变化为基础把黄道划为不同的节点系统，即"气位"。《素问·八正神明论》说："八正者，所以候八风之虚邪以时至者也。四时者，所以分春秋冬夏之气所在，以时调之也。"指出可用黄道八正之位和四时之位表示太阳在黄道上的特定位置，以候八风之邪和四时之气。所谓四时之位，即黄道上的春分点、夏至点、秋分点、冬至点；八正之位，即在二分二至的基础上，加上立春、立夏、立秋、立冬四立气位。中国古天文学认为八正之位司天地之气分至、启、闭。《素问·六节藏象论》还将黄道划分为六节、十二节。六节即厥阴、少阴、太阴、少阳、阳明、太阳六节气位。十二节即将黄道自北向西、向南、向东划分为子、丑、寅、卯……十二次，日行每次为一节月。中国古天文学又把十二次一分为二，规定每次的初度为节气，中点为中气，制定了二十四节气的太阳历，从而统一了四时、八正、六气、十二次各种黄道节点系统，《内经》主要采用六节和二十四节来标度太阳运行的规律。

日、月在黄道上的运行分别叫月躔、日躔，如何观测日躔节气呢？《类经图翼·斗纲解》作了说明："十二辰者，以斗纲所指之地，即节气所在之处也。正月指寅，二月指卯，三月指辰……谓之月建。"《汉书·律历志》所言："斗建下为十二辰，视其建而知其次。"斗柄所指十二辰，即上文已述的地平圈上自北向东、向南、向西左旋的十二支，他反映了北斗七星的周年视运动，与太阳在黄道上的周年视运动逆向，因此要据"斗建"推算一下日躔黄道之次。其方法为：观斗建所在，向前顺当选一支即可。如斗柄指辰，日躔则为巳，因为日躔之次和斗建之辰只差一地支。这一观测方法的实质，是把地平经圈的十二支区划全部映射到黄道上去。因此，使黄道标与地平坐标产生不可分割的联系，也具有非惯性参考系的特点。

《内经》标度日月在黄道上运行的第二种方法，是直接标记其天度之数。如《素问·六节藏象论》载："日为阳，月为阴，行有分纪，周有道理，日行一度，月行十三度而有奇焉，故大小月三百六十五日而成岁，积气余而盈闰焉。"文中指出测日月运行天度之数，是为了调整回归年与朔望月的周期，积每年月亮不及太阳的周分而置闰月。有关日月运行度数之论述在《内经》中仅此一处，在《内经》中居首要地位的是具有相变意义的天文节点如四时、八正、十二次、二十四气等。

（三）《内经》与宣夜说

1. 宣夜说要旨

《晋书·天文志》记载了东汉郄萌所传的宣夜说："天了无质，仰而瞻之，高远无极，眼瞀精绝，故苍苍然也。譬之旁望远道之黄山而皆青，俯察千仞之深谷而窈黑，夫青非真色，而黑非有体也。日月众星，自然浮生虚空之中，其行其止皆须气焉。是以七曜或逝或住，或顺或逆，伏见无常，进退不同，由乎无所根系，故各异也。故辰极常居其所，而北斗不与众星西没也。摄提、填星皆东行，日行一度，月行十三度，迟疾任情，其无所系著可知矣。若缀附天体，不得尔也。"这种宇宙结构说，应该是古代诸天体论中最近乎实际的一种，只是这一学派没有进一步完善自己的理论，也没有制造出像"浑天仪"那样的真实可见的天体模型，所以渐渐地湮没无闻了。

宣夜说的要点是：①天是充满大气没有质地的空间，天上的日月众星和地球都漂浮在虚空之中，且其行止有赖于虚空中大气的作用，但气的作用或气的运动不是任意的，而是有一定的规律的。②辰极常居其所，即天极部分恒定不动，而靠近天极的北斗星不与众星参与东升西没。③摄提（木星）、填星（土星）皆东行，即与周天恒星东升西没的运行方向相反。

2.《内经》的宣夜思想

《内经》许多篇章选择了宣夜说，如《素问·天元纪大论》说："太虚廖廓，肇基化元，万物资始，五运终天，布气真灵，惚统坤元，九星悬朗，七曜周旋，曰阴曰阳，曰柔曰刚，幽显既位，寒暑弛张，生生化化，品物咸章。"《素问·五运行大论》说："夫变化之用，天垂象，地成形，七曜纬虚，五行丽地。地者，所以载生成之形类也。虚者，所以列应天之精气也……地为人之下，太虚之中者也……大气举之也。"

（1）《内经》重视太虚大气的运行　首先，《内经》的天不是张衡的蛋壳式的天，而是太虚，是阴阳未分的混沌的天，故"天为阳"。而太阳、星辰与地同为有形之质，都是阴阳合和的产物，因此天地之气方能交感运行，这是《内经》宣夜思想的一种体现。

其次，《内经》将全天之气作六步安排，原则上是根据《宣夜说》的宇宙观念，《宣夜说》突出的特点是：宇宙天体中充满了大气，日、月、众星浮生于虚空之中，其行其止都赖大气。但大气的运行也表现有一定的规律性。如日行1°，月行13°，北斗不参与众星下落，也不与众星那样会升起，这些规律性不是星体本身所具备，而是大气运行的规律使然。《内经》正是将《宣夜说》的这种观点，贯穿其宇宙结构概念之中。

同时，《内经》以宣夜说的大气理论将《易传》之"一阴一阳之为道"思想进一步深化和具体化。他不仅将太虚大气分为两大类，即阴气和阳气，而且进一步认为太虚大气还不断作用于大地。《素问·天元纪大论》说："阴阳之气各有多少，故曰三阴三阳也。"又说："寒暑燥湿风火，天之阴阳也，三阴三阳上奉之。木火土金水火，地之阴阳也，生长化收藏下应之，天以阳生阴长，地以阳杀阴藏。"总之，《内经》把节气、三阴三阳、寒暑风火燥湿和五运六气作了严密的对应，其意义有二：一是强调太虚大气的运动性质；二是将气的阴阳运行规律与太阳的视运行规律同步，不再仅仅定性地解释大气，而其定量地描述了大气的运行，使得在《内经》之前产生的阴阳观念、阴阳之道都是在五运六气学说中得到了具体的体现。

如果说易学以"二"为基数的阴阳范畴表现天道，那么中医学术则以"三"为基数的阴阳范畴表现天道。《内经》天道观中的三阴三阳六气学说是对二元的丰富与发展，他使事物呈现丰富多彩的可能性，运动将无休止地进行，由于易家采用盖天说，所以重天地，重乾坤两卦，而《内经》采用宣夜说，重地对空间气的运化的无限性，所以弃二而取三。三阴三阳范畴的提出，对于中医理论体系的形成与定型起到了极为重要的作用。用张其成的话说："二'与'三'的真正意义并不体现在结构分类学上，而是凸现在思维模型层面。"

（2）《内经》将五行机制引入六气　《内经》是用"五运六气历"构建他的宇宙结构观念，而建立"五运六气历"的一个前提，就是根据一年中大气的变化而定。《内经》将太虚大气一年分为六步，直接称为六气，实际上是将太阳在天球上的周年视运行转化为气的运行。《内经》认为"天至广不可度，地至大不可量"（《素问·玉版论》）。人们唯一可以掌握的是气运的周期性变化，而历法周期正是天象运行的各种空间周流的时间描述。

《内经》认为，风、热、寒、暑、燥、湿六气是太虚大气与地的五行相互作用的结果，将五行机制引入六气。《素问·天元纪大论》主要讨论这一点，他说："神在天为风，在地为木；在天为热，在地为火；在天为湿，在地为土；在天为燥，在地为金；在天为寒，在地为水。故在天为气，在地成形。"这就是《内经》所说的五运之气在天产生"六化"，地上五行之气，升于天即为"五运之气"，五运之气与五行不同，是无形的，看不见的。例如土，作为五行的土元素而言，是地表上比比皆有的东西，是一种成形之物。而土气运化，上升至天成为土运之气，就看不到土了，大概还可以看到他的颜色，也就是天之气，这上天了的五运之气与天气相互作用而产生六化，即金为燥化，木为风化，水为寒化，土为湿化，火为热化和暑化，故寒暑六气是天地之气升降出入的结果。

《内经》依据宣夜说的理论，认为天体中的一切，包括存在和运行，都受制于大气，并以此为基础进行对周天之气的推步，在推步过程中，对大气的阴阳和五行特性都作了特别的处理，即引入了五行相生作为季节变化的内在机制。

在五运六气学说中，天地之五运六气的具体对应如表7-2。

表7-2　天地五运六气对应表

五运六与之序	天之六气	历经节气	阴阳名称	五运之气
第一步气	风	大寒－立春－雨水－惊蛰	厥阴	风木
第二步气	火	春分－清明－谷雨－立夏	少阴	君火
第三步气	暑	小满－芒种－夏至－小暑	少阳	相火
第四市气	湿	大暑－立秋－处暑－白露	太阴	湿土
第玉步气	燥	秋分－寒露－霜降－立冬	阳明	燥金
第六步气	寒	小雪－大雪－冬至－小寒	太阳	寒水

第一步气是从大寒开始作用于大地，这步气是风气，五行配木，在阴阳层次上称为厥阴，这一步气作用于大地约60天（四个节气）左右，这时阴气将尽，阳气正长，木生火。第二步气是火气，由春分开始，春分是当太阳从黄道由南向北，横过赤道圈时之所在点，其在大气阴阳上称为少阴。第三步气暑气，五行也配火，此火是第二步气火的上升与发展，在大气阴阳上称为少阳，太阳已在赤道北，暑和火都是热，但少阴火偏于温暖，少阳暑就偏于暑热，因而《内经》称少阴火为少阴君火，称少阳暑热为少阳相火。第四步气是大暑开始，五行配土，是由前两步火生土而得，为太阴湿气当令，太阴湿气季节是《内经》特有的，称为长夏。第五步气是阳明燥气当令的季节，五行配金，这时表现为秋高气爽，从秋分开始，秋分在天文上是当太阳从赤道以北到赤道以南的转折点。第六步是太阳寒水当令，是天始寒并转入更寒的阶段，五行配水，从小雪开始，至大寒结束，然后又重新开始第一步厥阴风木当令的季节。

这就完成了一年太虚大气对大地作用的运转，也是太阳周年视运动的过程，六步配上五行，就形成了一个五行相生的节令推移规则。五运六气学说正是通过对太阳周年视运动过程的实际观测而形成的时空系统，如此严密的对应，不仅定性而且定量地描述了一年之内太虚大气对大地作用的运转。

所以，卢央先生认为"绝无师法"的宣夜说的主要内容可能保留在《内经》这部巨著之中。

第二节 《内经》的历法及其天文背景

历法就是将年、月、日、时等时间周期作适当的组合，形成一定的时间系统，以适合社会生产或生活的需要。由于《内经》的医学特性，他极为重视人体与时令气候的联系。但是，最能体现《内经》天度和气数观念的，就是《内经》所创建的独特的"五运六气"历，他不仅是《内经》宇宙演化规律的具体体现，而且也是中医学术中时空合一理念的集中表达，是中国古代诸多历法当中极为独特的一种历法。

一、五运六气历

五运六气历记载于《素问·天元纪大论》等"七篇大论"中，全部历谱可用干支——五运阴阳系统推算出来。其中，五运以纪年的十天干作为推演工具，推算出该年的岁运、主运、客运，每年分为五时，五时各有木火土金水五"运"统管，十年一个周期。六气以纪年的十二地支为推演工具，推算出该年的主气与客气。每年分为六时，各由风木、君火、相火、湿土、燥金、寒水六"气"统管，十二年为一周期。运气上下相临产生三十年一纪、六十年一周的德化政令变化。如运与气属同类而同其施化，谓之"同化"。此外还有生克制化。

总之，五运六气历揭示了日地月三者运动的最小相似周期为六十年，其中嵌套着五、六、十、十二、三十年多种调制周期。阐明了六十甲子年中年度、气数、气候、物候、疾病及疾病防治的变化规律，从广泛的时空角度反映了天地人的统一、天度与气数的统一，是古代阴阳合历的顶峰。

五运六气历的主要特征如下：

1. 用三阴三阳的六步代替一般历法中的四季

六气分为两种：主气与客气，主气的变化是气候变化的常令，一年分为六个阶段，依次为厥阴风木、少阴君火、少阳相火、太阴湿土、阳明燥金、太阳寒水，年年如此，不随年地支的不同而改变，是地气相对静止特性的表现。客气是天阳之气本身的盛衰变化，也就是三阴三阳之气。客气也分为六步，但与主气次序不同，为先阴后阳，分别是：一阴厥阴风木、二阴少阴君火、三阴太阴湿土、一阳少阳相火、二阳阳明燥金、三阳太阳寒水。客气是天气主动性的表现，随纪年地支的变化而变化。其中，最重要的是第三气和第六气，第三步客气叫作"司天"，主一年当中上半年总的气候；第六步客气叫作"在泉"，主下半年总的气候。我们可以看到，第三步气正中时恰是夏至，第六步气正中恰是冬至，二至各为"司天""在泉"正中之所在。所以，"气至"就是上半年"司天"之气和下半年"在泉"之气达到鼎盛之时。

2. 第一步气各代表两个"月"

这个"月"不是平常历法的"朔望月"，而是包括二十四节气中的四个节气的两个月，如厥阴风木的这一步气包括大寒、立春、雨水、惊蛰四个节气，由于五运六气历是建立在古代四分历的基础上（古代四分历即一回归年长为 365 又 1/4 日），所以平均每步为 60 日 87 刻半，每一节气长 15 日 21.875 刻。其所以取六十天的理由大概与六十干支有一种对应关系，所以《素问·六节藏象论》说："天以六六为节，地以九九制会，天有十日，日六竟而周甲，甲六复而终岁，三百六十日法也。"这便是《内经》所说的天度。

那么，天度与气数是如何相应的呢？

《素问·至真要大论》说："气至之为至，气分之为分，至则气同，分则气异，所谓天地之正纪也。"关于天度与气数的进一步解释体现在《素问·六节藏象论》中，岐伯说："五日谓之候，三候谓之气，六气谓之时，四时谓之岁，而各从其主治焉。"即每一步气占 24 气中的四个节气，分别是：

第一步气：大寒 – 立春 – 雨水 – 惊蛰

第二步气：春分 – 清明 – 谷雨 – 立夏

第三步气：小满 – 芒种 – 夏至 – 小暑

第四步气：大暑 – 立秋 – 处暑 – 白露

第五步气：秋分 – 寒露 – 霜降 – 立冬

第六步气：小雪 – 大雪 – 冬至 – 小寒

从上述六步气中二十四节气的分布可以看出，第二、第五步气的起始点是春分和秋分，春分是上半年第一、第三步气的分界；秋分是下半年第四第六步气的分界，故春秋二分时是气的分界，这叫作"分则气分"。春分（由寒变热）、秋分（由热变寒）前后气候有明显变化，故叫作"分则气异"的气分时节。

另外，夏至和冬至分别位于第三步气与第六步气之中，前者为上半年阳气鼎盛的极点，后者是下半年阴气的极点，此两者为气的极点，这叫作"至则气至"。冬至、夏至前后天气没有显著变化，所以说"至则气同"。因此，天度与气数相应的原则就表现在"分则气异，至则气同"这八个字。

3. 每一步分为两个月

每一步分为两个月，即每月 30 日 43.75 刻，仍然一年 12 个月。

以上三条说明五运六气历是纯阳历系统。

4. 以大寒作为第一步厥阴风木的起点强调的是气数

按《素问·六微旨大论》中说："显明之右，君火之位也：君火之右，退行一步，相火治之；复行一步，土气治之；复行一步，金气治之；复行一步，水气治之；复行一步，木气治之；复行一步，君火治之。"由此可见六步气应是少阴君火为第一步，而厥阴风木为最后一步，但以大寒为第一步气是一种计气始之法，天之温起于子，而地之温却始于寅，天地之气相差三节。由于气交相差三节，便产生了天地之气的"升降沉浮""气交易位"等变化。因此太初历以冬至为岁首，但以立春为正月节，五运六气历以春分为岁首，但以大寒为第一步气为起点。

5. 以呼吸频率和脉跳频率纪时

以呼吸频率和脉跳频率纪时，如天体二十八宿，每宿 486 息，人每日 13500 息，平人一息脉五动，气行人体一周 16 丈 2 尺，呼吸 270 次，气行人体一周一次呼吸当为气行六寸，一次脉跳，行 1 寸 2 分。

6. 五运六气历的谐调周期分别为五年、六年、三十年、六十年周期

五运六气历可以说是《内经》关于宇宙万物生命变化循环周而复始天道观的最高体现，反映了古人对天时、气候、生命、疾病的规律的认识，并指出这种规律具有节律性、周期性特征。事实上，现代文明一直致力于用物候学的材料探讨天文现象对生物和人体的影响。因此，《内经》五运六气学说所做的种种努力是非常有价值和有意义的。实际上，这种时空合一的表达源于古代的律学，天地同律是指天地四时之气运动变化有着相动一致的特性，人体生理功能节律随天地四时之气运动变化而改变。律学本属于声学，由于古代天文学在制定历法过程中需要数学运算，便借用律数来完成这一过程，而产生了律与历的结合。律历思想首先是与古代气论紧密相关的，反过来又促进了《内经》对"气"的规律性研究和人体生命节律的研究。

《史记·律书》说道："王者制事立法，物度轨则，壹禀于六律，六律为万事根本焉。"古代以"同类相动"理论推想互相感动的事物之间通过气传递着他们的相互作用，从而把律吕与"气"密切联系起来。汉代有"候气之法"，据《后汉书·律历志》记载，在一个密闭的室内，把端部塞上葭莩灰的律管按一定的方位加以布置注意观察就可以看到，每到一定的节气，与该气相应的那支律管中的灰就回逸出，这种把律管的长短和天地之气联系起来的实验，对我们理解五气、五藏与五音相应等问题至关重要。就这样，人们把不同音频的乐音同一年中的不同时令，同该时令的气候、物候联系起来。所谓二十四节气、七十二候不过是天"气"在一个回归年中有二十四种或七十二种表现，同时造成了不同季节中声色味的不同。因此，五音、十二律可以说是关于"气"的量化的另一种表达方式。

十二律的名称表示"气"在不同时期的不同表现和不同作用。如：

黄钟：黄者，中之色，君子服也；钟者，种也……故阳气施种于黄泉，孳萌万物，为六气元也。（《汉书·律历志》）

蕤宾：蕤，继也；宾，导也。言阳始导阴气使继养物也。（《汉书·律历志》）

夹钟者，言阴夹助太簇宣四方之气而出物种也。（《汉书·律历志》）

南吕者，言阳气之旅入藏也。（《史记·律书》）

《内经》依据天地同律的原则创建了的独特的"五运六气"历，这种历法特别注意气候变化、人体生理现象与时间周期的关系，是《内经》学术中时空合一理念的集中表达，从非常广泛的时空角度反映了天地人的统一，反映了人与天之间存在着随应而动和制天而用的统一。

二、二十四气历

《内经》说："五日谓之候，三候谓之气，六气谓之时，四时谓之岁。""时应气布，如环无端。"六气为一季，四季即二十四气。二十四气通行于我国古代，并非医家独用。他的全部名称首见于《淮南子·天文训》，而该历即秦汉之际的颛顼历，因此可以认为，至迟到战国时代，二十四气的历法已经成熟了。二十四气源于十二次，即把太阳周天视运动轨道均分为十二段，以之为太阳历的十二个月，而后古人又把十二次一分为二，就形成了二十四气，二十四气可分为节气与中气两部分，太阳在每一次的初度为节气，到每一次的中间为中气，二十四气始于立春。他的计算方法最早是把一回归年等分为二十四份，每气平均长$15\frac{7}{32}$日，谓之"平气"。由于北齐时代发现了太阳运动的不均匀性，各平气之间太阳所行天度并不相等，如冬至前后日行速，一气只有十四天多；夏至前后日行慢，一气将近十六日。隋代天文学家刘焯提出以太阳在黄道上实际位置来区分二十四气，谓"定气"。自清代时宪历才开始采用，今日我们所用的即是"定气"。按二十四节气划分时令，气候、物候变化密切相符，用以表示生物年之中的生化节律，有明显的优点，所以《内经》许多篇章中有关疾病的死生预后等内容常以节气来划分。

三、九宫八风历

九宫八风历是鲜为人知的一种古历，在古天文历法著作中很少被提及，但在《内经》中却占有显著地位。《灵枢·九宫八风》篇记载："太乙常以冬至之日，居叶蛰之宫四十六日，明日居天留四十六日，明日居仓门四十六日，明日居阴洛四十五日，明日居上天四十六日，明日居玄委四十六日，明日居仓果四十六日，明日居新洛四十五日，明日复居叶蛰之宫，曰冬至矣。"即是说冬至太一居叶蛰宫。过了46天，太一就到了天留宫等。与八卦对应起来，叶蛰宫就是坎卦所在宫，天留宫就是艮宫，仓门宫就是震宫等。与节令对应起来就是叶蛰宫对应于冬至，天留宫对应于立春，仓门宫对应于春分等。

《灵枢·九宫八风》篇还进一步报道了太一的运行细节，说："太一日游，以冬至之日，居叶蛰之，数所在日，从一处，至九日，复反于一，常如是无已，终而复始。"就是说太一除了每46日（或45日）居于八宫之一外，还要每天游一宫。他举例说太一在冬至日居叶蛰宫，然后每日移居一宫，从一处起行，经过九日后，太一又回到一处。这里的"一处"即是指一宫，或说坎宫或蛰宫。但这里没有明确说明太一运行的路线。如果按照太一环行宫的路线日游，那么就应是第一日太一在叶蛰坎宫，第二日就移至天留艮宫，第三日到仓门震宫，之后历经阴洛巽宫、上天离宫、玄委坤宫、仓果兑宫、新洛乾宫，如此到第九日又回叶蛰坎宫。《九宫八风图》明确指出：叶蛰宫在北方，于节令为冬至，于宫数为一。天留宫在东北方，于节令为立春，于宫数为八。仓门宫则在东方，于节令为春分，于宫数为三等。即是说太一日游，若第一日在叶蛰宫，第二日就日游至玄委坤二宫，第三日就日游到仓门震三宫，第四日到阴洛巽四宫，第五日至中央招摇宫，第六日至新洛乾六宫，第七日到仓果兑七宫，第八日到天留艮八宫，第九日到上天离九宫，然后第十日回到叶蛰宫，第十一日又在玄委坤二宫等。太一在第19日再回到叶蛰坎宫。由此可以推出第28日、第37日、第46日，太一都在叶蛰宫，于是太一就会"明是居天留宫46日"，再须天运行至仓门、阴洛等宫。在阴洛宫只停45日，这短少的一日如何在其日游中补过来没有说明。但从八宫日数的分布可知，太一一周的行程，因阴洛和新洛各短一日而为366日，这正与岁日数相应，新洛在冬至前，阴洛在夏至前，所以各在至日前扣去一天。可能是在至日之前便于作出历日的调整。

九宫八风除去占测的说明之外，其主要内容就是将一年的历日压缩在一个图中表示出来。如果所在之日在阴洛宫，即是在立夏之后，那么看其日游，就可确定所在日太一居何宫。或者反过来，知太一在何宫，就可反推出所在日距立夏之日数。如果再将其占测之词，"太一在冬至之日有变，占在君。太一在春分之日有变，占在相。太一在中宫之日有变，占在吏。太一在秋分之日有变，占在将。太一在夏至之日有变，占在百姓"（《灵枢·九宫八风》）。将二分二至和中宫特别加以点明，就是要在使用九宫八风图时，几个明显的标志点可以作为校对之用。特别要提到的是中宫（招摇），关于太一在八宫的移动中，并没有涉及中宫。但在太一日游中，却在每一个节令中有五次涉入中宫，并且在《九宫八风》篇中说："是故太一入徙立于中宫，乃朝八风，以占吉凶也。"这说明设立中宫是用八卦纪日的一个必要的补充，使得八卦纪日法得以有效地被运用。

1977 年在安徽阜阳发掘了汉初汝阴侯夏侯婴的儿子夏侯灶的墓，出土的文物中有两个星占家用的式盘，其中一考古学家命名为"太一九宫占盘"或称为"碎裂式盘"。从《太一九宫占盘》可以看出，他与《灵枢·九宫八风》的《九宫八风图》基本相同。《灵枢》没有将占辞示于九宫八风图中，而是在文中介绍。《九宫八风》篇中讲了中宫，而这个图的中心只画了一个小圈。另外示意图在周边八宫中附以"当者有忧"等占辞。《九宫八风》篇则讲八方风来会伤害人体的内外部位，可见《太一九宫占盘》是占吉凶，而《九宫八风》主要占人体和风韵地。特别是《太一九宫占盘》除阴洛巽宫和新洛乾宫太一居 45 日外，在仓果兑宫亦只停留 45 日，于是碎裂行周共历 365 日，较《九宫八风图》少了一日。由《太一九宫占盘》可知，西汉早期或更早时八卦纪日法就已盛行，而且至迟在西汉早期已经有制作精良的八卦历历盘行世。由于前面引用的资料中都说到了占辞，似乎只是占家或医家用的历盘，其实不是这样，这些历盘亦被一般老百姓采用就等于是一种历书。太一九宫八风图作为一种计时方法，特别是太一日游的那种运行方式，应该有其理由。

九宫的结构是"四正四维皆合于十五"。为什么要合于十五呢？因为《易》乃一阴一阳之为道，阳变由七之九，即是阳动而进；阴变由八之六，即是阴动而退。七八为象，九六为变，象数合为十五，变数亦合为十五，将此十五数分布于九宫，使四正四维合于十五，这是一个三阶幻方。即是《洛书》的龟象，其数之分布是："戴九履一，左三右七，二四为肩，六八为足，五在中央。"如前《九宫八风图》之所示。因为这种分布可以使九宫图中，凡横线、竖线、斜线之三数字之和皆为十五。这就解释了九宫何以一宫应坎数，二宫应坤数等，即解释了九宫何以作如此之分布。

再说关于太一。郑玄注作了说明，说是北辰之神名是太乙，或者是神居于北极者名太乙。太乙神经常出游，常游行于八卦日辰之间，这时称作天一或叫太一。太乙出行，回来后居于紫宫之内（北辰在紫宫内），有时暂时休息于紫宫之外。休息于紫宫外之某处也是两颗星，这两颗星就以太和、天一之名而定名。《史记·天官书》说："中宫，天极星，其一明者，太常成也。"据钱宝琮考查："二千年以前的北极并不在现在北极的地方，在那个时间，B 星（B Ursa Minor，小熊座 B 星）离开北极不过七、八度，的确是一个北极附近最为显著的明星。"此即太一居于紫宫内的星座。紫宫内的天极星共有五颗，其中最明亮的星天极第二星名帝星，即小熊 B 星为太一之常居。其第一星名太子，为小熊 Y 星，其第三星名庶子，第四星为后宫，第五星名天枢。两千年前北极近于帝星，故认为太一常居于此，由于太一只是北辰之神名，北辰就是北天级，所以太一就是天极之神，太一在紫宫外的休息处是"太一"和"天一"两星。《晋书·天文志》说："天一星在紫宫门右星南，天帝之神也，主战斗，知人吉凶者也。太一星在天南，相近，亦天帝神也，主使十六神，知风雨水旱，兵革饥馑，疾疫灾害所在之国也。"这两颗星位于紫宫大门口的右枢星之南，右枢星即是天龙座 a 星，其亮度为

2.64 等。天一即是天龙 10 星，是颗近五等的星。太一在他旁边，亮度更暗，难以察认。

太一的运行实际就是《灵枢·九宫八风》中太一日游的运行路线，但强调四正四维，以八卦神所居，故亦名之曰宫。太一下行八卦之宫，每四天还于中央。中央者北辰之所居，故因谓之九宫。这就是说整个九宫是立体形状的，紫宫高耸，而北辰又在紫宫之最高层，而四正四维的八卦之宫是具有立体形状的。紫宫高耸，而北辰又在紫宫之最高层，而四正四维的八卦之宫是在其下面，故太一下行八卦之宫。这个立体形状的九宫可能是对苍穹形的天体的描绘。《易纬·乾凿度》所说的太一行九宫，显然较《灵枢·九宫八风》要复杂一些。他还提到"阳起于子，阴起于午"，即是说九宫又加上了 12 支方位，八卦宫位于 12 支方位之对应，是四正宫与四正方位相重合，即坎宫与子位相合，震宫与卯位相合，离宫与午位相合，兑宫与西位相合，其余四隅宫位与其余八支对应，即艮宫对应于丑寅二位，巽宫对应于辰巳位，坤宫对应于未申二位，乾宫对应于戌亥二位，由于说到阳起于子，即太一从坎宫出发。但阴起于午，即应从离宫出发。因此太一就要分为阴阳。

"太一"，又名"太乙"，即北极中大星，由于地球的公转，北极中大星每年环绕北天极运行一周，将北极中大星周行的北极附近的天区划分为八宫，加上中央北天极，名之曰九宫。九宫八风历把一回归年定为 366 日，自冬至日开始，将一年平均 366 日分配于八宫，规定北极中大星每过一宫主为 45 日或 46 日，以此将一年划分为八节。认为北极中大星过宫的交节之际，都有风雨相应，谓之八风。八风之来，如与北极中大星所在天区方向一致，则为天地正气，主长养万物；若与北极中大星所在天区方向相反，则为虚风贼风，有害于生物及人体。九宫八风历的意义，在于指导人们在"太乙"过宫之际密切观测风向、判断天时的虚实顺逆，作为预防时令疾病和辨证施治的参考。

九宫八风历虽以北极中大星过宫为历法依据，但间接地反映了太阳周年运动的过程，亦属太阳历范畴。他与廿四气相比，回归年长度欠精确，节气划分也少，是更加古朴的一种太阳历，但在预测气候变化和疾病流行方面有一定意义，所以《内经》在漫长的成书及流传过程中依然将其纳入自己的医用历法体系而没有抛弃。

第三节 "气"学说的天文内涵

天道内涵的六气理论实际上涵盖了《内经》关于气、阴阳、五行、象数等范畴。从某种意义上说，五运六气是《内经》天道观的核心，而六气理论则是五运六气学说的理论基础，六气是指将一年大气分为三阴三阳六气，其化为风、寒、暑、湿、燥、火六种气候要素，天之六气与木、火、土、金、水五行五方之气的结合，则构成了《内经》用以解释宇宙与人体生命运动变化规律的天道的基础。

一、天之六气理论来源于"天六地五"说

中国古代有"天五地六"与"天六地五"两种不同的说法。这两种说法实际上是古代术数表达

的两种方式，《素问·天元纪大论》一再强调："天以六为节，地以五为制。""至数之机，迫迮以微，其来可见，其往可追。敬之者昌，慢之者亡，无道行私，必得夭殃。谨奉天道，请言真要。"由此，对五六之数的认知便关系到对天道至数的理解与认知。

事实上，《内经》天道观的"天六地五"说的理论是古代天文学中的干支概念的反映。干支为天干地支的简称，是一个顺序符号系统，天干有十，依次为甲、乙、丙、丁、戊、己、庚、辛、壬、癸。地支有十二，子、丑、寅、卯、辰、巳、午、未、申、酉、戌、亥。

"天六地五"来自古代天文学中的干支概念的证据有三：

1. 天干与地支两两搭配

天干与地支两两搭配，由六轮天干和五轮地支构成六十个配对，称为六十甲子。六十甲子有六甲，六十甲子有五子，故天六地五。如韦昭注《国语·周语下》云："六者，天地之中。天有六气，降生五味；天有六甲，地有五子；十一而天地毕矣。"

2. 地之五运与天干同序

地之五运与天干同序，所以用天干纪运；六气与十二支同序，所以用地支纪气。天有六气，地有五运，五运六气随纪年干支而变迁，故天六地五。如《素问·天元纪大论》曰："应天之气，动而不息，故五岁而右迁；应地之气，静而守位，故六朞而环会。"张景岳注曰："应天之气，五行之应天干也。动而不息，以天加地而六甲周旋也。应地之气，天气之应地支也。静而守位，以地乘天而地支不动也。"即与天之六气相应的地之五运偏于运动不息，每五年自东向西环转一周；与地之五运相应的天之六气偏于静守其位，每六年环转一周。天之六气与地之五运的相互作用是万事万物变化的根源。《素问·天元纪大论》又曰："天以六为节，地以五为制。周天气者，六朞为一备；终地纪者，五岁为一周。"即天有三阴三阳循环推移，故以六数为一周；地有木火土金水循环流行，故以五数为一周。

3. 天有君相二火司气，地只有相火主运

天有君相二火司气，地只有相火主运，故运有五而气有六，五运行六周，六气行五周，五六相合，为六十甲子周期。

因此，我们在理解《内经》及其天道观时，应时刻牢记其天文学背景。

二、天之六气理论成就了五运六气学说

天之六气理论是《内经》天道观的理论基础，也是《内经》天道观对中国古代天道观的贡献。如果说《易》以一阴一阳之为道，那么《内经》则以三阴三阳之为道。《内经》天道观中的三阴三阳学说不仅是中国传统医学对中国哲学范畴的重大发展，而且是阴阳学说当中质的改变。即从对阴阳的定性研究，转而为对阴阳双方的具体的定位定量标定，而阴阳的由三到一、由一到三又指明了疾病的传变方向，由此三阴三阳本身就具有定性、定量、定位、定向四种含义。因此研究《内经》中的三阴三阳问题对重新认识中医理论框架有重要意义。

在《内经》中，天之阴阳的表现是三阴三阳，《素问·阴阳应象大论》说："天有精，地有形，天有八纪，地有五理，故能为万物之父母。"八纪指天文历法的四立二分二至，五理指五行之理，医家

从八纪中看出冷暖燥湿等的变异，并由此感觉到太虚大气中阴阳有所偏性，"阴阳之气各有多少，故曰三阴三阳也"（《素问·天元纪大论》）。而对此阴阳之气比例不调的区分，则形成对气的量化，具体讲，就是形成三阴三阳的概念。

同时，他提供了一种新的用阴阳观点对一年中的大气进行推步的方法，并最终形成了五运六气学说。他将一年中变化的大气分为六步，在推步过程中对大气的阴阳和五行特性都作了其特别的处理。因此我们说，《内经》论天道不是空泛地描述一个玄之又玄的道理，不是泛泛地论述阴阳之道，而是将自己的理论落实到一个具体的层面——即天度与气数相应。

三、六气理论强调天度与气数相应

《内经》天道的具体体现就是强调天度与气数相应。《素问·六节藏象论》曰："夫六六之节，九九制会者，所以正天之度，气之数也。天度者，所以制日月之行也。气数者，所以纪化生之用也。"天度，即天文学意义上的天，指天体（日月星辰）的运行，其运行以六六为节。即天干始于甲，一个甲子周期 60 日为一节，六个甲子周期为六节，计三百六十日为一年天度。"制日月之行"是指"日行一度，月行十三度而有奇焉，故大小月三百六十五日而成岁，积气余而盈闰矣"（《素问·六节藏象论》）。古历以回归计年，朔望计月，一月计 29.53 日，节气以地球绕日 15 天计算，每月相当于两个节气。因此，月份常不足，节气常有余，积其余而置闰。具体测量天度的方法是"立端于始，表正于中，推余于终，而天度毕矣"。其中始、中、终，表示推算天度的初、中、末三个阶段。就是说首先确定岁首的节气，然后表明斗柄所指的方位，最后推算月行相差的盈余，如此日月运行天度便清楚了。气数，指根据气的阴阳消长来推算一年中大气的变化。《内经》将年天之大气分为六步，直接称为六气，每一步占四个节气，即 60 天，表面上看这是为了利用六十花甲纪日的方便，实际上却是将太阳在天球上的运行转化为气的运行。

第四节　阴阳学说的天文探讨

一、阴阳配日月

《说文解字》释阴阳说："陰，暗也""陽，高明也。"造化阴阳之气，本不可象，假借日照，以见其意而已。在古人看来天体的运动是以太阳的运动为主宰，阴阳的物质基础就是太阳光的运动形式——阴（暗）阳（明）的内涵，而阴（暗）阳（明）则是光的运动形式的表现。所以《易传》说："立天之道曰阴曰阳。""阴阳之义配日月。"

天道阴阳的最原始的表象就是日与月，日月是天地阴阳之道的具体表现。《说文解字》释日月说："日，实也，太阳之精。""月，阙也，太阴之精。"《释名》："日，实也，光明盛实也。""月，缺也，满则缺也。"阴阳配日月的具体表达有二：一是昼夜之道（日月的周日运动），昼为日，为阳；

夜为月，为阴。二是寒暑之道（日月的周年视运动），人们从天象观测中看到，一年之中，太阳在正午达到最高点（夏至点）时，月亮在中天为其一年的最低点；反之，一年之中太阳在正午达到最低点（冬至点）时，月亮在中天为为其一年的最高点。故得出结论：日南至，月北至，则寒；日北至，月南至，则暑。

二、阴阳消息理论

（一）阴阳与四气

在中国古代，阴阳之气的量化有两套系统，一是阴阳与四气；二是阴阳与六气，他们虽然都源于盖天说的天文宇宙观，但阴阳与六气之说显然有更深刻的内涵。

阴阳与四气的表述与《易》的四象相关：少阳（对应春季）、老阳（对应夏季）、少阴（对应秋季）、老阴（对应冬季）。此四象不涉及五行，纯粹以太阳的运动为准，"阴阳之分，以日为纪"（《易·阴阳》）。冬至、夏至测准了，四时八节的次序就确立了。

从天文学上说，《易》之阴阳四象为北温带所共有的天象，二至二分将黄道圈（太阳的周年视运动）分为四气：从冬至点到春分点为少阳，从春分点到夏至点为太阳，从夏至点到秋分点为少阴，从秋分点到冬至点为太阴。二分点阴阳（明暗）平均，二至点则是阴之极与阳之极。

《易传》关于天体宇宙结构的概念是盖天说。少阳、老阳、少阴、老阴也是一种阴阳的量的划分，但不如《内经》三阴三阳理论细致完备。

（二）三阴三阳六气的天文内容

1. 阴阳与六气

首先他有观测根据和实际需要。如果说阴阳四气是北温带所共有的现象，那么阴阳六气则是我国黄河中下游实际气象需要。"冬至一阳生"，从冬至——雨水为一阳；从雨水——谷雨为二阳；从谷雨——夏至为三阳；这就是三阳气。"夏至一阴生"，从夏至——处暑为一阴；从处暑——霜降为二阴；从霜降——冬至为三阴；这就是三阴气。从一阳到三阳为阴消阳长，从一阴到三阴为阳消阴长。其观测根据的要点在于太阳年视运动与六气的关系。其中，三阴三阳的秩序是：从夏至起为一阴厥阴，二阴少阴，三阴太阴，到冬至止；然后从冬至起，为一阳少阳，二阳阳明，三阳太阳。

2. 厥阴与阳明的来源

阴阳六气是在太少阴阳的基础上加入了厥阴与阳明二气，《灵枢·阴阳系日月》中对此二气的解释是："辰者，三月，主左足之阳明；巳者四月，主右足之阳明，此两阳合于前，故曰阳明……戌者，九月，主右足之厥阴；亥者，十月，主左足之厥阴，此两阴交尽，故曰厥阴。"这实际是指左右三阴三阳十二地支，所谓地支，是大地的支撑。岐伯曰："地为人之下，太虚之中者也……大气举之也。"所以十二地支指天之三阴三阳六气一分为二后对大地的反映，在方位上，九月、十月之中，及三月、四月之中，应于天体戌、巳之位，是上文所讲天门地户之处，左右三阴三阳就在这里分开。

三、日地关系对人体生命的影响

"阳气者，若天与日，失其所，则折寿而不彰，故天运当以日光明。"日与地的关系，在《内经》

讨论的有关天文历法课题中占据首要地位，他对日与地的关系的认识，完全体现在对天地阴阳消长规律的阐述中。

太阳活动的峰年，其磁场带在较短的时间内发生极为壮观的磁场倒转，南极变为北极，北极调转到南极，平均周期为 22 年。《素问·至真要大论》说："阴之所在寸口何如？岐伯曰：视岁南北，可知之矣……北政之岁，少阴在泉，则寸口不应；厥阴在泉，则右不应；太阴在泉，则左不应。南政之岁，少阴司天，则寸口不应；厥阴司天，则右不应；太阴司天，则左不应。诸不应者，反其诊则见矣。帝曰：尺候何如？岐伯曰：北政之岁，三阴在下，则寸不应；三阴在上，则尺不应。南政之岁，三阴在天，则寸不应；三阴在泉，则尺不应。"文中说的南政之年、北政之年人的寸口左右四部脉往往不平衡，有的脉搏沉而不能应手，认为这种变化是有规律的，可以参合主岁的司天在泉之气，做出哪部脉不应的判断。傅立勤认为：人体血红蛋白中含有大量的铁元素，血液的周流与人体磁场有一定关系。在我国北部地区，地磁场在垂直方向上为南极，下为北极。人体磁场则与地磁场相反，头颈部及手部为北极，足部为南极。这样，地磁场对人体磁场具有一定吸引力，可以促进人体的气血周流。当太阳磁极倒转对地磁场产生扰动时，必然会扰动人体磁场极性方位，从而影响气血周流，导致脉有所不应。

四、月球对人体生命的意义

月球对地球上的阴阳消长起着极为重要的调节作用，《内经》明确提出"阴阳系日月"，说明其作用。

和太阳一样，月亮在天空有两种明显运动，一是月晦朔弦望的变化，二是月亮在恒星背景中的位移。前者为月亮绕日地连线的运动，即朔望月；后者是月亮绕地球公转一周的运动，即恒星月。《内经》对二者都有叙述。对恒星月，《内经》提到日行 1°，月行 13° 有奇，即规定周天为 $365\frac{1}{4}$ 度，月亮每天运行 $13\frac{7}{9}$ 度，两者相除得恒星月长为 27.321850 日，与现代计算的 27.321661 日误差极小。

《内经》认为朔望月可以影响到人体，人与天地相参也，与日月相应也。月满则海水西盛，人血气聚；月廓空则海水东盛，人血气虚。月亮可引起地球的海水潮汐涨落，同样也会引起人体气血虚实的变化。月始生则血气始精，卫气始行；月廓满则气实，肌肉坚；月廓空则肌肉减，经络空。说明伴随月相由初月—满月—朔月的变化，人体经脉气血也产生始旺—盛实—衰减的涨落，如同海水涨落一样。

月亮的作用是由月亮的引力引起的，由月亮引力引起的大海潮汐高差可达 61m，对体液占 75% 以上的人体来讲，月亮的引力确实是不容忽视的天文因素。潮汐有两种周期，一是一日两度潮，每天推迟 50 分钟发生，恰恰是月亮两次上中天的时间；二是《内经》所说的朔望月潮汐周期，包括太阳引潮力，太阳与月亮一样，对地球也具万有引力，但日地距离远大于地月距离，因此他的引潮力仅有月亮的 $\frac{1}{2.2}$，当朔月与望月时，日地月三体一线，日月起潮力合力最大，发生的潮汐最大，称之为"大潮"。在上弦月与下弦月时，日月起潮力有相抵消的因素，合力最小，称为"小潮"。日月对地球的潮汐作用，朔月与望月是相同的。由此可见，《内经》所说人体气血在朔月与望月的虚实之变，并非源于月亮的潮汐作用，而只能从朔望月中对太阳光辐射的屏蔽作用不同寻找答案。朔月时，月亮对太阳光辐射的屏蔽面积最大；望月时，月亮不仅对日光毫无屏蔽，并且将部分发散的日光反映到地球上，人体气血周流的动力本于阳气，朔望之时地面接受日光辐射的多少，实为导致气血盛衰的直接原因。

第五节　五行学说的天文意义

提起五行，人们往往引《尚书·洪范》说："五行：一曰水，二曰火，三曰木，四曰金，五曰土。"《内经》只在一处有涉及五行概念的文字："五行者，金木水火土也……而定五脏之气，间甚之时，死生之期也"（《素问·藏气法时论》）。但这仅仅回答了"五"是什么，没有回答"行"是什么，从本原上看，五行当指天体南北东西中五个方位星阵（星阵，指围绕北极运转的赤道圈上的二十八宿）的运行。

在中国古人看来，北极星是天体的中心，是天体方位的中央，是主导天体运动的核心，星占学则将其视作帝王的统治。"为政以德，譬如北辰居其所而众星拱之"。

众星即二十八宿，为日月之舍，是"天所以通五行八正之气，天所以成熟万物也"（《史记·律书》）。"宿"在甲骨文中为人躺在席子上休息之意，二十八宿即月亮的休息站，朔望月需时 29.53 天，恒星月需时 27.33 天，平均 28 天，于是月亮的运行每天有一休息站。事实上，古人这样设计主要是用来观测太阳与二十八宿的关系，因为满月的对面是太阳的位置，而满月所在的星宿是可以用肉眼看到的。通过与满月同在的星宿，便可观测相对星座和与之同在的太阳的位置，并由此观测天球的周日运动及建立太阳和恒星的坐标系等。

将二十八宿四分之，每方七宿，自东向西依次形成了黄道东西南北四方（四宫、四象）。

南方七宿"鬼、井、柳、星、张、翼、轸"，七星定位于南方，形成鹑鸟之形，称南方为朱雀，为南方一象；北方七宿"斗、牛、女、虚、危、室、壁"，七星定位于北方，形似乌龟，称北方为玄武，为北方一象；东方七宿"角、亢、氐、房、心、尾、箕"，七星定位于东方，形似龙，称东方为青龙，为东方一象；西方七宿"奎、娄、胃、昂、毕、觜、参"，位于西方，形似老虎，称西方为白虎，成为西方一象。

四象既成，加之北斗七星绕北极所作圆运动代表中央，由此，五方之内各有七星，五方七星的有序运动就是五运行，简称五行。用《史记》的话说，就是"斗为帝车，运于中央，临制四乡，分阴阳，建四时，均五行，移节度，定诸纪"（《史记·天官书》）。

《素问》："在天垂象，在地成形。"象是气象、现象，形是形质。天之四象加中央，是天体五象，相应于大地，便是地之五行，天球赤道有四方四象，地平与地球赤道也有东西南北四方与木、火、金、水四象与之对应。

以上所说只是天地表象的直观表达。事实上，地球绕日公转，是自西向东，故地气左行（逆时针向）。五行的运动自地上观之，是"地气左行"的方向，但是从二十八宿本身的排列秩序来看，是按"天气右行"的方向排列的。

一、天象五行与十天干（天之门户）

天体五行各自一分为二，分为十部，为十天干。天即天体，干同斡，斡是旋转之意。

从赤道平面看，所谓十天干，实际只有八个干。即天体四象分为八象，东方青龙分为甲、乙两部；西方白虎分为庚、辛两部；南方朱雀分为丙、丁两部；北方玄武分为壬、癸两部。戊、己代表中央分为两部分，居于奎、壁两宿之间和角、轸两宿之间，但只占有一条线而无弧度，故不主时。

这正是《内经》所强调的"天地之门户"，春分奎、壁两宿在戊方，司启；秋分角、轸两宿在己方，司闭；这是医家阴阳观的要点。天不足西北源于共工撞不周山之神话，天倾西北，故西北天象阳气不足；地缺东南，故东南地运阴气不足。虽说"天至广不可度，地至大不可量"，人们唯一可以掌握的是气运的周期性变化，而历法周期正是天象运行的各种空间周流的时间描述。

二、地形五行与十天干（土不主时）

天之四象青龙、朱雀、白虎、玄武绕天体中心轴北辰旋转，称之为天象五行；大地四形木、火、金、水绕地球中心轴北极旋转，叫地象五行。木火土金水各自一分为二，配十天干，则是东方甲木乙木，南方丙火丁火，西方庚金辛金，北方壬水癸水，中央戊土己土，与天象十干完全对应。其中，戊土己土同样不占有弧度，所以戊土己土同样不主时，即"土不主时"。

三、中医理论的演绎模式

中医观测的宇宙和他形成的宇宙观得出了一套阴阳五行的机制。首先叙述其阴阳机制。太虚大气大概是生来就有的，因为他们没有像天文家那样设计了一套宇宙演化过程，天文学家的宇宙演化观点是从无到有的。但对阴阳二气的解释却是中医非常重视的，一般说太虚大气中的阳气，有运动、发散、上升、清轻、温热等特性；而阴气则有静止、凝结、下降、沉浊和寒凉等特性；阴阳二气各以其特性各自出入变化。如果天是阳气，地是阴气，那么地气就不会再上升，天气不会再下降，这就绝对化了。中医理论家们为防止这种情况的发生，提出了"阳中有阴，阴中有阳"。因而天地之气不断地交感运行，由太虚大气形成的天地万物都是由于气的出入升降的结果。故《素问·六微旨大论》说："故非出入，无以生长壮老已；非升降，无以生长化收藏。是以升降出入，无器不有。"

在太虚大气形成的天地万物中，天和地对人和万物有重要的作用，他支配着人和万物的生化变异。《素问·阴阳应象大论》说："天有精，地有形；天有八纪，地有五理；故能为万物之父母。"因此地有九野，岁有四时，月有大小，日有短长，正是天地合气的结果。天地合气就是天的八节气候与地上五方地势不同的情况相结合。由此可见，这就是中医将天地之气视为对人和万物起支配作用的根据。

中医从八节气候中，看出冷暖燥湿等的变异，他们做了一个直观的描述，即太虚大气如何对人起作用。《素问·五运行大论》说:"燥胜则地热,风胜则地动,湿胜则地泥,寒胜则地裂,火胜则地固矣。"要将这一基于观察的直观解释置于阴阳之气的概念中,还得再作一些推论,从八节气侯(实际上就是季节的变异)直觉地提出寒暑六气,就是说中医感觉太虚大气中阴阳有偏胜,如果阴阳没有偏胜,处处匀和,那就应该不可能出现寒暑等六气。

从阴阳有偏胜来说,中医认为阴阳之气一定有某种比例不谐调的情况,因而应该将阴阳比例不同的情况区分出来,从而构建出三阴三阳的概念。《素问·天元纪大论》说:"阴阳之气,各有多少,故成三阴三阳。"三阴就是厥阴、少阴、太阴,三阳就是少阳、阳明、太阳,他们认为这就区分出了阴阳气的各种不同情况,为什么这三阴三阳能区分出大气中阴阳不同比例的情况呢?因为观测根据,如果将一年四季改分为六个阶段,将春夏秋冬更换为厥阴、少阴、少阳、太阴、阳明、太阳,那么气候的变迁似乎比分为四季更为贴切。第一段厥阴,是最寒冷而转为将暖的季节,这时阴气将尽,阳气正长;第二段少阴,虽然还有寒的余力,但总的天气却温暖起来;第三段少阳,则是由暖变热的阶段;第四段太阴,正是酷暑蒸热,大雨盛;第五段阳明,则由蒸热的暑季转为天高气爽的干燥阶段;第六段太阳,则是天始寒转入寒冷的阶段。

因而建立了中医的六气理论,这是第一个重要的推论,这三阴三阳与寒暑六气有什么关系呢?而且这三阴三阳间又有什么关系呢?中医又做了进一步的推论,即风热寒暑燥湿六气可能不仅仅是太虚大气的产物,而是太虚大气与地的五行相互作用的结果。《素问·天元纪大论》讨论了这点,说:"神在天为风,在地为木;在天为热,在地为火;在天为湿,在地为土;在天为燥,在地为金;在天为寒,在地为水。故在天为气,在地成形。"这就是中医所说的五运之气在天产生"六化",地上五行之气,升于天即为"五运之气",五运之气与五行不同,是无形的,看不见的。例如土,作为五行的五元素而言,是地表上比比皆有的东西,是一种成形之物而土气运化,上升至天成为土运之气,就看不到土了。五运之气与天气相互作用而产生六化即金为燥化,木为风化,水为寒化,土为湿化,火为热化和暑化(这或许是由于地上火气上升到天,天上阳气使火更盛,这两种气相互作用后特别旺盛)。故寒暑六气是天地之气升降出入的结果。中医认为火气虽增多为二,仍然属火,只是分为君火和相火。

中医所以要做这样一个天地之气升降出入的变化,其目的有三:是将五行机制引入六气;二是将天的三阴三阳之气与寒暑风热燥湿六气对应起来;三是建立宇宙天地之间(即太虚与大地)的"动静相召,上下相临,阴阳相错,万变由生"的大气相互作用模式。因而由此可得出:"厥阴之上,风气主之;少阴之上,热气主之;太阴之上,湿气主之;少阳之上,相火主之;阳明之上,燥气主之;太阳之上,寒气主之。"从而进一步将三阴三阳与五行对应起来,即厥阴风木,少阴君火,少阳相火,太阴湿土,阳明燥金,太阳寒水。

《素问·天元纪大论》又进一步说:"寒暑燥湿风火天之阴阳也,三阴三阳上奉之,木火土金水地之阴阳也,生长化收藏下应之。"这又体现了阳中有阴和阴中有阳,若将上述概括起来,就有下述之推理规则:①天由阳气之聚散而成,地由阴气凝结而成,但阳中有阴,阴中有阳。②由于阴阳之气各有多少,即阴阳气之气的比例不同,而有三阴三阳之分,而这三阴三阳之气正对应于寒暑风热燥湿六气。③由于三阴三阳之气与五行之气上升的六化相对应,因而进一步转化即与五行有确定的对应关系。④因而三阴三阳六气的变化可用五行生克机制解释，如厥阴风木演变为少阴君火，即五行相生中的木生火，同时由少阴君火扩展为少阳相火，火的持续时间较长可能是由于与天上阳气结合的原因。由少阳相火演变为太阴湿土，即火生土的五行相生；再由太阴演变为阳明燥金，即土生金；阳明演变为太阳寒水，金生水；这就建立了用五行解释季节变化的机制。

第六节　《内经》论"天"

一、《内经》中的"天"

"天"字在《内经》中共出现 199 次，在不同的句子中具有不同的含义，大致可以分为以下几类：

（一）指宇宙自然

1. 指天空

《素问·阴阳应象大论》曰："积阳为天，积阴为地。"《素问·离合真邪论》曰："故天有宿度，地有经水。"《素问·玉版论》曰："天至广不可度，地至大不可量。"《素问·天元纪大论》曰："在天为气，在地成形，形气相感而化生万物矣。"

"天"的这种含义每每与"地"相对，故"天地"一词在《内经》中出现的频率也很高，有 104 次。如《素问·生气通天论》说："天地之间，六合之内，其气九州。"《素问·阴阳应象大论》也说："天地者，万物之上下也。"这里指天空和大地。《素问·四气调神大论》说："春三月……天地俱生，万物以荣。"这里指天气与地气。《素问·阴阳应象大论》曰："天地者，万物之上下。"这就是说万事万物都存在于天地之中，天地是宇宙万物的存在之处，由此天或天地就成了宇宙万物的代名词。

2. 指自然界

如《素问·生气通天论》曰："自古通天者，生之本，本于阴阳。"《素问·金匮真言论》曰："天有八风。"

3. 指天之气

《素问·天元纪大论》曰："天有五行御五位，以生寒暑燥湿风。"

4. 指时节、气候

《灵枢·邪客》篇曰："天有冬夏，人有寒热。"《素问·阴阳应象大论》曰："其在天为热，在地为火。"与此相关的"天气"一词，共出现 52 次，分别指气候、空气、云气等，如"天气以急，地气已明"（《素问·四气调神大论》）。

5. 指天体的运行

《素问·气交变大论》曰："承天而行之。"张景岳注曰："承天而行，谓岁候乘乎天运。"与此相关的词有"天时"，指自然运行之时序，如《素问·杂病论》说："是以因天时而调血气也。"

6. 指岁气中的司天之气

《素问·六微旨大论》曰："土运之岁，上见太阴……天与之会。"与此相关的词有"天化""天符"，天化指司天之气的变化，天符指岁运之气与司天之气的五运属性相符。

7. 指天文、天象

与此相关的词有"天文""天纲""天度""天信""天周""天数""天期"等。以上这些"天"的含义均是《内经》天道观中的内容。

（二）指人体部位

1. 指上部

《素问，三部九候论》曰："上部天，两额之动脉……中部天，手太阴也……下部天，足厥阴也。"

2. 指腰以上部位

《灵枢·经水》曰："腰以上为天，腰以下为地。"与此意思相关的还有一些穴位名称，如"天牖""天柱""天容"等，这些穴位大都在人体上部。

（三）指自然状态

《素问·上古天真论》中"天真"即自然之本来状态之意，又如"天年""天寿""天数""天癸"等。"天年""天寿"指自然之寿命，"天数""天癸"指自然的规律。

"天"在《内经》的上述三种含义中，体现天道意义的只有第一类，即自然之天（天空和宇宙自然存在），其余两类含义不属于天道范畴，故本文不做探讨。

《内经》的"天"主要是指独立于人的意志之外的、不以人的意志为转移的客观存在，是不断运动变化的物质世界，客观存在的自然界是物质性的自然。

《内经》论天与先秦及汉代论天所关注的要点有所不同：

首先，他不同于殷周时期的意志之天、主宰之天、神灵之天。虽然《内经》中有一些"天"字从表面上看是指意志、有目的"天"，但实际上往往用在反诘问句中，是为了否定有意志，有目的的"天"的。例如："夫同时得病，或病此，或病彼，意者天之为人生风乎，何其异也？少俞曰：夫天之生风者，非以私百姓也，其行公平正直，犯者得之，避者得无殆，非求人而人自犯之。"（《灵枢·五变》）。少俞认为疾病的发生不是天的问题，天是"公平正直的"，无私于百姓，疾病是由于不善养生的结果。至于《灵枢·本神》对精神疾患的病因所发出的"天之罪与？人之过乎？"的追问，其中的"天"也不能简单地看成就是有意志的神、万物的主宰。《灵枢·阴阳二十五人》曰："余闻之，得其人弗教，是谓重失，得而泄之，天将厌者。"这是用天的权威来规范医家的医学行为只是一种强烈语气的表达，并无他意。

其次，他既不同于老庄的有超验意味的、无为的天，也不同于孔孟的道德之天，他虽然同《易传》或《春秋繁露》一样都有建立一个宇宙模式的企图和作为，但与他们不同的是，《内经》始终站在生命系统的视角看待宇宙世界。作为医学著作，他基本上剔除了古代天学的神秘因素，而更强调其自然科学的特性及实证性。并由此形成了《内经》天道观的两大特性：即既具有以人为中心和出发点来观察天、以自然来解释天的哲学特征；又具有综合天文、历法、气象、物候、医学等理论为一体的自然科学的特性。

二、《内经》论天道

《内经》天道观是以自然法则为基石，以人事法则为归宿的系统观念。是建立在中国古代哲学、古代天文学和古代医学基础之上的关于天地本体、天地演化、天地结构以及天人关系的系统观念。是中医学特色之所在。

所谓天道，在春秋时代基本是天之道，道是从属于天的。只有老子认为道"先天地生"，认为天出于道。管子四篇以气名道，《心术上》载："道在天地之间，其大无外，其小无内。"道不先天地生，而在天地之间，大到无所不包，小到不可再分。其后《易传》提出"一阴一阳之谓道"，认为阴阳是其天道的主要内涵。《周易·说卦传》说："立天之道曰阴曰阳……"以上诸说实际上包括了天道的所有内涵：天、道、阴阳、象数等，即"天"既是一个有生命、有运动、有变化的巨大活物，同时也是有规律（道）可循的宇宙。

《内经》关于天道的论述主要见于七篇大论及《素问·六节藏象论》等篇。作为医学著作，《内经》一方面继承了前人关于天道的认识与理解，同时对传统的天道观又做了更为丰富而具体的阐释。

"天道"一词在《内经》中出现了11次。但作为一个十分重要的范畴，他却包含了天、阴阳、五行、气、动静、象数等范畴，形成了一个动态结构的范畴系统。

"天道"的内涵在《内经》中主要指以下三个方面：

（一）指自然界变化的规律

这是《内经》及先秦诸子关于天道的共识，但先秦诸子及汉初天文学多以天文变化为人世变动的象征，而《内经》则强调天道是自然之天，如日月星辰自然等所具有的规律。

首先，《内经》认为天道玄远，如《素问·天元纪大论》和《素问·阴阳应象大论》中都有这样的话语："其在天为玄……玄生神。"张景岳认为："此以天道言也。"自然变化无始无终、无穷无尽，故成为玄，王冰注曰天道玄远，变化无穷。

其次，《内经》认为天道的运动变化虽玄远但又不是无序的，而是呈现了有序的规律性，并用"象"与"数"的形式进行表述，于是有天文、天纲、天度、天信、天周、天数等概念。

天文：指日月星辰等天体在宇宙分布运行等现象。《素问·气交变大论》曰："夫道者，上知天文，下知地理。"《素问·五运行大论》曰："夫变化之用，天垂象，地成形，七曜纬虚，五行丽地。地者，所以载生成之形类也。虚者，所以列应天之精气也。"

天纲：指天之纲纪。如日月轨道、斗纲月建、二十八星宿等。《素问·五运行大论》曰："黄帝坐明堂，始正天纲……"

天度：指天体（日月星辰）的运行，其运行以六六为节。是"天六地五"而不是"天五地六"。《周易·系辞》说："天数五，地数六，五位相得而各有合，天数二十五，地数三十，凡天地之数五十有五，此所以成变化而行鬼神也。"《内经》天道观的"天六地五"理论根基与《易》理无关，而是古代天文学中的干支概念的反映。

天信：指客主气运应时而至。《素问·六元正纪大论》曰："无失天信，无逆气宜。"

天周：指周天，即天球大圆周。《灵枢·卫气行》曰："天周二十八星宿，而一面七星。"

天数：指六气的交司时刻。《素问·六微旨大论》曰："天数始于水下刻，终于八十七刻半。"

《素问·六节藏象论》曰："夫六六之节，九九制会者，所以正天之度，气之数也。天度者，所以制日月之行也。气数者，所以纪化生之用也。"所谓"六六之节"，指天干始于甲，一个甲子周期60日为一节，六个甲子周期为六节，计三百六十日为年。而气数则是将太阳在天球上的视运行转化为气的运行，根据气的阴阳消长来推算一年中大气的变化，也分为六步。

以上这些概念均指日月星辰所遵循之道，是天道理论中最普遍的内涵。但天度与气数相应观点的提出，则使得《内经》天道观不再是空泛地描述一个玄之又玄的道理，不再是泛泛地论述阴阳之道，而是将自己的理论落实到一个具体的层面，即五运六气学说。

（二）指五运六气的理论

这是《内经》天道观的要点，也是《内经》天道观对中国古代天道观理论的重大贡献。因为《内经》天道观的终极目标是生命之道。所以他没有停留在秦汉天道观的哲学思辨上，而是始终强调天道与生命之道的相合，强调天度与气数的相合。

《内经》明确指出"五运阴阳"就是天道。《素问·天元纪大论》曰："五运阴阳者，天地之道也，万物之纲纪，变化之父母，生杀之本始，神明之府也。"此段话在《素问·阴阳应象大论》中也出现过，但比他多出"五运"二字，旨在进一步申明天体五运的运动性质和时间形式，而阴阳与五行结合的一体化表达，则使得整个系统变得生机勃勃。阴阳不再是五行之外的独立力量，其"消""息"之功推动了五行"相生""相克"的具体运转，并作为五行的原动力，他与五行同时发挥作用。

《素问·五常政大论》曰："故治病者必明天道地理。"在《素问·六微旨大论》开篇，黄帝问曰："呜呼远哉，天之道也，如迎浮云，若视深渊，视深渊尚可测，迎浮云莫知其极……天之道可得闻乎？"岐伯对曰："天之道也！此因天之序，盛衰之时也。"天在此指天之六气，道在此指六气循环。即按六气循环的次序，确定六步盛衰的时位。

天道内涵中的阴阳理论突出表现为六气学说，从某种意义上说，五运六气是《内经》天道观的核心，而六气学说则是五运六气学说的理论基础。六气是指将一年大气分为三阴三阳六气，其化为风、寒、暑、湿、燥、火六种气候要素。天之六气与木、火、土、金、水五行五方之气的结合，则形成了《内经》用以解释宇宙与人体生命运动变化规律的天道的基础。

《灵枢·经别》篇曰："余闻人之合于天道也，内有五藏，以应五音、五色、五时、五味、五位也；外有六腑，以应六律，六律建阴阳诸经而合之十二月、十二辰、十二节、十二经水、十二时、十二经脉者，此五脏六腑之所以应天道也。"这也是天之六气理论在中医的应用。《素问》认为六腑为天气所生其气象天，泻而不藏；五藏为地气所生，藏而不泻。张隐庵在注《素问·六节藏象论》的"天以六六之节，以成一岁"时，指出天之十干，化生地之五行；地之五行，上呈天之六气。人之五藏，应地之五行，食地之五味；人之六气，复应天之六气，气亢害而无承制，则为病。

总之，《内经》五运六气理论对中国古代天道内涵的贡献有以下两点：

一是以"六五相合"的阴阳应象方法为推演格局，论述和推求自然气候变化对生态系统，特别是对人体生命活动的影响。这是先秦诸家天道理论中所不曾提及的。

二是以三阴三阳六气理论为五运六气学说的基础。如果说《易》以阴一阳之为道，那么，《内经》天道观则以三阴三阳之为道，《内经》天道观中的三阴三阳学说不仅是中国传统医学对中国哲学范畴的重大发展，而且是阴阳学说当中一个质的改变。即从对阴阳的定性研究，转而为对阴阳双方的具体的定位、定量标定，而阴阳的由三到一、由一到三又指明了疾病的传变方向，由此三阴三阳本身就具有定性、定量、定位、定向四种含义。因此研究《内经》中的三阴三阳问题对重新认识中医理论框架具有重要意义。

在《内经》中，天道的阴阳表现就是三阴三阳。《素问·天元纪大论》曰："阴阳之气各有多少，故曰三阴三阳也。"而对此阴阳之气比例不调的区分，则形成对气的量化。而《内经》在以三阴三阳观点对一年中的大气进行推步过程中，对大气的阴阳和五行特性都作了特有的处理。并最终形成了五运六气学说。

（三）指"天人合一"之道

《内经》的天道观往往兼指地道，并包含有"天人合一"的意思。这与《周易》三才合一的思想是一致的。"天人合一"是以自然法则为基质，以人事法则为归宿的系统理论，是《内经》天道观的目的所在。《内经》反复强调人"与天地相应，与四时相副，人参天地"（《灵枢·刺节真邪》）。"圣人之为道者，上合于天，下合于地，中合于人事"（《灵枢·逆顺肥瘦》）。"与天地如一"（《素问·脉要精微论》）。认为作为独立于人的精神意识之外的客观存在的"天"与作为具有精神意识主体的"人"有着统一的本原、属性、结构和规律。

面对东方之道或中医之道，西方人总在问"道"的确切意思是什么，这种提问本身即是非常典型的西方式思维方式。事实上，东方之道对于我们是十分具体的，他关系到一种体验，一种切身的感受，一种信息，一种身体力行的实践。

《内经》天道观的最大特性是他既不是向纵深的抽象、分析、推理发展的思辨理性，也不是向观察、实验发展的经验感性，而是某种与现实生活密切相关的实用理论。他是整体的、横向的，注重的是事物之间相互关系及联系的整体把握，是在实用理性的高度上概括出的一个超稳定系统。几千年来，这个系统始终在我们的实际生活中发挥着非同一般的作用，指导着我们认识万事万物。其形式上的齐合性并不是无目的的泛泛组合，而是有着内在深刻的联系性。

天道系统思维的特性如下：①不是任何个别的功能、力量、性质或因素，整体系统结构才是系统的决定性的主要环节。整体不是诸如功能或因素的简单叠加，而是大于其总和，他有其自身性质，而不是各因素综合性质的相加。②不是简单的线性因果，而是如同现代非线性科学混沌研究的实质，是自组织系统及其系统维护，即系统中诸功能、力量的相互作用及其反馈作用才是维持系统协调生命的关键所在。③整个系统不是静止不变的存在，而是在运动中保持动态平衡，具有自我调节性。④整个系统处于圆道之中，循环无端，周而复始，具有超稳定性。⑤整个系统追求的是同气相求，而不是物质能量的等量齐观。

人们往往认为这个系统是笼统的、直观的、粗疏的、神秘的，但事实上，如果我们深入到事物的深层，也许会发现其内在的严格而缜密的论断。在《内经》天道系统中天地人三才都遵循着同一的规律（道）而充满盈盈生机，万事万物是一个有机的整体，通过同化而共同生长不息。

李约瑟在论及中国与欧洲的思想差别时说："中国哲学本源于有机的自然主义……即每一现象都遵循其等级次序与其他现象的相互关联，正是这种自然哲学推动了中国科学思考的进步。"有机的自然主义的核心便是"天人合一"。这是一个具有反馈功能的天人相通而"感应"的有机整体，他强调和谐与完整，而不是对抗与斗争；他主张天人相合，而不是天人分离。人是自然的一部分，又是自然的荣耀，是自然的认识主体，也是他最终的目的。

这种有机的自然观使得几千年中国医道虽老而不衰，始终保持着非凡的、旺盛的活力。即他强调宇宙的统一性，宇宙被视作不可分割的实在，他是永远在运动的、具有生命的有机体，体用不二，灵肉合一。这是我们东方之道世界观的出发点和核心，也是医道的出发点与核心。

无论如何，"医药学领域的事情想在一两分钟内说清楚则是荒谬的"，作为《内经》天道基础的气化论、五运六气等都有着直觉与理性的互补，而这种知觉就其本质而言是超越语言的，这也就是为什么我们在解读中医概念及观念时常常感到力不从心的原因所在。但如果我们纯粹把他视作一种"天人合一"或"天人感应"的简单图式，我们就辜负了古人用心之良苦。所以有人言："现代医学大概需要再发展几十年之后，才可能真正科学地严密地解释和回答中医凭几千年经验所归纳和构造的这一整套体系。因为目前西医的科学水平还处在局部经验概括的理论阶段对作为整体性的人的生物 – 生理机制还极不了解，也就暂时还不可能真正解答中医所提供的种种实践经验及其理论体系，尽管这个体系带着那样明显地落后时代的深重痕迹。"

第八章

中国古气象学在中医的应用

中国古气象学，是我国古代劳动人民根据天文、地理、物候等因素推测气候变化规律的一门学科。观察气候变化，不仅可为农业生产服务，而且还可直接为人类健康服务。《素问·至真要大论》曰："夫百病之生也，皆生于风寒暑湿燥火。"各种异常的气候变化，皆可导致人体发病，掌握气候变化规律，有助于正确地指导对疾病的诊治和预防。早期医学家试图将古气象学引入中医学领域以阐释天时气候变化规律及其对人体生理、病理的影响，于是形成了中医"运气学说"。

运气学说与今天的医学气象学有密切的关系，但二者不能等同。运气学说根据"天人相应"的理论，集中研究气象流行病学，对过去或未来某个阶段的疾病进行预测，而不研究所有气象医学或所有天人相应的疾病，是医学气象学的一部分，与医学气象学具有"种"和"属"的关系。

运气学说所讨论的内容虽涉及时间与空间、各种周期和规律等，但也有异于日益崛起的时间生物医学。时间生物医学研究时间与人体生理、病理以及与疾病发生、发展的关系，着重探讨各种"生物钟节律"，其时间节律的周期可长可短，如日节律、月节律和年节律等，时间因素对人体的影响既可以通过气象因素而直接作用于人体。例如日生物钟紊乱疾病的特点表现在其主要症状（如腹痛、腹胀、腹泻等），每天周期性地几乎非常准确地在同一时间出现，其发生或加重与天气变化关系不大。再如坐飞机短时间内通过几个时区引起的时差病等也属于时间生物医学所讨论的内容。运气学说虽然也研究很多周期和节律，但他"不讨论每一天的天气变化情况，他的目的是对将来某一年或某一段时间的天气变化趋势作出推算"。概括地说，运气学说既区别于时间生物医学，又不等同于医学气象学，明确这一界限，有助于我们对本章的讨论。

运气学说也存在自身的缺陷，后世医家已经认识到这一点。从 20 世纪 70 年代起，人们陆续倡导建立一门"中医气象学"的概念，试图通过多学科对中医的渗透，进一步探索气象变化对人体生理、病理的影响，根据气候变化规律准确地预防和治疗疾病，完善运气理论的内容，有关这方面的现代研究资料极为丰富，我们将以此为基础，展示中国古气象学在中医的广泛应用。

第一节 季节气候变化对脏腑气血的生理影响

早在先秦时期，中医学便对气象变化与人体生理活动的关系有了初步的认识。中医学认为"上下之位，气交之中，人之居也"。人类生活在大自然中，与自然界息息相关，自然界的动植物、水、空气、阳光、土壤等，皆是人类赖以生存的必备条件，在人与他们所组成的生物圈中，大气对人类的影响最大。我们通常所指的气象即是生物圈中大气的物理状态，而大气状态的变化起源于地球的运动与太阳的辐射。在太阳周年视运动中，由于太阳对地球的光照时间不同，故地球上有春、夏、秋、冬四季气候的变化，因而古人很早便知道"因天之序，盛衰之时，移光定位，正立而等之"，用圭表测日影以确定四季和二十四节气。一年四季气温变化的特点是春温、夏热、秋凉、冬寒，影响到农作物也有生、长、化、收、藏的变化，人为万物之灵，也能适应季节、气候的变化。

人体五脏与四季气候相应。春天气温回升，大地复苏，万象更新，植物发芽、抽穗，动物也从冬眠中醒来，这种生发、条达、舒展的气候特点与肝脏主升、主动的特性相适应，故肝与春气相通。夏季烈日炎炎，气温最高，自然界枝繁叶茂，蝉噪蛙鸣，这种炎上、温热的气候特点与心脏主明、主动的生理特性相应，故心与夏气相通。秋天植物纷纷落叶，动物也将进入冬眠，气温逐渐降低，气候凉而劲急干燥，符合肺肃降、收敛的生理特性，故肺与秋气相通。冬天气候寒冷，万物萧条，动物掘穴而居，这与肾主潜藏的生理特性相应，因而肾与冬气相通。这表明：季节性气候变化与五脏的生理功能具有相关性，故清末医家张山雷颇有见地地说："五脏非血肉之五脏，乃四时之五脏。"

气血的生理也受气象变化的影响，其中以气温、气压的影响尤甚。中医认为：血气"喜温而恶寒"，气候的寒温变化，对气血的生理产生明显的影响。一般而言，气候温和，日光明亮，则血液濡润，卫气充盛，气血易于流动；若天气寒冷，日光荫翳，则人体的血液凝固而卫气沉伏，这为合理解释气象变化对气血的病理影响及确定相应的治法提供了依据。有人对人体血液的某些生理指标进行分析，发现他们存在季节性差异。如人体血清总蛋白、白蛋白、血色素、白细胞、二氧化碳结合力，呈现冬季高于夏季的规律变化，血液的黏稠度增加，血液运行缓慢，符合中医"寒则血液迟涩难行"的认识。有人还提出：人的卫气居于肤表，与外界直接相通，凡光照度的强弱、气温的寒热、气压的高低等气象因素均可影响卫气的生理。

水是人体的重要组成，从水分的出入、分布、调节、控制上，也可以看出气象因素与人体生理活动的密切联系。《内经》称："天暑衣厚则腠理开，故汗出；天寒则腠理闭，气湿不行，水下留于膀胱，则为溺与气。"人体在一年四季中的水液代谢总是维持着相对的动态平衡，气温的升高，伴随出汗的增多，人体排尿自然减少，反之亦然。现代医学气象学常将这一现象作为衡量气象因素对人体生理影响的典型例子，中医的认识却比之早出上千年。

经气的运行也受季节气候变化的影响。"春气在经脉，夏气在孙络，长夏气在肌肉，秋气在皮肤，冬气在骨髓"，这为四季针刺的进针深度及操作方法的选择提供了理论依据。

脉诊是中医学独特的诊断方法之一，可候五脏的虚实、气血的盛衰变化。中医很早便观察到：脉象随四季气候变化而各不同，春脉微弦，夏脉微钩，秋脉微毛，冬脉微石。冬季气温低，气压高，气温低则人体常处于拘束状态，脉呈紧象，气压高则血液流向体表时受到外界的阻力增大，脉亦因之而沉，形成深沉有力、其状如石的冬脉。一到春天，气温渐高，气压渐低，天气由寒转暖，阳气渐长，阴气渐消，春寒料峭乍暖乍寒，故脉由深沉转为浅浮，其中仍带紧张的余热，浅浮为阳动之征，紧张是阴恋之象。夏季气温高，气压低，气温高则人体肌肤血管舒张，外界阻力减弱，故脉象浮而大，切之稍减不空，好似钩状。秋天气温渐低而气压渐高，人体肌肤血管开始收缩，血液流向体表不如夏日盛，但脉管仍带扩张之余势，脉象轻虚而浮微，似毛状。《素问·脉要精微论》形象地描述道："春日浮，如鱼之游在波；夏日在肤，泛泛乎万物有余；秋日下肤，蛰虫将去；冬日在骨，蛰虫周密，君子居室。"这种脉象类物候的现象正说明人体同自然万物一样均受季节气候变化的影响。

上海中医药大学院张伯讷等人使用脉象仪对 16 例 18～35 岁正常男青年进行了一年的脉象观察（实验中为排除病理脉象，同时测定实验对象的血压、体温及心电图等变化），发现正常青年四季脉图的波幅和图像出现有明显的改变：主波幅在夏季最高，冬季最低，与同时测得的自然室温呈正相关，经 T 检验，四季之间主波幅的变化有非常显著的差异（$P < 0.01$），这为《内经》"四变之动，脉与之上下"的观点提供了科学依据。观察还表明：气象因素（气温、气压、湿度）对脉图的变化也存在明显的影响（$P < 0.05$），通常气温高、气压低、湿度低，则波幅增大，反之则减小。有人还发现，脉率除受不同季节的气候影响外，还受天气变化的影响，当暖锋通过时，脉率增快，说明气象变化确可引起脉象的改变。

脏腑、气血、津液、经络的生理及脉象等受四时季节气候变化的影响，说明对人体生理机能的研究，不能仅仅局限在机体内部，而且要综合考虑自然界的气象、地理以及心理、社会诸方面的因素，其中气象变化的影响尤其不能忽视，中医"人与天地相参，与日月相应"的理论正是基于上述观察得出来的，他反映了中医从宏观整体认识客观事物的方法，这是中医学的精华所在。

第二节　气象变化与人体发病的关系

研究气象变化与人体发病的关系，须首先弄清异常气象因素的致病性。

中医认为：引起疾病的原因不外六淫、疫疠、七情、外伤、饮食劳倦、痰饮、瘀血诸方面，其中风寒暑湿燥火六淫便是自然气候失常、失序的结果。寒、暑、火与温度的高低有关，燥、湿属于湿度的两极变化，风则与风速、气压有关。中医使用正常、太过、不及等对气象因素进行分析，一般处于正常状态下的风寒暑湿燥火统称"六气"，湿度太大则生湿邪，不足又生燥邪；温度太高变生暑、火、热邪，过低则生寒邪。六淫致病用今天的观点衡量，除了气候因素外，还包括生物（细菌、病毒等）、物理、化学等多种致病因素作用于机体所引起的病理反映。中医所指的六淫，实质上包括两种主要因素，一是各种气象因素，如温度、湿度、气流、气压、光照度及日月与其他星体对人体影响；二是生物性致病因子，如流感病毒、疟原虫等。

六淫致病，多引起外感疾病，由于这类疾病与季节、气候变化关系密切，故又称"时病"。其致病特点表现在：与季节气候，居处环境有关。六气具有季节性，因此六淫致病也有明显的季节特征，一般春季多风病，夏日多暑热病，秋天多燥病，冬时多寒病。《礼记·周礼》载："春时有瘠首疾，夏时有痒疥疾，秋时有疟寒疾，冬时有嗽上气疾。"这是对季节气候变化致病较早地认识。六淫为病与居处环境也有关，如久居湿地易感湿邪为患等。自然界的各种气象因素并非孤立地存在，而是在相互影响、相互作用中构成各种错综复杂的气候状态，故六淫邪气既可单独侵袭人体，也可两种或两种以上合邪犯人。在发病过程中，六淫邪气既可互相影响，又可在一定条件下相互转化。人体的口鼻、肌肤、皮毛直接与外界相通，他最易受到异常气候变化的影响，故六淫的致病途径亦多从口鼻而入，或从肌肤而入，甚或两者同时受邪。

六淫致病除具有上述共性外，还具有个性，他们在性质和致病特点上的差异决定了其不同的发病类型。

风淫为病。大寒至惊蛰，为风木当令。风为阳邪，其性开泄，易袭阳位，故太阳中风多见头痛、项强、恶风、汗出等症。风性善行而数变，故致病多具游走不定的特点，如风痹痛无定处、风疹此起彼伏等。风邪又常成为外感病之先导，多种病邪挟风而入，形成风寒、风热、风湿、风燥等。从温病学上看，风为春季主气，故春季易患风温与春温等病。风发病快，传变速，易逆传心包，符合风善数变的特性。此外，根据五行生克乘侮理论，风属木，风邪胜易犯脾土，临床上往往还可出现消化不良、腹胀、腹泻等脾胃受累的症状。

寒淫为病。小雪至小寒，为寒水当令。寒为冬季的主气，隆冬之际，天寒地冻，人若受之，多病伤寒。寒为阴邪，易伤阳气，人体阳气受损，功能被抑制，出现以寒象为主的症状。由于感寒的途径不同，可分为伤寒与中寒两种类型：伤寒为寒邪伤于肌肤，啬啬恶寒、翕翕发热；寒中脾胃则腹脘冷痛、呕吐清水、下利清谷等。又寒主凝滞、收引，常使筋脉拘挛，气血不畅，故寒邪为病多引起痛证，如寒痹等。

暑淫为病。暑为火热所生，独发于夏季。暑邪致病有伤暑和中暑之分，二者在程度上在轻重不同。暑为阳邪，其性炎热、升散、易耗气伤津，多侵入阳明胃而见壮热、汗多、心烦口渴、面赤气促等证，清代医家叶天士有"夏暑反自阳明"之说。暑邪伤津太过，气随液脱，元气不足，此时可出现身倦乏力、短气懒言等症状。此外，暑热过盛还可内传心包，扰乱心神而致神昏谵语，如《素问·六元正纪大论》称：炎火行，大暑至……民病少气，甚则瞀闷懊憹。善暴死。

湿淫为病。大暑至白露，湿土当正值长夏季节。暑热太盛，热蒸湿动，天气炎热难受，空气中湿度最大，因之感受湿邪发病者亦多。湿为阴邪，其性重浊、黏滞，易阻遏气机，病多胶着难解、缠绵不愈。湿邪又易伤脾阳，脾湿不运，水湿中阻，可见脘腹胀满、食欲不振、大便溏薄、四肢酸楚、口中黏腻等症。

燥淫为病。秋分至立冬，为燥金当令。时值秋高气爽，气候干燥。燥邪犯人，其病变部位多以肺为主，出现干咳少痰甚或咳血症。根据感邪的时间和所见症状的不同，又可分为温燥与凉燥两种。

初秋有夏热余气，燥与热相合，病发温燥；深秋有近冬之寒气，燥与寒相合，发为凉燥。无论何种情况，均可导致机体出现干燥失润症。

火淫为病。春分至立夏，为君火当令。火为阳盛之气，虽于炎热季节多见，但六气皆从火化，又不可拘泥于某一季节。火热炎上，致病具有发病急、传变速，易逆传心包，出现神昏谵语的特点。火易生风动血，耗气伤津，其犯人体，或引起肝风内动，或导致各种出血症状，或引发皮肤疮疡，常因侵犯人体的部位不同而见到诸多症状。

六淫致病的理论是中医对气象病因学的贡献。他概述了不同季节气候下人体易感受的邪气、发病类型以及疾病发展的趋势，为确定病变的性质、部位，寻找防治措施提供了依据。

中医常通过"仰观天象，俯察地理"，认识大自然复杂的变化规律。因此，古代医家除以能够直接感受到的六气变化去认识病因外，还根据太阳、月亮、星体的运动探讨疾病发生的根源。

《素问·生气通天论》曰："故天运当以日光明。"太阳的规律运行对维持正常的气候起着重要作用，若太阳发生日食等变化，就会扰乱天气，导致自然界的阴阳失调，并破坏人体阴阳气血的平衡状态。现代认为日食、月食等异常天象，可改变大气的温度、气压、气流及扰乱地磁等影响天气，导致人体发病。

有关日食的最早记载可追溯到两千多年前的《诗经》，汉以后的史书多有记录，并提出"日为阳精……为月所掩，即阴侵于阳"的观点。1980 年 2 月 16 日，我国云贵高原出现日全食，上海等地的医务工作者肩扛仪器，长途跋涉到云南，选择健康人、患者等为对象进行了多项生理、病理指标的观测，取得了可喜成果，为探索日食与人体发病的关系提供了宝贵的资料。有学者对 15 例西医诊断为高血压、冠心病的患者（按中医辨证阴虚火旺者 8 例，阳虚者 7 例）进行了日食前后脉压、脉率等项指标对比观察，发现阴虚火旺组日食时脉象偏沉，与日食前的脉象对比具有显著性差异。在脉率方面，两组患者在日食期间大多减慢。对日全食前、中、后三天脉图主要参数的均值进行比较，发现阴虚火旺者日食时比日食前高，有显著性差异（$P < 0.05$），阳虚患者虽有差异，但不显著（$P < 0.01$）。将日食前后二个时间的脉图进行比较，提示阴虚火旺者日食后与日食前相比，面积增大，主波升高，降中峡升高，经统计学处理均有显著性差异。阳虚病人日全食后与日食前相比，脉图面积减小，主波和降中峡降低，经统计学处理也有显著性差异，表明日食对阳虚患者和阴虚火旺患者均有影响。有人对 20 例高血压病人和 5 例冠心病人进行了日食前后交感神经兴奋性的测定，发现日食前一天病人交感神经显著抑制，表明日食当天的改变。日全食对具有阳虚见证的心血管疾病患者的垂体 – 肾上腺皮质功能有较明显的抑制作用。还观察到：日全食发生时，阴虚火旺型高血压、冠心病患者的 cAMP/cGMP 比值显著下降，与日全食前后比较，有显著性差异（$P < 0.05$）。按上海二医确定的血浆中的 cAMP/cGMP 比值降低为阳虚的标志进行判定，提示该组病人在日全食时有转向阳虚的趋势。不少病人在日食时所出现的症状，都可用阳气虚衰或阳气失调的病机去解释。

太阳黑子的异常活动也是影响人类健康的一种因素。他主要影响对流层天气，首先是影响对流层中大规模的气流运动，即影响大气环流的强度和状态，通过大气环流的改变，再影响到世界各地的天气。太阳黑子还可引起地磁扰动，导致生物体出现异常的变化。我国对太阳黑子的认识有悠久的历史。早在东汉时期，古代的天文学者便用肉眼观察到太阳黑子并作过详细记录。"日斗"是古人描述黑子现象的专用名词之一,《大唐开元占经·日占二》引《海中占》称:"日斗月蚀,主病眼、偏枯、口舌、咽喉、心腹。"记述了太阳黑子活动期易发生的多种疾患。

有专家认为《内经》所载"岁火太过"的内容,与太阳黑子的活动及期限对地球所产生的各种影响相吻合。这种相似之处表现在:二者周期接近。风火太过的平均周期为12年,太阳黑子为11.4年左右,因此他们造成自然界出现异常气候的周期亦一致。再者是他们的病理症状相符,风火太过的病因病理机制多属暑、火、热的范畴,按八纲辨证为阳证、实证、热证。现代资料显示,太阳黑子活动异常所引起的病证大部分亦属阳证、实证、热证,这为我们从中医角度探索太阳黑子对人类的影响提供了借鉴。

气候的异常变化,并非使每个人都患同一种疾病。实际上,由于存在体质上的差异,因之人们在感邪种类、病变深浅乃至疾病转归上都各不相同。例如素体脾虚湿盛之人每逢阴雨连绵(风湿痹证等)症状加重,这种被现代学者称为"气象敏感"的现象即是中医病因学上所说的"同气相求"理论。"同气相求"是指人体内在的某种因素与外界的致病因子相对应,从而形成一定类型的疾病。"同气相求"包含量两层意思:首先是指某种体质容易感受相应的病邪;其次,发病类型与传变趋势的倾向性,也与病邪性质和体质类型密切相关。

中医很早便认识到:体质差异使人们对季节性气候的适应性也明显不相同。《内经》按五行理论将人群分为木、火、土、金、水五种体质类型,认为木型、火型之人"耐春夏不耐秋冬",土形、金形、水形之人"耐秋冬不耐春夏",粗略地勾画出气象与体质相关联的大体轮廓,为中医体质学说的形成作出了贡献。匡调元认为:人类体质可分为六大类型,即正常质、晦涩质、腻滞质、燥红质、迟冷质、倦白光质,并指出人体所患病证的性质往往与外邪和体质类型的综合影响有关,如病一时不愈,其病变发展趋向及传变过程亦往往取决于体质因素。

综合古今有关体质分类的资料并结合生活及临床观察,我们将气象病理体质分为下述五类。如表8-1所示:

表8-1 气象病理体质类型

类型	体质特点	所畏及易感邪气	发病的气象条件
水 形 迟冷质	素体阳气不足,形寒怕冷,喜进热饮,行动迟缓,小便清长频多,易患腹泻、身肿诸证	不耐寒邪,易为寒病	冬季及气候,骤然转冷
火 形 燥热质	素体阴虚,口干舌燥,身体清瘦,性情急躁,舌体瘦小脉数,大便干燥,小便短赤,干咳少痰	不耐暑热,易感温邪或燥邪为病	春夏季和秋季,气候燥热
土 形 胖腻质	素体湿胜,形体肥胖,舌苔垢腻,口淡无味,喘咳痰多,喜食酸辣,好睡懒动	不耐湿邪,常因外湿引发,其病为肿为泄	夏秋之交,湿盛之时,或秋季,梅雨季节
金 形 白光倦质	素体气血不足,肺虚尤盛,面色白光白,瘦虚胖,倦怠乏力,虚汗不绝,稍解衣即感邪,以致终年感冒不断	既不耐寒又不耐暑,可感多种邪气为患,尤以风邪为主	季节转换之时或气候变化过骤或汗出当风
木 形 躁郁质	素体心肝之气忒旺,情绪变化无常,或烦躁多想或抑郁不舒,易受刺激,食纳少,多失眠,口干苦,脉弦	异常气候变化作为诱因,导致多种情志病变	季节转换或气候变化过骤,天气晦暗易致郁证

从疾病发生的机理看,体质因素是发病的内在条件,一旦遇上相应的气象环境,外因作用于内因,同气相求,便可引发某种疾病,正如《内经》所说:"其中虚邪也,因于天时,与其身形,参以

虚实，大病乃成。"" 天时"便是诱发疾病的气象条件，" 身形"便是不同的体质类型，二者相合则发病，从而把气象因素与体质因素有机地结合在一起。有资料表明：精神分裂症患者每逢阴雨天症状加重，在强大寒流入侵时，原来已趋不稳的病人出现骚动与病情反复。雾天，病人自杀者人数较其他天气为多。还有人发现，当某地气压突然下降，气温相对高，出现闷热天气时，有些人精神上陷入不知所措、沮丧、抑郁，或表现为坐立不安，工作效率降低等，这类人平素极易受情绪刺激，属于躁郁型体质。

划分体质类型，也广泛适用于气象病理学，特别是有关气化学的研究。中医讲求六气的气运变化，并用以阐释疾病的病理，如《内经》" 病机十九条"即是。金元时期的医家刘完素还通过" 兼并同化"的理论，提出六气皆能化火之说，认为" 识病之法，以其病气归于五运六气之化，明可见矣"，对后世有很大的影响。气化学说还认为：人体感邪之后，由于体质各异，病邪的传化也不相同。如同样地感受湿邪为病，水形迟冷质和土形胖腻质者，湿多从寒化，形成寒湿病变；火形燥热质者，湿多从热化，导致湿热病变，二者治各有异，因此，辨病当" 审察病机，无失气宜"。

几千年来，中医在与自然气候做斗争中，为保障人民健康作出了贡献。流传于世的医学著作，如《伤寒论》《温病条辨》等，大多不同程度地涉及古气象因素与疾病关系的内容，尤其是对与气象因素关系密切的疾病种类的认识有许多独到的见解。我们在这里将一些医家著述中提到的与天气变化关系密切的部分病种作简略的介绍。

1. 痹证

类似现代医学所称的关节炎。该病的典型症状以痛为主，往往随天气的异常变化而加剧。《素问·痹论》曰：" 风寒湿三气杂至，合而为痹。"明确指出寒冷潮湿的气候条件是引起痹证的原因。风寒湿三邪的偏盛，可使症状表现不一，" 其风气胜者为行痹，湿气胜者为着痹，寒气胜者为痛痹"。现代医学的认识与此吻合。有人观察一组关节炎病人，发现当有暴风雨时，90% 的病人疼痛加剧，晴天则疼痛减轻。气压下降可引起 72% 的病人疼痛加剧，大部分病人症状的波动与气压曲线平行。当日温度升高或降低 3℃，日气压变化升高或降低 10 毫摩尔以上，日相对湿度变化大于 10%，关节炎病人出现疼痛的情况就会显著增加，而且疼痛发作也可在天气变化的前一天出现。

2. 温病

温病是由温热病邪引起的热象偏重、易化躁伤阴的一类外感疾病。温病的发生与气候变化有关，《温病条辨·原病篇》卷首引《素问·六元正纪大论》之语，指出运气对温病发病的影响。温病包括风温、春温、暑温、湿温、伏暑、秋燥等，其发病具有明显的季节性。一般冬、春季多风温、春温，夏季多发暑温、长夏季节为湿温、伏暑，秋季多发秋燥等。部分温病类似现代的流行性传染病。各种传染病都有好发季节。有的传染病仅限于一年中某一季节发病，在其他季节并不发生，而某些传染病却可在各个季节都能见到，但其发病高峰、暴发流行却集中于一年中的某些月份，这与温病的发病特点相似。

3. 伤寒

伤寒是指外感寒邪，感而即发的一类病证，本病多在冬季气候寒冷之时发作。张仲景《伤寒论》设有专章" 伤寒例"献计献策论时节、气候与伤寒发病的关系。" 伤寒例"第一条" 四时八节二十四气七十二候决病法"便开宗明义地指出:"冬时严寒,触冒之者乃名伤寒耳","从霜降以后,至春分以前,凡有触目惊心冒霜雾,中寒即病者,谓之伤寒"。

4. 中风

中风多感受风邪或风寒之邪为病,中医内科学将之分为中经络、中脏腑两类。中经络者,病者外感风邪,邪气入中经络,病人以肢体麻木为主证。中脏者,病突然昏仆,不省人事。该病类似现代医学所称的脑血管意外。有人通过对 308 例中风患者的发病时间进行调查,发现中风发病在一年内以 3、4、5 月份的春季为发病高峰,三个月共 109 例,占 35.39%,8 月份发病例数较少,仅 13 例,占 4.22%,9～12 月份较为平稳。资料还表明:冬三月发病 72 例,占 23.37%,甚于夏秋两季,提示风寒之邪是诱发中风的主要外因,由此得出气压高、气温低的季节易致中风,气压低而气温高的季节不易发病的结论。

有人还通过对 635 例脑血管猝发意外病例进行分析,认为凡客气属阳明燥金,即气候以干燥为主时本病的猝发率增高。此外,若遇燥金克风木、太乙天符之年的最盛气以及其各年中凡运气对本病所忌时,脑血管意外的猝发率均增高。这符合《内经》"燥之胜也,风木受邪,肝病生焉"的观点。

5. 先兆子痫

妊娠先兆子痫是指妇女妊娠晚期阴阳失调,阴虚阳亢,出现以头晕、头痛、视力模糊、血压升高为主的证候,多为外风与内风相合而发病。刘宗厚《玉机微义》谓:"某地高埠,四时风多雨少,天气常寒,每遇中风或暴死者多,盖折风燥烈甚也。"指出本病与气候变化有关。本病类似于现代医学的重度妊娠中毒症。有人对 189 例先兆子痫及 156 例子痫患者发病与气象条件的关系进行了观察,发现本病以 10～2 月(秋末～早春寒冷季节)为多,共 235 例,占 68.3%,其他月份共 110 例,占 31.7%,经统计学处理,有非常显著的差异(P < 0.001)。人体阴虚阳亢者其预产期若落在早春寒冷季节则发病率较高,说明气候因素与疾病的发生有关。

6. 咳嗽

本病相当于现代医学所指的慢性支气管炎等病,以咳嗽咯痰、气紧为主要表现。本病多在冬季复发,有一定的季节倾向。《礼记·周礼》便明确指出:"冬时有嗽上气疾。"上气是古病名,指以气急上逆、喘促不宁为主症的病变。有人对感冒、慢性支气管炎病人进行了连续四年(1974—1977 年)的观察,发现其每年的发病均出现两个峰,11～1 月的冬季呈现高峰,3～4 月的春季为低峰,说明该病的发生与寒冷气候有关,符合中医的论述。中国科学院在全国 20 多个地区进行调查,证实年平均气温低的地区慢性支气管炎发病率高,而且慢性支气管炎病人每年疾病的复发与病情加重也与天气有关。四川绵阳地区观察到气温日变差大,可使患者病情加重。甘肃天水地区慢性支气管炎病人病情恶化在月平均气温低于 0℃,风速大的月份增多,也就是当气温低、湿度低、气压高、风速大时,病情加重。

7. 皮肤病

皮肤病是多种皮肤疾病的总称,气候、季节的变化与本病的发生有密切的关系。一般春季风邪所胜,易生疟瘰;夏秋之交暑湿蒸,易生暑疖,此即《礼记》所说"夏时有痒疥疾";冬令为严寒所侵，易生冻疮。他如脓疱疮，《疮疡经验全书》称：此疮"皆由受酷暑热毒之气，蒸入肌肉"所致。再如瘾疹，类似于现代医学的荨麻疹。《诸病源候论》释其病因说："邪气客于皮肤，复逢风寒相折，则起风瘙瘾疹。"赤疹"得天热则剧，取冷则灭"，白疹"得天阴雨冷则剧，出风中亦剧，得日光暖则灭，著衣身暖亦瘥"，说明该病有随天气转化发作或加重的趋势。

8. 胸痹

胸痹是以"胸中痛、胁支满、胁下痛、膺背肩胛间痛、两臂内痛"为特征的一种病证，类似于现代医学所说的冠心病心绞痛。本病的发生，除机体自身的因素外，常可因节气变化诱发或加重。中医运气学说认为，气候过于炎热，可诱发本病："岁火太过，炎暑流行……甚则胸中痛、胁支满、胁下痛、膺背肩胛间痛、两臂内痛。"相反，气候过于寒冷也可诱发本病，这是因为"寒气入经而稽迟，泣而不行，客于脉外则血少，客于脉中则气不通，故卒然而痛。"《古今医鉴·心痛》也说："心痹痛者，或因身受寒邪。"这与现代医学将心肌梗死分为秋冬型与春夏型相吻合。国外医学气象学的研究也表明：冷锋与暖锋对本病都有影响，温带地区以秋冬为多，主要受冷空气影响，在热带则不同。美国得克萨斯州夏季特别热，心肌梗死多在 7 ～ 8 月份发生，特别在日最高气温大于 37℃时，出现发病高峰，这与运气学说的阐述相一致。

第三节　气象要素对辨证诊断的指导意义

古气象学认为：构成气象变化的因素是多元的，包括风、寒、暑、湿、燥、火六种基本的气象要素，他们在气象变化中起着各自不同的作用，即"燥以干之，暑以蒸之，风以动之，湿以润之，寒以坚之，火以温之"（《素问·五运行大论》）。无论何种气象要素出现盛衰变化，都可导致天气的异常变动，引起人体发病。自然气候的变化虽然复杂多样，但只要弄清气象要素之间的内在联系，便可把握其规律。因此，运气学说既用气象要素的异常（即六淫）讨论发病的原因，同时又致力于研究各气象要素之间的内在联系，掌握气象变化的客观规律，为中医辨证诊断服务。

运气学说认为：自然气候尽管年复一年，重复循环，但每年的气候变化却不尽相同，存在每年的周期特征（运气学说用十天干表示），这种自然气候的规律变化对生物体（包括人类）具有重要影响，其影响在胚胎发育期尤为突出。在胎孕期间，某种气象要素的偏盛或偏衰，都可引起与之有关的气象要素发生生克乘侮的变化，导致当年气候的异常改变，进而影响人体相关脏腑的发育（例如胎孕期燥气偏盛，则金能乘木，亦能侮火，木火在五脏配属上属肝心，故胎儿在先天发育中表现为肝、心二脏发育不健全）。胎儿出生后，其先天发育受到影响的脏腑在后天的特定气象环境中最易发生病变，此即《内经》"所谓治化，而人应之"的理论。有人根据这种理论提出"人体胚胎发育期病理内脏定位自然规律"，利用运气学说指导对疾病的辨证与诊断。如表8-2所示：

表 8-2　人体胚胎发育期病理内脏定位自然规律

甲子年天干序	甲		乙		丙		丁		戊		巳		庚		辛		壬		癸	
公用年个数序	4		5		6		7		8		9		0		1		2		3	
五运治化类序	土⁺		金⁻		水⁺		木⁻		火⁺		土⁻		金⁺		水⁻		木⁺		火⁻	
胚胎病理定位	肾	肝	肺	心	心	脾	肝	肺	肺	肾	脾	肝	肝	心	肾	脾	脾	肺	心	肾
病理状态	实		虚		实		实		虚		实		虚		实		虚		实	

　　查表说明：胚胎发育期是指各人出生前的 10 个月，跨年度者查 2 年。公历尾数序如"1"是指 1961、1971、1981 年等，前后各年可参照日历类推。表中"+"号表示当年运气太过，"-"号表示运气不及。病理定位的内脏是指实质脏器，虚实代表发病后的病理性质，其发病的轻重缓急与上代遗传有一定的关系。

　　上述根据胚胎期气象要素太过、不及的运气原理诊断疾病的方法，经过验证具有较高的符合率。有人统计胎经戊午年 6 个月以上的小儿 210 例，其中发生肺系疾病的有 187 例，占 89%。同时还考察了胎经戊寅（1938）10 例，戊子（1948）12 例、戊戌（1978）5 例、戊申（1968）20 例不同地点出生的 47 人，发现其中有肺系疾病病史的占 28 例，有肾系疾病病史的共 29 例。他们在患其他疾病时一般都容易治愈，而患肺肾二系疾病时，就难完全根治，在过累或者受寒等影响下，多数都曾复发过，且年龄越大和越小，复发率就越高。

　　有人还运用上表，对逐年出生的儿童进行病理定位，其结果大多与心电图、X 线及化验检查相吻合。调查表明：胚胎发育期经过 1971 年的小儿，很多有过肾虚浮肿、肾虚哮喘和多种皮疹，似现代医学的肾炎、过敏性哮喘和皮肤病；胎经 1972 年的小儿多数有过胃肠疾病和咳嗽；胎经 1973 年的小儿多数得过寒湿性的肢体疼痛，颇似现代医学的风湿痛；胎经 1974 年的小儿多数患过湿热郁蒸的咽部红肿、浮肿和黄疸，类似现代医学的扁桃体炎、肾炎和肝炎；胎经 1975 年的小儿多数都有过久咳及风湿、心悸等病证，这不仅有利于辨证诊断，而且对疾病的普查粗筛工作提供了方便。有人还发现：十二指肠溃疡的发生率与胎历时间也有关。凡胎儿期经历丙寅年，相似公历年个位数逢 6 的年份一个月以上者，无论其种族、职业、居地如何，均可发生十二指肠溃疡病，其自然发生率在 90% 以上，比胎儿期经历其他年份的自然发生率高 2～8 倍。

　　有人根据林姓病人生于壬辰木旺太过之年，按运气学说推算属"岁木太过，风气流行，脾土受邪"，结合临床症状，诊断病人为肝木偏亢且克脾土之证，纠正了前医辨属肝胆湿热的误诊，将前医所投的龙胆泻肝汤改为抑木扶土补金之剂，使疾病很快痊愈，提高了辨证诊断的准确率。

　　分析各气象要素之间生克乘侮的变化，并将之与五脏相对应，可用以推测疾病的死亡预后。有人对 1137 例死亡病人的分析表明：肝脏病死于木（风）、土（湿）运年的比例较高，湿土之气偏盛可以反侮风木，故肝脏病在土旺之年加重或死亡。运气学说将每年气候的常规变化称为主运，由五岁分司一年中的五个运季，每岁所主时间为七十三天零五刻，从大寒日天始计算，每每如此。统计表明，1137 例死亡病人中，肺脏病死亡运季的峰值在初运（风木），以木气反侮肺金而死者居多；脾脏病死亡运季的峰值在四运（燥金），金气肃杀，脾主运化的动能衰竭，其死亡者故多；心脏病死亡运季的峰值在五运（寒水），为水乘火之故。运气学说还认为，疾病的加重或恶化与主气也有关。主气即是农历每年二十四个节气分成六等分，以四个节气为一步，每步约六十天又八十七刻半，每年均从大寒日算起（土侮木），脾脏病在四、五之气死亡最多（太阴湿土同气相求，阳明燥金子病犯母），肺脏病在初之气死亡最多（木侮金）。

气象要素在各个季节呈现高低强弱的差异，导致不同脏腑的病变也出现差异。另外，病情加重或死亡亦带具有一定的季节性。掌握这个规律，有助于推测疾病的预后。通常肝脏疾病如果在夏天未及时痊愈，到秋天疾病往往加重或死亡；心脏疾病如果长夏季节仍未康复，到冬天就会加重；脾脏疾病在秋天仍未治愈，则明年夏天就会加重。肾脏疾病，春天未治愈，则长夏之时就会加重。有人对 2892 例死亡病例的统计表明：心脏病的死亡数以夏、冬季最多，胃溃疡穿孔在冬、春季显著增多，肿瘤、炎症、血证的死亡数以夏秋季为最多，证实了《内经》的推论。有人对 489 例死亡病人的调查表明，溃疡病出血、肝硬化大出血、脑出血死亡的病例以春季为多，呼吸道疾病的死亡率在 2 月份最高。有人通过对 740 例死亡病例进行分析，获得各主要病种的死亡率为：肺心病、尿毒症、肝坏死等以冬春为高，肺结核死亡以春季为多，脑出血、风心病以冬夏为多。有人统计表明：肺心病的死亡时间多在冬季，其百分比显著高于春、夏、秋三季（$P < 0.01$）。

节气也倍受古气象学家的重视，因为节气处在阴阳交替、寒暑更迭之时，气温、气压等气象因素变化较大，是宿疾复发、重病转危的关键时刻，民间也有"节气日易发病"的说法。有人对 2892 例死亡病例的分析证实：节气日的平均死亡数高于节气日前后 3 天的死亡数，显著高于非节气日的平均死亡数，经统计学处理有显著性差异（$P < 0.01$）。有人分析了 21 年每个月节气与非节气中的疾病死亡情况，得出节气死亡数非常显著地高于非节气死亡数的结论（$P < 0.01$）。有人对 740 例死亡病例的分析表明：节气日死亡数高于普通日，但节气日 3 天内或节气日 5 天内死亡人数均不高于普通日，死亡数较多的节气日有清明、惊蛰、小满、秋分，其次是大寒、立秋、谷雨、雨水。

第四节　不同气象条件下的治疗原则

中医不仅将古气象学用于对于人体生理、病理现象的分析，而且将之用于疾病的治疗，强调治病用药应该根据季节与气候的变化，因"气"而施治。

气者，岁气、气候也。运气学说认为：气有胜复，风寒暑湿燥火等气象要素常出现太过与不及，影响到气候也各年不同，这就要求人们根据逐年气候变化的特点确定治则。《素问·至真要大论》提出不同气象要素司天在泉时的用药法度。如在司天之气中，若属风淫所胜，则以辛凉药平其胜气，辅佐以苦甘之药，又用甘味药缓其急，以酸味药泻其邪；若属热淫所胜，则以咸寒药平其胜气，辅佐以苦甘之药，又用酸味药收敛阴气等等。

在一年中，由于有春夏秋冬四季以及随之而来的气候变化，中医也主张治各有异，提出"用寒远寒，用凉远凉，用温远温，用热远热"的用药原则。前面的寒凉温热四字指的是药性，后面四字指四季的气候特点，意为用寒药者，当远岁气之寒；用凉药者，当远岁气之凉；用温药者，当远岁气之温；用热药者，当远岁气之热。

中医还把一个医生能否参照气象变化治病用药作为判断其医术高明与否的依据。《内经》提出："不知年之所加，气之盛衰，虚实之所起，不可以为工也。"后世有"不明五运六气，检遍方书何济"的警世之语。清代医家吴琨也告诫："岁气有偏，人病因之，用药必明乎岁气。"历代医家根据季节、气候的变化特点灵活用药，为我们留下了十分宝贵的经验。

李东垣提出，四季的治疗皆有大法：春宜吐，象万物之发生；夏宜汗，象万物之浮而有余；秋宜下，名胜万物之收成，推陈致新，而使阳气易收；冬周密，象万物之闭藏，使阳气不动。对于用药，东垣主张根据气候、季节的特点加减化裁。如春时有疾，于所用药内加温气药，冬月疾加大热药。关于用药禁忌，东垣主张冬不用白虎，夏不用青龙，春夏不服桂枝，秋冬不服麻黄。这是对《内经》治疗原则的具体应用。不仅如此，东垣还根据季节气候变化制定不同的处方，如春用补中益气汤，长夏用清暑益气汤，秋用长阳益胃汤，冬用神圣复气汤。即便在一张处方里，东垣也主张随时令的变化加减药物，如羌活愈风汤，他在方末写道："望春、大寒之后，加半夏二两、柴胡二两、人参二两，望夏之月半加石膏二两、黄芩二两、知母二两，季夏之月加防己二两、白术二两、茯苓二两；初秋、大暑之后加厚朴二两；霜降之后望冬，加附子一两、官桂一两、当归二两。"加减如此精详，体现了东垣根据不同气象条件用药的治疗风格。

明代医药学家李时珍"顺时气而养天和"之说，创制了"四时用药例"，提倡春月宜加薄荷、荆芥之类，以顺升之气；夏月宜加香薷生发之类，以顺夏浮之气等。其他如清代医家王燕昌在《王氏医存》中也专列"夏月用药法"，皆是医家们根据不同气象条件选择用药的宝贵经验，值得深入研究。

古代医家还在他们的著述中留下了根据气象变化规律灵活用药的大量医案及救误病案，理论结合实践，为我们阐明了因时用药的重要性。《卫生宝鉴》记载了罗天益"用热远热"的一则医案，颇有教益。一刘姓病人于戊寅夏月因劳倦饮食不节，复伤冷饮而得疾。其脉证阴多而阳少，辨为脾受寒湿，中气不足。当此之际，用寒药则顺时而违病本，用热药则从本而逆时气。罗天益谓："此乃寒热俱伤，必当从乎中治，中治者，温之是也。"遂以钱氏白术散加升麻煎服，后以异功散、治中汤调理善后，五日疾病得平。

有关违反气候变化规律的误治病案始载于《金匮要略》。仲景在《痉湿暍病脉证治第二》中谓："风湿相搏，一身尽疼痛，法当汗出而解，值天阴雨不止，医云此可发汗，汗之病不愈。"导致误治的原因主要由于病者素患风湿，恰逢治病期间阴雨连绵，湿气偏盛，内外湿相合，故病邪缠绵难去，若一味地辛温发汗，"汗大出者，但风气去，湿气在，是故不愈。"正确的治法应该考虑用药期间的气候特点，轻发其汗，使微微汗出，则风湿俱去。

清代医家叶天士著有《临证指南医案》一书，该书辨证精详，论理透彻，为世人所推崇。书中不仅有大量按季节气候变化特点辨证施治的病例，而且还有不少对前医不辨时令季节误治的救误医案，读来发人深省。如他在书中对一误治医案分析道：初交春令，阳已勃然，变化内风。奈何医者不曰清火豁痰，即曰腻补，或杂风药，强调治疗本病应根据春季阳气升动的特点来考虑。又如"夏三月天气主热，血吐后肌肉麻木，当益气，大忌肺药清润寒凉"。再如"病为小暑后得之，亦由时令暑湿之气"而治，其治法"轻则治上，大忌发散"，以免辛燥发散药更伤津耗气。

现代中医根据气候变化特点确定治疗大法，也取得较好效果。任应秋例举 1959 年丙申，按运气推算属少阳相火司天，易出现阳证、热证，且发病迅速，传变容易，多动风动血。果然当年乙型脑炎猖獗，病儿高热抽搐，多数经使用清气分热的白虎汤加减治愈。

有人运用现代研究手段对按不同气象条件用药的疗效进行观察，获得令人信服的结论。李震生采用具有降压作用的中药制剂滋潜利复方降压片和脐压散，按不同途径给药，并以安慰剂作为对照，对 256 例高血压病患者按春夏和秋冬两个季节给药观察，发现两种药物的春夏给药组治疗后血压降低幅度及降压疗效均大于安慰剂春夏给药组和两药的秋冬给药组。统计表明有显著性差异（$P < 0.05$），提示高血压病春夏给药其降压疗效较秋冬给药为好。这是因为春夏气温升高，气压降低，人体的肌肤、脉络舒张，血压有自然下降的趋势，药效易于发挥出来，说明根据节气候变施治可提高临床疗效。

根据气象变化处方论治，体现了中医灵活的治疗原则。有时，即便是同一种疾病，也可能采取完全不同的治疗方法。以小儿痘疹为例，宋代钱仲阳主清法，金元时期朱丹溪治以解毒和中，明代万密斋则倡温补，而且皆能获取佳效，这中间除小儿体质方面的因素外，与当时医家与病人所处的气象环境不同也有关联。根据这一设想，我们来看看历史上医学流派的形成与气象环境的关系。

现代气象学家竺可桢认为：古代气候具有波浪似的起伏规律。我国历史上从三国唐初（第四世纪）比较干旱，南宋和元朝（12 世纪和 14 世纪）比较潮湿，15 世纪又变干旱。我国历史上大寒年数至 12 世纪骤增，所以宋元时代冬季特别冷。16 世纪初较为温和，自 16 世纪中期以后变为寒冷，17 世纪的后半世纪，我国北方与长江流域，直至 18 世纪中期，才逐渐转暖以至于现代。运气学说也支持上述推论。根据陆九芝提出的"六气大司天"的理论，气候变化存在以六十年为一环周，分上、中、下三元，每个六十单元具有各自的司天在泉，并以此构成该阶段气候总趋势的规律，按此推算与竺氏说法吻合。

比较历史气候变迁的规律，有人认为：历代医家所处的气候环境，是形成其医学流派的主因。如金元时期刘完素提出"六气化火"，诸病"皆属于火"的著名论断，用药主张以泻火为主，考其气象背景恰处在"燥金"司天，"君火"在泉的燥火运中，故有凡病皆属火之论。李东垣为补土派，主张培补脾胃为先，考其所处的气象背景，恰为太阳寒水司天，太阴湿土在泉的寒湿运。张景岳力倡人之生气以阳为主，"难得而易失者惟阳，既失难得者亦惟阳"，治以温补为主，考其所处背景恰为寒湿运。统计分析表明：值燥火运中者多是主寒凉派的医家，如刘河间、张洁古、钱仲阳（1144—1203 年）、汪机（1504—1563 年）、陆九芝（1864—1923 年）；值寒湿运中者多为主温补派的医家，如李东垣、王好古、陈文中（1204—1263 年）、薛立斋、赵献可、张景岳、万密斋（1564—1623 年）等。

这些不同学派的形成，单从学术继承的关系是难以完全解释的，如李东垣是补土派，而他的老师张洁古却是寒凉派。陆九芝是寒凉派，他学医于外曾祖王朴庄，而王却是温补派。这说明医家正是根据气候变化规律确定灵活的治则和治法，才使他们自成一派。

第五节　气象变化与针刺宜忌

　　早在《内经》时期，中医便已经知道根据气象变化确定针刺宜忌，其依据来源于"天人相应"的理论。《内经》观察到：天地温和则经水安静，天寒地冻则经水凝涩，天暑地热则经水沸溢，卒风暴起则经水波涌而陇起，人的气血随气候变化也有盛衰的消长。因此，针灸治疗必须把握气候变化规律，才能获得预期疗效，《素问·八正神明论》告诫说："凡刺之法，必候日月星辰，四时八正之气，气定乃刺之。"《难经》也说："四时有数而并系于春夏秋冬者，针之要妙在于秋毫也。"

　　就用针季节而言，针刺适合在春夏进行，冬季不宜用针。针刺疗法是通过对人体体表组织的刺激达到调整机体阴阳目的的，冬天气温低，人体"皮肤致，腠理闭，汗不出，血气强，肉坚涩"，气血趋向于体内，人体对外界的反应迟钝，此时用针则针感弱、疗效差，所以《内经》说："冬则闭塞，闭塞者，用药而少针石也。"同理，在其他季节中，若气温骤然降低，针刺亦不易获得最佳效果。

　　所以，春气在经脉，夏气在孙络，长夏气在肌肉，秋气在皮肤，冬气在骨髓，这主要表现了受四季气温、气压等气节时令下经气运行的情况，并根据不同的情况选择适当的针刺方法。

　　四季针刺深浅的法度是：春夏浅刺，秋冬深刺。如《灵枢·终始编》说："故刺肥人者，以秋冬之齐；刺瘦人者，以春夏之齐。"针刺肥胖患者就像秋冬用针一样，宜深刺，反之亦然。《素问·刺腰痛》论还以腰病为例，提示春天进针不宜太深："足太阳脉令人腰痛……刺其郄中太阳正经出血，春无见血。"有人认为：四季针刺深浅的原则在临床上确有一定的指导意义。如治疗坐骨神经痛选用环跳、秩边等穴，秋冬可深刺至 2.5～3.5 寸，甚至 4 寸，春夏直刺 1.5～2 寸便可。反之，如果秋冬浅刺，则疗效差，达不到预期治疗目的。若春夏深刺，则会出现肌肉发紧和酸胀无力等异常症状。

　　除针刺深浅外，四季针刺部位也有考究。一般冬季宜刺井穴，春刺荣穴，夏制腧穴，长夏刺经穴，秋刺合穴。或者春取红血脉分肉间，夏取盛经孙骆，长夏取分间皮肤，秋取经输，冬取井荣。

　　《内经》发现：天温日明则人血淖液而卫气浮，故血易泻，气易行；天寒日阴，则人血凝涩而卫气沉。凡日、月、星辰等的异常变化也可引起大气中各种气象要素发生改变，并间接影响人体气血的运行，从而影响针刺的疗效。如若此时随意进针，还可产生一些副作用。历代不少针灸著作提出：逢日食、月食及太阳黑子多的时候不宜进针。《黄帝虾蟆经》是讨论太阳黑子与针刺宜忌关系的一部专著，他告诫："日斗者，色赤而且光，阳气大乱，右日不可灸刺，伤人诸阳经，终令人发狂。"该书《灸判法第四》又云："男女所以俱得病者何？对曰：以其不推月之盛毁，日之暗明，不知禁而膈阴阳，医又不知避日阘月虫会，成毁之禁，而灸刺治之，是故男女俱得病焉。"

　　月亮的盈亏不仅可以引起海水的潮汐，而且也可影响人体。中医认为："体内的血液汇聚于冲脉而为"血海"，月亮的盈亏可引起血液虚实的变化。《素问·八正神明论》说："月始生，则血气始精，卫气始行；月郭满，则血气实，肌肉坚；月郭空，则肌肉减，经络虚，卫气去，形独居。是以因天时而调血气也。"指出月亮初生之时，人的血气随月新生，卫气也随之畅行；月亮正圆时，人的血气强盛，肌肉坚实；月黑无光，则人的肌肉减瘦，经络空虚，卫气不足。有人通过月廓盈亏对小白鼠血象、体温等影响的实验观察发现：小鼠的肛温、氧耗量、周围血液中的红、白细胞等重要的生理参数与同一时间、相近地点的海潮潮位波动有显著的相关性，这意味着上述生理参数也受月亮盈亏的影响。实验还表明：造血系统及血液黏稠度也受月相变化的影响，他们符合《内经》的论述。因此，针刺治疗当"因天时而调气血"，其具体方法是：月初生时不用针刺泻法，月正圆时不要用针刺补法，月黑无光时就干脆不要针治，以免出现"脏虚""重实""乱经"等异常情况。《素问·缪刺论》还提出根据月亮的圆缺决定用针的次数。月亮向圆时，初一用1针，初二用2针，逐日增加1针，到下半月月亮向缺时就十五日15针，十六日14针，逐日减少1针。

从上述根据日月运行与经气盛衰相关的理论所确定的针刺原则，到后来发展成为子午流注、灵龟八法等专门的针刺方法，其中不仅包含了古气象学针灸治疗上的应用，而且也糅合了时间生物学的内容，值得进一步加以研究。

灸法的使用也应根据节气的变化来考虑。由于灸灼局部可以通人体的经络，促进气血的运行，故灸法适宜于在寒冷的冬季使用。相反，夏季气温高，气压低，气血运行速度快，使用灸法会加速血液的运行，易出现狂乱、血证等气血逆乱之证，故夏日不宜用灸。当然，这并非绝对，还应根据所患疾病的病性、病位，参照个体体质情况并结合天气变化因素综合考虑，确定灵活的治疗方法。

第六节　从古气象学角度探讨防病养生

运气学说是古气象学与中医学相结合的产物，研究运气学说的目的在于防治疾病。运气学说通过积累大量天气、气候与疾病关系的资料，了解气候与疾病之间的联系，使人们有可能提前知道未来若干年的气候变化特点和可能发生的疾病。

利用运气学说预报疾病，首先须预测今后若干年的气候变化特点，因为天气作为一种外在刺激因素，为疾病的发生创造了条件。

农历逢子、午的年份，少阴君火司天，热气下临于地，肺气受到克制，相应地就会产生哮喘、呕吐、寒热、喷嚏、流鼻涕、衄血、鼻塞不通等病证。火热气盛，引起大暑流行，人亦应之，病发疮疡、高热。阳明燥金在泉则燥气流行，寒凉之气屡次到来，在病变上，容易发生胁痛、好叹息。概括地说，上半年易复发和加重。1978年（农历戊午年）出现全国性高温，按上述推论，当年多热病、肝病。据天津市流行病学资料统计，当年确是"流感"（暑温高热）和"肝炎"发病的高峰年。

农历逢丑、未的年份，太阴湿土司天，湿气下降于地，肾气受到克制，人受气运的影响就会产生胸中不快、阴痿、阳气大衰、阴不能举而失其作用的症状。土旺之时，人又会感到腰臀疼痛、动转不便、厥逆等。太阳寒水在泉，则地气阴凝闭藏，大寒数至，动物纷纷提前进入冬眠，人则容易出现心下痞塞而痛的症状，如果寒气太过，则病发为少腹痛，严重影响心脏的功能。总的来说，上半年易引起肾脏疾患，并影响生殖机能，多湿性病；下半年容易诱发心脏疾患，多寒性病，若心、肾有宿疾者，该年易复发、加重。

农历逢寅、申的年份，少阳相火司天，火气弥漫于地，火气太过则炎暑流行，肺气上从天气，容易出现咳嗽、喷嚏、鼻涕、衄血、鼻塞、疮疡、疟疾、浮肿等病状。厥阴风木在泉，则风气起行于地，飞沙扬尘，容易发生心痛、胃脘痛、厥逆、胸膈不通等病症，且易于暴发。概括地说，上半年易致肺系疾患，多热病；下半年易引起脾胃疾患，而且多伴肝气横逆之证。

农历逢卯、酉的年份，阳明燥金司天，燥气下临于地，肝气受到过分克制，出现胁痛、目赤、动摇、战栗、筋脉痿弱、不能久立等病状。少阴君火在泉，暴热到来，地气变为暑热蒸腾，阳气郁结于内发生疾病，出现小便黄赤，寒热如疟疾至心痛等。一般来说，上半年易致肝脏疾患，容易化燥生风；下半年易引起肺脏病证，多热性病。

农历逢辰、戌的年份，太阳寒水司天，寒气上临于地，心火受到克制，发病多为心热烦闷、咽喉干、常口渴、流涕、喷嚏、容易悲哀，常打呵欠，由于水气侵犯心火，神气受伤，所以善忘，甚至发生心痛。太阴湿土在泉，万物因寒湿而发生改变，人体受气运的影响，就可产生停饮、腹满不能饮食、皮肤麻痹、肌肉不仁、筋脉不利、甚至浮肿、转身困难等证。概而言之，上半年易引起心脏疾患；下半年易致肾脏病变。例如1988年（农历戊辰年）五月初，太阳发生周期性的大爆炸，出现全球性的夏季气候炎热、干燥，上半年心血管疾病发病率显著增加，符合运气学说的推论。

农历逢巳、亥的年份，厥阴风木司天，风气下临于地，脾气受到克制，易出现身体发重、肌肉萎缩、食少、口不辨味等病状。风气恣行，草木动摇，人体也感觉有眼转、耳鸣的情况。少阳相火在泉，火气横行，地气象暑气一般暴热，人多病赤痢。总而言之，上半年多致脾脏疾患，下半年易引起肺脏病变。若此二脏有宿疾者，该年易复发或加重。

运气学说主张将运、气结合起来推算，从而提高预报的准确率。一般采用四步推算法：第一步是根据所测年的年干确定中运之气；第二步根据该年的年支确定司天在泉之气和客主加临；第三步根据该年干支的制约关系，确定中运的太过不及和运气同化；第四步综合二、三步，并根据五运和六气的特点，得出该年和中运之气是否致病、所致何病、疾病的病情病势等。

为提高古气象学预报疾病的准确率，应当注意两个方面的问题。一是了解气候的复杂多样性。气候的变化受多种因素的制约和影响，一年中既有春夏秋冬寒热温凉的气候变化之常，同时受异常因素的影响，也可能出现气候变化之异，如春应温暖而反寒凉等，气候变化总是常中有异，异中有常。因此，讨论未来某年份气候变化与疾病流行的关系，也必须对上述情况进行综合分析，才能作出较为准确的预报。我国宋代曾由朝廷每年公布次年"运历"，把来年的四季之病及治疗用药都提前推算出来，含有预测之意。但过于机械，对气候变化复杂性的重视不够，实用性不强，未能推广应用。

疾病是否发生，还与机体状态有关。体质因素在发病中起决定性的作用，若人体正气足，对疾病的抵抗力强，单有不良的气象环境也不会诱发疾病。此外，还应考虑人体在胚胎时期所受疾病。此外，还应考虑人体体质类型。有人提出：假若某个人在其胚胎发育期中五脏未受到运气太过与不及的影响，那么后天的不良气候环境就不易诱发病患，因为他对这类气象因素不敏感，或者即使发病也是暂时的，一般是随发随了，不易侵袭到内脏。

根据气象变化规律推测疾病，其根本目的在于有效地预防疾病。抓住疾病的发生及流行趋势，平时尽量避免和减轻有害气象因素对机体刺激，做到"虚邪贼风，避之有时""避虚邪之道，如避矢石然"，就可以大大降低不良气象要素诱发疾病的可能性。另外，提前服用一些药物，提高机体的免疫机能，也能有效地预防疾病。中国气象科学研究院利用中央气象台的长期天气预报（旬、月）进行服药防病试验（中、西药合用），取得了满意的效果。

当然，抵御不良气象要素的根本措施在于增强人体体质和抗病能力。其方法包括精神上保持安静、清闲，节饮食，慎起居，并配合适当的体育锻炼，如导引、太极拳等。除此之外，中医还根据四时气候变化的特点，提出"春夏养阳，秋冬养阴"的摄生理论，使人体能动地适应自然界阴阳盛衰的变化。

《内经》还列《四气调神大论》专篇讨论四时的气序变化规律以及人体顺应气候变化的养生方法，他认为：春三月，万物复苏，天地间生气发动，草木欣欣向荣，为适应这种环境，人们应当夜卧早起，在庭院里散步，披开头发，舒缓形体，使神气随春天生发之气而舒畅活泼。夏三月，人们应该夜卧早起，没有郁怒，并使腠理宣通。秋三月，应该早卧早起，与鸡俱兴，保持意志的安定，藉以舒缓形体，减少秋天的肃杀之气对人体的不良刺激。冬三月，人们不要扰动阳气，不妨早卧晚起，使意志藏伏于内，而且应该避寒就温，不要让皮肤开泄出汗，从而使阳气藏而不泄。以后的一些养生著作，如高濂的《遵生八笺》等皆有类似记载。

居处地区的气候环境条件还与人的寿夭有关。"崇高则阴气夭"，居住在地势高的地方，因为气候寒冷，腠理闭塞，则元气固密而多寿。相反，居处在地势低洼之处，因气候温热，腠理洞开，则元气外泄而多夭。这与现代认为居住在空气清新、气候寒冷的地区易长寿的观点一致。有朝一日，我们能够根据古气象学的认识，改造自然界不良的气候条件，为人类的健康和长寿创造出优良的气候环境。

第九章

中医医学地理学研究

第一节　中医医学地理学研究对象和意义

一、中医医学地理学研究对象

现代医学正兴起一门新的边缘分支学科——医学地理学。

医学地理学是研究疾病的病原、发病机理与地理环境的关系，疾病的地理分布，某些高发病区和特发病区的地理环境的性质和组成、生活习惯对疾病的影响，发病率随地理环境和生活习惯的改变所发生消长的一门学科。

中医医学地理学除与医学地理学具有相似的研究对象外，还具有中医学的特点和独特的内容。具有数千年历史的中医学，保存了大量的文献、丰富的经验，其中有许多医学地理学内容，亟宜加以整理、提高，结合现代医学地理学成就，形成新的知识体系。

中国幅员辽阔，地理环境十分复杂，不同的地理环境，不同的气候条件，不同的生活习惯，又聚居着不同的人群，这些人群大多以民族的形式出现。千百年来，根据各地人群不同发病特点，摸索与疾病作斗争的经验，逐步总结出一套丰富的医疗经验，同样也是祖国医学宝库中的珍宝，能够对此加以总结，是中医医学地理学研究的对象。

地方性疾病和地方多发病的特点，某些疾病的地理分布以及考虑地理特点的辨证论治，地理环境与人的健康、寿夭的关系，以及如何利用地理环境，趋利避害，养生康复，也是中医医学地理学研究的对象。

地理环境对中药质量和性能等方面有很大的影响，如清·石苇南说："且地气不同，如麦冬本甘，今甘中带辛，杭产者辛味犹少，川产者辛味较多。钗斛本淡，今霍山产者，地近中州，味仍甘淡，川产者味淡微，广西、云南产者，味苦而不甘，以广西、云南居中州西南边陲，得燥火之气胜也。"进一步整理研究各地区药材质量和性能差异，及其与地理环境的关系，使中药栽培更加合理化，辨证用药更准确，也成为中医医学地理学研究的对象。

二、中医医学地理学研究的意义

中医学中尚未形成符合现代意义上的医学地理学，但是通过对中医医学地理学的研究，多学科通力协作，一个新的知识体系中医医学地理学将会产生。

中医学认为人与自然息息相关，自然环境对人体生理、病理时时发生影响。但目前人们对于时间因素对人体影响的研究较多，而对地理等影响研究较少。通过进一步对地理环境与人体健康、寿夭、疾病关系的研究，必将充实和完善中医生理、病因、体质、诊断、辨证治疗等多方面内容，加深对一些医家、学派的学术思想的认识和理解，如伤寒和温病学派的产生，金元四大家的出现，除了其他多方面的原因外，南北的地理差异也是原因之一。

中医医学地理学研究，有益于预防疾病，提高临床疗效，养生康复。有利于对各地地理环境对人体体质和疾病的影响，各地特殊致病因素的形成和特点，各地多发疾病的特点等有更加深刻的认识，体现辨证论治的因时、因地、因人的中医特色。

对中药与地理环境关系的研究，更有利于掌握使用中药，收购、生产中药，增强防治疾病的有效性，提高临床疗效。

对不同地理环境、历史条件下产生的各少数民族医药学内容的整理，有助于发促进该地区卫生保健事业的发展，同时也丰富了祖国医药学宝库的内容。

通过对中医地理学的研究，对发掘、整理、提高中医水平，沟通中西两种医学体系，实现中医现代化将有较大影响。

第二节　中医医学地理学的重要思想

一、五方地理格局

《内经》时代，人们的视野所及，只是东亚大陆这块地方，东边被大海所阻；西边被高山、大漠所隔；北边寒冷，气候严酷，而且愈北愈寒；南边炎热，而且愈南愈热，那时还没有人越过赤道或进入北极圈。

《内经》作者主要在当时经济、政治、文化中心的中原地区生活，今河南登封仍存有古观象台遗址。传说中的古代圣人"仰观天象，俯察地理"，在天人相应的思想指导下，定左、右、前、后、中央五方；五方既立，又定天地之度数。左右者，东西方向也，是阴阳之道路，日月所运行。前后者，南北方向也。四方定则中央立，八卦、六十四卦乃成，上以应天，下以应地，中以应人，天地人与时空统一在其间，四时八节，二十四气，七十二候，三百六十五日历算，以及六十年甲子周期、五运六气医学气象年历等，都出于其中。

应该承认，《内经》地理学视野，尚未超越中国中原为中心的地理范围。这种视野限制反倒使这种五方地理观点符合当时的五行学说。这种五行五方的理论只有在东亚大陆上产生，也只有在这种阴阳五行占统治地位的古代炎黄文化基础上才能产生。

我中华大地位于亚洲之东，地理条件十分复杂。东南沿海温暖湿润，关外塞北寒冷冰封，西北黄土高原的高燥，岭南两广的湿热……各地自然景观差异极大，造成了各地丰富多彩的气候情况，为《内经》作者完成和充实五行、五方的理论格局，提供了十分丰富而真实的资料。

《内经》作者清楚地了解季节变易、地理位置差异和地理景观的差异。《素问·六元正纪大论》说：春气西行，春气始于下，春气始于左。三阳开泰，春风送暖，在我国都是由东南季风开始的，风从东方来，春从东方（左）始，由东而西，百草萌芽，破土而出，虫蚁鸟兽活动，结束蛰居冬眠，像春天从下边开始一样。

夏气北行，夏气始于中，夏气始于前。这是季节的纬向差异，纬度愈高，夏天愈迟也愈短，因而谓为夏天从南方（前方）先开始，逐渐向北行去。夏天动植物生机焕发，枝叶花果繁殖成长，都是以"中"出现的。

秋气东行，秋气始于上，秋气始于右。秋天，西北方向的冷高压空气，伴着西风而来，所以说，秋天之气是从西方（右）开始向东运行的。秋风一吹，萧条之气凌厉，草枯，叶黄，西风落叶，皆以"上"见，故曰"始于上"。

冬气南行，冬气始于标，冬气始于后。这是季节的纬向差异。纬度高，冬天早临；纬度低，冬天迟；热带地区，甚至终年无冬。因而说冬天是从北（后方）向南运行的。冬天，冰封、雪飘、秃树、枯草、气温低，人们避寒就暖，动物蛰居不出，冬天景象表现在外面，所以说"始于标"。

"至高之地，冬气常在；至下之地，春气常在"。高山随着海拔上升，气温下降，海拔到雪域之上时，虽然盛夏，也是积雪覆盖；海拔川泽河谷地理景观，虽然严冬，也有草生树绿。所以说"地有高下，气有温凉，高者气寒，下者气热"（《素问·五常政大论》）。

五行五方的地理格局，是《内经》地理概念的主体结构。《内经》作者眼中的宇宙、大地、人体……都在一个超巨人的同构系统之中。他们对这同构系统进行分析组合，整个世界万物，都统一在这个大结构中。先民们的这种气度确实十分宏伟，至今，我们仍然承认其总体上是基本正确的。

《素问·阴阳应象大论》说："东方生风，风生木，木生酸，酸生肝……南方生热，热生火，火生苦，苦生心……中央生湿，湿生土，土生甘，甘生脾……西方生燥，燥生金，金生辛，辛生肺……北方生寒，寒生水，水生咸，咸生肾……"《内经》就是这样把地理位置与气候天气、气味脏腑，直到生理、病理、治疗原则，都纳入一个系统中进行考察。

《内经》作者关于宇宙观中的大地，到底是什么？具有代表性的如《素问·五运行大论》所述："夫变化之用，天垂象，地成形，七曜纬虚，五行丽地。地者，所以载生成之形类也。虚者，所以列应天之精气也。形精之动，犹根本之与枝叶也，仰观其象，虽远可知也。帝曰：地之为下否乎？岐伯曰：地为人之下，太虚之中也。帝曰：凭乎？岐伯曰：大气举之也。"明确认识到地在"太虚"之中，凭靠"大气举之"。

大地上的气候却要靠"风、寒、暑、湿、燥、火"六种气象要素的运动形成"燥以干之，暑以蒸之，风以动之，湿以润之，寒以坚之，火以温之。故风寒在下，燥热在上，湿气在中，火游行其间，寒暑六入，故令虚而生化也。故燥胜则地干，暑胜则地热，风胜则地动，湿胜则地泥，寒胜则地裂，火胜则地固矣。"

当然，《内经》一书的作者较多，形成的时代也较久远，有一些篇章的类比方法，有时不尽恰当。如"天圆地方，人头圆足方以应之""天有日月，人有两目，地有九州，人有九窍，天有风雨，人有喜怒……"

类比，尽管不一定恰当，但对人体生理、器官构成……尚可帮助理解，"地有高山，人有肩膝；地有深谷，人有腋腘；地有十二经水，人有十二经脉；地有腺脉，人有卫气；地有草木，人有毫毛；天有昼夜，人有卧起；天有列星，人有牙齿；地有小山，人有小节；地有山石，人有高骨；地有林木，人有募筋；地有聚邑，人有肌肉"。

二、地理环境与体质及疾病

人群的体质因地域不同而有所不同，疾病也因地域气候不同而有差异。《素问·异法方宜论》说："故东方之城，天地之所始生也，鱼盐之地，海滨傍水，其民食鱼而嗜咸，皆安其处，美其食，鱼者使人热中，盐者胜血，故其民皆黑色疏理，其病皆为痈疡，其治宜砭石。故砭石者，亦从东方来。西方者，金玉之城，沙石之处，天地之所收引也，其民陵居而多风，水土刚强，其民不衣而褐荐，其民华食而脂肥，故邪不能伤其形体，其病生于内，其治宜毒药。故毒药者，亦从西方来。北方者，天地所闭藏之域也，其地高陵居，风寒冰冽，其民乐野处而乳食，藏寒生满病，其治宜灸焫。故灸焫者，亦从北方来。南方者，天地之所长养，阳之所盛处也，其地下，水土弱，雾露之所聚也，其民嗜酸而食胕，故其民皆致理而赤色，其病挛痹，其治宜微针。故九针者，亦从南方来。中央者，其地平以湿，天地所以生万物也众，其民食杂而不劳，故其病多痿厥寒热，其治宜导引按蹻，故导引按蹻者，也从中央出也。"

人群体质构成与不同地理区域和不同季节时令有明显关系。各种气候地质（水土）条件对人的影响不一样，人处于不同条件下，机体必然要有不同反应，以适应各种不同变化。如若长期生活于寒冷环境中，则人体抗御寒邪的功能就会显著增强。据考察，菲律宾人汗毛孔的量比日本人多20%，但如果日本人出生在热带地区，其汗毛孔的数量与当地人相比并没有多大差别。

一般说来，北方比南方阳虚体质和见寒象者明显为多；南方则病多火热，体质多阴虚；越趋濒海或东向，则痰湿者越多。冬秋之季多阳虚和见寒象者，夏季则多见阴阳两虚。人体体质的这些地域性差异和时间变化，就是中医治疗学中"因地制宜"原则的客观依据。《素问·异法方宜论》讨论了不同地理区域人群体质差异及其疾病易罹倾向。

在中医的学术思想史上，后世医家对《内经》的地域气候及其医疗思想续有发展。例如金元间刘完素、张从正都是北方人，治疗对象多体壮腠理坚，病多实证，多宜寒凉攻泻；李东垣虽系北方人，但他是富豪门弟，服务对象也多体质虚弱，其时战乱频发，人民起居饮食俱不调，所以补脾升阳法屡投屡效。

至于朱丹溪和明代张景岳，虽同为越人，但阴阳之论完全不同，引起后世激烈争论，影响很大，聚讼纷纭，褒贬不一。现在看来，义乌是丹溪居住和行医的地方，主要依据是义乌的气候特点，乃倡言江南地土卑弱，湿热相火为病最多，提出"阴常不足，阳常有余"。景岳虽然诞生于山阴，却自少年至暮年四十五年间生活和悬壶于北方，其主要学术观点和成就都是北方形成或取得的，北方人阳虚体质多，病多寒象，故有"阴常不足，阳本无余"之说。

上海中医学院何裕民、高钦颖等调查报告，题为《不同地区、不同气候，体质及治则调查统计》，通过群体调研方法，以调研资料为依据，对不同地域和一年中不同季节患者的病理性体质变化情况，作出分析研究，对中医的医学气象学、医学地理学思想，做了较为客观而具体的阐述和评价。

调查选西北的延安市，该地地处黄土高原，海拔较高而干寒少雨，大致可代表西北的地理特点；东南选浙江义乌市，此系金元名医朱丹溪的故里及生活、行医之处，丹溪根据义乌情况，倡言："东南地土卑弱，湿热相火为病，十之八九。"对后世影响很大。此外，还选择了东临濒海的上海市和东北境内的五常市。

为了避免时间因素对不同地理区域调研结果的干扰和有利于同时进行"因时制宜"治则的分析评价，采取了各地同步进行的方式。在四时之气的变化中，由于两分、两至的特殊意义及代表性，故采集资料的时间确定在两分两至前后各十天。

共调查 2269 例，其中属病理性体质的共 1537 例，占总数 67.7%。义乌组调查对象外伤科患者人数较多，故多属于正常体质者。调查表明，不同地域的人群，体质构成存在着极其显著的差异。阴虚体质者，西北延安最少，仅占 18.2%；其次是东北的五常，为 23.8%；上海为 35.7%；义乌最高，达 42.7%，较延安高出 2.35 倍。可见阴虚质具有极其显著的地域性分布差异（$P < 0.001$）。阳虚体质的分布相反：西北延安组比例最高，依次为东北五常、上海、义乌，延安是义乌的五倍。这一差异的统计学意义同样极为显著（$P < 0.001$）。

何氏等为了更深层地了解中医学"因地制宜，因时制宜"治则的体质变化背景，除分析群体的主要体质类型外，还进一步比较了对象的兼夹体质类型及一些重要症状的变化情况。不同地域，较为典型而有说服力的是有否存在明显寒象（包括平时有畏寒感者）或热象（包括五心烦热等各种自觉症状），以及痰湿质和兼夹痰湿者的寒化和热化趋势做一比较。结果表明：见寒象者，西北和东北极其显著地高于上海和浙江义乌（P 值均 < 0.001）；见热象者，上海和义乌又极显著地高于西北和东北地区（值均 $P < 0.001$）。有痰湿征象的，延安组有 197 例，65%（128/197）有寒化趋势；23·4%（46/197）兼热化，寒化比热化者多出 2.8 倍。五常组中近半数（48.5%）见寒象，仅 22.2% 有热象。南方两组的情况就迥然不同，上海组 56.3% 有热象，仅 13.4% 有寒化可能；义乌组更是典型，2/3 者可见热象（67.2%），仅 1/20 左右（5.1%）兼寒象，两者相比，差 13 倍之多，都有极显著统计学差异。

何氏等人的工作证明了《素问·异法方宜论》所讨论的不同地域人群体质差异及其疾病易罹倾向。从调查结果看，与所论述基本符合，如东南人多热中，西北人多脏寒；西北人多阳虚，东南人多阴虚等等。

三、地理与治则、治法

地理环境是由地球外壳四层有密切联系的部分组成：岩石圈、水圈、生物圈、大气圈。许多地方病、流行病、传染病，往往表现出有明显的地区性分布特点，某些疾病的发生、发展与地理环境中某些环境条件，如地质、地形、气候、水土、生物等有密切关系。地理环境不同，人的体质不同，流行和好发的疾病不同，即使同样的疾病，其表现的症状也不尽相同，治疗和预防就应采取不同的措施。所以《素问·阴阳应象大论》说："治不法天之论，不用地之理，则灾害至关。"说明地理因素对人类健康、防病治病，有着不可忽视的作用。

《内经》根据我国地理的实际状况及疾病特点，提出："西北之气，散而寒之；东南之气，收而温之。"这是因为西北高寒，人之腠理坚固，感邪则郁表需发汗，或内湿化热需寒凉；东南湿热，人之腠理发泄，正气易伤，故需收而温之。

试以外感风寒为例，在治疗上，南方用辛温轻剂就够了，而北方人就要用辛温重剂。一般在临床上遇到西北地区病人，由于该区气候寒冷，人群的皮肤腠理较致密，所以平时比较不易感冒，但一旦感冒，发表药剂量就较大，才能达到发汗的目的。近代张锡纯说："大江以南之人，其地气候温暖，人之生于其地者，其肌肤薄，麻黄至一钱（3克）即可发汗，故南方所出医书，有麻黄不过一钱之语；到黄河以北，用麻黄约可以三钱为宜；至东北三省人，因生于严寒之地，其肌肤颇强厚，须于三钱之外，再将麻黄加重，始能发汗，此因地也。"

唐代孙思邈也说过："凡用药，皆随土地所宜，江南岭表，其地暑湿，其人肌肤薄脆，腠理开疏，用药轻省；关中河北，土地干燥，其人皮肤坚硬，腠理闭塞，用药重复。"

《素问·异法方宜论》总结了当时五方地理的发病特点和治疗方法。当时的东方之域，病多痈疡肿毒，在治疗上，常须决痈排脓，当时用砭石是最适宜的，因此也认为砭石疗法是从东方来的。

当时的西方之域，因为邪气不能伤人形体，所生的病多生之于内，在治疗上适宜于用药物来治疗，所以也认为"毒药"首先是从西方来的。

当时的北方之域，人内脏寒盛，多中满之病，在治疗上适宜于灸疗法，所以认为"灸焫"首先是从北方来的。

当时的南方之域，人病多拘挛、疼痛的痹证，在治疗上应使用针刺疗法，所以认为"九针"是南方首先使用的。

当时的中央之城，人病多为痿、厥、寒热等病，在治疗上应使用"导引按蹻"，所以认为导引及按摩疗法是中央首先使用的。

正由于各地区气候不一，人的体质随之而异，所以治疗时无论内伤、外感，皆应考虑到地区差异，以及体质阴阳盛衰的情况，杂合而治。《内经》向我们展现的，正是当时的疾病谱和治疗方法，今天对我们的医疗思想仍有一定的启发。

《李冠仙医话类中·微人》余姓，年卅岁，六月出门，抱恙而归，医者以为受暑，投以清凉，忽变周身寒冷，热饮嫌凉，诊其脉沉细如无，知其体本阳虚，虽为夏令，仍属感凉，以桂附理中汤，用附子一钱，如弗服也，加至三钱，身寒稍减，而热饮仍嫌凉，直加至五钱，乃日见有效，计服附子二两许，病乃痊愈。盖其家婺源，皆服山漳之水，其性极寒，生斯地者，体多偏寒，以寒体受寒凉，服寒药，较一寒至此，医贵审时，兼宜度地，非易之也（《清代名医医话精华》）。

第三节　不同地理条件下形成的诸种地方医药

一、北方的蒙医药

蒙医药是祖国医学宝库中的璀璨明珠，是蒙古族人民长期同疾病斗争的经验总结。蒙医药在16、17世纪藏医传入蒙古地区后，在实践中不断整理、提高，形成了以"三邪"学说为主要内容，又保持原有蒙医特点和独特临床经验的近代蒙医药。

（一）饮食疗法

蒙医的饮食疗法是从古人饮食治疗某些疾病的简单方法中发展而来的。这个方法产生于游牧区和半农半牧区，故具有适合于该地区实际情况的特点。

古人起初由于生食，常发生消化不良和食物中毒现象。自发明用火以后，渐渐改为熟食，消化系统疾患发病率也就随之大大下降。蒙古族人民中流传着这样一句口头语："病之始，始于食不消；药之源，源于百煎水。"这说明古人常遇到食不消化疾患，往往采用开水疗法来治病。

奶食、肉食、肉汤之类饮食，在以游牧经济为主的古代蒙古族人民饮食中占主要地位，所以蒙医的饮食疗法的特点多体现在这些方面。尽管在内蒙古某些地区曾种植糜子等农作物，据史料记载，那是后期的事，农产品用于蒙医治疗上是比较晚的。

公元1330年3月，元太医忽思慧用汉文编写了《饮膳正要》，书凡三卷。作者在自序中说："珍味奇品咸萃内府，或风土有所未宜，或燥湿不能相济，觊司庖厨者，不能察其性味，而即于进献，而食之恐不免于致疾……设掌饮膳太医四人……每日所用，标注于历，以验后效……将累朝某侍进用，奇珍异馔，汤煎膏造，及诸家本草，名医方术，并日所必用，谷肉果菜，取其性味补益者，集成一书，名曰《饮膳正要》。"从这段话可以看出，强调异地食物和本地水土气候要相宜，不要相反，以免导致疾病发生。并对"每日所用"的饮食，有益还是有害，做了记录（"标注于历"）进行长期观察并加以总结。同时该书还广泛搜采了历代的名医秘方、验方，以及蒙古地区的饮食疗法，如牧区的饮食马奶、牛骨髓等，特别是有很多药物和饮食名称是用蒙文译音写的，如"八儿不汤""赤赤哈纳"等。此外，该书还附有补养理论，其中有不少带解释的插图。在当时，对饮食卫生比较讲究，有严格的制度。如给忽必烈汗献食之侍者，皆用"金绢巾蒙其口鼻，俾其气息不触大汗饮食之物"。

18世纪初问世的《甘露之泉》一书中就有饮食专篇，分为子实类、肉类、果类、菜蔬类、熟食类、饮料类、食物类、食物调配，有毒和非宜食物之禁忌等八个题目来阐述饮食疗法的。

在19世纪刊行的《蒙医药选编》中，对饮食疗法也有专章论述。该书分四个题目扼要阐释了消化道特点（正常肠道有消化功能的特点）、饮食调配、饮食性味和消化后之性能。其中记载的饮食以乳、乳酪、牛羊肉、狼肉、猞猁肉及酒、糖等为主。而且书中在临床各科的治疗法则章节里，均另立"饮食"这个题目，而且把饮食疗法同临床结合在一起，内容极为丰富。此外，在20世纪初印行的《蒙医传统方》《珊瑚验方》等书对饮食疗法也有很多记载。

奶食在蒙医饮食疗法里占相当重要的位置，其中值得一提的要数马奶酒了。马奶酒是用马奶发酵后制成的一种味美可口的饮料，喝到一定程度也像醇酒一样醉人。蒙古族劳动人民多喜饮之，每年一到七八月马奶盛产季节，每户都会自己酿酒。除自己喝用外，或用于招待宾客，或拿到那达慕等喜庆盛会上开怀畅饮。蒙古族劳动人民自酵自喝马奶酒历史比较久远，约在远古开始从事畜牧业和挤奶劳动之后不久，就已发明了发酵技术了。七百多年前成书的《蒙古秘史》中就记入了古代蒙古人普遍酵制马奶酒和喝马奶酒的史实。如成吉思汗十代祖先勃端察木"每日必至，索求马奶酒喝"，并把马奶酒称为"额酥克"，盛马奶酒和酵制马奶酒的器具叫作"南不蛤"（大皮桶）。

马奶酒用于治病并形成马奶酒疗法，从现有史料来看，远在元代以前，如《蒙古秘史》中就有元以前给受伤大出血昏厥的人喝马奶酒以救治的记载。而且蒙古人酵制马奶酒的技术和马奶酒用于治病，在元时就已驰名国外。如国外一些史学文献里有这样的描述："忽迷思（即马奶酒）为蒙古人民亚洲牧习用之饮料。制造之法如下：用马革制一有管之器，洗净，盛鲜马乳于其中，微掺酸牛乳，俟其发酵，以杖揽之，使发酵中止……忽迷思可以久存，相传其性滋补，且谓其能治疗疾。"

关于马奶酒及马奶之功效，在历代蒙医医籍中均有记载。早在 14 世纪《饮膳正要》里对马奶的性、味、功能等有明确记载。《蒙医药选编》云："马奶能养肺祛关节风""鲜酸奶子味酸涩、性轻、能升发胃阳，除气湿痞积，消水肿，疗脾胃疾患痔疮、小便艰涩及诸般肿。"文中"鲜酸奶子"，也包括马的鲜酸奶子即马奶酒。

至今，马奶酒仍被用于治疗牧区常见病、多发病。既作腹泻剂和水肿病证的利水剂，又可作强身的营养滋补剂。

（二）各种术疗

蒙医术疗有灸疗、罨疗、瑟博素疗、皮疗、温泉疗、针刺放血疗、涂揉按摩疗等。

1. 灸疗

灸疗属于蒙医术疗中一种热治法。原始人类起初使用的是自然火，到后来才发明取火。火的发现，使人类多了一种征服大自然的有力武器。由于用火取暖、熟食，一定程度减少了疾病的产生，进一步提高了人类的健康水平，并促进了当时社会的发展。

古人起初只是围火取暖，逐渐探索利用烧熟的石块或沙砾热熨作为局部取暖的方法。通过局部热熨，他们发现可以减轻或消除某些病痛。于是改用烧热的盐热熨或用黄油涂于毡上热敷，同样取效，甚至效果更佳。

《素问·异法方宜论》中有云："北方者，天地所闭藏之城也。其地高陵居，风寒冰冽。其民乐野处而乳食，藏寒生满病，其治宜灸焫。故灸焫者，亦从北方来。""灸焫"即指灸法，所谓"北方"虽然没能直接指明是内蒙古地区，但内蒙古地处我国北方，显然被包括在内。另外，在 9、10 世纪，藏医岳妥颜登甘波整理的《扎据》一书中，也有"蒙古灸"的记载，蒙古灸是一种"黄油拌小茴香涂于毡上裹敷"的疗法。灸疗是在长期生产斗争和医疗实践中创造发展起来的，他操作容易，用具简单，具有适合于游牧民族的生活习惯和北方寒冷气候的特点。

蒙医虽无灸疗专著，但不少蒙医典籍中均提到了灸疗。如《甘露之泉》写有一章，专门解释行灸时所使用的药物器具、适应证、取穴、灸的程度、注意事项等。《蒙医药选编》也有专章论述。该书在第一〇九章里分七个题目解释了施灸时使用的药料白山蓟草（这种植物在内蒙古地区普遍生长，古时蒙古人民常用他取火）、取穴、操作方法、适应证、禁忌证、灸的程度、灸的功效。在"取穴"项下对常用的一百三十多个穴位，包括每个穴位的名称、取穴方法和每个穴位适应证都有详细说明。而该书在临床各科的治疗节里，除药物治疗外，还配有灸疗，什么病应灸什么穴位，都指出了具体穴位。《蒙药正典》（有译"蒙药本草从新"）一书记载了三百多个穴位，并对其中大多数穴位的适应证做了阐释。《珊瑚验方》《蒙医传统方》等书中，是把灸疗同具体病症结合，进一步丰富了灸疗的内容。

灸疗除文字说明外，还有标出穴位的图解和铜人。如《蒙药正典》中就有两幅标出全身穴位的图解。

2. 罨疗

蒙医罨疗是古人发明的一种物理疗法。分热罨和冷罨两种。热罨的起源在灸疗里已提过，不再赘述。至于冷罨，起初是民间盛行的用冰以及羊胃、肠里装入冷水进行冷敷的一种简易疗法，后来经过不断改进和发展。

关于罨疗，一百多年前在《蒙医药选编》第一一〇章，分成适应证和非适应证、操作方法、冷罨、温罨等四个题目。施行罨疗时使用的材料都是就地取材，是从蒙古地区生活中常见的物品中选取的。该书在临证治疗篇章里，使罨疗同疾病有机地结合起来。

《甘露之泉》在术疗章里，把罨疗分为冷罨、热罨两种。并记载了冷罨有十二法，热罨有十八法。此外，在《蒙医传统方》《珊瑚验方》等著作中，亦有重要论述。

直到今天，民间仍然沿用油毡热敷、红糜热敷、红糜腾坐等法来治病。

3. 瑟博素疗

杀死羊立即取出胃中反刍物进行热敷的一种疗法。起初也是民间一种简易疗法，后来才发展成为蒙医术疗的。《蒙医药选编》里，把瑟博素疗称作"瑟博素浸疗"，并简单地记载了羊、鹿之瑟博素浸疗及羊、獐之烘浸疗各主何病。在《甘露之泉》的术疗章里，也有"马、驴、野驴之瑟博素浸疗"之记载。

如今，牧区普遍使用的瑟博素疗法有三：一是夹坐拔治法，乃令患者夹坐在带胃之反刍物上以拔除其病毒；二是病位罨拔法，即在病的部位敷以反刍物；三是热皮身皮法，即将反刍物涂于羊皮上，给患者趁热披之。必要时，可根据病情，配制一些药料加入反刍物内，以增强效力。

4. 皮疗

也是属于瑟博素术疗范畴的一种简易疗法。具体地说，就是杀死牲畜，立即剥取其皮披在患者身上或包裹住患者之病处。据史料记载，在 13 世纪就已使用皮疗了。有趣的是，还有用鱼皮治鸡眼的记载。1267 年忽必烈汗曾遣使者赴高丽取鱼皮，鱼名阿吉儿合蒙古鱼，形状似牛，"称患脚瞳者以其皮作靴则立愈，盖帝有是疾故术之"，于是高丽国王献鱼皮十七领。

至今，蒙古地区仍有用羊皮、艾虎皮、驴皮来作皮疗的。

5. 温泉疗

蒙医温泉疗分天然矿泉和人工温泉（药浴）两种。生活在蒙古地区的人民，在长期实践中发现本地区的许多矿泉水有治病作用并早已用于临床治疗，后来才发展成为蒙医的天然矿泉疗并形成一定理论。

历来在内蒙古附近一带长期利用天然矿泉的有：苏尼特左旗的哈那达矿泉和葛根吐矿泉，苏尼特右旗的呼和敖包矿泉，阿巴嘎旗的巴音哈拉矿泉和巴拉布其矿泉，阿巴哈纳尔旗的阿尔山宝力格矿泉，正白旗的独喜矿泉，乌拉中后联合旗的布利音扩泉，克什克腾旗的嘎勒达斯泰矿泉，呼伦贝尔市的努木势格矿泉（即阿尔山疗养院），鄂温克旗的奥高农矿泉等。这些矿泉有的有一百多年的历史，有的有几百年历史。矿泉水含什么成分、药性如何，饮用和沐浴后起哪些作用，在各该地区和地区志或一些手抄的解释图谱里有详细记述。如苏尼特左旗至今还保存着《葛根吐矿泉方解》。其内容主要有浴前准备、沐浴法、浴后疗养、清洁、发汗按摩等。并指出这些步骤之间应如何配合。《方解》还附有解释图谱。其大致情况是：门口朝东的四方圈内绘出了十三处矿泉的位置。这十三处矿泉水各具特色，各主何病，都有文字加以一一说明。关于这些矿泉的历史，在民间还流传着不少神话故事。如鄂温克旗的奥高农矿泉就有这样的传说：很久以前，这个地方有一口泉眼，其周围经常有不少野兽出没，当地人在这里打猎时发现，受伤的野兽喝了泉水后箭伤就好了，这才知道此泉可以治病。因此给他取名叫"奥高农"（公黄羊之意）矿泉。以后远近的人们相继到此，用这里的矿泉治病。每年一至五月初五，当地鄂温克、鄂伦春、布利亚物、蒙古等各族人民专程到此住几天，每人总得喝一百斤矿泉水，这个习俗一直沿袭至今。

不少蒙医典籍都论到温泉疗。如《蒙医药选编》专门写了"论天然矿泉"一章，分五方面介绍了矿泉产于何地、矿泉种类、矿泉的特殊功效和普遍功效、入浴时间、入浴规则和护理等知识。18世纪初伊舍巴勒只尔所著《甘露点滴》一书中写了"浸疗法"一章，下分"天然矿泉浸疗、五种人工温泉浸疗、蒸气浸疗、包裹浸疗"等四项来论述温泉疗法的。其他如《甘露之泉》《蒙药正典》也有专章论述。

人工温泉（药浴）是将药汤煎煮待温令患者浸入，或以药汤热气熏蒸进行治疗的一种方法。此法又叫"浸疗法"。在《蒙医药选编》中是以九个方面，即药浴配方、药的作用、煎煮法则、适应证、非适应证、药浴疗程、对症加药等来解释的。

6. 针刺放血疗

蒙医针刺疗法和其他针刺疗法一样是从古代使用骨针、砭石治病的简单方法发展而来的。本疗法又分为热针刺疗和寒针刺疗。其中热针刺疗和灸疗密切相关，两者常配合使用。

《蒙药正典》有关于针刺疗法一章，里面记载了"针刺穴位一百一十个"以及针刺排除胸腔脓液的"开放穴位有一百一十个"。逐个说明了这些穴位的取穴法和适应证，并附有两幅全身针刺穴位图解。

针刺放血疗法是针刺某个静脉放血使病毒排出体外的一种疗法。《蒙医药选编》《蒙药正典》均有专章论述并附有图解。

（三）基本理论

蒙古族劳动人民在狩猎、宰杀牲畜的实践中积累了丰富的解剖知识。并以此来解释人体结构。这种牵强附会的解释，由于不能满足当时人们骑马摔伤、骨折、脱位、脑震荡治疗要求，因此先医们便进行人的尸体解剖研究，对人体构造才有了清楚的认识，后来又吸收了《四部医典》的解剖学内容。所以在《甘露之泉》《白露医法从新》《蒙医药选编》《蒙药正典》等医著中对人的脏腑、脑髓、白脉、血脉、骨骼、五官等器官部位和形态结构描绘的尤为详尽和真切。

根据历史记载，12、13世纪开始蒙古族的某些疗法就有了一定的理论指导。例如：远在成吉思汗以前的蒙古各部落广泛饮用马奶酒疗法是以滋补为理论指导。又如闻名于世的蒙医独特的脑震荡疗法的理论原理是"以震治震"。这些疗法现在仍然广泛应用。

16世纪末、17世纪初藏医《四部医典》传入蒙古以后，蒙古族医学吸收了藏医"三邪学说"（赫易、希拉、巴达干）"七元三秽学说"作为基本理论。

18世纪的蒙古族著名医学家伊舍巴勒只尔在他的《甘露点滴》一书中提出，赫易、希拉、巴达干、血、希拉乌苏（黄水）、虫为六大基本病症的六因辨证学说。他不仅同意赫易、希拉、巴达干为病因，而且还提出血、希拉乌苏、虫（包括看不见的）也是病因。伊氏在提出这一理论时吸收了藏医《四部医典》有关"三邪学说"的精华，使之同蒙医学术有机地结合起来，进一步充实了蒙医理论。

这一时期的许多蒙医著作吸收《四部医典》的精华，有机地结合原有蒙医学术。如《甘露点滴》《白露医法从新》《蒙医药选编》等医籍中，都反映出了当时蒙医基本理论的全貌。寒热对立统一学说、三邪学说、七元三秽学说、六因辨证学说、脏腑经络学说都做了系统的阐述。这些学说是蒙医基本理论的主要组成部分。所谓六因辨证学说是按病因进行辨证的一种理论；脏腑经络学说是按病位辨证的一种理论；而寒热对立统一学说则是辨证的总纲。这些学说不仅是辨认疾病的理论，也是解释生理的理论基础。

蒙医诊断疾病的方法，主要是通过望、触、问三诊来进行的。望诊就是观察病人的眼、舌、皮肤、尿等，触诊包括切脉、叩触两方面。

《甘露之泉》《白露医法从新》《蒙医传统方》以及老布僧苏立合木所著的《脉诊概要》等著作中，对诊断学不仅有系统和详细的论述，而且对治疗原则和方法也讲解得十分透彻。

（四）药物和方剂

古人在寻觅食物过程中，发现了某些野菜野果之类，会引起不良反应，食了某种植物或奶食能解毒和治疗某些疾病，又经过长期实践逐渐积累了丰富的药物知识。如古人在野外受伤时，就地采折地锦草，断其茎，使其流出乳白色浆汁涂伤口即能止血，始知其有止血作用。

14世纪拉施德丁著作《史集》里记载着生活在鄂毕河上游的"兀刺速惕、帖良古惕和客思的迷这些部落熟悉蒙古药剂，用蒙古方法很好地治病"闻名于世"之事。1226年蒙古军里瘟疫流行，曾用大黄治疗。作为内蒙古特产肉苁蓉早已投入《神家本草经》，而且在元代沙图穆苏编写的《瑞竹堂经验方》里使用肉苁蓉的经验有不少。又如元时李志常写的《长春真人西游记》中也记述了内蒙古人民使用肉苁蓉的史实。像这样的例子很多，不一而足。

18世纪著成的《认药白晶药鉴》是较早的一部蒙药学著作。该书共三卷。第一卷下分四章均列写药物简化名词，第二卷下分七章把药物按宝物药、草药……分成八大类来编写的。书中收录了三百八十多种药，对每种药物的形态、性味、功能、入药部分都做了解释。其中某一种药还包含几味药物。比如"蒿"这味药的项下就罗列了三种草药。照此计算，该书实际收录的药物超出三百八十多种。第三卷主要补写一些零星项目，如药浴、矿泉等。

19世纪初编写的《蒙医正典》是一部完整的蒙药学经典。当时研究整理蒙药的工作已进入一个新阶段，用药种类增多，药物和方剂学著作大量出现，同时一些藏药、汉药等书籍传入内蒙古。在这种形势下，系统地整理蒙药学的工作已迫不及待了。占巴拉道尔基的《蒙药正典》就是在这样形势下产生的。占氏在序言中写道："今之医者，各持认药之偏见，错诠甚广。或随意取名或与汉药名相混淆，有将芍药认作玛努（青木香）、黄芪认作利德日（苦参）者……这些大多数是由于官关布扎布等人的著作中所造成的混乱。鉴于谬误流传，欲正其误，使药书诠释与医者之经验相合，故编此书。"而且著者在写药物的开场白里也表明编写此书之目的："为消除边陲贫者之疾患，仁念为怀，示以草方。"

这部书实际是占氏在原有的蒙药资料基础上整理而成。编写时参考了伊舍巴勒只尔《认药白晶宝鉴》等群籍，及有关藏药的某些著作，一定程度上吸收了其他民族的药物学知识，这就进一步丰富了蒙医学。本书编写体例是把药物按珠宝、石、土、滋补、木、草、汤药、动物药等分成八部，每部又分为几类，如土药部下分天然土药、土产盐……等三类。全书共分八部二十四类。这样分类，层次清晰，为后人学习和研究带来方便。书中收入的药物计五百四十三种。个别药物项下又列入几味药。如曹日老条下附列了白曹日老（北沙参）、紫曹日老（桔梗）、红曹日老（红景天）等三味药。照这样每条药下列入的几味药一起来统计，本书共收入了八百七十九味药。每味药都有蒙、汉、藏名对照，以及产地、形态、收采时间、性味、功能、入药部分、炮制方法的详细说明，大多数药物还附有插图，该书为后世学习和研究蒙药的指南和蓝本。

18世界著有《珠宝、土、石类认药学》《木、汤、滋补类认药学》《草类认药学》《盐、灰、动物类认药学》等四卷。这四卷书名中"认药学"一词，藏语叫"满乌西吉德"。为了便于记诵，后人把这四卷书简称为"满乌西吉德"。书中把药物分为珠宝、土、石、木、汤、滋补、草、盐、灰、动物产品等十大类。本书的特色是重点突出说明每味药的形态，因此可以认为这是为认药、采药提供依据的又一部蒙药学专著。

此外，在《甘露之泉》《蒙医药选编》《蒙药传统方》及罗布僧朝克敦等的《蒙古风俗录》里，都以相当篇幅来记述蒙药。

复方的广泛使用，是和药物学的发展密切相关的，古人早先用单味药来治病，在长期实践中懂得几味有关药物配合一起使用效果更好，于是形成了有关复方的知识。

《瑞竹堂经验方》是元代的一部中医著作，著者叫沙图穆苏（一说"萨德弥实"）。由于这部著作写于元代，所以在某些药方里也反映了北方民族用药特点。

清·康熙时代占布拉所著《方海》（一作《蒙医正方》）是一部较完整的蒙医方剂学经典。本书刊行已近三百年历史。书中把内、外、妇、儿、五官、皮肤、温病、传染等临证各科使用的方剂，分成七十二章进行编写。

清代官关布扎布著的《药方》是一册蒙文印行的简明方剂学。该书把治疗各科病症的药方，分成一百零二个题目进行编写的。书中对任何一个药方，可配合不同的引药，变换应用得十分灵活。如《七珍散》这一个方剂，可以根据病情，配合三十九种引药，用以治疗三十九种或比这更多的疾病，该书还收入了防治天花的方药。

1873 年写的《普济杂方》是用蒙文出版的又一本简明方剂书。

其他用刻印或手抄传播的方书也不少，如：十九世纪的《珊瑚验方》、达里甘嘎医师占巴拉道尔吉所著《药方》以及却扎木苏著的《药方》等。

此外，象《白露医法从新》《蒙医药选编》《珊瑚串珠》一些著作，都写入不少方子和配方理论。

（五）临床各科

随着蒙医临床经验不断丰富，理论方面也有所提高，分科逐步形成，以致产生许多临证医疗著作。考察有关这方面历史，大约早在唐时就已形成外伤正骨科，及至元代，伤科有了显著发展。此时，又分出了饮食治疗科、内科等。到了明末清初，蒙医理论进一步提高，临床分科也就越细，各科著作日益增多起来。

18 世纪著成的《白露医法从新》《甘露点滴》《甘露汇集》等三部书是临证各科的完整著作。《白露医法从新》里临证各科写了四十四章。《甘露点滴》把临证各科按"六基证、十要证、器官病、脏腑病……"分为二十二章五十四节进行编写的。《甘露汇集》则分为六基证、十要证共十六章。

19 世纪的《蒙医药选编》是又一部临床医学经典。该书临证各科写了九十七章。

此外，象《珊瑚验方》《蒙医传统方》这样把临证各科内容写得简要明了的书籍也不少。

反映在上述医著里临证分科比较明细，概括起来有内科、脏腑病科、外科、温病科、传染病科、妇科、儿科、五官科、皮肤科、骨伤科、杂病科等。关于蒙医各科的发展情况，现仅举骨伤科和传染病科为例。

骨伤科根据现有的史料来看，蒙医骨伤科形成较早。如《中国医学史》说："我国伤科（正骨科）发达很早，唐代已有专书出现。虽我国各地传习沿用，而独于蒙古较为重视。由于蒙古人好骑射搏击，骨折、脱臼的机会较多。到元代伤科有了显著发展。"由此看来蒙医正骨科不仅形成很早，国内闻名，而且到元代又有了进一步发展。

12、13 世纪，蒙古人受伤时，常用烧红的烙铁进行烙治伤口。如《蒙古秘史》曾记载这样的史实：一次斡阔台颈脖中箭，他的部下孛罗忽勒将伤口凝结的血块咂去，使用烧红的烙铁给以烙治伤口。

18 世纪，伊舍巴勒只尔在他的《白露医法从新》著作里写进了这种术疗。并提到用金烙法或铁烙法以烙治脉管受伤流血不止之伤口。这种术疗法在当时确能起到止血和清洁伤口的作用。所以至今牧民在阉马时还习用此法进行消毒止血。

明朝末期到清代，随着蒙医伤科正骨术进一步提高，涌现了一批有名的正骨医师。如绰尔济·墨尔根就是在 17 纪世出现的著名的正骨师。他极擅长外伤、正骨、按摩、罨疗等外疗术，在内地也是颇享盛名的。由于他医术超群，当时人们把他同华佗大师相提并论。18 世纪又有一名叫觉罗·伊桑阿的著名正骨师。他的正骨技术也很出名，手下还有一批弟子。据说他传业时，常用几节竹筒对在一起包扎于纸内，然后像正骨手法一样进行拿捏衔接示教，并让徒弟如法练习。这样训练方法一直传到近代，后人仿照其法，改用盛灰的皮裹装进断骨而后进行正骨练习。

清代有的蒙医在接合股骨的手术中，采取了低温麻醉的方法。

清政府在上驷院设"蒙古医士"，从"上三旗"挑选"蒙古士族之谙习骨法者，每旗十人""凡禁廷寺人有跌损者，由其医治，限以期日，逾期则惩治焉。"这种严格的要求，反映了蒙医的外科技术水平是相当高的。

有关外伤，《白露医法从新》写了一章，分总证、头伤、脱臼等六个题目进行论述，《蒙医药选编》则分五个题目来论述的。这些著作系统地论述了外伤的治疗原则、消毒、止血、正骨法、包扎法、排除法、引流、创伤热治疗、消肿、清洗创伤、内服和外用药等。

蒙医正骨术别具特色。如陈旧骨折分离法即是。所谓陈旧骨折分离法，就是对于未能及时治疗，自然愈合后对位不好的骨折，用药物敷于患部使错位分离，以便重新对合的一种方法。此法有三：即白酒罨敷分离法、马奶酒罨敷分离法、羊瑟博素罨敷分离法。其中白酒罨分离法在伊舍巴勒只尔的著作里有记载。

再者，特别指出的是，有不少值得研究的蒙医独特丰富经验，未曾写进传统的正骨术书籍里，而至今还在农村牧区继续流传沿用。

在蒙医传统的治脑震荡术疗中，用人工震动以治疗脑震荡的方法，也是值得研究的一种独特疗法。据所知此法有四，不论何种，均属以震治震。这种方法曾以"蒙古人的脑震荡特殊疗法"而闻名。18世纪伊舍巴勒只尔在他的《甘露点滴》一书中曾编写进此疗术。迄今，牧民骑马跌落造成脑震荡时，仍喜用此法疗之。

另外，通过医疗实践，蒙医对传染病早已有了正确认识，他们不仅认识到许多传染病的传染性，而且还发现传染病是由肉眼看不见的微小虫—"粘"侵袭人体所致。如18世纪的伊舍巴勒只尔在他的《白露医法从新》里，关于传染病写了一章，对十九种粘病的诊断和治疗，作了详细的论述。该章的总论里这样写道："粘病之成因，乃系红色无足圆状小虫伤害人体所致，其毒捷如闪电。"并进一步——指出了"粘"产生之病种："粘中于脑则患脑刺痛，中于喉则患喉痹，中于肠则患肠刺痛……等疫。"该书在温病章节里也提到了"瘟疫之传染途径。"

蒙医对于传染病源和传染途径的研究，到了17、18世纪时，已深入一步。例如：知道鼠疫是从旱獭传染来的。这不仅在当时是蒙医传染病学上一个重大发现，就是在祖国医学史上也数他发现得最早。草原上旱獭很多，知道他又是传染鼠疫的总祸根。所以在蒙医著作里把鼠疫叫作旱獭疫。从现有的蒙医典籍来看，对旱獭疫的研究亦最先用文字载入文献的是伊舍巴勒只尔。伊氏在他的著作《白露医法从新》里写了"诊治旱獭疫"一节，不仅介绍治疗此病的方法，而且写道："若食冬眠期有病之旱獭肉则易罹旱獭疫"，清楚地指出了罹患此病的传染源和传染途径。嗣后，在《甘露点滴》以及19世纪老布僧确穆泊勒著《蒙医药选编》等书里，均各写了《旱獭疫治疗》一章，论述了旱獭疫之病因、症状以及防治方法。

此外，象《蒙医药选编》《蒙医传统方》《珊瑚验方》一些著作中，对传染病无论在理论或临证方面，也有详细的记载。

二、西部地区的藏医药

我国西部地区的藏医药，是祖国医学宝库中的一个重要组成部分。青藏高原及内蒙古、云南、四川、甘肃等地均有藏医药分布。藏医药有一千多年的历史，是藏族人民根据高原地区的地理、气候特点，在和疾病做斗争中逐步积累起来的丰富经验，并且广泛吸收兄弟民族，尤其是汉族的医药学知识而形成的。藏医古籍《四部医典》是一部总结性的、具有指导意义的论著。

根据历史记载：公元前几个世纪，藏族人民在与疾病作斗争的过程中，就已认识到动、植、矿物的某些部分有着解除身体病痛的作用，认为"有毒就有药"（《论布嘎汤》）。其后又有了酥油止血、青稞酒糟治疗外伤的知识。随着人民对自然界的认识和生产的发展，而逐步积累起丰富的藏医药经验。

早在6世纪那木日松赞从祖国内地传来了历算和医学。《西藏王臣记》7世纪，藏王松赞干布统一西藏高原，建立了强盛的吐蕃王朝。唐太宗为加强汉藏两族的关系，把宗室女儿文成公主嫁给松赞干布。641年文成公主入藏时，曾带去大批书籍和百工技艺人员（包括汉医）。其中就有"医方百种，诊断法五种，医疗器械六种，医学论著四种……"（《吐蕃王朝世系明鉴》）。这批医书由汉族医生和尚马和德瓦和达马郭嘎等译成藏文取名《医学大权》。710年，唐中宗时，金城公主嫁到西藏，再次带来大批医药人员和书籍，并且由和尚马哈也那和藏族翻译家别如扎那将《月王药诊》翻译成藏文。从而使汉医和当地的传统藏医相结合，为藏医学的理论奠定了基础，为后来藏医的发展起到了很大的促进作用。

著名的藏医学家玉妥宁玛·云旦贡布708年生于堆龙给纳。原为赤松德赞的保健医生，他25岁那年在桑也地区认真学习了邻近国家的医学，并且拜著名的中医东松嘎瓦为师，向他学习了中风和中狗毒等医术。公元8世纪他到西藏阿里、山南、康定等地研究和总结民间藏医的经验和医术，同时他还到印度、尼泊尔、内地的五台山等地研究医学。经过几十年的努力编著成藏医最著名的古代医学《四部医典》，同时还编写了《实践明灯》和《经验明了》等30多部医学论著，从而使藏医有了较完整的理论基础。《四部医典》后来又经过许多医家的注释、整理逾越详明。公元11世纪玉妥的家祖，新玉妥（玉妥莎玛），又参考和吸收了内地传来的《月王药诊》的精华，如"阴阳五行""五行生克"等，并且还参考了外来医学《八支》和《宅的注解》《月光》等医书，进一步充实和丰富了《四部医典》的内容。

15世纪以后，藏医开始形成南北两个学派，北方以强巴·南杰查桑（1395年）为代表，主要总结了北方高原地区多风湿的临床经验，编著了总则本的注解《事续极明》和论述本的注解《干露流水》，后续本的注解《所需所得》。另外米尼玛·通瓦顿旦也编写了不少医学书籍。南方以舒卡·年姆多进（1439年）为代表，根据地处河谷的特点，擅长使用清解药物治疗温热病。另外，这两派的共同特点是他们依据《四部医典》有关人体解剖脏腑测量的论述，绘制了两派风格不同的医药挂图。他们的医著有舒卡·年姆多吉的《藏箱之四部医典》和《四部医典》的注解《细经函》。舒卡·罗珠给布为了寻找玉妥的医著到娘麦地区，他终于找到了新玉妥的《金注四部医典》。他在此结合南方的不同特点进行总结和探讨，经过四年的努力，编写成了著名的《祖先口述》这本医著。在 1573 年终于产生了藏医最早的刻版《扎当居惠》（扎当是地名，居惠是《四部医典》）。

五世达赖时，根据《扎当居惠》的版本正式在布达拉宫刊行。此后，德斯·桑过加措又进一步参阅了《月王药诊》和《八支精》《月先》《毕吉黄色经函》《教诲明灯十三条》《大小干露精华》《十八分支》，尤其是参考了玉妥的《菜手翻阅书》和舒卡·罗珠给布的《藏箱之四部医典》。另外还根据宗嘎版本、岗布版本、达旦版本、波车版本，于 1687 年重新对《扎当居惠》进行了校对和修订，刊印了更确切的《四部医典》。同时又编写了一部《四部医典蓝琉璃》，是对《四部医典》的全面整理和注释。该书于 1689 年在西藏发行，成为通行全藏的"标准"注解本。为了更好地学习《四部医典》和《蓝琉璃》，召集全区的名画家并搜集了各地药物标本，于 1704 年绘成 79 幅彩色医药挂图。其中一些医学挂图较前有所改进，如过去挂图中由于宗教的需要把人体心脏绘于胸腔正中，心尖朝下。而画家洛扎·旦增努布则依据尸体解剖实际情况，另绘一对照图，将心脏如实地改绘在人体胸腔中间偏左位置，心尖朝左下方。这与现代解剖位置基本符合，具有重要的科学意义。

《四部医典》共有四部。第一部：《总则本》共六章，有彩色挂图四幅，他概括介绍人体的生理、病理、诊断及治疗的一般知识。第二部：《论述本》，共三十一章，有彩色挂图三十五幅，他详细地介绍人体生理解剖、疾病发生的原因及规律、卫生保健知识、药物性能、诊断方法和治疗原则等。第三部：《密诀本》，共九十二章，有彩色挂图十六幅，专门论述各种疾病的诊断和治疗。第四部：《后疗本》，共二十八章，有彩色挂图二十四幅，介绍脉诊和尿诊，各种方剂的配方，功效和用途，以及外治疗法等。

（一）基础理论

藏医认为，人体内存在着三大因素："龙""赤巴""培根"。七大物质基础——饮食精微、血、肉、脂肪、骨、骨髓、精；三种排泄物——大便、小便及汗。三大因素又支配着七大物质基础及三种排泄物的运动变化。在一定条件下，上述三者保持相互协调，维持着人体的正常生理功能活动。

"龙"译成汉语是"气"，他的功用是主呼吸，肢体的活动，血液循环，五官的感觉，大小便的排泄，帮助分解食物并输送饮食精微等。因龙所在部位和功能的不同，又分为下述的五种龙：①维持生命的龙（索增龙）；②上行的龙（紧久龙）；③普遍存在的龙（恰不欺龙）；④主消化的龙（麦娘姆龙）；⑤主排泄的龙（吐塞龙）。

"赤巴"译成汉语是"火"，他的功用主要是产生热能并维持体温，增强胃的功能，使人知饥渴，能消化，长气色，壮"胆量"，生"智慧"，按赤巴所在部位和功能的不同，具体的再分为主消化的赤巴（赤巴觉久），主变色的赤巴（赤巴同已），润泽皮肤的赤巴（赤巴多塞）等五种。

"培根"译成汉语是"水"和"土"，他的功用主要是磨碎食物，增加胃液，使食物易于消化吸收，司味觉，供人以营养和输送体液，保持水分，长肌肉，润皮肤，调节人的胖瘦，使睡眠正常，性情温和等。由于培根所在部位和功用的不同，又分为保持水分的培根（培根登及），磨碎食物的培根（培根疟及），品味的培根（培根娘及），使人知"满足"的培根（培根寸及）及润滑关节的培根（培根局尔及）五种。

龙、赤巴、培根虽各有其功能，但并非彼此孤立，而是互相协调统一地进行活动。例如，人的消化功能，先由培根疟及磨碎食物，继则由赤巴觉久将被磨碎的食物加以腐熟分解，麦娘姆龙负责"过滤"，分别清浊，使糟粕移入大肠，精微则被吸收人体内，作为生成其他物质的原料。

七大物质基础中以饮食精微最重要，因为其他六种物质均由他转变而成。血能滋润身体并维持生命；肉似围墙，能保护身体；脂肪能柔润身体、悦气色；骨为支架；骨髓能生精；精的功用是生殖。至于大便、小便及汗三种排泄物均系排除体内废物。汗则有温润皮肤的作用。

在正常人体内，三大因素、七大物质基础及三种排泄物之间保持相对平衡。一旦内外环境因素发生变化，平衡遭到破坏，将会引起疾病的发生。特别是龙、赤巴、培根三者中某一种因素的功能亢进、低下或互不协调，不仅可引起龙病、赤巴病、培根病，而且还是造成许多其他疾病的发生。

龙、赤巴、培根既用以解释人的正常生理活动、某些疾病发生的原因，还用来区分人的类型。藏医将人分成龙、赤巴、培根三种类型。

龙型人其特点：消瘦、面色灰黄、怕冷、爱说话和唱歌、爱吵架、性格活泼等。赤巴型人的特点：易饥渴、多汗、身体经常有臭味、面色发黄、个性强。培根型人其特点：身体肥胖、脸色发白、怕冷、嗜睡、性情温和。体型一方面可反映人的某些生理特点，另一方面又与疾病的发生有一定的关系。

疾病发生的原因有内因和外因两个方面。在内因方面，关系较大的是人的类型和年龄。龙型的人和老年人易患龙病，赤巴型的人和青年人易患赤巴病，培根型的人和小孩易患培根病。在外因方面，主要强调季节气候、地区环境及饮食起居等的变化。培根病多发生于春季，龙病多发生于夏季，赤巴病多发生于秋季。过于寒冷易发生于龙病，过于干燥炎热易发生赤巴病，过到潮湿易发生培根病。在饮食起居方面，过饥、过饱、过度劳累、思虑过多等等，均可引起体内龙、赤巴、培根的紊乱和功能失调，在外因与内因共同作用下，最终可导致疾病的发生。

疾病侵入人体的途径：一般由表入里，经皮肤→肉→血→骨→五脏六腑。龙、赤巴、培根三种疾病在人体中并不是始终固定不变的，在治疗过程中如治疗不当，受到体内因素或外界环境影响，三者可以互相转化。单一的病，都可引起另一种病的发生，这叫作转化或变症。例如，龙病用苦寒药物治疗，龙病不愈，反而引起赤巴病或培根病的发生。同样，赤巴病和培根病亦可转变为其他疾病。因此，龙、赤巴、培根三种病的变症共分十二种。此外，龙、赤巴、培根三大因素既可单独致病，亦可二者或三者混合致病。

尽管疾病多种多样，但是最后均可归纳为寒热两大类。龙病、培根病、慢性病属于寒性病；而赤巴病、血病、急性病均属于热性病。

（二）解剖和生理方面

《四部医典》中关于人体解剖和某些生理方面记载比较详细。藏医所指的脏腑：五脏——心、肝、脾、肺、肾；六腑——胃、隆（相当十二指肠）、肠、胆、膀胱，"三姆休"（按藏灸穴位和中医背部腧穴的位置来看，可能相当于中医的三焦，但其功能又与三焦不相同）。对于五脏六腑、肌肉和脉络（神经和血管）的解剖位置或数目，以及如何绘制人体解剖图，在《四部医典》中都有说明。除初步描述五脏六腑的解剖位置和骨骼的数目外，如有牙三十二颗、肋骨十四根、四肢大关节十二个等。还采用类比，谓心脏相当于"国王"，肺相当于大臣和王子，这与"心为君主之官，肺为相傅之官"等的说法与中医非常类似。

在生理方面，主要对月经周期、胚胎发育、分娩、神经和消化系统的功能等方面论述比较详细。妇女十二岁来月经，五十岁绝经，每月一次。来月经时，妇女常有腰部和下腹部胀痛，乳房发胀，情绪不稳定等表现。当怀孕后，三十八周分娩，这些叙述都相当正确。另外，还提出在胚胎发育过程中，胚胎要经历鱼期（相当于水生动物）、龟期（相当于爬行动物）及猪期（相当于哺乳类动物）等，体现动物进化过程的几个阶段。正如恩格斯所说："母腹内的人的胚胎发展史，仅仅我们的祖先从虫豸开始的几百万年的肉体发展史的一个缩影。"关于胎儿之所以能发育成熟，则全靠母亲的营养物质通过脐带供养胎儿的结果。用比喻来说，母亲、脐带与胎儿的关系就如水塘、水渠与庄稼的关系。此外，关于妊娠早期反应，怀孕后应当注意的事项及分娩的征兆的论述，与现代医学基本是一致的。

人体内有各种脉络，其中有的连接人体内外，叫作"联结"脉，联结脉又分为白脉和黑脉两种。脑为白脉之海，像树根一样。自脑向脊髓内伸出一支较粗的白命脉，由脑和脊髓伸发出若干分支，分布于五脏六腑及四肢，藏于内，外面肉眼看不见，主感觉和运动。如白脉受伤，便丧失其功能，不能活动。

黑脉不跳动，黑脉上的某些部位是医生放血疗法的穴位。另有跳动的脉叫"如玛"脉，与心脏相连接。总之，脉络是气血的通道，是维持人体生命的根本。上述的这些描述表明：黑脉即静脉，"如玛"脉即动脉；白脉即神经，而神经司感觉和运动。早在8世纪，藏医对神经和血管的功能就有了这样的认识，对医学上的贡献是相当大的。

（三）疾病的诊断方法

藏医诊断疾病的方法主要靠问诊、望诊、触诊。诊断病人患有何病叫作认病，认病主要靠证候。病和证候的关系好比火和烟的关系一样，火是烟的基础，烟是火的表现。所以认病必须先认识证候，不懂得这个道理的医生，就认不清病人的证候，好像错误地把水蒸气看成为烟雾，或见云就认为要下雨一样，把不可靠的东西看成可靠的东西。要确诊疾病，分析病的证候非常重要。

问诊：凡与病情有关的情况均要仔细询问，包括起病的原因、发病的时间、症状、用药物的情况、发病与季节气候和饮食起居的关系等。特别是病因、患病的部位和症状，应当一一问清楚。

望诊：凡能用眼睛看到的都要观察，包括病人的神色、体型、皮肤颜色、大便、小便、痰等。特别要仔细观察舌和尿的变化，舌诊主要是看舌质和舌苔。例如，龙病的病人，舌质红，舌苔干而粗糙；赤巴病的病人，舌苔黄而厚；培根病的病人，舌苔白而滑等。尿诊是藏医观察疾病极为重要手段之一，观察十分仔细。尿诊的方法：医生先看尿的颜色或冒热气情况（尿蒸气的情况），嗅气味等，然后用一根细棒搅拌尿液，看尿的泡沫（包括泡沫多少、大小、颜色、消失快慢）、沉淀物之有无其形状、漂浮物等的变化。例如，热性病人的尿呈红黄色，气味大，有臭味，尿热气维持时间久，泡沫稀少呈黄色，且消失快、沉淀物如乱云状。又如，尿中沉淀物形状似沙砾者为肾有病。

触诊：主要是切脉。藏医切脉的部位和方法基本上与中医相同。亦分寸、关、尺三部，且其藏语的发音亦与汉语相近，即"寸、甘、恰"。切脉的手法分浮取、中取、沉取三种，寸、关、尺三部所代表的脏腑，男女略有区别，在男子，左手之寸、关、尺脉分别反映心、脾、肾（左肾），以及

"三姆休"；右手之寸、关、尺脉分别代表肺、肝、肾（右肾）。妇女寸脉反映之脏腑，左手为肺、右手为心，其余相同。

正常人一息（一呼一吸）脉跳五至、柔和有规律。一息脉跳多于五至者有热，少于五至者有寒。脉象因病而异，主要分十二种。热性病之脉象为数、洪、大、弦、滑、硬；寒性病之脉象为沉、迟、弱、细、浮、虚。各种病证均各有其表现的脉象。脉诊还应与望诊相结合，以鉴别病人之生死。当病人出现下述情况者可能死亡：心脉摸不到，舌中间发黑者；肺脉摸不到，鼻翼下陷者；肝脉摸不到，眼发红者；脾脉摸不到，下唇外翻者；肾脉摸不到，耳向后听不见声音者。藏医将脏腑的脉与五官（舌、眼、鼻、耳、唇）的变化相联系的观点，彩图中又对此描绘得很生动，本质乃是中医脏腑学说中的心开窍于舌，肺开窍于鼻，肝开窍于目，肾开窍于耳，脾其荣在唇。藏医脉诊中还有生命脉诊法，其切脉部位亦在前臂尺侧与中医切诊的寸、关、尺相应部位。

藏医诊病，除了望诊、触诊、脉诊三种方法外，还有药物试验诊断法。总之，根据望、触、问三种诊断得到的印象，加以分析和归纳，从发病原因判断疾病的性质，从症状和体征判断疾病的类型，与中医的诊断方法基本相似。

（四）治病的原则

藏医治病包括饮食、起居、内服药物、外治等四个方面，治病除使用内服药物或外治法外，对饮食起居也很重视。在内服药物方面，亦是根据"寒者热之""热者寒之"的原则。因此，藏药方剂亦均有寒性和热性之分。由于各种疾病具有不同的特点，治病时还应根据药物的性味、特别是药物的效能，针对病情而选择用药。此外，还要注意下述九种特殊的治疗原则：①诊断没有把握时好比猫捉老鼠要仔细观察，然后确定诊断。②诊断确定后如有把握治疗，则应公开向病人说明情况，有办法治疗。③病人用药后如病情未见好转，要像缚野马似的，掌握规律，采取相应的治疗措施。④对大病或重病，应当采取用药物为主积极治疗。⑤对小病或轻病，宜采用调节饮食注意起居以及药物或外治等治疗措施，而以饮食起居调整为主。⑥对久病患者应仔细了解病人过去用药的历史，认真分析用药是否恰当，看准了之后再给予治疗。⑦对单一的病，要大胆果断地采取治疗措施，以免并发其他疾病。⑧对有两种以上的病同时存在时，则应分其轻重主次，哪种病严重就先治该种病。⑨医生应全面考虑病人各方面的因素，正确使用药物剂量。对疾病恢复阶段应当注意善后调理，以防复发。

外治疗法方面，所谓外治疗法是在人体外表的某些部位，使用某种方法进行治疗，以达到治疗目的。外治疗法内容多种多样：①擦身、按摩；②灸法：火灸和艾灸两种；③拔罐法：火罐和牛角罐；④外敷法：热敷和冷敷，热敷多用于治疗消化不良之胃寒证、急性疼痛发作等病证，冷敷多用于治热病和炎症等；⑤药物外治法：熏药法，药水浴，药物擦身；⑥穿刺法；⑦放血疗法。

（五）防病和治病方面

1. 防病方面

为了使人健康与长寿，平日应注意饮食起居、加强营养和锻炼身体。年老体弱者还可服补养药物以强身。关于日常饮食起居，季节气候及个人活动方面应注意的事项，妇女月经期、怀孕期及产褥期卫生保健知识。另外，西藏人民喜欢吃的各种粮食、豆类、肉类、饮料（奶、酒、饮水）和蔬菜类的性味和用途，在《四部医典》中都叙述得很详细。以饮水质量而言，认为泉水最好，从森林中流出的水最差。饮用腐树、阳光少、有咸味、小虫多的水容易患病。识别有毒食物的方法：是让狗吃了会出现呕吐。锻炼身体的方法：平日多运动、擦身、洗澡等，并且要注意预防某些疾病的发生。例如：用三棵针内皮水煎液滴眼，每7日1次，可防治眼病。现代的研究证明：三棵针含有杀菌消炎作用的小檗碱。总之，平日讲究卫生，加强锻炼，可以减少疾病，提高健康水平。

年老体弱者可服补养药，补法分正规的和非正规的两种。正规的补法，事先要做些准备，先要吃油脂性食物和服轻泻剂以洗净胃肠，然后正式服补养药。非正规的补法事先不需要做什么准备，随便服补养药即可。最常用的补养药是用诃子、毛诃子、余甘子制成的"三果"丸，或"三果"丸加黄精、天门冬、当归、刺蒺藜、喜马拉雅紫茉莉配制的补药丸。补法可保持强壮身体、五官灵敏、防老，以起到补虚救弱和扶正祛邪的作用。

2. 治病方法

《四部医典》第三部专门介绍内、外、妇、儿、五官等各科数百种常见疾病的诊治方法，每一种病一般都以病因、分类、症状及治疗等四个方面进行论述。

病因方面：①炭疽病：系因吃了有病动物的肉所引起。②浮肿：因饮食不当，不能给肝脏输送饮食精微，黄水（水液）被驱散至全身的结果。③眼病：雪地行走过久，会引起雪盲。④痔疮和脱肛：其发病的原因系由于腹泻过多，骑马时间过久或大便干燥等。

分类方面：①急腹症：有两种属于虫积（指蛔虫）和炎症。②天然毒物：分植物毒，如乌头、唐古特山莨菪；动物毒，如疯狗、毒蛇、蝎子咬伤。

症状方面：①炭疽病：全身发热，局部皮肤起小疹、破溃，呈黑色，有渗出流出，如向体内发展，有生命危险。②头部外伤：可发生脑震荡，病人昏迷不醒或有呕吐，检查病人的头部或有凹陷骨折，如不及时抢救，拖延三四天，便无法治疗。③甲状腺肿和类风湿节炎，彩图中很形象地描绘出病人甲状腺肿大及关节受累的情况，使人一目了然。

治疗方面：既有内服药物，又有外治法。藏药包括植物、动物及矿物药。既有单方又有复方，复方药少则几味，多则数十味。一般将药物粉碎制成散剂或丸剂，亦有用汤剂者。药材绝大部分均采自西藏本地，药物资源丰富，种类繁多。《四部医典》第四部最后总结了治病最好的单方52种和配方23种。从其较好的单方中选择数种如下：治赤巴病用藏茵陈、波棱瓜；治血病用约毛婆婆纳、藏黄连；治心脏病用肉豆蔻；治肝病用五灵脂、草红花；治肾病用小豆蔻；治胃病用石榴；治急性肠胃炎用矮莨菪（此药含有阿托品样生物碱，有解痉止痛和改善微循环作用）。

综上所述，《四部医典》是集古代藏医学之大成。内容丰富，有独特及较完整的理论体系，强调整体观念，又具西藏高原高寒地区的特点。直到今天，仍有效地指导藏医的临床实践。至于用彩色挂图方式生动形象地把一部八世纪的医书《四部医典》的主要内容系统地描绘出来，使人便于学习和理解藏医藏药，不仅在我国是首创，在世界上亦为罕见。可谓是艺术和医学相结合的产物，也是祖国医药学伟大宝库中的一份重要文化遗产。

三、岭南的壮医药

壮族是我国人口最多的一个少数民族，全国约 1200 万人，聚居于广西的达 1100 多万人，分布于五岭以南，逶迤延展于岭西，南则濒临海滨，地处热带、亚热带，雨量充沛，物产丰富，是人类生存和发展的适宜环境。据考古资料所见，自五万年前开始，柳州一带旧石器时代的"柳江人"遗址；南宁新石器时代的贝丘遗址；桂林甑皮岩遗址等古人类化石跟今天壮族人的体质特征已极为相似，其所使用的工具先后有砍砸石器、刮削器、尖状器、石片、骨器、骨针以及陶器等，并有捕获生物及用火之迹，说明壮族先民早就繁衍在祖国疆域的南陲，并开始有医药的萌芽。原始时代穴居野外，由能取火进而制作陶器，渔猎熟食，有利卫生。

由采食植物进而识别百药，服食外敷并煎煮熏洗，都是后来壮医使用生草药食、敷、熏、洗的开端，遗址中的兴状器、砭（片）石、陶片、兽骨、兽器、骨针，又都是后世壮医常用的针砭、角治、骨刮的起源。从民俗学及文物考察，壮族渔猎采集进入播种五谷，豢养牲畜，脱离穴居野外，创造"干阑"建筑，标志经济文化的进步。至今尚见干阑式层次建筑群，此建筑分上下层及阁楼，底层为贮放农具物料间、畜舍，楼层供生活起居则有正厅、望楼、眺楼、枹厦等，有利于克服南方多雨潮湿、山岚雾露的环境，依山傍水，因地造型，雅致干爽，无论通风、采光、日照及居住条件，均有益于卫生保健。

壮医药学凡草药内服、外洗、熏蒸、敷贴、佩药、药刮、骨刮、角疗、灸法、挑针、陶针及金针等各种医技法，于先秦时期开始草创萌芽，中经汉魏六朝，发展于唐宋之际，始齐备上述十多种内涵的壮医治疗法，并以其独特的民族形式与浓厚的地方特色汇聚到统一的祖国医学宝库中来。

壮族民间药，品种非常丰富，多属当地原产，因地制宜，效用良捷，经历代口口相传，积累了大量经验。壮医治病，不仅有服药、敷药、佩药，有时以草药跟骨肉同炖食，亦有采集山野动植物专供食疗之用。

《神农本草经》中菌桂、牡桂、薏苡、丹砂、钟乳之类，皆岭南产物。广西素有桂海之称，也是犀、象、珠乡。壮医用桂，有桂枝、肉桂、桂心、桂子、桂酒、桂油、桂茶等。石钟乳则按石乳、竹乳、茅乳分品用药。邕州所出丹砂名金缠沙，最为上品。余如治疡毒肿块之铜鼓草；治疗蛇伤的都管草；治风疾之风狸；解箭毒之山獭；名贵诸品如避尖犀、白龙珠等；常用药如八角、草菓等。

壮医传统用药，多依辨证论治，内服药组方不过数味，用力较专，且调度得宜，故能取精用宏。目前广西地区用药品种植物药达 1 000 多种，动物及矿物药也有 200 多种。

（一）草药熏洗

广西壮族民间医生大部分都用煎水洗浴治疗，或蒸煮熏焗疗法。凡外感、内伤、风湿、麻痹、急痧症等，壮医常采用多种草药组合，煎水洗浴或熏蒸。因外用药禁忌较少，取其药多力雄，熏洗后常觉一身轻快，诸症缓解向愈。

（二）带药、佩药

壮医常选用草木根类药或馥郁透窜性药，用丝线串系，给病人佩挂于颈项或带于手腕。体弱多病的儿童、妇女及老年病人，多用佩药、带药法，亦获良效。

（三）捶药敷贴

壮医治疗痈疽疔疮，跌打损伤，善用草药敷贴。按痈疽疔疮及创伤情况，选取各种生草药捣烂，连同自然汁敷贴患部，通常一、二日一换，颇具良效。也有制成药膏、药散，随时备用。

（四）祛秽消毒

壮医外科，很重视消毒。其法是选用橘柑、黄皮、苦楝、香樟、乌柏、枫叶及金银藤等加水煎沸，用以蒸煮医具，医者盥手，并冲洗病人患部、伤口，壮语称为"祛秽"。病人患部、术者之手及医具，一经祛秽，不许再跟其他外物接触。过去被讥为迷信，其实壮医治外科症，经过严格洗涤消毒后，始可依法施术，或加敷其他外用药治疗。

（五）洗鼻及雾化法

壮医对鼻病、喉病及呼吸系统病证，常煎煮草药液吸入洗鼻，或煮草药化为气雾，令患者吸入治疗。此法亦导源于古代壮医，据宋代周去非《岭外代答》卷10记载："邕州溪峒，以瓢盛山姜汁或盐水，施小管插鼻，导水安流入鼻，既饮必噫气，凉脑快膈，莫此若也。"中原人士未明其作用，戏称越人鼻饮。其实此法安全有实效。

（六）隔离更衣法

壮族风俗，于时疫流行，染病之家谢绝串门，各村之间暂不交往，并非一家一户，实寓意于群体隔离。又如壮人远归，常止于村舍外甚至数里之遥，待家人提篮装衣服往迎，将换下衣服或蒸或煮，用意在于祛除溷秽消沙虱毒，此举有益于卫生保健，并非巫俗招魂之术。

（七）角吸疗法

壮医角法是采取黄牛角、山羊角、麂子角、黄麋角作工具按各种病证选定体表不同位置，即向角筒投火或闪火，迅速吸拔，使用便捷，安全可靠，这是壮医传统角法，为晋·葛洪亲见而始记录于《肘后备急方》。

（八）骨弓刮法

壮医对四时外感、内科杂症，多采用骨弓刮治，工具是用马、鹿、麂、麋等野兽肋骨做成骨刮弓，根据不同疾病，在患者背部、眉棱、肘弯、腘窝等部位进行刮治。其原始出于狩猎时代，有用兽骨利器的习惯，因而使用骨刮弓治病。

（九）药刮治

刮治之法，壮医不仅使用骨刮，对许多急病，还采用药物刮法，如壮热实症，常用芭蕉根蘸石灰水刮治；邪毒深入，用野茅根刮治；其他病证亦采用各种适应药物根茎刮治。

（十）桃捏法

有时在田边地头，路边挢头，仓卒得病，来不及用药或使用其他治疗方法，则可直接用挟捏治疗。通常是在头额、颈项、背胸、肘弯、膝弯等部位，术者屈曲中指食指，以指关节侧依法挟捏患者各部位，施术方便，见效亦速。

（十一）灯花灸

壮医对小儿急慢惊风、客忤、疟腮、咳喘、食滞、泄泻等症，常用灯花灸，此法常用于儿科，按不同病证选取灸治部位，施术时用灯芯草或细麻线蘸油少许，向檠上灯花点火，迅速焠向穴位，啪啪有声，由于施术方便，且有成效，亦为壮族民间所喜用。

（十二）挑针疗法

目前壮医施行挑针疗法，是按不同疾病，在背身等处，选区域内皮肤特异点进行挑治，效用显著。此法古代壮医亦称挑草子或挑沙毒。晋·葛洪《肘后备急方》治卒中沙虱毒方第六十六："此见岭南人初有此症，即以茅叶刮去，及小伤则为佳；并谓已深者用针挑刺。"宋·范成大《桂海虞衡志》："寒热时疫，南中吏卒小民，使人以小锥刺……谓之挑草子。"

（十三）陶针疗法

其法以陶瓷片洗净轻击成锋，消毒备用，轻刺手法轻扬，一刺即去，宜于虚证；重刺手法重着，下针略顿，宜于实证；平刺轻重适度，补泻均宜。刺激部位有发旋、主脊、夹脊、肩环、骶鞍、脐行、手足六关与手足六棱等四十多个部位。凡热症、表证、阳证及上焦或气分病，主取项背及诸后棱配合，虚补实泻，重上轻下；凡寒证、里证、阴证及下焦或血分病，主取脊腰及诸前棱配合，虚补实泻，重下轻上；寒热交错，虚实相兼，半表半里，偏于中焦之病，主取躯干中部及两胁与诸侧棱配合，中部平刺，两胁轻刺，且主要集中刺，配合扩散刺。亦可循上述陶针穴位，改用金针施治。举凡感冒、中风、中暑、虚劳、咳喘、痹痿、腹痛、痛经、头面诸症、痈疽外症，小儿夜啼、客忤、惊风、疳积等，均可施治。在覃保霖先生《陶针疗法》已详加介绍。

《内经》："南方者，天地之所长养，阳之所盛处也，其地下，水土弱，雾露之所聚也，其民嗜酸而食月付，故其民皆致理而赤色，其病挛痹，其治宜微针。故九针者，亦从南方来。"今壮医陶针与九针中之镵针最为相似。经变化改进而成金属刺针，而壮族民间仍沿用陶针。宋·周去非《岭外代答》："南人热瘴，刺上下两唇，足后腕横纹，应手而愈。"《本草纲目》卷十："以瓷针治病，亦砭石之遗意也。"清·鲍相敖在广西武宣写成《验方新编》，对当地瘴毒、痧证、霍乱等均有陶瓷针治法的介绍。

广西著名壮医老专家覃保霖先生综合运用中医金针、壮医陶针穴位，创"旋转乾坤针法"，发扬光大壮医传统治疗方法。

四、西北地区的回回医药和维吾尔医药

（一）回回医药

《甘肃旧志》载："回回为大食种，故国在阿拉伯，元时始入中国，别名色目人。"中国境内回回人，逐步形成"香药医学"，被中国历史称为海外异香的回医香药，清真而又简便易行，通过辨证论治，使其香药随四时五行相拗异，和人体相配应，与其疾病相反对。

回回医学认为：世间万物，均是阴阳相配的，人也不例外。人体性命为内本，以形体为外相，生活在天地之间。人体若患疾病，外有症状可见。病证的基本分类是时病、杂病和疮痍病，每类病证，又包含若干小类，并可连续分类。如此种类繁多的病证，其实质是人体对病因反应的多样性。人体的基本病因，是人体的气不足、气血郁滞和阴阳偏盛。

气，泛指人体一切生命机能。血如水，涕唾痰便溺津液血汗皆为水，惟血之水，随风而动，故色红。红为风归心；黑为土归身；白为水归脉，黄为火归包。内脏包络（三焦），命脉所行，通水

道；心脏包络（心包），心气所通，顺气海。脑得心滋养而有知觉，人得脑智慧而有能力。人体与处境阴阳四行（火、风、土、水）、五行（春、夏、长夏、秋、冬）（晨、晌、晡、昏、宵）息息相关。

人体的基本病证是虚（不足）、实（郁滞）、寒（阴盛）、热（阳盛）。寒证虚证属阴，热证实证属阳。病证阴阳，是病证的基本属性。

回回医学的辨证论治，将病证诸方面的对立加以对举，明其相反（反对），使其阴阳不乱的总的论治原则。还要将其相类（相配）的加以归类，对其中相异的加以辨异（相拗），辨其异而分之，以备用方施治。

在论治处方中，即便是立一单方，也用主药与证相反，用佐药与证相类，用引药与证相异。

（二）维吾尔医药

古称西域的新疆，远在两千多年前，就是我们祖国大家庭中的一个成员。这里是我们兄弟民族聚居的地区之一，历史上在西域活动的民族有匈奴、乌孙、羌、鲜卑、柔然、突厥、回纥（回鹘）、蒙古、柯尔克孜、满、维吾尔、汉等民族。

巍峨的天山山脉将新疆分为气候特征有明显差异的南疆北疆，由于自然地理条件的差异，土壤类型的复杂，这里形成了丰富多彩的、人们赖以生存的动植物资源和疾病作斗争的药材宝库。远在古代，这里的劳动人民就已经懂得利用本地资源同疾病作斗争了。据公元 1200 ～ 1300 年印度出版的《各国传》记载：三千年前塔里木的哈孜瓦衣曾发现小茴香、诃子、紫花地丁、番泻叶、矿物质、食盐、肉等七种药物，能解除身疾之苦。

远古的人们，为适应环境而生存下来，用硅质板或石英打制成尖状器具，其中有医用的石针、骨针，这些在新疆古址遗物中多有发现。我国最早医籍《内经》载："西方者，金玉之域，沙石之处，天地之所收引也，其民陵居而多风，水土刚强，其民不衣而褐荐，其民华食而脂肥，故邪不能伤其形体，其病生于内，其治宜毒药。故毒药者，亦从西方来。"这里的西方，指我国大西北，主要是新疆。

先秦时期的《山海经》之"穆天子传"中亦曾记载新疆古代的红花、青莲、玉石、黑枣等药材。

秦汉以来，西域各国社会经济有很大发展。内地的生产技术、物质文化和医药知识，随同丝绸之路的贸易活动传入西域，如引进养蚕技术，同时从养蚕中获得药材僵蚕和蚕蛹。新疆农业区的农作物品种与畜产品种是丰富的，与内地基本相同。药物资源品种也逐渐开发，同时与内地加强了交流，如原产西域的葡萄、苜蓿、石榴、胡桃、胡豆、胡姜、胡葱、胡萝卜、红花等，从西汉起即陆续传到内地种植，同时这些植物也能用于治疗疾病。1972 甘肃武威出土的汉墓中 78 枚医药简册，详细记载着病因、病名、药方、用量、剂型等文字，使用植、动、矿物药共计 100 味。据考证，汉简也记载着西域少数民族的用药。到了唐代，内地与西域交往更加频繁。维吾尔医药在民族与民族之间相互学习交流及吸收的基础上有了较大发展，出现了造诣较高深的民族医学家，整理出了一部《回鹘医学文献》。唐政府颁布的《新修本草》新收药物 114 种，其中有许多是新疆地道产品，如胡桐泪出车师，绿盐出马耆，硇矿出西戎，阿魏出昆仑。到了元代，维吾尔族出现了许多很有才能的知识分子，如军医月举连赤海牙，翻译家安藏，将内地的本草等著作译成维文。元政府在大都（北京）和上都专设有回回药物院，掌回回药事，收购、炮制和经销西北各民族的药物，当时著成《回回药方》36卷。明清两代，西域各族人民创造的医疗方法和使用的药物品种更多，并不断地充实到祖国医药学宝库里去。从《饮膳正要》和其他一些医药学著述中也可以看到，西域所用的各种动、植、矿物的药品也很丰富，其中动物药尤多，如牛、羊、马、鹿、熊、黄羊、豹、虎、兔、麝等的内脏或皮毛、筋骨、血等用来治病。矿物药材如白玉、硫黄、硇矿、明矾、雄黄、石蜡、石膏、盐等。

维吾尔医在历史长河中，创造维吾尔医药，新疆药材资源有700多种，历史上曾经兴盛一时，远传至西方和东南沿海。维医在发展过程中，不断吸取汉、阿拉伯、波斯、印度医药学中的精华来丰富自己，形成了自己的理论和治疗方法，成为祖国医学的一颗奇葩。

维医用药，多以内服药为主，此外，还有熏药、坐药、放血、热敷（药物炒热敷、热炒埋体）、温泉水浴、拔火罐、饮食疗法等共11种疗法。维医对方剂组成也有独特之处，常有主药和副药之分。临床上常用复方制剂，多者用药500多味，少者仅3、5味，一般不用单味药。维药剂型有十类，即糖浆剂、水果浆剂、丸剂、粉剂、膏剂、油剂、蒸馏剂、煎剂、浸剂、片剂等，近年还自制针剂。多数维吾尔人喜欢服用糖浆剂和膏剂。通常临床用的剂型有七、八种。

维医的基础理论是以"火、气、水、土"代表物质，以"血津、废津、胆津、黑胆津"的"四津学说"解释人体与外界环境的相互关系，创立了一套诊断和治疗疾病的方法。对内科疾病主要采取以内服药为主，还有外治法，对肝胆、结石、赤痢、白癜风等几十种病治愈率很高。外科疾病也有服药、烙法、热敷、结扎与普通手术等多种疗法。

五、东北的朝医药

居住在我国东北吉林境内有朝鲜族，延边为该族主要居住地。朝鲜族民族医药同样是中国医药学宝库中的重要组成之一。朝鲜族人民在同疾病做斗争中吸取了兄弟民族医药学理论和实践、药物和方剂，结合地理气候及民族特点，形成以"天、人、性、命"整体观为理论指导，以"四维元四象"结构为主要内容，以辨象论治为主要特征，把体质论具体应用到实践，以解决不同体质病人的"施治"问题。

"天人性命"整体观，是指把"天人性命"四者对立统一整体观作为朝医学的理论基础，比较深刻的阐明人与自然、人与社会之间的关系，提出了天人对立统一的观点，朝医学认为："天机有四，一曰地方，二曰人伦，三曰世会，四曰天时。""人事有四，一曰居与，二曰党与，三曰交遇，四曰事务。""天生万民，性以慧觉，万民之生也，有慧觉则生，无慧觉则死，慧觉者，德之所由生也。""天生万民，命以资业，万民之生也，有资业者生，无资业者死。资业者，道之所由生也。""大同者天也，各主者人也，博通者性也，独行者命也。""耳目鼻口观于天也，天知也；肺脾肝肾，主于人也……"认为自然、社会的各种因素通过人的感觉器官的作用反映到体内，发生喜怒哀乐性情变化，这些性情变化的"远散"或"促急"引起人体有形的"脏局"大小变化，成为各种疾病的内在因素。

朝医阴阳学说是把"太极生两仪""太极动而生阳，静而生阴，分阴分阳，两仪立焉，阴变阳合，四象生焉"的哲学思想应用于医学，创立了以"四维之四象"结构为主要内容的四象医学。根据机体"脏局"阴阳之盛衰变化,把人分为太阳、少阳、太阴、少阴四象人。朝医还认为:"哀怒之气属阳,顺而上升。""喜乐之气属阴,顺而下降。"以维持机体的正常生理活动。

朝医认为:"五脏之心,中央之太极也,五脏之肺脾肝肾,四维之四象也。""肺象木,脾象火,肝象金,肾象火。"这就形成了朝医独特的四行论,并且认为"哀怒相成,喜乐相资",肺与脾,肝与肾之间具有相成相资的关系,肺与肝,脾与肾之间其功能一强一弱,具有相互制约的关系。

脏腑论以"四维之四象"结构为特征,把脏腑所在部分分成"四焦",脏分为"四脏";腑分为"四腑";营卫分为"四大营卫物"。

四焦:把肺、胃脘部位称为上焦;把脾、胃部位称为中上焦;把肝、小肠部位称为中下焦;把肾、大肠部位称为下焦。

四脏:是指肺、脾、肝、肾。肺以呼,充神,肺以直而伸。脾以纳,充气,脾气禀而包。肝以吸,充血,肝气宽而缓。肾以出,充精,肾气温而蓄。

四腑:是指胃脘、胃、小肠、大肠,对水谷之气,胃脘起上升作用,胃起停蓄作用,小肠起消导作用,大肠起下降作用。

四气:是指温、热、凉、寒四气,是形成四大营卫物的基本物质。

四大营卫物:是指水谷之"四气",是胃脘、胃、小肠、大肠里产生的津、膏、油、液等四种物质而言,他在其循环过程中,经过相应"党与"生成"前四海"和"后四海",维持有机体的基本生命活动。如果生成循环过程遭到破坏,导致机体正常代谢及生理机能发生紊乱,均可引起疾病。

四"党与":四大营卫物在其生成和循环过程中,把若干组织器官连接成一个"党与"。肺之"党"指胃脘、舌、耳、头脑、皮毛之间结成的"党与";脾之"党"指胃、两乳、目、背膂之间结成的"党与";肝之"党"指小肠、脐、鼻、腰脊、肉之间结成的"党与";肾之"党"是指大肠、前阴、口、膀胱、骨之间结成的"党与"。

朝医把天禀脏器大小即先天因素作为发病根源,后天因素作为致病的主要因素。朝医认为风寒暑湿为"四淫";"心之爱恶所欲"偏著者为"四心";酒色伤、外伤、虫兽伤、毒伤等为"四伤",认为均是引起疾病的内外因素。

四情引起的病理:怒伤肝、喜伤脾、哀伤肾、乐伤肺。哀怒与喜乐之气逆动,"哀怒之气上升,喜乐之气下降,上升之气过多则下焦伤,下降之气过多则上焦伤"。若"哀怒之气逆动则暴发而并于上也,上升之气逆动而并于下也,下降之气逆动而并于下则肺脾伤"。

四性伤表气,四情伤里气:"太阳人哀性深著,则伤表气;怒情暴发,则伤里气。少阳人怒性伤口、膀胱气;哀情伤肾,大肠气。少阴人乐性伤目、方膂气;喜情伤脾、胃气。太阴人喜性伤耳、脑项气;乐情伤肺、胃脘气。"

四心:怯心、惧心、不安定之心、急迫之心。"太阴人恒有怯心,若怯心至怕心,则大病作而成怔忡证。少阳人恒有惧心,若惧心至于恐心,则大病作而成健忘证……"

天禀脏局小的脏器易患病。例如少阴人肾大脾小,肾为寒脏,脾为热脏,故寒大热小,素体寒盛,因而易受寒凉之邪。

朝医诊断也是以辨象诊断为核心,采用望闻问切的方法,观察和了解体形、容貌、性情、排泄物、嗜好、饮食、季节、药物反应等综合判断辨别"四象人"。

辨象之中包括寒热分型，即四象人热多型和寒多型。如遇到难辨情况时可采取试服药方法，观其适应有效与否来确定其象分型。除此之外，还有脏器"党与"证候群诊断法，由于"党与"不同，各脏器犯病时所出现的证候群也不同，故以证候群来确定患病脏器。

朝医用药规律为"药物归象，按象要药，不可混用，药物异象反应"等。对药物作了四象归类，已归在的品种278种，其中太阴人要药106种，少阴人要药72种，少阳人要药90种，太阳人要药10种。

四象方剂是根据四象人脏器大小（强弱）："大者泻之，小者补之。"参照药性药理摸索总结出来的有效方剂。常用的四象方531方，其中太阴人182方，少阴人178方，少阳人167方，太阳人4方。

四象人由阴阳盛衰，脏器大小（虚实）、寒热不同，所以产生四象人易患症，例如太阴人易患怔忡症，少阴人易患手足晃乱症，少阳人易健忘症，太阳人易患噎膈、反胃症。

异病同象同治，同病异象异治。系根据四象人天禀脏器理论及四情顺逆动的理论而产生的治疗原则。

朝医把疾病分为外感诸病和内伤诸病两大类。

朝医的太极针法，是根据"四维之四象"原理，按照"大者泻之，小者补之"的原则，在腕踝关系上下及手足采用11个穴位施治的针刺法。

朝医强调精神心理修养教育对疾病预防的重要性，指出："心之爱恶所欲，喜怒哀乐偏著者为病。"提出了四象人的养生之道，认为"太阳恒戒怒心哀心，少阳人恒戒哀心怒心，太阴人恒戒乐心喜心，少阴人恒戒喜心乐心，如此则必无不寿"。

六、南方的苗医药

苗族是我国人口较多的少数民族之一。分布在我国贵州、云南、湖南、广西、四川、广东、湖北等省区。

自古有"千年苗医，万年苗药"之说，苗医药有他自己的民族特色和地方特色，为苗民族的健康繁衍做出了卓越贡献，是祖国医学宝库的一部分。

苗族聚居生活于我国药物资源十分丰富的南方，那里气候湿润，人迹罕至，自然植被繁茂，但又是有名的瘴疠之乡，疾病流行之所。

类似于中医学的"阴阳"学说，苗人叫"英养"（即阴阳），是苗医学的总纲。苗医认为：病、痛、药、法、方只归原冷、热两大纲。阴阳不同的组成和运动，引起事物的千差万别，他是人生的"生、老、病、死"的决定因素，相当于气血盛衰，精神或体质虚实、荣卫强弱等。这种理论是苗医临床实践的基础，理论与实践、病理与生理、药物与配方、医疗与预防、辨病与立方等无不贯穿这一对立统一思想。

自然界的阴阳不断影响人体的阴阳变化，在年、月、日时中不停地对人体发生影响。湘黔地区苗民把疾病称为"务削改哝（意为寒热暑凉引起人体阴阳紊乱而导致疾病）"。

《乾州府志》记载了苗民居住地的气候特点和疾病特点："……春始见微霜，四时皆热，而人多生寒疾，盖地气卑湿，雾多风少，且冬寒反煖，则阴中阳气不固，夏时阴雨反凉，则阳中之阴邪易侵，故阳不下降，阴不上升，多上热下寒之疾也。"

临床上苗医认识到：虚寒为阴，实热为阳；隐痛为阴，刺痛为阳；久病为阴，急病为阳；阴阳可以转化；阴阳崩溃，气血衰竭，生命终止；治疗目的在于使阴阳的失调平衡，使"热则凉，浊则澄"。

在疾病认识上，认为疾病由阳入阴，由表入里；疾病轻重变化是阴阳相搏的表现；疾病的本质是人体阴阳与自然界阴阳相互作用的表现，生命力强（阴阳统一有序），则正盛邪衰；生命力弱（阴阳失调），则邪盛正亡。

苗医所用药物是在几千年临床实践中逐步形成的，药物的性味功能完全是亲眼看，亲自尝，亲身受而得之。药物性味为苦、甜、酸、淡、辛、涩六种。并有歌诀：补药用甘甜，住红用涩酸，芳香多开窍，消炎取苦寒。

苗医组方，每一方中必有一味"母药"，他是一个配方中的主药，其余为从药，以协助主药发挥功效或制约主药的猛（毒）性，或引导其达到病源所在。

苗医辨病证总纲为冷纲和热纲。把疾病分为三十六症，七十二疾。三十六症几乎全是阴证，为五脏六脏疾病；七十二疾则多为阳证的外科病。然而阴证、阳证在不断转化，如疖疮，始于皮肤为阳证，治疗不当，继续发展，由表入里，为阳盛伤阴的阴证。

苗医对疾病的命名，是以民族生活习惯，所见所用为主。如乌鸦症为突然昏倒，皮肤发乌，口唇牙龈发紫，脉绝或极弱。蚂蚁症为身体有蚁行感等。其诊法也十分独特，用望（面诊）、号（切脉诊）、问、触四种诊法，特别重视特定部位的望诊，如指甲诊、耳壳诊、指纹诊、毫毛诊、掌面诊等。切脉手法和部位也很特别，如三关脉、指间脉、五指脉等。

苗医在长期的医疗实践中，创造了简、便、廉、效的治疗方法20余种，如坐产分娩法、打火针疗法、蒸熏法、巴附罐法、排筋法、放血法、推摩法、刮痧法、药针法等，还有桐油点烧法、治骨折的背椅法、双胳膊悬吊法、悬梯移凳法等，临床效果都很好。各地苗医又有自己的专长特点，如关岭县除用草药治病外，还喜用瓦针、硫黄针、糖药针和膏药外敷等。湖南花垣县苗医善用蒸汽疗法治风湿、浮肿等症。广西融水县苗医用药物煮沸洗淋治疗癫痫、精神病等。贵州黎平苗医能治毒箭伤和毒蛇咬伤。雷公山苗医治蛇伤，并能在短期内治愈疔、痈、疽等恶疮。苗医对风湿、疟疾、骨髓炎、癫痫、炭疽、肺痨、月经病、胎产等症均有较好的方法。对淋巴结核常用割治法和代刀法，见效快而疗程短。苗医最高成就是伤科，由于历史上苗族内外战争频繁，在战场救治中积累了丰富的经验，有"刀伤枪伤，痛不可支，一经敷药，血痛立止，肿胀渐消，不数日而愈"的技术，严重枪伤经敷药后，不但可使肌肉再生，而且可使弹丸退出，苗医伤科正骨特别有名，疗效高，疗程短，用夹板结合外敷药，一般骨折20天至一个月即愈。《马关县志》："苗人有良药接骨生筋，其效如神。"贵州紫云、关岭的苗医也很擅长治疗骨折。

苗药的历史十分悠久，历代本草书均有记载。《本草纲目》菖蒲条说："黔，蜀蛮人常将随行，以治卒患心痛，其生蛮谷中者尤佳，人家移种者亦堪用，但干后辛香坚实，不及蛮人持来者。此者医方所用石菖蒲也。"《滇南本草》灯盏花条有主治"左瘫右痪，风湿疼痛"的记载，云南邱北苗医也有此经验，《中国药典》（1997）灯盏细辛即是。《植物名实图考》也收载了不少苗药，如白及条："白及根苗妇取以浣衣，甚洁白，白及为补肺要药。"

苗药品种繁多，包括植物、动物和矿物药等1000余种。这些药物一般疗效很好，但同中药有许多不同之处，如钩藤、淫羊藿，中药用茎、叶，苗药则用根。又如生半夏与地蜂子同炒以除去半夏毒性等。苗医苗药不分开，无专门药工，药物自采自用，多用生药。苗医认为生药效果好，又易识别。一般不加工炮制，即使炮制也很简单，如：蒸熟曝晒法、开水烫淋法、石灰水渍法及尿渍法等，较为特殊的有身背汗蚀法。

苗药剂型简单，但具有简易、灵活、速效等特点。如口嚼药法为苗医所习用。另外，用药立方简单，药味不多，以单方治病为主，苗医的单验方很多。

七、西南地区的彝医药

彝族是我国西南地区人口最多的少数民族，总数约500万人，占全国少数民族人口比例第四位。分布在滇、川、黔、桂四省。70%居住云南。

清·康熙至雍正年间彝文巨著《西南彝志》问世，全书共24卷，内容涉及哲学、天文历法、史地、宗教、祭祀、文学、农事、生理病理等多方面内容，是彝族人民悠久文化历史的见证。

《西南彝志》对宇宙、人体生理、病理的认识具有朴素的唯物自然观、书中的"哎哺"学说相当于中医的阴阳学说即对立统一观。"哎"为清气，"哺"为浊气，在上有天影，在下有地形。天哎成无影，地哺成地体。"清浊二气的变化出现天地人而生万物"。"哎"为阳，"哺"为阴，人体也同天地之体，清浊二气形成人体的"哎哺"，统管人体的气血营卫："人死气血断，气出于七窍，大肠小肠间，脐底之上生……五行相结合，结合于脐底，气血流通了，运动不停息。"

彝民居住地多依山傍水，具有得天独厚的自然条件，在长期与疾病做斗争的过程中积累了很多宝贵医药知识。

楚雄彝族自治州地处东经101°32′，北纬25°1′，横跨哀牢，乌蒙山脉，从海拔650m的"太和江"河谷到3650m的"白草岭"，形成了"一山分四季，十里不同天"的立体气候，具有丰富的药物资源和悠久的彝族文化医药遗产。已发掘的各种彝药标本1013种，常用且有确效的有340种。

据现存文献，彝医药处方有200余个；所列病种包括内、外、妇、儿各种常见病、传染病、地方病、跌打金疮。所列药物包括植物、蔬菜、瓜果、各种野生动物、家禽、昆虫等等，都可以就地取材，简便廉，一病数方，一方数药，以证分类，按证用药，对疾病诊断主要以证为依据，从整个内容来看，已经具有理法方药的原始面貌。

彝医药积累的药物知识，相当一部分具有研究价值，如：彝族药物普查中献出的秘方有治疗小儿腹痛的"小儿寒"，治疗子宫癌的"无娘藤"，治疗肺结核的"哈妈七"；治疗开放性粉碎性骨折的"五爪龙""鬼吹箫"；防治流感的"红芭蕉"；治疗气管炎的"千斤扣"。彝文医书中记载的治疗梅毒的"蝙蝠"；治疗小儿抽风的"臭屁虫"；产后流血不止用"地板藤根"；干劳病用"墨竹根"，身体瘦弱吃娃娃鱼。其中治疗腹痛一方即列举了十八种药物，一种吃了不好再吃另一种，药物依次排列。在当时条件下当然不可能分清腹痛的病因，但却积累了治疗各种腹痛的经验，找到了相应的治疗药物。

彝医药偏重于祛邪，经云："形若志乐，病生于筋骨。"彝族人民多居深山僻岭，勤于耕作，易感风寒，湿邪，治病和用药都重在"解表通里""活血化瘀""祛邪安正"。

八、西双版纳的傣医药

西双版纳在云南省南部，热带丛林密布，到处分布着河谷平坝，澜沧江斜贯其境，盛产多种热带作物。橡胶、樟脑、剑麻、甘蔗、香蕉、菠萝、咖啡、椰子等甚为丰富。原始森林里有大象、犀牛、长臂猿、孔雀等珍禽异兽，这里的药物资源十分丰富。

这里的居民有傣、汉、哈尼、布朗、基诺等民族，以傣族人数最多，傣族人民历代以来在和疾病作斗争的实践中，积累了不少医药知识，尤其在运用得天独厚的草药资源方面，创造了不少药剂处方，具有地方特色和民族特点。所使用之药物有植物、动物、矿物。

第四节　地理与病证举隅

一、高原气虚证候

（一）高原低氧环境下，气虚证病因、病机、病位的探讨

现代医学认为，空间高度对人体产生影响的主要原因之一是由于大气压和氧分压降低。中医学认为："人以天地之气生。"维持人体生命活动的气分为元气和宗气。元气禀于先天，养于后天，为肾、脾所主；宗气由肺吸入的清气与脾胃运化来的水谷之气结合而成，积于胸中。

平原地区，气虚多因年老体弱，久病失养，嗜欲无度，耗损元气，即所谓"精气夺则虚"；或因劳倦过伤，饮食失节，伐伤脾胃，水谷之气化生不足，输布不利而致。至于因肺而起者，则多由于肺伤阴津，或邪客于肺，以致呼吸不利，气失所主而造成。

高原地区，气虚除上述机制外，低氧环境直接引起人体呼吸之气匮乏，清气化源不足而发生气虚，非常多见。海拔越高，病位与肺的关系越密切，符合中医关于"天气通于肺"的理论。资料表明，气虚发病率随海拔升高，移居高原时间增长而上升，年龄因素在气虚病中的影响较前两项因素为小，提示高原地区气虚的发生，外环境低氧因素的影响非常突出，也反映气虚的病因、病机、病位与平原地区具有不同之处。

（二）高原低氧环境下，气虚类型的探讨

随着海拔升高，气虚夹实型增多，表明地理、地势对机体的影响更为复杂，同时也反映气虚程度因外环境氧分压下降而加深。高原大气稀薄，清阳之气缺乏，宗气形成不足，不能助肺以行呼吸、贯心肺，加上高寒气候使经脉蜷缩凝涩，故易挟瘀；高原虽然气候干燥，加上牧民喜食肥甘厚味，

常嗜酒太过，故易导致痰湿内生。

随着移居高原时间增长而气虚多脏腑兼病者显著增加，表明低氧环境对机体正气的消耗加深，气虚性质更严重。世居高原者气虚发病率较移居者低，反映机体对低氧环境的适应性存在差别。至于机体对低氧环境的适应能力，低氧对机体影响的关系如何，尚待深入探讨。

40岁以后，气虚兼血虚（阴虚）型显著增加，反映脏腑器官衰退的趋势。

二、岭南瘴疟

瘴疟多发于岭南地区，是感山岚瘴毒之气，邪郁于内，蒙闭心窍的病证。《症因脉治》说："瘴气入人脏腑，血聚上焦，败血瘀于心窍，毒液聚于肝脾，则瘴毒疟疾之症作矣。"或虽非山瘴地区，感受疫疠秽浊之邪，发为疫疟。《张氏医通》说："疫疟，夏秋之间，沿门阖境皆是也，其证壮热多汗而渴。"瘴疟、疫疟均可在一定地区引起流行，发病急骤，病情危重、多变。

热瘴多为素体阳盛，瘴毒疫疠侵入少阳，热重于湿，或湿从热化，故乍寒乍热，热甚寒微，或壮热不寒。热毒炽盛则肢体烦疼，面红目赤，烦渴饮冷。热灼津液，肠道失润则便秘，湿热下注于膀胱则尿赤，瘴毒上冒于廉泉则声哑无语。甚则热入心包，神志被蒙则神昏谵语、痉厥、躁狂不宁。舌绛而黑垢、脉数，均为热毒壅盛之象。

寒瘴多为素体阳虚，瘴毒湿浊，壅遏三焦，阳气被阻，不能宣达，故乍寒乍热，寒甚热微，恶寒战栗，甚则瘴毒之邪，蒙闭心窍，则神昏不语。苔白厚腻，脉弦滑，亦属痰湿中阻之证。

瘴疟总的治则为辟秽解毒化浊。热瘴者热毒重，以辟秽解毒为主，用清瘴汤，方中黄芩、黄连、知母以清热解毒；柴胡、常山、青蒿以解表截疟；半夏、陈皮、竹茹、枳实、茯苓以化痰和中；滑石、生甘草、朱砂以清热宁神。如热盛伤津。舌质深绛加生地、元参、石斛以养阴生津；大便干结，舌苔垢黑，加生大黄、元明粉以泄热通腑；如呕吐剧烈，急用玉枢丹以辟秽降逆；如壮热神昏谵语者，急用紫雷丹以泄热解毒，清心开窍。偏于寒湿重者，以辟秽化浊为主，用加味不换金正气散加减，本方用藿香、佩兰、陈皮、菖蒲、荷叶等芳香药以辟秽化浊；厚朴、苍术、半夏、草果、槟榔、甘草化浊和中；如痰湿蒙闭心窍、神志昏迷、加服苏合香丸以开窍辟秽。

三、瘿病

瘿病俗称"大脖子病"，多系久居山区，常饮山水，或兼七情内郁，气结痰凝，聚于颈前，逐渐肿大，结而成块。其特征以颈部肿块，块形较大，弥漫对称，其状如盘，下坠至胸，皮宽不急，触之光滑柔软等为特征的地方病。

瘿病是机体缺碘引起的甲状腺肿大。中医早就认识到本病的发生与水土因素有着极为密切的关系。在瘿病的分类名称中即有"泥瘿、土瘿"之名。《吕氏春秋》所说"轻水所"；《诸病源候论》所说"视沙水""诸山水黑土中"等都是发生瘿病的水土因素。《杂病源流犀烛·瘿瘤》说："西北方依山聚涧之民，食溪谷之水，受冷毒之气，其涧如女，往往生结囊如瘿。"瘿病多发生在离海较远的高原山区。据现代研究，缺碘是引起单纯性甲状腺肿大的主要因素，尤其在海拔1000m以上的山区，空气、水、食物、土壤中碘元素缺乏，更易引起本病。

中医认为，由于水土因素引起气机不畅，津聚成痰，痰气壅结颈前所致。病程久者，由气及血，血行瘀滞，以致气、痰、瘀三者互结，瘿肿出现结节。壅结甚者，瘿肿巨大，表现在外则可下垂胸前，表现在内则可因气管或食管受到压迫而出现胸闷、发憋、咳嗽或吞咽困难等症状；有的患者因血行不畅，瘿囊之皮肤表面出现不同程度的青筋显露。

本病治疗原则为理气行气，活血化瘀，消瘿散结。方用海藻玉壶汤加减，本方以海藻、海带、昆布化痰软坚，消瘿散结；青皮、陈皮、半夏、贝母、连翘、甘草理气化痰散结；当归、川芎养血活血，共奏理气活血，化痰消瘿之功。胸闷不舒可加郁金、香附、可乐壳理气开郁；郁久化火而见烦热、舌红、苔黄、脉数者，酌加夏枯草、玄参、丹皮以泻火散结；胸闷发憋加郁金、菖蒲、瓜蒌开郁散结；声音嘶哑加牛子、射干、马勃利咽消肿；结块坚硬加黄药子、三棱、莪术、丹参等以增强活血软坚、消瘿散结的作用。肿块坚硬，且移动性减少，甚至不可移动者，除用黄药子、丹参等外，酌加蜂房、山慈菇、蛇莓、天葵子、半枝莲、肿节风等，或配六神丸、犀黄丸散瘀通络，解毒消肿；正气不足加参、芪、术、苓、山药等健脾益气。

四、虫蛊（血吸虫病）

血吸虫病是指血吸虫寄生于人体所引起的疾病。根据其发生、流行、证候表现和病理经过，与中医文献所述"蛊病""蛊疫"一类极相符合。

蛊病临床表现极为复杂多样。蛊毒初由皮毛而侵入肺卫，波及气营，下渗肠道。故急性期常见恶寒、高热、汗出、发疹、咳嗽或咳血、胸痛、腹痛、腹泻、便脓血等症状。及至慢性、晚期，蛊毒随经入脏，留著于肝、脾，引起气郁、血瘀、水裹的病理改变，常以瘿块、蛊胀、黄疸、虚损为特征。

隋·巢元方《诸病源候论·水毒候》说："自三吴以东，以南诸山郡、山县，有山谷溪源处有水毒病，春秋辄得……亦名溪温。"生动地描述出血吸虫病是一种看不见的存在于水中的"虫""毒"为病因；传染方式是当人接触溪水时经由皮肤而传染。唐·王焘《外台秘要》引崔氏五蛊方："草蛊在西凉以西及岭南人多行此毒。"又引崔氏蛊吐血方："郡县有名章者尤甚，今东有句章，章安故乡，南有豫章，无村不有。"明·清的医学著作，如《医学纲目》蛊毒说："江南闽中山间人……边鄙邪僻之地多有之，中都则蔑以闻也。"《名医类案》引轶围小丛谈："金蚕蛊始蜀，近及湖广间粤浸多。"晚·喻昌《寓意草》郭台尹血蛊案："男子病此者甚多，而东方沿海一带比他处更多。"上述资料指出我国在第六、七世纪以后，血吸虫病主要流行于江南各省，男妇老幼均为易染者，而男子则因经常从事户外劳动，与溪水接触的机会多，故感染发病多。这些认识与现代流行病学认识相一致。

在临床表现的记述方面，早在《肘后备急方·治卒大腹水病方》就已经对"水蛊"及腹水时的振水声有明确的记载："若唯腹大动摇水声，皮肤黑，名曰水蛊。""腹内转侧有节声，此其候也。"

有关"蛊病""蛊疫"的名称繁多，如沙蛊、五蛊、蛊毒、水蛊、蛊胀、水症、水胀、水毒、蛊痢、蛊注、血蛊、蛊吐血、蛊下血、肠蛊痢等，是根据传染情况和不同的证候类型而命名的，都属于血吸虫病的范围。

本病急性期以杀虫、解蛊毒为主，辅以解表清里、滋养气阴为基本治则。力求灭虫彻底，以达到根治目的。

本病慢性及晚期治疗较为复杂，大抵有兼症者，先治兼症，后治主症。有积水者，先除积水，后破癥块。虚证当补，实证当攻。虚证为主者，先补其虚，后治其实；实证为主者，先攻其实，后治其虚，或一补一攻，二补一攻，二攻一补，寓补于攻，寓攻于补。补有温补滋补，补阴补阳，补气补血，以及补不同脏腑之侧重；攻有峻下、缓下、分消、通瘀、行气、软坚之各殊，务须权衡病位虚实，揆度邪正消长，才能审时度势，按生克，论制化，行攻补，方能药证相对。过程中不忘杀虫、解蛊毒以图其根本。此期治疗步骤可概括为：消积水—攻痞块—扶正气—除虫毒。

五、钩虫病

钩虫病的发生、流行具有明显的地理因素，在我国，常见于南方、东南方各省。

钩虫病是由于钩虫寄生于人体小肠所引起的疾病。因其主要症状为善食易饥、倦怠乏力，皮色萎黄，面肢浮肿，所以中医文献中又称本病为黄胖病、黄肿病、疳黄、饕餮黄等，民间则称桑叶黄、懒黄病等。

钩虫病患者是本病的传染源，钩虫卵随粪便排了体外，在适当的温度、湿度条件下，迅速发育成熟为感染性钩蚴，当人体皮肤接触泥土时，如去绿荫遮盖的桑地、麻田、苕地劳作，钩蚴即钻入皮肤，通过血脉而内舍于肺，再经气道到咽喉，然后被吞咽到胃肠，钩蚴就在小肠内发育成虫。

钩蚴侵入手足皮肤，引起皮疹、灼热、瘙痒、肿痛，甚至则溃烂脂水浸淫，是属于感受湿热粪毒所致。钩蚴内舍于肺，引起哮喘、喉痒、胸闷等，是肺失宣肃之故。继则钩蚴由肺达胃。其病机主要表现在两个方面：一方面脾胃受损，运化失司，而见腹胀、便溏、恶心、呕吐、异嗜（如嗜食生米、泥土等）；另一方面由于虫栖肠中，大量吸收人体精微，导致气血虚衰，且由于脾胃受损，气血生化乏源，故见倦怠乏力，面色萎黄，唇甲淡白，皮肤干枯，眩晕、耳鸣眼花等。由于气血不足，需要补充水谷以自养，故常食欲亢进。如病情继续恶化，由脾胃而及于心肾，则进入本病的严重阶段。病损及心，可出现心悸气短，精神不振，嗜卧、健忘等，乃为心脾血虚。病久及肾，肾虚不能主水，则见浮肿，甚则有腹水，男子阳痿，女子月经停闭等，乃为脾肾两虚。钩虫病治疗原则主要有二，一为驱虫，一为补虚。

六、丝虫病

丝虫病的发生流行有明显的地理因素。在我国主要流行于黄河以南地区。

丝虫病通过蚊虫传播，气温高，湿度大，雨量多，积水面积大，孳生场所多，蚊子繁殖发育快，与人接触机会多，传播机会也多。因此丝虫多流行于温暖湿润地带，以5～10月间感染机会最多、高原、寒冷地带、低温季节，不致发生感染。

在治疗上除用枸橼酸乙胺嗪、左旋咪唑等杀虫外，中药对乳糜尿等效果较明显。处方如下：阿胶 9g，茯苓 12g，泽泻 12g，滑石 12g，猪苓 12g，煎服，连用 3～5 日。

第五节　地理环境与养生保健

地理环境对人的寿数也有很大影响。《素问·五常政大论》说："一州之气，生化寿夭不同，其故何也？岐伯曰：高下之理，地势使然也。崇高则阴气治之，污下则阳气治之，阳胜者先天，阴胜者后天，此地理之常，生化之道也。帝曰：其有寿夭乎？岐伯曰：高者其气寿，下者其气夭，地之小大异也，小者小异，大者大异。故治病者，必明天道地理，阴阳更胜，气之先后，人之寿夭，生化之期，乃可以知人之形气矣。"这就是《内经》的结论："阴精所奉其人寿，阳精所降其人夭。"

1982 年全国人口普查，发现百岁老人大多居住在山区，这是阴精所奉者寿的证明。世界上的长寿区，大多都分布在海拔 1500～2000m 云雾缭绕的山区，例如厄瓜多尔的比尔卡旺巴、苏联的外高加索北部的阿布哈兹、我国广西的都安县和巴马县等。在这样高的山区，正是负离子密集之所，负离子具有促进新陈代谢、强健神经系统、提高免疫能力之效，是使人长寿的一个重要因素。

人们早就知道农村、田野、山区、海滨等处空气清新，原来是这些地方空气负离子较多的缘故。

近年来城市空气污染严重，尤其人员拥挤，通风不良的房间空气更为污浊。这些地方空气负离子很少，人们出现头昏、乏力、胸闷等不适感。

为什么海拔 1500～2000m 处山区负离子最密集呢？在太阳紫外线和宇宙射线的作用下，有些空气分子（如氮、氧、氩、二氧化碳、水气、臭氧等）因失去电子而带电，形成正离子。100km 以上大气层，受到太阳紫外线和宇宙射线照射最强，形成的离子最多，构成了电离层。电离层的电场比地球表面高出 20 万伏特以上，在电离层与地面之间形成了一个电位逐渐向下减速的电场，在近地面的云层中，约每厘米 1.3 伏特，在这个电场作用下，大气中正离子向地面移动，负离子向高空移动。

在海拔 1500～2000m 的山区，正是低层云密布之地，又加上山区条件形成的地形云，阻止了大批负离子继续向上移动，因此，那里便成了负离子密集之所。

负离子何以能对人体有益呢？原来，当大脑进行思维活动时，某些区域由于兴奋而使电位增高，在大脑皮层中形成电位差。皮层中的负离子，由于质量较轻，在这个电场的作用下，移动而形成生物电流。可以认为，吸进身体的负离子，在人体里起着强化和激活生理活动的作用，有人把他叫作"空中维生素"，以表彰他对人健康长寿的功劳。

当登上 1500m 高山，仅仅 1 小时后，即可以观察到生理上出现的变化：肺通气量和肺活量增加，周围血循环增强；脑的血流量也增加，小便酸度上升；血糖可有轻度下降；尿中己糖排泄增多。

停留 1500m 高山数日，呼吸功能会进一步提高，红细胞沉降率增速，血中纤维蛋白原增多。如在高山地区 2～3 周，生理变化更明显，尿中 17- 羟和皮质酮排泄增多。特别是原来尿中 17- 羟排泄非常低的哮喘病人，增多更为明显。此外亦能使体温调节功能得到改善。血液中红细胞和血红蛋白的含量也能增多，酸性细胞则减少。

紫外线 –B 段具有较强的生物作用；紫外线 –C 段仅在 2000m 以上才存在。"紫 –B"能促进皮肤黑色素氧化，还能促进麦角甾醇合成维生素 D。1500m 以上高山，由于强烈紫外线照射，能使胃酸分泌增加，促进蛋白质代谢，使血中钙、镁含量上升。此外，还能促进甲状腺、肾上腺、促性腺功能进一步活跃。支气管哮喘、代偿良好的结核病、百日咳、变态反应性疾病（如荨麻疹、过敏性鼻炎等）、精神分裂、贫血、偏头痛、脑震荡后遗头痛、糖尿病等都适宜选择这样的气候条件去疗养。但是甲亢、溃疡病、晚期高血压、心衰、体内有潜伏感染者则不适宜。

温泉治病，人皆知之。李时珍说："温泉主治诸风湿，筋骨挛缩及肌肤顽痹，手足不遂……"我国各地温泉极多，1956 年统计 972 处，近年谓有 2441 处。

矿泉的形成是地表水下渗到地壳较深部位，在地下长期受高温高压作用，再沿岩层裂隙，涌出地表。泉水多自地壳深部涌出地表，其间须经过很多年，在这一过程中，泉水便含有各种化学成分或放射性元素。温泉的分布一般与地热带一致。

温泉治病之所以有疗效，主要是温泉对人体特异性和非特异性作用。非特异性作用即是水和水温对人体的作用，也可说是温泉的物理作用。泉水的温热可使毛细血管扩张，促进血液循环，而水的机械浮力与静水压力作用，可起到按摩、收敛、消肿、止痛的效能。温泉的特异作用是因为温泉中所含有的特殊化学成分，例如温泉必含有气体如硫化氢、二氧化碳、氡等，以及温泉中含有各种元素如铁、锂、硼等，还有矿泉中的大量阴、阳离子对人体都会起作用。所以温泉的成分，在一定程度上决定治疗的效果，这也可说是温泉的化学作用。对温泉的医疗价值评价，必须经过水质分析。不同温泉的治疗适应证也不完全相同，如硫化氢泉具有兴奋作用，因此就不适合于神经官能症病人，碳酸氢钠泉及硫酸钠泉主要用于消化系统疾病，碘泉用于治疗妇科病及循环系疾病等。

温泉的不同成分对人体的作用还未彻底了解，现在知道，氡能刺激造血系统，降低血脂，刺激卵泡发育成熟；温泉中的一些离子，如钾、钙等能增强心血管功能，调节神经细胞和内分泌腺活动，镁对神经系统具有镇静作用；碘、镁还有轻度降压作用。温泉浴还能促进机体免疫功能，调整自主神经系统功能起保健、延年之作用。

温泉浴对溃疡病出血、重症糖尿病、晚期高血压、严重心功能不全、肝硬化、各种肿瘤、心肌梗死、脑血管意外急性期、肝肾功能不全、精神病、癫痫、急性传染病、肺结核活动期、怀孕 5 个月以上孕妇等，都不适宜。

海滨气流活动剧烈，由于风大，对人体的非特异性刺激，所以海滨傍水的居民皮肤粗、坚实。海滨太阳辐射反射强烈，一般水面反射较草地反射强 2 倍，特别对短波段紫外线的反射，所以"其民皆黑色"。海滨湿度大，且多雾，固风大，故雾消散也较快。海滨温差小于内陆，冬季气温较高，夏季气温较低，也就是冬暖夏凉。大气中稀有元素如臭氧、碘、氯化镁、氯化钠在海滨中含量均较高。大气污染物如花粉、尘埃、化学气体等由于海风吹拂和海水之沉降，所以近海滨的大气中一般均较少污染。

在海滨进行适当日光浴有益于健康。紫外线对血压、血红蛋白、血清中钙、磷和蛋白质代谢都有良好作用，且能增加食欲，食物通过肠道时间缩短。海水浴具有温泉浴样作用。血液病、糖尿病、心脏病、神经精神病、部分呼吸系统疾病，以及皮肤病，可以去海滨疗养。

但是，海滨对哮喘及风湿病不利，过量紫外线照射对溃疡病不利，对"甲亢"也不利。

中国传统对居处的地理环境要求十分严格，认为居处地热低洼潮湿，污秽肮脏，可以导致疾病丛生。居处地势高爽无潮，洁净卫生，则体泰延寿。古人十分重视居处的环境选择。公元前三世纪的《释书》记载："宅，择也，择吉处而营之地。"后《博物记》载："导无近绝溪，群冢、孤蛊之所，近此则死气隐匿之处也。"指出了居处应远离积游死水和墓地等处而营造。古人认为居处环境应"背山、临水、气候高爽，土地良沃，泉水清美。"

古代养生家十分重视居处环境选择，如孙思邈晚年选择在山青水秀的环境中造屋，植树，种花，而在那里养老。清代养生家曹诞栋也"辟园林于城中，池馆相望，有白皮古松数十株，风涛倾耳，如置身岩壑……至九十余乃终。"说明居处环境幽美，可以延年益寿。

住屋结构相宜，住房结构精良，建筑合理，亦有益于健康长寿。孙思邈说："凡人居止之宜，必须周密，勿令有细隙，有风气得入。"陈直说："栖息之室，必常洁雅，夏则虚敞，冬则温密，其寝寐床榻，不须高广，比常之利，三分减一，低则易于升降，狭则不易浸风，裯褥厚籍，务在软平，三面设屏，以防风冷。"

古人对居室的朝向，床铺的位置，居室内的明暗度，房屋的高低，窗户的开关等等，皆有所讲究。如《天陷子养生书·安处》："何谓安处？曰非华堂邃宇，重裀广榻之谓也。在乎南向而坐，燕首而寝，阴阳适中，明暗相半。屋勿高，高则阳盛而明多；屋无卑，卑则阴盛而暗多。故明多则伤魄，暗多则伤魂。人之魂阳而魄阴，苟伤阴暗，则疾病生焉……吾所居室，四边皆窗户，遇风即阖，风息即开。吾所居坐，前帘后屏，太明则下帘以和其内映；太暗则卷帘以通其外曜。内以安心，外以安目。心目皆安，则身安矣。明暗尚然，况太多情欲、太多事虑，岂能安其内外哉？故掌者以安处为次。"

古人对房屋的布局也很重视，房间内外联系，往往把几个房间围绕呈庭院。这样人们就可以最大限度地享用室外的阳光。空气和花木等自然因素的调摄作用，有利于健康长寿。

第六节　地理环境与中药资源

道地药材的确定是建立在合适的生态环境、悠久的栽培历史和成熟的栽培技术的基础之上的。尤其是生态环境是前提，一般生物体，其生长、发育、繁殖都有他特定的生态条件，一旦改变其生长环境，难免不发生变异。有报道说：丹参所含丹参酮Ⅱ、A等有效成分，因产地不同，含量相差数倍。又"薄荷之含油草可由千分之几到百分之几"。由此可见，注意由于生态条件的改变而引起中药有效含量的差别，重视道地药材的医疗价值，具有重要的意义。

一、江苏宜溧山区药用植物

宜溧山区，位于苏、浙、皖三省交界处，是浙江天目山余脉，属于低山丘陵地带，山体由泥盆系石英砂岩组成。该地区属中亚热带，温度适中，雨量充沛，冬季最冷月平均气温 3℃左右，年降水量 1150mm 以上，生态环境好，给植物生长带来极为有利条件。

宜溧山区药用植物资源丰富，其中常用中药如：银杏、粗榧、槲寄生、乌药、华东覆盆子、金樱子、细柱五加、紫金牛、羊踯躅、女贞子、六月雪、菝葜、华中五味子、盘柱南五味子、大血藤、何首乌、木通、野木瓜、络石藤、鸡矢藤、忍冬藤、蕺菜、虎杖、土牛膝、太子参、瞿麦、虎耳草、前胡、丹参、龙胆草、夏枯草、桔梗、杏叶沙参、旋覆花、淡竹叶、石菖蒲、百部、浙贝、天冬、麦冬、黄精、玉竹、石蒜、射干……

特产药如：大血藤、南五味、千金藤、淫羊藿、七叶一枝花、铁皮石斛等。

二、"植物王国"——云南药用植物

云南地形气候复杂，适宜于多种植物生长，有"植物王国"之誉，药物植物资源品种多，分布广，蕴藏量大，民间、民族用药经验特别丰富，效果优异。

云南药用植物开发较早，明·兰茂（1397—1476 年）《滇南本草》记载云南产药用植物 470 余种。

云南白药、凤庆"鸡血藤膏"、文山"三七"、丽江"虫草"、昭通"天麻"，以及特产云茯苓、西风斗等享有盛誉。

云南特产药如雪胆抗菌痢、灯盏细辛治脑血管病、三七之活血止血、青蒿之抗疟、罗芙木之降压……都有确实的疗效。

三、广东、海南的"南药"

我国南部，闽、台、粤、桂、海南纬度低，濒临海泽，大部分为丘陵山地，海拔 500m 以下丘陵分布最为普遍。福建武夷山脉、两广之间的云开大山，海南岛的五指山，台湾山脉林木茂盛，植物丰饶。南岭横亘于粤、桂、湘、赣之间，故而粤桂称为"岭南"。为高温多雨的热带、亚热带季风气候。

历史上从国外进口的药材因从广东转口，称为"南药"或叫"海药"。如胖大海等，也有道地广东、海南产者被称为海药的，如广沉香、海南槟榔、耻春砂仁、海马、石决明等。

现称"南药"，是指广东、海南、广西等地出产，适销全国的药材，如槟榔、象牙、龙脑、冰片、芦荟等。也有新中国成立后从国外引种的品种：如泰国槟榔、南玉桂、丁香、白豆蔻、南天山子、马钱子、大枫子、苏木、檀香、儿茶、肉果、胖大海、荜茇、藤黄、安息香、苏合香、千年健、血竭、西红花、西洋参、番泻叶、草果、乳香、没药、没食子、阿魏、阿拉伯胶、胡黄连等。

四、西藏的冬虫夏草、麝香、胡黄连

青藏高原是地球上海拔最高的高原，号称"世界屋脊"。西藏南部怒江上游地带，为那曲市东部和昌都市西部，主产著名滋补中药冬虫夏草。此外，西藏也是麝香、胡黄连的主要产区。

五、新疆中药

在"三山夹两盆"的新疆，属中温带和暖温带的大陆性气候。

红花主产新疆天山南北农区，产量占全国 70% 以上，质量第一。新疆贝母，又名"西贝"，生长在冬季不很寒冷，夏季又较凉爽的中山带（海拔 1200 ～ 1800m），土壤为砂质湿润的栗钙土和黑钙土，有机质在 100% 左右，土层厚，质地松，结构好，易排水。西马茸，为新疆马鹿之茸。马鹿栖息于较大的混交林里或半荒漠地带。肉苁蓉，主产奇台、阿勒泰、伊宁、和田等处，产量占全国的 70%。甘草之产量也为全国之首。阿魏在国内仅有新疆出产。另外，麻黄、罗布麻等新疆产量也极大。

六、贵州中药

贵州为亚热带地区，但云贵高原受来自印度洋的西南季风和来自太平洋的东南季风影响，降水丰富，气候季节差异不大，但山区地形复杂，气候、植被垂直变化大。

贵州素以天麻、麝香、杜仲、吴茱萸并列为贵州特产的四大名药。贵州的天麻以质量好、产量高闻名全国。与其他各地一样，野麝被滥捕滥杀，麝香产量越来越少，保护中药资源已成为迫待解决的问题。

贵州的茯苓、党参、五倍子也是名产。

七、四川中药

四川为"天府之国"，中药资源十分丰富。盛产植物药、动物药、矿物药达 3000 种以上。

四川盆地在长江上游，四周环绕高原和山地，气候温暖湿润。山区地形复杂，气候、植被垂直变化很大，"一山有四季""十里不同天"。所以植物种类繁多。

四川道地中药较多，如：川芎、川西连、雅连、绵麦冬、各种川贝母、白芍、白芷、天麻、天雄（附子）、各种附片、半夏、羌活、甘松、丹参、使君子、吴茱萸、山桃仁、陈皮、老鹤草、丹皮、黄柏、红花、蜡梅花、玫瑰花、冬虫夏草、乌蛇、斑蝥、桑螵蛸、麝香、白芍、杜仲、大黄、川楝子、川木香、郁金、泽泻、五倍子、川牛膝……

八、四川巫山中药资源

巫山位于四川盆地东部边缘，为亚热带季风性湿润气候区，东南与湖北巴东、建始县为邻，西邻奉节县，北与神农架及巫溪接壤。巫山境内群峰耸立，沟谷密布，峡谷幽深，最高海拔 2680m，地层以石灰岩和紫色沙泥岩为主，土壤为沙质黄壤。境内河流很多，水利资源丰富，药用动、植物资源十分丰富，种类繁多，蕴藏量大。

巫山主产：黄连、杜仲、厚朴、五味子、巴戟天、升麻、常山、钩藤、石苇、花椒、肉苁蓉、羚羊角、牛膝、大黄、川续断、川楝子、木通等。地道名产如北崖连、庙党、香独活等。

九、峨眉山药用植物

四川盆地西边，有山峰形如蛾眉，故名"峨眉"，山体主要由花岗岩、变质岩构成。峰峦挺秀，山势雄伟。

已知峨眉山共有药用植物 1655 种，分属 212 科，868 属，有 406 种属于中药，占总数 24.5%。有些中药原植物有好几种，如黄连有 4 种，川木通有 9 种。他们被开发利用的历史悠久，年产量也较大，以黄连、川牛膝、川木通、薏苡仁、老鹳草等的产量最大，年收购量都在 5 吨以上。

由于开发过度，濒临灭绝的品种不少，如：野连、朱砂莲、川桂、竹根七、升麻、天麻、九眼独活等，资源已近枯竭，亟宜加以保护。

峨眉山近年引种成功云木香、味连、党参、紫菀、泽泻、白术、桔梗、三七、大黄等。

十、陕西秦、巴山区中药

秦岭东西横亘，造成陕西省南北气候的很大差异。大巴山脉为川、陕、湖北之边境，其主峰大神农架在湖北省神农架县境内。秦巴山区，山青水绿，属典型亚热带气候。

秦巴山区药用植物资源丰富。著名道地中药如杜仲、天麻、厚朴、沙苑子等特产。

五倍子产秦巴山区之汉中、安康、商洛。另外，秦、巴山区还产麝香，但是由于滥杀、滥捕，资源已近枯竭。

十一、湖北中药

湖北地处长江中游，为亚热带湿润气候。湖北长阳木瓜；郧阳、荆州、孝感等地的薏苡仁；江汉平原的莲子；荆州、黄冈、孝感、咸宁等地的芡实；鄂西、鄂西北的天麻；恩施等地主产的紫油厚朴；大别山麓，尤以罗田县的九资河茯苓质量最好。湖北也是贝母、半夏的主要产区之一。

十二、河北酸枣仁

酸枣仁主产于太行山区和燕山山区，以邢台的浅山丘陵区产量最高，品质最好。

十三、宁夏的枸杞和甘草

宁夏的枸杞、甘草为其地区"五宝"的二种。枸杞是干旱沙荒地上的先锋树种，而且很耐盐碱，与甘肃等地为主要产区之一。甘草生长在干旱、瘠薄的草原、山坡上。宁夏甘草以条杆顺直，骨重粉足，口面新鲜，皮色紫红著称。

十四、河南中药与"四大怀药"

洛阳牡丹名贵天下，而"四大怀药"更是驰名中外。四大怀药系指怀地黄、怀山药、怀牛膝、菊花。系河南省传统的道地中药。四大怀药的产地的自然环境为太行山东南麓、黄河北岸、隔河与邙山相望，自古以来，土地肥沃，气候温和，适宜药材生长。

冬凌草是一种近年出现的抗癌新药，为河南太行山、五屋山中的一种野生中草药。

其外：银花、全蝎、石蒜、辛夷等，也为河南名药。

十五、安徽中药

万里长江从安徽境内穿过，沿江地区及皖南气候温暖，雨量充沛，为亚热带气候。皖南丘陵山区，风景优美，山水秀丽，物产丰饶。

宣木瓜，安徽宣城为道地产区。安徽亳县为著名芍药产地，这里有排水良好、肥沃的沙质土壤，地层深厚，气候条件又恰能满足芍药的耐寒喜阳，忌湿畏热的要求。铜陵特产牡丹皮，称为"铜陵凤丹"。

霍山县西南高峰名霍山，连亘数十里，山明水秀，林壑幽美，悬崖峭壁，高山背阴处，凉风习习，是石斛生长得天独厚的自然条件。滁县主产滁菊，有优越的自然条件，地处江淮之间，丘陵遍布，土地肥沃，阳光充足，四季分明，雨量充沛。祁蛇：皖南山区，尤其祁门一带，毒蛇特别多，其中尤以祁蛇为最多。

皖南黄山风景区，药用植物资源丰富，亟宜加以调查，合理开发利用。

十六、浙"八味"

浙江为亚热带海洋性季风气候，天气温和，雨量充沛，有丘陵山地，如天月山区，有平原，药材资源丰富多彩，全省可供药用的动植物达1 600多种，常年收购的有600多种，是我国中药重点产区之一。

浙江生产的杭菊花、浙贝母、白术、白芍、玄胡、玄参、麦冬、郁金，合称"浙八味"，驰名于国内外。

桐乡市是杭菊主产地，地处杭嘉湖平原中部，土特肥沃，气候温和，无霜期长，光照充足，适于杭菊生长。浙贝以宁波、象山、鄞州区一带最为著名。白术以临安、于潜品质最佳，称为"于术"。白芍以余姚、临安，尤以东阳一带所产品质最好，素称"东白芍"。元胡主产东阳、缙云、永康、建德等县。玄参原产杭州览桥，现产东阳、仙居、桐乡、缙云。麦冬原产杭州览桥，现慈溪、萧山等地大量生产。郁金主产温州，故有温郁金之称。

十七、山东阿胶、丹皮、玫瑰花

山东在黄河下游，属暖温带，夏季高温，冬季气温相当低，冬夏两季长，春秋两季短。

山东阿县产阿胶已有近两千年的历史。曹州牡丹皮，皮细肉厚，质白粉足，条开圆直，没有根须。菏泽地区土地肥沃，气候宜人，适宜牡丹生长，有"曹州牡丹甲天下"之誉。

另外：平阴玫瑰花、莱州月季花，也是山东特产。

十八、湖南中药

湖南为亚热带气候，洞庭湖平原以及丘陵山区使该地物产丰富多样，中药资源也很丰富。

　　茶陵白芷，久负盛名。我国东北和华北虽然也产白芷，但南北产品性质有别。产于零陵地区永州市的薄荷，有 2000 多年的种植历史。

　　平江、邵阳、怀化、湘西都产白术，素称"平术"，被称为"南方人参"。

　　另外，元参、栀子、金银花、枳壳也是湖南名产，尤以枳壳产量居全国之冠，以沅江等地最多。

十九、广西"南药"

　　广西与广东、海南、福建、台湾同属热带、亚热带地区，也是我国著名南药产地。

　　罗汉果是广西名产，另外有白果、八角茴香、薏苡仁、桂皮、五倍子、灵芝、黄精、安息香、白木香、砂仁、田七、茯苓、桑寄生、桂枝、丁香、穿山甲等。

二十、青海中药

　　青海省地处青藏高原，平均海拔在 4000m 以上，天气高寒。

　　雪莲花产我国西北、西南高耸的雪山上，海拔在 4500～5500m 雪山碎石带，以青海产者为多。雪莲花为藏医传统药物，用治头部创伤、炭疽病等。大黄以青海产量多而且质优，故名"西宁大黄"，生长于高寒潮湿地带。各地虽有引种，质量终不如西宁大黄。冬虫夏草生长在海拔 3500～5000m 高山草甸上，每年 5～6 月上旬采集。青海产冬虫夏草占全国 70% 左右。

　　此外：鹿茸、麝香、西羌活、秦艽、青贝母、柴达木枸杞等也有盛名。

二十一、甘肃中药

　　甘肃省处于我国北部内陆区。河西走廊是古代的"丝绸之路"。这里为大陆性气候。

　　当归主产甘肃，以岷县所产最为著名，故名"岷归"。岷县海拔 2500～300m 之间，气候高寒阴湿，年平均降水 635mm，年平均气温 5.5℃，常年云遮雾罩，对当归生长极为有利。甘肃产黄芪根条粗壮，皮色红棕，品质优良。甘肃党参，称纹党，与山西潞党齐名。宣水大黄为大黄中品质最优者之一，大黄喜凉爽湿润气候，耐严寒，忌高温。且为深根性植物，适宜在疏松肥沃的砂质土壤中生长。甘肃礼县西部属岷峨山区，海拔 1200～3000m，气温较低，无霜期 120 天，属高寒气候，宣水大黄即产于此。戈壁荒漠上野生之甘草，成为陇原大地资源丰富的主药药材。但是近年滥采滥挖，甘草资源受到极大破坏，亟宜加强保护，合理开发。

　　另外，甘肃还盛产肉苁蓉、锁阳、祖师麻等中草药。

二十二、山西的党参、黄芪、连翘

　　党参主产于山西上党盆地（今长治一带），五台、静乐、宁武、原平产者称"台参"；潞城、长子、黎城产者称"潞党参"。黄芪也是山西著名中药材之一，山西恒山主峰玄武峰，海拔高 2017m，无霜期短，昼夜温差大，适合黄芪生长。上党地属暖温带半湿润气候的山区和丘陵地带，地处中条山、太岳山和太行山区，最适于连翘生长，史称"连翘"之乡。

二十三、内蒙古草原、沙漠的中药资源

肉苁蓉有"沙漠人参"之称。大量肉苁蓉生长在内蒙西部的阿拉善荒漠戈壁，目前该品仍为野生，尚无人工栽培。黄芪，主产于呼伦贝尔市和赤峰市。野生黄芪多生长在含腐殖质的沙土中，对气候要求不严，喜向阳干燥。道地库仑芪质地绵韧，关内移植者脆薄质劣，不堪药用。内蒙古各地皆产麻黄，特别是赤峰市，是遍野生长麻黄的产区。

另外，党参、枸杞、甘草也是内蒙古草原的主要中药资源。

二十四、东北的北药

黑龙江、吉林、辽宁三省位于我国的东北部。关外塞北，严寒之地，无霜期短。东北有大、小兴安岭，长白山脉，有辽阔肥沃的东北平原，长白山地由于近海，降水较多，年降水量在 800mm 以上，因此长白山区有极其丰富的药物资源。

东北出产的特产药材，素有"北药"之称。

人参为五加科草本植物，是驰名中外的名贵药材，被人们称为"百草之王"，属"东北三宝"之一。人参性喜低温，多分布在北纬 39º ～ 48º，东经 117.5º ～ 134º 之间，在我国，东北长白山和大、小兴安岭为主产地，尤以吉林省长白山区数量最多，质量最好，故有"吉林人参"之称。人参主要生长在茂密的针、阔叶混交林中，多长在阴坡密林下腐殖土层较厚、湿润、少光、通风良好的地方。

野山人参贵喻黄金，园参种植已有 300 余年历史。

梅花鹿茸十分珍贵，亦为东北三宝之一。虽然华北也有产，但以东北为主，质量也以东北为最佳。

另外：蛤士膜、酸枣仁、五味子、刺五加、细辛、熊胆、桔梗、甘草、党参、黄芪、龙胆草、苁蓉……东北产量也较大。

第十章

中医物候学思想研究

自然界的生命总是随物候规律而脉动着，在人体这种脉动的各种表现形式总是同自然环境保持一致。千百年来，这个朴素而又确切的事实一直吸引着人们去观察、去探索，并用之去研究自身和自然的相互关系。人们周围显而易见、重复而发展着的物候现象，使人们认识到人也是自然界的一部分。"天人相应"，人体和自然环境有着密切的相关性。探讨、总结自然物候的发展规律和千百种表现形式，在一定意义上等于探讨总结人体生命的各种表现规律，物候现象可作为人体生命的外在延伸去观察，以用于疾病防治和调养生息。这种思想，在中医药理论及临床等方面得到了深入的阐述和运用，对后世中医药学发展，都有着深刻的影响。

第一节　物候学及中医物候学概述

"草木之荣落，候鸟之往返，由气候之寒燠而得物类之感应，中国旧称之物候。"这就是传统的农业物候学概念。从古到今，我国劳动人民就一直自觉地运用物候知识，为农业生产和生活起居服务。美国著名生物学家 R·J·霍普在"植物物候观察网"一文中，曾开宗明义地说道："早在数千年前，中国和罗马在农业上已经采取物候观测和物候历。"我国古代人民通过观测周围环境中的发芽、开花、蝶来、雁往，春风、夏雨、秋霜、冬雪……这些自然物候现象，掌握其规律，成功地预测、调节日常劳动和生息。由于物候知识和人们生活密不可分，所以在历法和生活各个方面都得到运用，自然而然在医学中也逐渐融入大量的物候知识，以至于成为医学理论的一个重要组成部分。

到了现代，物候学得到了很大发展，有了较严密的定义："物候学是研究重复出现的生物现象的时间性，和其时间性在生物与非生物因素方面的原因，以及同种或不同种各个阶段中的相互关系。"

近年来，物候学在国际学术界得到长足的发展，其概念也不断得到更新。由于各种边缘学科的发展，物候学已成为生物学和气象学，尤其是生态学和气候学交叉结合的一个学科。各种严密的数学模式，各种精确的新的技术和仪器的应用（如卫星遥感、电子计算机模拟等），各种学科（如微生物学、地理学、生物气象医学等）的参与，使现代物候学得到不断发展，而这些成果对中医药学的研究，都将有很大的帮助。

在长久的历史发展中，我国古代医学家在生活和医疗实践中认识到"天人相应"，人和自然有高度的相关性。在以《内经》为代表的中医理论中，古代医家总结出了以物候现象作为人体的外延参照，可以很好地掌握人体病理发生发展及诊治的规律，尤其是在阴阳五行思想的指导下，人们发现人体的脏腑经络，有着和物候现象一致的生物特征。这种特性发生表现的时间规律，又和自然界各种物候现象的变化有着密切的同一关系。而以药用植物为主的中药更与物候学密不可分，古人早就对药用植物的物候特征有过详细的观察和记载，并且认识到中药之性味、功效与自然物候环境密切相关。这样，中医理论和物候观念相融合，以致形成一种独特的思想方法，即中医药物候学思想，以《内经》为代表，在中医药理论及临床中占有重要的地位，在医学实践中也产生了深刻的影响。

从现代科学的角度，我们认为，中医物候学思想，就是一种以中医理论为指导，使人体同自然环境处于同一生态体系，以物候现象作为人体脏腑的外延参照，从而去探讨总结人体和自然环境周期性变化规律之间相互关系的一种思想。中药物候学思想，就是一种以中医理论为指导，研究探讨植物类中药性味、功效与自然物候环境之间相互关系的一种思想。这种思想所要达到的目的，是研究自然物候现象的周期变化对人体生理病理过程及植物类中药性能、功效的影响，从而达到更好的养生、诊断和治疗疾病的目的。

第二节　有关中医物候学思想的渊源

据目前的资料看，我国古籍中较早地将"物候"两字作为一词使用者，见于南梁简文帝的《晚春赋》，赋中讲道："嗟时序之迥翰，叹物候之推移。"但可肯定的是，在未有"物候"一词之前，人们早就有了物候的思想，并且自觉或不自觉的将其和人体健康、疾病及生活起居联系起来。

我国有了文字以后，人们就对气候变化有了深刻印象。在甲骨文中，有许多论述气候变化及其对人体影响的文字，说明当时的劳动人民在生活实践中，已逐渐积累了一些处于萌芽状态的气候学知识。

在《尚书·尧典》中，已记载有四季的物候现象，而这些现象都涉及人们的生活起居。如讲到"仲春"时，就提到昼夜之长相等，为鸟兽交配挚生的季节，农事宜春耕春播，人的活动是温而出室等；在"仲夏"，鸟兽因天暖脱毛，农作物盛长，人的活动是热而解衣；在"仲秋"，动物因天凉毛渐丰盛，万物秋成，而人感到凉爽；在"仲冬"，白昼最短，动物都长出细密的毛来保护体温，人们转入室内避寒。在《山海经》里，也讲到东南西北四季风的特征，分别是春温、夏热、秋凉、冬寒，各种风对人可产生不同的感受。

事实上在殷代，人们对物候已有了深刻的认识，例如甲骨文的"春"字，像树木抽出的柔枝嫩叶，而"秋"字，则像禾穗成熟下垂之状，因此说，春秋两字表示物候季节性性的象形文字。

《夏小正》可以称得上物候专著了，他的内容包括上古人民对物候的各种认识。他的物候现象是按月排列的。这种物候按时间模式系列排列的方式，可以称为最早的物候历。这种将物候与历法相结合的格式，无疑给后来中医学中五运六气的物候排列格式以重要影响。

在《诗经》里，更有丰富的物候记述。随拈一例如："七月流火，九月授衣。一之日觱发（形容冬日寒风凛冽，无气极冷）；无衣无褐（粗布衣服），何以卒岁（怎能度过此年）！三之日于耜（修理家具），四之日举趾（动身下田准备播种）……"这些诗句反映了当时奴隶们已能掌握气象和物候规律，进行农事活动，也了解了物候变化对人体的影响。这些都说明了，我们的祖先至少在周朝时已经积累了相当多的物候知识，并应用于生活实践中了。

特别要提到的是，在民歌形式的《小雅·渐渐之石》篇内，提道："月离于毕，俾滂沱矣。"（月亮在毕星的方位显得丰圆，将要下大雨了）这种将天象与气候、物候相联系的认识，为《内经》关于月亮与人体脏腑经络气血变化的论述开了先河。

自战国末期到秦汉之际，对于物候知识和人体的关系就更加重视，《吕氏春秋》《礼记·月令》《淮南子》中，所记述的物候，几乎和《内经》同出一辙。如这些书中都记述了物候反常和疾病的关系，这些记述和《内经》的"七篇大论"的格调、内容甚为一致。如："孟春行夏令，风雨不时，草木早槁，国乃有恐。行秋令，民大疫，疾风暴雨数至，藜莠蓬蒿并兴……"这一系列的物候反常出现的结果，显然是人们在实践中归纳出来的。《淮南子》中提到的节气系列，几乎和《内经》一致，如其中提到的八风对人体的影响，和《灵枢》的"九宫八风"篇基本相似。说明这些古代著作和《内经》的物候内容，在某些方面，有着一定程度的渊源关系。

我国古代独特的候气系统，即"五天一候，三候一气，六气一时，四时一岁"，这个完整的系统，是在《内经·六节藏象论》里首先提出的，这些概念是在归纳季节性物候现象（包括天文现象）后得出的。这里的"候""气""时""岁"，即有一定时段的含义，也有在这段时间内标准物候现象的含义。象七十二候的标称物候现象，在《逸周书》中，就有详细的论述，在后来的《类经图翼》里，对《内经》的七十二候做了详细说明。这个完整的候气系统，对以后的中医理论有很大影响，在农业实践中，也得到了广泛的应用。《素问·五运行大论》说："夫候之所始，道之所在，不可不通也。"这里的道，是指自然规律，而"候"，则指的是有关候气系统的规范。

可以看出，《内经》中完整而丰富的物候知识，是和《内经》以前的古著有着密切的渊源关系，这些古著中的物候和人体有着密切关系的思想，对《内经》和后来中医学理论的发展，都产生了很大的影响。也可以说，中医药学物候思想，是从长期的历史实践中积累总结出来的，今天我们在研究中医理论时，也应加强对这些与中医理论有渊源关系的古著的研究，这样才能真正理解、掌握中医药理论之真谛。

值得一提的是几乎所有早期医学理论，都或多或少地涉及物候思想的论述，而这些与中医理论有类同之处。

两千四百年前的古希腊医学家希波克拉底在他的著作中，曾详细讨论了自然物候条件与人的关系。在《论空气、水和环境》一书中指出："一个医师要掌握医学科学，必须首先考虑一年四季气候的变化能对人产生什么影响。不同的季节其气象特征不同，对人体健康的影响也不同，对病人尤应注意预防恶劣的季节变化。"且认为对病人手术，应在恶劣气候后十天进行。而人的生理状况因物候条件不同而有所差异，譬如大月氏人（ScyThians），住在草多之地，春月期长，蔬菜不丰，露多雾大，居民体胖无力，妇女难孕，男人常呈女态等。锐敏地观察到环境与人的关系。在《论养生》第二卷中，又专门论述了"风"对人体的影响和应采取的对策，这里的风，即是一系列物候条件的集中。他指出在不同的条件下，人们应该吃不同的谷类、肉类、种子；采取不同的养生法和治疗方法。这些和中国古代的中医论著有惊人的相似。

在希腊雅典有一座用大理石砌成的八角形小塔，在每一面大理石的上面都雕刻着不同神态的人像，这座"风之庙"不仅是古老的历史艺术之物，更说明了古希腊人早就注意到不同的气候条件对人的影响了。这是因为雕像的面容和神态感觉到从八个方向吹到这个巴尔干半岛上不同的风，因而有各种不同的神态和面部表情。这种情形和我国最古的医籍《灵枢·九宫八风》篇所论述到的八种季节风对人有不同影响情形有极其类似之处。

在公元三千多年前的美索不达米亚人，也密切地观察到季节的周期性变化，造成的洪水泛滥、动植物生长变化与人体的关系，形成了独有的自然医学观。在古印度，许多古典的医书中，也有着众多的卫生和饮食，药物和治疗的规定，这些都与印度的物候、动植物有关系。而这些引起了学者们浓厚兴趣，在中世纪的"萨勒诺医学流派"的论著中，以韵律诗的形式，大篇幅地论述了物候条件对人的影响和应采取的对策。

总之，在世界各地的古代医学理论中，有众多的论述自然物候与人体卫生的内容，这些论述与中国古代医学论著有许多惊人的相似和相同，当然也有许多特殊之处。相形之下，中医学这方面的论述更全面、更系统、更符合实际。这说明，虽然各种医学流派都经过了这种"自然医学"时期，但由于独特的历史文化条件的影响，中医学的这些观点得到了不断的发展，在医学实践中不断地完善和补充，而其他医学理论往往只经历了那么一段时间，就放弃了这种模式。这些不同之处，值得我们进一步探讨和借鉴。

第三节　季节性模式的建立与历法节气

H·利思（美）在《物候学与季节性模式的建立》一书中认为，季节性的定义是："在天文（太阳、历法）年的一个或几个有明确界线的时期内，出现一处或一组明显的生物和非生物现象。"认为物候现象的概率分布接近于某些平均月期，其意外地不符合季节的偶然出现是可能的，然而概率不大（称为非季节性现象）。

在《内经》中，物候学的这季节性模式概念，已经以历法的四时、二十四气以及由其衍生的各种时间观念完整地体现出来了，并且一直沿用至今。

一、物候的季节性划分

《内经》中所讲的四时即四季，如《素问·六节藏象论》所说："五日谓之候，三候谓之气，六气谓之时，四时谓之岁，而各从其主焉。"可见这四时也应是一年中四个大的物候阶段，这四个阶段的时值是相等的。

由于以《内经》为代表的中医理论，发源于黄河中下游，大陆性气候明显，季节性的变化相当显著，给予古人以深刻的体验。所以《内经》说："人以天地之气生，四时之法成。"认为人是天地自然的一部分，天地的变化，时刻影响人体，甚至人体的各个部分，都和四时节气有着某种关联。如《素问·生气通天论》认为："天地之间，六合之内，其气九州、九窍、五脏、十二节，皆通乎天气。"在《素问·诊要经终论》里，也有"正月、二月天气始方，地气始发，人气在肝。三月、四月天气正方，地气定发，人气在脾"这样一些脏腑四时季节变化密切相关的论述。

由于人体和自然是一个不可分割的大整体，所以人体的变化与自然四时的演变，是完全同步的。天地有寒、热、温、凉的四季变化，自然界也有春生、夏长、秋收、冬藏的变化，相应地人的一生也与物候现象一样，有着生、长、老、死的变化。

在一年里，人和自然有一致的发展变化规律，《素问·四气调神大论》说："阴阳四时者，万物之始终也，死生之本也，逆之则灾害生，从之则苛疾不起。"指出了人体适应自然环境的重要性。甚至依此推论一天亦可分四时，"朝则为春，日中为夏，日入为秋，夜半为冬"，并认为人体有同样的生理变化，如《素问·生气通天论》说："平旦人气生，日中而阳气隆，日西而阳气已虚，气门乃闭。"由于人体阴阳有这样的变化，所以患病后也会发生"旦慧、昼安、夕加、夜甚"的规律。由上可见，物候季节模式对于中医理论有多么深刻的影响。

我国古代四季的划分，是依照天文节气中的"四立"（立春、立夏、立秋、立冬）而定的。当然，《内经》中的四季也是这样划分的。

但是，由于我国气候的特点，一般是春秋两季短，而冬夏两季长。这样，按四季去等分一年，在这四等分的季节基础上，再去规定较为确切的"候应"，去作为人体的外延参照时值单位，肯定是不尽理想的。所以，作为补充，《内经》不但采用了四时制，还采用了五季、六气、八风等多种更为翔实的季节模式，去符合一年中的气候、物候变化阶段，这是取"人与天合，物乘气重，生养之节，不至差谬"之意。

五季，也就是"五运六气"中每运的长度，大约为七十二天多。在《素问·金匮真言论》中提到的"春、夏、长夏、秋、冬"，就是五季。这样的划分，在其他古籍中，如《管子》等也讲到过。在《内经》成书时代的五季，每一季都有确切的天数，是一年的五等分之一。根据这样的划分，每一季的物候就更符合一年的实际情况了，也符合运气学说推绎的要求。随着历史的发展，历法也不断地改变，在《内经》时代以后，五季中的长夏才变为有名无实，"土旺主四季"。但在运气学说里却一直保留着。

六气，也就是平均每两个节气，合为一季（两个节和两个气），据《类经图翼》讲，每一气的时间为六十八日八十七刻半。毫无疑问，这样的划分，不管在物候特征的改变，还是气温的阶段性改变，都更符合实际，更趋细致准确。

八风，是指从冬至日起，将一年的时间分为八段，每段 45 天（在《内经》里也有每段 46 天的划分）。在《内经》的论述里，有几处讲到八风，分别在不同的时间，从不同的方位刮来不同的各伴随一系列物候现象的风，各给人体造成不同的影响。这八风，当然是古代季节划分的一种遗迹，在《内经》里保留了下来。在《易通卦验》和《春秋考异邮》里，也有类同的记载。这八种季节风的风向，是基本符合我国东部地区的实际季风转换情况的。可见，我国古代医学家，对我季风的特点，已有不少的认识。

在季节模式的确立上，是依照天文时值标准划分，还是依照实际情况，按对人体影响较大的气候物候条件划分？《内经》时代的医学家则采取了灵活的方法，即在四季的基础上，并用其他几种季节划分作为补充。在一定意义上，这种兼蓄并用是进步的。我国在 1949 年以后对四季的划分，进行了大量的研究，现在我国自然历中各地四季的起止早晚是不同的，是按照各地的物候指标、地温、日平均温度等确立的。在这之中，一些敏感的植物物候现象是主要依据。这样四季的划分，对工农业生产、人民生活都有更大的指导作用。参照这个事实我们可了解到，《内经》中不拘泥于天文时值，而根据自然变化对人体影响规律所进行的几种季节划分，是有相当进步意义的。

二、候气系统中的物候观点

在《内经》中，广泛地使用了"五天一候，三候一气，六气一时，四时一岁"的候气系统。这个系统，也是古代历法大多数所采用的物候标准时间制度。有些概念，至今仍被作为统计气候资料的单元，被现代气候学、气象学所采用，如"候雨量""候平均温度"等。

在古时，"五日谓之候"中的"候"字，除了时间含义外，还有测候的意思。生物的生长变化，每五日应有一种相应的动态标志，这被叫作"候应"。据《类经图翼》认为，《内经》中的七十二候是这样的：

〔正月〕

立春：初候，东风解冻；二候，蛰虫始振；三候，鱼陟负冰。

雨水：初候，獭祭鱼；二候，候雁北；三候，草木萌动。

〔二月〕

惊蛰：初候，桃始华；二候，仓庚鸣；三候，鹰化为鸠。

春分：初候，玄鸟至；二候，雷乃发声；三候，始电。

〔三月〕

清明：初候，桐始华；二候，田鼠代为鴽，牡丹华；三候，虹始见。

谷雨：初候，萍始生；二候，鸣鸠拂其羽；三候，戴胜降于桑。

〔四月〕

立夏：初候，蝼蝈鸣；二候，蚯蚓出；三候，王瓜生。

小满：初候，苦菜秀；二候，靡草死；三候，麦秋至。

〔五月〕

芒种：初候，螳螂生；二候，贝鸟如鸣；三候，反舌无声。

夏至：初候，鹿角解；二候，蜩始鸣；三候，半夏生。

〔六月〕

小暑：初候，温风至；二候，蟋蟀居壁；三候，鹰始挚。

大暑：初候，腐草化为萤；二候，土润溽暑；三候，大雨时行。

〔七月〕

立秋：初候，凉风至；二候，白露降；三候，寒蝉鸣。

处暑：初候，鹰乃祭鸟；二候，天地始肃；三候，禾乃登。

〔八月〕

白露：初候，鸿雁来；二候，玄鸟归；三候，群鸟养羞。

秋分：初候，雷始收声；二候，蛰虫坏户；三候，水始涸。

〔九月〕

寒露：初候，鸿雁来宾；二候，雀入火水为蛤；三候，菊有黄华。

霜降：初候，豺乃祭兽；二候，草木黄落；三候，蛰虫咸俯。

〔十月〕

立冬：初候，水始冰；二候，地始冰；三候，雉入大水为蜃。

小雪：初候，虹藏不见；二候，天气上升，地气下降；三候，闭塞而成冬。

〔十一月〕

大雪：初候，鹖旦鸟不鸣；二候，虎始交；三候，荔挺出。

冬至：初候，蚯蚓结；二候，麋角解；三候，水泉动。

〔十二月〕

小寒：初候，雁北乡；二候，鹊始巢；三候，雉雊。

大寒：初候，鸡乳；二候，征鸟厉疾；三候，水泽腹坚。

据考证，这些物候现象是符合我国中原情况的。近两千年来，这些物候知识，一直在历法中运用，指导着农业生产，也应用于医学实践。

二十四节气，在《内经》"五运六气"中，也得到了广泛的运用。二十四节气的形成，是在秦汉时期。《内经》中虽运用了节气与候气的时值，但具体提到的却不多。看来《内经》的成书年代，大约也是在节气、候气形成和定型的年代。

在二十四节气的名称中，除了二分、二至、四立外，其余大部分名称都含有物候的意义，有的则直接以物候现象为名称。节气时值在医学中的运用，其意义是很大的。这给后世的子午流注针法等时间医学内容的发展，打下了牢固的基础。

据目前所能见到的资料说明，中国几千年来，在自然历法中运用候气系统，是《内经》最先完整地提出的。毫无疑问，这个概念的提出，是古人在长期归纳季节性物候现象（包括天文现象）后得出的，他来源于对自然现象周期性变化规律的总结，故能有效地指导人们的生息，并沿用至今天。

古代医学家发展地运用了这些知识，其意义就在于借助他，建立起一套人和自然的对应关系，使得这种关系有了详尽的标准，并使之向准确的数量化发展。有人评论这个系统说："每季分三气、三节，每月定一气、一节。四季之安排，法莫善于此者。"（竺可桢、宛敏渭著《物候学》）。

三、甲子记时法与运气历

在中医理论中，运气学说占有重要的地位，《内经》在这方面有大量的论述。在一定意义上讲，《内经》中所讲的五运六气，采取的是一种独特的自然历，其中包含有大量的物候内容，这种历法通过天体—物候—人体这种运态关系，来演绎人群的健康与疾病状况。

在运气学说里广泛使用的干支纪年记月法中，本身就包含了四时阴阳递变，万物生长变化的物候思想。《素问·六微旨大论》里有这样一段话："天气始于甲，地气始于子，子甲相合，名曰岁立，谨候其时，气可与期。"清楚地说明了这个意思。

实际上，十天干与十二地支的排列，原意也就是象征了万物由发生而少壮而繁盛，而衰老，而死亡，再重新开始的物候演变顺序。根据《史记·律书》和《汉书·律历志》，可知十干的含义如下：

甲者，言万物剖符甲而出也（嫩芽顶开浮甲）。乙者，言万物生轧也（幼苗逐渐抽长）。丙者，言阳道著明（阳气充足，生长显著）。丁者，言万物之丁壮大也（长大茁壮）。丰楙于戊（越发茂盛）。理纪于己（盛熟至极）。庚者，言阴气庚万物（果实收敛，生命阶段更换）。辛者，言万物之辛生（果实成熟，万物新生）。壬为言妊也，言阳气任养万物于下也（阳气又妊养新的生命）。癸之为言揆也，言万物可揆度（生命又将开始，宿根待发）。

这些说明，十干的原意就表明了植物生长化收藏的生命演进过程，含有物候现象发展顺序之意。

十二地支的含义如下：

子者，滋也，言万物滋于下也（冬至，生命滋生在地下）。丑者，纽也，言阳气在上未降，万物厄纽，未敢出也（生命即将出土）。寅言万物始生螾然也（一月孟春，万物生长活泼），故曰寅。卯之为言茂也（二月仲景，生物生长渐茂），故建之以卯。辰者，言万物之虫辰也（三月季春，万物生长茂美）。巳者，言阳气之尽（阳气已近极者）。午者，阴阳交（阳盛阴生，萼繁叶密），故曰午。未者，言万物皆成，有滋味也（六月果实成熟）。申者，言阴用事，申贼万物（凉秋渐至，生物成熟渐收），故曰申。酉者，万物之老也（八月阳气衰微，万物衰败），故曰酉。戌者，言万物尽灭（九月季秋，万物尽以收藏），故曰戌。亥者，该也，言阳气藏于下（阴气盛于外，阳气潜藏），故该也。

可见，十二支的含义，也说明了万物生长壮老已的生命过程。这些，都是古人在长期的生活中体验总结而来的。甲子纪时法，原意就在说明万物发展演变的次递，说明了四时阴阳的逐渐循环。故恽铁樵（1875～1935）认为，中医中的五运，实际上是四季的代名词，并不带术数迷信之味。他在《群经见智录》中说："《内经》言五行，配以五脏，其来源本于天之四时，脏有五而时仅有四，故以六月为长夏配脾。"认为四季阴阳物候的盛衰，是五行相生相克的道理。这种解释，是较通俗合理的。

综上所述，中医理论中的甲子纪时方法，是从四时阴阳的变化，实际上也是一种富有特色的物候演变的季节模式。古代医家在这种季节性变化规律中，再加上阴阳五行等新的含义，企图用这种物候发生的时间标准，以及随之引起的"太过""不及"去推演人体的生理病理变化。

第四节　物候学定律在《内经》中的反映

一、年度循环的规律

物候学上有两条重要的规律，一是物候现象都是一年一度的循环；二是这种循环是以气候为转移的，并不完全随节气这种固定的时日而改变。这两条规律，都在《内经》中得到了完备的体现。

在《素问·六节藏象论》里，是这样论述物候现象的年循环的："终期之日，周而复始，时立气布，如环无端，候亦同法。"正确地指出自然万物的阴阳更迭和气候变化，都有着一年一度的大循环，并形象地说明这种循环像一个环一样，周而复始，随着时间的推移而重新出现。

自然，人体也同自然环境一样，体现类同的变化规律，如果人体和自然保持一致，那么就能保持健康，否则就要发生疾病。《素问·四气调神大论》讲："夫四时阴阳者，万物之根本也，所以圣人春夏养阳，秋冬养阴，以从根本，故与万物沉浮于生长之门。逆其根，则伐其本，坏其真矣。故阴阳四时者，万物之终始也，死生之本也，逆之则灾害生，从之则苛疾不起，是谓得道。"清楚地说明了这个问题。

由于《内经》十分重视年度循环，所以在年度的基础上，建立了四时、二十四气、七十二候等较小的季节划分单位，所谓"行有分纪，周有道理"。为了使年度循环更加准确，使用了圭表等仪器，"立端于始，表正于中，推余于终，而天度毕矣"，可见是何等的重视。

在《素问·天元纪大论》中，也有"五行相袭而皆治之，终而之日，周而复始"的论述，说明运气学说中最主要的时值单位亦是年循环，在年度之中，才更进一步设立了较小的季节单位。现代物候学认为物候学涉及的时间单位"通常是太阳年，被研究的现象与太阳年是同相。各个现象本身可能包括不同的时间范围，但比太阳年短得多"。这种规定同《内经》所论述的是一致的。

二、随气候变化的特性

物候现象的循环是以气候为转移的，并不完全随节气时值而改变。这个规律，《内经》中也做了详细的论述，这种异常的"候应"现象，主要是用来解释人体病理现象的。

当然，自然环境的变化是有规律的，但这些规律并不是僵死的。在理论上，每一个候气都应伴有一个标准的物候现象，但实际上这个"标准物候"并不一定准时出现。随着局部气候的千变万化，会出现各种所谓"非季节性特征"的不标称物候现象。《素问·六微旨大论》清楚地论述了这一点，认为物候现象有"其至而至，有至而不至，有至而太过"的情况。说明因时因地的不同，物候可与节气迥殊，不能一概而论。

在东汉张仲景所著《伤寒杂病论》中，对人和自然候气关系的论述，更有发展之处。他用排列的方法，认为物候现象与节气之间的关系，有着"有未至而至，有至而不至，有至而不去，有至而太过"几种情况。我们知道物候现象不会在历年同一时期重复出现的现象，称为非季节现象。在张仲景的著作里，讲的正是精彩的关于非季节现象与疾病的关系，说明这种"先至""不至""不去""太过"，皆属异常，都可致病，人们必须根据候气的特征进行调摄、治病及用药。

在《素问·至真要大论》中，对这种情况有这样的概括："胜复之动，时有常乎？气有要乎？岐伯曰：时有常位，而气无要也。"认为"气分谓之分，气至谓之至，至则气同，分至气异。"就是说节气是固定的，在正常情况下，一定的节气应伴有一定的物候现象，在四季阴阳异常情况下，物候却是可以波动的。这说明古代人们已经认识到，物候现象是遵循季节模式的，有着一定的重复性，但这种重复并不是简单的往复循环，而是一种动态的、波动着的循环，在季节模式的基础上，也有着非季节现象的发生，即有"气"之胜和"邪气"之胜的不同。而波动得异常的自然因素导致的疾病，也有着同这种因素类同的规律和表现。

在《内经》的这种认识影响下，后世医家都认为，在正常情况下的阴阳更迭，正常的物候出现，可称为"四时之气"，如果在一定的时令上，却出现不正常的候象，这时的"时气"则称为"六淫之气"，如果有这种情况发生，加上人体正气虚弱，那么往往"邪僻内生，工不能禁也。"所以，在这种情况下，治疗法则要随气之盛衰虚实、时令更迁而定。这些认识值得我们今天进一步探讨。

三、物候的高低地势差异

《内经》认为，人体健康和寿命的长短，是随着天气的阴阳温凉变化以及地势高下不同而有所不同，"一州之气，生化寿夭不同"。即使在一个地区，这些因素的不同，也会导致人体健康程度的不同。因为"高下之理，地势之使然也，崇高则阴气治之，污下则阳气治之，阳胜者先天，阴胜者后天，此地理之常，生化之道也"。说明地势高处气寒，阴气浓重，生物的生化往往迟于四时而成，低下之处气热，阳气浓厚，万物生化会早于四时常规。

《内经》认为，因为地势高下的不同，物候现象和人体患病也有所不同，治疗应采用不同的方法。如《素问·异法方宜论》认为：北方是天地闭藏之域，其地势高峻，风寒冰冽，人们一般穴居于野外，喜食乳食，容易生胀满的病，治疗宜用灸焫。而南方阳气盛浓，万物繁茂，地势低洼，水土卑湿多雾，那里的人们喜食酸类和腐臭食品，皮肤致密，易生拘挛湿痹，治疗宜用微针。并且还认为"以地而言，东西南北，高下悬珠，寒热温凉，气候迥别"，高处的人寿长，而低处的人易夭，并且这种差别随地势的变化有所不同，"地之小大异也，小者小异，大者大异"。这些论断，是很有道理的，是古人对生活实践观察的总结。

在《汉书·晁错传》中，也有同《内经》类似的认识："故貉之地，积阴之处也，木皮三寸，冰厚六尺，食肉而饮酪，其人密理，鸟兽毳毛，其性耐寒。扬粤之地，少阴多阳，其人疏理，鸟兽稀毛，其性耐暑。"不但说明了南热北寒的物候特征，而且说明这种现象改变了生物特征和对人体的影响。这些看法和《内经》的认识也是一致的。从现代物候学角度看，平原与山地的物候有着阶段性的差别。平均海拔上升 200m，温度将下降 1℃，故物候线也将随高度推迟。这些规律，在《内经》

的论述中得到了一定的反映。

四、霍普金斯定律的体现

《内经》有关地势高低，东西差别，阴阳盛衰的论述中，完整地体现了物候学中霍普金斯定律。所谓霍普金斯定律，是指生物的发育受气候的制约，而气候又受制约于该地区的纬度及海陆关系和地形等因素，譬如在温带大陆，每向北推移纬度1度，向东推移经度5度，或上升400英尺（121.9m），植物的发育阶段在春天和初夏各延期四天，在秋季适反。我国著名物候学家竺可桢认为，在我国愈向东，则纬度一度之差，物候期从2～4天逐渐推迟。

《素问·六元正纪大论》说："天不足西北，左寒而右凉；地不满东南，右热而左温；其何故也？岐伯曰：阴阳之气，高下之理，太少之异也。东南方，阳也，阳者其精降于下，故右热而左温。西北方，阴也，阴者其精奉于上，故左寒而右凉。""春气西行，夏气北行，秋气东行，冬气南行。""至高之地，冬气常地，至下之地，春气长存。"这些都符合物候学定律的主要内容。《内经》其他篇章里，还有许多类似论述。

令人惊叹的是唐朝王冰在注释《素问·六元正纪大论》时，根据实践观测，竟精确地论述到："地高多寒，地卑多热，故高山多雪而寒，平川多雨而热。"中华地三分：一自汉蜀江南至海，二至汉江至平遥县，三自平遥山北至蕃界、北海也。南方大热，北方大寒，中央兼寒热。东西高下亦三别：一自汧源县西至沙洲，二自开封市西至汧源，三自开封市东至沧海。东方大温，西方大凉，寒热不同，阴阳多少不一。春气西行，秋气东行，夏气北行，冬气南行。自开封至沧海一百里，秋气至晚一日，春气早发一日；汧源西至蕃界碛石，其以南向及（自）西北（向）东南者，每四十里春气发晚一日，秋气至早一日；北向及（自）东北（向）西南者，每十五里春气发晚一日，秋气早至一日，此地界高下寒热温凉之则也。

这段论述的意思是，依照物候变化将我国南北分出三条等候线，东西也分为三个等候线，形成南北分三区，东西分三区，一共九区的划分。可以看出纬度愈高（即愈北），则气温愈低；高度愈高（即愈西），则气温也愈低。这样的气候区域划分，是我国古代最早最细致的气候区划。这种精确的以纬度和地势高低的区分标准，完全符合霍普金斯定律。

物候学家竺可桢在20世纪60年代，曾对我国国土大面积物候区域进行了综合研究。他对北至长春、大连，南至广州、从化等地的物候进行了观测，认为高度经度对物候影响较小，物候在这些区域的差别，大部分是由于南北纬度的差距。他得出结论，在我国愈向北，纬度一度物候期之差，春天物候期推迟的日数逐渐减少，等候线在华南至长江以南一段最密，自长江流域至华北即疏散。这个结论和王冰对《内经》的注释，是完全一致的。王冰所定的物候线也是东南较密，至西北精疏，中部变化较大（"中兼寒热"）。这说明，以《内经》为代表的中医理论中融进的物候学理论，已达到了相当的程度。无疑，王冰对中国大地物候线的划分在科技史上具有光辉的一页。

当然，由于科学水平的局限，古人认识物候规律不会像现代科学那样精确和深入。但我们也应看到，中医药学理论中的物候思想，是与人的寿夭、人体治疗等理论密切相关，并融入大量阴阳盛衰、五行生克这些具有辩证观点的思想方法，在理论上是独特的，在实践中也是有效的，值得进一步研究。

第五节　中医基础理论中的物候学思想

中医是一门传统医学，属哲学 – 医学模式。由于历史条件的限制，古人在认识人体生命活动时则采用了取类比象，以象测脏的观察方法，且整体观念作为理论之特色，即把人作为自然环境的组成部分。在这种研究方法和思维模式的指导下，人们常把人体的脏腑、组织器官的生理活动、病理变化同自然界的生物候应特征和活动、变化规律进行比拟，这就使中医学理论与自然界物候特征的相互渗透成为必然的结果。

一、对脏腑生理特性及功能的认识

古人在认识人体脏腑生理特性及功能时，采取了物候化的方法。如把生物的五种主要色泽与五脏相结合。五色本是植物的物候性之一。古人认为肝脏与春天相地应，春回大地，万物青青，故肝脏属青色。长夏万物成熟，金黄一片，故脾色属黄色等。正如《医宗金鉴·四诊心法》所说："天有五气，食入人鼻，藏于五脏，上华面颐。肝青心赤，脾脏色黄，肺白肾黑，五脏之常。脏色为主，时色为客，春青夏赤，秋白冬黑，长夏四季，色黄则常。"即五脏生理功能正常时在面色上各有其相应的候色，并且随季节变化而变化。古人把自然界的五色、五气、五方、五候、五味、五谷等同五脏相结合，而这种联系总是同自然物候的变迁推移是一致的，实质上是从自然物候演变的普遍规律中推论而来的。总结《内经》中类似论述，可得出一个"脏腑 – 物候关系表"，见表10-1。

表 10-1　脏腑 – 物候关系表

脏	腑	方	季	候	气	类	化	虫	果	谷	味	畜	色
肝	胆	东	春	温和	风	木	生荣	毛	李	麻	酸	犬	青
心	小肠	南	夏	炎暑	热	火	蕃茂	羽	杏	麦	苦	马	赤
脾	胃	中	长夏	蒸溽	湿	土	华满	倮	枣	稷	甘	牛	黄
肺	大肠	西	秋	清澈	燥	金	收敛	介	桃	稻	辛	鸡	白
肾	膀胱	北	冬	凝肃	寒	水	蕴藏	鳞	粟	豆	咸	猪	黑

从这个表可以说明，古人认为人体和自然是处于一个动态的生态整体中。在这个生态环境里，人与动物、植物、水、空气、土壤……组成了一个体系。而这个体系里的每个因素都相互影响，所以人体脏腑和自然万物息息相通，人体的内环境也随自然环境的变化而改变着。

气候是物候环境的主要因素之一，古人把四季的气候与五行相结合归纳为春属木，其气温；夏属火，其气热；长夏属土，其气湿；秋属金，其气燥；冬属水，其气寒。万物在这种周期性气候环境下，表现出春生、夏长、长夏化、秋收、冬藏的物候规律。古人在认识五脏的生理功能特性时则把四时的特候环境、特性与之结合起来。如肝与春季的温暖气候相应，与树木的枝叶条达，生发抽青之物候特征相比拟，这就使人们深刻地抓住了肝的生理特性为喜条达，恶抑郁，有疏泄、调畅气机之功能。心好像人体内的小太阳，与夏季炎热的物候环境相对应，有温煦人体五脏、主血脉的功能。脾与长夏的季节环境相应，是万物生长茂盛之时，像大地生化万物之敦厚天性一样，故脾主运化水谷，输送精微，营养五脏六腑，四肢百骸，为气血生化之源，后天之本。肺与秋季的物候环境相应，有清肃、凉爽，万物收敛之特点，故肺具有清肃之性，主肃降。肾与冬季之气候物候条件相应，此时天气寒冷，万物收藏，百虫深蛰，故肾有藏精，主水之功能。所以，《素问·六节藏象论》说："心者，通于夏气；肺者，通于秋气；肾者，通于冬气；肝者，通于春气；脾胃，通于土气。"启示人们火热最盛的夏季有助于心气的宣发；秋季凉爽有助于肺气之肃降；冬季水寒凝固，有助于肾之封藏；春季温和，木气和畅，有助于肝气之疏泄升发；长夏则有助于脾胃等消化器官的传导作用等。这对于我们深刻认识脏腑生理功能，掌握其生理特性是极其重要的。

二、脉象

脉诊作为中医诊断疾病和判断生理状态的重要手段之一。古人在论述脉象时，则溶入了大量的物候思想。如认为脉象随四季阴阳而变，"彼春之暖，为夏之暑；彼秋之忿，为冬之怒；四时之动，脉随之上下"。并详细论述了五脏之脉与自然界生物活动特征相对应的情况，形容四季脉："春日浮，如鱼游在波；夏日在肤，泛泛万物有余；秋日下肤，蛰虫将去；冬日在骨，蛰虫周密。"

由于受季节性物候环境的影响，人的脉象有如江河一样，产生相应变化。平脉有春弦、夏洪、秋毛、冬石的相应变化规律。因为春季虽然阳气已升，万物抽青，但寒未尽降，气机有约束之象，故脉稍弦。夏天阳气盛隆，脉气亦来势盛而去势衰，故脉稍洪。秋天阳气欲敛，脉象相应则来势洪盛已减，轻而如毛，故脉稍浮。冬天阳气潜藏，万物收藏，故脉气来势沉而搏指。

地理物候环境亦是影响脉象的重要因素。如在我国南方地处低下，气候偏湿，空气湿润，在这种特定物候条件下，人体肌腠缓疏，故脉象多细软或略数；北方地势高，空气干燥，气候偏寒，人体肌腠紧缩，故脉多表现沉实之象，凡此等等。因此，平人脉象一定要参照当时、当地的物候环境情况，这样才能正确分辨出脉象是否正常之象。

三、六气与六淫

很早以前，我国古代人民就认识到了在正常时令中，风、寒、暑、湿、燥、火是万物生长化收藏不可缺少的条件，即称为六气，实质上六气是季节性物候环境的代名称。然而一旦六气异常，就会转变为致病的六淫（淫，过也），不但不促使万物生长发育，反而加害于万物。所以中医病因学说中，六淫是外感病的主要原因，正如《内经》所说："夫百病之生也，皆生于风寒暑湿燥火。"

早在《吕氏春秋·十二纪》《淮南子·时则训》及《礼记·月令》中都提到了物候反常现象对人体有害，内容大致相同。如"孟春行夏令，风雨不时，草木早槁，国乃有恐。行秋令，民大疫，疾风暴雨数至，藜莠蓬蒿并兴"。意思是说，在初春出现夏天那样较暖天气，春风春雨不能按时而来，草木未充分成长时就会有干枯现象；在初春如果出现像秋天那样多疾风暴雨天气，就容易使人们多流行性疾疫，而且田间野草也容易漫长，影响作物出苗。说明人们在认识气候反常的现象时，是以物候特征来记述的，并已认识到物候反常与人体疾病密切相关。

在《易通卦验》一书中，则更详细地提出了节候反常会造成疾病的问题，书中对二十四节气按"当至不至"和"未当至而至"两类分别论述了产生疾病的种类。所谓"当至不至"就是下一个节气迟迟不到的意思。这必然造成上半年气温偏低，温度偏小，下半年气温偏高，湿度偏大。从而就可能出现上半年多嚏、恶寒等病，下半年痤疽（即疽）、温病等症。所谓"未当至而至"就是下一个节气早到，这必然造成上半年气温偏高，湿度偏大，下半年气温偏低，湿度偏小，从而可能引起上半年病火票、痈疽等症，下半年多咳、上气嗌（咽喉）肿、胸膈痛等症。现代临床研究证实，凡气温偏高，湿度偏大时，易产生皮肤病与热病；凡气温低，湿度偏小时，易生呼吸道疾病。这说明了《易通卦验》所讲的时病是科学的。

随着医学实践的深化，人们则进一步将四季的异常气候物候环境归纳为简明扼要的"六淫"，成为中医基础理论病因学说的重要内容。

六淫的出现，会导致"名木多死，悉气不发，风雨不节，白露不下，则枯槁不荣，贼风数至……"的情况，这样就破坏了正常的春风、夏暑、秋燥、冬寒的正常气候物候环境变化规律，即不利于动植物的生长发育，也导致了人体阴阳气血逆乱而患病。

六淫致病往往都具有气候和物候的特征，如春季多风病，夏季多暑病，长夏多湿病，秋季多燥病，冬季多寒病。如风淫为病，性开泄数变易动；湿邪为病，重浊黏滞；燥邪为病，干燥伤耗津液；火邪性炎上，来势凶猛；寒邪清冷，凝滞，收引，伤人阳气。将病证物候化，是中医的一个特色。

既然物候有周而复始，循序递变的规律性，因而就可根据规律去预测他。人体的变化既然同外界候应的变化是一致的，因此通过观测掌握自然变化规律，也就可以了解和掌握疾病的发生规律，从而有效地预防其发生和发展。如《内经》认为："冬伤于寒，春必病温；春伤于风，夏生飧泄；夏伤于暑，秋必痎疟；秋伤于湿，冬生咳嗽。"后世温病学派据此发展了"伏气学说"，对疾病的转归有了进一步认识。

如果有了异常的时令发生，那么还会导致下一个时令的异常，象《素问·气交变大论》说："春有惨凄残贼之胜，则夏有火暑燔烁之复。"这是春寒导致夏季酷热，"夏有炎暑燔烁之变，则秋有冰雹霜雪之复"，这是炎暑导致秋季低温。自然灾害有连锁反应，那么疾病的流行也会发生。

四、运气学说

运气学说是古人研究天体日月运行、五类元素运行引起六气变化的情况，并运用阴阳五行生克制化理论，以天干地支系统进行归纳和演绎推理，对宇宙、天地、万物、人及疾病等方面加以整体观察的规律性总结。运，即指木、火、土、金、水五运；气，是指风、热、火、湿、燥、寒六气。"运气"即是"五运六气"的简称，是在整体观念的指导下，尤其重视把自然现象和生物现象统一起来，把自然环境与人体发病统一起来。

运气学说除天文知识外，很重要的一点就是大量地运用了当时人们已掌握的物候知识，不断摸索和总结认识气候变化的规律，研究自然界各种气候变化所引起的物候现象和人体疾病流行的情况，形成了一个比较完整的理论体系。在某种程度上讲，五运六气理论是一个独特的天文、物候的医学历法，他通过天地—物候—人体这种轴体关系，来预测疾病的发生规律，其涉及物候现象之广，令人惊奇。如各运主岁，又各有平气、太过、不及，各主果、谷、虫、畜、草、木、生物、数、声、色、味、生、长、化、收、藏等。

运气学说的基点，是建立在气候时令对人的影响，而这种影响和候令一样，是有顺序的、动态循环的规律。在一定的时节和一特定的物候条件下，"民"（即整个人群）会有一定的同样特征的疾病发生，这种流行病学的观点，是"五运六气"模式所要预测的目的。

在现代，物候学有了长足的发展，根据对历史上物候曲线的分析，物候变化的综合因素，是不停地发展的，每年以相同的方式有规律的交替，但又不是单纯的年循环，而是呈多象循环的波动向前发展。这和运气学说的历法结构有些类同。在西欧，英国马绍姆家族祖孙五代连续记录物候达 190 年之久，这报告在《英国皇家气象学会季刊》上，有着详细的分析，并与各地的记录做了对比分析，这是西方最长久的物候记录了。他们得出的结论第一条便是"物候是有周期波动的，其平均周期是 12.2 年。"这个周期和运气学说的主要时间周期是一致的。

运气学说将物候现象和疾病都归纳为一定的格式。五运的太过不及淫郁胜复，六气的轮转司天、运气结合而出现的复杂气候变化，使自然界展现出了各种各样的物候现象，同时人体也有相对应的疾病流行。例如：在六气淫胜中，当岁厥阴在泉之年，自然界气候表现为"风淫所胜"，物候出现"地气不明，平野昧，草乃早秀"，而人体的发病相应也出现了"……洒洒振寒，善伸数欠，心痛支满，两胁里急，饮食不下，膈咽不通，食则呕，腹胀善噫，得后与气，则快然如衰，身体皆重"。同样当厥阴司天之年，气候表现为"风淫所胜"，物候出现了"太虚埃昏，云物以扰，寒生春气，流水不冰"之象，人体则相应出现"胃脘当心而痛，上支两胁，膈咽不通，饮食不下，舌本强，食则呕，冷泄腹胀，溏泄瘕水闭。"（《素问·至真要大论》）。又如在运气司化中，当"少阳司天，火气下临"之时，病候物候相应出现了"肺气上从，白起金用，草木眚。火见燔焫，革金且耗，大暑以行，咳嚏鼽衄鼻窒，曰疮疡寒热胕肿。风行于地，尘沙飞扬，心痛胃脘痛，厥逆膈不通，其主暴速"（《素问·五常政大论》）。岁土不及时，气候则表现为"风乃大行"，由于化气不令，自然物候出现"草木茂荣，飘扬而甚，秀而不实"，人体则发生"飧泄霍乱，体重腹痛，筋骨繇复，肌肉瞤酸，善怒"（《素问·气交变大论》）。

又如《素问·六元正纪大论》论及一年中六气六步主时的正常和异常情况时，也大量运用物候知识。"厥阴所至为生化，少阴所至为荣化，太阴所至为濡化，少阳所至为茂化，阳明所至为坚化，太阳所至为藏化。布政之常也"。说明六气的敷布会促进万物出现不同的生化现象。这里的"生化"指促进万物生发；"荣化"指促进万物荣茂；"濡化"指促进万物濡润；"茂化"指促进万物茂盛；"坚化"指促进万物坚实；"藏化"指促进万物潜藏。

类似论述在《内经》里很多。整个运气理论都说明"风寒暑湿燥火"每一种邪气，都有自己的系列物候、气候特征以及相伴随的特定病证。在此，我们暂且不论这种格式预测的正确程度如何，但这种利用物候规律去探测疾病流行规律的方法，却是朴素而又正确的。

明代张景岳曾说："岁气也，人亦应之，以生长收藏。"北宋著名的科学家沈括在《梦溪笔谈》一书中也评论过"五运六气"，说："医家有五运六气之术，大则候天地之变、寒暑风雨、水旱螟蝗，率皆有法，小则人之价值，疾，亦随气运盛衰。令人不知所用，而胶于定法，故其术皆不验。假令厥阴用事，其气多风，民病湿泄。岂普天之下皆多风，普天之民皆病泄耶？至于一邑之闻，而旸雨有不同者，此气运安在？欲无不谬，不可得也。大凡物理有常有变。运气所主者，常也；异气所主者，皆变也。常则如本气，变则天所不至，而各有所占。故其候有从、逆、淫、郁、胜、复、太过、不及之变，其发皆不同。"他批评了"胶于定法"的形而上学的做法，发挥了运气学说中的朴素辩证法思想，敏锐地发现物质的运动有常居性的缓慢变化（即常）和变动性的显著变化（即变）。由运气起主导作用的运动，是常居性的缓慢变化；不同于运气起主导作用的运动，都是变动性的显著变化。事物的常居性是与起主导作用的运气一致的，而变动性则是各种情况都有可能发生的，并且各有各的特点。由此所产生的证候就有从、逆、淫、郁、胜、复、太过、不及等各种变化，他们的起因各不相同。

那么，辨证而准确地判断这八种证候的可靠标准是什么呢？沈括则作了精辟地论述，他说："若厥阴用事，多风，而草木荣茂，是之谓从；天气明洁，燥而无风，此之谓逆；太虚埃昏，流水不冰，此（之谓）淫；大风折木，云物浊扰，此之谓郁；山泽焦枯，草木凋落，此之谓胜；大暑燔燎，螟蝗为灾，此之谓复；山崩地震，埃昏时作，此之谓太过；阴森无时，重云昼昏，此之谓不足。随其所变，疾厉应之，皆视当时当处之候。虽数里之间，但气候不同，而所应全异，岂可胶于一定？"

沈括真可谓是一位杰出的科学家，他对运气学说的评价，对物候在运气学说中的用处，以及物候学的有常有变，在局部随气候而变的规律，评价得十分正确，论理透彻，可谓精辟之极。

综览古代文献，可知其中有大量的有关气候、物候、特殊天气灾害的记载以及对人类生活影响的论述。我们可以得出一个印象，这就是古人在很早以前，系统地观察了解和记载了这些因素对人体健康疾病造成的影响。在一定程度上，这些资料都具有流行病学的意义，如果对这些资料进行分析，一定会对中医理论，尤其是运气学说有更深入的了解。

一般说来，记载人们生活起居，健康疾病和候令的古籍多不胜举。像早期的《诗经》《周礼》，后世的《吕氏春秋》《淮南子》及各种史书，如二十四史中都有内容相似、格式类同的篇章，如"天文志""五行志"，大都涉及这方面内容。一些地方志、风土志、游记及农书中，更较多地论述了人体的健康或疾病与节气候应的正常与不正常的对应关系。在史书"五行志"里，记有大水、大旱、大风、大雨、雾露、地震、海溢、人痾、羽虫、龙虫龙之孽等，这些都和疾病的流行有关。从这些论述中，我们可以深刻地了解到，在生产力低下，科学技术落后的古代，自然的变异给人类带来了巨大的影响，从而也能更容易地了解到在以《内经》为代表的一些医书中，所阐述五运六气，企图预测人群疾病流行的良苦用心了。

五、病理状态的物候特征

古人在解释人体病理状态时，大量地运用了气候特征，形成了独特的病候物候学。

望神作为中医判断人体生理状态、病理变化、病情预后的重要内容，望有神无神的重要标志就是要观察面色是润泽光明还是枯槁晦暗。润泽、枯槁都是植物的物候特征，当植物枝叶茂盛，苗壮成长时，其叶枝必然润泽明亮，同样比类取象于人就是身体健康、脏腑功能正常，面色则有神；当植物缺乏养料或遭受病虫害时，其叶必然萎黄，甚至枯槁，相应人体在有疾病时，则面色出现暗滞无荣、萎黄，甚至枯槁，称为无神。植物的枝叶由晦暗转变为泽荣则说明其从病态向生理状态转化，重新恢复其生命力，比象于人则面色从晦暗向润泽转化，说明人由病理状态向生理状态转化，人身趋于健康，预后良好。

《素问·五脏生成》则更详细地将人体的生理病理状态特征与实物的物候特征之一即颜色相参照，以自然界动植物荣衰的色泽、形状而对脏腑生理病理状态进行判断，这是一个简单而明了的诊断手段。如若见到面部青色如死草，黄色如枳实，黑色如煤灰，红色如凝结之血，白色如枯骨，这些都是病态之危候；倘使见到青色如翠鸟的羽毛，红色如鸡冠，黄色如蟹腹，白色如猪脂，黑色如乌鸦的羽毛，这些色泽都是有生气的表现。凡心脏有生气的色泽，像白绢包朱砂一样；肺脏有生气的色泽，像白绢包红色的东西一样；肝脏有生气的色泽，像白绢包绀色的东西一样；脾脏有生气则色如白绢包枳实一样；肾有生气则像白绢包紫色一样。这些物候化的比拟形象地描述了润泽含蓄是人体生理状态之候，败色无华乃病态之貌。

又如《内经》在解释"耳鸣"这一病理现象时说："耳鸣者，阳气万物盛上而跃，故耳鸣也。"认为耳鸣的发生好像自然界阳气万物亢盛一样而上跃无抑，当然这里的"耳鸣"是实证。对"心胁痛"的解释是："九月万物尺衰，草木毕落而坠，阳气尽而阴气盛，故心胁痛也。"亦比类取象于自然物候特征。

《素问·宝命全形论》曰："弦绝者，其音嘶败；木敷者，其叶发；病深者，其声哕。"这段话的意思是说，当琴弦将要断的时候，就会发出嘶败的声音；根本不固树木，其枝叶好像很茂繁，实际上外盛中空，极容易萎谢；有的疾病在深重的时候，就有"哕"的表现。比拟可谓贴切。

《素问·脉解》对许多病理的解释都采用了物候思想。如对跛足症状的解释是，病有阳气偏虚发为跛足的，因为正月阳气促使冰冻的地气解散而上出，由于寒冬的影响，体内阳气颇感不足，所以也是气偏虚在一侧，而发生跛足症状。腰脊痛是因为三月里阳气鼓动，则万物华荣，草木茂盛，然而余寒未尽，若阳气受寒邪抑制，不能喜动，所以腰脊疼痛而不能俯仰了。凡此等等，不胜枚举。

六、中医体质学说

中医对人体体质的研究具有悠久的历史。而在解释体质差异的时候，古人则以形象生动的物候比拟，即"以人应木"。

《灵枢·五变》中说："木之阴阳，尚有坚脆，坚者不入，脆者皮弛，至其交节，而缺斤斧焉。夫一木之中，坚脆不同，坚者则刚，脆者易伤，况其材木之不同，皮之厚薄，汁之多少，而各异耶。夫木之蚤花先生叶者，遇春霜烈风，则花落而叶萎。久曝大旱，则脆木薄皮者，枝条汁少而叶萎。久阴淫雨，则薄皮多汁者，皮溃而漉。卒风暴起，则刚脆之木，枝折杌伤。秋霜疾风，则刚脆之木，根摇而叶落。凡此五者，各有所伤，况于人乎？"

本篇以朴素的语言说明了树木质地有坚脆之异，人相应有体质强弱之别。树木质地脆者易伤，人之质弱者易病。树木在五种不同的物候条件下刚脆之木皆相应出现特定物候特征，以此来解释人有不同的体质，容易感受某些病邪，而发生某些疾病。并且以树木之枝干来比喻人体的骨节、皮肤、腠理，说明人体发病好像树木受害一样，取决于其刚脆之体质。正如本篇所云："木之所伤也，皆伤其枝，枝之刚脆而坚，未成伤也。人之有常病也，亦因其骨节皮肤腠理之不坚固者，邪之所舍也，故常为病也。"这些认识，为中医体质学说的建立，奠定了理论基础。

七、中医养生学说

养生，是研究增强体质，预防疾病，以达到延年益寿、尽终其天年的理论和方法。《内经》的养生学说，突出了"不治已病治未病"的预防思想。

在养生的理论中，特别重视内因—人体的正气在防病、益寿延年中的重要作用。而保养正气的养生具体方法除了强调饮食、情志等外，还特别重视顺应自然四时变化的调摄方法。

《素问·四气调神大论》详细地论述了四时季节性物候环境与养生的具体方法。其云："春三月，此谓发陈，天地俱生，万物以荣，夜卧早起，广步于庭，被发缓形，以使志生，生而勿杀，予而勿夺，赏而勿罚，此春气之应，养生之道也。逆之则伤肝，夏为寒变，奉长者少。"春三月包括立春、雨水、惊蛰、春分、清明、谷雨六个节气。此季气候温和，春雷震惊，伏蛰梦醒，万物萌动，草木叶绿，大地呈现一派春生物候，人体同样生机勃发，因此就要夜卧早起，缓缓散步于庭院，披散头发，松缓衣带，让形体舒展，使志意顺着春天生发之气而活动。否则会损伤肝脏条达疏泄之气，不能为夏长提供良好的基础。

"夏三月，此谓蕃秀，天地气交，万物华实，夜卧早起，无厌于日，使志无怒，使华英成秀，使气得泄，若所爱在外，此夏气之应，养长之道也。逆之则伤心，秋为痎疟，奉收者少，冬至重病。"夏三月包括立夏、小满、芒种、夏至、小暑、大暑六个节气。此季气候炎热，雷电交加，林木茂密，池塘蛙鸣，万物盛长，大地呈现夏长景象。人体应万物之夏长，因此要夜卧早起，不要动怒，使人的神气旺盛饱满，体内阳气宣发于外，好像是"所爱在外"，以与夏季阳盛物长的物候环境相适应。否则伤及心气，暑气乘之，至秋而金气收敛，暑邪内郁，金火相争，寒热往来而为痎疟。

"秋三月，此谓容平，天气以急，地气以明，早卧早起，与鸡俱兴，使志安宁，以缓秋刑，收敛神气，使秋气平，无外其志，使肺气清，此秋气之应，养收之道也。逆之则伤肺，冬为飧泄，奉藏者少。"秋三月包括立秋、处暑、白露、秋分、寒露、霜降六个气节。此季气候渐凉，金风渐起，大雁南飞，梧桐叶落，万物成实。人体相应气机已收敛趋内，为冬藏提供基础。此时人就要早卧早起，使志意安定，以避肃杀之气，收敛神气而勿外露，从而使肺气清肃。否则秋失所养而伤肺，肺伤则肾水失其所生，故当冬令为肾虚飧泄。

"冬三月，此谓闭藏，水冰地坼，无扰乎阳，早卧晚起，必待日光；使志若伏若匿，若有私意，若已有得，去寒就温，无泄皮肤，使气亟夺，此冬气之应，养藏之道也。逆之则伤肾，春为痿厥，奉生者少。"冬三月包括立冬、小雪、大雪、冬至、小寒、大寒六个节气。此季气候严寒，大雪纷飞，草木凋零，蛇虫伏穴，万物蛰藏，大地呈现一派冬藏之候应。人体相应则精气内收潜藏。此时要早卧晚起，注意避寒，不要使皮肤过度出汗，使气机不受到干扰而顺利闭藏起来。否则冬失所养而伤肾，肾伤则肝木失其所生；肝主筋，故当春令而发痿病。这种将四时万物生长收藏的物候规律用于人体养生，无疑对于规范人身起居、顺应其生物钟及保养正气，增加抵抗力可起到积极作用。

古代医籍中大量的有关养气论述都特别重视顺应自然，因物候环境的变化直接影响着万物的荣枯生死，人体作为生物圈的组成部分当然不会例外。正如《内经》所云："夫四时阴阳者，万物之根本也。所以圣人春夏养阳，秋冬养阴，以从其根，故与万物沉浮于生长之门。"

第六节　中医临床中的物候学思想

中医学在临床中认识疾病、治疗疾病总是以大量物候观来推测和遣方用药。这种思维源于《内经》，发于仲景，鸣于金元，承于明清，影响至今。

汉代医圣张仲景认为不正常的物候时令，可导致不同特点的疾病："夫五邪中人，各有法度，风中于前，寒中于暮，湿伤于下，雾伤于上，风令脉浮，寒令脉急，雾伤皮腠，湿流关节，食伤脾胃。"他在《伤寒论》中还根据节气与物候的对应关系，阐述了未至而至、至而不至、至而不去、至而太过，给后世以很大影响。这些观点，都是在《内经》的基础上发展起来的。

在金元时期，中医形成了四大派。细究起来，我们会发现，这些医家对医学与物候的融合往往有独到的认识，不仅打破了对自然界简单的模拟局限，而且在临床运用上也有新的突破。如金元四大家之一的张子和，擅长汗吐下三法，治病善峻方，但亦注意候气与用药的关系。他在《儒门事亲》的"立诸时气解利禁忌式"中讲道："凡解利伤寒时气疫疾，当推天地寒暑之理，以人参之。南陲之地多热，宜辛凉之剂解之；朔方之地多寒，宜辛温之剂解之；子丑之月多冻，宜辛温解之。"这种将时令候气"以人参之"的观点，以及根据不正常候令相参施药的思想，无疑是正确的。

《脾胃论》的作者李东垣，亦十分重视自然物候和人体疾病的关系，他讲："然岁以春为首，正，正也；寅，引也。少阳之气始于泉下，引阴升而在天地人之人。即天分，百谷草木毕甲坼于此时也。至立夏少阴之火炽于太虚，则草木盛茂，垂枝布叶，及阳之用，阴之体，此天以阳生阴长。"这种将物候与人体同一化的方法亦是对《内经》观点的发挥。

明清时期的温病学家，更为注重节气候令，因为温病的主要特征，就是有强烈的季节性、地域性。从"四时之气"的观点看，一年四季由于气候变化的不同，病因各异，温病也就有明显的季节特征。如春季多以风温为病，夏季多以暑湿为病。有些温病有强烈的地域性，如江南水乡多患湿热。温病学创始人叶天士在《三时伏气外感篇》中说："风温者，春月受风，其气已温。"说明温病带有明显的季节性。而另外一些病，本应发生在寒彻的冬季，却出现在温暖如春的季节，形成的"风热之邪"导致的"冬温病"，引起明显的"非季节性特征。"

在治疗方面，中医也非常重视不同季节气候物候必须采取不同治疗方法。《内经》关于这方面的论述很多。例如"圣人之治病也，必知天地阴阳，四时经纪""必先岁气，无伐天和"。在具体用药方面，李时珍在《本草纲目》中就有"四时用药例"专篇："升降沉浮则顺之，寒热温凉则逆之。故春月宜加辛温之药，薄荷、荆芥之类，以顺春升之气；夏月宜加辛热之药，香薷、生姜之类，以夏浮之气；长夏宜加甘苦辛温之药，人参、白术、苍术、黄柏之类，以顺化成之气；秋月宜加酸温之药，芍药、乌梅之类，以顺秋降之气；冬月宜加苦寒之药，黄芩、知母之类，以顺冬沉之气。所谓顺时气而养天和也。"这种将四季物候环境及特征与临床用药相参合，无疑起到了同气相求的效果，对于病体之康复起到促进作用。

明代任省之说过："如冬有非时之温，夏有非时之寒，春有非时之燥，秋有非时之热，此四时不正之气，亦能病人也。况百里之内，晴雨不同，千里之邦，寒暖各异，此方土之候，各有不齐，所生之病，多随土著。"他深刻地论述了疾病之发生与各地域、季节物候差异密切相关。

现代著名中医蒲辅周认为，人与自然息息相关，天候地气对疾病有直接影响。1945 年暑天，成都持续暑湿，多病发热，蒲老根据当时物候环境及特征，按湿温治，以通阳利湿，俾湿开热为治则，而病皆速愈。他指出："明乎时令候节，审察病因，才能得其要领。"1956 年暑季，石家庄市流行乙型脑炎，根据当年火气偏旺，石家庄久晴无雨，病偏属暑湿，治以清热透邪之治获胜。次年，北京亦流行此病，虽亦为暑季，但北京时值多雨，湿热交蒸，用清热透邪之法已不奏效，后用透阳利湿法而奏效。这正是利用物候知识来确立临床治则的范例。

其实许多临床疾病与自然物候环境密切相关。我国民间有一句谚语："菜花黄，痴子忙。"意思是说精神病人容易在春季发作，这句话道出了疾病的季节性。

《内经》说："春善病鼽衄，仲夏善病胸胁，长夏善病洞泄寒中，秋善病风疟，冬善病痹厥。"这给后世认识季节性物候环境与疾病的关系以重要启示。简而言之，季节与病的关系包括两个方面内容：一是季节性物候环境是引起该病的直接因素，即环境导致疾病；二是季节性物候环境加重或使旧病复发。前者如中暑、夏痤、花粉病，后者如哮喘、关节炎。

中医许多病证名称就是从自然环境中得来的，如在天阴多雨时，湿气太重，人们容易感到头昏脑涨，身体困倦，即所谓"外湿"，当人们有这一系列症状时，中医便认为是"湿邪"所致，治疗则以除湿为大法。在天气干旱时，人们又会感到口干唇燥、渴欲引饮，中医就将这类病理称为"外燥"，治以润燥为法。

"暑温"是夏季感受暑热病邪而引起的一种急性热病，以发热急骤，易于伤津，初见壮热、烦渴、汗多等气分证候为其临床特点。本病有明显的季节性，常发生于夏至以后，即所谓"后夏至日为病暑"。夏月气候炎热，天暑不逼，地湿上蒸，在这种特定的特候环境下，人体若不避之，必得"暑温"。

"湿温"是由感受湿热病邪所引起的外感热病，常见于夏秋之交，临床以发热缓慢，病势缠绵，病程较长为特点。正如"湿土之气，同类相召，故湿热之邪，始虽外受，终归脾胃"之论述。

"夏痤"是指在夏季内伤饮食，外感暑湿之邪而致的泄泻，专指夏季物候条件所发的"泄泻"多见于小儿。治则不同于其他季节的泄泻，当以清泻暑热化湿为治疗大法。

"秋燥""春温""暑湿""夏痤"等病证都带有浓厚的季节性物候特征。

由于季节性物候环境的周期性变迁，许多疾病就要发作、加重。《素问·六元正纪大论》明确指出："水郁之发，阳气乃辟，阴气暴举，大寒乃至，川泽严凝，寒氛结为霜雪，甚则黄黑昏翳，流行气交，乃为霜杀，水乃见祥。故民病寒客心痛，腰椎痛，大关节不利，屈伸不便，善厥逆，痞坚腹满。"即说明了随自然界节气的转变，大自然出现了寒露、霜雹等物候，与之相应的人则发生季节性疾病。

现代研究证实确有许多疾病与自然环境密切相关。有人研究发现克山病的流行特点具有明显的地区性、季节性。但不同病区的发病季节不同，一般可分为冬季发病和夏季发病两大类，北方病区和部分南方病区，属于冬季发病类型；大多数南方病区，属于夏季发病类型。进一步的研究发现，可见病区自北向南，所处的纬度越低，发病季节越早。在纬度相同或相近地区，海拔越高，发病季节越迟。值得人们注意的是这种发病规律和物候学定律（南北差异、高下差异规律）具有高度的一致性，这其中的原因值得进一步研究。

有人报道，偏头痛病人多在下雪天，雷暴雨天气可使疼痛加剧。

有资料报道，精神分裂症患者常有周期性行为紊乱。这些症状如骚动不安、攻击或暴怒等常有一定的季节性。且不同地区有所差异，如上海地区以 4～5 月复发率最高，有些地区多见于 11 月，也有 12 月或 1 月。此时慢性精神分裂症病人的症状出现恶化，往往用药也不能控制，当好发季节过后才自动缓解。

综上所述，物候环境与疾病密切相关，因此我们在临床辨证用药时一定要参照当时当地的气候条件，这样无疑对中医临床诊断、治疗疾病有一定补益。

第七节　中药学中的物候学思想

中药的应用和发展如同祖国医学的发展一样，经历了漫长的实践过程。富有智慧的古代人民很早就认识和掌握了生物的物候知识并应用于实践。中药是以植物类为主的，因此，有关记载药物植物的本草类及其他有关书籍中不乏植物类中药物候知识的记载，在药用植物的种植、栽培、采集、炮制及对药性认识等方面都积累了丰富的物候知识。

一、药用植物的观测和记录

在我国最早的书籍之一《山海经》中，记述了大量的医药材料，在 123 种药物里，分别有动、植、矿物三种药物，从形状到性能、产地均有详细描述。植物有草本、木本之分，在记述中，均有物候描述。如对"牛伤"的记载："其状，叶如榆，方茎而苍伤，其根苍文，出于大山，服者不厌。"嘉果条为："其实如桃，其叶如枣，黄华而赤柎。"开本草书籍之先河，可以说，这是我国最早的本草类书籍了。

《神农本草经》对药物的形态及产地，采收季节有所记载。后到公元 6 世纪初，陶弘景以《神农本草经》为基础，编成《本草经集注》。陶氏第一个创用了自然物候属性分类的方法，将药物分玉石、草木、虫兽、果、菜、米食、有名无用等七类，至唐代《新修本草》，在编写时，政府曾下令全国各地选送道地药材，作为"药图"绘制的依据。宋政府在嘉祐三年（公元 1058）又向全国征集各地所产药材的实物图，并令注明开花、结果、采收季节，由苏颂等人编纂，于嘉祐六年编成《图经本草》21卷。这些都说明政府对药物的"道地"问题颇为重视，而药物的物候特征实为判定是否"道地"的重要指标，这些做法无疑要对物候的特征详细记录。

北宋杰出的科学家沈括在《梦溪笔谈》中说对"野葛"的物候特征有过精细地描述："予尝令人完取一株观之，其草蔓生，如葛；其藤色赤，节粗，似鹤膝；叶圆有火，如杏叶，而光厚似柿叶，三叶为一枝，如绿豆之类，叶生节间，皆相对；花黄细，戢戢然一如茴香花，生于节叶之间。"对其他药物的描述也同样详细。

明代伟大的医药学家李时珍集历代本草书籍之大成，完成了巨著《本草纲目》。该书于1596年在南京出版。相隔不到12年，便流传到日本，不到100年，便被译成日文；后更传播到欧洲，被译成十多种文字。这部书之所以被世界学者所珍视，是因为书中包含了极丰富的植物学和药物学资料。从物候学的角度来看，这部书也是可宝贵的。他对植物类中药的物候特征之描述更为精彩。例如在卷十八中对"紫葳"的记录："凌霄野生，蔓才数尺，得木而上，即高数丈，年久者藤大如杯。春初生枝，一枝数叶，尖长有刺，深青色。自夏至秋开花，一枝十余朵，大叫牵牛花，而头开五瓣，赭黄色，有细点，秋深更赤。八月结荚如豆荚，长三寸许，其子轻薄如榆仁、马兜铃仁。其根长亦如兜铃根状，秋后采之，阴干。"这样的记载在今天，也不失为植物分类学的好典型。因此，我国著名物候学专家竺可桢对其作了极高的评价，他说："《本草纲目》所载近2000种药物，其中关于植物的物候材料是极为丰富的。"

中国古代药物书籍，均以"本草"的题例进行阐述，毫无疑问，这些古代药物书籍中均有极其丰富的物候记载、观测和研究。

二、药物的种植与栽培

远古时代，中药是以采集野生而入药，但随着社会的发展，人类的繁衍，野生药材的产量不能满足人们的医疗需求，于是人们便逐渐对药物进行了人工种植和栽培。

在我国，有关药物的种植、栽培历史可追溯到2600多年以前。早在《诗经》（公元前11—6世纪中期）就记述了枣、桃、梅的栽培。历代逐渐增加。种植、栽培的成功与否与选择适当的物候环境密切相关，如四时节气、土壤等。因此物候知识就自然地被运用。

在唐代韩鄂所著的《四时纂要》一书中就有大量的药物种植知识。他按四季十二月的物候周期记述了选择恰当的时令种植、栽培药物。如种紫草的物候环境是三月，宜种在黄白色松软好地，或青沙地，不耐水湿，必须种在高地上；红花则在二月末三月初，雨后速种；牛蒡要在二月末种；二月初种枸杞，并指出要选有根皮厚，叶子大，枝上无刺物候特征的枸杞种子，不能选有刺而叶小的种子。

《本草纲目》对药用植物的种植节令都有明确记载，如云"大豆"："皆以夏至前后下种，苗高三四尺，叶团有尖，秋开小白花成丛，结荚成寸余，经霜乃枯。按吕氏春秋云，得时之豆，长茎短足，其荚二七为族，多枝数节，竟叶蕃实，大菽则圆，小菽则团。先时者，必长以蔓，浮叶疏节，小荚不实。后时者，必短茎疏节，本虚不实。"详尽地论述了"大豆"的种植节令及物候特点。

历代对药物的栽培和驯养培育都很重视，譬如，宋朝曾"不以土地之殊，风土之异"，建立植物华卉园"艮岳",促进了药用优良品种的驯养培育。在同时代,人们也注意到药用植物的栽培,"去亩步之间,别移其性",辩证地认识到了自然物候条件与药用植物种植的相对关系。

在今日,随着中药广泛的使用和其国际化,人们更需要掌握物候条件和药物种植的关系。如种植砂仁、西洋参的引进成功,紧俏名贵药材三七、人参、黄连等的栽培种植,这些成果无不和物候知识紧密相关。目前,我国在许多药物的质量上都有较大提高,如人参质量在世界上逐渐成为最佳品,使中医药进一步走向世界,这是我国医药工作者注重了物候条件对药物影响,而采取一系列措施的结果。因此,在这些方面有广泛的领域需我们去探索。

三、药物的采集

古人对植物类中药采集的物候条件非常讲究,认为适时采集,可以全其性味,因为不同植物的根、茎、叶、花、果、种子、全草都有一定的生长和成熟期,故采集时节则随着中药的品种和入药部位而有所不同。

早在《神农本草经》中就有"采造时月,生熟土地所出,真伪,陈新,并各有法"的论述,指出药物的采收时节是有法度的,不是随意乱采。

《新修本草》明确告诫人们:"乖于采摘,乃物是而实非。"即采药时节不当,同一药物性味功效则有别。

《本草纲目》则进一步有"采药分六气岁物"之论述:"岁物者,天地之专精也。非司岁物则气散,质同而异等。气味有厚薄,性用有躁静,治有保多少,力化有浅深。"他深刻地认识到,植物类中药是禀天地之气生,四时之法成的,是天地之"专精"所滋养,其气味之厚薄、性用之躁静,力化之深浅皆取决于适宜的物候环境(即岁月、节气等)。适时采集则可全其"天气之专精",药可获得最佳性味功效。采集时节不当,则药之"专精"或不足,或者流散,力用差矣。

正如王冰的精辟论述:"化于天者为天气,化于地者为地气。五毒皆五行之气所为,故所胜者不生,惟司天在泉之所生者其味正。故药工专司岁气,所收药物,则所主天遗略矣。五运有余,则专精之气,药物肥浓,使用当其正气味也。不足则药不专精而气散,物不纯,形质不同,力用则异矣。"这里的"司天在泉""五运有余"都强调了气候、水土等物候环境对药物性能的影响。

对于采药的时节,古人早期多以月份而定。如植物类中药的根入药时,采集一般多在二、八月进行,《神农本草经》就有如此阐述。这样的认识对早期人们采集中药材,使药材的药用成分更佳的应用起到了一定的规范作用。

陶弘景就曾深刻地分析了二月、八月采根的道理:"其根物多以二月八月采者,谓春初津润始萌,未充枝叶,势力淳浓也。至秋枝叶干枯,津润归浪于下也。"

随着人类实践的不断深入,人们逐渐发现采药仅以时间月份而定实有不足,因此陶弘景在论述了二月、八月采根之后便明确指出:"大抵春宁宜早,秋宁宜晚,花、实、茎、叶,各随其成熟尔。岁月亦有早晏,不必都依本文也。"他已告示人们采药要重视植物的发育、成熟本身过程,可结合岁月,但不可拘于月。因各地物候早晚有别,气候相迥。采药要以药用植物本身的生长、成熟过程中所含药用成分的多少,性味浓淡为依据。

植物的物候规律主要呈季节性周期，因此当季节与特征性物候相标称时，季节（月份）不失为采药的好依据。当然这里的季节指天文季节而言。

然而，我国幅员辽阔，从寒带至亚热带，气候差异很大，土壤、水质亦不同，常常会出现各种所谓"非季节性特性"的不标称物候现象。在这种情况下，采药就不能机械地按月份而定，而要以当地的物候特征为依据。

沈括在《梦溪笔谈》"采药"篇则精辟地论述了这一问题。他说："古法采药多在二月、八月，此殊不当。但二月草已芽，八月苗未枯，采掇者易辨识耳，在药则未为良时。大率用根者若有宿根，须乘无茎叶时采，则津泽皆归其根。欲验之，但取芦根、地黄辈观；无苗时采，则实而沉；有苗时采，则虚而浮。其无宿根者，即候苗成而未有花时采，则根生已足而未衰。如今之紫草，未花时采则根争鲜泽；花过而采，则根色黯恶，此其效也。用叶者，取叶初长足时；用芽者，自从本说；用花者，取花初敷时；用实者，成实时采。皆不可限以时月。"他对于采根、采花、采叶等的适宜时节则完全以药物的物候特征为依据。这些论述至今仍对我们采药具有指导意义。

那么，为什么在采药时不能"限以时月"呢？沈括则完整而深刻地指出："缘土气有早晚，天时有愆伏，如平地三月花者，深山中则四月花。白乐天《游大林寺》诗云：'人间四月芳菲尽，山寺桃花始盛开。'盖常理也。此地势高下之不同也。如笙竹笋有二月生者，有三、四月生者；有五月方生者，谓之晚笙。稻有七月熟者，有八、九月熟者；有十月熟者，谓之晚稻。一物同一畦之间，自有早晚。此物性之不同也。岭峤微草，凌冬不凋；并汾乔木，望秋先损。诸越则桃李冬实，朔漠则桃李夏荣。此地气之不同也。一亩之稼，则粪溉者先芽；一丘之禾，则后种者晚实。此人力之不同也。岂可一切拘以定月哉。"他把影响植物生长、发育成熟周期的因素归纳为四点：

（一）地势高下之不同

地势之高低对同一植物的物候特征出现的迟早确实有一定影响。白乐天的诗就足以说明很早以前，我国古代人民就已认识到物候的这一规律。现代研究指出：物候之所以山地与平原不同，乃由于在近地面的空气层里，所谓对流层里，海拔愈高则平均气温愈低，平均计算每上升100米高度，气温要下降0.6℃。既然物候迟早要看地气温的高低而定，所以平原上物候在春季总是早于山上。

（二）物性之不同

所谓"物性"是指植物的内在遗传性基因，他是决定物候迟早的内在因素。

（三）地气之不同

"地气"即不同地区的物候条件。从地理方位看来，说古人早已发现物候有东、西、南、北之差异。现代研究证实物候东西南北之所以有先后乃由于离海洋远近或受海洋影响多少的关系，且有一定的函数对应关系。

（四）人力之不同

沈括指出在地理气候等客观条件相同的情况下也有"粪溉者先芽""后种者晚实"这样的深刻认识，实在难能可贵。

因影响物候的因素众多，因此以季节、月份而机械地决定采收时间确有不妥，植物的物候特征实为药物采集的最可靠依据。

今日的高校统编、规划教材《中药学》等书，吸收了古人总结的有关中药和物候关系的合理内核，记载植物药材的药用部分采集时节，科学地运用了植物的物候特征而做了总结。其大概如下：

全草：大多在植株充分成长，枝叶茂盛或开花的时期，有效成分含量最高，此时可以贴近地面割下，如益母草、荆芥等。

叶：大多在植物生长茂盛阶段，花将开放或正在开放时采摘。如枇杷叶、大青叶、紫苏叶等。此时叶子最健壮，有效成分含量较高。但个别的药物不在此例，如冬桑叶，应在深秋经霜后采收。

花和花粉：一般是采收未开放的花蕾，或刚开放的花朵，以免香味散失或花瓣脱落，如金银花、辛夷花、槐花；而红花则在花冠由黄变红时采集。由于花朵次第开放，所以要分次摘取。至于使用花粉的，如蒲黄、松花粉就要在花盛开时采收。

果实和种子：除少数采用未成熟果实或果皮如枳实、青皮等外，一般都在果实成熟时采多汁的浆果容易损坏，应在清晨或傍晚采收，如女贞子、枸杞子。

根和根茎：通常在秋季植物地上部分开始枯萎，或早春植物开始生长抽苗以前采收。这时植物的养分多贮藏在根或根茎部分，有效成分含量高，质量较好。如苍术、桔梗、天麻等。

树皮和根皮：根皮一般在春夏季植物生长旺盛，浆汁丰富时剥取，此时药物作用强疗效高，而且较易剥离。如厚朴、黄柏等。至于根皮，以秋后采集为宜，此时植物的养分多贮于根部，如苦楝根皮、桑白皮等。

现代研究证实，适时采集药物确实起到了稳定中药所含某种（某些）有效物质及含量作用。

有资料报道，银杏叶的采收月份与微量元素含量密切相关。从微量元素的测定结果及 Cu/Zn 比值来看，江苏地区银杏叶的采收时间似以 9 月、10 月份叶尚绿时采收为好。测定结果见表 10-2：

表 10-2　不同月份采取的银杏叶中微量元素含量（ppm 单位）

月份	Cu	Zn	Cu/Zn
5	19.4008	13.0137	1.49
6	12.2052	8.1466	1.50
7	12.9652	4.0716	3.18
8	11.0576	3.4618	3.19
9	12.0866	0.0197	613.53
10	10.2252	0.0003	34084

又如人参，季节变化对园参根中皂苷和糖分含量有显著影响，故采收应在 6～9 月中进行，而不应在冬季。结果见表 10-3。

表 10-3　园参根中皂苷和糖分含量

成分 \ 月份	1	4	5	6	8	10	11	12
糖分 %	75.6		20	30.4			76.4	
皂苷 %	7	10.1		20.3	22.6	16.2		7.8

有人研究发现槐花的有效成分为芦丁，而芦丁含量最高是在花蕾时，因此花蕾这一物候特征实

为采集槐花的最佳依据。

有学者指出，青蒿中青蒿素的含量以七月中至八月中花蕾将出现时为高峰，此时即接近古时所谓二、八月，因此应在这一物候特征将出现时采集为佳。

有人发现薄荷在部分植株开始有花蕾时，挥发油含量大。臭梧桐在五月开花前采集的叶子，对动物的降压作用强，开花后采集的叶子，降压作用减弱。

凡此等等，这些研究都充分肯定了适时采药的必要性，以及物候特征作为采药依据的科学性。

四、药物的炮制及剂型加工

药物的炮制及剂型加工是决定临床疗效重要的一环。古人亦重视药物炮制、剂型加工的特定物候条件。

《本草纲目》引用马志的论述："今按法阴干者多恶，如鹿茸阴干悉烂，火干且良。草木根苗，九月以前采者，悉宜日干，十月以后采者，阴干乃也。"这段话包含着深刻的含义。其一：不同的药物炮制的物候条件不同；其二：不同时节采集的药物炮制的条件亦有别，有的需日晒，有的需阴干。如有的药物宜在一定季节的日光下暴晒，如熟地的传统炮制法讲究九蒸九晒，全须在伏天进行，效果最佳，称"九地"。正如时珍所说："生产有南北，节气有早迟，根苗异收采，制造异法度。"

唐代·韩鄂所著的《四时纂要选读》一书，则较详细地论述了十二个月的不同月加工各种剂型。他通过研究发现，在正月是配制诸种丸药、散药、煎熬膏药的最好时节。腊月宜于配制调补的药食，经久不会霉变。五月配制金疮药较好，甚至详细规定在端午日太阳还没出来时，采摘百种草的上截嫩头，绞汁与石灰混合，制成饼子，晒干，疗效甚好。七月配制张仲景的八味地黄丸，并指出大约立秋后宜进服之……十二个月，皆有所宜。他将药物加工同时令节气（即特定物候条件）结合起来。

现代临床上有些药物效果不佳，是否与加工、炮制不遵古法，不讲道地，不顾物候条件有关，这其中的影响因素值得进一步研究。

五、对药性的认识

祖国医学对中药性能的认识归纳为八个字即"四气五味，升降浮沉"。王好古指出："味有五、气有四……气者天也，味者地也。温热者天之阳，寒凉者天之阴。辛甘者地之阳，咸苦者地之阴。"他深刻地揭示了中药之四性五味则是从天地之阴阳而化，是自然环境所禀赋的。天地之阴阳更迭，则有四季的寒热温凉之气候，中药的四气实则是古人从四季气候规律比拟而来的。

温病学家吴鞠通在论中药特性时，则根据植物的物候特点推理说："凡叶皆散，花胜于叶；凡枝皆走，根胜于枝；凡根皆降，子胜于根。"至今，这些论述仍是我们认识中药性能之法典。

唐代名医孙思邈在分析古今医家临床疗效迥然不同的原因时说："古之医者，自行采取，阴干曝干皆如法，用药必依土地，所以治病十愈八九。今之医者，不知采取时节，至于出产土地，新、陈、虚、实，一皆不悉，所以治病出产土地。"即与特定物候环境的关系认识不清是临床疗效不佳的原因。

药用植物自然生长环境具有一定的区域性，各地区的地貌、土壤、水质、气候、雨量等自然条件都能影响其生长、抽青、开花、结果等一系列物候特征及内在质量。

在我国很早就有"水土"一词，《左传·僖公十五年》载："生其水土而知其人心。"《礼记·郊特性》中亦有："笾豆之实，水土之品也。"这里的"水土"可引申为某一地方的自然环境，即指特定条件的物候环境。

土壤是物候环境的重要因素之一。现代研究发现，土壤中含有不同的微量元素，在此种土壤生长的药用植物所含微量元素与周围土壤所含的微量元素有某种程度的差异性。甲地土壤与乙地土壤中生长的同一药物性能（即所含物质成分）确实存在差异，因此，从古至今中药历来讲究"道地"药材。

"道地"亦称"地道"，有指真实之意，但在中药材中更指特殊产地，即特定物候环境。事实上也确实存在着因产地不同而中药性能有优劣之差异。正如清代石芾南所说："且地气不同，如麦冬本甘，今甘中带辛，杭产者辛味犹少，川产者辛味较多。石斛本淡，今霍山产者，地近中州，味仍甘淡，川产者味淡而微，广西云南产者，味纯苦而不甘，以广西云南居中州西南边陲，得燥火之气胜也。"

不同地区同一药材性味不同，有时同一地区由于地貌不同，药性亦有差别，《梦溪笔谈》中记载枸杞时说："《千金翼》云：'甘州者为真，叶厚大者是。'大体出河西诸郡，其次江池间[圩]埂上者。"这里甘州指今甘肃省张掖县；河西诸郡，泛指黄河上游以西地方（主指甘肃）；圩埂即低凹地区防水的堤。这段话意思是枸杞生长在河西诸郡的质量好，而在本地的低凹地域生长的枸杞质量就差，性味较劣。

实际上，有不少中药材就是以产地而命名的。例如黄连产于四川者叫川连，产于雅安的叫雅连；贝母产于浙江的叫浙贝母，产于四川的称川贝母；产于甘肃的枸杞为上等，称甘杞子。

现代研究证明；不同物候条件下的同一药材确实存在着质量、功能上的明显差异，有时药效甚至相反，在临床上如不注意此点，就会贻误病家。

有人对不同产地的人参含总甙量进行了研究，结果证实不同总甙量不同，而且皂苷单体含量也不同，结果见表10-4：

表10-4　不同产地人参含总皂苷量

人参样品	水提取物得量（%）	10g 药材甲醇浸膏得量（g）
日本长野县红参	13	2.05
韩国红参	14	2.14
日本长野县白参	4	1.13
韩国白参	3	1.01
中国生晒参	3	1.07
中国大力参	6	1.24

有资料表明，川贝母含多种生物碱，如川贝母碱、西贝碱、贝母碱；而浙贝母含浙贝母碱等生物碱及甾类化合物贝母醇等。川贝苦甘微寒，宜治虚证及内伤咳嗽，有明显镇咳、祛痰作用；浙贝苦寒，宜治实热证及外感咳嗽，有散结、镇咳、降压、扩瞳等作用。

近来有人报道，从日本附子中分离出旋去甲乌药碱，为强心成分；而国产附子中尚未分离出该成分。而微量的消旋去甲乌药碱是强心的有效成分，稀释至十亿分之一仍有活性。因此日本的附子强心作用较好。

有人发现，怀牛膝含皂苷及多量钾盐，川牛膝则含生物碱；怀牛膝补肝肾之力较优，而川牛膝较长于活血化瘀。

有专家研究发现，东阿县东阿村的阿胶之所以驰名，其原因在于该村水井中含微量元素较丰富。因此用该水熬制的阿胶，举世闻名，养血、滋阴、润燥作用颇强。

最近有人对地道药材采作 TE 图谱鉴定法，确定每一种地道药材的特征微量元素图谱（简称 TE 图谱）。结果表明，每一种地道药材都有其特有的 TE 图谱，对于不同品种，产地的同名药材，这种图谱是完全不相同的。

因此，中药的化学成分除少数外，一般不够稳定，他不但要受采集、保存、炮制、制剂等因素的影响，而且产地的自然物候环境（如气候、土壤、水质等）更是影响药物化学成分及性味功效的重要因素，这些都直接影响中药的疗效，在分析中药的性能功效时必须加以注意。

第八节　针灸学中的物候学思想

经脉是针灸学理论的核心，他是调节人体内部脏腑器官平衡和协调人与自然环境的联络系统。经络学说认为经脉之中流动着经气，经气之运行与自然界的阴阳交替、树木枯荣、寒暖交错而息息相关，即脉气与自然物候变化是同步的。因为春天天气始开，地气始泄，冻解冰消，水行河开，故经气在脉中盛行。夏季则在孙络，长夏至肌肉，秋季至皮毛，冬季入骨，都和候象有关。人与自然界是一个动态的变化着的整体。随着时间的推移，一年四季经历着春温、夏热、秋凉、冬寒四时八节不同时序的年周期的变化，人体脉气亦随之脉动。

《素问·离合真邪论》则形象而生动的将人体经脉之经气，同自然界河水随季节性物候环境的情况相比拟，作了精细的描述："夫圣人之起度数，必应于天地。故天有宿度，地有经水，人有经脉。天地温和，则经水安静；天寒地冻，则经水凝泣；天暑地热，则经水沸溢；卒风暴起，则经水波涌而陇起。夫邪之入于脉也，寒则血凝泣，暑则气淖泽，虚邪因而入客，亦如经水之得风也，经之动脉，其至也亦时陇起。其行于脉中循循然……"

天有宿度，地有江河，人有经脉，其间是互相影响，可以比类而论的。如天地之气温，则江河之水安静平稳；天寒，则水冰地冻，江河之水凝涩不流；天气酷热，则江河之水沸腾；要是暴风骤起，则使江河之水，波浪汹涌而隆起。因此正常情况下，人体脉中之经气同样有这样的变化规律。若六气太过成为六淫时，则成为病邪而侵犯经脉之中，寒则使经气运行滞涩，热则经气润滑流利，容易发生气散出血之候，虚邪贼风侵袭，则脉动汹涌隆起。

人体有十二条正经，古人对其特征的解释则是从大自然中寻找答案。《灵枢·经水》篇曰："经脉十二者，外合于十二经水，而内属于五脏六腑。"张景岳："人有经脉十二，手足三阴三阳也。天地有经水十二，清、渭、海、湖、汝、渑、淮、漯、江、河、济、漳也。经脉有高下大小不同，经水有广狭远近不同，故人与天地皆相应也。"这些观点亦说明，古人把人体有十二条经脉看作自然界有十二条河流一样，河水的变化与季节性物候环境密切相关，因此人体经气在经脉中流动亦受物候环境的影响而同步变化。

《素问·阴阳别论》则明确提出："十二从应十二月，十二月应十二脉。"王冰说："从谓天气顺行十二辰之分，故应十二月也。十二月谓春建寅、卯、辰，夏建巳、午、未，秋建申、酉、戌，冬建亥、子、丑之月也。"张志聪对十二经与十二月相对应作了阐述："手太阴应正月寅，手阳明应二月卯，足阳明应三月辰，足太阴应四月巳，手少阴应五月午，手太阳应六月未，足太阳应七月申，足少阴应八月酉，手厥阴应九月戌，手少阳应十月亥，足少阴应十一月子，足厥阴应十二月丑。"这无疑是物候知识在经络学说中的渗透，这些论述为后世针灸学中许多针法提供了重要的理论依据。

腧穴是人体脏腑之气输注于体表的部位，古人在腧穴的命名等方面亦具有浓重的物候特征。许多穴名就是利用自然地理、地貌、天体、动植物的名称，如山、陵、泽、泉、上星、日月、鸠尾、攒竹等。

在五腧穴的认识方面，古人把经气运行过程用自然界的水流由小到大，由浅入深的特征来形容。"井"穴喻作水的源头，是经气所出的部位；"荥"穴喻作水流尚微，荥迂未成大流，是经气流行的部位；"输"穴喻作水流由小到大，由浅注深，是经气渐盛，由此注彼的部位；"经"穴喻作水流变大，畅通无阻，是经气正盛运行经过的部位；"合"穴喻作江河水流汇入湖海，是经气由此深入，进而会合于脏腑的部位。这种将经气在五腧穴处流行的特点同自然界水流的过程相比拟，将其物候化的认识对于我们掌握五腧穴的性能具有重要意义。

《难经》则进一步对五腧穴从井开始，以合为至的道理进行了阐发。《难经·四十三难》指出："井者，东方春也，万物之始生。诸蚑行喘息，虫蜎飞蠕动，当生之物莫不以春生。故岁数始于春，日数始于甲，故以井为始也。"指出万物以春生，五输以井始的道理。《难经·六十五难》曰："所入为合，合者，北方冬也，阳气入藏，故言所入为合也。"指出合穴好像北方和冬天一样，出现万物收藏，百蛰深潜，冰封雪飘，阳气收敛，故至于合穴。

得气是针刺疗效的关键，古人在描述得气时也应用了物候化的思维模式。如《素问·宝命全形论》就有精彩地描述："……是谓冥冥，莫知其形，见其乌乌，见其稷稷，从见其飞，不知其谁，伏如横弩，起如发机。"意即当气至之时，好像乌一样集合，气盛之时，好像稷一样繁茂。气之往来。正如见鸟之飞翔，而无从捉摸他形迹的起落。所以用针之法，当气未至的时候，应该留针候气，正如横弩之待发，气应之时，则当速成起针，如弩箭之疾出。窦汉聊在描述气至时，则形象地比拟为"鱼吞钓饵之沉浮"，凡此等等，都是物候化思想的结果。

在针灸临床上，古人亦非常重视四时节气的物候特征与针法的结合。《素问·通评虚实论》明确指出："春亟治经络，夏亟治经俞，秋亟治六府，冬则闭塞，闭塞者，用药而少针石也。"启示人们，春季治病宜采用各经络穴；夏季治病宜采用各经腧穴；秋季宜着重六腑的合穴；冬季是闭藏的季节，人气亦闭藏在内，治病多用药而少用针。

《素问·金匮真言论》则根据疾病的季节性特点而提出："东风生于春，病在肝，俞在颈项。南风生于下，病在心，俞在胸胁。西风生于秋，病在肺，俞在肩背。北风生于冬，病在肾，俞在腰股。

中央为土，病在脾，俞在脊。"指出春季肝经病变多发，应取颈项部穴位治疗；夏季病变多发于心经，应取胸胁部位穴位治疗；秋季常常多发肺经疾病，针刺当取肩背部腧穴；冬季病变往往发生在肾经，当取腰股部穴位治疗；长夏往往病变在脾经，当取腰股部穴位治疗。

《素问·诊要经终论》对不同月份的物候特征进行详细论述，并指出采用不同针法的道理。如正月、二月、天气开始有一种升发的气象，地气开始萌动，这时候的人气在肝，所以春天的刺法，应刺经脉腧穴，及于分肉腠理，使之出血而止，如病比较重的应久留其针，其气循环一周，就可以出针了。三月、四月，天气正当明盛，地气也正是华茂而欲结实，这时候的人气在头部；七月、八月，阴气开始发生肃杀的现象，这时候的人气在肺；九月、十月，阴气渐盛，开始冻冰，地气也随着闭藏，这时候的人气在心；十一月、十二月，冰冻更甚而阳气伏藏，地气闭密，这时候的人气在肾。所以，夏天的刺法，应取孙络的腧穴，使其出血而止，使邪气尽去，就以手指扪闭其针孔伺其气行一周之顷，痛病之气必下去而愈。秋天的刺法刺皮肤，顺着肌肉之分理而刺，不论上部或下部，同样用这个方法，观察其神色转变而止。冬天的刺法应深入，轻的可或左右上下散布其针，而稍宜缓下。

在针刺的深浅问题上，尽管有许多论述，但总的来说是春夏刺浅，秋冬刺深。正如《难经·第七难》指出："春夏者，阳气在上，人气亦在上，故当浅取之；秋冬者，阳气在下，人气亦在下，故当深取之。"并且详细地阐述了具体的针刺方法。即春夏气候温暖，必须引导一阴之气，就是在开始下针时，要深刺到肾肝一阴之气，就是在开始下针时，要深到肾肝所主的骨筋部分，等到得气后，再将针提举以引肝肾的阴气上达阳分。秋冬气候寒冷，必须引导一阳之气，就是在开始进针时，要浅刺到心肺所主的血脉皮肤部分，等到得气后，再将针推进以送入心肺病的阳气深达阴分。

《难经·七十四难》则将五腧穴的治疗特性与五脏、四时结合起来。经云："春刺井穴，邪在肝；夏刺荥者，邪在肺；冬刺合者，邪在肾。"这种以不同季节，而取不同的穴位治疗疾病的思想，无疑是季节而取不同期的启示结果。

《素问·异法方宜论》中，还讲到治疗东方海滨傍水之人，治宜砭石；治疗北方风寒冰冽，地高陵居之人，治宜灸；治疗南方雾露聚重，阳气隆隆成因处人，治宜微针（毫针）。启示人们，在临床上对不同自然环境下的个体，施以不同的治疗方法。

现代研究证实，不同的季节物候环境下，对患者施以不同的针刺方法，效果确实有别。有人在治疗坐骨神经痛时，取环跳、秩边，秋冬深刺2.5～3.5寸，甚至4寸，效果则可，否则疗效就差。

不同的节气时令，对针灸效果确有影响。有学者多年来采用伏天大艾炷化脓灸治疗支气管哮喘，疗效优于本法其他季节的治疗效果，这就是我们常说的"冬病夏治"。

有人在三伏日灸贴治疗哮喘，通过对淋巴细胞转化率、LgE、LgM、CiC等的观察，同伏日后五天（非伏日）组比较有显著差异，临床疗效不同，提示同一季节内针灸效果基本相应。

总之，在针灸学理论及临床方面，物候学思想是明显的，其有关规律值得我们进一步研究。

第九节 《内经》中物候观点的特殊性

一、与天象密切联系

《内经》里论述的物候知识很多，这些知识往往和天象联系在一起，形成一种特殊的现象。《素问·气交变大论》里，每一列的异常物候，必伴有一星色泽、形态的异常，如"岁土不及，风乃大行，化气不令，草木茂荣，飘扬而甚，秀而不实，上应岁星。民病飧泄霍乱，体重腹痛，筋骨繇复，肌肉瞤酸，善怒。藏气举事，蛰虫早附，咸病寒中。上应岁星、镇星，其谷黅。复则收政严峻，名木苍凋，胸胁暴痛，下引少腹，善太息，虫食甘黄，气客于脾，黅谷乃减，民食少失味，苍谷乃损，上应太白、岁星。上临厥阴，流水不冰，蛰虫来见，藏气不用，白乃不复，上应岁星，民乃康。"认为"夫子言岁候，其不及太过，而上应五星。"其他篇章也有许多类似论述。

这些看起来似乎有些牵强的观点，实际上是古人在生产力十分落后的情况下，在通过长期大量的宏观观测自然而然得出的结论。古人认为，人是天地的一部分。天地阴阳的变化，引起人体相应的变化。而一定的天象，肯定伴有一定的季节和物候现象。这是因为，古时的季节，最先都是根据物候现象来划分的。自然，一些季节里不正常的物候环境，又必定使人们患某种疾病。这就是《内经》中，尤其是《内经》运气七篇大论里，天象和物候现象密切联系的原因所在。

在古时的农、医学家的各类著作里，人们体验自然，往往都采取肉眼观测，亲身感受的方式。如较早的《尚书·尧典》中，就将"鸟兽孳尾""鸟兽毛毨"及人类活动同天象相并列，反映了古代游牧民族出于对掌握时间的需要，和对自然无常变化的无可奈何而又敬畏的心情。一定的时令会出现一定的天象，而一定的时令又有一定的物候。这样的联系使人们保持了同时观察天象和物候的传统。此后，在《夏小正》《吕氏春秋》以及对《内经》颇有影响的《淮南子》里，都是将天象与物候相联系，这种观念可谓根深蒂固。

在西方，也有类似的情况，李约瑟著《中国科技史》中讲道："古代最著名的科学观测之一，就是埃及对天狼星偕日出（预示尼罗河大泛滥）的观测。"尼罗河泛滥，必伴随一系列人们生活条件的改变和健康状况的影响，这样就自然而然地将天象与时令、疾病联系起来。著名的"医学之父"希波克拉底也同样是根据星象来确定四季，再根据四时的不同对病人采取不同的治疗方法。

在《素问·八正神明论》中，还这样说道："凡刺之法，必候日月星辰，四时八正之气，气定乃刺之……月始生，则血气始精，卫气始行；月郭满，则血气实，肌肉坚；月郭空，则肌肉减，经络虚，卫气去，形独居……月生无泻，月满无补，月郭空无治，是谓得时而调之。"在这里，将月亮直接和经络气血相联系，确是独特的。

其实，月象周期和气象以及对人的影响，在其他古籍中也有，如《诗经》中的"月离于毕，俾滂沱矣"。说明月亮在一定方位时，会下大雨。此外《尚书·洪范》，甚至《孙子兵法》中也有类似论述。这些都和《内经》的观点不谋而合。近年来，国内外许多学者，从天文动力学的角度研究了这些问题，取得了许多肯定的结论，说明天体的确能引起气候以及人体的改变。这些也说明《内经》能将天体与物候、与人体健康联系，进行详细的观察和论述，其认识是深刻的。

二、医学理论物候多彩浓厚

《内经》所阐述的医学理论，普遍地运用物候特征比拟，譬如五脏之一的肝，被比拟为春天的树木，性喜疏发条达，在色为青，在季为春。这种模拟十分形象，以春季的树木生长勃发的特征来形容肝的功能，是比较确切的，这在临床上也得到应用，如青色与肝病就有密切关系。

在病理特征上，《内经》也往往用物候特征来形容经络气血的异常，认为"天寒地冻，则经水凝泣；天暑地热，则经水沸溢；卒风暴起，则经水波涌而陇起"。《内经》认为肺为阳脏，居位最高，故肺气性宣发。后世温病学派也根据这种观点，认为"风温治在上焦，肺位最高，邪必先伤"。风是容易在高处刮起的，在自然界，大树招风，肺在人体位置较高，故也易受风邪；在秋季，气候干燥，那么肺也最易感受燥风之邪。因为是燥邪，那么肯定有伤津的表现，如口鼻干燥、皮肤干皱起皮、痰少唇干等一系列少津缺液之症。而治疗则要针对这个特点，用生津补液之法。

这些都说明，中国古代医家研究人的健康与疾病，往往采取比拟自然的手法，"比类取象"，用物候变化的规律，推绎到人体，用物候的特征，来形容人体生理、病理的症状，以至于用药治疗。由于古人对自然环境的体验是十分深刻的，故在医学理论中处处阐发使用，以至于在应属于微观领域的病理变化过程中，也应用了这样一些起微妙的，带有推理判断性质的理论。

三、候气的时值问题

《内经》论述了许多有关节气候相应的知识，也论述了这些节气的时值。但是，《内经》中所讲的节气时值，和现代的节气时值略有不同，许多研究《内经》的人们没注意到这点，造成一些偏差。

现代对节气的规定一般是这样的：二十四气的划分相当于把黄道（即地球公转轨道和天球相交的大圆）分成二十四段，每一节气占一段，即太阳在黄道上从春分点起，每移经15°，就称过了一个节气。实际上这种规定并不尽符合《内经》中二十四气的划分情况。

从历史资料看，古代医籍中应用的历法节气知识，和当时历史时期节气变更、发展情况是一致的。在我国历史上，二十四气时间的划分，最初是依照木星在周天的运动，把周天划分为十二个相均等的段，亦称十二"次"，这十二次再各一分为二，就恰好是二十四段。这些时间，就是二十四节气。如《汉书·律历志》说："凡十二次，月至其初为节，至其中半工斗建下为十二辰，视其辰而知其次。"换句话说，这种方法也就是测定一个历元（即某年把一个太阳回归年冬至发生的时刻），再依此时间点将一年分为二十四等分。例如秦汉间的颛顼历的回归年是 $365\frac{1}{4}$，每一节气的时间也就是 $365\frac{1}{4}$ 日的 $\frac{1}{24}$，即 $15\frac{7}{32}$ 日，从立春开始，递次相加，这样每段时间平均，称之为"恒气"或"平气"，意即每气间的时间是平恒的。在《周髀·算经》及《古徽书·衡圈》时为"中气"，太阳在"间圈"时为"节气"，这种完善的节气理论，亦完全是建立在"恒气"的基础上，也就是说，每个节气的时间完全相等。

到北齐时代（约公元 6 世纪），有些天文学家如张子信发现，太阳的周年视运动实际是不等速的（这是因为地球轨道是椭圆形之故）。次后，隋代刘焯根据观测认识到："日行在春分后则迟，秋分后则速。"太阳运动速度不均匀，各个平气间太阳经过的度数就不相等。于是提出，以太阳黄道位置来分节气，黄道一周天 $360\frac{1}{4}$ 度，以冬至点起，均匀地分为二十四等分，每等分所需的时间为一个节气。这样的节气叫"定气"，取意是每两个节气间太阳的位置是固定的，这样每个节气的时间就不相等了。例如夏至前后日行慢，一气就有近十六日（15.732 日），冬至前后日行快，一气只有十四天多（14.718 日）。这样从秋分到冬至，再到次年春分，各有 88 天多；而春分到夏至再到秋分，却各有 93 天，两个半年时间变化可差数天。而按"恒气"分节气，两个半年间时是相等的。分法不同，时间也就各一不一样。

一直到了清朝的顺治二年（公元 1645 年）颁布的《时宪历》，才试用定气注历本，并沿用至今。

所以，定气的使用，在历史上不会超过 300 多年的时间。可以说，我国古代的绝大多数经典医籍，包括《内经》在内，都不可能使用"定气"这种节气划分。因为从战国一直到清初，节气都用的是"恒气"划分节气，而中医著作，几乎都在这段时间里著成的。

在这里，有一个特殊的历法问题说明，就是《内经》中多次提到的"一岁三百六十日"的问题。在许多地方，《内经》都讲到了一年为三百六十日，如"八风"，每风为七十二天；"六运"，每运为六十天。"五天一候，三候一气，六气一时，四时一岁"，也说明了《内经》涉及了一个特殊的一年为 360 天的历法问题。

根据我国科技史工作者的研究，近几年发现我国远古时期，在一些地区，如古氏羌族，的确使用过一种失传了的一年为 360 日的历法，在这种历法里，每个节气都是整天数，月和季也是整天数，这种历法是一种纯太阳历。这种历法对我国早期文化的各方面都有很大影响。《夏小正》《管子》等书中都涉及这种历法。显然《内经》中的整日的时候气和季节的提法，都源之于这种历法。

所以，研究《内经》有关时间问题、节气候应问题时，一定要注意到《内经》的节气系统是按"恒气"划分的，和今天所用的"定气"划分的节气在形式和数值上，都有一定差别。研究有关问题，如运气学说或时间医学时，必须引起注意。

第十节　历代各种史料里的中医药物候知识

在我国古代浩如烟海的各种古籍之中，有着丰富的医药与物候知识紧密相关的资料。尽管这些资料，可能文字简奥零散或很不完全，但都是难能可贵的，值得进一步挖掘整理，为中医药理论及临床服务，略述如下：

一、《周易》

《周易》是一部占筮的古著，同时他亦是一部阐述自然哲学的经典著作，是中国古代宇宙观和科学观的思想基础，中医和《易经》的渊源关系极为密切，自古有"医易同源"之说。在《周易》中，乾卦象征着天，坤卦代表着地，而天与地则是人类生存的整个自然环境。因此，演示《易经》，就可表现和模拟出四季更替，寒暑交移，云飞雨施，风雷雪霜等各种自然现象，而人类亦正是在这种草木蕃秀，万物更兴的环境中生存着。《乾卦·象辞》曰："云行雨施，品施流行，大是始终，六位时成，时乘六龙御一。乾道变化，各正性命，保合太和，乃利贞。首出庶物，万国咸宁。"《解卦·象辞》亦谓，"雷雨作而百果草木皆甲坼。"都有这种含意。

在《周易》八卦里，乾、兑、离、震、巽、坎、艮、坤，分别代表了天、泽、火、雷、风、水、山、地八种自然属性。《系辞上》曰："八卦相荡，鼓之以雷霆，润以风雨，日月运行，一寒一暑。"《说卦》亦讲道："雷以动之，风以散之，雨以润之。""巽为木，为风……其以于人也，为寡发，为广颡，为多向眼。"说明了自然环境、植物、树木、山川河流及气候变化等与人体的关系。在《易经卦验》一书中，提出了节候反常引起的人体疴疾的情况。这些思想，无疑都给后世的中医学理论以极大的启迪，而后各种详细论述自然环境、物候条件关系的著作，都可从《周易》这些论述中找到源头。

二、《诗经》

《诗经》是我国最早的一部诗歌总集，由于篇幅浩大，也被人们看作是上古社会的百科全书，在《诗经》的《风》《雅》《颂》三部分的 305 篇诗章中，存在较多的中医药物候思想。在《诗经》中，共载录了本草及有关生物 291 种，可分为草部、木部、鸟部、兽部、虫部、鱼部及其他共七个部类。

在草部里，诗经共论述了 102 种药物，对这些药物都有着形象的描述，这些药物的物候特性（如叶、花、生长形态与时节的关系）有着准确的记载。291 种药物，都涉及了早期物候知识，这为以后药物学发展起到很大的影响作用。

三、诸子著作

在春秋战国之际，诸子蜂起，百家争鸣，各显风骚。现人们所称的《百子全书》和《诸子集成》等古著，就是当时各家论述的集合，而这些著作中也有很多涉及物候学与中医学的论述。

"日出而作，日入而息。"诸子著作都对古人的阴阳观与时节的更替有着精辟的认识。认为天人相应，四时更易，气候的寒热温凉不断变化，人与其他生物一样，对环境亦有着同样的适应与不适应的变化。如《吕氏春秋·察贤》提道："寒暑雨露，则万物育矣，疾疴妖厉去矣。"四时反常，物候现象亦反常，人同样有着不正常的以至于病态的发生。如《吕氏春秋·十二纪》《淮南子·时则训》《礼纪·月令》都有过类似论述。这些都揭示了共同的规律即天时异常—物候异常—人体病变。这些认识和《内经》所论述的五运六气中人群的流行病发生规律是完全一致的。

《山海经》《管子》《列子》《荀子》《关尹子》《韩非子》《吕氏春秋》《刘子》《含樱子》《神异记》

《搜神记》《博物志》《齐民要术》……等书中，都记述着丰富的中药物候知识。如《山海经》就讲到中药 353 种，《齐民要术》载药近 100 种，《管子》载药 40 多种。这些都讲到采药、制药等方面的物候知识。

举几例说明。如庄子关于药物的论述，在《山木》中有"楠梓豫章""柘棘枳杨"等论述；在《徐天鬼》中提到桔梗、猪苓（豕零）等药，及一些药物的种植及与地域的关系。如"宋有荆氏（地名）者，宜楸柏桑"之论述。在《论衡》中，王充也采用了取类比象的方法，用自然界的草木物候现象来比拟人体，如以草木喻人的："物生也色青，其离心也色黄，人之少也发黑，其老也发白"（《道虚篇》）。他用自然的异常现象来比拟人体不同的病变状况，如"天地之有湛也，何以知不如人有水病也？其有旱也，何以知不如人瘅疾也"（《顺鼓篇》）。

《山海经》是我国现存最早的一部地理书，其中所记载的药物多达 300 多种。可分为治疗疾病的、预防疾病的、养生的，以及有毒害作用的，后世的《本草纲目》曾对本书的药物进行过详细归类。

四、政书及各类文集、类书

政书是我国历史著作中的一个门类，主要记载历代典章制度的变化及经济、文化发展情况。由于其具有资料汇编性质，因而其中有些地方也提到当时中医药状况，涉及一些中医药物候知识。

如在《通志》里，郑樵整理唐以前的书目文献，其中本草就有 39 部，350 卷；本草经，凡 6 部 17 卷；本草图，凡 6 部 86 卷；本草用药，凡 26 部 80 卷；采药凡 5 部 9 卷；炮炙，凡 4 部 13 卷等，这里都包含了丰富的医药物候知识。他在《通志·昆虫草木略》中，在《神农本草经集注》的基础上，将 720 味扩展到 1080 味，每药都简述其性资及形态等物候特征。《续通志》与《通志》有类似之处，收录动植物 984 种，不少条目引入本草著作，对这些药物的研究有着重要意义。

在《清通志》中，收集动植物 196 种。该书更进一步整理以前所未记述的药物："广征博引，参稽众说，缺者采之，舛讹牵混者厘辨之。"在《续文献通考》里，收载了宋、辽、金、元、明等朝的进献药物，其中涉及南亚、西亚等十多个国家，对这些药物候特征也有进一步描述。

我国古代的文集和个人著述全集十分繁多，其中更有众多的中医药物候知识。如《全上古三代秦汉三国六朝文》里，就收载赞颂草木花果的文献一百多篇，其中明确提到药用者约 40 篇，入药植物 47 篇，这其中大都涉及药用植物的物候知识。在《全唐文》里，亦有同样情况，赞诵本草的歌赋有 20 多篇，所论的药物有菊花、枸杞、百合等。其中一些还涉及与药物的采集和栽培有关的物候知识。

古代的类书，有着百科全书的性质，自然其中有大量的医药物候知识。如在《艺文类聚》中，论及本草的有九个门类，专论近千条，入药之品不下数百处，其中有较多的药物学知识。《初学记》也有六个门类论及此方面知识。在《太平御览》里，记述药物 485 种，内容广涉经、史、子、集，记述详细，采撷广泛，涉及药物的产地加工、炮炙、功能、治疗、传闻、掌故、史料等。不言而喻，存在着丰富的中医药物候知识。

五、诗词散曲及笔记小说

诗歌在中国文化的历史长河中源远流长，善于观察自然、社会的诗人会敏感、准确地注意到身边的，不停变化的物候现象，以至于和动、植物药为主的中医药学相联系，并生动地、形象地加以描绘。何况，古代文人往往以通医为自得，所以这些诗人中有极丰富的物候知识。

在战国时期，屈原这位伟大的爱国者，在作品里也多处论述了医药学知识，并对多种药物的物候形态、栽培、采集时节、性味及功用有着独到地论述。其中涉及药物学的诗歌近 20 首，其中以芳香辛燥药物居多。如《九歌·少司命》里写道："秋兰兮麋芜，罗生兮堂下。""绿叶兮素枝，芳菲菲兮袭予。""秋兰兮表青青，绿叶兮紫茎。"意思是说麋芜与秋兰一齐生长，枝素叶绿，气味芳香；泽兰叶绿茎紫，至秋季生长茂盛。《招魂》里写道："菉苹齐叶白芷生。"意即说菉草和苹草长齐叶子，白芷才开始生长，对这些药物的物候现象的更替进行了详细的比较。在药物栽培方面亦有论述："余既滋兰之九畹兮，又树蕙之百亩；畦留夷与揭车兮，杂杜衡与芳芷。"（《离骚》）"荼荠不同亩兮，兰茝幽而独芳"。前面写种植泽兰、佩兰，并在一畦留夷、揭车草药地里，其中杂间种了杜衡和白芷；后面写道苦菜和荠菜不宜栽培在一起，而兰、茝则在阴凉地方才会茂盛。

关于药物的采集，《离骚》里写道："冀枝之峻茂兮，愿峻时乎整形将刈。"这里提出了枝叶草木等一些药用植物应在茂盛时收割，完全符合现代中药的采集规定。从以上可看出，即使在战国时代，古人也早已掌握了众多的药物物候知识。

后世诗歌中，涉及这方面知识更多。如唐代的钱起，在诗中描绘了种药、采药、制药、用药等情景。如"蘋叶初齐白芷生""晒药背松阴"，这些诗句生动而准确地描述了药物物候知识。在柳宗元的一些诗里，也有类似情况，他亲自栽种仙灵脾（淫羊藿）、苍术、白术等中草药，还自采、自制，研究性味功能用，并写了《种山灵毗（脾）》《种术》等有关诗句。

杜甫诗中涉及医药的诗章约 80 余首，仅关于药物的生长、采、功用的诗有 20 余首。如关于药物的生长分布，诗云："葳蕤秋叶少，隐映野云多。隔沼连香芰，通林带女萝。甚闻霜薤白，重惠意如何？"描述了药用植物在秋季的生长状态。"秋山苜蓿多"，则描述了药物的地形分布。

在种植药物及对药物生长的观察方面，诗云："幕府筹频间，山家药正锄。""药条药甲润青青，色过棕亭入草亭。苗满空心渐取誉，根据隙地怯成形。"

对药物的采收季节及水土关系也有精辟论述："寄活扬员外，山寒少茯苓。归来稍暄暖，当为斫青冥……"。

在药物的炮制上，他写过"洗药浣花溪""晒药字垂老""乌麻蒸续晒"。

这些都说明了杜甫在药物学及有关物候知识方面，都是很熟悉的，他的不朽诗句，也是这方面知识的极好资料。

陆游也不例外，他写过"归去秋山劚茯苓""细劚松根采茯苓"的诗句，说明他掌握了茯苓的生长物候条件。他还写道："丹砂岩际朝暾日，枸杞云间夜吠人，络石菖蒲蒙绿发，缠松薜荔长苍鳞。""山药秋可掘"，说明他对药物的物候征与时节关系极为了解。

陆游也种植药草，他在《药圃》里写过"云芝移石帆，金星取天姥。申椒蘼芜辈，一一粲可数。

次弟雨苗滋，参差风叶举……"在《村舍杂书》里写道："逢人乞芭栽，郁郁遂满园。玉芝来天姥，黄精出云门。丹苗雨后吐，绿叶风中翻。活人吾岂能，要有此意存。"可见他很精通药物的种植。在炮制上，亦有"没井洗灵药"及"遣权买药物，日夜事炮煮"的诗句。在辨别药物上，他根据书本及药物的物候特征进行辨认，也颇有独到之处，如"柴翁不解读《本草》，针灸先生辨药苗"。这些都说明了陆游十分熟悉药物及有关物候知识。

在各代的笔记小说中，也有这方面丰富的资料。如汉·郭宪《别国洞冥记》论述了多种药物及物候资料。晋·张华《博物志》里记载有关药物及物候知识60余种；唐·段成式的《酉阳杂俎》，宋·周去非的《岭外代答》等笔记小说中，都有丰富的记述。

北宋的《太平广记》里，就收录了294种药名，分类颇细，记述和书的风格一样，颇为奇异。如："闻遐草"条载"闻遐草，服者轻身。叶如桂，茎如兰。其国献根，植之多不生实，草叶落归根多枯黄，诏并除焉。"描述了这种草药的奇特物候特征。沈括的《梦溪笔谈》中则更有精辟的中医药物候知识的论述，在此不再赘述。

六、农书

由于许多作物本身就是中药，因此在古代许多农书中，记述了很多中药及有关的物候知识。

如后魏贾勰的《齐民要术》一书，对大量的药和植物名称、栽培及物候特征作了详细论述。在这部农桑专著里，光记载中药就达107种。这对后世有较大地影响，关于中药的栽培与物候条件的关系，本书就是较早记述的一部。如种牛膝写道："秋间收子，春间种子，如生菜法，宜下湿地，上粪浇水。苗生剪食之，常须多留子，直至秋中，一遍种子，但割却即上粪，不劳更作。"对牛膝子的种植与候令关系掌握的十分清楚。在唐代韩鄂所著《四时纂要》中，亦有许多药用植物的栽培和收集，药剂验方、药物保存等方面的记述。如在"秋令卷之四、八月"的一目中记载："收地黄，此物宿根，采却还生。秋收之，以充冬用，二三月种，五月苗生，八九月根成……"论述十分准确。

西汉氾胜之著《氾胜之书》、东汉崔寔的《四民月令》，唐王旻的《山居要术》等均有类似的论述。在宋时，有关农业科技著作里动植物谱录大量出现，药物物候学的研究，也随之达到一个新的高度。宋徽宗曾在开封建立"艮岳""不以土地之殊，风土之异"移植各地植物，其中有大量的药用植物。这些改变物候条件，而驯养培育优良品种的方法对后世有很大影响。另一方面，古代植物学家对植物和原定物候条件的关系，亦做了详细论述。如宋子安《东溪试茶录》，对生壤的特性认为："去亩步之间，别移其性；或相去咫尺，而优劣顿殊。"这些辨证认识，对今天药用植物又要人工栽培，又要保质丰产，进行物候条件研究，具有一定意义。

第十一节 研究中医药物候学思想的意义

研究中医药物候学思想，有着重要意义。因为中医药理论在其形成过程中，始终融入着大量的物候学知识。以《内经》为代表的中医理论专著对这种思想加以全面的论述，形成一套完整的体系。另一方面，后世医家在《内经》的基础上，发展了这种思想，并将其应用于中医药理论及临床实践中，取得了很好的效果。今天我们研究这些思想，还可能对现代物候学、生态学等学科以启迪。

几千年来，中医学家根据《内经》的医学物候思想，格物致知，掺融在医学理论中，并运用于临床。所以，了解中医药物候思想，能更好地掌握这些理论，以更好地为医学实践服务。

《内经》中的医学物候思想在中医理论中占有重要地位，无疑是基于"天人相应"这个基本观点的。古人认为，天地是一个庞大的系统，人又是这个大系统中的小系统。人和一切动植物一样，同处于自然界，具有同构性，共同反映了大自然的变化规律。"道，恒古今，通万物也。"自然不可抗拒的节律变化，同样影响着环境及人体。"人与天地相参"，这里的天地即是大自然，"相参"则是指各种物候与人的等同关系。《内经》还认为，自然界的异常波动，也能同样在人体中反映出来。而自然变化正常与不正常的重要指征，就是古人称为"候应"的物候现象。所以，研究《内经》的物候思想，就能更好地了解和掌握这些疾病的规律。

《内经》用自然界的物候现象作为人体的外延参照，是十分科学的。人和一切生物的生长发育一样，同样受着多种复杂因素的影响。仅从物候学来讲，他们的表现形成乃是某地区某一时期的温度、光照、空气、水分等许多条件的综合反映，甚至能说明当地土壤中、水分中的化学元素种类及多少。现代以仪器虽然能测出物候现象变化的各个要素，但却不能测知这些综合因素对生命体的生长发育所产生的综合影响数值。

显而易见，物候现象所反映的是影响生命体诸因素的综合作用。这个综合作用不能用某单一数值或指标来说明，但物候现象却能正确地反映出这些环境因素和生命体动态的对应关系。这种物候现象当然也能相当程度上反映出人体的变化，并且简单明了，能准确直观地指导医疗实践。这就是《内经》时代医学家就使用物候知识，并能一直沿用至今的原因所在。

总之，研究中医药物候思想，可以帮助我们更好地掌握中医理论，如"人和自然环境关系""五运六气""中医流行病学""时间医学"等。中医理论中许多缺少数量指标的部分，也可借助现代物候学方法，使这些内容逐步指标化、数量化。当然另一方面，我国中医学能在那样早的年代，吸取大量的物候知识，且有全面记述，这在世界医学史上也是少见的，现代物候学也可从中吸取一些有益的成分。

研究中医物候思想，可以更好地为临床服务。中医临床特点之一，就是以象观脏，通过四诊收集外在征象，以推知脏腑病变，而物候指标就是人体体征的再外延。若要指导整个人体，以确立诊治准则，就须运用物候的改变作为综合指征，加上个人的病变特征辨证施治。在这方面，历代医家已为我们作出楷模，我们今天应该进一步去发展他。现代物候学的综合观测研究手段已到了十分先进的地步，如果我们能借助于这些先进的手段去测知自然环境和人体的对应关系，比方"六气""六淫"等与人体疾病的关系等，那么一定能大大地发展中医理论，提高临床疗效。

在中药学理论里，《内经》的物候思想也得到了充分的体现。对药物的采集、种植、栽培有充分的体现，对药物诸方面都有重要意义，如我国用现代物候学观点指导中药和生产，使中药的产量和质量得到了很大的提高。

综上所述，研究和应用中医药物候思想及其相应的知识，可促进中药生产，使质量提高，可进一步充实中医理论，提高临床疗效。总而言之，中医药物思想是中医药学的重要组成部分，应进一步深入研究。

第十一章

中医与全息生物学

第一节　生物全息学为中医提供了现代生物学的理论基础

全息生物学（ECIWO biology）是研究全息胚生命现象的科学。全息生物学起源于中医针灸学。自 1973 年以来，本章作者发现了第二掌骨侧的全息穴位群、穴位全息律、穴区全息律、生物全息律，提出了泛胚论、全息胚学说、癌机制的全息胚癌区滞育论，并建立了全息生物学的理论和体系。这些理论在本章作者所著的《生物结构的三定律》（内蒙古人民出版社，1982 年），《生物全息诊疗法》（山东大学出版社，1987 年），《全息生物学与医学》（英文版，ECIWO Biology and Medicine）（内蒙古人民出版社，1987），《全息生物学》（高等教育出版社，1989）中做了阐述。这些理论得到了国内外学者的广泛响应。从 1983 年至 1987 年，已开过四届全国全息生物学学术讨论会。全国已形成一支全息生物学的研究队伍。在一些大、专院校，全息生物学已成为正式课程。国外也已有许多国家开始了全息生物学的应用和研究。

全息生物学对中医的许多诊疗方法做出了解释，揭去了蒙在这些诊疗法上的神秘的外衣，为中医学的穴位、经络、针灸、脉诊、面诊及西方的虹膜诊法提供了现代生物学的理论基础。

由于 DNA 的半保留复制和细胞的有丝分裂，多细胞生物的任何体细胞都具有与受精卵或起始细胞相同的一整套基因。体细胞在动植物个体本体这样天然培养基上自主发育，并将发育停滞在某个阶段上而形成全息胚。全息胚是生物体上处于某个发育阶段的特化的胚胎，任何一个在结构和功能上与其周围的部分有相对明确的边界并有内部相对完整性的相对独立的部分都是全息胚，如一片叶、一个节肢等。子宫或种子中的胚是能够发育成新整体的全息胚，是全息胚的特例。全息胚的另两个特例是细胞和整体，分别是发育程度最低和最高的全息胚。生物体由处于不同发育阶段和具有不同特化的全息胚组成。19 世纪三大发现之一的细胞学说是全息胚学说的特例，全息胚学说使生物学面临着一个新纪元。

全息胚的发育具有镶嵌性。他的一个部位对应地要发育成将来整体的某一部位。这样全息胚上就有了未来器官图谱。这种图谱存在于人体的每一节肢，大致是未来整体，从而是现在整体的缩影。

在人体统一的内环境中，对应部分间有生理学、病理学，以及其他生物学性质的相关性。因为生物体部分包含着全部整体各部分的生物学性质的信息，所以，本章作者使用了"全息"一词。这样，每一高发育程度的全息胚上就有了可以诊疗全身各部位疾病的穴位群。穴位全息律和穴区全息律事实上既画出了在生理学和病理学上相关部位分布的图谱，也画出了各节肢的未来器官图谱。穴位的实质是：以非对应部位为对照，穴位是与对应的部位生物学性质相似程度较大的细胞群。在人胚的神经胚阶段，有神经管、脊索、原肠等纵向构造。由于发育的镶嵌性，在节肢或躯干这样高发育程度的全息胚中，就有着全息胚在神经胚期纵向构造的痕迹，这就是经络。就经络的现状来说，某一经络以该经线以外的部分为对照，是生物学性质相似程度较大的细胞群的连续。在对穴位和经络这种认识的基础上，生物泛控论很好地解释了针刺疗法和针刺麻醉的原理。

在全息胚学说基础上，癌的全息胚学说指出，癌是滞育在卵裂期或桑椹期发育阶段的全息胚，治疗癌症的正确的战略应是促进癌的分化和发育以突破滞点，使癌的发育穿出发育时间轴上的癌区而正常化。中医中药在治癌防癌中具有巨大潜力。

建立在对全息胚这样既统一又有差异的结构和功能实体认识上的全息生物学，及其分支学科如全息病理学、全息生理学、全息生物化学、全息遗传学等为中医学提供了现代生物学的理论基础，从而使中医学不仅是传统医学，而且将是在许多方面优于西医学的现代医学。

第二节　生物全息诊疗法丰富和发展了针灸学

一、第二掌骨侧的全息穴位群和全息穴区图谱

中国针灸学中的穴位似乎是神秘的。穴位，中医学所给出的定义是：人体脏腑经络之气输注于体表的所在。这样的定义，不易为现代医学家所理解。事实上，就穴位所起的作用来讲，我们不妨称穴位是与对应的部位在生理学和病理学上相关的位点。这一定义，是从穴位的生物学现象出发的，可以为中、西医家双方所接受。因为，凡是机体某一器官或部位有病，就必然地要在特定的穴位上有所表现，在穴位上相关的产生对痛刺激敏感，皮肤电阻降低等病理生理现象。同时，在特定的穴位上加以刺激，如针灸、艾灸、按摩等，都会相关的在相对应的部位产生疗效。这与达尔文等生物学家研究的相关变异这种相关的作用在本质上并没有什么不同。

这个关于穴位的定义是初级定义或唯象的定义，即只是从现象出发的定义。更深入的定义将在后面给出。

1973年本章作者发现，在第二掌骨侧存在着一个新的有序穴位群。

如果整体上的一个部位或器官有病，在某一穴位对应地就有明显的压痛反应或其他异常病理生理反应。或者，在有压痛反应或其他异常病理生理反应的此穴针刺或按摩可以对应地治疗这一部位或器官的疾病，或称这一部位或器官与此穴相对应。在第二掌骨侧的新穴如果以某对应的整体上的

部位或器官的名称来命名，则这些穴位在第二掌骨侧的分布形式恰如这些穴位所对应的部位或器官在整体上的分布形式相同（图 11-1）。第二掌骨节肢的近心端是足穴，远心端是头穴。第二掌骨侧的新穴分布的结果，恰像是整个人体在这里的大致的缩小。整体上的部位可以更详细地划分，并且在严格的意义上说，整体可以划分为无数的部分，从而在第二掌骨侧对应着这些无数部位的穴位也是无数的。如整体的肺还可以分为上、中、下，从而对应地在第二掌骨侧肺心穴附近又可以有上肺穴、下肺穴，这样就可以认为以肺心穴为中心存在着一个小的区域，可称为肺心区。其他穴位如头、肝、胃、腰等也是如此。在图 11-1 中，每个穴位这样的点实际代表着此穴为中心的小的区域，这样的小区域可以称之为穴区。第二掌骨侧的穴位群这样无数的位点可以简化为一些有数的穴区。我们可以将人体的各个部分和器官画在他们于第二掌骨节肢各自所对应的区域中。结果，第二掌骨节肢就成了以第二掌骨为脊柱位置的立体的小整体了。第二掌骨节肢系统包含着全部整体各个部位的生理、病理的信息，所以笔者将这里的穴位群命名为第二掌骨侧的全息穴位群，将这里的穴区图谱命名为第二掌骨节肢的全息穴区图谱（图 11-2）。

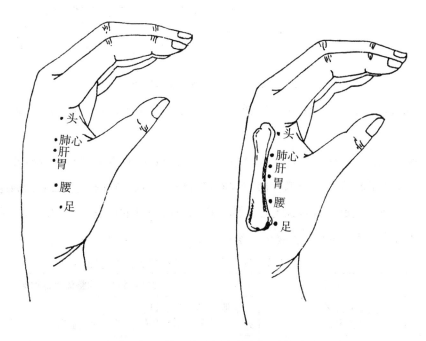

图 11-1　第二掌骨侧全息穴位群简图

左：穴位图；右：穴位位置解剖参考图

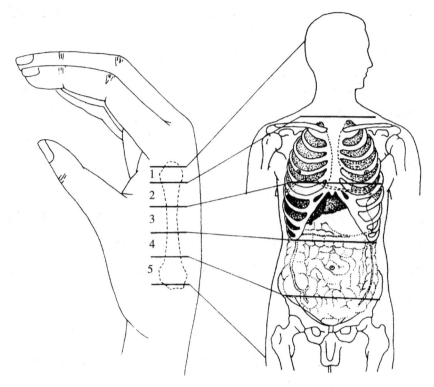

图 11-2　第二掌骨侧全息穴区图谱

1.头颈区；2.肺心胸背区；3.肝胃区；4.腰、腹中区；5.腹下、骶、腿足区

　　只要从头颈区至腹下、骶、腿足区依顺序按压一次或数次双手第二掌骨侧的各穴区，根据压痛点的有无和位置就能确定在整体上哪些部位或器官有病或无病。这就是第二掌骨侧速诊法。在第二掌骨侧的新穴上针刺或按摩，就可以治疗人体对应部位或器官的疾病，这就是第二掌骨侧疗法。这样的诊法和疗法统称为第二掌骨侧生物全息诊疗法（表 11-1）。

表 11-1　第二掌骨侧穴区所对应的整体上的部位或器官

穴区	子穴区	穴区所对应的整体上的区域
1. 头颈区	1.1 头区 1.2 颈区	头、眼、耳、鼻、口、牙 颈、甲状腺、咽、气管上段、食道上段
2. 肺心胸背区	2.1 肩上肢区 2.2 肺心胸背区	肩、上肢、肘、手、腕、气管中段、食道中段 肺、心、胸、乳腺、气管下段、支气管、食道下段、背
3. 肝胃区	3.1 肝胆区 3.2 胃区	肝、胆 胃、脾、胰
4. 腰、腹中区		肾、十二指肠、横结肠、腰、脐周、大肠、小肠
5. 腹下、骶、腿足区	5.1 腹下区 5.2 骶腿足区	下腹、子宫、膀胱、直肠、阑尾、卵巢 骶、睾丸、肛门、骶、腿、膝、足、踝

　　在第二掌内侧，穴区 1 区至 5 区的长度比是 1.5∶2.35∶2.35∶2.1∶2.5。在穴区中又可划分出子穴区，在穴区 1 区中，子穴区 1.1 区与 1.2 区的长度比是 2∶1；2 区中，2.1 区与 2.2 区的长度比是 1∶2；3 区中，3.1 区与 3.2 区的长度比为 1∶1；5 区中，5.1 区与 5.2 区的长度比为 1∶1。

二、第二掌骨侧速诊法

（一）方法

以测患者右手第二掌骨侧为例，测试者与患者相对而坐或相对而立，测试者用右手托着患者的右手。患者右手如松握鸡卵状，肌肉自然放松，虎口朝上，食指尖与拇指尖相距约 3cm。测试者左手拇指尖在患者右手第二掌骨的拇指侧与第二掌骨平行处，紧靠第二掌骨且顺着第二掌骨长轴的方向轻轻来回按压可觉一浅凹长槽，第二掌内侧的新穴即分开布在此浅凹长槽内。逐穴按压时测试者左手拇指尖在图 11-1 所示的穴位上向图 11-1 的垂直于纸平面即垂直于浅凹长槽的方向施力按压，并略带以第二掌骨长轴为轴的顺时针方向旋转 30° 角的揉的动作。从而使指尖的着力点抵达以第二掌骨为脊柱位置的人的内脏的位置。按照第二掌骨侧全息穴位或穴区分布图，在第二掌骨侧从头穴到足穴或从头颈穴区到腹下、骶、腿足穴区用拇指尖以大小适中且相等的压力顺序揉压一次（如果一次测试结果不明显可再重复揉压 1 ～ 2 次）。在揉压时注意观察患者的表情和询问患者在所揉穴位上的感觉。如果在揉压某穴位时患者有明显的麻、胀、重、酸、痛的感觉，并在此穴稍用力揉压或按压，患者就会因不可忍受而发生躲闪、抽手等躲避反应，面部出现皱眉、咧嘴等表情，则称此穴为压痛点。这种反应为压痛反应。反之，如果测患者左手，则测试者的左手托患者左手，用右手拇指尖以第二掌骨长骨为轴作反时针揉动。①如果某一穴位是压痛点或某一穴区中有压痛点，则此穴位或穴区所对应的整体上的部位或器官有病。这可称为部位对应原则（表 11-1）。②左手第二掌骨侧穴位或穴区压痛反应较右手同名穴位强，表明在整体是左侧病重或病在左侧；右手第二掌骨侧相应穴位或穴区压痛反应较左手的同名穴位或穴区强，表明在整体上右侧病重或病在右侧。这可称为同侧对应原则。③如果哪一穴位不是压痛点或哪一穴区没有压痛点，则此穴或此穴区所对应的整体上的相应部分没病。第二掌骨侧没有压痛穴位或穴区则表示全身没病。

关于在第二掌骨侧按压力的大小与方向，初学者可通过逆推法，即先知疾病部位后找压痛点的方法来体会。即选一些已知疾病的病人，先知道了疾病的部位，然后在他们的第二掌骨侧与疾病部位对应的穴位或穴区上进行按压，按压力的大小以病人出现躲避反应为宜。同时，与对应着无病部位的穴位或穴区的无压痛反应做对照，这样反复体会，很快就会掌握按压力的大小。一般重病轻压即可出现压痛反应，略重压就会不可忍受，轻病略重压方可出现压痛反应。

（二）临床资料

为证明第二掌骨侧速诊法可以诊病，在测试时采取了如下的方法。测试者不知被测试者有什么病，从而不可能去猜，所以他努力使在各穴位或各穴区的压力相等；被测试者又不知测试者采取的是什么方法，不知道穴位和穴区分布的规律，所以也就不会正好在对应有病的穴位或穴区处故意表现出压痛反应。测试结束后，测试者根据第二掌骨侧的压痛点或区的位置指出被测试者在整体的哪一个部位有病。然后，再问病人的这一部位是否有自觉症状。住院病人可对照病历。测试结果与被测试者主诉或病历记载相符为准确，否则为不准确。

自 1973 年以来，笔者用第二掌骨侧速诊法诊断或测试 2074 例，其中男 1067 例，女 1007 例，最小 3 岁，最大 69 岁。诊断准确的共计 1939 例，准确率达 93.5%。这一测试结果与随机情况有极显著性差异（统计学处理，$P < 0.01$；X^2 检验）。这说明，第二掌骨侧压痛点的出现与否对于整体上的相对应部位有无疾病有显著的诊断意义。

而假如整体的某一部位或器官有病与第二掌骨侧压痛点的出现之间没有因果联系，则当整体某一部位或器官有病时，在第二掌骨侧相应穴位或穴区出现压痛反应和不出现压痛反应是随机的，第二掌骨侧所对应的穴位或穴区是压痛点和不是压痛点的机会均等。从而在被测总体中，在整体的某一部位或器官有病时，第二掌骨侧所对应的穴位或穴区是压痛点的病例数和不是压痛点的病例数应相等，即，在这种随机过程中，第二掌骨侧与疾病部位或器官相对应的穴位或穴区是压痛点的例数就会占总例数的 50%。

凡疾病部位在身体上的位置比较明显的病，第二掌骨侧速诊法的诊断率较高；而在全身疾病定位不明确的病，则压痛穴位亦不确定，准确率低。第二掌骨侧速诊法只能定有无病及病之部位，而不能定病名。

（三）第二掌骨侧速诊法的医学价值

可以根据第二掌骨侧这样一个小的区域了解整个机体各部位的状况。对医生来说，第二掌骨侧速诊法使他们又增加了一种诊断手段，以防止误诊。如果遇到在多个部位有疾病症状的患者，则可根据第二掌骨侧最敏感的压痛点来确定疾病的最主要部位，从而分清主次，对主要疾病部位给予优先的和重点的治疗，其他部位的疾病可以后治甚至可能随主病的治愈而自愈。对于不是医生的一般人来说，则可以随时随地用第二掌骨侧速诊法简便地了解自己身体各部位和器官的健康状况。

日本学者饭田清七认为："穴位全息律与用来证明针灸的通用理论的海德氏带、平田七十反应带、成田撮诊点、小野寺压诊点等比较，有着很明显的不同点。其最大的不同点就在于掌骨侧穴位分布所反映的是从头到脚的全身信息。而其他的反应则都是脏器及局部组织的反射。所以，在把握机体整体的病症时掌骨侧诊断的价值更高。"

（四）第二掌骨侧速诊法的推广和应用

1974 年，笔者将第二掌骨侧速诊法教给马孝魁中医师，他从 1974 年以来，在临床中应用第二掌骨侧速诊法诊断 509 例，准确率为 96.5%。1974 年，他用第二掌骨侧速诊法判定一患者下部有病，患者说没有任何感觉，但过二、三天后，脐附近起了一个小疮疖，下部疾部才显示了出来。

自 1980 年笔者的阐述第二掌骨侧全息诊疗法的论文发表以来，第二掌骨侧速诊法更得到了广泛的应用。

主治医师夏伟恩应用第二掌骨侧速诊法 5743 例，准确率为 96.5%。1982 年 7 月，夏伟恩为沈阳部队某医院的 16 位医生用第二掌骨侧速诊法进行了诊断，全部准确，使 16 位医生大为惊异。

主治医师章耀曾对内蒙古自治区医院 200 名住院病人进行了第二掌骨侧速诊法诊断并与病例进行对照，平均准确率为 78.3%，与随机情况有极其显著性差异。

主治医师王万忠对动态的疾病变化与压痛点压痛反应的关系进行了观察。例如，一患者患慢性间歇性腹泻，伴左下腹痛。经乙状结构镜、钡灌肠 X 线造影，确诊为乙状结肠炎。病人症状明显时，第二掌骨侧对应穴位是很明显的压痛点。经抗感染治疗 10 天左右，病情缓解，乙状结肠区压痛基本消失。这时在病人双手第二掌骨侧寻找压痛点，均未发现明显压痛点。

主治军医肖荣对空军张家口医院 100 名住院病人应用了第二掌骨侧速诊法，准确率达 97%。他对这 100 例中的每一例都作了详细报道。

林静医师将第二掌骨侧肝穴的压痛分为三级：①敏感：按压肝穴时有明显刺痛感。②有压痛：按压肝穴比其他穴位有明显压痛。③无压痛：肝穴与其他穴位相比无特殊感觉。又将肝功能异常情况亦分为三级：①高度异常者：GPT（血清谷－谷转氨酶）＞ 200 单位，ZnTT（硫酸锌浓度试验）＞ 15 单位，Ⅱ（黄疸指数）＞ 25 单位。②异常者：GTP ＜ 40 单位，ZnTT ＜ 12 单位，Ⅱ ＜ 6 单位。③正常者，肝功能正常。通过他对济南市传染病院 45 例患者的测试，发现肝功能异常程度与第二掌骨侧肝穴的压痛敏感度呈正相关。压痛敏感者，肝功能呈高度异常；有压痛者，肝功能为异常；无压痛者，肝功能为正常。

主治医师殷良在应用第二掌骨侧速诊法的过程中，遇到了一些有趣的病例，这些患者从未意识到自己有病，但用第二掌骨侧速诊法却检查出有重要的疾病，接着用实验室手段又使这种结论得到了证实。例如，王某，女，27 岁，内蒙古乌兰察布蒙传染病院医师，1982 年 7 月 3 日见到殷良用第二掌骨侧速诊法给人诊断，感到好奇，也过来说："给我也测一下，看我有没有病。"她平时没有注意到自己有病，照常上班，最近也未看过病。殷良按其右手第二掌骨侧，发现按压肺穴时她此穴疼痛难忍，而其他穴位则无此压痛反应。殷良指出其有肺病。经追问，她才想起近日有时感到胸部不适，疲劳无力，经常出汗。殷良建议她拍 X 线片检查。7 月 6 日，做结核菌素实验，为强阳性（+++），7 月 12 日拍 X 线片，见其右肺下部有片状云絮样阴影。X 线报告：①肺部炎症；②肺结核？

1982 年，笔者与 24 位医生协作在 11338 例中进行了测试，在 11338 例中，男 5232 例，女 5106 例，最小 3 岁，最大 73 岁。病例来源为内蒙古自治区医院、内蒙古医学院附属医院、内蒙古师范大学医务所、内蒙古自治区体委医务所、内蒙古乌兰察布市医院、中国人民解放军 280 医院、内蒙古乌兰察布市传染病医院、内蒙古乌兰察布市精神病医院、内蒙古集宁区医院、内蒙古乌兰察布市建筑工程公司医务所、内蒙古集宁区第二医院的门诊病人、住院病人、工厂和机关的疾病普查以及自愿受试者。在 11338 例中，应用第二掌骨侧速诊法诊断准确为 10508 例，准确率为 92.7%，与随机情况相比，P ＜ 0.01，有极显著性差异。诊断准确的标准为：在过错全不知受试者有无疾病及疾病部位的情况下，在第二掌骨侧按压，然后根据压痛点的位置指出其在哪一部位有病。之后，再问病人这一部分是否有不适或有病的自觉症状，或用实验室手段证实，住院病人可再对照病历。第二掌骨侧速诊法诊断结果与主诉、实验室结论或病历记载相符的为准确，不相符的为不准确。

三、第二掌骨侧疗法

第二掌骨侧速诊法的意义不仅在于不问病人而可知病位，更重要的是遵照中国古人"以痛为腧"的原则发现了这些穴位，从而可以在这些穴位上针刺或按摩以治疗相对应部位的疾病。

（一）方法

1. 取穴

取穴方法与前面所述第二掌骨侧速诊法的取穴原则相同。穴位穴区见图 11-1 和图 11-2，只不过在这里是倒过来，不是根据压痛点的位置来诊断和判定疾病部位在整体上的位置，而是根据疾病部位来决定所需要针刺或按摩的穴位。通常，对应于疾病部位的穴位正好是非常敏感的压痛点，这样的压痛点正好是需要进行针刺或按摩的穴位（表 11–1）。穴位的选择遵循部位对应原则、同侧对应原则、脏腑所主对应原则、少针穴准原则。

（1）部位对应原则　在与疾病部位对应的第二掌骨侧的相应穴区中选取穴位。

头部、眼、耳、鼻、口、牙等部位的疾病可以在第二掌骨侧头区寻找最敏感的压痛点按摩或针刺。

颈项、甲状腺、咽、气管上段、食道上段的疾病可以在第二掌骨侧颈区最敏感的压痛点按摩或针刺。

肩、上肢、肘、手、腕、气管中段、食道中段的疾病可以在第二掌骨侧肩上肢区寻找最敏感的压痛点按摩或针刺。

肺、心、胸、乳腺、气管下段、支气管、食管下段、背的疾病可以在第二掌骨侧肺心胸背区寻找最敏感的压痛点按摩或针刺。

肝、胆的疾病可以在第二掌骨侧肝胆区寻找最敏感的压痛点按摩或针刺。

胃、脾、胰的疾病可以在第二掌骨侧胃区寻找最敏感的压痛点按摩或针刺。

肾、十二指肠、横结肠、腰、脐周、大肠、小肠的疾病可以在第二掌骨侧的腰、中腹胃区寻找最敏感的压痛点按摩或针刺。

下腹、子宫、膀胱、直肠、阑尾、卵巢、睾丸、肛门、骶、腿、膝、足、踝的疾病可以在第二掌骨侧腹下、骶、腰足区寻找最敏感的压痛点按摩或针刺。

笔者已经说过，这些穴位或穴区只是一些参考点或参考区，所以上面所讲的取穴对应原则实际上是进针的穴位原则。例如：阑尾、骶椎疾病都在腹下、骶、腿足穴区进针，但骶椎穴靠近第二掌骨，阑尾穴则偏向该节肢腹侧。所以针刺时要在该穴区进针后还要用针尖在穴位不同深度向四周仔细探寻以找到最敏感的点，一般对就整体背侧的穴位靠近第二掌骨，而对应整体腹侧的穴位偏向该节肢的腹侧，即较远离第二掌骨。

（2）同侧对应原则　在部位对应原则的基础上，还可以再考虑同侧对应原则，即取与患部处于同侧的那只手的第二掌骨侧的穴位。患部在整体的左侧，取左手的第二掌骨侧对应着疾病部位的穴位；患部在整体的右侧，则取右手第二掌骨侧对应着疾病部位的穴位。

（3）脏腑所主对应原则　脏腑之间及脏腑与各个部位之间有着相关关系，中医学中的脏腑所主的经验规律也可以为第二掌骨侧疗法的选穴提供参考。

如："心藏神""心者生之本……其华在面，其充在血脉""（心）在窍为舌"。所以，神智、血脉、舌的疾病可以考虑取第二掌骨侧心穴。

"肝藏血""肝生筋""肝者……其华在爪""肝开窍于目""肝"主谋虑"。所以，血液、筋、目、精神的疾病可以考虑取第二掌内侧肝穴。

"脾主身之肌肉""脾之合肉也，其荣唇也。"所以，肌肉和口唇的疾病可以考虑取第二掌骨侧脾穴（与胃穴为同一穴）。

"肺主一身之皮毛""肺气通于鼻，肺和则鼻能知香臭矣"。所以，鼻、皮毛、牙齿（齿与毛在进化上同源，可以认为齿是坚硬的毛发）的疾病可以考虑取肺穴。

"肾通于耳，肾和则能闻五音矣"。所以，耳的疾病可以考虑取肾穴。

笔者认为，中医学的脏腑名称是有解剖学基础的，而且与现代解剖学的脏器是基本相符的。中医学最权威的著作约 2500 年前的《内经》即有"若夫八尺之士，皮肉在此，外可度量切循而得之，其死可解剖而视之"之语。而且还有内脏尺寸、容量及咽喉结构的记载。传为公元前 4 世纪秦越人（扁鹊）所著的《难经》首先使用了"动脉"这一词，对内脏的长度、容量以及重量作了记载。出版于 1601 年的杨继洲所著《针灸大成》不仅对各脏腑的大小、重量、形态、位置作了基本合乎现代解剖学的记载，而且还画了各脏腑在人体内部的位置的图及各脏腑形态的分图。中医的解剖学是中医学的基础，中医的解剖学充分体现了中华民族对解剖学的贡献。笔者不同意这样的见解，即"中医书中一般所提到的脏器，虽然在某些方面有现代所说的脏器含义，但他更主要的方面，却不是指脏器的本身，而是指体内脏器所表现于体外的各种现象"。笔者认为，中医学的脏腑名称主要是指作为解剖实体的脏器的。不然，《内经》《难经》《针灸大成》中所言脏腑何以有短长、轻重、容量和大小。

（4）少针穴准原则　以少针穴准而得强针感疗效较佳。人体是一个泛控系统，向这个系统从较小的方向输入强的信息可以调动整体对这个信息的较强的响应，产生较强的泛作用，从而可以有较好的疗效。如果从多方向输入多信息，显然会分散整体对单个信息的响应，从而减弱针刺的疗效。所以，一般用两根针在两手第二掌骨侧的同名穴位针刺，或者用一根针在单手第二掌骨侧的一个穴位上针刺。或者说，在一次针刺的全过程中只用两根针或一根针。

2. 针刺或按摩

在选取好穴位的基础上，就可以用针刺法或按摩法进行治疗。按摩法的优点是：不用针，不需要皮肤消毒，可以在家庭、野外、旅途、工作场所随时相互或自我治疗，也可用于惧针的患者。但按摩法的疗效有时不如针刺法的疗效高。这是因为按摩不能达到穴位的深层组织，以及所刺激部位的面积比针刺所刺激部位的面积要大，从而与少针穴准原则有所违背。

（1）针刺法　先按前面所述方法找到对应疾病部位的压痛反应最强的点，然后在此压痛点用 70% 酒精消毒后进针。患者的手要自然放松。在患者第二掌骨拇指侧与第二掌骨平行处，紧靠第二掌骨且顺着第二掌骨长轴的方面轻轻来回按压可觉有一浅凹长槽。就在此长槽内取穴进针。针沿着第二掌骨拇指侧的边缘，垂直于拇食二指所在的平面刺入。针刺用 26 号 1 寸针，即针身长为 2.5cm。针刺深度为 2cm。因为头穴垂直进针只能刺得很浅，所以在头穴是斜刺，针成约 30º 角刺入。这样，在头穴也可以刺入 1.5 ～ 2cm。

取准穴，针入立即会在所刺部位有较强的胀、麻、重、酸感，且往往沿桡尺骨节肢将这种感觉向上传导，或向其他手指放射，或二者兼而有之。针有时且被向下吸引，使针眼处表皮凹成一小坑。针入后如无强针感，则须将针尖稍许变换一下方向（不必拔出针），以探寻针感最强的点。这样直到找到针感最强的点为止。如果在不拔出针的情况下，始终找不到针感最强的点，且针入如刺棉絮，那就宁可起针，重新找准穴位再重新进针。不然就不会取得高的疗效。第二掌骨侧穴位的针感要比传统的体针穴位强。

留针的时间通常在 45 分钟左右。因为留针期间针感会逐渐减弱，所以其间要每隔 5 ~ 10 分钟略转动或提插几下针，以重新探寻到针感最强的点。如果针感始终很强，留针期间可不必再动针。这样，在针刺的整个过程中，持续保持着强针感。用此法通常不必捻转提插刺激。一直是由于找准了穴位而保持着最强的针感。这样，最强的针感或中医所说的得气感不是靠捻转或提插的强刺激得到，而是靠找准穴位得到。当然，在找准穴位的情况下也可施行手法。

通常，在针下 5 ~ 10 分钟后（也有在 1 ~ 2 分钟后），患者的患病部位就会特异地出现或微微发热，或舒服，或病痛减轻等感觉，有时也会出现麻、痛、凉等感觉，但以出现热感为多。如肝区痛，针肝穴，则腰部会有热感，而在其他部位则无此感。患部微热感的出现往往是疗效较佳的讯号。

（2）按摩法　在第二掌骨侧与疾病部位相关的穴位上按摩，也可收到较好的疗效。按摩为用拇指尖以穴位为圆心作小圆周运动，顺逆时针均可，揉压要有力，以在穴位深层组织有较强的麻、胀、重、酸感为宜。揉压穴位每一小圆周为一下，频率为每分钟 150 下左右。每次按摩，以 3 分钟左右为宜，也就是揉压 400 下左右。注意不要用力过猛，不要按摩时间过长，以免造成皮肤损伤。

用第二掌骨侧针刺法或按摩法往往都会有立竿见影之功效，使病痛减轻，甚至一次治愈。

3. 晕针的预防与处理

在一些病例中，针刺或按摩穴位可能出现晕针现象，如恶心、眩晕等。晕针的处理同常法。如一出现恶心等症状，应立即起针或停止按摩，让患者躺下休息，片刻即可恢复。晕针严重者可按压人中穴。

但是，如果在针刺或按摩时，是一直让患者躺着的，取平卧姿势，则基本不会发生晕针现象。所以，采用第二掌骨侧疗法治疗时，通常都应采取平卧（仰卧或侧卧）姿势。

4. 疗程

病程短的病或刚得的病，针一次或按摩一次即痊愈的可能性较大。如果一次不愈，可再治疗几次每天 1 次。病程长的病或慢性病往往需要较多的治疗次数，每天 1 次，7 天为 1 疗程，休息 2 ~ 3 天后再继续第二疗程。如有效，则在治疗 1 ~ 3 次后即应看出进步的效果。

5. 适应证

事实证明，第二掌骨侧疗法对如下疾病可以取得较满意的疗效：神经官能症，面肌痉挛，暴发火眼，神经性头痛，感冒，三叉神经痛，牙痛，失眠，面神经麻痹，落枕，颈痛，梅尼埃病，肩周炎，神经衰弱，扁桃体炎，咽炎，嗜睡症，慢性口腔炎，神经性耳聋，鼻炎，颈淋巴肿痛，链霉素过敏性耳聋，癫痫，昏厥，气管炎，呃逆，荨麻疹，高血压病，心绞痛，乳腺炎，胸痛，心律失常，胆囊炎，肋间神经痛，肝区痛，胆结石，胃痉挛，肠麻痹，胃溃疡，急慢性胃肠炎，腹泻，痢疾，糖尿病，急性腰扭伤，风湿性腰痛，软组织挫伤，扭挫伤，肘、膝、踝扭挫伤，腰腿痛，急性腹痛，坐骨神经痛，运动中腹痛，骨瘤，肾炎，肾下垂，多发性神经炎，植物性神经紊乱，偏瘫，关节炎，腰肌劳损，遗尿症，遗精，痛经，闭经，月经不调，阴周炎，阴囊瘙痒，癌性疼痛等。通常针灸疗法的适应证也都是第二掌骨侧疗法的适应证。第二掌骨侧疗法对各种功能疾病和疼痛通常有很好的疗效。

（二）临床资料

笔者用第二掌骨侧疗法治疗针灸适应证145例，其中男100例，女45例，最小3岁，最大69岁。痊愈92例，有效48例，无效5例，总有效率为96.6%。疗效标准：痊愈、针刺一次或数次后痊愈而无复发的；有效：症状减轻，有进步；无效：疗效不明显。

四、第二掌骨侧疗法的推广和应用

1980年笔者的关于第二掌骨侧疗法的论文发表以后，国内外许多医生应用这一方法，取得了很好的治疗效果。

笔者与24位医生协作，应用第二掌骨侧疗法治疗658例，总有效率为94.8%。例如，张某，女，28岁，内蒙古师范大学职工。1982年6月2日在师大医务室求诊。主诉：左侧乳房疼痛2～3天，检查该患者左侧乳房有一直径约5cm的红肿块。医生当即在患者左手第二掌骨侧肺心穴按摩5分钟，次日就诊时检查，肿块直径已小至3cm了。第三次按摩后，乳房痛和肿块基本消失。第四次痊愈。殷某，男，55岁，内蒙古马兰察布盟传染病院主治医师。于1980年患肝炎后，遗留有肝区疼痛，尤其在气候变化时更是疼痛难忍。经常服用止痛药如索米痛片、元胡止痛片等，但只能暂时缓解症状，而不能消除疼痛。1982年6月28日中午午休后，肝区疼痛加剧，致使他未能坐起来。当即在第二掌骨侧肝穴自我用力按摩3～5分钟，肝区疼痛立即消失，下午正常上班。7月19日随访，肝区疼痛再未发生。

河南杨辉将1983年7月中旬就诊的42例胃肠炎患者随机分层划入第二掌骨侧疗法组和用常规药物治疗的对照组，两组年龄构成和病程均相似，各为男18例，女3例，均有恶心、呕吐、阵发性腹痛、腹泻、水样便等症状。化验大便常规：黏液＋～＋＋＋。第二掌骨侧疗法组在第二掌骨侧胃穴按摩或针刺。双手第二掌骨侧胃穴压痛明显者给予双胃穴按摩，每天2次，每次5分钟。单侧第二掌骨侧胃穴压痛明显者，在该侧胃穴针刺，每天1次，每次留针30分钟。药物治疗组用复方克泻痢片和酵母片各4片，1天3次。结果，第二掌骨侧疗法组平均治愈天数为1.57天，药物组平均治愈天数为3天。统计学处理，$P < 0.01$，两组有高度显著性差异。

五、穴位全息律和穴区全息律

（一）定义

节肢：是由长骨和包被该长骨的组织构成的系统。例如，上肢肩关节和肘关节之间的部分是肱骨节肢，第二掌骨和包被第二掌骨的组织构成了第二掌骨节肢。

相对独立的部分：节肢是人体的一个组成部分，他在结构和功能上有相对的内部完整性，并与其周围的部分有着相对明确的边界。一个细胞、一个节肢、一只耳朵都是相对独立的部分，而节肢、耳、舌、鼻等是较大的相对独立的部分。

在各个节肢及其他较大的相对独立的部分，都有着与第二掌骨侧相同的穴位分布规律，笔者把这称为穴位全息律。

穴位全息律可做如下表述：人体任一节肢或其他较大的相对独立的部分的穴位，如果以其对应的整体上的部位的名称来命名，则穴位排布的结果使每一节肢或其他较大的相对独立部分恰像是整个人体的缩小。并且，每两个生长轴线连续的节肢或每两个较大的相对独立的部分，总是对立的两极连在一起的。在成为整体的缩小的每一节肢，长骨的位置相当于缩小了的整体的脊柱位置。事实上，每一节肢是一个以长骨为脊柱位置的立体的小整体。

根据穴位全息律，人体的任一节肢都存在着与第二掌骨侧相同的穴位分布规律，并且，每两个相连节肢的结合处总是对立的两极连在一起的。如上肢的肱骨与主体（躯干）的头穴相邻，所以在脚骨节肢远心端是头穴，同时桡尺骨节肢，各掌骨节肢、各指骨节肢亦是远心端头穴，这些节肢的近心端正是足穴。而下肢的股骨与主体（射干）的足穴相邻，所以股骨节肢是以头穴端与主体相连，其远心端正是足穴。相应地，胫腓骨节肢、距骨和趾骨节肢亦为近心端是头穴，远心端是足穴。各节肢的各穴分布都遵循着同一比例。在严格意义上说，整体可以划分为无数的部位，从而在各节肢对应着这些无数部位的穴位也是无数的。各节肢的各个部分对应着整体的各个器官和部分，这样，我们也可以不用穴位而用穴区来表示各节肢的对应整体各器官和部分的区域。我们将人体的器官和部分，画在这些器官和部分在一节肢各自所对应的穴区中，这样一个节肢就成了以长骨为脊柱位置的立体的小整体了。

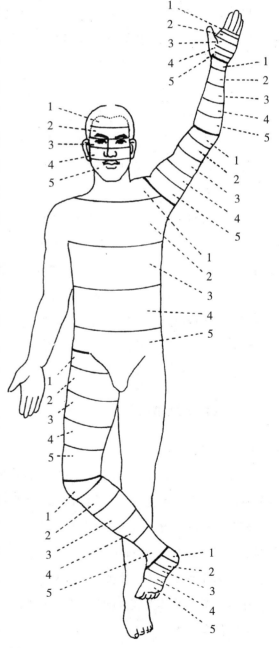

所以，可以更一般地说，人体每一节肢或大的相对独立的部分，都存在着对应于全身各部位的穴区图谱，穴区排布的结果使每一节肢或大的相对独立的部分成为整体的缩小。这可以称为穴区全息律。如果将每个节肢或大的相对独立的部分划分为5个穴区，则可得出图11-3那样的穴区全息律概图。

在每个节肢，都有着相同的整体缩影式的穴区分布规律：①头颈区；②肺心胸背区；③肝胃区；④腰、腹中区；⑤腹下、骶、腿足区。

这样，过去人们已经发现的那些在局部区域的穴位系统，如耳针穴位系统、头针穴位系统、鼻针穴位系统、面针穴位系统、足针穴位系统、虹膜诊断系统等，就被包括在穴位全息律和穴区全息律之内，并成为穴位全息律和穴区全息律的证据。

（二）全息穴位或全息穴区系统的数目

可以具有诊疗价值的主要的全息穴位或穴区系

图11-3　穴区全息律概图

统有：掌骨节肢系统，左右各 5，共 10；指骨节肢系统，左右各 14，共 28；桡骨节肢系统，左右各 1，共 2；尺骨节肢系统，左右各 1，共 2；肱骨节肢系统，左右各 1，共 2；股骨节肢系统，左右各 1，共 2；跖骨支节系统，左右各 5，共 10；趾骨节肢系统，左右各 14，共 28；耳系统，左右各 1，共 2；面系统，1；鼻系统，1；舌系统，1；躯干系统，1；颈系统，1；头皮针系统，中 1，左右各 1，共 3；眼系统，左右各 1，共 2；足系统，左右各 1，共 2。

以上所列共 102。这 102 个全息穴位或穴区系统不过是众多全息穴位穴区系统中主要的部分，根据穴位全息律和穴区全息律，这样的全息穴位或全息穴区系统是很多的。

过去中国传统医学对穴位的记载，在最权威的经典著作《内经》中经穴为 295 个。刊行于公元 282 年的皇甫谧所著《针灸甲乙经》记载经穴为 649 个。1973 年出版的《针灸学》所载经穴为 670 个。在穴位全息律中，任何一个全息穴位系统如第二掌骨侧全息穴位系统就有无数个穴位，而全息穴位系统又是如此众多，这样，穴位全息律就使人类已知穴位的总数极大地增加了。

应用穴位全息律和穴区全息律进行诊断的方法和治疗的方法分别是生物全息诊法和生物全息疗法。二者统称为生物全息诊疗法。第二掌骨侧诊疗法属于生物全息诊疗法。生物全息疗法是中国针灸术的一个新发展。

（三）穴位全息律与经络的关系

经络路线揭示了中国春秋战国时期所发现的一种穴位有序的分布规律，揭示了同类穴位的连续性排布。穴位全息律则揭示了与经络规律对等的另一种穴位有序分布规律，他揭示了同样的全息穴位分布形式在机体不同部分的重复。穴位全息律并不是排他的，并不与经络规律相矛盾，并没有否定经络规律，而是指出了穴位分布的一种新的过去人们没有发现的有序形式。

穴位全息律和传统经络规律不仅不互相矛盾，而且还有着相同的原因和机制，他们都是生物全息律在人体的表现形式，这我们将在后面予以讨论。

事实上，中医学在认识人体时，从《内经》以来，就有着两个相互依存的基本思想，一个是经络学说，另一个则是全息思想。中医学的全息思想认为，部分可以反映整体各部分的信息，通过部分又可以治疗整体各部分的疾病。如"耳者，宗脉之聚也"。《内经》的面部色诊和其他关于体表内脏相关的大量论述，以及相传为战国时期秦越人（扁鹊）所著《难经》中所称的"决五脏六腑生死吉凶之法"的脉诊，都体现了全息思想，这是一种朴素的人体全息整体观。

六、穴位全息律和穴区全息律应用于诊断

（一）方法

各节肢的长骨并不是正好穿过各节肢横截面的中心，而是偏向一侧的。长骨所偏向的一侧称之为背侧，与背侧相对的一侧称之为腹侧。用于诊断的各节肢的穴位就分布在各节肢长骨的腹侧。在各穴位所加的力均匀相等，如果哪个穴位是压痛点，或哪个穴区有压痛点，则在整体上所对应的部位或区域有病。

（二）临床资料

笔者对 1710 例患者进行了测试，其中男 774 例，女 936 例。被测节肢为各个较大节肢：第二掌

骨侧，桡尺骨节肢，肱骨节肢，胫腓骨节肢，股骨节肢，部分病例还测了指骨节肢和其他掌骨节肢。测试结果表明：如果整体的某一部位有病，则各节肢的对应这一部位的同名穴位就成了压痛点，同名压痛点在各节肢上的出现是协同的。在其他节肢的测试结果与在第二掌骨侧的测试结果是一致的。在 1710 例中，用于压痛点法诊断疾病的准确率为 92.3%。

（三）推广与临床应用

1980 年，笔者的关于穴位全息律的论文发表以后，生物全息诊法在临床中得到了推广，许多医生应用了这一方法。1982 年，笔者与 24 位医生协作，在 1749 人中对桡尺骨节肢、肱骨节肢、股腓骨节肢、股骨节肢进行了测试，并与第二掌骨侧进行了对照。结果表明：当人体某部位或器官有病时，则所测各节肢与疾病部位对应的穴位都是压痛点。1749 人中检出的 3170 种疾病中诊断准确地为 3025 例，准确率为 95.4%。经统计学处理，$P < 0.01$。生物全息诊断法的结果与穴位有压痛时对应部位有病或无病是随机情况相比较，有极显著的差异。

七、穴位全息律和穴区全息律的电生理学

实验证明任一长骨节肢系统全息穴位的客观存在及与整体各部位的一一对应性不仅已由大量的应用生物全息诊法的临床事实得到证明，而且已应用本章作者所发明的生物全息电图诊断仪（中国专利局专利申请号：87101319）作出了电生理学方面的实验证明。这个仪器的原理是：根据穴区全息律，确定了一个穴区—电位坐标系，用一个笔式电极在任一长骨节肢（如桡尺骨节肢），从头颈区到腹下、骶、腿足区进行一次滑动式匀速直线扫描，扫描时电极移动速度约为 5mm/s，用函数记录仪连续匀速记录反映着各穴区电阻值的电位值，记录仪将从头颈区至腹部、骶、腿足区的扫描结果记录下来，得到一条在穴区—电位坐标系中的扫描电位曲线。当机体各部位都处于无病的正常情况下，则扫描电位曲线的波动很小，近于一条直线。而当机体整体上有了疾病部位时，则在各长骨节肢对应着疾病部位的穴区上就出现异常电位点，扫描电位曲线上的这一点或区有明显的尖峰。

心电图机只能诊断心脏疾病，其他的诊断仪器也只能诊断某一或某几个器官或部位的疾病，而生物全息电图诊断仪却可以在 10 秒钟左右通过一个节肢系统对全身进行一次快速体格检查，判断整体的各部位的健康状况。即使哪个器官或部位有病而自己还无自觉症状，也可以用生物全息电图诊断仪诊断出来。所以，生物全息电图诊断仪在监测人体疾病方面有着很大的使用价值。

生物全息电图诊断仪既可以在第二掌骨侧进行测试，也可以在其他长骨节肢系统进行测试。在各个节肢系统的测试结果是一致的。

八、穴位全息律和穴区全息律应用于治疗

（一）方法

在第二掌骨节肢以及桡尺骨节肢、肱骨节肢、胫腓骨节肢、股骨节肢的压痛穴位或穴区上针刺或按摩，亦可以治疗整体上相对应的部位或器官的疾病。遵循穴位全息律所揭示的穴位分布原则，按照如第二掌骨侧疗法中的寻找压痛点的方法和取穴原则，在各节肢长骨的腹侧先找到对应于疾病部位的压痛点，在这样的压痛点上针刺或按摩。针刺或按摩的一般方法和注意事项可参照第二掌骨

侧疗法。

根据"少针穴准"原则，每次治疗一般应只取一对节肢，即左右同名节肢的同名穴上各扎一针，合计二针；也可选取两个同侧的节肢同时进针，如第二掌骨侧与桡骨侧两个节肢，每节肢一针，亦合计二针。但如使用按摩法，则在一次治疗中多个节肢的同名穴位可依次使用，每穴可按摩200～400下。

（二）推广与临床使用

笔者与他人协作，在140例中运用了上述方法，疗效分级标准同前述第二掌内侧疗法，其中痊愈79例，有效51例，无效10例，总有效率为92.9%。如王某，女，39岁，内蒙古集宁六中教员，集宁区第二医院门诊病人。1982年6月11日晨就诊。主诉：13日一夜胃剧疼，昏厥数次。来时出冷汗，手冰凉，痛甚时哭。王英彪医生测其第二掌骨侧，胃穴有很敏感的压痛点，当即在其左手第二掌骨侧胃穴和左桡骨节肢胃穴针刺，仅此二针，10分钟后，胃疼即止，随即有了笑容。留针半小时，已如常人。6月19日随访，说自14日针后，即愈。这时再测第二掌骨侧胃穴，已无压痛反应。

（三）生物全息诊疗法的普及价值

生物全息诊疗法在中国大部分省、市、自治区以及日本、波兰、巴西等国已被医生们成功地应用于临床。同时，这一方法还有着更广泛的普及价值。

不论在农村，还是在城市，即使再方便，自己或亲人突然有病时，正好有医生在身边的可能性都是极小的。自我或相互应急治疗法显然是最应常备的方法。此外，如果自己仅仅有了疾病的较少的和较弱的自觉症状，因怕麻烦和没有时间，也不愿意到医院去。这样，就有发展成大病的可能。所以，可自我治疗一些常见简单疾病的生物全息诊疗法，在每个家庭都是必需的。

穴位全息律和穴区全息律，特别是第二掌骨侧的穴位群和第二掌骨节肢的全息穴位图谱，易于记忆，且亦易为一般人掌握，便于普及。生物全息诊疗法不仅可以为临床医生所掌握，且亦易为一般人所掌握。一般人在旅途中、在工作或劳动场所，或发病时恰遇缺医少药、或预感到某种老病要发作而身边又没有医生，这时就可以在第二掌骨侧或其他节肢的相应全息穴位或穴区上进行按摩，及时起到自我或相互治疗作用。同时，还可一有不适就进行自我治疗，这样可以使一些疾病被治愈于萌芽之中，以免酿成大病。

第三节　全息胚学说与穴位全息律、穴区全息律的实质

一、体细胞的全能性与泛胚论

穴位全息律和穴区全息律的存在并不是偶然的。他是生物全息律和生物泛胚性在人体的一种表现形式。在植物和动物中普遍适用的全息胚学说为生物全息诊疗法提供了理论基础。

由于DNA的半保留复制和细胞的有丝分裂，从而使生物体的任何体细胞都具有了原初的受精卵

（有性生殖过程中）或起始细胞（无性生殖过程）相同的一整套基因。既然受精卵或起始细胞可以发育成一个新整体，那么由受精卵或起始细胞复制而来的与受精卵或起始细胞具有相同的一整套基因的体细胞为什么就不可以向一个新整体发育呢？体细胞并不应该有所例外。

无论是动物的体细胞，还是植物的体细胞都具有潜在的发育成新整体的能力，或者叫作全能性。植物体细胞的全能性，已于20世纪初被哈勃兰特（G.Haberlandt）提出。斯图尔德（F.C.Steward）用胡萝卜的单个体细胞和小细胞在离体组织培养时得到了新植株。现在已经在许多植物，体细胞离体组织培养可发育成完整的新植株。但对植物体细胞的全能性在天然生长条件下，在新体本体上正常生活时的表现还未被人注意。在动物，虽然通过核移植，即胚胎体细胞核移入去核的卵中的方法，已经可以无性繁殖出青蛙甚至小鼠，但在亲体本体上体细胞全能性的一般表现形式还没有被人注意。

不论动物还是植物，体细胞的全能性不一定要在离体培养的条件下，即在人工配制的培养基上才能够得到体现。体细胞的全能性在动植物的个体本体上，在自然生长条件下也有所表现。要知道，动植物的个体本体是最好的天然的培养基。

过去，人们在动植物的个体发育的研究中，重视了体细胞分化的问题，但却忽视了问题的另外一面，即体细胞还有在亲体本体上向着新整体自主发育的过程。而且，自主发育的过程正是主要的和第一位的过程。细胞分化是伴随着细胞的自主发育过程而发生的，没有体细胞的自主发育过程，也就不会有细胞的分化。

因为任何部分的体细胞都有与受精卵或原初细胞相同的一整套基因，所以，处于向着新整体发育的某个阶段的胚胎就不只限于在哺乳动物的子宫中或在植物的种子或颈卵器中，而是在有机体的任何部分都存在着。本章作者将这种胚胎称为全息胚，并给出如下定义：全息胚是生物体上处于某个发育阶段的特化的胚胎，全息胚在生物体上是广泛分布着的，这样的理论笔者称为泛胚论。

概括起来，泛胚论可以这样表述：全息胚是生物体上处于向着新整体发育的某个阶段并具有某种特化的胚胎，全息胚在生物体是广泛分布着的，任何一个在结构和功能上有相对的完整性并与其周围的部分有相对明确边界的相对独立的部分都是全息胚。真正的胚胎是能够发育成新整体的全息胚，是全息胚的特例。

不论在生物的系统发生过程中，还是在个体发育过程中，生物的泛胚性都可以由全息胚发育成新整体的方式而得到明确的显现。并且，我们可以指出全息胚以最明显的形式表现的胚胎性质和以最不明显的形式表现的胚胎性质之间的过渡环节。

二、植物的泛胚性

植物的泛胚性有广泛的表现。胚胎的发生不见得必须在有性过程中才能发生，体细胞也完全可以发育成胚，并走到发育的最后阶段—形成新的植株。①营养繁殖。人为地用分株、扦插、压条等方式可以使全息胚与主体发生隔离，从而摆脱整体对全息胚发育的抑制作用，使全息胚沿着自己的发育道路继续发育下去，成为一株完整的新植株，许多花卉、树木都可以用这种方法来繁殖。②多胚现象。如柑橘种子常有4～5个胚，甚至有13个能够成活的胚，这些多胚的来源可以是由卵以外的体细胞——胚囊细胞、珠心或珠被细胞直接发育而来，这种胚不能过有性的配子融合过程产生，所以叫无融合生殖。据统计，有 68 个科 200 个属有多胚现象。③培养基上的细胞和组织培养。现在已经在相当广泛的植物种类由植物的体细胞这样发育程度最低的全息胚在人工配制的培养基中发育成了新的植株。④以天然的异体为培养基的组织培养。如嫁接，将接穗或芽嫁接在砧木上，从而使接穗或芽这样的全息胚继续发育成一株新的植株，只不过新植株不必有自己的根系，而由砧木的根系所替代了。⑤以天然的亲体本体为培养基的组织培养。泛胚论重视的正是这种形式的泛胚性表现。而这种泛胚性正是自然界中最普遍最一般的泛胚性表现形式。

全息胚在新体本体上可以有高度的发育从而成为新的植株。草莓（*Fragaria ananassa*）可以借匍匐茎繁殖，每一个小植株是一个高度发育了的全息胚，这样的全息胚之间以匍匐茎相连。姜（*Zingiber officinale*）的根状茎这样的全息胚在主体上也可以继续发育成新的植株。鹿蹄草（*Pirola rotundifolia*）的全息胚处于不同的发育阶段上。发育一年的全息胚，只有几片叶；发育 3～4 年的全息胚才可以达到开花的阶段。

吊兰（*Chlorophytun capense*）的泛胚性有明显的表现，常从叶丛中抽出经长柔韧的下垂枝条，顶端或节上萌发嫩叶，从而这些部位的全息胚得到高度的发育而成为小的完整植株。当把高度发育的全息胚与主体的距离从鹿蹄草或吊兰这种情况中拉近时，如在鞭打绣球（*Hemiphragma heterophyllum*）和幌菊（*Ellisiophyllum pinnatum*）这样的匍匐草本，我们还能认出每一分枝或叶这样处于较高发育阶段上的全息胚是新的小植株，因为这样的全息胚基部都有自己的根系。

在比这种匍匐的茎直立一些的斜升型的大花马齿苋（*Portulaca grandiflora*），我们仍然应该认出每一分枝或每一叶这样处于较高发育阶段上的全息胚是新的小植株，因为这时分析叶的基部有着变态了的根—丛生白色长柔毛。在与大花马齿苋亲缘关系最近的同属的马齿苋（*P.oleracea*）的场合，虽然这种高度发育的全息胚基部变态了的根不存在了，

我们也还是可以接受一个整枝这样高度发育的全息胚是一个长在主体培养基上的小植株这样的观念。而当主基完全直立，成为象杨树或松树那样的主干时，每一完整枝这样处于较高发育阶段上的全息胚是长在主体上的小植株这一概念也实在是不应该感到意外和突然，这只是马齿苋斜升型的主茎的稍稍的发展而已！这些直立植株的整枝，从形态上即物质的空间分布形式上看完全像小的植株，只是缺少根系。而在榕树，枝上也仍然可以长出根。在马尾松，每一个整枝确实可以明显地被看作是一个胚胎，是一个新的植株。因为每一整枝的自主发育过程要重演整株的个体发育过程，这就在时间过程中显示出了整枝的胚胎性质。马尾松新生的小枝与全珠幼苗时期的形态是一样的，即全枝遍布针状叶。而当新枝这一全息胚继续发育，则在枝上的几个主要的分枝点，长出次级分枝。在分枝点之间的那些部分，针状叶则脱落了，这就像整个松树幼树主干的较后的发育阶段一样。植物的叶或果也是发育程度相对较高的全息胚，他们的胚性已经通过叶或果是整体的缩影这样的全息性表现了出来。正是叶或果的胚性才使他们呈现了与主体相一致的叶形成果形。如鸡蛋花（*Plumeria rubra*）叶聚生枝顶，叶长倒卵形；彩叶草（*Coleus blumei*）在全株下部的叶大，上部的叶小，所以每叶为卵形。

三、动物的泛胚性

像人这样的高等动物具有泛胚性似乎是难以理解的。但是，现在的不同种类的低等动物可以说是高等动物进化的不同阶段上的直系祖先后裔。我们来分析现存低等动物泛胚性的表现，从而也就易于理解高等动物泛胚性的合理性的。

在许多低等动物，由体细胞而来的广泛分布的全息胚可以继续向前发育而成为新整体，从而泛胚性有明显的外在表现形式。从最低等的原生动物门，一直到人类所处的最高等的脊索动物门，都可以找到具有明显泛胚性的动物种类。在这些动物中，全息胚可以走到发育的较后阶段而成为完整的新整体。

在原生动物中，可以由独立性较强的全息胚组成群体性个体。某些群体性鞭毛虫，如 *Ganium pectoralr*，由群体组织中所分出的个别未分化的细胞能够发育成新的群体性整体。海绵动物的大多数类型是群体性动物，群体内的全息胚的行为、新陈代谢和形态形成，在一定程度上互相协调，被关联系统所联系，而分离出来的全息胚都可以继续发育成为一个新的群体性整体。腔肠动物在其最发达的形态时，也是群体性整体。淡水水螅在出芽生殖时，在母体上由体细胞的发育而形成的每一个幼年水螅个体就是一个胚性明显的全息胚。这样的全息胚已经从形态上可以看出是一个小的个体了。

在腔肠动物中，体细胞的全能性可以有很强的表现。在水螅茎干上切出的长仅数毫米的小块就可以发育成新的个体。在八方珊瑚亚纲，群体性整体上的全息胚已有了两种形式，一种是营养螅，一种是水管螅。在扁形动物门，涡虫可以通过横裂的方式进行分裂，新个体在还没有与母体分离开来的时候，可以看作是一个高度发育了的胚胎。微口涡虫（*Microstomum lineare*）通常以天性横分裂法繁殖，分裂后的个体不分离，常互相连接成串，有时一串有 18 个体。这种情况，实际上是全息胚在亲体上的高度发育。纽形动物体细胞的全能性有很强的表现。库氏将 *Lineus socialis* 的长 10cm 的蠕虫切成 100 个小块，每一小块都形成了完全的蠕虫。在环节动物，同律分节是泛胚性的一种可见表现形式，其每一体节都是一个自主的生殖、排泄单位。某些裂虫科的动物行出芽生殖，有时在虫体的侧面可观察到出芽生殖，结果形成了离奇有胚体丛。在这里，泛胚性是直观可见的。虽然在总的来说环节动物是同律分节的，但已出现了异律分节的情况，即全息胚已经出现了多型性。在节肢动物，异律分节已经是非常典型的了，而且全息胚一般来说已经不能再继续向前发育而形成新的个体。从苔藓动物到棘皮动物，全息胚又可以在母体上直接发育成新的整体了。在 *Linckia* 属，可以观察到分离的全息胚——放射形成整个的海星。而在与人是属于同一个门的低等脊索动物，如海鞘，全息胚仍然可以通在母体上发育成新整体的形式使泛胚性得到明显的表现。海鞘纲的出芽生殖可以在广泛的部位进行。

这样，从系统发生看，从最低等的原生动物一直到最高等的脊索动物都有着由于体细胞的发育而形成的泛胚性。同时，全息胚与主体之间的联系既可以是紧密的，又可以是松散的；既可以是暂时的，也可以是长久的；既可以是能够发育成新整体的，也可以是停止在某个发育阶段上的；既可以是同型的，也可以是异型的。全息胚之间及全息胚与整体之间的联系方式也可以是多种多样的。在环节动物，各体节之间有神经体液的联系。在海鞘，高度发育的全息胚之间是以血管相连通的。

这样，高等动物直系祖先的后裔都存在的泛胚性。也就是说，在进化系统树上，绝大部分枝权都有泛胚性。既然进化论已经取得了胜利，物种之间存在着的亲缘关系已被揭示了出来，那么，作为进化系统树上一个小小枝权的高等哺乳类。如人泛胚性如果不存在了，那倒是荒谬的了。

从个体发育看，即个体发育重演系统发生的历史，那么，高等动物胚胎的早期阶段就应相当于具有显著泛胚性的低等动物阶段。既然我们已经承认低等动物具有泛胚性，那么，在高等动物的胚胎阶段存在着泛胚性也就不应置疑了。而高等动物的成体是由胚胎发育而来，成体具有泛胚性也就不应该感到奇怪了。

四、全息胚和全息胚学说

1665 年，胡克（R.Hooke）在伦敦英国皇家学会上宣布了他的"用显微镜观察软木质"的研究结果：他观察到了细胞。但是，一直到一个半世纪之后，人们才开始认识细胞，才知道细胞是动植物体的统一的结构和功能单位。Mirbel（1808～1809）曾说："植物是由有膜的细胞性组织形成的。"Lamarck（1809）也同样说过："物体若其组成部分不是细胞性组织，或不由细胞性组织所形成者，则不可能有生命。"在 1838 年，施莱登（Schleidem）宣布，细胞是一切植物结构的基本的活的单位和一切植物借以发展的根本实体。细胞是一个独立自组的单位，并且因此而有两个生命：一个生命是他自己的，这是首要的；另一个生命是属于有组织植物结构的部分，这是次要的。1839 年，施旺（Schwann）把细胞的概念扩大到了动物界。

现在，出现的正是与当年胡克发现细胞和施莱登等人认识细胞时相类似的情况，这就是生物体新的统一的结构和功能单位——全息胚的被发现和被认识。

由于生物全息律和泛胚论的提出以及关于全息胚的众多事实，已经使我不得不得出这样的结论：全息胚是生物体的一种过去未被发现和认识的统一的结构和功能单位，他像细胞一样，也有两个生命：一个是属于向着新整体自主发育的全息胚自己的，一个是属于整体的。全息胚具有双重身份：全息胚不仅是整体控制下的结构单位，而且还是相对独立的自主发育单位。

许多全息胚是司空见惯了的，如一片叶子、一个节肢等，但我们却从未认识到这些结构单位的全息胚性，即这些结构单位是处于向着新整体发育着的某个阶段。所以，对于这些结构单位是全息胚这件事，只能是熟视无睹，虽然天天见到全息胚，但却没有发现和认识到他的存在。

对于多细胞生物体，由受精卵或起始细胞发育成新整体的时间过程以发育时间轴 d 来表示。发育时间轴 d 的起点是单细胞，终点是成体。

全息胚是生物体上处于向着新整体发育的某个阶段的发育单元，同时又是生物体的结构单元，全息胚与周围的部分有着相对明确的边界，又有着内部的相对完整性。在多细胞生物体，细胞是发育程度最低的全息胚，处于发育时间轴的起点；而成为整体本身则是发育程度最高的全息胚，处于发育时间轴的终点。这样细胞和生物个体本身就是两种特殊的全息胚，是全息胚的特例。

其他的全息胚则位于发育时间轴的起点和终点之间，全息胚可以将其发育停止在发育时间轴的某一点所标志的那个发育阶段上，只进行单纯的生长或者发生特化，而达不到发育时间轴的终点。这样的全息胚是一般全息胚。而通常意义上的胚胎是能够达到发育时间轴终点的全息胚，是一种特殊的全息胚，是全息胚的特例。

这样，在多细胞生物体，全息胚有三种特殊情况：①发育程度最低的全息胚——细胞；②发育程度最高的全息胚——整体本身；③能够发育成新整体的全息胚——胚胎。我们将这三种全息胚称为特殊全息胚，而将其他的全息胚称为一般全息胚。本章中，在不加特殊说明的情况下，全息胚一词指一般全息胚。

人们过去对生物体在细胞层次之上的结构单位的认识，是以解剖学为基础的，从而有各种器官的详细的划分，但却忽视了这些形态各异的器官和部分的统一性。而现在却揭示了他们之间的统一性，揭示了生物体在细胞层次之上还存在着统一的结构和功能单位，这显然是人类对生物体认识的一个重大进步。由于一般的全息胚是在细胞层次之上，所以研究全息胚生命现象的科学—全息生物学有着比细胞学更为丰富的内容。

细胞学说是由于细胞的发现而被提出的关于生物体结构的统一性的学说。由于现在发现和认识了全息胚这样新的统一的机能单位，就使我们面临着与当年施莱登和施旺提出细胞学说时相似的情况，生物整体观应该而且可以有一个新的学说了。这就是全息胚学说。

全息胚学说是关于生物个体的新的整体观：生物体由处于不同发育阶段的、具有不同特化程度的全息胚组成。其中，发育程度较高的全息胚又由发育程度较低的全息胚组成。在多细胞生物体，细胞是发育程度最低的全息胚。所以，多细胞生物体是由细胞组成的这样的细胞学说是全息胚学说的特例。或更简单地说，生物体是由全息胚组成的克隆。

五、全息胚的发育性、滞育性和生长性

成体中的一个全息胚一般是处于向着新整体发育的某个阶段上而不再向前发育的，这个在发育时间轴上停止发育的位置，就是该全息胚发育的滞点。在高等动物，全息胚的滞点一般停止在较早的发育阶段上。在低等动物，全息胚的滞点一般位于发育时间轴的偏左段，全息胚将其发育一般停止在较后的发育阶段上。在植物，叶这类全息胚的滞点可以在发育时间轴的不同阶段，枝这类全息胚的滞点则在发育时间轴的偏右段。

全息胚的发育在达到滞点之前，具有发育性，达到了滞点之后，则具有滞育性。在滞育的时候，全息胚在结构上不复杂化了，但其体积和重量却会有小的或很大的增加，即全息胚在滞点可以有单纯的生长性。

对于高等动物来说，能够形成新个体的能力已经局限在子宫中的胚胎，胚胎生活在母体中的时候，胚胎与母体共同组成了群体性的整体。这个群体性整体在本质上与海鞘的由于出芽生殖而成的群体性整体并没有什么不同。只不过，胚胎在群体上的生活是暂时的。当胎儿娩出之后，这个群体就宣告解体。即使在这样有性生殖过程中产生的真正的胚胎，也可以有胚胎发育中止在某个阶段上的情况。在哺乳动物，这种滞育现象是较为普遍的。如黑貂（*Martes zibellina*）在夏季交配，胚胎在早期胚泡阶段开始停止发育。一直到第二年春季，发育才继续进行。黑貂的分娩是在四月。由于滞育的缘故，卵的受精和胎儿的分娩都在最适宜的季节。生产期是在春初，幼兽在夏季得以饲育，到秋季就可以独立生活了。在昆虫，滞育也是常见的。并且，滞育可以发生在胚胎期、幼虫期、蛹期

或成虫期等各个发育时期，并分别已被称为胚胎期滞育、幼虫期滞育、蛹期滞育和成虫期滞育。绝大部分的蝗科昆虫在胚胎期于卵壳内越冬，是胚胎期滞育。胚胎期滞育在家蚕（*Bombyx mori*）和日本柞蚕中可以见到，可是中国柞蚕（*Anterara pernyi*）则行蛹期滞育。许多其他鳞翅目昆虫行幼虫期滞育，如松毛虫（*Dendrolimus*）。有些鳞翅目昆虫在成虫期滞育，如粉蝶（*Pieris*）。成虫期滞育的还有以翅目的按蚊（*Anopheles*）和其他蚊类。通常滞育在冬季进行，但也有些在夏季开始，称为夏蛰。夏季滞育见于夜蛾 *Euxoa velliersii* 的幼虫。这种幼虫在 6 月结束取食后进入土内，以静止状态度过 1.5 ～ 2 个月，然后化蛹。滞育期的长短因昆虫种类不同而有很大差别，有的只有数个星期，有的可长达数年。大地老虎（*Agrotis tokionis*）蛹期滞育达 4 个月、小麦红吸浆虫（*Sitodiplosis mosellaea*）的滞育期达 10 个月。滞育现象在发生的时间上也很不一致，有的当代发生，有的间代发生，也有的是不规律发生。植物种子中的胚的滞育可以维持几个月、几年、十几年，甚至可以达到上千年。1951 年在中国辽宁省普兰店泡子屯村的泥炭层里发现了古莲子，据推测已有 1000 年左右。用锉刀轻轻把古莲子外面的硬壳锉破，然后泡在水里，不久就抽出嫩绿的幼芽来，北京植物园 1953 年栽种了古莲子，于 1955 年夏天开出了粉红色的荷花。

既然真正的胚胎这样特殊的全息胚有滞育现象，一般全息胚的滞育性也就容易被理解了。虽然一般全息胚的滞育通常是终生滞育，即一直到整个生物体的生命终结，或一直到全息胚的生命终结，某个全息胚只保持着某个发育水平不变。

全息胚虽然可以将其发育停止在某个发育阶段上，发生滞育，但单纯性生长仍可进行，从而使体积和重量得到大大地增加。木本植物的枝条其发育程度可以没有什么变化，但其长度却可以增加几十倍、几百倍。元宝枫（*Acer truncatum*）幼叶刚刚出生时，叶长仅 3mm，但在几个月后，叶长则可达到 100mm，长度是原来的 33 倍。法国梧桐（*Platanus acerifolia*）的叶刚出生时长仅 4mm，但维持叶形基本不变可以长到 400mm 长，是原来的 100 倍。菜瓜（*Cucumis melo* var. *conomon*）叶可以是 10mm 长，也可以维持形态的基本不变性长到 460mm 长，成为原来的 46 倍。人体的肱骨节肢在胚胎中刚刚产生时，才有几毫米大，这个长度正与人胚的神经胚时期 28 体节 4mm 人胚的脊索长度相当，而肱骨节肢可以在基本结构不变的情况下，长在 300mm 左右，即可达到胚胎早期肱骨节肢长度的近百倍。

六、全息胚的镶嵌性与穴位全息律、穴区全息律的机制

能够发育成新整体的全息胚——真正的胚胎具有镶嵌性。这种镶嵌性在胚胎的不同发育时期都存在着。所以，处于向着新整体发育的某个阶段上的一般全息胚也具有镶嵌性。一般全息胚的镶嵌性是指：一个全息胚如果能够发育成新整体的话，全息胚上的某个部位要确定性地发育成为新整体的对应部位，从而全息胚上已经有了未来器官的图谱，未来新整体的器官就像预先镶嵌在全息胚的对应部位上一样。全息胚在发育时间轴上滞点以前的发育是镶嵌型的，发育停止在滞点全息胚，这种镶嵌性仍然存在着。

无论在特殊的全息胚——胚胎中，还是在一般的全息胚中，调整性是在全息胚被切割或遭到损伤等非正常条件下才能表现出来的性质。但是，镶嵌性却是一切全息胚在正常条件下才表现出来的

自我调整的能力，而镶嵌性却是全息胚在通常情况下已经在表现着的性质。所有的全息胚在某种程度上都是属于镶嵌型的。

在真正的胚胎，将来新整体的器官——未来器官都是预先有了定位的，从而胚胎在不同程度上都是镶嵌型的。胚胎学已经研究并画出了胚胎上未来器官分布的图谱。

海胆卵有一由很多红的小颗粒组成的色素带。这个色素带在第一次卵裂时一分为二，色素带在卵裂的过程中，和动物极与植物极始终保持着同一的相对位置。在8细胞期，仍见有色素带，但被分割到植物性半球的下四个细胞里去了。再晚些的囊胚，色素带仍在同一位置，正好在囊胚的赤道下边。最后可见色素带定位于幼虫的肠管。

经过广泛研究海胆卵，已知海胆卵的各部位将来发育成幼虫的什么部位都很清楚了。幼虫的各部位在卵上有着清楚的定位，海胆卵的未来器官图谱与囊胚的未来器官图谱相似，但与原肠胚及以后阶段的胚的未来器官图谱却有所不同。这是由于在原肠胚期，原肠作用这样的细胞迁移而使未来器官图谱复杂化了。

对于两栖类卵和胚胎的未来器官图谱也已经研究得比较详细了。在受精卵的不同区域，可以在发育期间追踪活体染色的区域分布来确定卵的各区域将来发育成胚胎的什么部分。正常发育下两栖类卵的灰月的区域将来要形成头部内胚层。把早期原肠胚染上不同颜色的区域，找出这些染色区域在将来胚胎的什么地方出现，已经给出了早期原肠胚的未来器官图谱。

发育的较后阶段的胚胎的各部位分别将发育成成体的哪一部分，则是更加清楚而明确了。神经胚及更后期的胚胎的未来器官图谱与未来整体上的器官分布图谱基本上是相似的，神经胚及更后期的胚胎可以看作是未来整体的缩小，因为从神经胚以后已没有像原肠作用那样大规模的细胞迁移。如约34天的6.7mm人胚已是一个成体的缩小了。

同样，体细胞这一最低发育程度的全息胚和处于向着新整体发育的不同阶段的一般全息胚也有着这样的未来器官图谱。研究受精卵和不同胚期的未来器官图谱是动物胚胎学中比较精彩的部分。研究体细胞和一般全息胚的未来器官图谱，在全息胚胎学，即研究全息胚的发育科学中，也会是比较精彩的部分。

在穴位全息律和穴区全息律中，在给每一节肢的全息穴位和穴区定命时，以全息穴位或穴区所对应的整体上的部位或器官的名称为命名，这实际上使穴位全息律和穴区全息律的穴位分布图和穴区分布图包含着双重的意义：一方面，画出了全息胚上与整体或其他全息胚的各部位在生物学特性上相关的位点或区域分布的全息图谱；另一方面，又画出了全息胚的未来器官图谱。人体的各节肢是发育程度较高的全息胚，这样的全息胚已经越过了原肠胚的发育阶段，处在了神经胚的发育阶段。从神经胚这一发育阶段以后，已不会再出现像原肠作用那样的大规律的细胞迁移了。从而未来整体的各个部位，基本上是缩影式的分布在这样的全息胚上。如果是发育程度较低的全息胚，如一个细胞或相当于囊胚阶段的全息胚，就会由于与未来整体之间隔着一个有大规模细胞迁移过程的原肠胚阶段，而使未来器官图谱变得复杂化了。从而在卵裂期、桑椹期、囊胚期的全息胚上，未来整体的各部位是不可能缩影式地对应着全息胚的各个部位的。如虹膜，就是一个处于晚期囊胚或早期原肠胚发育阶段的全息胚。在西方国家和中国都已应用着虹膜诊断法对虹膜反应区的划分，根据全息胚学说，实际上就是虹膜这一滞点在晚期囊胚或早期原肠胚阶段的全息胚的未来器官图谱。

植物没有原肠作用这样的细胞迁移，所以未来整体的各部位基本上是缩影式的对应着全息胚的各个部位。植物全息胚的未来器官图谱基本上是整体的缩影。

在真正的胚胎即能够发育成新整体的全息胚，某一部分如视泡与未来整体的器官如眼，本来就是同一的，眼由视泡发育而来，却不是由心凸发育而来。所以，相对于全息胚的心凸来说，全息胚的视泡与未来整体的眼生物学性质相似程度较大。一般地说，全息胚的未来器官图谱中的某一部分以其他部位为对照，与未来整体的同名部位之间生物学性质相似程度较大。所以全息胚就与未来整体有着这样的关系：全息胚的各个部位分别在未来整体有各自的对应部位；全息胚的一个部位，相对于该全息胚的其他部位，与未来整体上其所对应的未来部位生物学性质相似程度较大。在动物的高于原肠胚阶段的全息胚或植物的全息胚，各部分在全息胚上的分布规律与未来整体上各对应部位的分布规律相同。而未来整体是现在整体的复制品。同时，其他的全息胚与未来整体从而与现在整体也有这样的关系。所以，全息胚与现在整体或全息胚与全息胚之间就有了生物全息律所揭示的规律存在了：①全息胚的各个部位都分别在整体或其他全息胚有各自的对应部位。②全息胚的一个部位，相对于该全息胚的其他部位，与整体或其他全息胚其所对应的部位生物学性质相似程度较大。③在动物的高于原肠胚阶段的全息胚或植物的全息胚，各部位在全息胚的分布规律与各对应部位在整体或其他全息胚的分布规律相同。④在生长轴线连续的两个全息胚，生物学性质相似程度最大的两极总是处于相隔最远的位置，从而总是对立的两极连在一起的。

概括起来，生物全息律的机制是：①全息胚是镶嵌型发育的自主发育单位。②全息胚有对应着未来或现在整体的全部器官和部位在内的未来器官图谱。③全息胚未来器官图谱中的一部位，以该全息胚的其他部位为对照，与其他全息胚未来器官图谱中或整体的同名部位生物学性质相似程度较大。④动物的高于原肠胚发育阶段的全息胚和植物全息胚，其未来器官图谱基本上是整体缩影形式的。

根据生物全息律的机制，现在可以给出生物全息律的更本质和更简单的表述：在生物体，两个全息胚的未来器官图谱的同名部位生物学性质相似程度较大。这个表述也适于全息胚与整体之间的关系，因为整体本身也是一个全息胚，只不过是发育程度最高的全息胚罢了。这个表述具有普适性，不仅适应于动物的原肠胚以上发育阶段的全息胚和植物，而且适应于任何发育阶段的全息胚，包括单细胞、桑椹胚、囊胚发育阶段的全息胚，这个表述仍然体现了全息胚包含着全部整体各部位的生物学性质的信息。因为，同名部位的生物学性质相似程度较大，而全息胚的未来器官图谱又对应着整体的全部器官和部位。

在生物全息律的以上表述中，将"生物体"一词换成"人体"，则是人体全息律：在人体，两个全息胚的未来器官图谱的同名部位生物学性质相似程度较大。

穴位全息律和穴区全息律是生物全息律和人体全息律的一种表现形式，他给出了人体上处于较高发育阶段上全息胚的未来器官图谱。根据生物全息律的机制，人体任一较高发育程度的全息胚未来器官图谱中的一部位与整体和其他较高发育程度的全息胚的同名部位（即对应部位）之间的生物学性质相似程度较大。这就是穴位全息律和穴区全息律的实质。那么，遵循着穴位全息律的穴位的实质就是：以非对应部位对照穴位是与对应部位生物学性质相似程度较大的细胞群。

第四节　全息胚学说与经络穴位的实质

全息胚既然是处于向着新整体发育着的某个阶段的胚胎，那么，全息胚就必然已经重演了整体的由受精卵或起始细胞达到这个发育阶段的全部过程；而生物的个体发育是其系统发生的重演，从而全息胚到其发育时间轴滞点的发育过程，也重演了从单细胞生物到与滞点相对的进化阶段的系统发生过程。这就是全息胚的重演性。

在某一生物的发育时间轴 d 上，设 S 点为某一全息胚 E 的滞点，则全息胚 E 经过了发育时间轴 d 上从起点 B 到滞点 S 间的发育过程，即线段 BS 所代表的发育过程，同时也经过了与线段 BS 所相当的系统发生过程。在发育时间轴 d 上，起点 B 到某一全息胚滞点 S 的线段 BS 可以称为该全息胚的发育历程。

器官再生是某一器官这一全息胚的重建过程，该全息胚要重新走完其发育历程，这是在再生这一条件下表现的全息胚的重演性。

从事海鞘重演过程研究的许多学者注意了海鞘由芽茎断片再生的过程与海鞘的胚胎发育过程十分相似，但也有一些显著的差异。如海鞘的神经节的形成，再生的神经节直接由外胚层构成，而略去了神经管时期。而在真正的胚胎发育过程中，是先产生神经管，而后被吸收，只残留一部分而由此形成神经节。如果再生的全息胚的发育停止在比原来的滞点更早期的发育阶段，就呈现了在再生过程中的返祖现象。如在蜥蜴的尾巴再生的过程中已被观察到这样的现象，尾巴的再生部分以具有非典型的构造与器官的其余部分相区别，形成了不分节的软骨轴以代替脊椎骨。软骨轴能骨化，但不能形成典型的脊髓。这就表示，再生的全息胚没有走到整体发育的以脊椎骨代替脊索的那个发育阶段，而只停止在了脊索阶段。在肌肉和神经分枝的排列上也能看出异常。尾巴再生间位的鳞片有着异常的构造，这使得许多研究者看到了再生时所表现的该种动物祖先的特征，即返祖遗传的特征。

环节动物的再生过程也与胚胎发育的经过有许多相似。伊瓦诺夫（Л.Ц.ИВанов），认为再生和胚胎发育的经过是相似的，因为这两种过程都重复着系统发生。并且，再生时可重现该种动物祖先所固有的特征。当环节动物 *Spirographis* 再生时，要产生口前叶的感觉器官，这种器官在 *Spirographis* 的成虫期或幼虫期都不存在。这种器官是较为原始的类群某些游走目动物特有的特征，伊凡诺夫将 *Spirographis* 的再生经过与同一科的环节动物幼虫的个体发育进行了比较（因为他未能观察到 *Spirographis* 本身的幼虫发育）。他发现了许多相似的特征，体节及其壁上的一切衍生物进一步的分化过程、神经干的形成及其分裂为神经节、腹节的形成以及刚毛的发展，都重演着这些部分胚胎发育所特有的相应过程。

对于脊椎动物来说，发育时间轴 d 上可以有卵裂期、桑椹期、囊胚期、原肠胚期、神经胚期，这些胚期可以分别成为不同发育程度的全息胚的滞点。

人的各长骨节肢这些全息胚，当然已经重演了整体达到这一发育阶段以前的发育过程。脊索是人胚及其他脊椎动物胚胎的神经胚阶段的结构，是神经胚的纵贯首尾的原始中轴骨骼。

各节肢这样的全息胚如肱骨节肢的发育就停止在了相当于神经胚的阶段，全息胚因其在滞育条件下的生长性而生长，全息胚中的脊索因为生长而使长度增加了近百倍，并且得到了强化，从而成为长骨，如肱骨。长骨是生长了的脊索。这样的结论虽然远远地超出了人们的常识，但实在是可以被接受的。首先，在前面我们已经对全息胚在滞育情况下的生长性作茧自缚讨论，我们对脊索的增大的能力已经不会怀疑了，对胚期的长仅数毫米的脊索可以最终生长到像肱骨那样长 300mm 左右已经不感到吃惊了。其次，还有一大类事实支持着我们的结论。这就是，如果整个个体所属的物种在进化上是低于脊索动物的，即整个个体在个体发育过程中不出现脊索，在全息胚中也就绝不会有脊索的出现，从而全息胚中也就绝不会有内骨骼。像各节肢长骨那样的内骨骼是在脊索动物中才出现的。这是因为只有在脊索动物文昌鱼的那个进化阶段之后，动物才在成体或胚胎有了脊索这样纵贯首尾的原始中轴骨骼，从而在全息胚中才可以有生长了的脊索。此外，脊索在神经胚中的位置是在胚胎中的背侧，而各长骨节肢中的长骨也是在各节肢中的背侧。脊索在神经胚的横截面中的位置与长骨在各节肢的横截面中的位置是相似的，即都是在截面中的偏向背面的那一侧。笔者在发现第二掌骨节肢全息穴位系统时一开始就认为，以第二掌骨为中轴的这一节肢是一个全息单位，这正是通过第二掌骨这一纵贯全息胚首尾的生长和特化了的脊索，抓住了第二掌骨节肢全息胚这条"文昌鱼"。揭示了第二掌骨节肢系统是相当于文昌鱼进化阶段的全息胚，或者说，是处于神经胚发育阶段的全息胚。这样，我们也就解释了人体各节肢都有长骨这一大类过去已经司空见惯但又没有被真正解释过的事实了。

现在我们仍然来注意神经胚时期的纵向构造：神经管、脊索、原肠、体节等，这些纵向构造各自都是以生物学性质相似程度较大的细胞群的连续为特征的。在某一节肢和肱骨节肢这样的全息胚中，脊索已经发展成为纵贯节肢首尾的中轴的长骨，其他纵向构造则发展为现存的其他纵向构造，如大脉管、神经干、横纹肌等，还可以发展为没有特殊解剖构造的纵向的线或带。从而这样的线或带在不同节肢的相接处是相衔接的。躯干也是一个全息胚，这个全息胚是高度发育了的，已经分化出了众多的内脏器官。但这一全息胚也是从具有纵向构造的神经胚发育而来的，并且在总体结构上并没有发生像原肠作用那样重大的改变和大的物质迁移。由于全息胚的镶嵌性，既然神经胚时期有纵线存在，那么，成体的躯干也就有纵线存在了。这样的纵线是神经胚时期生物学性质相似程度较大的细胞群的连续所组成的纵向器官的痕迹图谱，或过去器官图谱。这些生物学性质相似程度较大的纵线在动物的成体体表也可以有可见的表现。这就是纵向的皮纹。树蛙（*Rhacophorus leucomystax*）体背一般有黑色纵纹 4 条。棘胸蛙（*Rana spinosa*）雄性背面有成纵向的长疣。豹猫（*Felis bengalensis*）从头顶到肩部有 4 条棕褐色的纵纹。金钱豹、长颈鹿、梅花鹿、雪豹、美洲虎、灵猫的躯干都有 10 余条由斑或点纵向排布而成的纵线。更显著的例子是，马来亚貘（*Tapirus indicus*）、南美貘（*T.terrestris*）以及贝氏貘（*T.bairdi*）的幼兽躯干都有纵条纹。这实质上是动物的可见的经络。

这样的纵向的线在人体的表现就是中国医学在 2500 多年前发现的经络，经络是人体神经胚时期由生物学性质相似程度较大的细胞群组成的纵向器官或构造的痕迹图谱。或者说，经络是人体的过去器官图谱。就经络的现状来说，某一经络以该经线以外的部分为对照，是生物学性质相似程度较大的细胞群的连续，这就从经络的原因和现状上阐明了经络的实质。在一些条件下，经络于体表也可以有外在表现。如沿经线有时会出现红线、皮疹及其他皮肤病。但是，最大量、最一般的经络的表现却是在针刺穴位时所诱发出的酸、麻、胀、重感觉的循经传导，现在已用大量的现代科学方法测到众多的循经生物物理现象，这都是经络即人体的过去器官图谱客观存在的实验证明。

既然经络的实质是：某一经络以该经线以外的部分为对照，是生物学性质相似程度较大的细胞群的连续。那么，遵循着经络规律的穴位的实质就是：以经外部位为对照，穴位是与同经的部位生物学性质相似程度较大的细胞群。经穴可以反映和治疗同经的部位的疾病，从而也可以将同经的部位称为该穴位所对应的部位。这样，遵循着经络规律的穴位的实质的表述就与遵循着穴位全息律的穴位的实质相同了，从而穴位的实质就有了统一的表述：以非对应部位为对照，穴位是与对应的部位生物学性质相似程度较大的细胞群。

第五节　包括脉诊、面诊、舌诊在内的生物全息诊法和疗法、推拿按摩、针刺麻醉的生物泛控论原则

一、泛控论的基本概念

输入讯号作用的对象被定义为靶。泛控论研究的是多靶问题，即单个或多个广泛分布的输入，作用于无穷多个分立的性质不尽相同的靶，及各靶的各种输出的问题。

在经典和现代控制论中，输入是定向的，即只是指向某一个靶的，而在泛控论中，同一种输入是广泛分布的，是弥散性的。我将这种广泛分布的输入定义为泛作用，用 P 来表示。

N 个分立的靶 t_1，t_2，……，t_n 的集合，称作靶集，记作 T。t_1，t_2，……，t_n 各自属于靶集 I 的事实记作 $t_1 \in T$，$t_2 \in T$，……，$t_n \in T$。

泛作用 P 作用到靶集 T，靶的行为的最简单情况就是有输出，$x=1$；或无输出 $x=0$。

在靶集 T 中，某类性质相同的靶的集合称为同类集，记作 T_S。T_S 是 T 的子集，记作 $T_S \subset T$。t_s 为 T_S 中的某一个靶，记作 $t_s \in T_S$。

对同一种泛作用 P，如果 t_s 有输出，则 T_S 中的任何一个靶都会有输出。

属于靶集 T 但不属于同类集 T_S 的靶的集合称为 T_S 关于靶集 T 的补集，记作 $T-T_S$。对同一种泛作用 P，如果 T_S 中的靶有输出，则 T_S 关于 T 的补集 $T-T_S$ 中的任何一个靶都不会有输出。

这样，泛作用 P 作用到靶集 T 的时候，每一个靶都对 P 进行识别，以决定其对该泛作用如何响应，这定义为靶集 T 中的靶对泛作用的识别响应。

这样，某种泛作用 P 就控制了靶集 T 中所有靶的行为。笔者定义这种控制方式为泛控，定义由

泛控方式控制的系统为泛控系统，定义研究泛控系统的理论为泛控论。正像反馈是经典控制论的主要观察一样，识别响应是泛控论的主要观念。

二、生物泛控论与包括脉诊、面部色诊、舌诊在内的生物全息诊法原理

人体各个部位或器官的每一位点共同生活在同一的内环境中。这一内环境由于体液循环等作用总是力图使之在整体内达到统一，从而使内环境的变化成为无所不在的泛作用。人体整体或一般地说生物整体是泛控系统。

内环境这一泛作用是许多种泛作用叠加的结果。对人体整体这一靶集来说，是多输入——多输出系统。

一种泛作用，如某种强度的光刺激会引起一个人左眼和右眼这样生物学性质相同而分处两个位置的器官发生相同的响应——产生同样的视觉反应或者产生类似的损害，而其他部位或器官则一般不会有这样的反应。内环境的异常也是一种泛作用，用 P_E 来表示。P_E 引起机体某一部位 t_s 的病理反应或者说使 t_s 有病时，泛作用 P_E 必然也要使人体的所有与 t_s 部位生物学性质相似程度较大的部位（与 t_s 属于同一个同类集 T_S 的所有靶）有相似的输出。也就是说，机体的其他部位，只要满足 $t \in T_S$，则这些部位也要出现与 t_s 部位相似的病理反应，或者说 T_S 集合中的所有靶都病了。

穴位全息律指出，人体上无穷的部位和位点构成了靶集 T，主体上的某一部位与各个发育程度较高的胚未来器官图谱中的同名部位或位点组成了同类集 T_S。某一部位的任何疾病都是这一部位细胞和组织的异常生理的也就是病理的变化，这一变化可以看作是内环境的异常造成的。不同内容的内环境异常，就造成着不同部位的或同一部位的不同类型的疾病。机体出现的内环境的某种异常，是一种泛作用。在某种异常内环境这一泛作用 P_E 的作用下，主体上的某一部位生理状况出现异常。或者说，主体上某一部位有病的时候，同类集 T_S 中的任一个靶也要出现相关的生理状况的异常。如对压痛敏感、皮电反应异常、或发生其他病理生理或病理形态学的变化，从而形成敏感点或病理反应点。或者说，当主体这一最高发育程度的全息胚的某一部位生病的时候，与主体生活在统一的环境中的各个发育程度较高的全息胚的未来器官图谱中与疾病部位同名的部位也必然地病了，这是因为同名的部位之间生物学性质相似程度较大。所以，我们就可以反过来，根据某一个发育程度较高的全息胚上有无病理反应点和病理反应点的位置来判断整体的有无疾病和疾病的部位。这就是生物全息诊法的原理。生物全息诊法除包括我们所发明的第二掌骨侧速诊法和各个节肢的生物全息诊法以外，还包括了前人已经发明的面部色诊、脉诊、虹膜诊法、舌诊等。因为面部、被用作脉诊的那段动脉、虹膜以及舌也都是全息胚，从而各自都有对应着全身各部位的未来器官图谱。面部、虹膜、舌都在结构和功能上与其周围的部分有着相对明确的边界，有着内部的相对完整性，所以都是全息胚；同时，被用作脉诊的那段动脉正好位于桡骨节肢系统未来器官图谱中的头区，而头区是在功能上与其周围的部分有着相对明确的边界和相对的内部完整性的，从而桡尺骨节肢系统的头区是一个全息胚，同时，纵贯这一全息胚首尾的桡骨茎突附近的用于脉诊的那段动脉，也是一个全息胚。这样，面诊、脉诊、舌诊等许多中国传统医学的方法就被揭开了过去长期蒙在上面的神秘的外衣，而建立在现代生物学的基础上。

三、针刺疗法、推拿按摩和针刺麻醉的生物泛控论原理

生物全息疗法原理与一般的针刺疗法原理相同，所回答的问题都是，在机体的一个位点针刺，而在远离这个位点的其他部位达到提高痛阈或治疗的效果。生物泛控论原理不仅解决了生物全息疗法的原理，而且还剖析了一般的针刺疗法和针刺麻醉的原理。

针刺疗法的机制是：①针刺造成被刺穴位 t_a 和损伤或生理异常。主要通过神经将 t_a 需要修复或调节的信息传到神经中枢，并通过神经中枢的中介而传到全身，激发出能够修复 t_a 损伤或异常所必需的特定的生化物质组合在体内浓度的增加 i。针刺的穴位不同，特定的生化物质组合的内容也不同，从而会有不同的泛作用。②主要通过体液循环，使 P_{ta} 这种泛作用在体内广泛分布。P_{ta} 不仅使 t_a 使到修复或调整，而且使 t_a 所在的同类集中的其他靶也得到修复或调整，或者说使与 t_a 生物学性质相似程度较大的其他各部位也得到修复或调整。而在针刺时选取的穴位是与疾病部位生物学性质相似程度较大的细胞群，这保证了针刺穴位与疾病部位属于一个同类集。这样，疾病部位就包括在被修复和调整的部位之列，从而疾病得到了治疗。

针刺疗法机制的上述理论笔者称之为针刺疗法的生物泛控论原理，并可用图 11-4 的模型图表示。

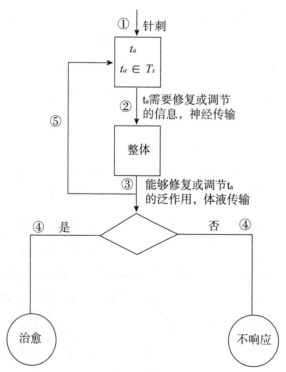

图 11-4 针刺疗法的生物泛控论原理程序框图

T 为整体，t_a 为针刺穴位，t_s 为 t_a 所在的同类集，$t_a \in T_S$，$T_S \subset T$，$t \in T$。

针刺麻醉与针刺疗法的原理相同，也可以用图 11-4 的框图来说明。针刺疗法是被针刺穴位所对应的部位的"已病"治疗与调节，而针刺麻醉是被针刺穴位所对应的部位的"未病"（"病"指手术损伤）预治疗与预调节。疾病是疼痛部位需要修复或调节的信息传到神经中枢后所引起的感觉。在针刺 t_a 的过程中，体内修复或调节 t_a 损伤或异常的生化物质组合浓度得到提高。在与 t_a 生物学性质

相似程度较大的部位进行手术切割时，手术部位的损伤与异常就被以机体之最大能力修复与调节着，而使手术部位的神经不再将需要修复或调节的信息传向中枢，从而不感到疼痛，达到了"麻醉"的效果。

仔细分析图 11-4 的程序框图，可以将其分解为如图中所示的在时间上前后相继的①、②、③、④、⑤五个步骤。

步骤①，是整个程度的起始，没有步骤①也就不会引发步骤②、③、④、⑤，也就不会造成镇痛效应。这已为针刺组与不针刺组的对照实验得到证明，不针刺就不能达到镇痛效应。

针刺选穴时必须 $t_a \in T_S$，针刺的穴位必须与所需治疗的部位属于同一个同类集。这已为笔者的实验和他人的大量的穴位特异性的实验所证明。如笔者在治疗严重头晕的患者时，先针第二掌骨侧腰穴，不见效，改针头穴，经针 20 分钟头晕症状完全消失。大量的针灸和针麻临床都证明了穴位的特异性。如针刺合谷穴对牙髓刺激反应的瞬时抑制作用比足三里强（$P < 0.01$）。穴位的特异性是针灸学的核心问题，如果没有穴位的特异性，也就没有了经典针灸学。根据前面的讨论，对非对应的部位为对照、穴位是与相对应的部位生物学性质相似程度较大的细胞群，显然近似满足 $t_a \in T_S$。

步骤②，t_a 需要修复或调节的信息主要由神经向整体传输。

步骤③，在整体，一些部分产生的为修复或调节 t_a 的泛作用主要由体液向整体各部位传转。

步骤②、③是在时间上前后相继的。有步骤②，才会引发步骤③、及步骤④。从 AB 处截断 t_a 与主体的体液循环，但因为没有中止整体的体液循环以及 t_a 与主体的神经联系，从而可以进行步骤①、②、③、④，如果针刺 t_a，仍然应该在 C 处达到镇痛效应。

而在 AB 处截断神经，即中断步骤②，虽然保持体液循环，但没有步骤②，也就没有步骤③、④的进行，在 C 处也就不应该有镇痛效应。这已被实验所证实："针刺左手的一个穴位可以提高体表许多部位的痛阈，阻断左上肢的体液循环，不影响这种镇痛效应，相反，普鲁卡因封闭穴位深层组织后，可以完全取消此效应。"

如果不经过步骤①、②，而能够用别的方法直接进行到步骤③，也就会引发步骤④，得到镇痛或修复的结果。如果这样的实验是成功的，则证明步骤③是在步骤①、②之后的。这已被实验所证实：取家兔两只，在不麻醉情况下分离出一侧颈总动脉，用塑料管把二兔颈总动脉近心端和远心端相互交叉联结，从而使二兔交叉循环。针刺一兔相当于人的环跳穴 30 分钟，该兔二耳痛阈显著上升。未针刺的另一兔的痛阈也明显上升。针刺兔起针后，二兔痛阈均显著下降。另外的实验在本质上与此是相同的。把两只大白鼠麻醉后将他们的血管接通造成联体，把其中一只大白鼠的部分肝脏切除，这很快就会引起被切肝脏的细胞有丝分裂增强，以使肝脏再生。同时，那只未被切割肝脏的大白鼠也出现了肝细胞有丝分裂增强和肝再生的现象。大白鼠的实验已经直观地使我们看到了第③和第④两个步骤。在步骤④中，如果 $t \in T_S$，则经体液传输而来的泛作用要使 t 进行修复或调节。因为两个大白鼠是交叉循环，则相当于是两个发育程度最高的全息胚组成了一个新整体。在这个新整体中，两个全息胚的同名部位组成同类集。例如，甲鼠的肝脏和乙鼠的肝脏组成了同类集。当甲鼠的肝脏受到损伤，就激发了甲鼠的能够修复肝脏的泛作用。甲鼠肝脏在这种泛作用下进行修复。因甲乙二鼠是交叉循环的，这种泛作用经交叉循环在乙鼠中也是分布的。乙鼠肝脏与甲鼠肝脏生物学性质相似程度最大，在这种泛作用下，乙鼠肝脏从而也出现了细胞有丝分裂增强和肝再生现象。这个实验同时也证明了泛作用是某些生化物质的组合，从而可以由体液传输。并证明了该生化物质组合的效用是使被刺激部位及与被刺激部位生物学性质相似程度较大的各部位进行修复和调节。这个实验已经被重复了许多次。

步骤⑤是一个负反馈过程。因为只要 $t \in T_S$，t 就会被泛作用修复或调节。被针刺的穴位 $t_a \in T_S$，泛作用就会作用于 t_a，从而使 t_a 也被修复或调节着，这就使由 t_a 经神经向整体传输的 t_a 需要修复或调节的信息减弱，从而使泛作用减弱，也就是特定生化物质组合浓度的增加速度减慢。设特定生化物质组合浓度的增加为 i，在针刺一开始，该浓度的增加速度为 v_0，随着针刺时间的延长，该浓度的增加速度和减慢速度的比速为 k，则在针刺过程中的某一瞬间，该浓度的增加速度为 v_0 与 k_i 的差：

$$\frac{d_i}{d_t} = v_0 - k_i \quad （1）$$

$$\int_0^i \frac{d_i}{v_0 - k_i} = \int_0^t dt$$

初始条件：$t=o$，$i=0$

所以

$$\ln(v_0 - k_i) - \ln v_0 = -kt$$

$$i = \frac{v_0}{k}(1 - e^{-kt}) \quad （2）$$

方程（2）的曲线为负指线曲线（图11-5）

从以上讨论可以得出，痊愈或镇痛的程度是与体内泛作用的强度相平行的，或者说是与 i 值的大小相平行的。既然我们已经从理论上推导出 i 随 t 的变化规律是

$$i = \frac{v_0}{k}(1 - e^{-kt})$$

或者是如图11-5的曲线形式。如果在实验中能够得到的针刺条件下痛阈提高的曲线与图11-5的负指数曲线形式相同，则是对步骤⑤的实验证明，而这是已经做到了的。许多实验证明，针刺条件下痛阈—时间曲线都是类似图11-5的负指数曲线。

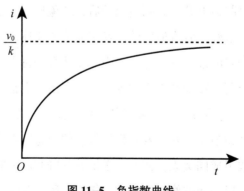

图11-5　负指数曲线

步骤④是整个程序的终止。机体上的各个部位，凡满足 $t \in T_S$ 的各个位点和部位，都要被修复

或调节，这已用前面所述大白鼠联体循环实验得到证明。也可以用如下一类实验来证明。例如，在145 例的实验中，针刺第二掌骨侧与疾病部位同名的穴位，即满足 $t_a \in T_S$；因疾病部位 $t \in T_S$，所以疾病部位得到了治疗，总有效率达 96.6%。而当主体上的疾病部位被治愈以后，则各节肢的与疾病部位同名的穴位因都满足 $t \in T_S$，所以各穴位的生理异常也得到了调节，从而各穴位的压痛反应或其他病理生理反应也就相应消失。

在步骤①，针刺是为了造成 t_a 的损伤和生理异常，所以针刺不应该是唯一的方法。如果采用其他可以造成损伤和生理异常的方法也引发了步骤②、③、④，从而对疾病有治疗作用，则显然是对本书的针刺疗法和针刺麻醉的生物泛控论原理的证明。而这在实践中是成功的，如推拿按摩、水针、药针、电针、磁针、微波针灸、激光针灸等都可以造成 t_a 损伤和生理异常，从而在实践中都有与针刺相同的治疗作用。

经络在针刺麻醉与针刺疗法中的作用是什么呢？第一，选穴作用。经络是生物学性质相似程度较大的细胞群的连续，所以同经的穴位或器官满足 $t \in T_S$，从而给出了同类集的一种形式。这样，在针刺选穴时，既可以运用穴位全息律，又可以运用经络学说，作到所刺激的穴位与所治疗或需要镇痛的部位生物学性质相似程度较大。第二，信息传输作用。在步骤②，虽然由所刺穴位出发神经可直接向中枢传输 t_a 需要修复或调节的信息，但由所刺部位出发，也可经由细胞群之间的物质交换向周围的细胞群摄取修复或调节 t_a 所需的物质，在生物学性质相似程度较大的方向上显然可以较多地摄取到这些物质，这就形成了沿经络线的物质传送。这样，经络线上的细胞群也就有了如同在针刺穴位那样的情况，即修复或调节 t_a 的物质的缺乏，从而就有了在经络线上的如同在针刺部位那样的麻、胀、重的感觉。这就是循经感传现象。但更重要的却是，以这些经络线上已经感传到的部位为出发点，经神经传输又把缺乏修复或调节 t_a 的物质的信息传到全身。这样，从经络线上的细胞群出发又启动了步骤②、③、④、⑤。

针刺疗法和针刺麻醉的生物泛控论原理就被上述一大群实验所证明了。针刺疗法或针刺麻醉是一个如上所述的复杂的泛控过程，所以绝不是可以仅由一两个实验所证实的。而过去的研究者往往是基于自己的有限的实验事实提出理论假说的，往往是只能说明局部现象的假说。针刺疗法和针刺麻醉的生物泛控论原理不仅基于本人的实验和观察事实，而且综合了国内外大量的各类实验资料，因而能解释针刺疗法和针刺麻醉中的各种现象。拥有众多实验事实支持的针刺疗法和针刺麻醉的生物泛控论原理已对针刺疗法和针刺麻醉作出了总体上的理论解释。正像在遗传学中，由于分子生物学的成就已可以在总的理论原理方面说清楚了遗传和变异的机制一样。

针刺疗法和针刺麻醉的生物泛控论原理具有一般的生物学意义。在非针刺的正常条件下，在活的动物机体上，上述泛控过程每时每刻都在进行着，这是机体的一种重要的自我调节和自我控制过程。因为任何一个部位的平衡都是相对的，随时都需要修复和调节，从而都在激发整体的泛作用。在许多情况下，生物体正是通过泛作用来调节和控制着各部位的功能。

第六节　癌的全息胚学说与中医抗癌的巨大潜力

癌的全息胚学说是作者提出来的以全息胚学说为基础的关于癌的理论。癌之所以成为最令人恐惧的疾病，就在于癌的本质没有得到实质上的说明，从而就不可能有正确的治疗战略和积极的预防战略。目前广泛应用着的细胞抑制剂抗癌化疗药物，实际上有着诱发新癌症的危险。癌的全息胚学说对癌的本质作出了阐明。指出癌是滞育在卵裂期或桑椹期发育阶段的全息胚，癌的全息胚学说解释了癌的各种生物学现象。并指出，正确的治癌战略应是：促进癌的分化和发育以突破滞点，使癌的发育穿出发育时间轴上的癌区而正常化。安全有效的全息胚分化促进剂的抗癌防癌药物系列以及生物全息疗法将共同为征服癌症开创新的局面。由于全息胚分化促进剂和生物全息疗法又能促进免疫机能，从而他们还可能预防和治疗艾滋病。

许多中药都是全息胚分化促进剂，而生物全息疗法也属于中医针灸学的范畴。所以，中医药具有巨大的抗癌潜力，中医药在治癌防癌中应占有极重要的地位。

第一，从全息胚学说看癌的本质。

在高等动物胚胎发育的卵裂期和桑椹期，细胞分裂快，细胞大小不一，动物极的细胞小，植物极的细胞大，细胞边界不清。到桑椹胚阶段，细胞密集地堆集在一起，成为一个实心的细胞团，好像桑椹一样。而从桑椹胚发育到囊胚，细胞就出现了分化，细胞排列成整齐的一层，中央留出了一个很大的空隙——囊胚腔。

全息胚学说已经指出，生物体是由处于不同发育阶段的，具有不同特化程度的全息胚组成。全息胚具有重演性、滞育性和生长性。如果生物体上的这些由细胞而来的全息胚在重演整体发育的过程中，全息胚的发育受到了抑制，全息胚恰好滞育在卵裂到桑椹胚这一发育阶段，不向前发育了，而只进行单纯的生长。那么，全息胚的细胞就会快速分裂，密集成团，细胞大小不一，这个全息胚就成为通常所说的癌。这样，就可以给出关于癌的本质定义：癌是滞育在卵裂期或桑椹期发育阶段的全息胚。癌确实具有卵裂期或桑椹期胚胎的细胞学特性。癌细胞分化差，密集成团，排列混乱，大小不均，核分裂相多见，细胞之间界限不清。

生物体上任何一个在结构和功能上与其周围的部分有相对明确的边界和内部相对完整性的相对独立的部分都是全息胚。而癌是与其周围的部分有相对明确的边界和内部相对完整性的相对独立的部分，所以癌也是全息胚。只不过，癌是全息胚的一种特殊情况，即这样的全息胚的滞点是在发育时间轴上的卵裂期和桑椹期。

对于羊膜动物来说，发育时间轴上的卵裂期和桑椹期是一个危险的区域，全息胚只要滞育在这一区域，就是癌。所以，笔者把发育时间轴上卵裂期和桑椹期的区域称为发育时间轴上的癌区。那么，癌就是滞育在发育时间轴上癌区的全息胚。关于癌机制的这样的学说，笔者称其为癌机制的全息胚癌区滞育论。

癌区，是高等动物发育时间轴上的一个发育阶段。高等动物体上的所有高于桑椹胚发育程度的全息胚的发育都要经过癌区，在通常条件下，全息胚的发育能够顺利通过癌区，而没有发生在癌区的滞育。

因为全息胚是处于某个发育阶段的特化的胚胎，所以滞育在发育时间轴上癌区的全息胚即癌也可以有不同的特化，所以癌就有着不同的类型。

由于全息胚的加成性，多个细胞的组合也可以构成新的全息胚。这样，密度很高的培养细胞的集合就可以成为滞育于桑椹胚阶段的全息胚。如果让继代培养的细胞生长到很高的密度，那么所得到的细胞株便形成几层厚的细胞培养物。这样的细胞，尽管来自正常的组织，但看上去就像癌细胞一样，并且把他们注射给免疫学相同的小鼠便会形成肿瘤。然而，如果让小鼠的继代培养细胞保持在低密度下生长，细胞与细胞之间不那么容易接触，所得的细胞株便有着正常的成纤维细胞的形态，并且形成正常细胞所特有的、有组织的、薄的单层，与此相应，把他们注射给小鼠，只是偶然才形成肿瘤。这个实验表明，正常细胞的发育如果被滞育在桑椹胚发育阶段，就可以癌化。

在体外系统中，细胞的转化状态有时会自发地正常化。受 rous 内瘤病毒感染和转化的仓鼠细胞，成为可传代的贴壁生长的克隆化细胞株。但是，在细胞培养中，约有 19% 的生长集落为逆转型集落，即细胞从肿瘤性转化状态回复为正常状态。在人体的癌组织中，并不一定所有的细胞都处于癌区，有一些细胞的发育已经穿出癌区，所以在癌组织中，部分细胞正常化和部分分化是常见的。人类癌瘤的组织细胞学图像中，经常可以观察到某些类型的癌瘤出现具有分化倾向的癌细胞。例如，腺癌如分化较好，可保持腺泡状或乳头状结构。这表示，部分细胞的发育已经达到了囊胚或原肠胚的阶段。在某些类型的癌瘤中，甚至出现在细胞形态上接近分化成熟的同源细胞，或者出现细胞特化的产物，例如角化物质、色素、肌纤维横纹、各种酶、内泌素或抗原 –00 抗体复合物等。这种分化现象以鳞状细胞癌、腺癌等类型中最为常见。已有报告，未分化的恶性瘤在机体内能"自发地"转变为高度分化的良性瘤。例如儿童神经母细胞瘤自发地逆转为良性胶质瘤；脊柱旁交感神经母细胞瘤自发地逆转为节神经细胞瘤；精原细胞瘤有时出现与成熟精细胞相似的分化细胞，甚至具有顶体原头粒（proacrosomal particle）及其他特化结构。大鼠结肠腺癌细胞株移植后，细胞群中出现分化的黏液细胞和颗粒性分泌细胞。在人或鼠畸胎瘤的癌细胞团块中，混杂有神经上皮、肌肉、内分泌腺等 14 型高度分化的细胞，这些细胞已经正常化了，所以移植这些细胞永远不会形成肿瘤。可是，如果将单个畸胎瘤癌细胞植入异体鼠腹腔内，则会生长成畸胎瘤，并且出现上述 14 型分化细胞。在组织培养中，恶性瘤株出现分化细胞的现象并非罕见。高度恶性的儿童神经母细胞瘤，不仅可以自发地在体内逆转为良性胶质瘤，还可以通过体外培养或体内实验，诱导成为正常分化程度的胶质细胞。鼠骨髓瘤细胞株可以间断地或周期性分化为典型的浆细胞。此外，鼠自发性黑色素瘤 B_{16} 在陈旧培养中，由小型的无色素细胞转变为大型的富于黑色素的细胞。

温度升高也可以使癌细胞转化为正常细胞。布希（Busch）报告一例面部肉瘤患者，在患丹毒持续数日高烧以后，面部肉瘤竟然奇迹般地消失了。科利（Coley）1893 年采用反复接种化脓性链球菌，注射丹毒和杆菌类细菌的混合毒素等方法，诱导机体发热，用以治疗不能手术的恶性肿瘤患者。后来的实验表明，温热治疗可以使肿瘤缩小，甚至消化。日本有人对 54 例进行性癌患者进行了全身温热治疗，在可评价的 44 人当中，10 例（23%）肿瘤缩小，3 例（7%）肿瘤消失。另外的研究表明，对于被突变的癌病毒转化了的细胞株，在低温下（32℃）生长时有着类似癌细胞的行为，而在较高温下（38℃），其生长则呈正常细胞的行为。

癌的全息胚学说是以全息胚学说为基础的关于癌的理论。癌的全息胚学说以全息胚学说为基础，阐明了癌的本质，解释了癌的各种生物学现象，并提出了预防和治疗癌的新战略。

癌的全息胚学说可以统一地解释基因变化致癌、物理因素致癌、化学物质致癌、病毒致癌、遗传缺陷致癌等现象。因为癌的全息胚学说从根本上回答了癌是什么，即癌是滞育在卵裂期或桑椹期发育阶段的全息胚，而造成全息胚癌区滞育原因可以是多方面的，可以是基因突变，也可以是物理因素，也可以是化学因素，也可以是病毒传染，也可以是遗传原因，还可以是至今尚未发现的其他作用。但不管是由于什么原因，只要使全息胚的发育停滞在卵裂期或桑椹期，则这一全息胚就成为癌。

第二，癌是处于发育早期阶段的全息胚。

因为癌是处于发育早期阶段的全息胚，所以癌才有胚胎抗原。

癌是停止在由体细胞向新整体发育的某一较早阶段上的全息胚。全息胚具有重演性，即一个全息胚要大致重演整体已经走过的由受精卵到该全息胚所处发育阶段的发育历程。所以，癌这类全息胚的发育阶段与真正胚胎的早期阶段是等价的。

在人体，某些抗原只在胚胎时期才存在，出生后不久即消失了。所以这类抗原被称为胚胎抗原。而在成人肿瘤中也发现了胚胎抗原，这显然证明癌是处于由体细胞向新整体发育的某一较早阶段上的全息胚。已经在肿瘤中发现的胚胎抗原：甲胎蛋白（AFP），癌胚抗原（CEA）和 CEA-S，α_2H 铁蛋白，βs 胎蛋白，丙胎蛋白（γFP），胚胎性硫糖蛋白（FSA），S_2 肉瘤抗原，胎盘碱性磷酸酶（Regan 同工酶），人类绒毛膜促性腺激素（HCG），白血病相关抗原（LAA）等。

证明癌与早期胚胎等价的另外的事实是，1984 年，法国肿瘤科研究所的一个研究小组发现，胎儿细胞有截获 α 胎儿蛋白质的特殊能力，而许多肿瘤细胞也有这种能力。进一步的研究探明，肿瘤细胞有捕获 α 胎儿蛋白质的能力，是由于在肿瘤细胞表面存在着与 α 胎儿蛋白质起作用的特殊感受器，而这种感受器在正常细胞表面上是没有的。这进一步显示了癌的胚胎特性。

第三，癌移核实验和癌囊胚嵌合体实验也在证明了癌的全息胚学说。

既然发育时间轴上的癌区是正常发育过程中的一个阶段，既然癌是滞育在早期发育阶段的全息胚，那么癌与其他一般全息胚的差别就只是发育状态的差别，组成癌的单个癌细胞在遗传物质的内容上与正常体细胞并不应该有所不同。动物的体细胞是发育程度最低的全息胚，体细胞的核移植到去掉核的成熟卵子中已可无性繁殖出青蛙，从而体现出了体细胞的全能性。单个癌细胞也是发育程度最低的全息胚，也应具有发育上的全能性。如果癌细胞通过移核实验也能够表现出发育上的全能性，则显然是对癌的全息胚学说的一个证明。而这样的实验已经是成功的。

麦金奈尔（R.G.Mckinnell）和金（T.J.King）在 20 世纪 50 年代把青蛙癌的一个细胞移植入去核卵，这个以癌细胞核为核的细胞居然发育成了一只蝌蚪。后来，麦金奈尔等设计并得到了三倍体的青蛙，并在三倍体蛙诱发出了癌。这种癌同任何自然发生的青蛙恶性肿瘤不同，他们都是三倍体的。

把三倍体的肿瘤细胞的核移植到正常二倍体青蛙去掉核的卵中，结果形成七只蝌蚪，他们都会游泳，而这七只蝌蚪是三倍体，也就是说他们必然地是由三倍体的癌细胞核发育而来的。

全息胚具有加成性，即两个或几个全息胚嵌合在一起可以组成一个新的全息胚。动物全息胚发育的调整性是指细胞具有可塑性，例如海胆或文昌鱼卵裂时的一部分细胞就可以单独发育为完整的正常个体，这是全息胚的特例即真正的胚胎所表现的调整性。加成性实际上也是一种调整性。动物全息胚的调整性发育程度越低的全息胚中才能有越强的表现。在全息胚的特例即真正的胚胎的情况下，即使具有高度调整性的卵产生的胚胎，在原肠作用以后也就丧失了调整能力，以后细胞的命运就像镶嵌型胚胎的细胞那样被决定了。既然癌是处于卵裂期或桑椹期发育阶段的全息胚，处于很早期的发育阶段上，那么就应该有强的调整性，一些癌细胞与囊胚嵌合在一起，则由于全息胚的加成而组成了一个新的全息胚。真正的胚胎具有在一般条件下就能够发育成新整体的能力，所以在各种全息胚中，真正的胚胎的发育能力是最强的。在癌－囊胚嵌合体中，囊胚是真正的胚胎，原来滞育着的全息胚—癌的细胞由于受到有强发育能力的囊胚的诱导，即受到囊胚的促进发育的物质的作用，癌细胞的发育滞点就可能被打破，癌细胞的发育就可能穿出癌区，癌细胞就可能正常化。由于癌这样早期胚胎的强的调整性，癌－囊胚嵌合体中的癌细胞就可能随同新全息胚的发育而正常发育，癌－囊胚嵌合体就可能发育成一个由正常化了的癌细胞来源的组织参与建成的正常的新整体。如果这样的嵌合体实验是能够成功的，则不仅证明了癌是一个全息胚，而且证明了癌是一个处于早期发育阶段上的全息胚。

由黑棕色 129 杂交株的胚胎细胞植入鼠睾丸包膜下组织而产生了畸胎瘤。这实际上是人为地将真正的胚胎细胞的发育滞育在发育时间轴的癌区，从而转化为癌细胞。这种畸胎瘤含有三个胚层组织，8～14 种特化细胞和恶性未分化胚胎细胞，将此实体瘤的组织植入鼠腹腔内，又形成腹水型肿瘤，经 8 年 200 代传代，性质稳定。应用亚显微注射技术，将 1～5 个癌细胞注入白色小鼠的胚泡即囊胚，并把此胚泡植入假孕的养母鼠子宫内，获得了黑棕与白毛相间的小鼠，呈细胞遗传性镶嵌体。

第四，因为癌是全息胚，所以才能与其他全息胚有相同的生长曲线。

因为癌是全息胚，所以才与其他的全息胚，如器官、胚胎，有着相同的生长曲线。人和动物的实体瘤只在较短的观察期内符合指数生长规律，随着瘤体增大，肿瘤的生长就不断减慢，并按指数规律递减，以后生长曲线趋于平坦。Laird 于 1964 年指出，肿瘤的这种生长方式符合 Gompertz 函数。Gompertz 型生长时生长率在瘤体极小或极大时均很小，而在生长曲线的拐点，即瘤体大小为极大值的 37% 时最大。而胎儿、内脏的生长也都符合 Gompertz 曲线。

第五，癌是滞育于卵裂期或桑椹期的全息胚，癌转移与浸润就是理所当然的。

在哺乳动物，卵裂期或桑椹期的胚胎并没有固着，而是在输卵管中转移着，转移是这时期胚胎的正常的能力。在囊胚阶段胚胎才能移到子宫中并植入子宫内膜。

癌是滞育在卵裂期或桑椹期发育阶段的全息胚。从癌上脱离开来的细胞群是新的卵裂期或桑椹期的全息胚，或者由于全息胚的加成性许多单个癌细胞在到达靶器官后重新组合成卵裂期或桑椹期的全息胚。所以癌的转移与真正的胚胎在处于这一发育阶段时的转移在本质上并没有什么不同。癌的转移是理所当然的。

单个癌细胞是处于受精卵这一发育时期的全息胚，在转移过程中，很可能在新的环境中发育滞育，而滞育在受精卵期的癌细胞，已经是正常化了的细胞，就不会形成新的肿瘤。所以，癌转移需要多个癌细胞以在靶器官加成而形成新的卵裂型全息胚。Wood 在兔耳透明窗用显微技术观察 V_2 癌细胞转移的全过程，发现转移灶的形成至少需要 3 个癌细胞，一般需要 6 ～ 10 个。

囊胚时期真正的胚胎在子宫内膜的植入过程，就是一种浸润过程。胚胎消化其进入子宫内膜的通路，并被内膜完全埋入。癌中一些细胞已达到囊胚的发育阶段，所以出现了侵袭邻近细胞或器官并继续生长的浸润过程。

第六，真正的胚胎如在发育早期发生滞育，则会形成葡萄胎、绒毛膜上皮癌。

既然一般的全息胚滞育于发育时间轴上的卵裂期或桑椹期阶段就是癌，那么真正的胚胎或胚胎组织如果也在卵裂期或桑椹期发生了滞育，就会造成侵犯母体的起源于胚胎组织的癌。

事实上，任何形式的妊娠，都是全息胚从受精卵向新整体发育的过程，从而也就提供了使全部或部分下一些级别的全息胚的发育停滞在癌区的机会，从而提供了产生癌的机会。所以，绒毛膜上皮癌可以起源于各种形式的妊娠，如可以起源于正常男性或女性胚胎的生长期，任何月份的流产、异位妊娠及呈水泡样变的妊娠滋养细胞。笔者认为，这样的实验是可以成功的：将处于卵裂期或桑椹期的胚胎组织移植到母体的肺或乳腺中，由于这些部位对全息胚发育的控制，则会使移植物的发育滞育在癌区的机会增加，从而癌化的机会增加；而如果移植其发育已穿过癌区的，发育程度较高的肌肉组织，则基本不会产生肿瘤，这两种情况在癌化率方面可以有极显著的差异。

从全息胚学说的观点看来，葡萄胎是滞育在囊胚阶段的全息胚。由于等滞点的复式跟随发育，子宫内迅速为大小不等的水泡样物所充填，水泡小的如米粒，大的直径约 1 ～ 2cm，其中有细蒂相连，累累成串，形状很像未成熟的葡萄。这种胚胎早期滞育的机会，因地区不同，在东南亚一些国家中约每 200 例住院分娩中有 1 例，在欧洲和北美一些报道中每 200 例住院分娩中也有 1 例。

葡萄胎是滞点在囊胚阶段的全息胚。囊胚期在发育时间轴上癌区之后，在等滞点的复式跟随发育中，构成葡萄胎整体的下一些级别的全息胚因为是全息胚，所以其向滞点发育的曲线是 S 型的 Gompertz 曲线。从这种曲线的形式可以看，全息胚的发育在到达滞点之前要缓慢下来，从而滞点邻近癌区的全息胚在发育过程中，在癌区所经历的时间比滞点远离癌区的全息胚在癌区所经历的时间要长，从而滞点邻近癌区的全息胚滞育在癌区的概率或全息胚癌化的危险性提高了。笔者把这种由于滞点在发育时间轴癌区右侧并邻近癌区从而使全息胚癌化危险性增加的效应称为近癌区效应。葡萄胎的滞点在发育时间轴癌区右侧并邻近癌区，由于近癌区效应，葡萄胎患者得绒毛膜上皮癌的概率较大。大致说来，葡萄胎后发生绒毛膜上皮癌的危险约比非葡萄胎妊娠高 1000 倍。虽然葡萄胎妊娠的发病率在 1/200 ～ 1/2000 妊次，但葡萄胎妊娠引起的绒毛膜上皮癌的病例比足月活产引起者还多。例如，Teoh 等指出，在他们统计的绒毛膜上皮癌组中，82.8% 的病例发生于葡萄胎之后。

像葡萄胎由于近癌区效应使患癌的危险增加一样，在人体本体，某一部位全息胚的滞点越接近癌区，这一部位患癌的危险性就越高。肺、乳腺是处于囊胚或原肠胚发育阶段的全息胚，处于发育时间轴上的近癌区，所以这些部位比其他部位更容易发生癌。据美国癌症学会 1983 年的资料，肺癌在男性的各种癌中发病率和死亡率都是最高的。乳腺癌在女性的各种癌中发病率和死亡率都是最高的。

包括人类在内的羊膜动物的胚胎发育过程是与非羊膜动物不同的。羊膜动物有爬行类、鸟类和哺乳类，非羊膜动物是两栖类及比两栖类更低等的动物。从全息胚学说的观点看来，羊膜动物的胚胎发育经过了两次囊胚作用；在桑椹胚之后形成了囊胚。囊胚的内细胞团又成为两个相连的次级的囊胚型全息胚。这样，羊膜动物的胚胎发育在囊胚期就有一个短暂的停滞。并且，第一级囊胚将永远滞育在囊胚期，而成为滋养层及后来的绒毛膜，第二级囊胚型全息胚中的大部分也将永远滞育在囊胚层期而成为羊膜和卵黄囊，真正发育成新个体的是那两个次级囊胚型全息胚相连的部分——胚盘。所以，羊膜动物就有整个早期胚胎的一大部分滞育在囊胚期这一近癌区的问题了，就会产生滞育部分的近癌区效应。由于全息胚的重演性，由动物体细胞而来的全息胚也要重演胚胎的发育过程，从而，构成羊膜动物机体的所有全息胚在各自的发育过程中都会有这种滞育了的部分的近癌区效应，增加患癌的危险。而非羊膜动物则没有这种早期胚胎的全息胚近癌区滞育，非羊膜动物的整个囊胚顺利地直接向前发育，没有羊膜，滋养层，卵黄囊的近癌区滞育，从而由于全息胚的重演性，非羊膜动物的体细胞而来的一般全息胚也没有这种近癌区滞育，这样非羊膜动物就没有近癌区效应，从而比羊膜动物患癌的危险性小得多。所以，非羊膜动物如水螅（腔肠动物门）、蝾螈（脊索动物门，两栖纲）几乎不会生癌，即使给这些动物以强烈的致癌物质，他们仍然不会生癌。江口吾郎和渡边完二进行了这样的实验：他们把蝾螈的晶体去掉，再把具有很强致癌作用的物质注入眼球中，结果并没有出现癌，但出现了晶体的再生。

第七，为治疗癌而服用细胞抑制剂，可能使正常细胞的发育也滞在癌区，从而诱发出新的癌症。

人体经常会有组织损伤和细胞死亡，需要经常进行局部的修复，参与修复的细胞需要迅速发育并达到被修复部位损伤前的发育程度。所以，机体上经常会有细胞进行发育，穿过癌区，达到应该达到的发育程度。如果对机体使用抑制细胞生长发育的药物，就可能使正常的修复细胞也被滞育在癌区，从而诱发出新的癌症。而我们现在的对癌的化学疗法，基本上正是采用这样的方法。细胞抑制剂正在被广泛地应用着。

1928 年，弗莱明发现了青霉素的抑菌、杀菌的抗生作用，随后，各种抗生素层出不穷，为人类在一个历史时期内征服疾病作出重大贡献。但同时，杀死或阻滞目标物的治疗思想也成为现代医学中根深蒂固的主导治疗思想。

这样的治疗思想也被理所当然地应用到癌的治疗中来。但事实证明，这种治疗原则和治疗思想并没有从根本上改变癌症患者的命运。细菌的基因组与人类的有着很大的差别，人体内的细菌是外来的微生物，所以一般说来，抗生素可以相对有选择地杀死和抑制细菌。但肿瘤是人体正常细胞的转化物，与正常细胞是同源的，所以，任何破坏、杀死、抑制癌细胞的方法，也同样会破坏、杀死、抑制正常细胞。并且，抑制正常细胞比杀死正常细胞的后果更严重。因为抑制了正常细胞的发育，就会有可能使某些全息胚的发育被滞在癌区，从而诱发出新的癌。由于细菌和人体细胞虽然有很大的不同，但他们又都是细胞，所以即使是抑制细菌生长的抗生素也同样会在某种程度上抑制正常细胞的生长和发育，从而也可以是致癌的。1979 年，氯霉素已被 Tomatis 确证为是致癌的。土霉素也早已上了致癌药物的清单。

人们在无法顾及长远利益时，只能先顾眼前利益，为了抑制癌的生长，能够诱发新的癌的细胞抑制剂被广泛使用着，这显然是一条不正确的治疗癌症的思路。

抗癌化学治疗药物的命名根据不同的观察角度和观察方法而有所不同。但各种命名都显示出了能够阻碍全息胚发育的特性。较早的名称是破核性毒素，这些物质可以在小鼠胸腺中引起核固缩变性。经过在体的和离体的细胞对化疗药物反应的研究，还提出了"有丝分裂毒"这一名称，这一概念包括能引起细胞分裂障碍的物质。将损伤细胞的物质分成细胞抑制剂（核静止期毒）、有丝分裂毒（分裂毒、纺锤体毒）、代谢毒（胞浆毒、酶毒）和抗作用物（细胞本身作用物的拮抗物）是一种观察方式的尝试。根据细胞损伤的情况，与电离辐射相比，而提出了类辐射剂这样的名词，这一名词本身也说明了化疗药物具有与电离辐射相似的潜在的致癌性。比照抗菌化疗药物为细胞抑制剂或杀细胞剂，将抑制肿瘤的药物统称为细胞毒物质，则反映了另一种观察方法。随着有效的氮芥衍生物的出现，对这类物质使用癌毒物质的名称，包含了选择性的作用方式。但因这些化疗药物都应用于细胞抑制性治疗，所以在本章中统称他们为细胞抑制剂。

烷化剂是最大的一类抗癌药物，他可以分为氮芥衍生物、亚硝基脲衍生物、乙烯亚胺类、甲磺酸脂、三氮烯等。抗癌药物，特别是烷化剂，不仅经实验研究，而且也经许多临床病例证明具有致癌作用。这样，目的是为了治疗，其结果却在致癌，这就是细胞抑制剂抗癌化疗药物的特点。烷化剂的致癌作用，经实验证实已有 35 年。Schmähl 等的实验已经表明，烷化剂的临床剂量对大鼠有明显的致癌作用，类似于 X 线全身照射。其肿瘤发生率比未处理的对照组高 46 倍。他们在实验中观察到的烷化剂所致肿瘤部位没有固定的好发部位，但白血病和血管肉瘤增多。在他们后来的定量试验中，以肿瘤化疗中使用最广的烷化剂之一环磷酰胺为例，观察低于临床使用的剂量是否具有致癌作用。在给大鼠口服的单个剂量只相当于目前临床用作支持治疗剂量的 25%。实验表明，即使这种小剂量也仍然具有明显的致癌作用。并且，这种大鼠实验中得到的肿瘤与临床病人因治疗癌症而用环磷酰胺或烷化剂所引起的一样，即是膀胱癌和白血病。

由于已有许多实验和临床材料，越来越多的临床医生也指出，用于治疗癌症的细胞抑制剂具有诱发第二肿瘤的可能性。例如，Delbiuck 等报道，给大剂量化疗或放疗的恶性淋巴瘤病人患急性白血病的危险要比正常人群高 50 ～ 100 倍。Devita 等也得到类似结果，他们观察到作为何杰金氏病患者的并发病而出现第二肿瘤的危险要比正常人群高 3.5 ～ 30 倍。Chabrer 计算，患子宫癌并接受烷化剂化疗的妇女在开始治疗后的两年内患急性白血病的危险要比正常人群高 21 ～ 26 倍，而在治疗后存活两年以上的病人患白血病的危险要比正常人群要高 66 ～ 170 倍。

第八，征服癌症的新战略：促进癌的发育以突破滞点，使癌的发育穿出癌区而正常化。

既然目前正在使用着的细胞抑制剂化疗方法会抑制正常细胞的发育，导致新的癌，那么，正确的治疗战略是什么呢？这就是促进癌这一滞育着的全息胚的发育以突破滞点，使癌的发育穿出发育时间轴上的癌区而正常化。

根据癌机制的全息胚癌区滞育论，由前所述，癌是滞育于卵裂期和桑椹期发育阶段的全息胚。如果这种全息胚沿着发育时间轴继续向前发育，达到囊胚或更高的发育阶段或分化阶段，细胞就不会再有癌的无分化的疯长的特性，就会正常化。整体也就会对这些正常化了的细胞进行有效的控制。例如，整体通过免疫系统能够识别并抑制这有较高发育程度的全息胚的生长，或者清除掉这些不该发育出来的部分，这样就会使肿瘤减少或消失。这种治疗原则的关键在于使癌突破滞育状态，冲出时间发育轴上的癌区，进入安全的发育阶段。诱导全息胚发育的可以是化学方法，也可以是物理方法。化学方法是使用促进全息胚发育的药物，物理方法是使用促进全息胚发育或再生的诸如加热或针刺等方法。

促进癌沿着发育时间轴继续向前发育而正常化的治癌战略，明显地优于抑制癌的生长和发育的治癌战略。抑制生长和发育的方法并不能从根本上改变癌的本性，因为癌这一全息胚仍然还滞育在发育时间轴上的癌区；同时，又有着使其他正常全息胚的发育也滞于癌区的危险。而促进分化和发育的方法则能从根本上改变癌的本性，因为癌这一全息胚由于发育而可以穿出癌区；同时，促进分化也不会有使其他正常全息胚的发育滞于癌区的危险。

胚胎在卵裂期的发育是以生长为主要特点的；而从桑椹胚到囊胚的发育是以分化为主要特点的。此时，细胞移动其位置，桑椹胚很快就变为两个不同的部分，一个外细胞层即滋养层和一个内细胞层，滋养层向内部分泌液体并迅速生长，从而出现了一个充满液体的大腔——囊胚腔。由于全息胚的重演性，一般的全息胚从桑椹胚到囊胚期的发育即穿出了癌区的发育也是以分化为主要特点的。所以，促进或诱导全息胚分化的药物，可以被用来促进癌突破发育滞点，穿出癌区，从而可以被用来治疗癌症。促进或诱导全息胚分化的药物，笔者总称其为全息胚分化促进剂。全息胚分化促进剂是一种新的抗癌药物系列，无副作用和无致癌性。这里，有效低毒无毒的抗癌药物不止是一种，而是一群，是一个系列，他将会给人类的健康事业带来巨大的利益，就会像是抗生素发现时的情况一样。那样，癌症将不再是一种令人害怕的疾病了。

下面将举出可以被列为治疗癌症的全息胚分化促进剂的一批药物的名称以及他们可以被作为全息胚分化促进剂的理由。总的说来，凡是能够促进和诱导分化、再生、修复的物质都是全息胚分化促进剂。因为再生和修复也是以细胞分化为主要发育特点的。全息胚分化促进剂可以分为动物源全息胚分化促进剂、植物源全息胚分化促进剂以及其他来源的全息胚分化促进剂三大类别。

第九，包括动物源中药在内的可用于抗癌的动物源全息胚分化促进剂。

根据癌的全息胚学说，可用于抗癌的动物源全息胚分化促进剂有激素和动物源中药。如甲状腺素、促甲状腺激素、雌激素、糖皮质激素、催乳激素、黄体酮、蜕皮素、保幼激素、前胸腺激素、促红细胞生成素、肝脏、肾脏、甲状腺、骨骼肌等器官或组织，人或其他动物的胚胎提取物，低等动物源中药等。

1. 甲状腺素

甲状腺素是一种促进生长、发育、变态和分化的激素。如果孕妇饮食中用缺碘或服用了抗甲状腺药物，都可使甲状腺激素的合成减少，使儿童的身高和大脑发育受到影响，成为呆小病。这种情况，在其他家畜中也被观察到。初生大鼠丧失甲状腺素，则脑的发育变慢。实验还显示甲状腺素可以激起变态这样的迅速的分化和发育。当蝌蚪丧失甲状腺素时，他们继续生长而不变态，另一方面，喂甲状腺素的蝌蚪，却提早变态。A.A.沃物克维奇和F.B.霍穆洛曾发现甲状腺素对一些器官的再生具有刺激作用，而抗甲状腺物质则有抑制作用。在蜥蜴亚目、有尾两栖类、鸟类和哺乳类中，甲状腺素有加速脱皮（脱毛）的作用。变态是一种最强烈的分化过程。W.Etkin 认为，"在和变态的关系上，甲状腺是无双的"。这样，甲状腺素显然是使全息胚在发育时间轴上向前发育的物质，应该可以治疗癌。

已有许多事实证明甲状腺素的缺乏与癌有关。乳腺癌是在美国妇女中发病率和死亡率都居第一位的癌，而乳腺癌已被证明与缺碘有着肯定而明确的关系，缺碘则会导致甲状腺素的合成减少，从而使血液中甲状腺素浓度下降。美国费城阿尔伯特·爱因斯坦医学中心妇科埃斯金给饮食中缺碘的大鼠注射了大量烈性致癌剂 DMBA。这些大鼠几乎毫不例外地得了恶性乳腺肿瘤，比饮食中有充足的碘的大鼠得病快得多。他的统计调查进一步表明，美国乳腺癌死亡率最高的地区是在北美洲五大湖地区。这个地区还被称为甲状腺肿地带，因为这个地区缺碘。通过国家之间情况的对比，也显示了统计上的相关性。在那些缺碘的国家，乳腺癌往往最为流行。然而，像在日本这样的国家，碘的摄取量比较高，因而乳腺癌的发病率也就比较低。另有报告指出，在地方性甲状腺肿的地区，如墨西哥、泰国等，乳腺癌的发病率高；而无地方性甲腺肿的地区，则发病率很低。

甲状腺功能亢进患者的甲状腺素分泌过多。Davis 发现，甲亢者乳腺癌发病率远比甲状腺功能正常者低得多。有人认为甲亢病人很少发生乳腺癌、卵巢癌和子宫癌。Humphrey 报道 196 例甲状腺功能亢进手术后妇女，随访 12 年，无一例发生乳腺癌。相反，乳腺癌、卵巢癌和子宫癌治疗后复发时，病人的甲状腺功能都偏低。甚至有人说，甲亢患者几乎未见到这些恶性肿瘤的复发。日本学者曾报告，慢性淋巴性甲状腺炎伴甲状腺功能低下的患者，发生乳腺癌的危险性比无甲状腺病者高 5 倍。具甲状腺肿的诱发物质，药物性与遗传性的碘缺乏，以及碘供不足患者乳腺癌发病的危险增加。约 24.9% 单纯甲状腺肿的病人伴发乳腺癌。

2. 促甲状腺素（TSH）

蝌蚪的甲状腺，像其他的脊椎动物，提示在脑垂体的 TSH 控制之下。给蝌蚪注射 TSH，导致提早变态，切除垂体的蝌蚪则不能变态，但由于个体的单纯的生长性，使之越来越大，成为巨蝌蚪（giant）。所以，TSH 可以通过对甲状腺的支配而促进全息胚的发育和分化，应该可以治疗癌症。

3. 雌激素

一些像雌激素那样的类固醇激素引起细胞增殖的方式，与像体细胞调节素那样的引起细胞增殖的方式，是根本不同的。体细胞调节素只诱导细胞增殖，而不改变其靶细胞的分化状态。相反，雌激素不仅启动子宫（包括输卵管）的增殖性增大，而且根本改变其代谢特点。这样，雌激素也是促分化促发育的物质，所以也可以作为治癌的药物。

日本已经有过报道，雌激素可以抑制胃癌，古河把生后第四周的老鼠分为 4 组：第一组为普通雄鼠，第 2 组为用 4 个月时间注入人的雌激素雌二醇的雄鼠，第 3 组为摘除睾丸的雄鼠，第 4 组为普通雌鼠。用致癌剂 MNNG 的水溶液代水，供这 4 组鼠饮用 4 个月，每只鼠的饮用量相同，一年以后检查了胃癌的发生情况，胃癌发生率为：第 1 组 88%，第 2 组 68%，第 3 组 29%，第 4 组 0%。可见，雌激素能够抑制胃癌的发生。另有报道，雌激素可以抑制前列腺癌的生长。雌激素虽已在临床中应用于治疗癌，但作用原理过去却未被阐明。在癌机制的全息胚癌区滞育论中，雌激素是一种全息胚分化促进剂，这已使其抗癌原理得到了阐明。

4. 糖皮质激素

糖皮质激素（氢化可的松衍生物，如泼尼松、泼尼松龙、地塞米松）以组织特异的方式影响核酸及蛋白质的合成。氢化可的松可以促进乳腺和鸡的视网膜的分化。也就是说，氢化可的松是全息胚分化促进剂，所以可以抗癌。1981 年，Evans 等已发现糖皮质激素有抑制靶细胞癌变的作用。他们选用苯并芘和紫外线作为致癌物质，用以处理体外培养的仓鼠胚胎的成纤维细胞，并以克隆效率作为细胞增殖和癌变抑制的指标。结果表明，浓度为 $10^{-9} \sim 10^{-11}$M 的皮质醇和地塞米松不能抑制细胞生长，但能抑制苯并芘诱发成纤维细胞癌变的作用。这两种糖皮质激素抑癌程度与浓度有关。如浓度 10^{-9}M 的皮质醇和地塞米松分别可抑制 82% 和 93% 的细胞发生癌变。当克分子浓度降低至 $10^{-10} \sim 10^{-11}$M 时，癌变抑制率也分别降至 70% 和 55%。对紫外线诱发癌变的抑制作用，皮质醇和地塞米松（10^{-9}M）分别可抑制 78% 和 100%。当糖皮质激素浓度高时，成纤维细胞的增殖和癌变都降低。

5. 催乳激素

注射催乳激素可缩短蜥蜴（*Anolis carolinensis*）的蜕皮周期。同时还有人指出，催乳激素可缩短切除甲状腺的蜥蜴（Gekko gecko）的蜕皮周期。蝾螈的催乳激素可促进他由陆生转移（或变态）到水生的产卵阶段。由于催乳激素能够促分化，所以应该对癌有疗效。

6. 黄体酮

黄体酮能促进子宫内膜的组织变化，并维持妊娠的正常进行和促进乳腺的发育。黄体酮已可以用来治癌而副作用很小。黄体酮类化合物主要用于子宫内膜癌（子宫体癌），有时用于乳腺癌。

7. 蜕皮激素

蜕皮激素是由前胸腺所分泌的，当保幼激素存在时，主要起蜕皮作用；当保幼激素不存在时，蜕皮激素还可促使幼虫脑神经以及中肠等内部器官的分化，发生变态。显然，蜕皮激素属于全息胚分化促进剂，应能治疗癌症。黑蚱若虫经几次蜕皮羽化为成虫，羽化后的蜕壳，即是中药蝉蜕。蝉蜕应含有蜕皮激素，对癌应有促进正常化作用。佐藤的实验证明，蝉蜕对体外培养的癌细胞的抑制率为 100%。

蜕皮激素属类固醇化合物，现已能人工合成。在一些植物，如水龙骨、银杏、罗汉松、苋、川山漆、紫杉和桑，也存在与蜕皮激素类似的物质，对昆虫也有蜕皮作用，称为植物蜕皮激素。植物蜕皮激素也应具有抗癌作用。

8. 保幼激素

枝状（*Dixippus*）在成虫时期失去再生新肢体的能力，但是在若虫时期他能任意地再生这些器官。假如用移植咽侧体的方法供给保幼激素，成虫被诱导生新蜕皮，这个动物再一次获得再生能力。相反地，在年轻的若虫中，咽侧体的割除引起再生能力的消失，而这些腺体的重新植入恢复这种能力。在年轻的若虫时期去除咽侧体也引起一切组织的严重改变。许多组织退化，其他的组织表现不正常的无控制的生长，常和脊椎动物病理学家的熟悉的肿瘤相似，而以咽侧体重新供给这不正常的动物，就又可以恢复正常的情况。这就证明保幼激素也可以促进全息胚的再生、分化，从而应该能使肿瘤从无控生长状态解脱出来。

9. 前胸腺激素

这是由昆虫胸部（在某些昆虫也扩展到头部）的一定的腺体细胞所产生的一种因子，他似乎主要是直接地作用于组织，刺激后者取得成体的状态，前胸腺激素曾经并且一直时常被命名为"生长和分化激素"。从这个角度看，前胸腺激素属于全息胚分化促进剂之列。

10. 促红细胞生成素、胰岛素

促红细胞生成素促进骨髓中红细胞的分化，胰岛素可促进乳腺的泡状细胞的分化，都可被诊断是全息胚分化促进剂。

11. 肝脏、肾脏、甲状腺、骨骼肌等器官或组织

在胚胎学的实验中，肝脏、肾脏都早已作为某些器官分化的诱导物。如庄孝僡蝾螈的新鲜肝脏在蝾螈的早期原肠胚中诱发出不同的器官，如尾、肌肉、原肾、脑、听囊、脊索、鼻、眼和平衡器等。Toivonen 用酒精处理过的各种脊椎动物的肝脏和肾脏在蝾螈早期胚胎中诱发出了各种器官。此外，将加热杀死的前部神经板植入蝾螈（Tristurus）早期原肠胚的囊胚腔中，得到了神经构造和带有水晶体的眼睛的诱导。将一块沸水煮过的人的甲状腺植入蝾螈（Triturus）早期原肠胚的囊胚腔中，得到了次级胚胎的诱导。取自两栖类幼体的脑和取自尾芽期的体节和脊索，甚至取自成体大家鼠、小鸡和人的骨骼肌与肉瘤都能诱导原肠胚的外胚层发生神经组织。Holtfreter 广泛地研究了幼体和成体的碎片都具有诱导能力。不论移植物是新鲜的、经过干燥的，或者短期受较高温度处理的，结果差不多是同样的。两栖类的、水蚤的、鸡胚的和牛肝的不含细胞的凝固的匀浆也同样具有诱导能力。大多数组织倾向于诱导带有头部性征的神经构造，而其他的（如同某些哺乳类的肝脏、肾脏、甲状腺）则优先诱导躯干及尾部的构造。

上述这些能诱导分化的动物器官和组织，都是全息胚分化促进剂，都应能治疗癌。现在，至少在肝脏中这样的见解得到了证实。明渡均等发现了从家鼠肝脏中提出来的抑制癌细胞因子，他能够强有力地抑制癌细胞的浸润。用正常鼠肝 RNA 处理小鼠肝癌细胞株，后者的葡萄糖 -6- 磷酸酶的酶谱向正常细胞的酶谱转化，即葡萄糖 -6- 磷酸酶、磷酸葡萄糖变位酶（PGM）和果糖二磷酸酶（FDP$_{ase}$）浓度升高，而葡萄糖 -6- 磷酸脱氢酶浓度下降，说明正常鼠肝 RNA 能诱导肝癌细胞的基因表达向着正常细胞方向转变。用正常人肝 mRNA 处理肝癌细胞株可诱导白蛋白合成。用小鼠肝癌细胞经正常 RNA 处理，尽管细胞存活，但是 100% 失去在体内形成肿瘤的能力。如果鼠肝 RNA 先经RNA 酶消化，则失去这种阻碍作用。这种 RNA 逆转癌细胞的作用有器官的专一性，但无种属的专一性。

12. 胚胎提取物

胚胎的组织和细胞处在迅速分化和发育中，在胚胎中应该有较多的全息胚分化促进剂，从而应该可以治癌。

前面所述的癌细胞核在去核卵中的正常发育——癌移核实验，癌组织与早期胚胎结合而共同发育成一个正常的小鼠——嵌合体实验，事实上都证明了卵或早期胚胎中存在着可使癌细胞正常化的全息胚分化促进剂。近年来，国内曾有人试用人胚混合匀浆抗癌，多数患者的血象均有所改善，部

分患者的皮肤迟发超敏反应转为阳性或敏感增强，少数患者经胚胎匀浆和其他抗癌疗法综合治疗后肿块有不同程度的缩小。此外，还有报道，男性胎儿中的一种蛋白 MIS 具有抑制卵巢癌、子宫癌增殖的功能。从初生小牛睾丸中，取出纯 MIS，用于从人卵巢取出的癌细胞上，在 28 例中，有 25 例癌细胞增殖得到抑制。还有实验证明，在苍蝇"胚胎"中也存在着抗癌物质。日本东京大学药学部名取俊二查明，一般家庭常见的大麻蝇（苍蝇的一种）幼虫的体液中含有蛋白质"大麻蝇外源凝集素"，有极强的抗癌作用。大麻蝇外源凝集素是用注射用的针刺破大麻蝇幼虫的体壁而流出的体液中含有的一种蛋白质。名取俊二把肿瘤细胞移植到小鼠体内，并从移植后的第二天开始，平均每隔一天给肿瘤小鼠投用 50μg 大麻蝇外源凝集素。结果，给药后第 20 天肿瘤缩小到 8mm，第 25 天以后，肿瘤急速变小，30 天后完全消失，而没有投用大麻蝇外源凝集素的小鼠，30 天后肿瘤直径为 35mm。

妇女在妊娠过程中，促进胎儿生长和分化的激素或其他物质增加了合成，不仅在胚胎中，而且在母体各个部位，全息胚分化促进剂的含量都被提高了，从而可以使母体各部位全息胚滞育在癌区的危险性减少。而修女们实行独身生活，而不会妊娠，修女们患乳腺癌的机会就多。这一现象在 1700 年就被 Ramazzini 注意到了。1842 年 Rigoni-stern 的数据材料指出"癌症好发于修女，与其他妇女之比约 5 : 1"。

1926 年，Lana-Clagpon 就发现未产妇女比对照妇女患乳腺癌的比率高。1953 年 Logmn 指出，在育龄年后的妇女，不论已婚或未婚，曾经生育孩子者较未曾生育者，较少死于乳腺癌。1953 年 Stocks 注意到，只有一个孩子或没有孩子的妇女，乳腺癌的发病率较预期的为多，而多个孩子者其发病率较预期的为少。他认为，多次妊娠或可保护免患乳腺癌。英格兰、威尔士和美国的曾孕妇女队列研究表明，卵巢癌的死亡率和生育次数成反比。一次以上的妊娠更能防止卵巢癌发生。

不妊娠的极端例子是男性。由于男性是不怀孕的，所以也就没有在胚胎分化和发育过程中的较多的全息胚分化促进剂的存在。此外，男性也没有如前所述的那几种只有女性才拥有的全息胚分化促进剂。如雌激素、黄体酮等。那么总的来说，男的患癌的危险应该高于女性，事实正是如此。根据肿瘤登记报道资料，中国某市 1972—1974 年癌的年平均调整发病率：男性 218.4/10 万，女性 102.8/10 万。男与女之比为 1.29 : 1。美国国立癌症研究所（NCI）的"监督、流行病学和最终结局"计划（SEER）中，所作出的以全美国人口的 10% 为样本的 1973 ~ 1977 年间的癌症发病率统计表明，男性较女性发病率高。总的癌症发病率是男 379.3/10 万，女 304.1/10 万，男女之比为 1.25 : 1。

13. 低等动物

低等动物多有变态，分化发育迅速，表示整体这一特殊的全息胚分化和发育能力强，含有较多的全息胚分化促进剂。再生和无性生殖是主体的一般全息胚的分化和发育。低等动物比高等动物再生和无性生殖能力强，这也表示低等动物比高等动物有较多的全息胚分化促进剂。变态、再生和无性生殖的能力强，这些标志着动物含有较多全息胚分化促进剂的性状，我们称其为动物的抗癌指示性状。某种动物的抗癌指示性状越突出，则这种动物越有希望成为好的抗癌药物。根据有否抗癌指示性状及该性状的突出程度，可以在广大的动物界进行筛选，从而找到更多更有效的动物源抗癌药物。

中药里虫类药物甚多，用于抗癌及具有一定的抑制癌细胞生长的低等动物类药也不少，有些则有改善症状，减轻疼痛的效果。常用的有白花蛇、乌梢蛇、蛇蜕、蜂房、土鳖虫、全蝎、蜈蚣、地龙、僵蚕、斑蝥、红娘子、穿山甲、壁虎、蜗牛、蜻蜓、水蛭、虻虫、蛴螬、蟾蜍、蟹壳、蛤壳等。根据动物的抗癌指示性状，可以扩大抗癌中药的资源，并有助于筛选出最佳的动物源抗癌中药。

第十，中草药抗癌的巨大潜力和可用于抗癌的植物源全息胚分化促进剂。

植物与动物虽然在很多方面都不相同，但在基本生命现象方面都是一致的。根据广义泛胚论，动物和植物都是一个庞大生物体的不同部分。3-吲哚乙酸（IAA）是一种重要的植物激素，但在动物的尿中也可以找到他。并且，运动可以在不同的发育阶段和不同器官用色氨酸合成 IAA，虽然合成能力不同。1986 年又有报道，法国尼斯大学植物生理学家米歇尔·拉兹斯基发现，在哺乳动物的脑组织中也存在着植物激素——脱落酸。他借助色谱分析方法发现，猪和鼠的脑组织中也存在着这种植物激素。他认为脱落酸对动物和植物同样起着传递信息的媒介作用。仔牛、家鼠、绵羊和人的肝脏、鸡的胚、猴的肠、肝脏、肌肉都含有促分化能力较强的植物激素——细胞激动素。这也可能是前面所述动物肝脏有很好的分化诱导作用的原因之一。植物激素对于动物器官或组织的发生和生长有否生理意义已很受人们重视。已经发现，植物激素也能影响动物器官或组织的发生和分化。应用酵母和小麦胚的核蛋白部分得到了两栖类神经的诱导，毛地黄皂苷也被证实有诱导动物器官或组织的分化作用。我们认为，凡是促进植物全息胚发育和分化的激素也能促进动物全息胚的发育和分化，属于全息胚分化促进剂之列，可以被用来治疗人类的癌症。

可以被用来治疗癌症的植物源的全息胚分化促进剂有植物激素及其他植物发育调节物质和中草药。

1. 植物激素及其他植物发育调节物质

植物激素及其他植物发育调节物质中属于全息胚分化促进剂并应该有抗癌作用的是脱落酸、乙烯、细胞激动素、生长素等。

脱落酸（ABA）能够促进不定芽的分化。在秋海棠（Begonia cheimantha）扦插前，用 BAB 溶液将叶柄浸泡 24 小时，其不定芽的形成就能受到促进。若将培养在光照下的绿豆下胚轴用 1～100mg/L 的 ABA 溶液进行 48 小时的处理，就能促进其发育不定根。所以在某些情况下 ABA 也是全息胚分化促进剂，可以抗癌。已证实含有 ABA 的植物部位有香蕉果实、山药气生块茎、椰子的胚乳汁、玉米种子、苹果果实、甘蓝中心部的叶、豌豆未成熟种子、柠檬果实、马铃薯块茎、番茄果实、草莓果实等。

乙烯可以促进烟草和秋海棠不定根的发根，促进豌豆的根毛的形成；乙烯对莴苣种子的发育有促进作用；乙烯可以促进菠萝开花。印度蓝茉莉（Plumbago indica）节间组织的组织培养时期，用 0.1% 的乙烯连续处理一星期，结果发现处理的印度蓝茉莉在他的正常不能开花的长日照条件下也开了花。乙烯促进果实成熟的作用已在果实催熟中得到了应用。所以，乙烯是全息胚分化促进剂。

细胞激动素也显示出了全息胚分化促进剂的作用。并且，通常作为植物激素的细胞激动素的 2ip 和 2ipA 在动物组织中也可以分离出来。天然存在的细胞激动素有 6-（3- 甲基 -2- 丁烯基氨基）嘌呤（即 2ip），6-（3- 甲基 -2- 丁烯基氨基）-9-β-D- 呋喃核糖基嘌呤即 2ipA，6-（3- 甲基 -3- 羟基丁基氨基）嘌呤，6-（4- 羟基 -3- 甲基 -2- 反式 - 丁烯基氨基）嘌呤（即玉米素），6（4- 羟基 -3-

甲基 -2- 顺式 – 丁烯基氨基）-9-β-D- 呋喃核糖基嘌呤（即顺式 – 核糖基 – 玉米素），6-（3- 甲基 -2- 丁烯基氨基）-2- 甲硫基 -9-β-D- 呋喃核糖嘌呤（即 ms-2PA），6-（4- 羟基 -3- 甲基 -2- 丁烯基氨基）-2- 甲硫基 -9-β-D- 呋喃核糖基嘌呤（即 ms- 核糖基玉米素），6-（3- 甲基 -4- 羟基丁基氨基）嘌呤（即二氢玉米素），6- 呋喃腺嘌呤（即激动素）。人工合成的细胞激动素有 6- 苄基腺嘌呤，6- 苯酰腺嘌呤，6-（2- 吡啶基）腺嘌呤，6-（2- 噻吩甲基）腺嘌呤，6- 四氢糠腺嘌呤，6-（2- 萘基）腺嘌呤等。

细胞激动素能对抗顶端优势促进侧芽生长，这明显的是促进了通常情况下受抑制的全息胚——侧芽的发育和分化。如，在除顶后的豌豆顶端切面上，先以生长素抑制侧芽的生长，然后再在其侧芽上直接给予激动素，其抑制状态就可被解除。细胞激动素又能有效地促进芽的形成。非洲紫茞苔（saintpaulia ionantha）的叶柄经激动素处理 24 小时后，其芽的形成就会受到明显的促进。毛叶秋海棠（Begonia rex）的叶经激动素处理后，不仅主脉基部的芽能够很快地形成，整个叶缘也都能形成芽。Heide 发现高浓度的激动素能够促进某种秋海棠的叶上形成芽。从人工培养的 Dendrephthoe falcata 的胚及胚乳（3n）中发出的新叶，在各种细胞激动素的作用下，也能形成新芽。大叶落地生根（Brgophyllum daigremontianum）的离体叶或天然叶经 6- 苄基腺嘌冷处理后，其分生组织在短时期内即能活跃起来，形成新芽。田旋花（Convolvulus arvensis）的人工培养断根，在其根尖一端所形成的类似愈伤组织也能在激动素的作用下形成芽。而且，这种断根的悬浮培养物也能在激动素的刺激下形成芽。

细胞激动素也可以促进细胞分化。髓部的薄壁组织细胞在激动素和 IAA 的各种不同浓度比率的作用下，能形成各种不同类型的细胞，有时甚至能形成本质部细胞。细胞激动素又能促进花芽形成和开花，有些要求低温的植物（如菊苣）或长日照植物（拟南芥菜）在非诱导条件下本是滞育着的不开花，而通过激动素的作用可以使之开花，从而打破了滞点。细胞激动素还可以促进种子萌发，打破休眠，这也是打破了滞育着的全息胚的滞点。

细胞激动素有很好的促分化作用，所以应该具有很好的抗癌能力。含有细胞激动素及其类似物质的植物种类很多，现在已经从 50 多种植物中发现其存在。存在的部位也很广，在种子、根、茎、叶、幼嫩的分生组织等处都有所发现。在高等植物中所发现的细胞激动素，绝大部分可能都是玉米素或玉米素的核糖苷。

玉米素是从玉米的未成熟种子中分离出来的，二氢玉米素是从黄羽扁豆的未成熟种子中分离出来的。未成熟种子是细胞激动素存在的一个场所。桃、佛手瓜（Seehium edule）、曼陀罗（Datura gtramonium）、大豆、菜豆、落花生、豌豆、刀豆、苹果、西葫芦等的未成熟种子也含有类似细胞激动素物质。萌发中的种子也含有类似细胞激动素物质。发育中的果实如苹果、番茄、梨、桃、榅桲（Cydonia oblonga）能测出很多细胞激动素。在向日葵根尖、菜豆根、菊苣（Cichorium intybus）的块茎中也能直接提取细胞激动素。

生长也是一种发育并必然伴随着分化。所以，促生长的生长素在许多场合也显示出全息胚分化促进剂的作用。生长素的促分化作用通过促进木质部的分化、愈伤组织的分化、脱叶、发根表现了出来，锦紫苏（Coleus blumei）叶柄木质部分化具有相当大的直接作用。植物脱叶时，叶柄基部的离层组织可由脱落酸及乙烯等诱导产生。但从茎上取下一个带有叶柄基部的茎切段，并在茎的切面上涂上生长素，其脱叶活动就会受到促进。生长素在园艺上用以促进插枝生根，效果显著。

生长素有 3= 吲哚乙酸（IAA），2，4- 二氯苯氧乙酸（2，4-D），α- 萘乙酸（NAA），2，2，6- 三氯苯甲酸，二甲基秋兰姆乙酸，顺 – 肉桂酸，β- 萘氧乙酸。但生长素与其他促分化物质不同，又有着潜在的致癌危险，所以要慎用。这我将在后面专门阐述。

细胞激动素、脱落酸、乙烯、生长素，分别或在不同条件下有很好的全息胚分化促进作用。同时，这些激素的分子结构大多都已清楚，并多有人工合成的成品，所以这些植物激素作为全息胚分化促进剂的抗癌药物是很理想的。

实际上，许多事实证实促分化型植物激素的抗癌能力。植物的嫩芽处在激烈的分化阶段，应该含有较多的促分化型植物激素。前面已经指出在嫩芽中细胞激动素的存在。所以，小麦芽、绿豆芽、扁豆芽的提取物正在被考虑作为化学诱发的癌的防癌剂。在常用的可能致癌（Ames）细菌实验中，这些提取物可降低诸如 2- 乙酰氨基芴苯骈（a）芘及黄曲霉素 B_1 等化学致癌物的效能。此外，笔者认为，中草药治癌的众多事实也已证明有促分化能力的那些植物激素具有抗癌能力。

2. 中草药

植物的枝、叶、叶脉等全息胚已经是特化了的，其发育和分化是不完全的，这些全息胚的根的发育在通常情况下已停滞了。而在许多植物，这些全息胚却有比较强的分化，长出了气生的根，或变态的根如柔毛，刚毛或粗毛。如果叶以下级别的全息胚的分化能力强，以主要的支脉及其周围的组织组成的全息胚就会向新的叶分化和发育，整个的叶就会出现开裂、锯齿或成为复叶。植株强的无性生殖能力和分蘖能力，以及其块根和块茎等也是植株的一般全息胚有较强的分化和发育能力的表现。植物的这些外在性状，表明他们有着较强的分化和发育能力，表明了这些植物体内有着较多的全息胚分化促进剂，从而这些植物可以作为对正常细胞没有损害的抗癌药物。叶或茎上有毛即变态的根，叶开裂具缺刻或具复叶，有块根或块茎，无性生殖能力强，分蘖能力强，这些性状笔者称之为植物的抗癌指示性状。某些植物的抗癌指示性状越突出，具有的抗癌指示性状越多，则这种植物含全息胚分化促进剂就越多，抗癌能力就越强。根据植物的抗癌指示性状，可以大大地扩大抗癌中药的资源，筛选出更多更有效的抗癌中药，减少在筛选抗癌中药时的盲目性。

佐藤昭彦发现了几种抗癌中草药，他们对一般的有双刃作用（既能抑制癌细胞又能抑制正常细胞）的抗癌剂不同，他们不影响或很少影响正常细胞，甚至促进正常细胞的增殖。如白毛藤对癌细胞抑制率为 100%，对正常细胞的抑制率则为 –100%，即能促进正常细胞的增殖，增殖率达 100%。败酱根对癌细胞的抑制率为 68.2%，对正常细胞的增殖率为 100%。他发现，对癌细胞有强抑制作用，对正常细胞无抑制作用的有仙鹤草、白毛藤和败酱根；对癌有强抑制作用，对正常细胞抑制作用弱的有瞿麦根、山归来、山豆根、半枝莲、大枣、萱草、田三七、甘草、水杨梅、升麻。佐藤不仅对这些中草药对体外培养中的癌细胞与正常细胞的抑制能力作了实验对比，并且作了动物实验和临床应用实验。佐藤将这些中药的精制浸膏粉连续每日给患者服用 20g 左右，对估计尚能存活半年左右的晚期癌症病人服药后，改善症状的 90% 左右，肿瘤停止增殖 80% 左右，约 50% 的人延长了生命。很有趣味的情况是，服用这些中药粗制浸膏粉的病人都不诉疼痛，即使过去在死前伴有剧痛的胰腺癌和肝癌患者，服用 1 个月后，也几乎不诉疼痛，也不用注射镇痛药。佐藤认为，这些抗癌中药的这个特点是不可思议的。他承认，这些中草药的抗癌作用机理还不清楚。

根据癌的全息胚学说，这些中草药奇特疗效是很好理解的。笔者分析了中草药，发现他们都有着突出的抗癌指示性状，说明这些中药中含有较多的全息胚分化促进剂，从而具有使肿瘤穿出癌区的正常化的能力，正常化了的癌细胞脱离了疯长的状态，肿瘤的生长和增殖当然被抑制了。这样，这些中药的无副作用的强抗癌能力，就在本章的抗癌理论的意料之中了。这些中药的抗癌机理也就得到了阐明。

下面让我们来看看这些中草药有哪些突出的指示性状。

仙鹤草，原植物为龙芽草（*Agrimonia pilosa*），全株密生长柔毛，单数羽状复叶，小叶边缘有锯齿，叶两面疏生柔毛。这样，仙鹤草就有了生毛、复叶、叶缺刻等三种抗癌指示性状，且抗癌指示性状突出。

白毛藤的原植物为白英（*Solanum lyratum*），茎具细毛，上部叶多作戟状 3 裂或羽状多裂，可分根繁殖。也有三种抗癌指示性状：白毛、叶裂、无性生殖能力强。

败酱根的原植物有白花败酱（*Patrinia villosa*）和黄花败酱（*P.scabiosaefolia*），白花败酱茎具倒生的白色粗毛，叶边缘有粗锯齿，叶 3 裂而基部裂片很小，两面均有粗毛。黄花败酱茎枝被脱落性白粗毛，叶羽状深裂，有两种抗癌指示性状。

瞿麦根是瞿麦（*Dianthus, superbus*）和石竹（*D.chinensis*）的根。这两种植物多分蘖，可分株繁殖。瞿麦根正是这两种植物抗癌指示性状最突出的部位。

山归来（*Smilax glabra*）有两种突出的抗癌指示性状：根状茎块根状，叶基部有这一全息胚的根的变态——卷须。

山豆根，原植物是广豆根（*Sophora subprostrata*），茎密被短柔毛，羽状复叶，叶柄密被短柔毛。有两种突出的抗癌指示性状：生毛、复叶。

半枝莲（*Scutellaria brabata*）可分株无性繁殖，叶缘具疏锯齿，茎具四棱。有两种抗癌指示性状：无性生殖、叶具锯齿。

大枣（*Ziziphus jujuba*），枝上有成对针样刺，叶有细锯齿，易分株繁殖。有两种抗癌指示性状：叶锯齿，无性生殖。

萱草，原植物为萱草（*Hemerocallis falva*）、黄花萱草（*H.flave*）或小萱草（*H.minor*）。萱草有纺锤状的块根，黄花萱草有圆柱形或纺锤形块根，小萱草根的末端也有膨大。这三种植物均能很好地无性繁殖。有两种抗癌指示性状：块根、无性生殖。

田三七（*Panax pseudo-ginseng*），掌状复叶 3 ～ 4 枚轮生于茎端，小叶缘有细锯齿，两面脉上有刚毛。有两种抗癌指示性状：复叶，有毛。

甘草（*Glycyrrhiza uralensis*），茎被白色短毛或腺状毛，羽状复叶，叶两面被腺鳞及短毛，可用根茎切断无性繁殖，有三种抗癌指示性状：复叶、生毛、无性生殖。

水杨梅（*Geum japonicum*），全株密被白色柔毛，叶片羽状开裂，叶两面散生短柔毛。有两种抗癌指示性状：生毛、叶裂。

升麻（*Cimicifuga foetida*），茎被疏柔毛，数回羽状复叶，小叶片有深锯齿，叶两面被短柔毛，叶柄密被柔毛。有两种抗癌指示性状：复叶、生毛。

与上述中药相比较，具有弱的抗癌能力的中草药，则只有弱的抗癌指示性状。已经被佐藤通过体外实验，动物实验证明有弱的抗癌作用的中药有：田基黄、荆芥、柴胡、人参、半夏。我发现，这些中草药的抗癌指示性状与前面所述的强抗癌中药相比，是弱的。

例如，田基黄（*Hypericum japonicum*），无毛，叶全缘，只在板基部近节处生细根，即只有枝这一全息胚有高度的发育。

荆芥（*Schizonepeta tenuifolia*），全株被短柔毛，叶羽状深裂，叶两面均被柔毛，为裂片线形，全缘。

柴胡（*Buleurum chinensis*），无毛，叶全缘。只是通过茎丛生，在上部多分枝显示出有一定的分化能力。

人参（*Panax sohin-seng*），掌状复叶，但叶少，一年只有一枚，二年生仍一枚，三年生两枚，四年生者才为三枚。叶边缘有锯齿，上面沿叶脉有刚毛，下面无毛。

半夏（*Pinellia ternata*），叶为三小叶复叶，小叶全缘，无毛，但可以块茎繁殖或珠芽繁殖。

常敏毅编著的《抗癌本草》一书搜集了已经经过实验或临床证明有抗癌作用的中药226种。其中植物类中药183种，我们对这183种中草药进行分析，发现有155种具有明显的抗癌指示性状，所余26种不具或仅有较弱的抗癌药物指示性状。具有明显抗癌药物指示性状的155种中草药占《抗癌本草》一书中全部抗癌植物类中药的84.7%，或者说，具有明显抗癌药物指示性状的中草药在已发现的抗癌中草药群中占84.7%。这一比例显著高于具有明显抗癌药物指示性状的中草药在整个中草药群中的比例。在整个中草药群中，随机取600种中草药，具有较明显的抗癌药物指示性状的中草药为354种，占59%。这与具有较明显的抗癌药物指示性状的中草药在抗癌中草药群中所占84.7%相比，经统计学处理，有极显著差异（$t=6.377$，$P < 0.001$）。这说明，虽然过去人们还不可能利用抗癌药物指示性状去有目的地筛选中草药，却大多具有抗癌药物指示性状，与本章的理论相符。

现在，中医药抗癌的经验事实已经不少了，其优越性在临床中也不断得到体现。但是，由于过去并没有能揭示癌的本质，所以并不能真正认识到中草药抗癌的重大价值和巨大潜力。从而即使在中国，中药抗癌也没有得到应有的重视，无论科学研究规划还是临床应用中，中药抗癌都没有置于重要的地位。由于癌的全息胚学说的提出，对癌的本质有了全新的认识，中药抗癌问题一定会引起人们的极大注意。

第十一，可用于抗癌的其他来源的全息胚分化促进剂。

用次甲基蓝处理外胚层，可使之产生神经分化。氨处理不仅能诱导假定外胚层植片产生神经分化，而且甚至还可以提高腹部中胚层分化为脊索的潜能，无机物质如高岭土和硅土也有诱导分化作用。硫氢化合物也具有神经诱导能力。可见，可用于抗癌的全息胚分化促进剂在无机界也是存在着的。在已证明有抗癌作用的中药中，有一部分即是无机物。

第十二，适当摄入全息胚分化促进剂可以防癌。

　　避免接触致癌因素和避免食用含有致癌物的食品，是防止癌的一个方面。但还有另外的一个方面，即适当摄入全息胚分化促进剂，以预防癌症。癌的全息胚学说不仅为我们提供了广阔的治疗癌症的新途径，也为预防癌症开辟了新的方向。

　　全息胚分化促进剂既可以使滞育在发育时间轴癌区的全息胚继续向前发育而穿出癌区，从而治疗癌症，那么，全息胚分化促进剂同样会使正在通过癌区的全息胚加速和顺利通过癌区，减少全息胚滞育在癌区的机会，从而预防癌症。那么，在有较大致癌危险的环境中生活或工作的人，经过适量地服用全息胚分化促进剂，应能减少患癌的危险。

　　人体每天都有旧的细胞死亡，而被新细胞所代替；都会有损伤，需要修复；都会有旧的小的全息胚死亡，而被新的全息胚所代替。再生的全息胚仍然要重演该全息胚的发育过程。这样，经常就会有全息胚要从单细胞开始进行发育，要穿过发育时间轴上的癌区，达到需要修复或再生的部位原来全息胚的发育阶段。这些经过癌区的全息胚其发育一旦滞育在癌区，就成了癌。这样，人体经常处在癌的危险之中。如果经常选用含有全息胚分化促进剂的抗癌性食物，就保证了全息胚分化促进剂的充足的供给，使任何可能滞育在癌区的全息胚都顺利地通过癌区，这显然是预防癌症的最好方法。

　　动物和植物的抗癌指示性状的发现为正确选择抗癌食品提供了理论依据和方法，具有抗癌指示性状的食品可以被称为抗癌食品。抗癌食品可分为水果蔬菜类、动物类等。

　　水果蔬菜类：因有些可生食，所以全息胚分化促进剂可不被破坏，可被较多地利用。水果蔬菜类抗癌食品有（括号内为抗癌指示性状）：西瓜（茎和叶柄有长柔毛，叶二回羽状深裂），黄瓜（茎和叶柄有短刚毛，叶有 3～5 浅裂，叶缘有锯齿），甜瓜（生刚毛，味浅裂，叶缘有锯齿），番茄（株具软毛，叶羽状复叶），山楂（叶脉生毛，叶深裂，叶缘有锯齿），葡萄（叶三裂至中部附近，边缘有粗齿，或有毛，无性生殖力强）。抗癌指示性状较弱的水果有：梨（幼时有柔毛，叶缘有锯齿），苹果（幼时有绒毛，叶缘有锯齿），桃（叶缘有细密锯齿，下面叶脉间有髯毛），杏（叶缘有锯齿，下面叶脉交叉处有髯毛），李（叶缘有锯齿，下面叶脉腋间有毛），橘（常有刺，叶或具纯齿，种子中有无性而来的胚），枣（有枣，可无性生殖）等。具有强抗癌指示性状的蔬菜有：芹菜（叶多次裂及复叶，有小檗），马铃薯（结块茎，无性生殖，叶有毛，复叶），番薯（结块根，无性生殖，茎易生不定根，叶有时裂），冬瓜（茎叶生毛，叶掌状浅裂），蒜、洋葱和葱（鳞茎，蒜无性生殖），西葫芦（茎叶有刺毛，叶 3～5 深裂），香菜（叶多回全裂），胡萝卜（生肉质根，叶三回羽状全裂），芥菜疙瘩（生块根，叶羽状分裂），韭菜（分蘖，再生能力强，可无性生殖），白菜（有时叶下面中脉上有少九刺毛，叶边缘波状，茎基部常可无性生出小植株），花生（茎叶有长柔毛，羽状复叶），大豆（茎叶荚果均被茸毛，复叶），绿豆（有长硬毛，复叶），赤豆（茎）生长硬毛，叶有白柔毛，复叶），菜豆（生柔毛，复叶），藕（叶柄生刺毛，根茎肥厚，无性生殖），萝卜（生肉质根，叶大头羽状分裂），甘蓝（叶基部两侧各有一裂片，叶柄常有少数小裂片，具球茎），花椰菜（花轴分歧多，先端集生无数花枝，每一全息胚都比较发育），黄花（有块根，无性生殖）等。

　　动物类：鱼、海参、贝类、虾等再生能力较强的可食性动物，已证明有较强诱导分化能力的各种动物脏腑等。

第十三，要注意全息胚分化促进剂与生长促进剂的区别。

生长也是一种发育形式，在一些情况下，促生长剂也能够促分化，如在植物生长素的情况下所见到的促进本质部的分化，愈伤组织的分化，根的分化。在人体卵裂期、桑椹期的全息胚在生长促进剂的条件下，也可能打破滞点，向前发育，越过癌区，达到正常发育阶段。但是，促生长剂也会促进机体上其他部位的较多的处于休止期的体细胞，即处于发育时间轴起点的全息胚发育。笔者将这种情况定义为体细胞的发育过度启动。

体细胞的发育过度启动，通过癌区的全息胚的总数就会增多，从而增加了全息胚滞育在癌区的概率，增加了患第二肿瘤的危险。所以，如果使用促生长剂，就又有可能诱发出癌症。例如，植物生长素 IAA、2,4-D、NAA 等，根据癌的全息胚学说虽然应该可以治疗癌症，但却又有引发新的癌症的可能。事实上，2,4-D 已被美国环境诱变原学会（AEMS）认为可以引起基因突变。据美国国家癌症研究所报道，与 2,4-D 接触会明显增加患非何杰金氏淋巴瘤（NHI）的可能性。动物生长激素（GH）已被证实可以刺激乳腺癌的发展。此外，在青少年患骨肉瘤，软组织肉瘤时，肿瘤生长迅速，早期即发生转移，这都与青少年时 GH 的促进生长作用有密切关系。

但是，一般的全息胚分化促进剂都与促生长型的促发育不同。一般的全息胚分化促进剂促进的是全息胚从卵裂期、桑椹期向囊胚以上发育阶段的转变，促进的是从细胞的无分化向细胞分化的方向的转变，而不是促进体细胞的发育的过度启动。所以，一般的全息胚分化促进剂通常不会造成体细胞的过度启运，而不会有诱发新的癌症的危险，从而全息胚分化促进是安全的。在治疗癌症时，促生长与促分化界限不明确的药物一定要慎用。

第十四，生物全息针刺疗法应能促进癌的正常化。

已有实验证明，针刺也有诱导细胞分化的作用。Buddenbrock 报告过，注射取自正在脱皮的幼虫的血液之后，和用未蜕皮个体的血注射过的对照相比，在各种蠋里使蜕皮加速。而 Schürfeld 在 1935 年发现，用针来刺这样的对照程序和血液的注射一样，可以促进蜕皮的加速。实际上，这里针刺所起的作用与全息胚分化促进剂蜕皮激素是一样的。那么针刺癌，就可能起到与全息胚分化促进剂一样的作用，促进癌这一全息胚的分化过程，即癌细胞正常化的过程。但是，直接针刺癌本身是不安全的，这样会由于针刺损伤而引起癌细胞的脱离，在体内增加了游离着的癌细胞，从而增加癌转移的危险。

生物全息针刺疗法既避免了直接针刺癌的危险，又得到了与直接针刺癌相同的促进分化的效果。因为根据穴位全息律和穴区全息律，可以很容易地在任一高发育程度的全息胚上找到对应于整体癌病灶的穴位，而这样的穴位与整体患癌的部位的生物学性质相似程度较大。针刺这个穴位，就激发了这个穴位细胞群再生、修复，也就是细胞分化的过程。按照本章针刺疗法的生物泛控论原理，针刺这个穴位就会激发出一种无处不在的泛作用，即为满足针刺部位再生、修复和细胞分化所需要的特定的生化物质组合的浓度的提高，也可以看作是促进针刺部位再生、修复或细胞分化的全息胚分化促进剂的浓度的提高。由于针刺穴位与肿瘤部位生物学性质相似程度较大，既然这样的泛作用能促进针刺穴位细胞的分化，也就应该能促进肿瘤部位的细胞分化，从而促进癌的正常化。

根据笔者在 1975 年和 1982 年对两例晚期癌症患者应用生物全息针刺疗法的体验，生物全息针刺疗法能够做到对癌症患者的快速止痛作用。一例肝癌，针刺患者双手第二掌骨侧肝穴后马上疼痛减轻，基本上不痛了。另一例胃癌患者，胃疼不可侧卧，针刺双手第二掌骨侧胃穴，胃区则有舒服发热的感觉，很快就可以侧卧了。此外，在一例食道癌中，起到了肿瘤缩小的作用。患者吴某，男，60 岁。1982 年 4 月 10 日纤维内窥镜见肿物为 1cm×1.2cm×1.5cm，经我为其针刺第二掌骨侧食道穴，患者并自我按摩第二掌骨侧、肱骨节肢食道穴，一个半月后，6 月 1 日行食道镜检查，病例记载是："整个食管黏膜均属正常。"为慎重起见，又以纤维内窥镜检查，经仔细查找才见肿物，已小，遂手术，肿物切除后马上观察，肿物已仅有筷子头那么大了。也就是说，肿物已缩小了 70%。该患者术后又经常自我按摩上述二食道穴。至今已有 5 年，健康生活。

生物全息针刺疗法配以全息胚分化促进剂，应该有更好的抗癌效果。

第十五，全息胚分化促进剂与生物全息疗法应能增强免疫机能和防治艾滋病。

免疫活性细胞的产生是一些全息胚分化和发育的结果。全息胚的分化和发育是原因，而免疫机能的产生则是结果。例如，由多活性干细胞分化和发育为嗜酸性粒细胞、嗜碱性粒细胞、嗜中性白细胞、天然杀伤（NK）细胞，由细胞毒性 T 淋巴细胞的前体细胞（CTL-P）分化和发育为细胞毒性淋巴细胞（CTL），由常居巨噬细胞分化和发育为炎症性或受刺激的巨噬细胞免疫机能的增强可以看作是由全息胚分化能力增强所产生的结果之一。

由此得出如下两个结论：①机体免疫机能降低是体内全息分化促进剂缺乏从而全息胚分化能力低的结果之一。这样，机体免疫机能的降低是全息胚分化和发育能力低的外在表现之一，从而根据机体免疫机能的降低，可以推断全息胚分化和发育能力的降低，可以推断全息胚滞育在发育时间轴上癌区的概率增加，从而患癌症的危险性增加，这一结论可被过去所发现的事实所证明。先天性免疫缺损及因某种原因长期使用免疫抑制剂的人，其恶性肿瘤的发病率远远超过正常人。中国医学科学院肿瘤防治研究所对癌患者进行了巨噬细胞吞噬试验、淋巴细胞转化率和旧结核菌素试验，并与正常人进行对比，发现一般恶性肿瘤患者免疫指标均低于健康人。②全息胚分化促进剂在促使癌的发育突破滞点、穿出癌区，向正常细胞转化的同时，还可以促进免疫细胞的分化、发育和成熟，从而能够促进机体的免疫机能。例如，蛇莓（*Duchesna indica*）株被毛，掌状复叶，小叶缘有锯齿，就地引细蔓，节节生根，有强的抗癌指示性状。已有实验证明蛇莓对 JTC-26 肿瘤抑制率在体外实验中为 90% 以上。同时，又有实验证明，蛇莓流浸膏能显著增强小鼠腹腔巨噬细胞的吞噬功能。胡萝卜，主根粗大，多回羽状复叶，具强抗癌指示性状。有报道指出胡萝卜能够抗癌，而又有实验证明胡萝卜中的木质素能提高生物体免疫能力 2～3 倍。青蒿（*Artenisia annua*）在体外实验中对 JTC-26 抑制率为 70%～90%。又有实验证明，青蒿素给小鼠灌胃，可增强腹腔巨噬细胞的吞噬指数。而青蒿具有明显的抗癌指示性状：叶 2 回羽状全裂。与全息胚分化促进剂有着相同的促分化和抗癌作用的针刺疗法也可以增强机体的免疫机能，这已被大量事实证明。如，有人发现针刺正常人足三里、合谷穴后，白细胞对金黄色葡萄球菌的吞噬指数上升 1～2 倍，吞噬能力也有相应提高。针刺一定穴位，网状内皮系统吞噬机能普遍增强，且可维持 1～2 周之久。

在免疫机能增强的情况下，可以增强机体免疫系统对癌的识别和攻击。这样，全息胚分化促进剂（包括生物全息针刺疗法）就具有双重的治疗作用，既促进了癌本身的正常化，又增强了机体的免疫机能，从而加强了机体本身对癌的攻击，所以说全息胚分化促进剂（包括生物全息针刺疗法）具有双利作用。前面已讨论，全息胚分化促进剂只攻击癌细胞，使之分化和发育从而正常化，对正常细胞却没有损害，这说明全息胚分化促进剂具有单刃作用，也可以认为全息胚分化促进剂就具有单刃双利作用。

而细胞抑制剂，既要抑制全息胚的分化和发育，那么，也就要抑制免疫活性细胞的产生、分化和发育，从而机体的免疫机能也就相应地被抑制了，这就不利于机体免疫系统对癌的识别攻击。已有大量事实证明，目前用于抗癌的三大类化疗药物烷化剂、抗代谢药和抗生素都明显地具有使白细胞减少而破坏免疫机能的副作用。这样，细胞抑制剂就有了两害作用：既可能使正常细胞的发育滞育在癌区从而诱发新的癌，又破坏了机体的免疫机能，而免疫机能的削弱又更加不利于机体对癌的识别和攻击。前已论及，细胞抑制剂既攻击癌细胞也攻击正常细胞，这也是一种双刃作用。

通过以上论述可以看出，在治疗癌症方面，全息胚分化促进剂（包括生物全息针刺疗法）要远远优于细胞抑制剂，因为全息胚分化促进剂（包括生物全息针刺疗法）具有单刃双利作用，而细胞抑制剂具有双刃两害作用。全息胚分化促进剂（包括生物全息针刺疗法）还优于干扰素和转移因子，因为他们只有促进机体免疫机能这样的一利作用。如图 11-6。

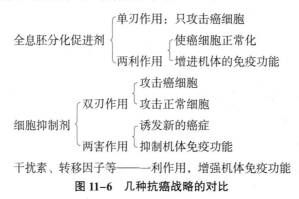

图 11-6　几种抗癌战略的对比

在这里，本文作者已经给出了一种新的提高机体免疫能力的新方法，这就是应用全息胚分化促进剂和生物全息疗法。由于全息胚分化促进剂可以提高机体的免疫机能，所以全息胚分化促进剂在治疗疾病方面具有广泛性，他不仅可以治癌防癌，而且应该可以治疗和预防多种疾病。

在针刺疗法的生物泛控论原理中已提出，针刺是通过激发整体的修复过程而达到治疗目的。而修复是全息胚分化的一种形式，所以全息胚分化促进剂的促分化作用也包括了促修复作用。在进行生物全息针刺疗法的同时，使用全息胚分化促进剂，也可以提高针刺疗法的疗效。所以我们主张，在对一些疑难症的治疗中，在进行生物全息针刺疗法的同时，还应同时服用全息胚分化促进剂。

最后，我还想指出全息胚分化促进剂加生物全息针刺疗法在治疗和预防艾滋病方面的应用前景。目前，艾滋病（获得性免疫缺乏综合征）正在西方国家蔓延，这种疾病使人丧失免疫功能，患者容易感染疾病，且无法康复，死亡率达100%。而西方医学在艾滋病面前束手无策，所以引起公众的恐惧。而全息胚分化促进剂加上生物全息疗法，已经给出了增强机体免疫机能的最好方法，所以从理论上分析，全息胚分化促进剂加上生物全息疗法应该能够治疗艾滋病。而更重要的是，多食用含有全息胚分化促进剂的食物和应用生物全息自我按摩疗法显然可以提高机体的免疫能力，从而用这样的人人都可学会的简单方法就可能预防艾滋病。

第十二章

中医时间生物学研究及具体应用

时间生物学是研究生物生命时间特征的科学。通过对生物生命现象的长期研究，人们逐渐认识到生命的存在，不仅仅在于生命体本身，还在于与生命体相关的环境、时间等的关系。生命活动不仅与自然界的空间，同时与时间也有着密切的联系。生命的本身就是自然界时间与空间的有序性复合，所以时间节律明显地影响着生物的生命活动。

自然界一切生物的生命活动，都具有内在节律性，生物通过本身的这种节律特征，就感受到外界环境的周期性变化，如昼夜、四季的变化，并根据自然界的这些节律性变化来调节本身生理活动，使之在一定的时间开始、进行或结束。当生物生命与时间因素的密切关系引起人们的高度重视和广泛研究时，在生命科学中也对生命时间节律特性进行研究的新兴学科——时间生物学就随之诞生了。

自 1729 年法国德·迈林（De Mairan）对植物叶片昼夜开合的观察起，两百多年来，对生物时间节律的研究已经蓬勃兴起。近二三十年来对人体生命时间节律的研究，发现人类的各种生命活动，诸如睡眠——觉醒、心率、血压、呼吸、组织器官的功能、各种物质代谢、酶的活性，以及人对致病因子的敏感性，对药物的反应性等，均表现出明显的日、月或年的节律。显然，他表明机体内的稳定，是体内各种生理节律协调一致，并与自然界的时间节律同步所达到的动态平衡。

尽管时间生物学的崛起仅仅是近几十年的事，但是，人体生命的节律特性、生命与时间的关系、生命与环境的关系、整体水平的生命活动与时间因素的联系等，这些时间生物学所研究的主要内容，正是中医学几千年来固有的学术思想。在整个中医理论中，用时间节律的观点研究人体生命，阐述人体的生理、病理、疾病的发生、诊断、治疗都存在着丰富的内容，并较广泛地运用于临床实践中。如子午流注学说，就被现代科学界称之为"中国古典时间生物学"。在古老的中医学与新兴的生命科学之间，整体生命的时间节律特性，成为二者相互沟通的共同研究内容。现代时间生物学为发扬、发展传统中医学的时间节律理论开辟了广阔的前景。

第一节 中医昼夜节律的研究

昼与夜，光亮与黑暗的交替，是自然界最典型、人类感觉最深刻的时间节律，称为昼夜节律。

我国古代对昼夜时间的表述主要有三种方法。十二辰法：以地支的十二个符号均分昼夜，每辰合今两小时。光暗自然标志法：以平旦（日出）、日中、下晡（日入）、夜半等表示昼夜大略时间。百刻滴漏法：以铜壶贮水滴漏，分为一百刻比较精确地计算昼夜时间，而中医的时间节律常用这些概念表达。

中医昼夜节律用阴阳及其消长变化来阐述。以昼为阳，夜为阴；日中为阳气隆，夜半为阴气盛，日出、日入代表阴阳平匀；阳盛则阴衰，阳虚则阴隆，昼夜始终处于这种阴阳盛衰消长的变化过程中。人体阴阳、气血、脏腑、营卫等都处在昼夜阴阳变动之中，并产生相应的同步变化，即人体生理机能、病理变化具有与自然界同步的昼夜节律。

一、昼夜阴阳消长节律

天地有阴阳，人体亦有阴阳。中医认为人体阴阳随自然界昼夜阴阳变动，表现为人体阴阳的昼夜节律。

自然界昼为阳，夜为阴；阳主动，阴主静。人体在昼夜变动中，阳气主昼日的生命活动，表现"动"为特点的生命现象，如兴奋、活动、娱乐等；阴气主夜间的生命活动，表现"静"为特点的生命现象，如安静状态下的休息、睡眠等。因此，人体阴阳平衡时，昼日阳旺，精力充沛，思维敏捷；夜晚阴盛，人体能得到充分的休息、睡眠。说明人体阴阳之气的变动与自然界阴阳变动同步。如果阴阳偏盛偏衰时，便会与昼夜节律失却同步。阳衰阴盛时，人体多见精神不振，倦怠无力，昼日昏沉思睡，工作效率低，为阳气不能主昼；阴虚阳亢者，夜间多亢奋，失眠多梦，心烦不寐，为阴气不能主夜，均导致人体阴阳昼夜节律紊乱。昼夜自然节律变动时，很短时间内跨越多个时区，如从北京到纽约飞行旅行，原有与昼夜相应的生理节律完全扰乱，导致"时差反应"，白天精神不振，头昏思眠，夜睡则精神亢奋，烦躁不寐，甚至引起神经系统及胃肠道功能的严重紊乱，为机体阴阳与自然界阴阳失却同步的典型表现。

机体阴阳具有与昼夜阴阳同步的消长变化。《灵枢·营卫生会》篇认为人体阴阳的变动："夜半为阴隆，夜半后而为阴衰，平旦阴尽而阳受气矣。日中为阳隆，日西而阳衰，日入阳尽而阴受气矣……如是无已，与天地同纪。"所谓"与天地同纪"，即人体阴阳消长节律与自然的阴阳变化具有同步关系。阳主昼，昼期间又具有盛衰变动。《素问·生气通天论》说："阳气者，一日而主外，平旦阳气生，日中而阳气隆，日西而阳气已虚，气门乃闭。"随自然界阳气的昼日变化，机体阳气也具有生、隆、衰的变化节律。人体必须根据自身阳气的变动来调理作息，以防御病邪的侵袭。所以，当"气门乃闭"后，又强调"无扰筋骨，无见雾露，及此三时，形乃困薄"，违背这种节律就会发生疾病。

　　神经系统中交感神经和副交感神经的功能颇似阴阳的昼夜节律。交感神经的活动白天处于兴奋状态，人体情绪振奋，工作和学习精力充沛，物质代谢加快，异化作用增强，血糖含量高，心率增快，与机体阳气主昼、主动的特性相合。夜睡副交感神经活动占优势，以同化作用为主，心率减慢，情绪抑制而利于睡眠，与人体阴气主夜、主静的特性相合。交感神经的活动峰期与阳气盛相应，副交感神经活动峰期则与阴气隆相应，而且也表现出盛衰、交替、转换的昼夜节律，与昼夜阴阳节律相应。

　　从分子生物学角度研究，发现血浆中环磷酸腺苷（cAMP）和环磷酸鸟苷（cGMP）的浓度亦具有类似阴阳的昼夜节律。cAMP 的昼夜变化是白天水平高，中午到峰值，后半夜最低，与阳气之日中盛、夜半衰节律相似；cGMP 的昼夜变动恰好相反，峰期在晚上 8 时至凌晨 2 时，与阴气的变动相应。一般地说，cAMP 的血浆浓度高对细胞某些功能起加强或促进作用，cGMP 升高常产生减弱或抑制作用，与阴阳气动静的昼夜节律相似。

　　可见，人体阴阳是以一定生理机能为基础的生命运动的概括。人体阴阳与自然界阴阳的昼夜变动同步，客观地反映了生命整体的活动与昼夜节律所具有的密切关系。

二、昼夜五脏主时节律

　　中医学中的五脏，既指肝、心、脾、肺、肾五个脏器，又含五脏相关的六腑、五体、五官等组织器官，实际上是整体机能五大系统的代称。整体生理机能的变动与昼夜节律同步，主要表现在五脏与昼夜时间的关系。

　　一日中子、午、卯、酉四个重要时辰的变化，具有与一年四时阴阳消长转化的变化相应的规律。《灵枢·顺气一日分为四时》篇即谓："春生夏长，秋收冬藏，人亦应之。以一日分为四时，朝则为春，日中为夏，日入为秋，夜中为冬。"生、长、收、藏，是四时变动的阴阳之气对自然界生命活动的影响。"人亦应之"，人的五脏机能与四时相应。中医认为，五脏与一日的四时相应，为肝应日出、卯时，心应日中、午时，肺应日入、酉时，肾应夜半、子时，脾则四时皆旺，当未、申时分。应时，是指五脏功能在相应的时限内，活动值达到峰值，或活动值处于低谷。由五脏机能活动值的转化，反映了整个生命的各种生理机能具有昼夜节律变化。

　　现代发现，各种生理机能大多具有节律变化，事实证明有 300 多项生理程序具有节律性变动的特点。如人体的皮质激素的血浆浓度，皮质醇在早晨最高，为 10～15μg/100mL，白天到黄昏逐步下降，半夜 12 时最低，仅为 5μg/100mL，甚至更低。垂体前叶分泌促甲状腺激素（TSH）调节甲状腺的分泌活动，血浆中 TSH 的浓度有昼夜变化，黄昏将尽时上升，而在凌晨下降，其浓度变化恰与皮质醇相反。血浆氨基酸浓度从中午至午后时段较高，早晨到午前 8 时之间较低。午前 8 时平均为 12μg/mL，午后 8 时为 18μg/mL。消化液的分泌也具有昼夜节律，唾液自然分泌的速度峰值在午后 3 时，腮腺分泌的唾液中，蛋白质的峰值在午后 4 时左右。中医认为脾是主运化水谷精微的器官，与消化液的分泌、血中氨基酸浓度有关，若以二者作为脾的客观指标，峰值时间与脾应未时大体相当。肾主水，司膀胱，血管升压素浓度控制夜间小便。其值在入夜后逐渐上升，在深夜 12 时至午前 4 时达峰值，与肾旺于子时大体一致。肝脏的糖原含量变化也有明显的昼夜节律，在动物实验中，其肝糖原含量在午前 10 时最高，午后 10 时最低，与肝旺于平旦、卯时亦有近似关系。尽管五脏与现代研究中人体各项生理指标不能画等号，还不完全证实五脏所代表的生理机能的确有昼夜节律。但五脏应时的认识，则在几千年前的我国古代，就揭示了人体节律的存在。并且认为，这种节律也影响到人的病理过程。

《素问·脏气法时论》说："肝病者，平旦慧，下晡甚，夜半静。""心病者，日中慧，夜半甚，平旦静。""脾病者，日昳慧，日出甚，下晡静。""肺病者，下晡慧，日中甚，夜半静。""肾病者，夜半慧，四季（指昼夜中辰戌丑未脾土所主之四时）甚，下晡静。"慧、甚、静，乃疾病病理过程中的不同病理变化，每脏的慧、甚、静皆出现于昼夜中的不同时辰，反映五脏病的昼夜节律。五脏病"慧"的时辰，肝心脾肺肾分别于平旦、日中、日昳、下晡（日入）、夜半，即五脏之气所旺之时。由于脏气旺，正能抗邪，病人表现为精神清爽，病情较轻。"甚""静"则与五脏与五时的生克有关。脏时相应，相应的脏与时具有相同的五行属性。肝旺平旦，平旦亦为肝木之气生发之时，木能克伐脾土，故脾病在日出平旦时甚，每脏之病均在克我之脏所主之时，因脏气受限向衰时病甚。在生我之脏所主之时脏气得助时病静，如肝病静于生肝之脏肾所主夜半时则病静。中医以五行、五脏、五时相关理论，推导疾病的病理变化过程具有一定的节律特性，用以说明疾病在昼夜不同时刻的变化特征和相关规律。

对人体某些生理指标的测定，发现五脏病的慧、甚、静节律具有一定生理学基础。血浆中蛋白质、糖、脂肪的节律变化，其峰值相位一般反映肝脏代谢旺盛、生理功能反应最敏感之时。三者的峰值相位及其 95% 可信时限分别在 17 ～ 18 点、17 ～ 19 时点、14.5 ～ 18 点，与肝病所甚之"下晡"时（15 ～ 17 点）相合。脾主运化，基础胃液的分泌对消化吸收有重要意义，与脾的功能相关。胃液分泌在清晨 5 ～ 11 时最低，合脾病所甚的平旦时限。肺司呼吸，与体温、脉搏、血压、氧气的摄取有关，四者的峰值相位及 95% 可信限分别为 16 ～ 18 点、14.5 ～ 17.5 点、15 ～ 18 点、12 ～ 19 点，约相当于晡时限，与肺病慧的时限相近。

显然，目前尚不能以中医五脏与西医的种种生理指标相对应，但五脏脏气活动有节律变化，在昼夜间具有衰旺变化，影响所及，五脏病变也会有盛衰变化；而人体各种生理过程大多具有节律，也必然对疾病过程产生影响。因此，五脏病理昼夜节律事实上提示了临床疾病从生理指标的节律探讨，观察病理节律的研究方向，为临床判断病情、协助诊断、推测预后、决定治疗、投药的时机等，均具有有益的启示。

三、昼夜人气活动节律

人气，是中医学中的独特概念。为人体脏腑气血、精神精力活动能力的抽象概括。人气的活动具有与自然界昼夜阴阳消长同步的节律。《灵枢·顺气一日分为四时》篇以一日分为四时，人气循昼夜四时节律而变："朝则人气始生，病气衰，故旦慧；日中人气长，长则胜邪，故安；夕则人气始衰，邪气始生，故加；夜半人气入脏，邪气独居于身，故甚也。"四时阴阳的消长之机，平旦阳气升，日中阳气隆，日入阳气衰，夜半阳气衰极，夜半后复始生。代表人体机能活动，人体正气主要与阳气具有同步节律。清晨人气始生，人体正气始旺，精神清爽，精力充沛；日中人气长，精力旺盛；日西人气衰，渐趋疲倦；夜半人气入脏，困怠入睡。概括了人体精神、精力的昼夜衰旺节律。同时，也反映了人体生命力的抗御病邪节律。人气盛衰，抗病力也有强弱变化：人气长则病气衰，人气弱则病气盛，两者互成消长之势，形成人体的病理节律。这种节律，《灵枢·顺气一日分为四时》篇归纳为："夫百病者，多以旦慧昼安，夕加夜甚。"

人气所代表的精神、精力昼夜节律，反映了生命活动的客观规律，如清晨、日中神清健旺，入夜则精力疲怠。从人体多项生理指标及生理活动的实验观察，也证实人气的活动节律的客观存在。

杨如哲测试 20 名大学生的体温、呼吸、脉搏、血压、能量代谢、甲皱血流速度、甲皱皮肤温度等多项生理指标，在昼夜 24 小时中测试 6 次。测试结果，大多数指标有显著的最高值和最低值差异，说明上述各种生理指标具有昼夜变动节律。

人体精神活动和精力具有昼夜节律。如工作效率具有节律性，某些人表现为上午 10 时为峰值，某些人表现为下午 3 时。记忆力的节律在一日中表现为四个最佳记忆时间，清晨 6～7 时，上午 8～10 时，下午 6～8 时，睡前 1～2 小时。对上海 92 名初三、高二学生学习能力的测试，发现大脑活动有昼夜变动的节律。学习能力的最佳时间，白天的峰值在上午，一天的峰值在傍晚。

皮质激素的作用，是保持人体白天工作活动时精力旺盛的重要因素，可作为"人气"的生理学基础。人体激素的分泌有节律性，血中 17-羟皮质类固醇的浓度清晨 4 时开始上升，6～8 时达到峰值，白天逐渐下降，22 时到深夜 1 时最低。人气所表现的生、长、衰，与昼夜节律同步。皮质激素与体内很多机能活动有关，如影响肝脏酶的活性，血中电解质浓度及免疫系统机能，调节钾、钠平衡，促进糖代谢，增加机体能量，使人在工作时能有饱满的精力，可以说皮质激素的生理效应是使"人气"具体化的生理指标。

人气与病气相互消长，又体现了病理变化有昼夜节律，即旦慧、昼安、夕加、夜甚。现代研究也反映疾病在昼夜中具有节律性变动的特点。

如肺结核的发热、盗汗等全身症状常在晚上加重，咯血、气胸亦常发生在晚上。心脏病患者一般早晨病情多较稳定，白天较轻，晚上常加重。心源性哮喘，心律失常、心衰多发于半夜，死于后半夜者较多见。心肌梗死的发病具有明显的时间特征，田文对 129 例心肌梗死发病情况的统计观察，从子时到午时发病者占 101 人。对 100 例癌症病人的观察，结果低烧多见于午后，剧烈疼痛多见于夜间。其他症状，如肺癌的咳嗽、胸痛，胃贲门癌的腹胀、腹痛、恶心，肝癌的肝区痛，鼻咽癌的头痛，也多于夜间发生或加重。

死亡是病理变化的极限，也反映病理节律。南京地区的统计显示。死亡率最高为半夜子时，最低为午后申酉时分。福建地区的统计也发现夜间死亡率大于白天。

出生是生命过程的特殊状态，从群体来看也表现出节律。自发的阵痛最多的是在半夜 1～2 时开始，早晨 6 时至午后 2 时之间最少，凌晨 3～5 时自然分娩的最多，午后 1～5 时最少。

人气的节律活动为昼强夜弱，病气与之相互消长。临床观察和统计表明，疾病常在午后人气渐衰时病气渐盛，人气入脑者深夜病多重，甚或死亡，反映中医所认识的疾病旦慧、昼安、夕加、夜甚节律具有一定的客观基础。

四、昼夜营卫运行节律

营卫，即营气和卫气。营卫是由水谷精微所化，运行于经脉内外，具有营养机体组织、抗御外邪功能的重要物质。始终处于循环运行的状态中，营行于脉中，卫行于脉外，"营周不休，五十而复大会，阴阳相贯，如环无端"（《灵枢·营卫生会》），是人类对血液循环的最早认识。

营卫的运行，营行脉中，始终行于阴分；卫行脉外，昼行于阳，夜行于阴。经脉长短有度，往复有序，中医认为营气的运行有比较规整的节律，卫气行于脉外，其快慢与营气同步。所以明代医学家张景岳说："营气者，犹天之有宿度，地之有经水，出入有期，运行有序者也。卫气者，犹天之有清阳，地之有郁蒸，阴阳昼夜，随时而变者也。"指出营卫的运行与自然界的时间性节律是相应的。

营卫运行节律与昼夜阴阳同步。《灵枢·五十营》篇认为，人体营气运行于周身28条主要经脉中。说："日行二十八宿，人经脉上下、左右、前后二十八脉，周身十六丈二尺，以应二十八宿，漏水下百刻，以分昼夜。"营气运行与自然界日行周天28宿、漏水下百刻昼夜阴阳相应。运行的速率，以呼吸的频率与脉搏动的关系为客观指征推算，如《灵枢·五十营》篇又说："故人一呼，脉再动，气行三寸；一吸，脉亦再动，气行三寸；呼吸定息，气行六寸。十息气行六尺，日行二分。二百七十息，气行十六丈二尺，气行交通于中，一周于身，下水二刻，日行二十分有奇。"营气运行、日行、滴漏三者具有相应的关系。营气行于周身一次，日行二十分，水下二刻。昼夜水下百刻，日行二十八宿一千零八分，表现为营气运行昼夜凡五十周于身的节律。

卫气昼夜亦运行五十周于身，但有行阴和行阳两种状态。《灵枢·营卫生会》说："卫气行于阴二十五度，行于阳二十五度，分为昼夜。"昼夜行阳二十五度，循行于体表四末皮肤分肉之间，循阳经运行，起于平旦，始行于目，循手足三阳经的部位至手指、足趾，复还至目为一周，与营气行速相应。二十五周次之后，阳尽卫气始行阴分。行阴主要行于五脏，如《灵枢·卫气行》篇说："其始入于阴，常从足少阴注于肾，肾注于心，心注于肺，肺注于肝，肝注于脾，脾复注于肾为周。"循肾、心、肺、肝、脾一夜也运行二十五周次，昼夜运行五十周，与营气相同。

营卫的昼夜五十周节律，是中医在2000多年前对生命节律的认识。在观察到很多生命现象的昼夜节律时，如昼醒夜眠节律、精神精力的昼夜节律、病变过程的昼夜节律、脏腑动能活动的昼夜变动等，认为作为人体基本生命物质的营气和卫气，他们的运行也具有昼夜节律，并且以呼吸和脉搏的频率作为客观参数，结合自然界的时间标志，力图进行准确的认识

营卫运行与时间节律的同步关系，在此基础上解释生命现象中的各种节律。在这一点上，显然古代中医已经揭示了一种正确认识生命现象的途径。

营卫的循行不息，是机体获取营养，组织器官产生功能活动的基础。营气运行于脉中，主要表现为血液的营养作用，现代对血液循环的认识，已能从总体血量、心搏每分钟输出量、血流速度等方面正确地认识血液运行，与古代中医关于营气的运行认识基本相同。中医学中的卫气，则不仅具有营养机体的作用，还具有抗御病邪的功能。《灵枢·本脏》说："卫气者，所以温分肉，充皮肤，肥腠理，司开合者也。""卫气和则分肉解利，皮肤调柔，腠理致密矣。"也就是说，人体皮肤分肉等体

表部位的健康，抗御外邪能力的强弱，取决于卫气。卫气的昼夜节律可分为行阴和行阳的变动，从临床大多数疾病的发生看，特别是外感疾病，与人体昼夜不同生理状态密切相关。白天激素水平高，生理功能旺盛，中医学认为是卫气行于阳、行于体表的时限，所以疾病发生较少；夜晚各种生理活动大多处于休息或抑制状态，机体抵抗力降低，卫气行于阴，体表空虚，因而外邪容易入侵，疾病易于发生。这样，卫气的昼夜节律比较客观地反映了人体抗病能力的状态。

人体免疫系统与中医认识的卫气具有相似的功能，主要作用在于防止疾病、抵抗外邪，这种作用也具有昼夜节律性变动。外周血液中白细胞总数、淋巴细胞数、B淋巴细胞和嗜酸性粒细胞在白天、活动期低，夜间、休息期升高，半夜达到峰值。嗜中性和单核细胞分化则不同。骨髓干中处于分裂期的细胞深夜时值最高，晨起开始逐渐下降。免疫系统生理值的昼夜变化，显然会影响到人体在昼夜不同时间中的抗病能力，与卫气的节律性变动相似。人体其他一些免疫功能，如抗体的形成、器官移植的排斥反应，均表现出昼夜节律，从不同方面证实中医卫气节律的客观存在。

显然，中医的营卫运行昼夜节律，由于认识的局限，如经脉的长度、气行的尺寸、气行一周的时间等，都是极难找到客观数据的。但是，中医已经清楚地认识到，生命体具有一种内在的生命力，或称为生命的"潜流"，这种"潜流"的循环运行，以血液运动为基础，具有与自然界各种节律同步的特性，因而导致生命活动的节律。使人体生命能与自然界协调一致。营卫运行的昼夜节律，中医的认识尽管还很原始、笼统，但它仍然提示了从整体生命力，或者生命"潜流"研究生命与时间节律的方向，特别是每一瞬间生命与时间节律的方向，每一瞬间生命与时间的关系。

五、昼夜气血流注节律

气、血是营养机体组织的基本物质，脏腑经脉、肌肉骨骼必须在气血的营养下才能具备一定的生理功能，气血以经脉为运行通道，因而，在一定程度上他们与营气是同一概念，但又略有区别。气血是由营气转化、营养机体组织的具体物质。所以，气血必须在经脉中不断地周流循环，才能灌注于机体各部分，为组织活动提供充足的营养。《灵枢·本脏》说："经脉者，所以行血气而营阴阳，濡筋骨，利关节者也。""是故血和则经脉流行，营复阴阳，筋骨劲强，关节清利矣。"指出气血、组织、经脉之间的关系。

中医所认识的气血周流循环，实际上包含有两种概念：一指气血的流行，流动，不断地运行以营养周身；二是如水之流，又如潮之涌，具有盛衰变化，并非始终平静地流行，所以又称为气血流注。气血流注主要说明气血在十二正经中运行时的盛衰变化，与营气的昼夜运动节律不同。

中医以昼夜有十二辰的变化，认为有与自然界昼夜相应，故人体有十二经脉与时辰相应。十二时辰等分昼夜，以十二地支作为计时符号。地支起于子，时辰以子为半夜，顺次分为子时、丑时、寅时，卯时，至亥时复至子为一昼夜。子为夜中，午为日中，卯为平旦，酉为傍晚，其余以此类推，每一时辰合今两小时。十二经是隶属于十二脏腑的经脉，十二脏腑分为六脏六腑，有阴阳属性不同。六脏属阴，指肝、心、肺、脾、肾、心包络，六腑属阳，指胆、小肠、胃、大肠、膀胱、三焦。十二经脉属十二脏腑，分为手三阴三阳、足三阴三阳，阴阳属性与所属脏腑同。十二条经脉按一定的次序交接、循行，首尾衔接，形成一个封闭的通道。其顺序为，首起于手太阴肺经，依次为手阳明大肠经，足阳明胃经，足太阴脾经，手少阴心经，手太阳小肠经，足太阳膀胱经，足少阴肾经，手厥阴心包经，手少阳三焦经，足少阳胆经，最后足厥阴肝经，然后又复交手太阴肺经进行第二个循环。每一经与同名脏腑相通，且相互顺次连接，所以，不仅气血可以连续流通，内注脏腑，外流经脉，而且经与脏腑、脏腑与脏腑之间皆气血相通，相互关联。气血流注，就是循行十二脏腑、十二经脉时，产生与十二时辰相应的盛衰变化节律。

气血流注的基本规律，是在十二时辰中，每个时辰流注一周，昼夜十二时辰完成十二经的气血灌注，为昼夜运行一周。流注顺序依经脉交接循行次序，起于中焦，上注手太阴肺经，依次流注，终于足厥阴肝经，为一昼夜，再注于太阴肺经开始第二周流注。与时辰相应，流注始于肺经时，为平旦前后的寅时，宋代杨继洲在《针灸大成》中有详细记载。寅时气血灌注于手太阴肺经，卯时灌注手阳明大肠经，辰时胃经，巳时脾经，依次至亥时，灌注足厥阴肝经，再灌注肺经即开始第二个昼夜的周期流注。

气血在经脉中流注具有盛衰变化，在昼夜一定的时辰中，气血流经相应的经脉，表现为该经气血旺盛，有如潮涌，随之产生气血旺、脏气活动增强，该经的穴位出现兴奋性、敏感性增高的现象。与时辰不相应的经脉，相对而言，气血处于较弱的状态，穴位处于"闭"的状态，相应的脏腑之气、经脉之兴奋性、敏感性降低，功能处于相对的抑制。穴位的开合，脏气的盛衰，在临床上常反映为对治疗、病气应激反应的强弱。在针刺治疗过程中，得气，是针刺效应的讯号。在气血注处盛、穴位处于开的时辰子时进行针刺，由于脏腑经脉，穴位的兴奋性增高，动能活动增强，因则容易得气，易于激发机体的抗病能力。这种接时分经取穴，强调气血周流与时间的同步，即是中医针灸学中"子午流注"针法的主要思想。这种时间节律思想被现代科学誉为"中国式生物钟"。

气血流注的昼夜节律，导致不同时间中相应经脉气血的盛衰变化，穴位的开合变动，根据这一变动确定治疗的穴位和方法，能够提高针刺效果。经过现代科学方法的测试，发现其具有科学性。

上海吕国中等对27例颈腰腿痛的患者进行观察，按照子午流注24小时开穴规律，通过同经穴位和异经穴位对照，观察肌电图针刺"得气"的效应电信号。针刺开穴29次，观察同经穴位33人次，记录25人次。肌电图出现针刺得气效应电讯号15人次，占60%。有得气感应，未出现电讯号10人次，占40%。针刺开穴29人次时，观察异经穴位21人次，记录18人次，肌电图出现得气效应电信号15人次，占83.3%。同经穴与异经穴得气效应电信号出现率差别具有显著的统计学意义。

通过对其他病证的观察，也证实子午流注气血运行的客观变化。如肺经气血盛于寅时，大肠经盛于卯时，在寅时取肺经穴位治疗哮喘，卯时取大肠经穴位治疗过敏性结肠炎，都能收到较好的疗效。国外粒米氏（Lamy）运用子午流注的原则，根据穴位的开合规律，在穴位开时，利用音乐音调通过穴位透入器官，称为"声音透入穴"，具有恢复机体和谐，重建自然节律的作用。

尽管气血昼夜运行的"子午流注"节律的生理机制至今尚未能明了，但临床实践及科学试验的结果则反映了它的客观存在，说明中医甚至在2000年前就已经接触到，并且比较准确地论证了生命的内在节律现象。不仅今天仍指导着中医的实践，而且子午流注还是当前国内外很多科学家共同研究的课题。

六、经病的昼夜节律

根据昼夜时间节律特性，观察和总结六经病欲愈时间与昼夜节律的关系，是 1800 多年前伟大医学家张仲景在实践中运用时间节律的典范。

六经病是张仲景在《伤寒论》中运用的病证概念，指太阳病、阳明病、少阳病、太阴病、少阴病、厥阴病。六经病的每一经病都具有独立的病证特点，而相互之间又是疾病发展传变的途径，如太阳病不解，则可深入发展为阳明或少阳病，进而可传入三阴。因此三阳三阴病证，又代表疾病的病位深浅和病情轻重。

六经病由于具有独立病证的特点，因此，在每一经病的同时，由于病邪的深入寓有病情深、易转化的趋势，也可因为正气来复或恰当治疗而寓有向愈的转机。由于三阳三阴本身具有时间概念，与人体的阴阳昼夜节律相应。因此，六经病向愈的发展过程，由于六经不同阴阳代表不同时间中机体功能活动的峰值，即不同脏腑的正气来复，表现出不同的"欲解"时间。张仲景所论六经病欲解的时间为：太阳病欲解时，从巳至未上；少阳病欲解时，从寅至辰上；阳明病欲解时，从申至戌上；太阴病欲解时，从亥至丑上；少阴病欲解时，从子至寅上；厥阴病欲解时，从丑至卯上。十二地支作为时间符号将昼夜分为十二时，而自子至亥十二时辰的顺接，又代表昼夜阴阳的消长，所以六经病解的时间与时辰变化、阴阳消长的关系非常密切。

三阴三阳的太少与阴阳盛衰有关。少阳为阳之始，太阳为阳之盛，阳明为阳之衰。三阳病解时间占九个时辰。少阳解于卯时前后，为阳之始升；太阳解于午时前后，为阳气旺盛之时；阳明解于酉时前后，为阳气降时。因此，三阳经病解与昼夜阴阳盛衰的节律一致，均在本经气盛的时限内正气来复，祛除邪气而病向愈。至于三阳经病解所占九个时辰，则与四时昼夜长短，太阳起落的时间差别有关。春分秋分，昼夜平分，日出于卯而没于酉；夏至昼长夜短，昼长五十几刻，夜长四十一刻，日出于寅而没于戌，把阳气的活动接长到九个时辰，因此三阳经病解时辰较多。

三阴经病解时辰比三阳所占的总时辰短，分配于从亥至卯的五个时辰区。由于人类的作息是活动多而睡眠少，寤为阳，寐为阴。寐时由阴气主导，显然比寤时少得多。因此，三阴病解跨越的总时辰少于三阳，但每一经病解仍占三个时辰，表现了一些时辰的重复。太阴指阴气最隆三地，旺于亥、子、丑三时，故太阴病解于这一时限。少阴与少阳不同，不是指阴之始生，而是指阴气渐消，故旺于阴气由隆而虚的子、丑、寅三辰，故少阴病解于这一时限。厥阴常指阴阳相错、阴尽阳复，故主由阴入阳的丑、寅、卯三辰时限。由于客观实际中阴气在人全所主的时限较日气所主短，因此三阴病解的时辰是有交错重叠，从而集中在阴气所主的五个时辰。

就六经病解的时间看，显然，每一经病解的时间不是随意的，而是与自然是昼夜阴阳变动节律相应，是与人体阴阳盛衰节律相应的规律性反映，也是机体昼夜时间节律在病理变化中的印证。同时，它也说明，人体的时间节律在古代临床医学中，具有指导治疗、预测疾病转归的重要作用。

由于三阴三阳表示一定盛衰的阴阳，与一定的时限相应，又与相应的脏腑相关联，根据张仲景六经病欲解时辰，认为各经均有一昼夜中的主气时辰。在这一主气时限中，对相应的经与脏腑病选取该经五腧穴治疗，创造了针灸学中另一种时间针刺法。由于六脏病解以太阳运转影响人体阴阳为

标志,因而称这种针刺法为"日运支"。在每一经病解的主时选取该经的五腧穴为主,辅以适当的手法,临床运用,效果很理想,

第二节　中医月周节律的研究

月周节律,指月球在围绕地球公转的过程中,对地球产生不同的影响,以月相的变动为同步因子,自然界随之产生周期性的变动现象。

在地球、月球、太阳三个天体之间,在地球绕太阳公转的同时,月球也围绕地球作轨道运行,其周期客观上表现为29.53天。由于三个天体在不断运动中相对位置的变化,地球上所见到的月相则经历月朔(月廓空)到上弦(月始生),到望(月廓满),到下弦(月始虚),再到晦(月廓空)而朔的周期性变化。月球运行到太阳与地球之间,表现为与太阳同起落时,地球上见不到月光,一月之始时称朔。当太阳与地球的连线和月球与地球的连线成直角时,地球上见到半月,称弦,见于上旬者称上弦,下旬者称下弦。当地球处于太阳和月球之间时,地球上见到满月,称望。回复到周期最后的一天称晦。月相由朔而上弦、望、下弦、晦、朔的月周变化。又称为朔望节律。整个周期称为太阴月。

月球远比太阳离地球近,他对地球的引力因而比太阳对地球的引力大得多。但他的引力大小又受太阳、地球和月球三个天体位移变化的影响,随着月的朔望变化,月球的引力也表现出节律性变动。月球对地球的引力主要表现在对地球生物物理的影响,导致地球自然的生物体内及自然界中液体、固体及气体的周期性变化。因此,地球上的生命运动有着从月周朔望节律为同步因子的各种节律。中医学认为,人体生命现象也具有与月周节律相应的生理变动节律。

一、月周气血盛衰节律

月球对地球引力的强弱变动,最明显的表现是地球上液体的升降运动,以海潮的升降最为典型。中医在两千多年前就观察到了这一特殊的自然现象,而且认识到人体中的液体也具有相同的节律变动。

首先,中医认识到,月的廓满与廓空,与海潮潮位高低变化同步。《灵枢·岁露》即说:"月满则海水西盛。""至其月廓空,则海水东盛。"血是人体内不断流动的液体,血依赖气的推动,常以气血并称。中医学认为,气血的运行也受月相盈亏变动的影响。《素问·八正神明论》说:"月始生,则血气始精,卫气始行;月郭满,则气血实,肌肉坚;月郭空,则肌肉减,经络虚,卫气去,形独居。"经络虚,指血气不能充盈经脉,即指气血虚。随月相的始生、廓满、廓空的周期性变化,人体的血气随之产生"始精""血气实""经络虚",与月相变化相应的同步变动。

人体最典型的月周气血节律是女性的月经。月经是女性性器官产生的周期性出血现象。这种出血现象的周期长短与古代计时的太阴月一致,始终为一月一次,如海水之潮,因此,中医把他称为

"月经""月事"，或"潮汐""经潮"等，事实上是已确切地认识到了月经是与月相变化相关的月周节律的生理现象。现代通过对 20 万人月经周期的调查统计，平均周期为 29.5 日，与一个朔望月周期 29.53 日是一致的。

女性月经的经潮日期也表现出与月相变动的关系。统计 120 名健康妇女一个朔望月中的经期。初三到初十，为"月始生，血气始精"之时，经潮者 40 例，占 33.3%；十四到二十，为"月廓满，血气实"之期，经潮者 38 例，占 31.1%；而仅于十五日来潮者有 15 例，占 15.8%；二十六至初二为"月廓空，经络虚"时期，经潮者仅 22 例，占 18.3%。若以半月计，上半月初一至初十来潮者 73 人，占 60.8%，下半月来潮者 47 人，占 39.2%。经统计学处理具有显著差别。这一结果显然与中医说的气血月周盛衰节律相应。月始生与廓满时期，人体气血由弱到强，表现为血气充盈旺盛，因此，月经来潮者多半在这一时期。月廓空，经络虚，血气不能充盈，气血不足以转化经血，故这一时期经潮者较少。这一有趣的现象国外也有人证实，瑞士化学家斯尼通过分析 11800 多例妇女月经周期，发现大部分妇女月经来潮时间在满月，新月前夕是经期高峰。在整个月经周期中，人体的体温、激素水平、代谢、性器官状态、心理状态、性欲要求都具有月节律变化。

怀孕、分娩与人体气血也是密切相关的，月相变化明显地影响妇女分娩。美国门纳兄弟调查了 50 万名婴儿的出生，发现绝大多数产妇在满月时分娩。

对出血病患者的调查，发现出血症状的发生有月节律现象。美国有人调查了 1000 例出血患者，有 82% 的出血危机发生在月亮 1/4 上弦和 1/4 下弦之间的日子里，而满月时最危险。肺结核引起的大咯血，大多发生在满月前的 4 天。

月亮的圆缺标志引力的大小，使海水产生潮位的涨落变化。为了说明月球对人体的影响，中医认为人体也有"海"，如血海、髓海、水谷之海，海中的液体也当然受到月球的引力作用。美国科学家有这样一种解释，认为月球影响海水的引力也同样能影响人体，使人体内的体液具有随月相变动的节律变化。这客观上是对中医气血盛衰月节律的一种现代解释。

二、月周人气变化节律

人气是以气血为基础的整体生命能力的抽象概括。随着气血在月朔望周期中的盛衰变化，中医认为人气也具有节律性变动。

气血的盛衰必然影响到生命功能的强弱。月始生至月廓满，气血由弱而盛，人气也应随之旺盛；月相由廓满而至廓空，人体气血虚，人气又当随之减弱。这种状态既影响到人体的精神情志、思维、智力，也影响到人体对疾病的抵抗力、对治疗的反应性，甚至还可导致人体体质的某些改变。如《灵枢·岁露》说："人与天地相参也，与日月相应也。故月满则海水西盛，人血气积，肌肉充，皮肤致，毛发坚，腠理郄，烟垢著。当是之时，虽遇贼风，其入浅不深。甚至月廓空，则海水东盛，人血气虚，其卫气去，形独居，肌肉减，皮肤纵，腠理开，毛发残，膲理薄，烟垢落。当是之时，遇贼风则其入深，其病人也卒暴。"以月满和月虚来论述人气的消长。月满前后的时间人气旺盛，肌肉充实，皮肤腠理致密，正气盛，卫外功能强，病邪不易入侵，即所谓"虽遇贼风，其入浅不深"，不易发生较严重的病变。而月虚前后的时间则人气亦较弱，气血渐虚"卫气去"，卫外功能减弱，肌肉消减，皮肤纵缓，腠理开泄，毛发残落，外邪容易入侵人体而为病，即所谓"遇贼风则其入深，其病也卒暴"。

对疾病的治疗，中医也常考虑到人气的这种月节律变化，认为人体对疾病治疗的耐受性和敏感性，是随人气的消长而变化的。根据这种节律灵活运用治法，如《素问·八正神明论》说："月生无泻，月满无补，月廓空无治，是谓得时而调之。因天之序，盛虚之时，移光定位，正立而待之。故曰：月生而泻，是谓脏虚；月满而补，血气扬溢，络有留血，命曰重实；月廓空而治，是谓乱经。"认为月始生之际，气血未盛，人气未旺，泻则易伤正气。月满气血充盈，人气旺盛，补则易导致重实，引起瘀血留聚。月廓空时气血虚，经络空，人气不能承受治疗的刺激，易导致经气紊乱。强调在临床治疗中，补泻的取舍，治疗时机的选择，都必须参考自然界节律的变化，从月相的盈虚，推测人体人气、血气的盛衰，才能取得好的治疗效果。《素问·缪刺论》则明确指出了"因天之序"的具体针法："凡痹往来行无常处者，在分肉间痛而刺之，以月死生为数，用针者，随气盛衰，以为痏（指针刺）数，针过其日数则脱气，不及日数则气不泻。左刺右，右刺左，病已止；不已，复刺之如法。月胜一日一痏，二日二痏，渐多之，十五日十五痏，十六日十四痏，渐少之。""月生"指月相由朔到望，气血渐盛，人气渐旺，针刺的刺激量渐次增加；"月死"当指月相由望而晦的时期，气血渐虚，人气渐弱，故刺激量渐小。以月相变化为同步因子，衡量人体人气的变化，认为随其盛衰而治之，才能祛除病邪，过则伤气则达不到祛邪的作用。张景岳注云："盖每日一刺，以朔望为进止也。"强调得气与月相变化具有同步的变动节律。

从现代研究看，在人体的生理活动中，体温的变化控制各种酶促进生化反应的速度，关系到机体的新陈代谢及众多的生理功能，因此，他的变动在一定程度上反映机体的功能状态。在月相的变动过程中，同一地区海潮潮位波动与人体体温表现出与月相同步的正相关关系。何裕民等以500例非体温变化疾病的患者为对象，结合上海同期大戢山海潮观测站正点潮位预测值作为客观参数，观察人体体温变化与海潮潮位变化的关系。结果发现，在500例患者中，有374例在月相周期内，体温变化曲线与潮位波动曲线有着明显相同或近似的变化，占总例数的74.8%。人体体温变化与同一时期、同一地区的海潮潮位变化存在同步节律，说明体温所标志的生理功能，与海潮一样，受月球引力变化的影响，具有明确的月节律。反映了中医所认识的人气月周节律是客观存在的现象，说明人体生理活动存在着随月相变化的节律性变动。

美国迈阿密州精神病学家阿诺德利·莱伯通过十余年的观察发现，月亮圆缺与人的性侵犯行为有关。认为满月时人体功能处于"生物设法潮"，人的行为处于最强状态，在精神不稳定的人群中尤为明显，往往表现为难于控制，容易出现性侵犯行为及狂躁状态。国内也有人观察到，精神病的发作，在满月前后最多。这些结果与中医观察认识的人气、人体气血变动的月节律相一致。人气最旺，气血最盛与莱伯的"生物高潮"在概念上也基本上是一致的。

若以人的体力、情绪和智力作为人气的客观指标，他们也表现出近似月的节律。德国和奥地利的医生、心理学家在20世纪初研究发现，人体病症在人的情感及行为波动中，存在以28天为周期的情绪波动，以23天为周期的体力盛衰。后来，又有人通过研究数百名大中学生的考试成绩，发现智力活动具有33天的周期性变动。认为人们一生中都存在这三种周期。这三种节律都会表现出高潮期、临界期、低潮期。高潮时期，人的体力充沛，心情畅快，思维活跃，记忆力强，具有较强的逻辑性和解决复杂问题的能力。相反，低潮期人常易感到疲劳，情绪易烦躁，注意力难于集中甚至健忘，判断力低下。处于临界期的机体，各方面的协调性较差，极易出现错或事故。显然，这种节律与中医所认识的月节律相同。

对这种似月节律的研究，通过社会活动的实践也得到了证实。美国和苏联的一些汽车公司根据人的体力、情绪、智力节律给公司司机绘制节律曲线，当于"临界期"或"低潮期"时，让司机不开车或少开车，结果车祸的发生率减少 2/3。对东京和墨西哥奥运会的 700 名运动员进行节律分析，发现 87% 的运动员在生理"高潮期"时多获得优良成绩。

在月相的变化周期中，中医尽管很早就认识到人体气血随月相变化的节律，并从而认识到以气血为基础的生理活动的月节律，指出了人体的抗病力，对治疗的反应性及耐受性都随月节律相应变动。但在长期的中医发展过程中，这一节律并未得到应有的发展和运用。月球的引力及自然界的变化是客观存在的，必然会作用于人体，导致人体生理功能的变动，也就是说生理功能的月节律是客观现象，应当引起重视，深入研究，利用其可以促进的人体健康，指导疾病的治疗。

第三节　中医四时节律的研究

地球在围绕太阳公转的同时，也以南北轴心自转。此球公转时始终保持南北轴向不变，公转过程中，地球的不同表面相对太阳言，在一年的公转周期中均有相对位移，形成受日光照射角度的变化，日照长短的区别。由于日照的变动，引起地球表面在不同时间内的寒热温凉不同。这种周期性的变动即是四时节律。

自然界的四时节律主要表现为寒暑往复，形成四时不同之气，称为春气、夏气、秋气、冬气。四时不同之气对生物产生不同的影响，以春气主生、夏气主长、秋气主收、冬气主藏，作用于万物，促使生物生、长、收、藏的变化，形成生物变化的基本节律。"人与天地相参也，与日月相应也"，在这种"天人相应"思想指导下，中医很早就认识到人体阴阳气血的运行，脏腑组织的功能，脉象色泽的变化，都受到自然节律的影响，表现为人体生长发育、功能活动、生命运动均具有节律性变化，与四时节律同步。

一、四时阴阳消长节律

自然界四时阴阳变动的最基本现象是寒暑的移易。《素问·气交变大论》说："阴阳之往复，寒暑彰其兆。"四时的春温夏暑、秋凉冬寒，是四时的周期性变化。暑热为阳之征，寒凉为阴之兆，春夏为阳，春为阳之始，夏为阳之盛；秋冬为阴，秋为阴之初，冬为阴之隆。不断地消长变化，形成阴阳消长盛衰的四时节律。自然界生物随阴阳也有四时节律变化。

春时之气，阳气上升，万物因之而生；夏时阳气旺盛，万物得之茂长；秋时阴气生而阳气始降，万物诚实呈收敛之状；冬时阴气隆盛，万物潜藏；至春时阴所消而阳气长，进入第二个变动周期。所以，《素问·四气调神大论》说："阴阳四时者，万物之根本也。"人生存于自然环境中，中医认为人体也必然受自然四时节律的影响，人体阴阳具有与自然界阴阳同步的四时消长盛衰节律。如《素问·阴阳离合论》说："生因春，长因夏，收因秋，藏因冬，失常则天地四塞。阴阳之变，其在人者，亦数之可数。"也就是说，人体四时阴阳的变化，春夏为阳气所主，秋冬为阴气所主。春时阳升，夏季阳盛；秋时阴长，冬时阴隆。中医强调必须遵循人与自然相应的这种节律，如《素问·四气调神大论》说："圣人春夏养阳，秋冬养阴，以从其根，故与万物沉浮于生长之门。"人体阴阳节律根于自然界的阴阳节律，只有遵循这种节律，才能健康长寿。

四时阴阳具有消长盛衰的变化，中医用太少阴阳来表示人体阴阳与自然阴阳的相应。五脏之中，肝为少阳，通于春气；心为太阳，通于夏气；肺为少阴，通于秋气；肾为太阴，通于冬气。少阳为阳气之始，主人体"生"气；太阳为阳气之盛，主人体"长"气；少阴为阴之始，在人体主"收"气；太阴为阴之隆，主人体"藏"气。所以，《素问·四气调神大论》论述顺应自然的四时调神养生法，就是依据人体阴阳变化与四时相应的认识。春时宜"生而勿杀，予而勿夺，赏而勿罚"，扶植生发之气，勿使抑郁，以养人体之"生"气；夏时应养"长"气，秋时宜养"收"气，冬季应养"藏"气。这些论述，均充分反映了中医在很早的时候，就已清楚地认识到人与自然四时具有相同的节律。

疾病的演变过程反映出四时变动节律。如病为阳盛者，常在自然界阳盛的夏季病情加重、复发或死亡；病为阴盛者，阳气相对不足，在寒冬季节病情多加重、复发。阳盛病在冬季，阴盛病在夏季，常由于人体阴阳与自然界阴阳的相互协调制约，病情表现比较稳定。《素问·阴阳应象大论》就已经认识到"阳胜则身热，能冬不能夏；阴胜则身寒，能夏不能冬"的基本病变四时节律。

疾病的发生也具有四时节律。四时阴阳的消长导致气候因素的变动。春时多风，夏为暑热，秋气干燥，冬气寒冷，在四时之气的变动中，若调护不当，伤于时气，则发为与时令相应的病证。如《素问·阴阳应象大论》说："冬伤于寒，春必病温；春伤于风，夏生飧泄；夏伤于暑，秋必痎疟；秋伤于湿，冬生咳嗽。"这种与时令相应的病证，中医称为"时病"，在人类群体中，其发生有明显的四时节律。

现代研究证明，很多疾病的发生具有明显的季节倾向，除气候因素的不同对致病因子有影响外，人体的体质变化，中医标为"阴阳消长盛衰"，是发生时病的基础。如心肌梗死多可辨为心阳虚，常发于阴盛的冬季。中毒性肺类好发于冬春之间。而传染病、流行病，很多传播媒介受时令影响，更具明显的节律性。如伤寒发于秋，乙脑发于夏，流脑发于冬春，百日咳常见于冬末春初，痢疾多发于夏季，脊髓灰质炎好发于夏季，等等。

疾病的时令特性，既是自然界不同时期对人体作用的结果，也是人体阴阳盛衰不同体质对致病因素反应性不同的结果。发病特征和病理变化过程的四时节律，标志机体的阴阳盛衰不同。事实上，说明人体的生理功能活动，具有明显的四时节律。

二、四时五行休王节律

五行指木、火、土、金、水五种构成物质世界的因素，认为五者已不是五种单纯的物质或现象。

而是对自然界物质、现象特性的综合归类，既是构成物质世界的基本要素，又是物质世界变化的基本内容。因此，五行代表不同类的物质的特性，存在各种运动变化的方式和节律。中医通过对自然界五行精气的运行变化的认识，来探讨人体与五行相应的生理活动及疾病发生变化的节律。

自然界各种物质，包括人体的各种组织，都具有五行精气相应的属性。

自然界事物千变万化的运动和发展变化，中医是根据五行生、克、乘、侮关系来认识的。

相生指五行的相生促进，顺序为木、火、土、金、水、木依次相生。相克指正常情况下的相互制约，以维护五行的均衡，顺序为木、土、水、火、金。相乘指制约太过，故顺序同相克。相侮又称反克，指一行之气太弱，所克之气反过来欺凌他。故顺序与相生相反。

由于五时之气具有五行特性，所以，自然界的五时变化中，五行之气的生克也表现出节律。五时之气影响自然界生长化收藏的变化周期，不仅与阴阳的盛衰有关，同时也是生物体内五行精气盛衰消长的结果。而五行精气的盛衰又受时间的制约，具有节律特性。

五行盛衰消长的不同变化，中医用"生、王、相、死、囚"分别代表五行精气变化中的不同量，用生、克来论述其变化。根据五行五时的关系，与时间相应的五行精气则王（即旺）。如春时木王，王之所生为相，木生火，火为相；相之所克为囚，火克金，金为囚；王之所克为死，木克土，土必死。相是精气活动量的上升，王是精气活动量的峰值，囚、死是精气活动依次下降。

人体五脏与五行有相应的关系，具有五行的特性。中医学认为人体五脏中，肝属木，故具有木的特性，主人体春生之气；心属火，主人体夏时之长气等。在一年的四时节律中，五行有休王，脏气亦有盛衰，盛衰随五行的休王变动。如心气活动在春季逐渐增强，夏季最旺盛，长夏至秋则冬则渐次减弱，至来春方复渐增。脾气通于土气，故脾气活动夏季始增，长夏最旺，自秋而冬而春渐降至最低值。五脏、五行在一年的周期中，他们具有以五时为同步因子的时间节律。

脏气的盛衰变化，显然能导致机体对疾病因素反应性的差别，疾病发生的病变过程也会出现与五行休王相应的病理节律。《素问·脏气法时论》说："合人形以法四时五行而治……五行者，金木水火土也，更贵更贱，以知死生，以决成败，而定五脏之气，间甚之时，死生之期也。"更贵更贱，指五行具有消长休王的交替变化。认为根据五行的变动节律，可以推测人体脏气的强弱盛衰，在病变过程中，又可测知疾病的进退，也就是"间甚之时，死生之期"，病变有五行休王相似的节律。所以，《素问·脏气法时论》把五脏病变的节律归纳为"夫邪气之客于身也，以胜相如，至其所生而愈，至其所不胜而甚，至其所生而持，自得其位而起"。这是中医对多种慢性疾病变化规律的认识。病变皆可归属于相应的脏，分为五类，称为五脏病。五脏因具有五行属性，病理变化受五行休王的影响，在时间的节律性变化中，五脏病表现出愈、甚、特、起的节律。如肝病者，肝为木，受金克，能生火，受水所生，木气当令则旺，因此病愈于火气当令的夏季，加重于金气当令的秋季，邪正相持于水气当令的冬季，而在木气当令的春季则易于复发。病变的这种周期性变化，显然由脏气盛衰所致的抗病力强弱变化所引起，表现为与五行休王节律相应。

中医通过对自然界五行休王的认识，进一步认识到人体五脏脏气的节律性盛衰变动，并且探讨了五脏病变的四时节律，拓宽了人类对生命、健康、疾病、治疗等的认识思路。由于对五行问题缺乏正确的评估，故对人体生理病理与五行生克规律、休王节律的很多问题也未能开展实质性的探讨。

通过对死亡的统计及临床慢性病的观察，说明五脏疾病的变化过程与五行休王相关，因此其仍可以作为现代中医研究的课题。

三、四时五脏主时节律

五脏主时，即五脏由于阴阳属性、五行属性及五脏本身的生理特点，脏气在相应的时间中表现得相对旺盛，成为该一时间中生理动能的主导方面。肝为阳中之少阳，属木，通于春气，肝气旺于春，主人体春生之气，故称肝主春。心为阳中之太阳，属火，通于夏气，心气旺于夏，主人体夏长之气，故称心主夏。脾属土，通于长夏之气，主长夏之化气，旺于夏，故称脾主长夏。同样的理由，肺主秋，肾主冬。

人体的生理功能是以五脏为中心的五大生理功能系统，五脏是系统的代称。五脏主时，是指人体的内在生理活动，在四时变动中有强弱盛衰的变动，并表现出一定的节律。如肝主春，春为生发之时，万物皆具有生发向上的生机，人体肝主疏泄，喜条达而恶抑郁，在春生之时，风气畅达，故肝具有疏畅条达的功能特性，因而肝气在春天相对旺盛。心主夏，夏令炎热，性质属火，万物盛长；人体心属火，主血，汗为心之液，夏季汗多，血浮于表，心跳增快，心功能活动增强，表现为心气较其他时令旺盛，故谓心主夏。秋天气燥，肺为水之上源，主宣降敷布水液，肺气旺盛，才能维持人体的津液正常，不被燥伤。长夏湿盛，脾主运化，脾之旺，才不至于水湿积聚。冬季寒冷，肾阳主温煦，肾气旺，才能抵御寒冷。所以，称肺主秋，脾主长夏，肾主冬。

五脏脏气活动与四时相应的节律，是人体生理节律的具体反映。现代对多项生理值的测定，也发现具有明显的节律性。如表12-1所示。

表12-1　人体生理指标的四时变动节律表

生理指标	节律现象
血红蛋白	峰值冬季高于夏季
淋巴细胞	十月最高，八月最低
血小板	三、四月份最高，八月最低
血 T_3、T_4 浓度	夏季最高，冬季最低
嗜酸细胞	十一～四月增高，五～九月较低
凝血酶原	春冬两季低
［凝血］因子 I	夏季高，冬季低
血细胞比容	二、三月最高，七、八月最低
CO_2 结合力	十二月份高，六月份低
血清维生素 C	冬季低，夏季高
血沉	冬季低，夏季高
血清钙	八月高（11mg%），二、三月低（8.5mg%）
血清磷	二月最低，夏秋高
血清镁	二月低（2.12mg%），十二月高（2.85mg%）
血清	冬季低（8.35mg%），夏季高（12.85mg%）

从表中所反映的人体生理值来看，在四时变化中具有明显的消长盛衰的变动。显然，由各种组织的生理活动组成的人体生理功能，也必然会表现出其四时节律，只是因为四时的周期长，人的主观感觉还不能清楚地体验这种节律变动对生命活动的影响。这些客观数据证明，中医所认识的五脏主时节律，客观地反映了人生理功能在四时变动中，确实存在着与时间节律相应的生理活动节律。

中医学中的五脏主时节律不仅指导认识人体不同时令中的生理活动特点，同时又是认识疾病、预测转归的理论依据。

五脏主时，脏时相应，脏气在相应的时令中旺盛、增强，使人体能够适应时气的变化，保持机体能处于正常状态。春季多风，风性疏泄，肝主疏泄，肝气旺则能适应自然界风盛的时令气候。秋季燥盛，燥伤津液，肺主宣发水液，为水之上源，肺气偏旺于秋，能使人体津液充盛，不为燥伤。如果时气变化而脏气不旺，脏气与时气的变动不同步，常导致人体出现疾病，表现为人体发病的四时节律。如春时风气太过，若肝气不旺，或失于条达，常表现为疏泄不及或疏泄太过，易受风邪影响而生肝病。肝主疏畅调达，情志病春季常呈现高发倾向。俗语说"菜花黄，痴子忙"，即指精神病多发于春季。夏季暑热太过，心气不能应时向旺，汗多则易导致中暑。长夏湿气太盛，若脾气不旺，湿邪易致潴留，发为洞泄寒中。秋燥盛而肺气虚时，燥邪伤津、发为皮肤干燥、咳嗽、鼻衄等症。冬寒盛而肾阳不振，则易发生寒厥冻伤。时气盛时，脏气不能相应而旺，就会导致人体发病，所以对疾病的五脏定位，显然具有一定的指导意义。如《素问·风论》说："以春甲乙伤于风者为肝风；以夏丙丁伤于风者为心风；以季夏戊己伤于邪者为脾风；以秋庚辛中于邪者为肺风；以冬壬癸中于邪者为肾风。"虽然同为风证，由于五脏应五时，在病理变化中即与五脏旺时有关，表现为五脏风证的不同病理。《素问·咳论》说："五脏各以其时受病，非其时则传以与之。"咳不离肺的病变，但由于四时之气所伤五脏不同，受邪的部位有别，咳证的产生，也具有四时节律。"乘秋则肺先受邪，乘春则肝先受之，乘夏则心先受之，乘至阴则脾先受之，乘冬则肾先受之。"因此，春时感邪，为肝邪传肺而咳，称为肝咳；夏时心受邪传肺为心咳；长夏称脾咳，冬令称肾咳。

四时病理节律不仅在诊断中具有重要价值，在疾病的治疗和预防中，显然也具有相当重要的作用。《素问·四气调神大论》专篇讨论了四时不同的摄生防病方法，强调春时应当顺应自然界生气向上的起势以养肝气，称为养"生"之道；夏宜应自然盛长繁茂之势以养心气，称为养"长"之道；秋宜应自然界审盛平定，万物聚敛之势以养肺气，称养"收"之道。冬则应万物潜藏之势以养肾气，为养"藏"之道。否则，"逆春气则少阳不生，肝气内变；逆夏气则太阳不长，心气内洞"等。治疗方面，根据时令不同，偏旺脏气不同，调理应时脏气，重视脏时相应，使其更符合人体的生理节律，有助于疾病的向愈。

四、四时人气活动节律

中医学认为，气运行于体内，控制各种生理活动，与生命活动密切相关，代表机体正气的人气，他的活动，随四时气的变动，必具有四时节律。

四时阴阳之变，"寒暑彰其兆"，随四时寒暑的移易，人气在机体有在内在外的区别。《灵枢·刺节真邪》篇从自然物候的变化，论述了人气的所在。暑热之时，地气蒸发，升腾在上而为雨，草本营养震聚于枝叶之上，阳气亦随之而浮露在表，气血减，汗大泄，称为人气在外。寒冷之季，地冻水冰，生气伏藏于地下，与时相应，人体卫表固密，皮肤致，腠理闭，汗不出，血气强，肉坚实，称为人气在中。这就是中医从皮腠卫外功能的观察来认识人气的在内或在外，夏季炎热，体表血管扩能，心搏增速，心搏力增强，皮肤红润，皮肤较高；冬季体表血管收缩，内脏血循盛于体表，皮温较低。郑荣容用 EMI 9635 QB 型光电倍增管测量人体体表发光值，发现正常人体表发光平均值，冬季 16 例 5 对手指发光总数平均值为 1960，夏季 9 例为 5431，夏比冬季增高 3471，增高 177%。这个指标说明了人气的变动，而且人气的四时节律反映了人体相应生理功能的节律。

在中医针灸学说中，特别强调四时人气所在的不同脏腑组织，认为只有根据人气所在而刺之，才能切中病情，收到良好的治疗效果，否则，疾病不易治愈，甚至导致其他病证的发生。四时人气所在与自然界物象相应。如《素问·四时刺逆从论》说："春者，天气始开，地气始泄，冻解冰释，水行经通，故人气在脉。夏者，经满气溢，入孙络受血，皮肤充实。长夏者，经络皆盛，内溢肌中。秋者，天气始收，腠理闭塞，皮肤引急。冬者盖藏，血气在中，内著骨髓，通于五脏。"所以，病气在侵犯人体的过程中，常随四时之气而变化，治疗时必须根据四时人气的变动而施治。《灵枢·四时气》篇指出："四时之气，各有所在，灸刺之道，得气穴为定。"认为必须根据四时人气所在的穴位来制定治疗方案。

根据时气的变化，人气和病气所在的不同，四时针刺随时而变。《灵枢·四时气》篇指出："故春取经、血脉、分肉之间……夏取盛经孙络……秋取经腧……冬取井荥。"《素问·诊要经终》认为，四时之刺，宜"春刺散俞，及与分理……夏刺络俞……秋刺皮肤，循理……冬刺俞窍于分理"。所以，又强调"春夏秋冬，各有所制，法其所在"。关于寒热病的治疗，《灵枢·寒热病》说："春取络脉，夏取分腠，秋取气口，冬取经腧。凡此四时，各以时为齐。络脉治皮肤，分腠治肌肉，气口治筋脉，经腧治骨髓。"显然，在一般原则指导下，不同疾病，四时尚具有不同治疗方法。如果违背四时针制的原则，不因时而制，或者疾病不能治愈，或导致其他病证。《素问·四时刺逆从论》指出："凡刺不知四时之经，病之所生，以从为逆，正气内乱，与精相搏。"就会导致"逆四时则生乱气"。如春时针刺夏时应刺的部位，由于阳气未盛，则可导致脉乱气微，病不能愈；或冬时针刺夏时应针刺的部位，由于阳气已弱且伏藏于里，按阳盛治之，也致病不愈等。这种因四时人气所在而刺的治疗思想，尽管在后世医学中并未充分发展，但他说明中医在古代对人体节律的认识和运用已经达到了相当的程度。中医学认为，在十二月中，人气周于五脏，运行于五脏之间，与五脏特点，时气特点相应。如《素问·诊要经终论》说："正月二月，天气始方，地气始发，人气在肝。三月四月，天气正方，地气定发，人气在脾。五月六月，天气盛，地气高，人气在头。七月八月，阴气始杀，人气在肺。九月十月，阴气始冰，地气始闭，人气在心。十一月十二月，冰复，地气合，人气在骨。"显然，这种人气的年周期变动，与五脏主时节律并不一致。然而，这似可说明，中医已经认识到，在人体复杂的生命活动中，生命的时间节律也是多种多样的。现代时间生物学已发现人体 100 多种不同物质的时间节律，中医关于时间节律的多种类型，与现代认识极其相似。

五、四时色脉变化节律

色指人体体表的色泽，脉指体表能感到的脉搏形象。望色和切脉是中医诊察疾病的客观依据。

在中医中，脉象的形成既受五脏的作用，又受气血阴阳盛衰的影响。通常认为，经脉是运行气血、沟通脏腑、联络表里、内属脏腑、外通体表的网络组织。因此，人体气血盈亏、脏气盛衰、人气强弱、阴阳消长的各种信息均存在于经脉之中，乃各种信息的综合反映，并形成在体表一定部位能感触到的脉象。

脉象能反映五脏六腑的盛衰，阴阳、气血、人气的节律相应，表现出四时节律。《素问·脉要精微论》说："天地之变，阴阳之应，彼春之暖，为夏之暑，彼秋之忿，为冬之怒，四变之动，脉与之上下。"脉与之上下，就是指脉随四时之变而变化。

脉候五脏之气，脉应四时而变。因此，主时之脏不同，脉象随脏时变化表现为相应的脉。这种相应关系常称为"时脏脉"。《素问·玉机真脏论》论春季应时之脉谓："春脉者肝也，东方木也，万物之所以始生也，故其气来，耎弱轻虚而滑，端直以长，故曰弦。"肝主春，属木，万物方生，阳气长而未盛，脉象表现为与这些物象相应，为人体阳气生发之象，称为弦脉。同样，夏脉洪大而长，来盛去衰，与夏令阳盛，人体阳旺相应，称为洪脉。秋脉轻虚而浮，来急去散，为肺气应秋之象，称为毛脉。冬脉沉，为肾气应冬令阴盛阳衰之象，称为石脉。这就是说，随着时会不同，主时脏气不同，自然物象表现为春肝脉弦，夏心脉洪，秋肺脉毛，冬肾脉石的四时节律。

对正常人脉象四时变化的现代研究，证实存在脉象的四时节律。张伯讷等对16例18～35岁的正常男青年的脉象，在24个节气日一起进行测定，共测得脉图1440幅。将这些脉图进行分析，夏至脉图主波高而宽，冬至则低而窄，脉率为冬季较快而夏季较慢。脉图的波幅各参数存在明显的季节变化，并呈规律的周期性改变。根据美国荷伯格（Halberg）教授的余弦法，将各节气脉图主波幅的均值拟合一个正弦曲线，显示主波幅有明显的四时节律特征。

四时气象因素对人体的影响，也导致脉象的四时变化，如夏季气候炎热，外界气温高而气压偏低，血液在外界压力减小时趋向体表，体表血管扩张，血液循环盛于肌表，因而脉象表现为盛大的洪象。冬季气温低，气压偏高，寒性收引，人体处于收束状态，气压高则血液流向体表的阻力增大，因而脉见沉象。春秋则介于冬夏之间。

人体体表的色泽也具有四时不同的变化。中医形成和发展于亚洲腹地的黄河流域，人的肤色以黄色为主，四时色泽变化是在黄色的基础上产生偏青偏黑的细微改变。

中医认为体表色泽的变化是人体内在生理功能的外在反映，根据体表色泽的变化可以测知内在脏腑气血的盛衰，所以，"见其色，知其病，命曰明"。面色分五种，主要为青、赤、黄、白、黑。五色与五脏具有密切的关系，是内在五脏之气旺盛外荣于面所致。因而，相应的脏表现为相应的色。如青色是肝气的外华，赤色是心气的外荣，黄色是脾气的外显，白色、黑色分别是肺气和肾气的表现。

元代医学家朱胘在《丹读心法》中说："五色者，元之华，应五行，合四时，以彰于面。"简略地指出了面部五色与五行、四时具有相应的关系。肝气旺于春，故春见肝之青色；心气旺于夏，夏令面部以赤色的变化为主；肺气旺于秋，秋季节的面色常多偏白；肾气旺与冬，冬季面色偏于黑。所以，四时面色的变化表现的为春偏青，夏偏赤，秋偏白，冬偏黑的四时节律。

色泽变化的四时节律，是对气特点与脏气主时的综合反映。春季多风，人肝气主令，由于风气的影响和肝气的外荣，体表血液运行易受影响，面色因而略显青色。夏令炎热，心气主令，血盛于表，体表血液丰盛，面色因而显得红润。秋季阴气初生，由热转凉，气压渐高，肺气主令，血循环由表入里，体表血液由盛而少，故面色偏白。冬令阴寒盛，肾气当令，体表血管收缩，耳塞性凝滞，易阻碍血行，面部血少而行迟，故面略呈黑色。时、脏、色的这种相关变化，是四时色泽变化节律的生理基础。

色与脉均是脏腑气血生理动能反映于外的客观现象，因此色与脉具有时间上的同步变化。所以，《素问·移精变气论》说："色之变化，以应四时之脉。"二者的相应为春季脉弦色青，夏季脉洪色赤，秋季脉毛色白，冬令脉石色黑。

色与脉在四时变动中应时而见，与脏气、时气同步，是人体生理活动的正常表现，表示五脏功能活动能应时而旺，机体健康。相反，若色脉不能应时而变，则常常提示相应脏腑的病变。如夏令之时，本应脉洪色赤，若脉不能洪大，色不见红润，多提示心气心血亏虚，每易发生中暑等病变；若久病而见真脏脉、真脏色，脉洪而毫无调和之象，色赤而毫无濡润之泽，表示心气衰败，病情重笃。由此可见，色脉的四时节律性变化，既有助于了解人体内在脏腑的功能盛衰，又可用于判断疾病的病性病位，进退吉凶，因此色、脉诊是中医重要的诊察疾病的手段。

色、脉变化的四时节律，由于二者本身的定性定量客观指标尚难测定，因而给二者定量分析带来困难，使色脉四时节律的客观化研究难于进行，导致这方面的研究报道不多。但人体色，脉的变化与机体内在的机能活动相关则是大家公认的。随着科学的发展，色脉的四时节律一定会客观地呈现出来。

第四节　中医运气节律的研究

运气，也称五运六气。木、火、土、金、水五行之气的阴阳变化，在运气学说中称为五运。自然气象因素风、寒、暑、湿、燥、火的交替变动称为六气。古代以甲子纪年，运气学说以六十甲子为推算气象变化的运算符号。中医学中的运气学说是运用五运阴阳，六气太少，以甲子为符号，以推测自然气候在六十年周期中的变化规律及其对人体的影响。在六十甲子中，天干轮六次，地支轮五次，使干支配合为六十对，每一对又与五运六气具有相应的关系，代表相应的气候类型及对人体的影响。由于天干有十个，地支有十二个，六十甲子中天干周六，地支周五，因此运气的推算，常以十、十二、六、五年的时间变化为同步因子，表现运气的节律变化。人体的生理病理也常受这一节律的影响，特别是病理上常表现出与运气变化相关的节律。宋代科学家沈括在《梦溪笔谈》中说："医学有五运六气之术，大则候天地之变，寒暑风雨，水旱蝗螟，率皆有法；小则人之从疾，亦随气运盛衰。"认为疾病的发生变化与运气节律是密切相关的。

一、运气节律的基本形式

运气学说以干支甲子推算气候的周期性变化。干支指甲、乙、丙、丁、戊、己、庚、辛、壬、癸十天干，地支指子、丑、寅、卯、辰、巳、午、未、申、酉、戌、亥十二地支。干支两两相配，干起于甲、地支起于子，天干轮六次，地支轮五次，干支配合，共六十对，称干支甲子，或称六十甲子。在运气推算时，不同的天干、地支代表不同的运、气，以十天干化运，十二地支化气为干支运气配合法。

十干化五运，天干是五运阴阳的符号。五运指木火土金水五者的运行变化，各代表相应的气象因素，木运风，火运热，土运湿，金运燥，水运寒。十干与五运的关系为甲己化土运，乙庚化金运，丙辛化水运，丁壬化木运，戊癸化火运。干支甲、己代表土运，乙、庚代表金运，丙、辛代表水运，丁、壬代表木运，戊、癸代表火运。由于两干化一运，故又有阴阳之分，称为阴干阳干，阴干化阴运称运不及，阳干化阳运称运太过，如甲己化土，甲则为阳土太过，己为阴土不及。五运阴阳交司，以十年为周期。地支代表相应的气候因素，称十二支化六气。子午化少阴君火，丑未化太阴湿土，寅申化少阳相火，卯酉化阳明燥金，辰戌化太阳寒水，巳亥化厥阴风木。逢丑、未之年，司天主气为太阴湿土。十二支化六气，则六气在十二年中轮转两次，周期为六年。干、支均代表一定的气象因素，每一个纪年甲子中包括一干一支，这两种气象因素的特征相合，产生各年最基本的气候变化。六十甲子中干支配合不同，因而形成六十种气候变化类型，表现为六十年一个变动周期。由于主岁的运有五种类型，而主岁之气为六种类型，以岁、运相合，则三十年可轮一周。因此，六十甲子中表现出气候的各种不同节律变化。

每一个甲子年的气候变化总是由运和气的相互影响而形成，五运总处于太过不及的变化之中，均指气候的异常变化，如火运不及则气候偏寒，火运太过则气候偏热。如果该年甲子中地支所化的气对五运产生作用，则可改变太过不及的状态，如癸巳之年，癸为阴火，火运不及，但地支巳位于南方属火，癸火不及得南方巳火相助，则运气平均而无太过不及之象。戊辰年火运太过，而辰为太阳寒水司天，太过之火运，遇寒水被抑制，也是平气之年。不能相互制约的年份则表现为太过不及的气候异常变化，平气则是正常化的年份。太过、不及和平气称为五运三纪，是气候变化的三个基本类型。

在六十甲子年中，五运三纪之年始终巡回轮转。三纪之气表示一定的气候特点，对自然物候产生不同的影响。如火运平气之年，火运正常行令，气候变化正常，五行生化发展均衡，表现为气候无偏颇之变。火运不及之年，四时气候反常，寒气盛，物候表现为生长不利。火运太过之年，则炎暑较盛，气候偏热，但万物的生长昌盛。但是，自然界气候的变化极其复杂，远非五运三纪能推测尽其变化规律的，还必须结合其他多种因素才能推算。运气学说中，运有主运、客运，气有主气、客气，三阴三阳司天在泉，同有阴阳，地支有方位，以及胜气复气的变化等，每年的气候变化必须根据各种因素进行综合分析，才能推算一年的基本气候变化。但是，无论哪一种因素，都是有规律的，因而形成六十年周期中气候变化的运气节律。现代研究表明，这些运气节律具有客观基础。

从太阳黑子与岁火太过关系的研究，发现运气对气候的推算有意义。太阳黑子数目峰值周期约11年，岁火太过年份的周期为十年。最近国际上宇宙学家发现，1988年5月4日太阳由于黑子释放能量而发生了一次大爆炸，使当年夏天的气候变得炎热而干燥。这与岁火太过，炎暑流行是一致的。1968年也是太阳黑子极盛年，该年气候的影响多为夏季气温增高。自1960年上推至1749年，史料记载的以戊年太阳黑子的值为最高，说明运气推算的火运太过之年与黑子活动的高值年极相符。

根据对北京地区1949年至1957年气象资料的分析，发现气候变化的实际情形与运气推算的结果基本相符。从西安1951年至1980年的气象资料中，通过对30年气温、降水、风速、大风日数等数值及历年旱涝情史的分析，与运气推算基本符合者为76.7%。运气学说中天干纪运，地支推气，广泛地运用了周期、节律的概念，对陕西500年旱涝情况的统计分析，发现具有5年、6年、10年、30年的周期性变化，与运气学说所涉及的节律周期一致。

显然，自然界气候的变化，由于受到宇宙环境的影响，具有周期、节律变动的特点，大量的气象资料都证明了这一点。中医学说从理论上试图阐述这一规律，在较长气象变动周期中为人类作出了贡献。

二、运气节律对人体的影响

五运六气学说通过对六十年周期中气候节律性变动的研究，探讨气候变动节律对人体的影响，指导疾病规律的研究，并用于临床指导对人体疾病的认识、预防、诊断、治疗，推测疾病的发展转归，是医学中防病治病的重要理论。

运和气的推衍，主要是推算气候因素风、热、暑、湿、燥、寒在历年中盛衰强弱的变化。六者的正常变动中医称为六气，过度变化则称为六淫，是致病的重要因素。异常的气象变化容易引起疾病，所以运气学说推算气象变化的规律，同时也根据气象推测容易发生的疾病。如凡属运气的火运太过的年份，因火热过盛，常易发生阳热盛的病证，如疟疾、中暑、疮疡、失血、目赤、发狂等，在脏则易损伤心气。金运不及的年份，应于人体，常影响肺气而发生气逆、失声、咳嗽、气喘诸症。1988年天干为戊，为阳火太过，发现当年太阳黑子活动加剧，发生一次爆炸，导致夏季气候炎热、干燥，太阳黑子对地球的影响主要是引起地球磁场紊乱，对人的影响会导致许多疾病，如头痛、心血管疾病，使人精神不易集中，车祸增多。这些推测与运气推算的损伤心气诸病证极其相似。

五运和六气不仅与一定的气象因素相应，也与人体五脏相应。如木运化风，人体肝气与之相应，岁木太过之年风气流行，风邪较盛，人体肝气偏旺，易伤脾土，发生流行病。燥应人体则肺气偏旺，肝木受之，病证多见肝病，如胁腹疼痛、目赤眦疡、耳聋失聪等。五运主各年的气候变化，六气则主一年中的气候变化，变化过度导致一年中发病出现不同状态。如寅申之年少阳司天，主上半年的气候变化，少阳为相火，少阳司天则火气下临，暑气较盛，易导致咳嗽，衄血，疮痈肿胀等热性疾病。卯酉阳明司天之年，阳明为燥金，气候多燥热，病变常见胁痛目赤，筋痿不用等金克木的病证。辰戌太阳寒水司天之年，气候偏寒，常多见中满不食，筋脉不利的病证。每年司天之气的不同，影响人体的病理变化也不同，随司天在泉等的周期性变化，疾病的发生即反映出相应的节律特性。

当然，上述五运六气的病理节律仅仅言及运气推算的最基础的方法，运气学说的推算还远不是这样简单，疾病的产生也相应复杂得多，它也是运气主运客运、主气客气、司天在泉、胜气复气等一系列因素综合作用的结果。但与运气、气候特性的变动是同步的，现代研究也证实发病节律与运气节律是一致性。

如太阳黑子节律活动剧烈与运气的岁火太过大致同步。在这些年份中，细菌培养可发现某些细菌特别活跃，疾病的发生率和死亡率均较高，高热、回归热、疟疾、心血管病发病率明显增高，心肌梗死、脑卒中死亡率骤增。1978 年戊午年，火运太过，气候偏燥热，该年住院患者中呼吸系统患者增多，痢疾、神经系统疾病比例增高。1979 年己未年，寒湿偏盛，雨水多，消化系统、泌尿系统疾病偏多。1980 年为庚申年，金运太过，风火上扇，呼吸系统疾病增多，门诊中暑患者增长等，与运气的推算大致相合。

对小儿病证的研究，发现某些病证与胚胎发育期所在年份的运气有关。五运太过不及的变化，都影响胚胎的发育，使与年运相应的脏气受罪，产生偏实偏虚的变化。汪德之概括多年的临床观察，将这一现象总结为"人体胚胎发育期病理内脏定位自然规律"，简称"病理内脏定位律"。

每年的运气变化都影响正在母体内发育的胎儿。如天干为甲之年，阳土太过影响胚胎，导致发育经过该年的胎儿肝肾偏实，出生以后影响小儿，常导致湿热郁滞的咽部红肿、浮肿、黄疸等扁桃体炎、肾炎、肝炎。临床观察，发现胚胎发育经过 1971 年的小儿很多患过肾虚浮肿、肾虚哮喘和多样性皮疹，胚胎经 1972 年的小儿多数有过胃肠疾患，胎经 1973 年的小儿多数得过寒湿性肢体疼痛等，这种小儿的发病规律与运气节律一致。因此，根据运气的推算，临床上可以协助疾病的定位诊断，为疾病的预防治疗提供依据。

清代医家吴瑭在《温病条辨》说："长夏受暑，过夏而发者名曰伏暑……子、午、丑、未之年为多也。"指出伏暑具有 5 ~ 6 年的周期。现代统计麻疹常为 3 年一次发病，克山病 5 年一次高发，天花、流感、猩红热、小儿麻痹症则有 5 ~ 6 年或者 11 ~ 12 年的周期高发，其发病周期与运气节律近似。

运气学说探讨气候 60 年的周期变化，变动以年为单位，周期长，常常难于在单个人体观察病理变化，应以人类的群体为对象，以发病率为指标进行观察。这种观察显然比其他节律的生理病理困难得多。但从现有资料来看，运气节律的生理病理显然具有客观基础，因而人体的运气节律仍然同其他节律一样，是一个值得深入探索的课题。

第五节 时间针灸学——子午流注针法

生物时间节律思想在中医学中的运用，最典型的莫过于针灸学中的"子午流注"针法。它是针灸学中按时间节律的变动选取相应穴位治疗疾病的一种针灸方法，因此，又称为"时间针灸学"。"子午流注"学说则是论述气血在人体内流行灌注的时间节律，所以国外称"子午流注"为"中国式生物钟"。

"子午"是时间节律的概念，是昼夜十二时辰的符号。子为夜半，午为日中，依次由十二地支将昼夜分为相等的十二辰。"流注"是指气血在十二经中的运动。子午流注学说认为体内气血在十二辰运行于十二经时形如水流，但能随阴阳消长、时间变化在十二经中如水之注，如潮之涌，具有盛衰消长的流行。灌注，使不同的经脉在不同的时辰气血有生旺和虚衰的变化，如寅时灌注肺经，则肺经气血盛，气血生旺，卯时已过肺经，则肺经气血渐衰。由于气血在十二经灌注于不同经脉，导致经气、穴位功能的节律性变化。气血流注该经时，该经气血旺，经气盛，穴位开，相关脏气活动增强，表现为抵抗力增强，对治疗的敏感性增高，是选用该经穴位治病的最佳时间。相反，气血衰，穴位阖，脏气活动减弱，对治疗的反应性降低。这些认识成为时间针灸学的基础理论。

一、经脉气血盛衰和穴位开阖节律

经脉是运行气血的通道。人体各种生理功能都与自然界的时间节律相应，气血在经脉内的周流循环也受时间的制约。首先，十二经脉与十二时辰具有相应的关系，称为经脉的值时。十二经及其所属脏腑各有值时，而其值时的体现，一则是脏气与时间节律的相应，二则是气血循行流注的空间位置，是气血在该经该脏生旺的时限。气血流注的生旺，脏气经脉的值时，组成经脉气血盛衰的节律。

十二经脉值时指每一经脉与一时辰相应。经气的循行次序，起于中焦，始于手太阴肺经，次后循经脉的交接次序运行，终于足厥肝经，复入中焦。十二经值时为寅时手太阴肺经，卯时手阳明大肠经，辰时足阳明胃经，依次轮值，终于丑时。气血流注亦循经气运动次序，寅时旺于手太阴肺经，该经气血盛，即气血生旺之期。当此之时，肺经气血盛，肺气活动亦增强；卯时气血盛于大肠经，则该经气血生旺，经气盛，腑气活动增强，如此顺次流注。因此，经脉气血始终处于盛衰强弱的变动之中，以十二时辰为同步的因子，表现为自然界时间节律的同步变化。

穴位的功能与经脉气血密切相关，穴位功能受到经脉气血盛衰的制约。穴位的功能增强，称为穴位的"开"；穴位的功能减弱，称为穴位的"阖"。当气血在所属经脉生旺，该经轮值的时期，则称为穴位开；气血流过该经，或未及该经时，穴位又多处于阖的状态。与经脉气血的盛衰节律相应，穴位的开、阖表现出十二时辰的节律性变化。这种节律以昼夜十二时辰，即 24 小时为周期的穴位开阖节律，是子午流注针法推算开穴的依据。

自然界的时间节律是多种多样的。中医学认为人体经脉的功能变化和穴位的开阖还具有六十日和五日的周期性变化。因此，子午流注用六十甲子计日和计时来推算经脉的轮值和穴位的开阖，成为子午流注针法"纳甲法"推算开穴的依据。

十天干和十二地支相配得六十甲子。以每一甲子计一日，则周期为六十日。以每一甲子计一日中的一辰，则五日为一周期。甲子计日，天干十日一轮，又具有十日的周期。不同的甲子日又有相应的经脉值日，由于值日经的变动，因此，每日开穴与甲子相关。经脉值日以十干推算，相应次序为：凡甲日为胆经值日，乙日肝经值日，丙日小肠经，丁日心经，戊日胃经，己日脾经，庚日大肠经，辛日肺经，壬日膀胱经，癸日肾经。十日后，又按此次序轮值。由于天干为十个，经脉有十二条，不能相应配属，而余下之三焦经和心包经，中医学认为三焦为阳气之父，心包为阴血之母，则二经不参与天干日轮值。每日的十二时辰是固定不变的，子时始终在夜半，午时始终在日中，其余时辰依次类推。由于每日轮值天干不同，值日经不同，故逐日甲子序列的天干在不断变化，一日中主时甲子天干也在轮转。天干逢甲逢己之日，时辰的子时为甲子，丑时为乙丑；天干逢乙逢庚之日，子时为戊子，丑时为己丑；天干为丁壬之日，子时为庚子，丑时为辛丑；天干为戊癸之日，子时为壬子，丑时为癸丑，其余时辰循甲子序例类推。而日开穴则视主日主时的天干来定，每日经气的运行皆出于五腧穴的井穴。如甲日戌时（即 19～21 时）开胆经井穴窍阴，乙日酉时开肝经井穴大敦，丙日申时开小肠经井穴少泽，丁日未时开心经井穴少冲，戊日午时开脾经井穴隐白，己日巳时开胃经井穴厉兑，庚日辰时开大肠经井穴商阳，辛日卯时开肺经少商穴，壬日寅时开膀胱经井穴至阴，癸日亥时开肾经井穴涌泉。当第二次天干、经脉轮值时，开井穴的次序和时辰又复自甲日戌时开胆经窍阴，周而复始，以天干十日计时为推算符号时，经脉值日具有十日的周期，五腧穴的开合也具有十日的周期。

经脉气血的盛衰和穴位的开阖存在着节律性变化，中医在一两千年前就已认识到这一生命的时间节律，并且一直指导着针灸子午流注学说及针法的发展。《内经》论述了营卫气血的运行节律和五腧穴的运用，以及天干地支配合的方法，奠定了子午流注的基础。《难经》进一步论述了五腧穴，并论及经脉气血流注的盛衰开合。《针灸甲乙经》论述了人体气血循经流注的时间及按时针刺以补虚泻实。这些都为子午流注按时取穴的学术理论奠定了基础。到宋元时期，子午流注已经形成一门具有独特理论和取穴方法的针灸分支学科。自金代何若愚《子午流注针经》首先提出"子午流注"的名称以后，子午流注学说及针法为广大临床针灸学家所运用。明代杨继洲对这一学说和针法研究更加深入，使其无论在理论上还是在临床疗效方面均有重大进展。清代由于歧视针灸，清王朝曾下令太医院废止针灸，子午流注受到阻抑。直至新中国成立后，子午流注才又重新被研究，并且在世界科学界引起反响，激起很多科学家的兴趣。在漫长的历史中，子午流注的理论和针法在实践中形成和发展，现代被许多科学家所研究、应用。说明其本身的生命力，具有应用和研究价值。同时，也在一定程度上说明时间节律与人体生理节律非常相近或相应。尽管目前关于子午流注中的某些节律和直接研究资料尚少，如对纳甲法的时间节律研究，但临床上根据这一针法原则进行治疗时可以取得良好疗效。时间节律与人体的生理有相应之处，显示了它们的客观存在。

二、纳子法的时间特性

纳子法又称十二经纳支法、十二经母子补泻法、十二经流注针等，是运用子午流注理论，按时选穴治病的针法之一。

纳子法以十二地支所代表的时辰作为时间节律的符号，不涉及纪时天干和时辰的属阴属阳，仅仅运用一日十二时辰中气血流注的节律，从零点时辰子午流注的顺序，选取五腧穴治疗疾病。

无论子午流注的纳子法还是纳甲法，所运用的穴位均以上肢肘以下，下肢膝以下各五输穴为主。由于脏腑具有五行属性，纳子法根据时间不同而确定的。五输按井、荥、俞、经、合五行相生的顺序排列，但阴经和阳经的五行属性并不相同。阳经井穴属金，依次荥水、俞属木、经属火、合属土。阴经则井属木，依次为荥火、俞土、经金、合水。五行相生的次序为木、火、土、金、水，生我者为母，我生者为子。例如火行，火能生土，土由火熄灭，因而称火为母，土为子；以木与火言，则火为子，木为母。纳子法的治疗原则之一是补母泻子，即虚则补其母，实则泻其子。补泻则需掌握流注节律，根据"过经补，本经泻"的治则选穴。就是说，在气血流注病经的时辰内，经气盛，气血旺时，迎而剂之为泻；在气血流注刚过病经，经气、气血虚衰时，随而济之为补。十二经脉随其所属脏腑具有五行属性，所谓补母泻子，指经脉血行与腧穴五行的母子关系。根据这种关系，虚证选用母穴，用补法针制，实证选用子穴，用泻法针刺。如肺经疾患，肺经实证，可在气血流经肺经，肺气旺盛的寅时（凌晨3～5时）泻肺经子穴尺泽。肺属金，金生水，尺泽为肺经合穴必属水，所以称为本经的子穴，是泻肺经之腧穴。若系肺经虚证，可在肺经气血流注时辰刚过的卯时（清晨5～7时）补肺经母穴太渊。肺属金，生金者土，太渊为肺经的腧穴属土，系肺经的母穴，乃补肺经之虚证的腧穴。大肠经亦属金，实证则在气血旺于本经的卯时泻子穴二间，虚证则在本经气血虚衰时的辰时补曲池。脾属土，气血流注脾经时为巳时，虚证在午时补大都，实证在巳时泻商丘等。

然而，各经值时，气血流注经历一个时辰，但大部分时辰都不是某经轮值之期。在这种情况下，仍需掌握经脉气血流注的节律按时选穴。或者病情非虚又非实的情况下，补母泻子又非所宜。对于这一时期的治疗，则常掌握气血何时不在病经，选用与病经同一五行属性的五腧穴，即本穴。如肺属金，肺经属金的腧穴为经渠，故经渠为肺经之本穴。脾属土，其腧穴太白属土，太白为脾经的本穴。阳经有原穴，如胃经原穴为冲阳，大肠经原穴为合后。阴经则无原穴，但以腧代原，故肺经的原穴即腧穴太渊，脾经的原穴为腧穴太白。在非气血盛的时辰治疗，则肺经取本穴经渠或原穴太渊，胃经取本穴足三里或原穴冲阳。

无论病经是否值时，上述按时取穴均限于本经范围，即病经的五腧穴。还可以在非病经按时取穴以泻子补母，也是在气血流注节律的严格指导下的治疗称为"异经补母泻子取穴法"。其选穴原则为"虚证补母经母穴，实证泻子经子穴"。在掌握本经气血生旺时辰的基础上，根据五行相生的规律，选择与本经有相生关系的异经及其腧穴，进行补泻治疗。如肺经虚时可不在卯时补太渊本经母穴，而根据土生金的关系，选脾经穴位来治疗，脾经气血旺于巳时，在气血流注刚过的午时（11～1时）针补脾经的母穴，即属火的荥穴大都穴，或同时补脾经本穴太白。心经实证用异经泻子法治疗，选取其子经胃经，胃属土，为火所生。在胃经气血旺盛的时辰（7～9时）针泻胃经的子穴，即井穴厉兑和胃经本穴足三里。

从一些实验观察可见，在某经气血盛时针刺该经的开穴，其生理效应较其他非值时经穴位的反应强，该经在气血生旺时穴位功能、经气、脏气均较强，对治疗较敏感。因此，任何一经发生病证时，均可在该经气血流注的时辰内选取该经的适当穴位治疗，称为"按时循经取穴法。"如肺经有病时在寅时选用肺经的适当穴位治疗，脾经有病时选脾经穴位在巳时针刺等，都能较其他时间治疗提高疗效。

纳子法临床选穴的时间特性，主要根据气血流注在昼夜十二时辰流注十二经的节律，强调经脉、穴位、气血流注与昼夜十二辰的节律同步，是昼夜周期中十二辰时间节律在中医的运用。

三、纳甲法的时间特性

纳甲法又称纳天干法，天干以甲为首，故称"纳甲"。他与纳子法组成子午流注针法的两天针法，纳甲法是由天干、地支、阴阳、五行、脏腑、经络、五腧穴结合推算逐日开穴，选穴针制的一种方法。他的开穴推算所需要的因素比纳子法多，节律特性也不同于纳子法。

纳甲法以针刺开穴来提高疗效，因此运用纳甲法的时间特性表现为五腧穴的逐日开穴节律。经脉值日时，经气流行始于井穴，故开穴的时间节律，最重要的是开井穴的时辰，然后类推其他腧穴的开穴时辰。

各经的值日以天干的标志，首先推算日干以明确值日之经脉，十天一个同期。天干逢甲为胆经值日，逢乙为肝经值日，按天干顺序经脉值日依次为小肠、心、胃、脾、大肠、肺、膀胱、肾，三焦归于小肠，心包络归于心。干支有阴阳之分，序数为单数者属阳干阳支，双数者属阴干阴支。甲丙戊庚壬为阳干，寅辰午申戌为阳干阳支，其余为阴干阴支。开穴根据干支的阴阳属性，阳干阳支的干支日开阳经之穴，阴干阴支的干支日开阴经之穴的原则，即在干支属阳之日，在地支属阳的时辰先取阳经的穴位针刺；反之，则选取阴经的开穴针刺。每日开穴在确定当日值日经井穴开过以后，再依穴与穴相生的关系确定该日其他开穴。如甲胆主气之日，乃阳日阳时为阳经之穴，甲戌开胆经窍阴，下一个开穴应为五腧穴的荥穴侠溪。这种开穴原则称为"经生经，穴生穴"。根据这一原则，再下一个开穴在戊寅开胆经运输木穴足临泣。以此类推，乙肝主气之日，则为阴日阴时开阴经之穴。乙酉时（17～19时）开肝经之井木穴大敦，在下一个阴时丁亥开肝木所生之心火之经，五输的次序为荥穴，五行的相生为火穴，即心经之荥火穴少府。再次则开心经所生的脾经穴，即在己丑时开脾经之输土穴太白，其余依次类推。在确定日干支及其阴阳属性之后，根据五行相生的规律，按时辰的变化即可推算某日开穴，从而决定治疗。因此，其具有严格的时间节律，按时辰的变化可推算每日开穴，从而决定治疗。

然而，阳日阳时开穴，阴日阴时不开，每天仅6个时辰开穴，余下的时辰无开穴。在某些急重病证时，上述原则显然不适宜，因而纳甲法的运用又有"合日互用"的开穴原则，地支五日一轮周，第六日又与一日同；天干则十日一轮周。天干序数第六为己，为阴干；甲为阳干，甲已二日的时辰干支相同，称为甲与已合，二者为"合日"。同理，乙与庚合，丙与辛合，丁与壬合，戊与癸合，二者相合，则十二时辰均有开穴。根据相合互用的原则，甲日的阴时无穴可开，即可取已日的开穴。如果日乙亥属阴，无穴可开，即可取已日乙亥的开穴中封。而已日的甲戌无穴可开，则可借用甲日甲戌的开穴窍阴等。

纳甲法的针刺取穴，一般情况下是运用天干十日一轮的周期，按经脉值日的节律推算开穴确切治疗。而每日开穴的推算仍借助于十二辰的昼夜变动节律。而在异常情况下，运用合日互用开穴时，又运用六十甲子把握五日周期。无论运用哪种节律，都体现了严格的时间概念。

第六节　辨时论治用药

中医在数千年的临床实践中，对疾病的治疗始终强调时间因素。除针灸学中时间节律的运用已发展成为具有独特理论的子午流注学说外，在中药运用的过程中也始终贯穿时间节律思想。临床论治强调"因人、因地、因时"的三因制宜，"因时制宜"就是指出临床辨病制方时，必须根据时令、时气、时辰的变化而定，即是中医"辨时论治用药"的体现。

中医学认为，时间的节律性变动，在人类的生命活动中，始终是影响人体生理功能、病理变化的重要因素。人与天地相参，与日月相应，生理活动与自然界保持同步的变动，各种疾病的发生发展也受自然节律的制约，或是对生理节律的扰乱。因此，中医学的辨证，常从时间节律来分析疾病的变化，而中药的治疗，或着眼于重建、恢复或调整人体的生理节律，以求与自然界时间节律的一致；或借助人体节律的变化辅以治疗，达到恢复健康的目的。借助时间节律的变动而采取辨时论治用药，可以显著地提高疗效。历代医家对辨时论治的运用，主要反映在认证、制方、服药三个方面。

一、辨时认证

人体的各种生理功能均随自然界的时间节律变化而变化。如在自然界周日中，气机升降随时间变动，阳盛于午时，降于午后，沉伏于夜半，午前则气升，午后则气降；昼日阳盛，夜晚阴盛。在自然界四时变动中，春夏为阳，秋冬为阴，春夏阳气升，秋冬阳气降等。人体阴阳偏盛偏衰的病证，随气机升降运动的病证，均可因时间的变动而表现出各自的特点。

（一）随阴阳盛衰变动的病证

昼夜阴阳的盛衰以自然界光明黑暗变动为同步因子，白昼为阳，黑夜为阴。四时阴阳的盛衰以寒暑为标志，夏暑为阳，冬寒为阴。随阴阳盛衰节律变动而变化的疾病，可由此而辨别其病变属阴属阳，在表在里的病理机别。

《素问·三部九候论》认为在病理变化的过程中，脉"盛躁喘数者为阳，主夏，故以日中死""热中及热病者，以日中死"。阴盛时病情转趋沉重者为阳病，阳病阳邪盛，日中与自然界阳盛相合，两阳相加，人体阴液不堪其耗，故容易死亡。因此，昼甚者多为阳病，为阳盛或气分之病；夜甚者多为阴病，为阴盛或血分之病。从黄昏至天明时病证加剧者，是阴虚伏火证；证候在天明至黄昏之间加剧者，为阳盛火炽证。如耳鸣病证，白昼盛者属阳虚，而暮夜甚者属阴虚。眩晕病证，也是晨晕属阳虚，昏晕属阴虚，此辨证之大要。

对火热病证的辨识，从时间节律可辨其属阴属阳。明代医家赵献可认为："阳火者，生于卯而死于酉；阴火者，生于酉而死于寅。"以热起于卯而衰于酉者为阳火，发于昼也；起于酉而衰于寅者为阴火，因其盛于夜也。清代医家何梦瑶也认为："阳盛之火，遇阳旺之时必剧，故有昼热暮轻之候。"明代王肯堂治小儿发热说："每日早食后即发热，入夜热退身凉，不可谓阴虚劳热，昼属阳，阳旺必助火势，此阳盛之火外发，宜用龙胆丸之类泻火。"入夜发热者，则属阴火，由阴虚所致。如清代医家曹仁伯说："夜为阴气所主，阴旺不应发热，若阴虚则发热于夜。"明代医家缪仲淳辨热时认为：伤风之发热，必昼剧或昼夜无间，今热独发于夜而退于昼，可知为阴虚之热。而清代名医叶天士更明确指出："入暮灼热，总是阴精损伤。"从发热出现或过盛的时间，结合人体阴阳盛衰的节律，可以辨别某些慢性发热病证属阴盛或阴虚，为临床指出了论治方向。

在四时之气的年周期变动中，从发病与时气的关系可以辨别疾病的属性。在温病学中，冬温夏暑的辨别主要可依据时令的移徙。如冬温常由于阳气虚弱，受寒邪侵犯而致，病本于阳虚；夏暑则由于伤阴耗津，或阴虚所成之病，病本于阴虚。对于一般的慢性病，可以从其发作或加剧的时令来辨别其属性。《素问·阴阳应象大论》说："阳胜则身热，能冬不能夏。阴胜则身寒，能夏不能冬。"指出发热的病证在冬时好转，入夏加重，则为阳气偏盛；而身寒的病证夏季减轻，冬季加重，则为阴气偏盛，从时气的节律特性论述了病证的本质。

（二）随气机升降变化的病证

自然界的变化，人体生命活动的体现，却离不开气机升降出入的运动。所以，《内经》把这一规律概括为"非升降则无以生长壮老已，非出入而无以生长化收藏，故无不出入，无不升降。"在一定程度上也可以说，气的升降出入运动是自然界一切生物产生和存在的根源。这种"气"的运动，无时无刻不存在于生命与自然界之中。气的升降出入是有序的，扰乱了这种有序性的运动，显然就会致病。从所扰乱的节律时限，可辨别病势的逆顺。而很多病邪在人体内可随气运行，从时间特性上又可辨别和把握病证的升降趋势。

在昼夜的气机变动中，以子午二时为界，论气的升降。子后午前，气机处于升浮阶段；午后子前，则气机处于降沉时期。在气机升浮时，由于气的运动趋势是向上，人体气机紊乱的病证易借自然和人体气升的趋势向上逆为病。如冲气上逆的奔豚证，胃气上逆的呕吐、呃逆、反酸、嗳气，肾不纳气的喘促等病证，常可于子时以后按气机上升的趋势所诱发。而脾气不升的腹胀，中气下陷的脱肛、久痢、久泻等具有下降趋势的病证，则每随午后气机降沉而加重。某些病邪的致病也可随气机升降而发生，如痰浊、水气、瘀血等。水气病的湿邪随气升降，晨起前后气机处于升浮，肿势多盛于头面；午后气机降沉，肿势常见于两足。瘀血所致疼痛，气行则血行，气降则瘀滞，故疼痛多发于午后夜间，瘀血发热多见于午后。

清代医家杨乘六治一翁姓癫痫案，每日子时后僵仆，手足强直，双目直视，不能出声，必至午后方醒，醒后舌动依然。病发之年，未尝少愈。杨氏认为此病证系气升痰动致厥。子时一阳生，气机已升，痰随气升，逢虚则入，速入心包络，蒙闭心神，故僵仆欲死。午后气降，痰亦随降，包络清虚，则醒如常人。谓"气机升降之有序，浊上下亦有时"，指出了痰浊升降与气机升降的时间节律同步，故治疗在子前服药以阻抑痰随气升而获效。对脾虚久泻的辨证，清代医家泰笛括认为，久泻多为脾虚下陷。午前阳气升发则症多较轻，暮夜阳气降沉，病多转重，所以凡午昼中顺，将脯腹胀，入夜肠鸣泄泻，知其为脾虚下降所致。妇人妊娠恶阻，其恶心呕吐，冲气上逆，每常见于寅卯之时。元代医家朱丹溪认为，寅卯之时，气机上升，冲脉之气易逆，而妊娠聚血养胎，常有肝血虚燥肝阳易旺之变，故冲脉之气夹肝火犯胃，气机升浮之时而作等。可见，众多医家都很重视从气的升降来辨别病证，昼夜时辰节律在古代就得到了广泛运用。

四时变化中的气机不仅具有升降的特性，还表现出入的趋势。春夏气机升浮，既有向上升发，又有由里出表的意思。即春夏阳盛，气多升于上而浮出于表。秋冬则相反，既表现为下降，又反映为入里。如对疟疾的四时辨证，明代医家张景岳说："凡疟发在春夏，病在阳分，其病浅，此春夏人气升浮也。疟发于秋冬，病在阴分，其病深，此秋冬人气降沉也。"以四时阳气的升降沉浮节律来辨疟疾的病位深浅，从而说明治疗的方向。宋代钱乙论小儿痘疹，认为："春夏阳气浮畅，疹邪出表，易透为顺。秋冬阳气伏藏，疹邪入里，难透为逆。"随四时的变化，疹邪有在表在里之分，有易透难透之别。因而可辨其逆顺：春夏多顺证，秋冬多逆候。朱丹溪又说："疟当以汗解，然春夏病浅易治，秋冬病深难治。"

火热证，或虚火证，可因春夏阳升而盛。元代罗天益认为，若肾水已涸，龙火欲动者，必见身发燥热，盗汗不止，此病至春阳升发之际，则风火上腾，龙阳飞越，其势最危。由肾阴不足导致的虚火上逆，多盛于阳气升发的春季。其他下陷诸疾，则常在阳气降沉的秋冬增剧。凡脾虚下陷、脱肛、便后下血不止诸症，春夏较稳定。在秋令之后，阳气下降，气机下潜，病多加重，甚至可导致血从下脱之变。

无论一日四时的变动，还是一年四气的移行，随气机升降浮沉的变化节律，人体疾病也可产生相应的病理变化。因此，临床上依据这些节律的变动，可辨别疾病的病位、病性及转归预后。

（三）随五脏主时变化的病证

一年中的四气变化，或一日中的四时变化，人体五脏均分别与一定的时、气相应，脏气在相应时，则气偏旺，成为人体气机活动的主导，称为人体生理功能的五脏主时。如春为肝气当时，平旦为肝气主时，在这一时限中，肝气的强弱盛衰还能影响整体的生理功能。根据这一规律，临床通过时气的变动，常可辨别疾病的五脏病位。

根据一日四时与五脏相应的节律，观察疾病发作或加剧的时辰，即可辨识病在何脏。如对小儿发热的辨证，明代医家薛立斋认为：五脏有邪，各有身热，察热发时辰，可测知病起于何脏。寅卯时发热者，是肝热之外发，宜龙胆泻肝汤。巳午时发热，系心火之外发，宜导赤散。申酉时发热，属肺经之热，宜泻白散。夜中亥子时发热，属肾经之火，治宜滋肾丸。咳证，《内经》即已指出："五脏六腑令人咳，非独肺也。"咳证之病位在肺，但导致肺咳的病证则有五脏之分，五脏受邪都可借肺而咳。明代医家辨治咳嗽，根据咳嗽发作时辰，可知病起何脏。若五更肝旺之时咳剧，多为木火乘金之咳。午时心旺咳剧，多为心火乘金所致。唯黄昏咳剧者，方是肺脏本病。因此，李梴强调："切不可见咳治肺，而置咳时所旺之时不顾。"小儿惊风病本于肝阳动风，但因其发于不同时区，又与相应脏气有关，由主时脏气的病变影响而成。宋钱乙辨小儿惊风时，指出惊风抽搐、潮热，常见于寅卯乃肝本脏自病，木强动风，治宜地黄丸养肝，或泻青丸平肝。若见于午未时分，心火主时，多为心火亢盛引动肝风内发，故用导赤散泻心火，用地黄丸养肝。若发于申酉时分，肺气当旺而不能旺，肝气乘虚而侮肺，故治宜阿胶散养肺，用泻青丸平肝等。泄泻多由脾虚失运所致，五更泄发于天亮前后，为肝气所旺之时，故病变多表现为木强乘土，治用四神丸，其中五味子、吴茱萸入肝经以敛肝气，肉豆蔻、补骨脂益肾，为益肾暖脾之治，病本在脾而治从肝肾，即是从时间节律方面辨治的。

由于一年四气变化，不同时令主时而脏气不同，多种疾病均有不同的五脏属性。《内经》论咳证，因所感时令不同，春时受邪称肝咳，夏时受邪称心咳等。痹证均由风寒湿三气杂至而成，但于不同时令受邪又有五脏脏气病位的不同。故春遇此者为筋痹，夏遇此者为脉痹，秋遇此者为皮痹，冬遇此者为骨痹，同一痹证，在不同的时令中归属于主时之脏病位。同一风证，四时感邪发病也有肝风、心风、脾风、肺风、肾风的区别。

根据五脏时的节律，还可借以判断疾病的预后转归。宋代医家雀嘉言谓："春见脾病而莫疗，冬见心病而不治，夏见肺病而瘥，秋得肝病亦何疑。"由于五脏有相克的关系，所以春见脾病，夏生肺病，指五脏病发于受克的时令，脏气必然损伤较重，又受主时脏气所乘，故病证治疗多较困难。脾虚水肿，元代曾世荣指出："此病夏与秋冬治之颇易，惟春不然。盖春令肝木旺而脾土受克，脾受制则水湿难行，所以难疗。"

对病证的辨识，无论病性、病位，还是预后转归，都与时间节律有着明显的关系。古代医家在临床辨识病证的过程中，均重视时间因素，在辨时认证方面继承和不断发展中医的时间医学。

二、辨时制方

辨时制方是指在临床治疗中，根据时间的变动和人体生理活动的相应变化，制定适应时间特征的方剂，选取适应人体节律变动的药物，以提高临床治疗效果。同时，准确掌握时令、时间特征用药，也是防止治疗失误的重要措施之一。朱丹溪说："治病若能参以岁气时令用药，则方举万当。"明代徐彦纯则说，治病"不可平人气而不本时气，因于人用药而不先乎时"。

鸡鸣散是运用时间节律的代表方。在五更鸡鸣时服用以治疗脚气水肿，体内水湿的聚而不化为饮为肿。此由于阳气衰弱，不能运化或不能温散。人体阳气主昼，而五更鸡鸣正是阳气萌动之时，得温阳之品助之，则阳生易呈现，阳旺则易化湿邪。鸡鸣散用吴茱萸、生姜、姜黄辛温助阳，桔梗宣上焦，木瓜利下焦，陈皮、槟榔行中焦之气，三焦通畅，阳气易于旺盛。治湿虽未着意利水，而在阳始萌时助阳，使阳气旺而能行其温散之职。这是利用人体阴阳与自然界阴阳同步节律来选药制方的典范。而关于五更泻的治疗，朱丹溪说："若每日五更洞泄，服止泻药无效者，以米汤送五味子散则愈。"五更木旺，肝旺克脾，以治肝为主。五味子散以五味子、吴茱萸炒香研末，陈米汤遂服，即是敛肝气，抑木扶土的治法。上述二方，一是根据阳虚而于阳生时温阳，一是肝旺于平旦时治在抑肝。制方选药可考虑两个因素：一是应时之气太弱而为病，宜扶之；一是应时脏气太强，或致他脏生病，宜抑之。如钱乙治惊风抽搐、潮热，发于寅卯为肝虚动风，或养肝，或平肝，方如泻青丸、地黄丸之类。发于巳午，乃心火旺引动肝风，当因时而用凉惊丸、导赤散泻心火之方。发于亥子丑脾旺之时，脾气不能应时而肝气乘之，方宜益黄散以实脾，补土御木。

在一年四时之气的变动中，因时选药制方的观点更加突出。如张景岳说：盖人在气交之中，随四时之气而化。经文既以冬为伤寒，春为温病，夏为暑病。名既因时而异，则方亦不能不随时而变也。

外感病证中，同因伤寒，冬令宜辛温发散，夏令则不宜，时变气亦变，暑热当令，当用辛凉表散。元代医家朱肱说："春夏伤寒，谓之温病，治用辛凉之剂最宜。"冬令解表，麻黄汤、桂枝汤辛温宜用，而夏令则以桑菊饮、银翘散为宜，即便寒重，亦只可以香薷饮之类解之，断不可用麻黄、桂枝。宋金名医张从正善用汗法，他指出："凡解利伤寒、时气、疫毒之治，皆宜先推天地寒暑之理，以人参之。午未之月（旧历五、六月）多暑，宜辛凉之剂解之；子丑之月（旧历十二、十二月）多寒，宜辛温之剂解之。若偏寒凉或辛温，皆不知变通也。"更明确地指出了时令与制方的关系。

虚损不足的病证，制方亦需随时间而变。如金元医家李杲治脾胃虚弱病证，就强调指出，须"随时为病，随时制方"。一般补脾的原则是夏令宜柔润之剂，冬令宜温热之方。李杲夏月补益脾胃用人参汤、清暑益气汤之类甘润之剂，冬令则用甘温之草豆蔻丸、神圣复气汤等方。清代医家程文囿治肾虚诸证时说："肾虚常服补肾丸药，亦应分时令气候。夏日炎热，远刚近柔。冬令严寒，远柔近刚。"刚指刚剂，辛温刚燥类药物为主；柔指柔剂，以清润柔缓之药物为主。

临床辨时制方的运用，历代医家均重视随时令变化加减用药。如李杲指出："夫诸病四时用药法，不问所病，如春时有疾，于所作药内加清凉风药，夏月有疾加大寒药，秋月有疾加温热药，冬月有疾加大热药。"提出了四时变化时药物变化的原则。所以，他每于方后载明随时令加减变化的药物。如补中益气汤方，均指出夏月少加黄柏、黄芩，以泄暑热之气；冬月略增干姜、肉桂以扶阳抑阴等。如果夏月宜温，冬月宜清，否则难以中病，则剂量上应随时间的变化而变动。清代医家程钟龄说："若论其时，盛夏之月，温剂宜轻，时值隆冬，温剂宜重……此温之贵量其时，而清剂自可类推矣。"所谓药量增减的"量其时"，就是强调重视时间因素。如朱丹溪用茱连丸时说："吴茱萸、黄连二味，随时令二药用量可增可减。夏月倍用苦寒之黄连，吴萸减半；冬月倍用温热之吴茱萸，黄连减半。"

四时之气有升降浮沉的变动，药物的性质亦具升降浮沉的特性。随着气的升降，在制方时应考虑方剂功效的升降。明代医家徐彦纯说："依准四时升降而用药，正《内经》四气调神之义，医而不知，此要意也。"李杲对顺应四时升降用药指出了运用大法，说："凡治病服药，必知时禁，夫时禁者，必本四时升降之理，吐、汗、下、利之宜。大法春宜吐，象万物之发生，使阳气之郁者易达也；夏宜汗，象万物之浮而有余地；秋宜下，象万物之收成，使阳气易收也；冬宜利，象万物之闭藏，使阳气不动也。"根据四时气（包括人气与时气）的升降特性，所制的方剂，其药力走向也应具有升降的性能，与时气相应，才能借生理功能的升降之势，更好地发挥药效。吐、汗是指制药力向上具有升发作用的方剂，下、利指药力向下具有沉降作用的方剂。如明代汪石山治疟，于冬令时说："令当冬气沉潜，疟邪亦因之沉潜，汗孔闭塞，难使浮达。趁此闭藏之时，不得违天时以汗之。且以人参、木香、枳实、陈皮、归身、黄芩丸服，以扶正御邪。待来年二月，疟随春升之气而出，再用汗透之法，庶为合宜。"

顺应时气变化处方用药的依据是药物的四性五味。四时气有升降浮沉之变，药性则有升降浮沉之异，以与四时气相应。用药之际，春夏应用能升浮的药物以扶助人体升浮之气，冬秋则宜用沉降之品以固收藏之气。升浮者如人参、黄芪、升麻之类，降沉者如枳实、苏子、熟地、磁石之类。以药物的五味与四时气相配，李杲说："辛甘味薄，诸风药者，皆助春夏之升浮也。选药宜用此法度。"明代医学家李时珍指出性味与升降的关系："酸甘先升，辛甘无降，寒无浮，热无沉。"这些论述为四时辨时组方用药制定的原则，是辨时制方的依据。

三、辨时服药

现代研究证实，很多药物的疗效与其服用时间相关。如早晨服用皮质激素对机体内源性激素分泌的抑制轻而时间短，夜间服用则抑制强而时间长，容易干扰生理激素的分泌，故现代临床强调服用激素宜清晨一次服用全日量。麻醉药在上午 8 时所需剂量大，中毒剂量小，午后 8 时则正好相反。1978 年在巴黎时间药理学国际会议上，专家指出：镇痛、麻醉、催眠、消炎、利尿、强心、抗高血压、治疗溃疡等多种药物，其代谢、排泄速率、治疗量、半数致死量、副作用都有昼夜变动。因此，临床用药怎样选择服药时间是现代时间医学的一个重大课题。

补阳、益气、发散类药宜午前服用，以与人体阳旺、气机升浮相应。元代僧人继洪在《澹寮集验方》中说："凡人五更初，肾气必开。若肾开之时，进一服温和平补之药，其功胜于常服峻补之药十数服。"指出补中益气汤、参术调中汤、升阳益胃汤等益气升阳之方，强调宜于清晨至午前服用，谓"因时而补易为力"。其弟子罗天益说：午前服之取"阳旺气升之时，使人之阳气易达也"。李梴《医学入门》用麻黄汤、桂枝汤、九味羌活汤等方，服法"俱宜午前发汗，午后不宜"。刘完素用独圣散涌吐风疾，指出"吐时辰巳午前……此天气在上，人气亦在上，故宜早不宜夜"。利水之剂必须温阳，陈修园说："其服于鸡鸣时奈何？一取空腹则药力者行，一取阳盛则药得气也。"

补阴养血、安神镇静、毒性大的方药应选择午后夜晚服药。刘完素用止痛散养阴降火治目痛，李杲用当归六黄汤治阴虚盗汗，王肯堂服药阴药用阴时的方法。宋代许叔微用辰砂远志丸、珍珠母丸养阴安神，宜夜卧时姜汤送服，以导阳入阴。元代危亦林用天王补心丹，明代龚廷贤用加味定志丸，王肯堂用远志丸、酸枣仁汤等，均在方后注明宜卧前服用。泻下之方，药力降沉于下，宜午后服用。李杲说："当日巳午之后，为阴之分时下之，是谓善攻。"清代张隐庵说："大法秋宜下者，日晡人气收降，乃一日之秋也，因服下药，亦须天时之大体。"毒性药物宜于夜间服药。宋严用和用二黄丸（雄黄、雌黄）治寒疾哮喘，夜半时用热粥送服一丸；定喘丹（含砒石）治久喘，夜卧时服药。毒性药物服于夜间，中医强调夜静属阴，阳动减弱，对毒药反应减少，服药安全，不易中毒。现代药理亦证实有机体对毒性的反应有昼夜节律。用剧毒的马钱子碱注射液作毒性试验，将大白鼠分两组对照，相同的用量，白天用药组死亡率结果与中医服药法相同，说明中医根据时间节律服用毒性药物具有科学基础。

不可否认，中医学所强调的时间节律，以及由此而产生对生理、病理节律的认识，针灸药物治疗中时间节律的运用，大多起源于感性认识，以客观观察为基础，以人应自然为依据。尽管在千百年来的医学发展中，临床运用强调与人体时间节律相应，则可提高疗效；但从严格的科学角度要求，节律的划分、人体节律的变动尚存在粗糙之处，其准确的程度，各种节律的客观指标均不甚严密，而辨时服药在现代临床更被忽视。因此，中医学中的时间节律问题，在现代时间医学蓬勃兴起时，摆在中医面前的，至少还有几大问题。

其一，中医的节律思想尽管代有发展，但多散见于各种医籍中，除了子午流注外，其他方面的时间节律学说尚未形成系统的理论与临床。首先应当继承、发掘、整理历代医学家经验，使之成为系统的中医时间医学，以求中医学中散在的时间节律理论得到完整的反映，建立起整体概念。

其二，根据中医的理论体系探讨中医各种时间节律的客观性，以确认中医学中哪些节律最能反映人体生理功能。这种基础研究需尽量借助现代科学手段，以便获取科学数据，然后在群体中验证。

其三，医学中的时间节律思想在于指导临床治疗，提高疗效。现在针灸界中对子午流注等针法临床运用较多，而在药物治疗过程中，除辨时制方尚为医家重视外，辨时服药尚未受到应有的强调。应当普及一种比较规范的辨时服药法，进行大量的临床观察和比较，以探讨各种病证的最佳服药时间，从减少药材浪费、减轻患者负担、提高临床疗效等诸方面来看，将是有益的。

第十三章

应用分子生物学理论研究中医药

第一节　肾精学说的现代分子生物学基础

一、肾精是生命的基础

中医学认为肾是人体先天之本，又是主宰人体生命的根本因素。肾之所以能统帅人体物质结构，协调人体各种功能活动并赋予原动力，以及对生命活动起到主导作用，是因为肾有藏精的功能。肾藏精又有先天之精及后天之精。先天之精，来源于父母，是人体生育繁殖的基本物质，故称为肾精。肾精属阴，故又称为"肾阴"或"元阴"，是肾精作用的体现，对人体各脏腑都起着濡润滋养的作用，是人体阴液的根本。后天之精则来自饮食中的精微，是人体生命活动的基本物质，并能发辉生命的各种功能，故称之为"肾气"。肾气属阳，故又称"肾阳"或"元阳"，肾阳能推动人体各个脏腑的生理功能，是一身阳气之根本，对人体各脏腑起着温煦生化的作用。总而言之，肾在中医学说中是生命的物质和功能的统一体，是生命的主宰。

当代分子生物学找到了生命的物质基础和生命的能量代谢规律，并发现或将继续发现生命的生物信息的装置。自从 20 世纪 50 年代发现了生物的遗传信息物质——核酸，并确定了核酸分子的化学结构以后，人类开始认识遗传的规律及过程，并称之为生物学中心法则，适用于一切生物。当然，人也不例外。这个中心法则的基本原理是生物的新代（父和母），将其生物学一切特点用组成脱氧核糖核酸（DNA）的脱氧核苷酸编制成基因组。人体细胞中有 200 万对以上的基因，这些基因分成结构基因及非结构基因两大类。结构基因是储存可以译为组成蛋白质的氨基酸的全部密码，每三个脱氧核苷酸的碱基密码代表一个氨基酸密码。一个蛋白质分子由少则几个或多到成百上千个氨基酸组成。目前发现人体含有 10 万种以上的不同的蛋白质。非结构基因是对结构基因表述的调控。全部生命功能完全在基因（DNA 的片段）的主宰中，基因是在核蛋白的包裹中形成染色体，人类细胞中的染色体又分为 23 对（46 个）。其中 22 对称为常染色体，主营细胞的生化、发育和修复、第 23 对则称为"性染色体"，主营人体的生殖及性别。子代细胞如何能实现新代的生物特性呢？那就是每个细胞都能得到一份 DNA 复制成两份，使得分裂后的每个细胞都能得到一份完整的遗传信息。然后，通过基因选择性的开放、由核糖核酸（RNA）转录一个或几个基因信息，进到细胞内促成各种蛋白质的生物合成，从而通过蛋白质的特殊性能，表现各种不同的生物效应（即生命现象）。人体在两种基因的主宰下，表达了一辈子的生命现象。所以核酸是一个生物的一本完整的生命剧本，而每一个细胞就是一个演员。没有细胞核的细胞虽然丢掉了这个剧本，但他仍然在履行剧本所赋予他的全部功能和任务（例如成熟的红细胞）。

显而易见，肾阴就是 DNA、RNA，而肾阳就是各种生命物质。肾阴及肾阳融合成一个总体，他们主宰着生物的种属特点，在高度有序和协同一致的调控下，维持了这种生物在一生中发挥协调生命活力的"生物稳态"，维持生、长、壮、老、已的时间及空间过程。

二、肾精的分子生物学实质

（一）中医学所谓先天之精来自父母，是人体生长，发育及繁殖的物质基础

1. 先天之精来自父母

先天之精是来自父母的不同的男女两性的性细胞。来自父亲的是精细胞，精子；来自母亲的是卵细胞，卵子。如前所述，所有细胞都具有一份完整的染色体（23 对、46 个），但是精细胞及卵细胞则例外。由于他们分裂及繁殖的方式与其他细胞不同，其他细胞分裂后，子代细胞都具有 23 对（双胞）完整的染色体，而性细胞的分裂却不是这样，他是减数分裂，分裂后的每个性细胞（精子和卵子）仅获得 23 个染色体。尽管如此，这种单细胞染色本体依然具有亲代的全部生物特性。当进到受精过程时，精细胞进入卵细胞，两个不同的性细融成一个"受精卵"，形成子体的第一个细胞。新的生命，自此伊始。在受精卵中来自父母的各自一条（23 个）染色体中的单细胞 DNA 重新组合成双细胞螺旋结构的 DNA，又形成了完整的 23 对的染色体，在其中编织着父母双方的生物特点。一个崭新的生命剧本完成了，这就是先天之精来自父母的过程。

2. 先天之精是人体生长、发育及繁殖的物质基础

人体从这个受精卵（单一的细胞）如何发展成为一个成年人所具有的 50 ～ 100 万亿个细胞呢？受精卵在把来自父母的单细胞 DNA 重组成双细胞的 DNA 以后，便进行 DNA 复制。当复制成完整的两份 DNA 以后，细胞两端的中心体通过计算将两份 DNA 拉到细胞质的两端，然后细胞体中部出现凹陷，受精卵最后分裂成两个子细胞。分裂后这两个子细胞只有母细胞（受精卵）的一半大。这时，子细胞的基因开放，转录成 RNA（核糖核酸）。随之 RNA 在细胞质中合成所需要的各式各样的蛋白质。子细胞成熟了，他又再次复制两份 DNA，然后进行自主分裂，循序以进，一分为二,二分为四,四分为八……六十四、一百二十八……到了受精后第 8 天，细胞团簇增长到像一个桑椹，便在母亲子宫角的黏膜上黏着，逐渐形成胎盘，从母亲的血液接受养分。与此同时，由于基因开放的不同，这一大团簇的细胞形成三个不同的细胞胚层，分别叫作外胚层、中胚层和内胚层。之后每一个胚层又根据基因和开放不同，RNA 转录后指挥合成的蛋白质不同，从而形成不同组织和不同的器官，这就是"细胞的分化"。例如，外胚层可以分化为皮肤和中枢及周围神经系统的组织等；中胚层可以分化为心血管系统及一些器质性器官，如肾、脾、肝、肺等；内胚层则可分化为消化道、呼吸

道、泌尿和生殖系统的上皮细胞等，直到形成一个完整的胎儿。胎儿分娩以后，他就得依靠后天之精来供给生长及发育的物质。当胎儿在母体中生长发育时，根据基因的选择性开放，然后合成各种各样的特定蛋白，进一步形成各种不同的细胞和组织，而且这些细胞和组织具备各种特定的生理功能，这就叫作"细胞的转化"。例如心脏可以自律地不断跳动，结缔组织可以承受较大应力，胰脏细胞可分化成内分泌部分及外分泌部分（内分泌为胰岛细胞，分泌胰高血糖素及胰岛素等；外分泌为胰脏一般细胞，能分泌各种消化食物的酶）。

从新生儿到成年人的发育过程，除了个体的长高长大，各种生理功能的日趋完备，性的成熟及繁殖后代，人体内的全部物质代谢，都全靠成千上万种的生物催化剂——酶来完成。酶是一种特殊蛋白质，由 RNA 转录来合成的特殊蛋白质。可见，先天之精 DNA 是人体的生长、发育、繁殖的物质基础、能量代谢及灵敏信息的主宰者。也可以看出，生命规律就是将生命的种属特点编制成遗传密码传给后代，然后由后代将遗传信息翻译成物质（蛋白质及特殊蛋白质）。通过蛋白质的生理功能保留并体现生物种属的千差万别的生命特点，一代又一代的"自我复制"下去，达到生物种属的延续。繁殖→生长→发育→再繁殖，周而复始的无穷无尽地进行着。这就是先天之精的 DNA 复制，基因的开放，RNA 的转录及翻译成蛋白质的循环。

（二）中医学认为后天之精来自脾胃的水谷精微，是维持生命活动的物质基础

现代分子生物学的研究完全证实了中医的论述。从分子水平上阐明了物质归属，物质选择，到物质消化吸收，到物质在人体内的转化，每个细胞新陈代谢等的全部化学的和物理学过程。现代分子生物学将人体赖以维持生命的物质分为结构物质（主要是蛋白质、脂蛋白、糖蛋白、糖脂、卵磷脂、固醇类、杂多糖及各种化学元素）；能源物质（是多糖、双糖、单糖、脂肪、氨基酸）；信息物质（核酸、核苷酸、激素、活性肽、信号肽、短肽、环核苷酸及各种元素）及生命基质水、维生素及酶等。如果把人体宏观比喻成一辆汽车，他的各种"结构物质"，像车盘、车身、发动机、车轮、车轴、油箱、方向盘、离合器、油门等；他的能源物质显然是汽油或柴油；他的信息物质是方向盘、喇叭、车前照明灯、车前后红灯及绿灯、电路装置，还有驾驶员大脑的意志及其所做出的反应。从微观上看则远非如此，形成人体的生命单位是细胞，如何调控这众多的细胞的生命效用及能量的调配使用等，现代分子生物学还未能完全了解。这些生命物质（后天之精）经消化、吸收，转化给每个细胞，并在细胞中进行极其复杂的化学反应，其目的不外两个：其一，细胞将不断更新其一切生命物质；其二，细胞物质代谢的目的是产生一定的生物能，这些生物能转变成声、光、电、磁、热、机械、化学能等，从而做出各种"功"，产生各种生命现象。

细胞及人体内的生命物质为何要更新自己呢？事实证明，一切联动着的物质到了一定的时间，其活力必然要衰退。引起衰退的时间就叫这个物质"半衰期"（简写为 $\sqrt{1/2}$）。在人体内生命物质到了半衰期就必须将其降解成各种零件，能用的可再度使用，不能用的则从排泄器官清除出体外。与此同时，为了维持人体的生命，一个新的具有活力的同样物质分子降解和新的分子合成，这就叫作生命物质的"新陈代谢"。代谢就是生命物质的联动，代谢就是生命的根本。代谢一旦停止，生命也就立刻终止。一切代谢的历程都操持在核酸（先天之精）的手中。核酸本身的复制、翻录和翻译需要物质，衰老的核酸本身也要新陈代谢。所以，生命是物质的，生命物质的运动是在核酸规定的轨道上进行。人为什么要一日三餐，就是要补充后天之精。因此，人的一生要消耗大量食物。据苏联生物化学家伊万诺夫的粗略估计，一个 70 岁的人，一生中共摄取水约 75.0 吨、糖类物质约 17.5 吨、蛋白质约 2.5 吨、脂类物质约 1.3 吨，占体重 1000 多倍。显然，后天之精是维持生命活动的物质基础。

（三）中医学认为先天之精藏于肾，必须依赖后天之精充养，才能发挥作用

现代分子生物学已证实属于先天之精的遗传信息物质 DNA 是一种由脱氧核苷酸（共四种）为基础的高分子聚合物。此种高分子聚合物也同样具有半衰期，到了半衰期就必须更换。而且只要有细胞的分裂，就必须先进行 DNA 复制两份。当基因开放时，RNA 进行转录，需要四种核苷酸进行高分子聚合。所以更新、复制和转录都必须依靠后天之精来供给物质。脱氧核苷酸是组成 DNA 的基本单位，核苷酸是组成 DNA 的单位，脱氧核苷酸或核苷酸都是由碱基、核糖（脱氧或不脱氧的）及核酸三部分组成。其中碱基又分嘌呤及嘧啶两大类。嘌呤有腺嘌呤及鸟嘌呤两种，是由门冬氨酸、谷氨酰胺、甘氨酸、组氨酸、丝氨酸、蛋氨酸及二氧化碳等合成。其中有些氨基酸直接参与合成，而有些氨基酸是供给一些活性基因（如氨基基及甲基），还有一些氨基酸则是供给一碳基因。但这些一碳基因必须与其载体四氢叶酸结合，才能运给嘌呤合成时使用。嘧啶类则分为三种，即胸腺嘧啶、胞嘧啶和尿嘧啶。前二种是合成脱氧核苷酸所需，而后者则为合成核苷酸所需。他们是由蛋氨酸、天门冬氨酸、谷氨酰胺及二氧化碳等合成的。至于核糖可分为脱氧核糖及不脱氧核糖二种，是由细胞质中叶酸或糖途径所提供的，叶酸在体内非常多。以上不难看出，6 种氨基酸来自蛋白质，四氢叶酸是由对氨基苯甲酸等合成的，核糖是由葡萄糖经叶酸或糖途经代谢的产物提供的。当进行核酸的高分子聚合时需要大量能量及镁和锌等元素参与。至于核蛋白质都是来自后天之精的营养食品所供给。因此，先天之精必需仰赖后天之精来充养。

（四）中医学认为肾阴（先天之精）对人体各脏器起着濡润滋养的作用

如前所述，人体各脏器是由胚胎细胞分化及传化后形成的。每一种脏器具有其特殊的生理功能，之所以有如此的特殊生理功能，是由于具备各种特殊的蛋白质，而蛋白质（一般的及特殊的）完全由于基因开放，RNA 转录，然后翻译基因密码而合成的。组成脏腑细胞的一切生命物质，无不是由 DNA 的基因调控合成的。蛋白质是由转录及翻译基因而合成的，非蛋白物质则必须经过酶（特殊蛋白质）的催化才能合成。所有这些物质都各自具有不同的半衰期，在人的一生中都要更新代谢。所以，人体各脏器无时无刻都需要先天之精（肾阴）的濡润滋养。

（五）中医学认为肾阳能推动人体各个脏腑的生理功能，是一身阳气的根本，对人体各脏腑起着温煦生化作用

当代分子生物学证实，一切生理功能，一切生命现象，都需要生物体所产生的能量（生物能）来做"功"而表达出来。所谓"温煦"作用，就是维持人体一定温度，恒定温度能使全身的酶发挥最大的活性；维持恒定的酸碱度（pH），能使一切化学反应能迅速地进行，充分的能量供给能维持细胞内的一切生物稳态。所谓的生化作用，就是生物能产生和转变。生物能转变为机械能、热能、光能、电能、化学能、思维能及生物场效应（包括电场、磁场及引力场，"场"是一种空间效应）。这些就是生命的动力，也许就是"命门"之火所在。由于肾阳（肾气）主宰着全身细胞的能量的产生，能量的转变，能量的分配使用及做出"功"来，所以肾阳是维持全身脏腑功能的源泉，是一身元气之根本。

（六）中医学认为肾阴和肾阳在人体内是相互制约、相互依存的，两者间维持着动态平衡

现代分子生物学证实，肾阴是产生生命的物质调控系统，而肾阳是产生生命的功能系统。没有物质调控就没有功能及功能模式的出现；没有功能及功能模式物质调控就失去目的和意义。生命就是在基因规定的模式下，生命物质与功能的统一体，所以二者是相互依存的。实现遗传目的的手段是合成蛋白质，从而达到细胞的分化和专化。同时通过酶（特殊蛋白质）调控一切物质代谢，从而达到遗传基因对全身物质代谢的全面调控。例如核酸的复制、转录和翻译的全部过程无不靠酶的调控，控制基因的开放和关闭的染色体核蛋白（包括组蛋白和非组蛋白）、调控基因的阻遏蛋白等的合成无不靠酶的催化。这个过程中有灵活的反馈抑制的调控。所以肾阴和肾阳相互依存，相互制约，并维持一定的生物稳态。阴液需要阳气的推动，阳气需要阴液作为基础。用分子生物的语言来说，就是没有正常的物质代谢就不能产生充足的"生物能"，没有充足的"生物能"的保证就不能维持生命物质的代谢。所以，肾精充足，肾气旺盛；肾精不充足，肾气亦随之衰退。肾精的虚盈主宰着整个生命的过程，如果一切生命物质供给充足，遗传信息就能正常地调控生命物质的正常代谢，随之产生充足的生物能，生命力即表达得十分旺盛，这就是健康。如果生命物质匮乏，供给不足，或遗传信息的表达和调控出现异常或失控，人体正常的物质代谢就要受到不同程度的干扰，从而必将导致生物能源不足，生物能之供应及诸备不足，就会造成不同程度的生命力下降，各种生理功能下降。显而易见，肾精不足或肾气衰减是诸疾百病的基础。

（七）肾主骨，生髓、通于脑，其华在发

1. 肾主骨

现代分子生物学证实，骨骼并非只是一堆钙镁磷盐类的堆积。这些盐类及其结晶形成之前，必须先形成骨骼的胶原蛋白。胶原蛋白在骨细胞中合成以后，不需进行分子内及分子间共价交联，就变成坚韧的胶原纤维。这就像塑造一根水泥柱一样，必须先完成钢筋骨架的编制，然后才按模式注入水泥，钢筋骨架就是骨骼，而水泥正是钙、镁、磷盐类。近年研究表明，钙镁磷盐类也并非随意沉着在胶原纤维上面，当他们连接在胶原纤维时，必须有两种蛋白质作为中介，以化学键及离子键将盐类物质与胶原纤维连接起来。这两种蛋白质就是骨钙蛋白（Osteocalein）及骨联蛋白（Osteonectn）。他们的分子的一端与胶原纤维上的氨基酸残基的侧键结合，另一端对钙离子有高度亲和性能与之强力结合。这样就将矿物质牢固地结合在骨架上，形成各式各样的骨骼。

如前所述，肾就是细胞核中遗传信息物质 DNA。他将来自父母的一切生命特性编成密码诸存于 DNA 之中。他是如何主宰骨的形成及形态呢？其一，DNA 以其结构基因的选择性开放，让 RNA 转录，从而在骨细胞中合成造骨的各种蛋白质；其二，基因的开放，也导致合成造骨是一切非蛋白物质的合成。例如调节骨膜物质及微量元素使用的各种激素及维生素，各种生物膜上的跨膜蛋白通道上的 ATP 酶，以及所需能量的生成的催化酶等。通过 RNA 还要合成促进骨生长的各种生长因子。肾又是如何主宰骨的各种千百万差的形态呢？显然形态是根据功能（骨生物应力）而产生的，而骨的功能又取决于附着于其上的肌肉状况。无疑，骨骼造型也必然会由一定的遗传密码所规定。

此种密码也必然是每一种生物在漫长的进化过程中所形成的。但问题是作为骨骼的胶原纤维在矿物沉着以前是如何造型的？可能是黏多糖类起了很大作用。详细的分子水平的机制尚未知晓。最终不能追溯到非结构基因的调控，因为他是生命的时间与空间的主宰，是生命剧本的总导演。

骨骼不仅是人体连动的主导，又是构成整个生物体的姿态、形象和面容的主要因素。众所周知，古生物学家和人类学家能根据一种生物的骨骼化石或一个人的颅骨就可以塑造出这种生物的体态或大量颊面原形。人的体态及原形保持着父母的特点，惟妙惟肖，就是表情及行走的姿态也不例外，这是取决人于骨骼的造型。肾所主骨就是主宰着胶原蛋白质结合的及连接的各种酶，以及合成各种生长因子及激素的酶。通过这些渠道，全面主宰着骨骼的生成、发育、代谢或修复。

2. 肾生髓，通于脑

按现代解剖学概念，生"髓"有两种意义：一则是骨髓造血细胞系统，一则是脊髓的神经系统。显然，骨髓造血细胞系统的组织存在于骨髓之中，除淋巴细胞以外，红、白细胞及血小板全在骨髓中增殖，从 RNA 的复制到母细胞的分裂后的子细胞的分化及专化，从而使原始的、幼稚的细胞转变为成熟的血细胞；最终输送到血液中发挥其功能，整个过程都是在 DNA 的基因调控下完成。这就是肾生髓的一个方面。另一方面，整个高级神经系统，均由分化了的细胞组成。这些细胞除基质细胞外都叫作神经元，大部分在胚胎最早时期从外胚层分化而来，出生前后随着人体的生长发育而日渐完备。而高级神经系统的神经元是人类进化的最高标志。人类的神经元在大脑中形成特殊网络，不仅接受环境中复杂的刺激并做出相应的反应，更重要的是它是一个高度复杂的大信息库，能进行思维、判断和创造。整个形成过程是靠漫长进化所赋予而又以生命信息方式诸藏于 DNA 中，然后用 DNA 复制以巩固人类的生物特性；用转录及翻译合成特殊的蛋白质进行分化、专录及翻译合成特殊的蛋白质。脑为髓之海，已早为解剖学证实，这里所强调的是作为中医"肾"的物质基础的 DNA 的主宰作用。

3. 其华在发

肾的精华表现在头发之中，原因何在？现代分子生物学已明确了解了头发。人的头发有 10 万个左右的毛囊，头发是毛囊细胞分化而成。毛囊细胞不断分化，相互连接则形成一根头发。每天每根头发生长约 1/3mm 的长度（每月生长 1cm 长度），每根头发可以连续生长 30～50 年，然后才停止生长。停止生长后再过 4～5 个月即脱落。脱发后的毛囊细胞分化出来后一直到头发的尖端，在这整过过程中、毛囊细胞在不断地进行着物质变化。细胞内以合成角蛋白为主，离开毛囊越远，合成的角蛋白越多，及至无端时，整个细胞几乎都变成了角蛋白。毛囊细胞不断地及缓慢地变化，以合成角蛋白为主，所以说毛囊细胞是在核酸统筹指挥下进行着。所以，一个人的头发变化的表现，就突出地表现核酸代谢的正常与否。用中医的语言来说，从头发的生长是否正常，颜色是否正常，光泽是否定良好，都以表现出"肾精"是否良好，"肾气是否充沛""后天之精"是否充足（即营养状态是否良好）。所以，肾其华在发。例如人的衰老，也意味着核酸及物质代谢缓慢。是故出现头发稀疏，黑色素减少，灰发或白发出现，极度衰老及营养不良，头发即显得枯燥无光泽。又如在疾病中，肾精不足，肾气不够时也可出现头发枯槁、没有光泽。在严重营养不良、贫血或者长期患慢性消耗性疾病时，必会出现同样现象。

（八）肾气主水，主纳气，为元气之根

1. 肾气主水

现阶段分子生物学认为组成人体的一切细胞都是生活在水的环境里。所以水是生命的基质。在人体中水既存在细胞内，又存在于细胞之间（细胞间液）及血液之中。在这三种液体中水并非固定不动，而是根据生理需要而不断移动，相互调剂。水的移动是井井有条的，他取决三种液体本身的渗透压的改变而改变，不断地从低渗压往高渗压移动。液体渗透压是由电解质（全部阳离子及阴离子）及一些小分子物质（如葡萄糖等）产生的。这些电解质（如钠离子，钾离子、钙离子、镁离子等）不断地在碱性液体中移动。这种移动不是任意的，必须透过各种生物膜（如细胞膜，核膜，线粒体膜等）。只有极少数高分子由于浓度梯度甚大而进行扩散外，而大多数离子必须从膜蛋白组成的膜通道（也叫"离子泵"如钠泵、钾泵，钙泵等）中经过，并且还要消耗能量。在通道口的蛋白质中还存在催化产生能量的三磷酸腺苷酶。而这些酶及膜蛋白都是由于染色体基因开放，RNA 转录，是以分子较大的蛋白质（如血清蛋白等）所产生的。此种渗透压之生物效应较大，能维持血容量，保障运输通畅。既然是蛋白质，当然是由肾气所左右的，实践证明，合成蛋白质需要大量生物能（即肾气），肾气衰竭，就不可能合成蛋白质。

2. 肾主纳气

这里所谓的"气"在分子生物学中可具有两种意义。从狭义上说、是从肺泡空气中掇取氧气，从呼气中排除二氧化碳。这必须依靠血液中的运载工具——血红蛋白。而血红蛋白的合成全由核酸主宰，还需要大量生物能量的供给。从广义上说，"纳气"就是人体生物能量的储备及供应。细胞产生生物能必须以磷酸化或氧化磷酸化方式将能量储存起来（像用电池充电一样）。这种储能过程需酶催化。显然，酶这种特殊蛋白质是由核酸调控及指挥合成的，也就是"肾主纳气"的道理。在供应能量时需要酶的催化，例如三磷酸腺苷（ATP）在三磷酸腺苷酶的催化下，水变成二磷酸腺苷及无机磷，同时释放出能量。

3. 肾气为元气之根

如前所述，生命物质的代谢，其根本目的就是产生生物能。这种生物能就是"元气"。没有这种"元气"，生命现象就不能表达出来。所以肾气是元气之根本。肾精主宰着生命物质的产生及代谢，肾气则左右着生物能的产生及生物能量转变，做出各种"功"，表达出生命的各种功能。所谓"伤元气"也就是消耗过多的生物能，而又不能及时补充的比喻。

综上所述，不难看出，中医的"肾"是由其所藏的"精"为代表的。它并非是抽象的或玄虚的。当代分子生物学已为之提供充分的物质根据。作为一门经过几千年实践检验的中医学，将在分子生物学时代获得物质和功能、现象和实质的统一。当代生物化学手段和生物物理学手段将证明中医学的科学性和真实性。事实说明，中医学并非"准科学"或"前科学"，分子生物学已为其提供了化学和物理的证据，中医学无疑是一门造福于人类的真正科学。

第二节　阴阳学说与分子生物学

中医学中的阴阳学说是中医学思维方法的基础，也是全面解释生命的根据，又是宇宙中一切物质运动的原因。矛盾是运动的原因，而阴阳就是矛盾的标志，是一切物质运动中物质和功能的统一。从宇宙和地球的形成开始，直到人体的结构和生命现象的产生，无不以此解释。阴阳对立统一的观点能够充分解释人体生命现象的产生，也可以说，生命就是生命物质高度有序和协同一致的运动现象。中医学认为"人生有形，不离阴阳"。阴阳是"万物的纲纪，变化的父母，生杀之本始""阴者，藏精而起极也；阳者，卫所而为固也"。所以正常的生命表现应该是"阴平阳秘"，维持着一种动态平衡的稳态。否则，若"阴阳离绝"，生物稳态遭受破坏，阴阳失调，产生"太过"或"不及""精气乃绝"，生命则难于维持。

现代分子生物学从物质代谢、能量代谢及生物信息各个方面提出维持"阴平阳秘"的生物稳态的证据。事实证明，构成人体的各个层次之间都存在着极其重要的反馈调节系统，以正或负反馈来调节物质代谢及能量代谢的稳态范围。它包含了"本质"（阴）和"功能"（阳）的统一。

一、阴阳学说与环核苷酸的关系

19 世纪 50 年代生物化学家发现细胞内存在一种生物信息物质，取名环磷酸腺苷（cAMP）。他是由细胞膜内的一种叫作腺苷酸环化酶（简称 Ac）催化三磷酸腺苷（ATP）而变化来的。其反应过程是

$$ATP \xrightarrow[mg^{2+}]{\text{腺苷酸环化酶}} cAMP$$

镁离子是这个反应中不可缺少的辅助因子。与此同时发现 cAMP 可以引起细胞内的激酶（可以激活酶的酶）活性进而激发糖类、脂肪类的氧化分解，产生充分的能量供给细胞，使其产生生理效应。反应迅速，效应极大。cAMP 的产生必须从细胞外的生物信息——激素（叫作第一信使，他在人体器官间、组织间、细胞间传递生物信息）所激发，这些激素（如儿茶酚胺类）与细胞膜上的特殊受体相结合，然后激发了膜内腺苷酸环化酶（特殊蛋白）的分子构象发生改变，从而又引起该酶蛋白的催化业基的分子构象也产生改变，这就使腺苷酸环化酶的活性中心暴露出来（即增强了该酶的活性），使他迅速催化 ATP 转变为 cAMP。因此，细胞外第一信使传来的信息迅速进入细胞内变成第二信使 cAMP，细胞因此作出了必要的生物效应，这在 20 世纪 60 年代成为生物的第二信使学说。第一信使带来的信息传给第二信使之后，生物信息量可扩大几百倍，也因之能产生迅速的生理效应。60 年代初期，又发现细胞内存在有另一个第二信使物质。他是由三磷酸鸟苷（GTP）经过鸟苷酸环化酶（简称 GC）催化而转为环磷酸鸟苷 cGMP）。cGMP 在细胞内含量极微，仅为 cAMP 的十分之一到十分之二左右。但在胸腺、肺、小脑及精液中含量较高，几乎与 cAMP 的含量相近。cGMP 是

毒蕈碱型胆碱能物质或类毒蕈样物质所激发而产生的第二信使物质。许多激素与非激素物质都可以调节细胞内的 cGMP 水平，但 cGMP 在细胞中的位置没有明确，至 20 世纪 70 年代才明确 cGMP 存在于细胞质中，它的激活物质可以进入细胞质中产生激活作用。除了毒蕈碱型胆碱能物质及类毒蕈样物质外，钙离子（ca²⁺）进入细胞质与受体蛋白结合后，亦能激发 cGMP 的活性，从而增加细胞内 cGMP 水平。

与此同时，科学家发现 cAMP 及 cGMP 是细胞内的一对互相拮抗及互相制约的物质。它们是生命活动过程中的一个重要调节物质。1973 年美国分子生物学家古德相格氏首先提出这一对第二信使的对立而统一的作用与中医学的"阴阳学说"十分相似。它可能是代表阴阳学说的物质基础的一种。往后的年代中，大量研究结果证明此两种第二信使物质的生理作用（细胞效应）几乎涉及生命活动及疾病过程的每一个方面，正如中医学所说的"人生有形、不离阴阳"。构成人体的生命单位是细胞，而它们是沟通细胞内外传递生物信息的关键，它们对细胞代谢反应及生理功能的调节作用是相反的。两者在细胞内浓度水平的变化是相反而又相关的。所以，正常物质代谢和生理效应也就是此两种像阴阳的物质的功能平衡（维持生物稳态）的结果。我们可以从表 13-1 中看到二者各方面的生物效应。

表 13-1　cAMP 与 cGMP 比较表

比较项目	cAMP	cGMP
细胞分裂	抑制	促进
细胞分化	促进	抑制
成纤维细胞摄取尿苷及亮氨酸	抑制	拮抗
对心肌收缩	促进	降低
促进 Ca²⁺	从线粒体释出	从胞浆进入线粒体
异丙基肾上腺素使心肌收缩加强时	心肌中 cAMP 升高	心肌中 cGMP 下降
乙酰胆碱使心肌收缩减弱时	或少	加
生长激素	是生长激素信使	是生长激素抑制激素的信使
环化酶变构趋势	胰高血糖素促进腺苷酸环化酶活性，故 cAMP 合成增加	胰岛素促进岛苷酸环化酶活性，故 cGMP 合成增加
神经突触小体后膜环化酶	去甲肾上腺素刺激腺苷酸环化酶活性，故 cAMP 水平上升	乙酰胆碱刺激岛苷酸环化酶活性，故 cGMP 水平上升
溶酶体酶	使之分泌减少	使之分泌增多
组织胺	使之分泌减少	使之分泌增多
慢反应物质	同上	同上
淋巴激活素	同上	同上

从表中显示 cAMP 属于"阳"而 cGMP 属于"阴"。人体内在物质代谢和生理效应就是靠这一对"阴阳"物质来进行调节。从整体到细胞的调控，而达到"阴平阳秘，精神乃治"的生物稳态。如若此种稳态受到破坏，则"阳生阴长"或"阳杀阴藏"，阴阳失去平衡，形成一切病理的基础。古德伯格根据中国阴阳太极图，将 cAMP 及 cGMP 的调控类型定为双向调控体系。在细胞分化过程中（即

分裂后的子细胞，处于幼稚阶段，必须根据开放的基因，转录为 RNA，指挥合成该细胞所需要的蛋白质，使之成为成熟的细胞并具有一定的功能，这叫作细胞的分化），cAMP 起促进作用；在细胞分裂时，cGMP 起促进作用。可见，二者是互相拮抗、互相依存而又可阴阳互变，正如《素问·阴阳应象大论》所谓"阴静阴躁，阳生阴长，阳杀阴藏，阳化气，阴成形"。

人体内 cANP 及 cGMP 的浓度水平是如何调控呢？可以从两者的代谢过程中看到，其化学变化为：

$$AMP \xrightarrow[\mathrm{Mg}^{2+}]{\text{腺苷酸环化酶}} cAMP \xrightarrow{\text{cAMP 砭酸二酯酶}} 5-AMP$$

$$GTP \xrightarrow[\mathrm{Mn}^{2+}]{\text{乌苷酸环化酶}} cGMP \xrightarrow{\text{cGMP 砭酸二酯酶}} 5-GMP$$

从上述反应式中可以看出，两种环核苷酸的浓度水平取决于各自的环化酶及两价金属离子（Mg^{2+} 及 Mn^{2+}）以及各自的磷酸二酯酶。如果环化酶活性增强或 PDE 活性减弱，显然就会引起某种环核苷酸浓度水平的骤然上升，就会出现相应的细胞效应。相反，如果核苷酸环化酶活性下降或 PDE 活性增强，此种浓度水平过度的升降，就会造成若干病理基础，其结果造成细胞内外通信障碍，从而也导致细胞间的通信障碍。多少年来对霍乱病的细胞病理学一无所知，自环核苷酸生理作用明确以后，则清楚地解释了此种病的机制。这就是因为霍乱弧菌毒素竞争性地与小肠黏膜胞膜上神经基质（如乙酰胆碱）的受体结合，从而过度激活腺苷酸环化酶活性，产生大量 cAMP 促使黏膜细胞内大量碱性溶液释放到肠腔内，引起强烈地散失大量水分及电解质，导致严重病理后果。此种碱性液体的散失达可到正常分泌量的 10～15 倍。

象征着"阴阳"的两种环核苷酸均能互相制约（抑制），以期保持动能平衡。例如 cAMP 能抑制 cGMP 的磷酸二酯酶（PDE）的活性，使 cGMP 降解减缓，以期维持 cAMP 及 CGMP 的比值。cGMP 也能抑制 cAMP 的 PDE 活性，低浓度水平的 cGMP 可刺激 cAMP 的水解，cAMP 浓度水平能直接影响它的 PDE 活性，过高时可致 PDE 活性增加，过低时可致其 PDE 活性减低。这一切都为了达到维持两者的平衡的目的。从而达到"阴平阳秘"的生物稳态。否则"阴胜则阳病，阳胜则阴病"。前面所介绍的霍乱病就是"阳胜则阴病"的明显例证。肾上腺素及胰高血糖素能够激活腺苷酸环化酶的活性，增加 cAMP 浓度水平。而胰岛素则能活化乌苷酸环化酶及 cAMP 的 PDE 活性，从而增加 cGMP 浓度水平及降低 cAMP 浓度水平，以期达到相对的平衡。而 Ca^{2+} 及 Mg^{2+} 能激活 cGMP 的 PDE 的活性，增强 cGMP 的降能。阴虚则阳亢，故 cAMP 升高；阳虚则阴盛，故 cGMP 升高。

cAMP/cGMP 是阴阳平衡的重要指标，它们的比值如在稳态范围之内（约为 4 左右）则可维持健康水平。而阳虚患者不论何种情况，其比值在 2.2～2.5 之间。比值的下降有可能是 cAMP 的下降，有时则为 cGMP 的升高，此与中医学中阳不足或阴有余相关。我国夏宗动等以激动剂造成血浆 cAMP 上升（阳亢），又以激动剂造成血浆 cGMP 上升（阴盛）。他们测定甲状腺功能亢进患者血浆 cAMP 明显上升，又测定肾上腺皮质激素患者血浆 cAMP 也上升，cAMP/cGMP 明显升高，确定为阳亢阴虚，给予滋阴药物（如生地黄、龟甲之类）可使病情明显改善。他们测定甲状腺功能低下患者及肾上腺皮质功能减退患者血浆 cGMP 水平上升，cAMP 水平下降，cAMP/cGMP 比值显著下降，确定为阳虚阴盛，给予助阳药（如附子、肉桂之类），可使此种情况得以纠正。这与我国内分泌学专家邝安坤早年对甲状腺功能亢进及减退患者的研究完全符合。此种发现，也证明中医学所认为的"阴为阳之基，阳为阴之用，阴阳互根，精气互化"的正确性。

二、阴阳学说与细胞功能的调节

细胞是组成人体的基本生命单位，就宇宙宏观来看，无不受阴阳环境（太阳和月球）之影响。这种宏观的阴阳协调的环境是地球上的一切生物生存的先决条件。人体又是一个内在的阴阳协调的生物体，它的阴阳变化又与地球的阴阳环境相调协和一致，这是中医学中"天人相应"的见解。衡量细胞的生命标准也是以阴阳协调的生物稳态的维持为准，细胞的功能取决于细胞的增殖和分化。近代大量的分子生物学研究证明，细胞增殖与分化过程与标志阴阳的 cAMP 及 cGMP 有密切关系。而调节器也就是 cAMP/cGMP。

中医学认为，"无阴则阳无以化，无阳则阴无以生"。也就是说，生命必需阴阳协调，相辅相成。细胞要活着，须适时适量地增殖和分化，也必须阴阳协调。因为细胞增殖，从一个细胞分裂成两个细胞，其条件是 DNA 复制成两分。细胞要分化，使幼稚细胞进入成熟细胞并具备其功能，就必须进行基因开放，RNA 转录，合成必需的蛋白质。所以首先需要物质的供比值，亦即"无阴则阳无以化"。其条件是需要能量的供给，亦即"无阳则阴无以生"。没有"生"和"化"，就没有生命。中医学认为"从阴阳则生，逆之则死"，细胞也是这样。

cAMP 水平增高，对细胞增殖有抑制作用。实验证明，在培养小鼠的成纤维细胞的培养基中加入 cAMP，能抑制尿嘧啶核苷、亮氨酸及糖的摄取，降低 RNA 的合成及蛋白质的合成，促进蛋白质的分解，从而抑制了细胞的分化。

cGMP 水平增长率高，能促进细胞的分裂（即增殖），这是由于 cGMP 能促进 DNA 的复制。由于 cGMP 也能促进 RNA 的合成（即转录）及蛋白的合成，从而也就促进了细胞的分化。而高浓度的 cGMP 能够对 cAMP 产生抑制。因此，在大鼠肝癌的尿中 cGMP 水平升高，cAMP 水平不下降。

通过各种实验证明两种环核苷酸水平左右着各种细胞的增殖与分化。在培养恶性肿瘤成纤维细胞的培养基中加入一滴霍乱弧菌毒素，能促使肿瘤细胞转化为正常的成纤维细胞，并能抑制其分裂，这是由于该毒素能促使 cAMP 水平显著增加而产生的结果。拟胆碱能制剂（如氯甲酰胆碱）能刺激 cGMP 生成，从而促进骨髓干细胞增殖。在肿瘤细胞中 cGMP 水平升高，而 cAMP 水平下降，cAMP/cGMP 明显下降，所以肿瘤细胞大量增殖而不能分化。正如银屑病患处细胞那样 PDE 活性升高，促进 cAMP 降解，cAMP/cGMP 显著下降，导致细胞形态及功能发生异常，形成顽固的病理基础。在血小板内如果 cAMP 处于低浓度水平，能促使血小板凝集，如给予抑制血小板聚集的药品，如前列腺素 E、潘生丁、氨茶氨基酸等，能使血小板中的 cAMP 浓度水平增高，使血小板聚集改善；而给予诱导血小板聚集的药品，如 ADP（二磷酸腺苷）、肾上腺素、胶原蛋白等，可促使血小板中的 cAMP 浓度水平降低，促进血小板凝集。

cAMP 及 cGMP 对细胞增殖与分化的影响还能通过它们对基因活性的调节，例如 cAMP 转录，从而指挥合成蛋白质，促进细胞成熟。但是，cGMP 却能抑制上述转录作用，从而抑制细胞的分化作用。

三、阴阳学说与激素的关系

长期以来，激素（也称为内分泌）被列为组成人体的一个系统，称为内分泌系统。各个系统器官及组织细胞均存在有能分泌激素的功能，一些数量极微的激素可以通过血液及细胞间液体到达远离的组织细胞，并产生强大的生物效应。所以，激素是人体灵敏的生物信息，也可以说是一种生物信息的载体。由于生物信息的存在，因此它将生命体从各个纵向或横向联结成一个整体。由于人体具有各种生物通讯的装置，因而人体能对来自内外的各种生物信息作出灵敏而又迅速的反应。

阳虚患者具有下述激素水平的变化：①肾上腺功能下降。②甲状腺功能下降。③男性睾酮分泌量减少。④24 小时尿中 17 羟类固醇排泄量明显低于阴虚者。⑤血液中甲状腺素 T_4 水平下降。⑥血液中前列腺水平低于正常人。⑦脾肾阴虚患者血糖耐量低下者达 28.6%。⑧肾阴虚心火旺患者血液儿茶酚胺水平升高。

阴虚患者体内激素变化如下：①血液甲状腺素 T_4 大多正常。②肾阴虚患者糖耐量普遍减弱。③肝肾阴虚患者糖耐量为 84.6%。④肾阴虚患者血浆睾酮水平均有不同程度降低。⑤肾阴虚患者血液前列腺素水平接近于正常人，但阴虚女性患者血液中前列腺素 F_{22} 显著增高。阴虚男女患者血液前列腺素 T_{28} 含量与正常人比较则无明显差异。

显然，阴阳与激素的关系十分密切。最有趣的是人的胰脏，这是一个充分体现阴阳互根、阴阳拮抗和阴阳互变的器官。胰脏是一个多功能的既有外分泌（即有管分泌，因向外，应属"阳"），又有内分泌（无管，进入血液内，因向内，应属"阴"）的阴阳一统的器官，因此为"阴阳互根"。在内分泌部分（即胰岛细胞），其中γ–细胞分泌胰高血糖素（即 glueagon），能提高血糖水平，促动，则为"阳"；而β—细胞分泌胰岛素（Insulins），能降低血糖水平，趋静，则为"阴"。这种阴阳拮抗又统一维持正常血糖水平，以适应人体能量的需要。胰岛属"阴"，而胰高血糖素是阴中之阳，胰岛素是阴中之阴。总之，阴阳无所不在，永远是物质与功能统一体中两个矛盾无所不在，永远是物质运动的表现，而阴阳是促进运动的重要因素。当人们步入分子生物学时代时，可以确定，世界没有无物质运动而产生的功能，也没有无功能表现的物质运动。

四、阴阳学说与细胞内外亚分子的关系

20 世纪 60 年代，分子生物学家发现了人体内具有一种特殊蛋白，而且此种蛋白与 Ca^{2+} 关系极为密切。它与 Ca^{2+} 结合后有很强的活力，能在人体内和各种物质代谢反应过程中发生很多调节作用。所以，国际专业会议中将其名为钙调蛋白（即 Calnodulim）。它是由 148 个氨基酸合成的。其中门冬氨酸及谷氨酸占到 30%。它的分子构象因缺少半胱氨酸，故没有牢固的双硫键，因而容易发生改变。在它没有和 Ca^{2+} 结合时，没有生物活性，也没有调节其他物质代谢反应的作用，当它与钙离子结合后，就产生很大的生物活性，成为一种具有活性的酶，产生很好的催化活性。钙调蛋白也能与两价镁离子结合，但与 Mg^{2+} 的浓度有依赖关系，即 Mg^{2+} 的浓度必须在 1mg 分子以上，才能和钙调蛋白结合。但是，与镁离子相结合的钙调蛋白，不能引起本身的分子变构，所以就不会产生生物活性从

而造成很多物质代谢反应趋于缓慢或相对"静止"。中医学认为，动时为"阳"，静时为"阴"。所以 Ca^{2+} 及 Mg^{2+} 又是一对作用相反的象征阴阳的物质。人的大脑兴奋时为阳，觉醒时为阳；而抑制时为阴，睡眠时为阴，这在大脑中 Ca^{2+} 与 Mg^{2+} 与钙调蛋白相结合下表现得十分明白。在脑细胞中 Mg^{2+} 浓度大约为 10^{-3} 摩尔，而 Ca^{2+} 的浓度为 $10^{-8} \sim 10^{-7}$ 摩尔，当大脑细胞进行活动时，胞外 Ca^{2+} 进入细胞中与钙调蛋白相结合，产生了细胞效应。觉醒时也是这样。这一切都属于"阳"。当细胞处于相对静止时，或是睡眠时，细胞内镁离子浓度相对升高，因为此时钙离子从细胞内转移到细胞外，或者从细胞质进入胞内钙库（即线粒体）中，镁离子取代了 Ca^{2+} 在钙调分子上的位置。从而钙调蛋白失去其生物活性，促使脑细细处于抑制或相对静止。因此，人的脑细胞在昼（阴）与夜（阴），兴奋（阳）与抑制（阴）、觉醒（阳）与睡眠（阴）矛盾而又统一地工作着。阴阳学说已可从亚分子水平（ Ca^{2+} 及 Mg^{2+} ）来予以解释，足见中医学中阴阳学说的科学性是十分令人信服的。

第三节　正邪学说与现代分子生物学的关系

正邪学说是中医学的基础理论之一，也是构成中医学养身、防病和治病的思想基础。扶植正气、祛除邪气是中医学的临床战术手段。中医正邪学说的基础是"正气存内，邪不可干""阴平阳秘，精神乃治"，要维持正气，强调阴阳调节平衡，达到生物稳态。因此"内外调和，邪不能至"，正胜则邪却，邪胜则病进。正气又称真气，《内经》认为"真气者，所受于天与谷气并而充实者也"，是一身元气之根本。从现代分子生物学看来，所谓受之于天，有两层含义，一是由肾之先天之精（DNA及 PNA）所主持，一是由肺脏吸收来之于"天"的真气（即氧气）。然后从后天之精的水谷精微而来的能源物质谷气，在细胞内进行有规律的氧化产能，为人体供应能量，从而维持人体的健康。健康的身体则能充分地抵御各种异常情况或病邪入侵，这就是"正气存内，邪不可干"。此种能清除内患或抵御外邪的能量就是西医学中所谓的"免疫力"。

人体的免疫机制源于人体的"免疫系统"。这个系统是由细胞免疫及体液免疫两部分组成。细胞免疫是由巨噬细胞、中性白细胞及 T 淋巴细胞等组成；而体液免疫是由 B 淋巴细胞合成并分泌出抗体，进入血液，与体外入侵者结合起来，使之无法活动。抗体就是一种免疫球蛋白，目前已证实有六种（G、M、A、D、B、E）免疫球蛋白（Ig），各有其特殊免疫功能。免疫细胞能识别外来异己物质（即抗原），巨噬细胞不仅能吞噬和消化抗原物质，还能将信息传给 T 淋巴细胞及 B 淋巴细胞，将整个防御机制发动起来。中性白细胞也有吞噬作用，他能先将"入侵之敌"（邪气）包围起来，并以其溶酶体作为武器，释放很多种水解酶来攻击"敌人"（即化入）。同时，他还能分泌出信息物质（即趋化因子），将各个组织中的各种由血球及淋巴细胞聚集到炎症部位来，进行一场"生物战争"。T 细胞的一部分具有对付侵入的"抗原"细胞，叫作自然杀伤细胞（即 NK 细胞）。T 细胞还能识别外来的"异己细胞"，从而产生"排斥异己的"免疫"现象"。T 细胞还能识别身体内部出现的异常细胞，（如癌细胞），并能尽早地清除他们。免疫系统也有出现差错的时候，他常把体内的炎症感染产生的异常蛋白当作敌人对待，产生不完全的免疫反应，这就形成一种"自家免疫"疾病，如类风湿、红斑狼疮、硬皮病、皮肌炎和结节性动脉周围炎等，给人类带来不少痛苦。

对于邪气，中医在几千前年前科学及历史背景下，既无物理手段，又无化学手段，不可能将"邪"进行深入的研究。但是聪明的古人却能细微地观察结合阴阳五行学说，将邪气归纳为外感六淫（风、寒、暑、湿、燥、火）及瘟疫。又将损伤身体"正气"的内部病因分成内伤七情（喜、怒、忧、思、悲、恐、惊）、劳倦、伤食及痰饮等。将外邪入侵及正气内伤的关系分为阴阳、表里、寒热、虚实四种变化，充分认识辨证论治的战略方针就是"扶正和驱邪"。

中医之"邪气"显然局限于气象物理之变化现象，对工业革命以后的人类生活所面临的种种新发生的问题，如工业污染、职业病、各种毒物、战争毒气、化学毒剂、核辐射、激光、微波损伤、致癌剂等，不能以六淫及瘟疫概而括之，也不可能单纯地进行异病同治。现代分子生物学的迅速发展，光学显微镜、各种精密仪器及高超的超微量分析手段、组织培养技术，已对"邪气"进行了高层次分析。从细胞层次上，已分为昆虫类、螺旋体类、立克次体……乃至于各种细菌。并从细胞层次分为各种种属类别的病毒及类病毒……以至于各种异形蛋白、化学毒物等。由于对"邪"的各种层次的深入认识，中医学将发生前所未有的革命。随着分子生物学对疾病原理的深入发现，将促使中药学全面地进入分子药理学及分子药物学时代。无疑，他将为全人类健康作出极为宝贵的贡献。例如当代分子生物学已为危及全球的艾滋病找到了致病的病毒，但在治疗上尚处于束手无策之时，而中医药却为具治疗拓展了广阔的前景。

扶正的现代观点，首先就是扶持免疫系统的正常结构和功能。它密切地联系着肾、脾及肺三脏，先天之精来自肾，主宰着免疫系统的细胞的增殖、分化及合成各种免疫蛋白与生物信息系统的维持；后天之精来自脾之水谷精微的升降出入；而产生气，则出自肺的真气的运行生化。现代分子药理学研究在中药中发现了一类免疫促进剂，也就是能够扶持正气的中药。他们能提高免疫球蛋白（抗体）水平，增强吞噬细胞活性（即吞噬力）。

扶正中药如人参、黄芪及灵芝能提高淋巴细胞转化率，增强吞噬细胞功能，以及提高白细胞数量。银耳、淫羊藿、五味子、鹿茸、菟丝子、首乌、地黄、阿胶、酸枣仁等能够提高淋巴细胞转化率。党参、白术、怀山药等则增强吞噬细胞的功能。党参、白术、补骨脂、山萸肉、女贞子、地黄、刺五加、鸡血藤、益智仁、紫河车等能提高白细胞数量。补阳药（如肉桂、仙茅、菟丝子、锁阳、黄精等）能使抗体形成提前；而养阴药（如炙鳖甲、玄参、天冬、北沙参、麦冬）能使抗体存在时间延长。扶正中草药不仅能提高免疫力，而且还能弥补某些药物伤害正气的副作用。例如西医学对癌症进行化学疗法引起各种副作用，而养阴补气的中药则可减轻此种副作用。在单位中药中，如红花、当归、黄芪可诱导干扰素的合成。很多复方也具有提高免疫力之作用，如补中益气汤、六味地黄汤、黄芪建中汤、当归补血汤等，不胜枚举。

祛邪中药中，不仅能抑制细菌或病毒在人体内的生长和繁殖，而且还有提高身体的免疫力。例如清热解毒药类（如银花、蒲公英、板蓝根、鱼腥草、黄芩、黄连等），能增强吞噬细胞和网状内皮系统的吞噬能力，又能提高溶菌酶的活力，或提高血清解毒的水平；同时又能促进淋巴细胞转化率和抗体的形成。有些中草药对各种炎症感染效果很好，但实验证明他们并无抗病毒作用，而是具有激活网状内皮系统吞噬功能。如白花蛇舌草就是一个典型的例子。

更为可贵的是，当代研究结果表明，中草药中有一类很好的免疫抑制剂。当机体发生免疫缺陷产生免疫性疾病时，可采用祛风除湿类中药，如蝉蜕、防风、苍耳子、地肤子、防己、苍术、僵蚕等。它们能够抑制肥大细胞或嗜碱性粒细胞释放组胺，又能抑制组织胺受体的活性从而治疗过敏性疾病。如前所述的"自家免疫"性"疾病"，是由于免疫错误（认己为敌发起免疫攻击）而引起的。治疗此种疾病则需要引进免疫抑制。中草药中可以提供一类免疫抑制药物，如泽泻、黄柏、干姜、青蒿素、昆明山海棠、雷公藤、夏枯草、甘草酸、黄芩、大枣及桂枝等。随着免疫抑制剂的研究发展，将为异体器官移植后的免疫排斥的消除提供有效的药品。

现代分子生物学中的免疫学研究成果还为人体接种或注射抗原物质，以激发人体正气的强大效应。牛痘苗之接种可以免除天花之灾难，已成为众所周知的免疫学的丰功伟绩。之后，人类又发明了四联疫苗（伤寒、副伤寒甲乙）、卡介苗（无毒结核菌）、破伤风疫苗、狂犬病疫苗、白喉疫苗、百日咳疫苗，以至于近年制造成功的很多病毒疫苗，如麻疹疫苗、脊髓灰质炎疫苗等。乙型肝炎疫苗之接种，用激发身体对这些疾病的免疫力，合成相应的大量抗体，从而造就对这些疾病的强大抵抗及防病能力。但中医学认为大量长期运用兴奋或抑制免疫的激素，乃纯属真阴之品，能伤害人体合成和分泌这些激素，减低了正气之形成，降低应激能力。故当激素疗法必须运用时，可同时考虑使用激发人体本身激素合成及分泌的中草药，可以防止或免除替代疗法的严重后果。例如长期服用肾上腺糖皮质激素时，可用甘草酸替代，不致造成严重后果。

第四节　肝主疏泄的现代分子生物学基础

中医学认为，肝主疏泄。疏泄为舒畅、通畅的意思，是指肝气舒展，升发的生理功能，它关系到人体气机的升降与调畅。中医学认为，人的情志并非全由大脑调控，还取决于肝气的疏泄正常与否，它直接影响到人的情志活动。当肝疏泄功能正常，气机调畅的情况下，气血才能和平，心情才能舒畅。相反，肝疏泄功能失常，影响脾胃气机升降，又导致消化功能不良。肝之气机不调，还有碍三焦疏利及水道通调。现代分子生物学的发展可充分阐明肝主疏泄的原理，此种疏泄功能全面涉及人体各种生命物质代谢及代谢的调控。

一、肝对糖类物质的疏泄

肝是人体第一能源糖类物质的协调器官及重要枢纽。所有食物中的糖类物质在消化道消化吸收后都变成葡萄糖、果糖及半乳糖并运经肝脏，人体细胞不能直接使用果糖及半乳糖作为第一能源氧化产生能量，所以肝细胞必须把两者转变为葡萄糖。葡萄糖是人体血液中运输糖类物质的方式，也是全身细胞必需的第一能源物质。人体内的血糖必须经常维持在一个恒定的范围，那就是每100mg血液中应含有80～120mg葡萄糖。这个恒定范围的维持才能保证每个细胞对第一能源物质需要。低于 70～60mg 就称为"低血糖"，持续低于 45mg 时则进入意识模糊，甚至神智丧失，进入昏迷。一般低血糖则出现饥饿感、冷汗、软弱无力，情志出现异常如心慌、烦躁、惊厥，或淡漠、激怒，甚至精神昏错乱、记忆障碍。血糖高于 130mg，则为高血糖，称为糖尿病。当进食之后，血糖也能偏高，这时葡萄糖即可合成肝糖原储存于肝细胞内。饱食后储存肝糖原占肝重的 5%，约占全身含糖量的 20%。当全身细胞消耗葡萄糖而引起血糖偏低时，身体内各种因素发辉调节作用，使血糖达到正常水平。在这些因素中，促进肝糖原分解为葡萄糖，这常常是调节血糖水平的第一步。肝脏对糖类物质的储存，疏泄起着极为重要的作用。当糖类来源充足的时候，肝脏利用下述方法处理过多的糖类物质：①将吸收来的果糖及半乳糖转变为葡萄糖。②将葡萄糖合成肝糖原在肝细胞中储藏起来，但储藏总量只能在 100g 左右。③将多余的葡萄糖通过血液运给各种肌肉细胞。在肝细胞里合成的肌糖原，专供肌肉细胞储备和使用。肌糖原分解的葡萄糖不能再进入血液，但是当剧烈运动供氧不足时，这时葡萄糖能用酵解的方法小量产能，并形成乳酸。乳酸即可进入血液，送往肝细胞，用他合成葡萄糖，重新进入血液，调节血糖水平。④处理不完的葡萄糖，可在肝细胞中转变为甘油三酯，送往全身各种脂肪细胞中诸存起来。也可以作为第二能源物质，供给各种细胞，用以氧化产能。少量葡萄糖又可转变为某些氨基酸，参与合成蛋白质。⑤部分葡萄糖通过磷酸戊糖途经产生核糖，供合成核酸之用。

保持血糖的恒定水平，必须依赖各种因素的通力协调，肝糖原的合成及分解就是其中重要的一个因素。肾小球滤过葡萄糖，而肾小管又如数将葡萄糖收回血液。若超过肾小管的再吸收能力（即 160～180mg）时，肾小管就不能再吸收，过高的葡萄即从尿中排出，造成糖尿病。更重要的调节因素为胰岛素，而升高血糖的激素有多种，它们是胰高血糖素（glucagon）、肾上腺素、糖类肾上腺皮质激素生长激素及双向调控血糖的甲状腺素（他的升糖素作用常大于降糖作用）。大脑细胞的能源选择以葡萄糖为主，它消耗的葡萄糖特别多，每小时要消耗葡萄糖 6～8g。即使是在休息的时候，都还要消耗全身的耗糖量的 20%。这还要关系到大脑的兴奋状态，兴奋性过高时则消耗葡萄糖更多。为了保持大脑能量的充分供应，中枢神经系统装置对血糖水平变化十分敏感。血糖水平稍一偏低，血管内皮的化学感受器就会立即报告中枢，通过反射促使一切升高血糖的因素全部活跃起来。特别是分泌肾上腺素，促进肝糖原分解、葡萄糖异生，从而调节血糖水平。有趣的是，肾上腺素水平增加，又会影响到中枢神经的兴奋性。因为作为中枢神经系统兴奋性的神经介质，有儿茶酚胺一类物质。这类物质包括多巴胺、肾上腺素和去甲肾上腺素。这就是肝脏与大脑的情志相互影响的根据。血糖下降，产生低血糖，刺激了升高血糖的重要激素儿茶酚胺的分泌，同样引起大脑兴奋，植物性神经调节失去平衡，产生了前面介绍的精神症状，使人情绪激动、精神不安、烦躁疲劳，甚至精神障碍等，即肝受抑制，不能舒展。同理，当精神痛苦郁郁寡欢，或极端暴怒之时，在脑细胞产生大量儿茶酚胺等激素。后者为了升高血糖，致使肝细胞能源储备空虚，影响本身功能。这就是中医所说"暴怒伤肝"的原理。不难看出，肝脏与情志变化的关系，存在于血糖代谢调节的因素。其中，儿茶酚胺类激素是关键物质。因此，如肝脏对血糖疏泄功能正常，大脑能量充沛，则气机通畅条达，则人的情志活动就会正常，气血调和，维持健康的精神状态。反之，肝对糖类物质疏泄不正常，儿茶酚胺类激素之作用过高，波及大脑，气机不畅，影响大脑情志活动，肝气郁结，肝细胞内能源损耗或亏空，进而伤害肝脏疏泄功能。

二、肝对脂类物质的疏泄

肝对脂类物质（脂肪及类脂）代谢，关系甚大，影响颇深。人类每天进食各式各样的脂肪，其结构差异不小，有长链的、中链的和短链的。人体多用长链脂肪酸，脂肪在肠内消化成甘油和脂肪酸后吸收入肠黏膜细胞，再合成脂肪（甘油三酯）。具有长链脂肪酸的脂肪与载蛋白结合成乳糜微粒，从淋巴液中输进血液，再输给全身细胞，作为第二能源使用。而短链及中链脂肪酸则被送往（经门脉系统）肝细胞，肝细胞将之剪接结为长链脂肪。由于脂肪是疏水的，而血液又是水溶液，故不能在血液中运转。肝细胞又将脂肪及类脂（胆固醇、卵磷脂）等与特定的运载蛋白结合起来，成为脂蛋白。借助蛋白质的亲水性即能通过血液运输，畅行无阻，运送给各组织细胞使用。如果肝细胞运送的脂蛋白，如乳糜微粒、极低密度脂蛋白及低密度脂蛋白过高，胆固醇在动脉内皮中堆积过多，则产生动脉粥样硬化症。脑动脉硬化可造成大脑供血不足，影响思维及情志活动。严重时可造成脑血管意外，出现中风症状，如口眼㖞斜、偏瘫、脑功能障碍、情志异常等。如果肝细胞在合成高密度脂蛋白时发生障碍，大量磷脂不能外运，堆集在肝细胞里，就会造成肝细胞肿大，成为脂肪肝。久之，则导致营养不良性肝硬化，影响肝脏细胞合成白蛋白，降低血液渗透压，造成水肿，甚至腹水。

当食物量少，体细胞中第一能源的（糖类）消耗殆尽，极为亏空时，人体就动员第二能源物质（脂肪）来提供能量的需要，以补偿第一能源之不足。脂肪动员以后，大量脂肪酸运到肝细胞，凭借肝细胞酶的催化，将脂肪酸合成酮体（丙酮酸）、乙酰乙酸及 β 羟丁酸。这些酮体分子小，又都亲水，所以根容易通过血液，运送给需要能源的一切细胞（包括脑细胞），以维持人体和他的每一个细胞的生命。如果酮体产生过多，细胞利用不完，则血液中酮体积滞太多，因酮体酸性较强，故能导致代谢性酸中毒，也叫作酮体征酸中毒，严重时可发生昏迷。

三、肝对蛋白质物质的疏泄

肝脏是合成蛋白质的重要器官，绝大部分的血浆蛋白是在肝细胞中合成的，如白蛋白、球蛋白、纤维蛋白原及凝血酶原等蛋白质都是在肝细胞中合成，并具有十分重要的生理功能。血清白蛋白是血浆胶体渗透压的主要维持者，对调控循环血液量关系至为密切。当血清白蛋白浓度小于 0.5g%h，人体就有发生浮肿的可能。球蛋白为人体预防能力的标志。纤维蛋白原及凝血酶原是人体凝血物质，如肝脏对这两种蛋白质的合成减少，则易致各种出血性疾病。肝脏又是氨基酸到了半衰期而进行分解代谢的场所。因为肝细胞具有丰富的转氨酶，他能将氨基酸进行脱氨基和联合脱氨基作用，将氨基酸的氨基脱下来，达到新陈代谢之目的。

蛋白质是人体的最重要结构的物质，在人体内的量很多，占人体重量 15% ~ 18%。蛋白质分子在人体内具有约十万种以上，每一类生物都各自具有一整套特有的蛋白质。这些蛋白质为维持生命，不停地进行新陈代谢。衰老的失去生理活性的蛋白质分子要降解成氨基酸，氨基酸继续降解而脱去氨基合成新的氨基酸，使体内永远处于蛋白质新老分子的动能平衡。众所周知，氨基酸降解下来的氨是有毒的，在正常情况下人的血液里氨的浓度只能在0.1mg%以下。血氨升高，就会产生毒性作用。首当其冲的就是脑细胞，能引起神志不清、思维混乱，甚至进入昏迷。正常人体每天从各个组织细胞中产生为量甚多的氨，其所以没有出现氨中毒现象，是因为肝细胞中有利用氨来合成尿素的装置——鸟氨酸循环。实质上这个循环就是一个尿素合成工厂。他由鸟氨酸、胍氨酸及精氨酸在相应的酶催化下组成一个循环装置。这个装置每循环一周，可将两个氨（NH_3）分子合成一个尿素分子（NH_2）。肝细胞就这样日以继夜的工作，将有毒的氨分子处理成尿素。尿素无毒，并可顺利也通过血液运到肾脏，从尿中排泄出去。这是肝主疏泄的一个非常重要内容，如果肝脏受到严重损害，肝功能减退时，血氨就会升高，产生氨质血症，刺激大脑组织，导致脑组织能量代谢障碍。先则兴奋，烦躁不安，继则精神失常，再则大脑完全抑制，进入昏迷状态。这又是一种肝脏功能失调引起大脑情志异常的证据。

四、肝对药物和毒物的灭活和解毒作用

肝对一切内服药物具有灭活及排泄的作用，又能对一切进入人体的毒物进行解毒作用。灭活作用就是在酶的催化下使药物分子发生变构，从而失去其药理特性。而解毒作用则是在特殊酶的催化下使毒物分子发生变构，使之失去毒性和便于安全排出体外。肝脏之所以具有如此疏泄作用，是因为肝细胞富有一种细胞器，这种细胞器就是微粒体（microsome）。他具有一套混合功能氧化酶系统，其中关键性的酶是细胞色素P_{450}。1965年科柏代证明细胞色素酶，是经羟化体系的底物结合部位。细胞色素P_{450}能将分子氧（O_2）分裂为两个原子氧（O），继而能将一个原子氧与底物分子中的某个氢离子结合成羟（OH），将药物或毒物分子羟化（HgdMoxyla-fion），达到灭活及解毒作用。羟化后的底物具有亲水性，可通过水溶液的血液运往排氢离子结合成水。只要氧及电子供给充分，细胞色素P_{450}的功能可呈现出循环作用，不断进行灭活或解毒作用。人体喝酒以后酒精吸收入血，送至肝细胞中进行氧化磷酸化偶联，能量不能用生物电池三磷酸腺苷（ATP）储存起来，能量全部以游离热方式，从皮肤及肺散发出去。因此，大量饮酒可以伤害肝脏，大大增加了肝脏的负担。

五、肝脏又是一个重要的排泄器官

肝主疏泄，又可体现在肝的重要排泄功能上。众所周知，肝脏在不断地排泄胆汁，是食物中脂肪的不可缺少的乳化剂。他能将食入的脂肪磨碎成小滴，增加脂肪酶和脂肪的接触面，加速脂肪的消化吸收。肝脏每天的胆汁的分泌量达300～700mL，胆汁中特有的化学成分为胆盐和胆色素，还含有卵磷脂、胆固醇、蛋白质、尿素及钠、钾、钙、镁、碳酸根、磷酸根等离子。胆色素主要是胆红素，他们来自衰老的红细胞。红细胞分解后其主要成分血红蛋白（Hb）被送往肝细胞中进一步进行降解处理。血红蛋白脱去了球蛋白，剩下的铁卟啉就是血红素。血红素在肝细胞经过酶的催化，就为胆色素，最后变成胆红素。胆红素仅有少量的是游离的，大多数据（98%～99%）则与肝细胞中的葡萄糖醛酸结合，然后排泄到毛细胆管中，作为重要胆汁成分，排泄到十二指肠中，然后在回肠末端及升结肠中转变成为粪胆元或粪胆素，以及尿胆元或尿胆素。前者随粪便排出体外，而后者则被吸收入血液，然后经肾小球滤出，又从尿中排出。胆色素是黄色的，如果肝细胞功能及毛细胆

管受损而排泄不畅，就会发生黄疸。所以，肝脏又是一个重要的排泄器官。血液中每天有大量的红细胞加入，也有相应的衰老的红细胞分解为血红蛋白。肝脏必须将血红蛋白降解成血红素，然后又将血红素降解为胆色素从胆汁中排出。仅就这一排泄功能来说。工作量是十分繁重的。

肝脏又是排泄胆固醇的重要器官。每天从肝脏中随胆汁排出的胆固醇约为 $1 \sim 2g$。大量胆固醇在肝内转化成胆汁酸（人胆汁中以胆酸、脱氧胆酸、乌脱氧胆酸为主，还有少量热脱氧胆酸及后胆酸）。他们常与钾或钠形成胆酸盐从胆汁中排出。排入肠道的胆固醇及胆汁酸盐可以部分吸收送回肝脏，重新利用。吸收量由各种调节因素的变化而定。

六、肝脏对某些脂溶性维生素的疏泄

皮肤经太阳光照射后可以把胆固醇转变成维生素 D。但是此种维生素 D 活性不大，还必须送往肝细胞经 25- 羟化酶的催化将维生素 D_3 羟化为 25- 羟化维生素 D_3，然后再通过血液送往肾脏，又通过 1- 羟化酶进行羟化，使 25- 羟 变为 1、25 二羟维生素 D_3，才具有高度的活性。

肝脏又是维生素 A 的集散地或中转站。从食物中吸收来的维生素 A，可经肝细胞转变为酯类储存起来。当机体需要时，肝细胞又将储藏的维生素 A 酯转变成维生素 A。由于他是疏水的，不能在血液中转运，他必须首先和肝细胞合成的一种维生素结合蛋白结合成复合体。然而这个复合体分子较小，在血液中随时可被肾小球滤出去，并从尿中丢失掉。因此，肝细胞还必须再合成前白蛋白。此前白蛋白与维生素 A- 维生素结合蛋白结合成三联复合物。结合过程中必需锌离子参加，才能成功。这种三联复合体是在血液中较好的维生素 A 运载体，他不会在肾小球中丢失，而顺利运往需要的组织细胞中去，到达需要维生素 A 的组织细胞（如视网膜、皮肤）后，维生素 A 即与他的两种运载蛋白脱离。对视网膜及皮肤来说，没有肝脏的疏泄作用，就不可能维持其生理功能。

综上所述，不难看出肝主疏泄的重要性。分子生物学不仅能为肝对情志的舒展提供物质代谢根据，而且还全面地为脾主水谷精微及升降出入提供物质变化的基础。肝脏是代谢机能最复杂的器官，他的自我消耗的能量 99% 是来自在氧化产生。他又是一个舍己为人的器官，因为他储存着糖原是为了调节血糖保证产生情志的大脑使用。他自己的能源却是脂肪酸，他为缺乏第一能源的所有细胞合成酮体，而他自己却不利用酮体产生能量。

第五节　中药与分子生物学

一、中药学向分子药物学及分子药理学迈进

中药学将药物分为寒、热、温、凉等四种不同的药性。他主要是通过药物作用于人体所发生的反应概括出来的，例如石膏属寒性药物，然后又按中医治疗原则"热者寒之"用来治壮热之病等。中药性能按药物之味感分为五种味之属性，即辛、甘、酸、苦、咸五味。药物不同则用以治疗疾病

亦不同。如甘入脾、辛入肺、酸入肝、苦入心、咸入肾。又从药物之颜色来区分药物与脏腑关系，黄色入脾、白色入肺、青色入肝、红色入心、黑色入肾等。中医临床用药原则强调药物的升（上升）、降（下降）、浮（发散）、沉（谢利）四种特性。中药有归属一定经络的特性，称为归经。总而言之，由于历史条件限制，中药学也只能从功能与药物的四气、五味、五色的现象密切联系起来。从治疗效果的表现上总结出临床的升降浮沉现象。但从上述原理及辨证原则看来，他已形成一个较为原始而又能自圆其说的理论体系。从这种理论体系形成的科学历史背景来说，不愧是人类智慧的结晶和对人类健康保护的伟大创举。

随着时间的推移，历史的前进以及人类智慧的不断开拓和创造，人类进入了化学时代，随之又进入了分子生物学时代。这个时代为人类认识生命物质的本质，以及本质与功能产生的关系提供了很好的条件。人类对整个生命现象的认识，已从宏观的、整体的层次逐渐深入到细胞，并对生命的本质与功能的统一进行全面的研究。逐渐回答"是这样"和"为何是这样"的问题。对生命物质（结构的、能源的和信息的）进行分子水平的剖析，对物质运动（代谢）和功能产生的机制和规律进行了深入的探讨。在此情况下，对药物的认识也随之要研究其分子水平结构和其有效成分为何种物质分子，以及这些有效成分的分子在人体的微观世界中如何参与纠正异常代谢和产生正常生理功能。生命科学如此高超的发展，像巨浪一样冲击和推进了生命科学的每一片领域。中药亦不例外，他必须随着历史的发展而发展。因此，中药学也必须分享当代人类的智慧硕果，大步迈进了中医分子药物学和中医分子药理学时代。人体将不是一个永远的"黑箱"，在"黑箱"外观察输入及输出的"功能相"的同时，人类将进入黑箱，求得功能及本质的统一。道路可能遥远，但人类智慧前进的脚步在不停息地前进着，而且他的速度将逐渐加快。

国内外许多药物家和药理学家已对中药进行了大量的分子水平的研究，而且已取得了很多的结果。不仅如此，中药药物学及中药药理学在分子水平的传统理论，而且还能够为这些传统理论提出令人信服的科学证据。从而进一步发挥了中药的治疗作用。前一节所论述药物促进或抑制免疫功能的显著作用，就是一个良好的例子。在单味中药的研究中，对人参的研究十分突出，他含有四种有效化学成分，第一是人参腺苷，作为三磷酸腺苷（ATP）及环磷酸腺苷（cAMP）的局部激素，能抑制肾上腺素、生长激素及促肾上腺皮质激素（aCTH）所致的脂肪酸游离，并促进葡萄糖转变为脂肪。第二种是某些有机酸，能抑制肾上腺素等儿茶酚胺的作用。第三种是酸性肽，有抑制肾上腺素等类交感性激素作用，此种酸性肽不受胰蛋白酶、糜蛋白酶的影响，他还能促进葡萄糖氧化产生能量。第四种成分也是名目繁多的成分——各种人参皂苷，他们能促进 DNA、RNA 和蛋白质的生物形成，促进细胞分裂，明显地兴奋垂体肾上腺皮质系统，能刺激肾上腺皮质激素合成，促使醛固酮分泌，抗利尿。人参还能对大鼠心肌细胞膜的三磷酸腺苷酶起到抑制作用，改变某些阳离子的主动运转，达到正性肌力作用，产生类似洋地黄的强心作用。人参能促进肝细胞中多聚核蛋白体（Ribosome）数量增加，促进血清蛋白合成的增长率，促进糖的利用，可使肝糖原减少 50%，降低血糖及酮体，对机体起强壮作用。除人参皂苷 Rg_3、R、Rh 外，其他皂苷一小时后，人体内丙酮酸激酶可出现最强的活性。人参皂苷 Rg_1 为中枢神经之动力，平衡兴奋和抑制过程，加强对一切非特异性刺激的适应能力，对中枢神经的兴奋作用远远超过苯丙胺。人参皂苷 Rb_1、B、Re 有抑制 ACTH

的作用。已知胆碱能系统能促进人脑记忆的获得，又能巩固记忆。5-羟色胺（5-HT）则能阻抑记忆过程。人参皂苷 Rg_4、B、Rb_1 则能增加脑内的 M-胆碱受体的数量，减少脑内 5-HT 含量或减慢 5-HT 更新率，并能促进脑内蛋白质的生物合成。人参皂苷 Rb_1 有抗脂质过氧化作用，又能消除自由基。故对老年性知痴呆有治疗作用。体外免疫试验，人参皂苷在 $10 \sim 15\mu g/mL$ 的水平时，对小鼠自然杀伤细胞活性抑制血栓素 A_2 的形成，故可用于防止动脉硬化。20 世纪 50 年代甘草这味中药即已得到充分研究，达到分子水平。其功能涉及人体功能甚广。甘草（全草）能吸附胃酸，保护胃黏膜，含有雌激素类物质。甘草之解毒作用、激活 T 淋巴细胞。此种作用的成分以葡聚糖为主。甘草中不含甘草酸的部分，具有促进沉静系数为 10S 和 7S 的抗体的组分，但也具有抑制免疫球蛋白 IgM、Ag、G、B、Ig、E 的产生，所以甘草对免疫反应具有双向调控作用。从甘草提纯的甘草酸，他具有广泛的生理效应。小剂量纯的甘草酸具有类糖皮质激素作用，对肾上腺皮质或促肾上腺皮质激素（ACTH）的分泌有刺激作用。这是因为他能抑制肝细胞中代谢甾体激素酶（β-还原酶），从而增强甾体激素的作用。较大剂量的甘草酸则呈类醋酸去氧皮质酮样作用。甘草酸又能拮抗考地松引起的抗肉芽作用、肝糖原蓄积作用、肝细胞内色氨酸的吡咯酶活性增强作用、肝细胞胆固醇合成增强作用、肝细胞固醇合成增强作用，以及 ACTH 生物合成和分泌的抑制作用。甘草酸能促使细胞加速胆汁酸的形成，并使之从大便中排泄量增加 $2 \sim 3$ 倍。甘草酸对离体蟾蜍心脏具有兴奋作用，而且又有结合乙酰胆碱及毒扁豆碱的作用。他对肾上腺素具有强力协同作用。甘草酸诱导人体血球产生干扰素，此种干扰素能非特异性地抑制病毒的增殖。而且，甘草酸还能抑制效应 T 淋巴细胞释放淋巴因子，以及抑制这种淋巴因子对组织的损害。甘草酸经吸收后或经肝细胞内 β-葡萄糖醛酸酶的催化，可转变为甘草次酸。后者可改善人体脂质代谢及解毒作用，又能产生抗变态反应和对抗炎症，因之可产生镇咳、祛痰、解除阴道痉挛之作用。可用以治疗消化性溃疡病及爱迪生氏病。对肾脏可起到抗利尿作用。

以上为了说明单味中药的现代分子药物学与分子药理学的强大生命大，列举了人参和甘草的研究成果。当然，成果不仅是人参和甘草。对黄连、黄芩、黄芪、延胡索、柴胡、防己等均有较为深入的研究。尽管如此，对大量的、名目繁多的中药来说还仅仅是极少数而已。

二、活血化瘀药与现代血液流变学的关系

血瘀是中医学中一个最常见的病理基础。中医学认为血液流动与人体内"气"密切相关，气能推动血液流动，气滞则造成血瘀。血瘀的部位不同，产生不同的疾病。现代分子生物学研究结果显示，血瘀一方面是由于末梢血管中血流停滞；另一方面是由于局部慢性炎症所引起的。炎症促使静脉血管系统末梢血管壁弹性下降、血管内皮与血细胞成分的黏滞性增加。血液黏滞增加的原因甚多，如血液中胶质成分增加、血细胞成分相对增加（如脱水时）、红细胞增多，以及高 γ—球蛋白血症等。又如血液中血细胞成分免疫作用引起的黏连现象，以及抗原抗体反应，引起血球凝块形成，从而导致末梢血流障碍或暂时性阻滞。上述原因可继发红细胞锁链形成、致梅花结形成、凝集反应增加，免疫黏连是由血小板、红细胞及吞噬细胞等的细胞膜面上吸附 C_5b 时，这些细胞即能对正常红细胞产生黏附现象。C_3b 是体结合性抗原抗体反应时形成的活性物质，所激活的 C_5b 是部分地吸附于细胞

表面，另一部分则流失于血液中。吸附于细胞膜上的 C_5b 能产生抗原抗体反应，同时又能将血流中的 C_5b 捕捉到细胞膜表面，从而大大增加细胞膜上的黏连能力。所谓红细胞的可塑性，就是指红细胞在通过直径比其小得多的微血管时，红细胞可改变形状，顺利通过微循环。当红细胞可塑性下降之后，他就不能及时变形通过微循环，从而血流停滞，造成血瘀。另外，血液流变学发现血液在血管中流动，由血细胞从大血管流向微循环时其与血管上皮的接触面逐渐增大，显然摩擦也随着血管半径的减少而下降，才能保证血液的正常流通。并研究了调控此种"流变"的种种因素、各种指标及病理因素。因此，在名目繁多的一大类活血化瘀中草药中进行了具有大量的客观指标的研究，并得到定性及定量的研究成果。这对解决血瘀症治疗时药物（活血化瘀类）的选择，提供可靠的分子生物效应的根据。

血液流变学（hemorhootogg）有一些常用指标，为了探讨活血化瘀药物的使用，故时这些指标列举于下。

黏度（以希腊字母 η 代表、读 eta）。

全血黏度（ηb）。

血浆黏度（ηp）。

全血还原黏度$\left(\dfrac{\eta b - 1}{H}\right)$。

血球压积（H）。

红细胞沉降率（简称血沉。ESR）。

血沉方程 K 值（K）。

红细胞电泳时间（Tγbc）。

纤维蛋白质（Fib）。

甘油三酯（TG）。

非酯化脂肪酸（NEFA）。

胆固醇（TC）。

二磷酸腺苷（ADP）。

从动物实验及临床实践中对常用活血化瘀类中药（单味）及复方进行了大量检测。兹分别介绍于后。

单味中药如下。

丹参：缺血性中风患者经用丹参治疗后，ηb_1，ηP 明显下降，Tγbc 明显加快，H 及 $\eta b^{-1}/H$ 下降。缺血性脑病、糖尿病及血管并发病症患者血小板聚集现象升高，用丹参治疗后，此种聚集明显减少（$P < 0.05$），其他临床指标改善者甚多。可见丹参对改善血液流变性、解除血液的浓缩、黏性及聚集成块等都具有良好作用，且常为这类药物之冠。研究证明，丹参中有效成分是总丹参酮，总丹参酮可使实验小鼠减轻高凝状态。丹参中含有另一种物质是丹参素，他能对抗体外血栓形成，对抗ADP 诱导血小板聚集，对抗凝血系统功能减少血小板及 Fib 降解。这些特点可促使血瘀消散，并保证器官得到充足供血。

赤芍：具有明显的防止血细胞聚集及降低血液高凝状态的作用。赤芍的有效成分为赤芍苷。能抑制血小板聚集，防止血栓形成。赤芍的另一有效成分为赤芍801，也有类似作用。在显效的同时，H 和 Tγbc 明显下降（$P < 0.05$）

川芎：具有降低血小板的形成，川芎的有效成分是川芎嗪及川芎一号碱。后者可使冠心病患者血小板聚集显著降低，并使异常形态的血小板恢复正常。川芎嗪可使凝血酶原的活动度下降，防止血栓形成。川芎嗪对聚集的血小板有解聚作用，并能降低血小板表面活性。

当归：是中医治疗血瘀证的要药。在现代血液流变学中的 12 项指标中，经当归治疗后都有明显的改善。此 12 项指标是：H（男性）、ESR（女性）、K、ηb、ηpηb^{-1}/H、Tγbc、Fib、凝血酶原时间、ADP 诱导血小板电泳减缓率、血小板黏附率及血小板电脉时间。当归注射液静脉注射，能使大鼠的 ADP 和胶原诱导的血小板聚含有产生明显抑制。所以，当归在治疗血瘀症的明显疗效，已为当代血液流变指标所证实。

红花：现代科学手段证明，红花的活血化瘀特性是通过降低血液黏稠性、聚集性和凝固性而产生的。实验表明，红花煎剂可使大鼠体外血栓时间延长，血栓长度缩短，血栓重量减轻，血小板数降低，血小板聚集功能发生抑制，以及凝血酶原时间延长。

黄芩：黄芩的有效活血化瘀的成分是指黄芩贰苷、黄芩素及黄芩Ⅲ三种。三种有效成分能显著降低血清或肝中的 TC 和 TG，后二者还能降低血清 NEFA（醇离脂酸）。黄芩具有抑制血小板聚集及稳定红细胞膜的显著作用。因此，可用以治疗游漫性微血管内凝血症候群（DIC）。

能改善血液流变指标及血凝机制的单味中药甚多，如益母草、毛冬青、大黄、姜黄、蒲公黄、三七、柿叶、海藻、鸡血藤、丹皮、五灵脂、乳香、没药、三棱、莪术、桃仁等，不拟详述。

在活血化瘀复方中能明显改变血液流变指标者有补阳还五汤、当归芍药散、冠通汤Ⅱ号、冠心Ⅱ号、活血注射液及通脉灵等。在当代分子生物学及生物化学、生物物理学两大手段的应用下，无疑将会取得不断的硕果。

三、中药学与微量元素的研究

微量元素与人体健康的关系十分密切。人体所含的元素曲线与其生活的地壳所含元素曲线呈平现象。在这方面。英国人已调查及测定英国人血液中元素与英国地壳元素丰度曲线呈平关系。这个结果可充分证明中医学中的"人天相应"学说及人体内环境与外环境的相适应学说的科学性。各个地区之间，甚至各个较小的地区之间，地壳的元素丰度常常存在大同小异之处。因此，人们由于居住地区的迁移，生态环境的变异，就常常会引起"水土不服"的现象。当在新的居住地区经历一段时间以后，饮食及食水适应后，人体就会由于适应新的环境之后相安无事。

众所周知，很多中药之所谓"道地药材"，就是有生产地的地区性限制。云南的茯苓、潞安的党参、安徽的山药、山东的阿胶、云南的三七等，不胜枚举。近年经过检测研究，中药的此种地区性关系的一个因素，就是"道地"药材中含有不同的微量元素。在药物栽培中，能否有意地应用一定微量元素肥料呢？现在很多科学家在研究，某些中草药富含某种和某些微量元素，通过他的生长可间接知道该地区土壤中富含同种微量元素。例如黄芪富硒，喜生在土壤富集硒的地区。又如洋地黄、富含铬、钼及锰，故土壤中富含该三种元素地区生产的洋地黄效果特佳，当然，在洋地黄的栽培中如施铬、钼和锰肥，则洋地黄的药效也特佳。显然由于对药物微量元素的研究，将大大丰富或开辟了中药分子药物学及中药分子药理学。尽管这还是起始阶段，但他前途无量。

中药的归经沿用几千年，形成其药物与脏腑经络的系统观念。但是，在当今分子生物学向中药药物学及中药药理学全面渗透之后，用五官的直觉来审察药物已远远缺乏说服力。同时，人体的嗅觉及视觉之原理已逐步在分子水平上揭开。显然，归经的道理无疑地将进入分子水平的研究，亦即中药归经原理有其与功能相统一的分子和亚分子基础。这方面的研究工作正在起步，我国学者在检测归肾经的中药时，发现这类药物普通富集锌和锰，这并非是偶然的巧合。因为分子生物学已充分证实中医肾就是主宰生命的核酸（DNA 及 RNA）。他们通过左右细胞的增殖、分化和专化，主持着生命的生长、发育、繁殖和修复。锌离子和锰离子直接参与了 DNA 聚合酶、RNA 聚合酶及胸腺核苷酸合成酶活性的维持。缺乏他们，DNA、RNA 及胸腺核苷酸就无法合成。生长、发育、繁殖及修复就不可能进行。显然，锌和锰是肾经药物的一种物质基础，但并非是唯一的因素。有学者测定了明目中药的四种微量元素（锌、锰、铜及硒），结果，药物对肉眼组织的选择性功效与内眼组织的六经归属十分相符。中医学认为"肝开窍于目"，益肝明目中药（即归肝经）的微量元素对维持视觉十分重要。锌离子对从肝脏运戴维持视觉所必要的物质"维生素"（即维生素 A）到视网膜，维生素与维生素结合蛋白（RBP）及前白蛋白（Proalbumin）结合时，必须有锌的参与，维生素转变为视黄醛，然后再与视蛋白结合，转变为视色素，从而产生视觉。在整个过程中需要不同酶的催化，但是这些酶的活性必须有锌离子的存在方能维持，否则整个视觉将受到影响。不难看出归肝经的益肝明目中药的物质基础之一，就是微量元素。

在道地中药材的鉴定方面，近年我国学者做了大量工作，他们制定了大量道地中药材的微量元素丰度谱，经电脑处理从一定曲线与非道地药材比较有明显差异。因此，为道地和非道地药材的鉴定提供了一种有效的手段。

第十四章

中医学与微生态学在方法论原理上的统一性

微生态学（micmecology）这一名词，首先由德国微生物学家 Volker Rush 博士从正常生物生态规律出发于 1977 年明确提出，并在德国赫尔本建立了国际上第一个微生态学研究所。微生态学是研究正常微生物群的结构、功能及其与宿主相互依赖和相互制约关系的科学，现代临床上已经广泛应用微生态制剂治疗疾病，这是微生态学的重大成果之一。中医的理论和临床实践包含了大量的微生态问题，现已发现：微生态学与中医有着不谋而合的观念，在原理上存在着某些共同的规律性，有学者认为，把微生态学的理论和方法引入中医研究，可为解决众多的"未知其所以然"问题开辟新的道路，并由此建立和发展中医微生态学。还有学者认为，中医学与微生态学在方法论原理上具有统一性，即两者都把系统的平衡与非平衡状态作为认识的出发点、调节过程追求和应达到的最终状态与结果。微生态学属于现代生态医学范畴，中医学是中国古代传统医学，其本质也是生态医学。尽管两者在形式上存在着差异，但由于两者认识事物的角度和立足点一致，两者研究原理及研究特征具相似性，使得两者形成的结论也就具有高度的统一性。中医的发展不仅需要向微生态学学习，而且中医学博大精深，以天、地、人为整体，系统的阐释了人体的解剖、代谢、生理、病理等，形成了完整的独特的理论体系，微生态学的发展也要借用中医学的理论观点。因此研究微生态学不仅可以剖析理解中医的经典理论，而且可以跟上时代步伐，在新的环境，新的时间之下给中医赋予新的内涵，使中医学更好地为人类健康服务。

第一节　微生态与中医整体观

中医学的重要学术思想之一便是整体观。中医学认为，人体是一个密不可分的整体，构成人体的各个器官在生理上通过经络系统相互依存、相互联系，共同维持人体的生命活动。病理上，某一脏腑功能的异常会影响到其他脏腑功能的发挥，从而引起多个器官的病变。由此可见，中医学认为人体内部是统一的，相互联系而密不可分。同时，中医学的整体观还体现在人体与外部环境的统一。《列子·天瑞》云："清轻者上为天，浊重者下为地，冲和气者为人。故天地合精，万物化生。"人生于天地之间，乃是天气下流与地气上升所交汇而成，故与自然界保持着潜移默化的统一性，这种内外环境的统一性、联系性便是中医的"天人相应"思想。人与万物生于天地气交之中，其产生的条件和基础是一样的，而在生命过程中，人气从之则生长壮老已，万物从之则生长化收藏，都经历一个从成长到鼎盛，从繁荣到衰败的过程。在这其中人虽有自身特殊的运动方式，但其气机的基本形式——升降出入，是与天地万物相同、相通的。这种人与自然的整体观扩大了中医的范畴，为中医的形成与发展提供了一种新的途径，也是对《易经》"万物类象"理论的继承与发扬，如麻黄中空外直，貌似人之骨骼，故可用来驱逐骨节毛窍之风寒；桂枝枝条纵横，宛如经别孙络，故能通经络而出汗。由此可见，中医的整体观包括内环境与外环境两方面，可以用来指导对人体生理与病理进行更深层次的认识，以便预防与治疗疾病。微生态学认为，生物体与内外环境的平衡和稳定是生命现象的本质。人体是一个有机的生物整体，其体内存在数以万计的微生物，这些微生物在正常情况下相互制约，维持人体平衡的微生态环境，病理上某种或某些微生物的数量或者质量发生异常，则会打破这种平衡的微生态环境，导致疾病的发生。同时，生物与环境的统一论也是微生态学的基本观点。人体是地球上生物系中的重要成员，在生物链中起着极其重要的主导作用，其体内的微生物状态亦随着气温、降水等天气变化而发生相应的变化。随着春日气温的上升，春暖花开，万物复苏，人体内的微生物也呈现苏醒与增值的状态。冬日气温下降，万物闭藏，蛰虫周密，人体内的微生物也处于抑制状态。由此可见，中医与微生态皆注重人体的整体观，认为人体是一个相互联系、密不可分的整体，且与外部环境关系密切。

第二节　微生态与阴阳平衡

《素问·生气通天论》云："阴平阳秘，精神乃治。"气是人体之根本，对人体生命活动的生长壮老已起着决定性作用，是人体生命活动的物质基础。只有人体气机运行正常，五脏才能发挥藏精气的功能，六腑传化物的功能也方能正常发挥，人体才能进行正常的新陈代谢。张景岳云："一气分阴阳。"将人体之气分为阴气和阳气两部分。阴者主静主闭藏，阳者主动主外散，阴阳不停交互运动，外散与内敛的功能相互牵制，相互协调，保持在一个相对平衡的状态，则人体正气充足，邪不能害。若阴阳一方不足或偏亢，则会引起另一方的异常，导致全身阴阳紊乱，在内酿生痰饮、瘀血等病理产物，在外招致六淫邪气，发为疾病。微生态学认为，在人体的体表及与外界相通的腔道黏膜表面存在着大量的正常微生物群，这些正常菌群大致可以分为有益菌和致病菌两类，正常情况下有益菌与致病菌保持动态平衡，以一定的数量、比例组合相互共生与拮抗，参与体内维生素、蛋白质、脂质等的合成与代谢，分解营养物质，为宿主提供能量，维护肠道生态平衡，促进机体免疫，共同形成了关于人体的动态平衡。若外来邪气、饮食失调、劳逸内伤等因素导致有益菌的数量减少，对有害菌的抑制和牵制作用减退，破坏这种平衡，使菌群失调，则会导致人体抵抗力的下降，发为疾病。以肠道菌群为例，若肠道中肠球菌、梭杆菌数量增多，乳酸杆菌、双歧杆菌、类杆菌数量减少，引起菌群失调，会使难以被肠道消化吸收的寡糖堆积于肠道内，导致患者出现腹胀、腹痛、便秘的症状。这种便秘中医称之为津亏燥结证，乃是因为外感之火热邪气传入阳明，煎灼胃肠之津液，从而导致小肠主津、大肠主液的功能发生紊乱，是人体阳偏盛、阴偏衰所导致的疾病，也是人体肠道有益菌与有害菌菌群失调所致。由此可见，人体内有益菌与有害菌的动态平衡实际上是人体内阴阳的动态平衡，如果一旦这种平衡被打破，则会损伤人体正气，导致疾病的发生。

第三节　微生态学与中医体质

《灵枢·逆顺肥瘦》篇讲述针刺的原则，根据病人的年龄、性别、肥瘦等相关因素分别施以不同的刺法，这已经初步具备体质学说的萌芽。《辞海》对"体""质"分别解释为"体，指身体"。"质，为性质、本质"。所谓体质，就是机体因为脏腑、经络、气血等的盛衰偏颇而形成的素质特征。中医认为体质是由先天遗传和后天获得所形成的，人类个体在形态结构和功能活动方面所固有的、相对稳定的特性，是对其体内气血状况的反应。体质具有明显的个体差异性和群体趋同性，两者相互统一，成为"体质可分论"的理论基础。因此，体质学说可以解释人体的健康状况与发病倾向性，为中医学的辨证施治提供了理论依据，在养生保健与疾病预防方面发挥着不可替代的作用。微生态学认为，在人体体内存在着数以亿计的微生物，这些微生物的种类与数量因人而异，如肥胖个体肠道菌群中拟杆菌门的数量比正常人少，而厚壁菌门较多，随着饮食调节，体重下降的同时，拟杆菌门/厚壁菌门的比例也逐渐上升接近于正常人，这充分证明中医体质学说与微生态学的相关性。同时，通过调节大肠中双歧杆菌、乳杆菌等菌群的状况可以反向改善患者的肥胖状况，减轻患者的体重，这反向证明了微生态学与中医体质学说的相关性。同时，中医认为可以通过中药、针灸等疗法改变患者体质，如通过排湿泄浊的方法排出体内湿浊，可以促使肥胖型体质转化为常人体质，这证明个人的体质并不是一成不变的，而是可以有条件改变的，而微生态学也认为，随着体内微生物菌群的变化，人体的免疫力、自主神经功能等会发生相应的改变，这与中医体质学说遥相呼应。由此可见，中医学的治疗作用相当于微生态学说中益生菌的作用。

综上所述，虽然中医学和微生态学认识人体与疾病的角度不一样，却存在着密不可分的联系，且二者出发的前提皆是着眼于人体的整体性以及其与自然环境的统一性。因此从微生态的角度去研究中医学，可以弥补传统方法的缺陷与不足，为中医的发展与进步开辟一条新的道路。同时，微生态学的发展也离不开中医，中医学说的前瞻性与科学性可以为微生态学的发展指明道路，促进其又好又快的发展，服务人类健康。因此将中医学与微生态学结合起来是一条明智的决定，可以让二者相互取长补短，共同前进，促进现代卫生事业的完善与发展。

第四节　微生态与扶正祛邪

《素问·刺法论》云："正气存内，邪不可干；邪之所凑，其气必虚。"中医学认为，疾病侵犯人体，必然以人体正气亏虚为前提。正气亏虚，营卫之气运行失常，卫外功能失司，则会给六淫邪气可乘之机，停蓄机体发为疾病。然而何为正气？中医正气指的是人体的正常功能活动以及对外界环境的适应能力、抗病能力和康复能力，有维护自身生理平衡与稳定的功能。分而言之，中医正气包括了营、卫、气、血、精、神、津、液和腑脏经络等功能活动，是人体生命活动不可或缺的一部分。正气充足，腠理开阖正常，气血津液循行敷布全身，则外邪无以乘虚而入，疾病弗害。另一方面，正气的充足与否对疾病的发展也起着关键作用。若正气亏虚，无疑抵抗邪气，则邪气长驱直入，或直入三阴，或直中脏腑，病势危急，命在顷刻。因此在疾病的治疗过程中补益正气还可以起到控制疾病发生与发展的作用，为后续的治疗提供机遇，且扶正可以驱邪，正气充足则邪气易溃，疾病易愈。关于正气与疾病的认识，微生态学认为只有因某种因素破坏了正常菌群与机体的微生态平衡，造成微生态失调时，机体的免疫功能和定植抗力下降才使外袭菌和致病菌有可乘之机，在体内定植而致病。外细菌与致病菌定居体内，不仅会抑制与遏制有益菌，而且会加重这种不平衡，促进疾病的恶化，此时不得不先增加有益菌的数量与改善其质量，发挥其对有害菌的监制与牵制作用，方可恢复人体的生态平衡，治愈疾病。现代研究发现，一些在临床治疗感染性疾病有较好疗效的中药，在体外实验既不抑菌也不杀菌，而服务于机体即有解热消炎之良效。探索其机制发现，这类中药进入机体后并不是直接抑制和杀灭病原菌，而是间接的扶植正常菌群生长，使正常菌群发挥了生物拮抗作用，提高了定植抗力，将致病菌排除。如热哮型性哮喘需氧菌、厌氧菌的菌群分布密集、菌群多样，这说明热哮型可能与咽部微生态的失衡密切相关，是因为咽部微生态的失衡影响了肺的通气功能，治疗不仅应该以固喘为要，还应以培本为主，改善咽部条件帮助有益菌的滋生，实现有益菌与有害菌的平衡，标本兼治，平本固喘。因此，邪气致病与否决定于微生态平衡与失调的转换，所以治疗不仅是单纯杀菌和抑菌，而是使正常菌群充分发挥生物拮抗作用，将致病菌驱除，也可谓是"扶正祛邪"。

第五节　微生态与脾胃病证

《素问·经脉别论》云："饮入于胃，游溢精气，上输于脾，脾气散精，上归于肺，通调入道，下输膀胱，水精四布，五经并行，合于四时五脏阴阳，揆度以为常也。"中医认为，脾胃为后天之本，为气血生化之源，使人体生命活动物质和能量产生的源泉。饮食经七冲门到胃，经过胃的腐熟与消化，再进入小肠泌清别浊的环节，将水谷之精微上输于脾，再由脾转输至人体的各个部位，以达到濡润全身、滋养五脏的作用。若脾胃功能发生异常，脾气不运，无以运化精微物质，则会导致饮食物在胃内的蓄积，发为厌食、溏泄等病症，甚则可引起胃下垂、子宫脱垂等脏气脱垂现象。若胃不受纳，影响人体对饮食水谷的正常摄取，则会发为呕吐、食积等病症。另一方面，脾胃还为全身气机之枢纽，对人体气机的升降出入起着不可或缺的调节作用。若脾湿太过，导致脾气不升，胃气不降，中焦斡旋失司，则会导致全身气机的运行失常，从而影响五脏六腑的功能，损伤正气，酿生疾病，正如《四圣心源·劳伤解》所云："脾升则肾肝亦升，故水木不郁；胃降则心肺亦降，故金火不滞；火降则水不下寒，水升则火不上热。"总而言之，脾胃功能的失常会影响到人体的正气的充足，影响到精气血等精微物质的化生与敷布，还会对六腑传化物的功能造成一定的影响，发为疾病。微生态学认为，在人的胃肠微生态系统中存在许多生理性细菌，如双歧杆菌、类杆菌、乳杆菌、拟杆菌、粪链球菌、韦荣球菌等，每克粪便的细菌数量可达 1014 个。这些细菌产生的各种酶，为宿主提供免疫功能，参与机体营养物质的消化吸收及防御疾病等生理作用。由于参与机体的酶池，对三大营养物质（碳水化合物、蛋白质、脂类）的消化吸收起着重要作用。他们以一定的种类、数量、比例组合，保持着一种相互依存、相互制约的关系，共同维持着机体内环境的稳定。一旦这种正常的组合遭到破坏，肠道菌群数量的增减、比例失调以及菌种性质出现变化，如乳酸杆菌、消化球菌数量减少，韦荣球菌以及小肠细菌过度增加，肠道微生物定植抗力减弱，抵抗病原菌侵袭能力降低等，则会发为肠易激综合征，出现腹泻、纳差、便秘等胃肠不适的症状，这符合中医脾胃病症的临床表现。

第六节　微生态协助中医诊断

《伤寒指掌·察舌辨症法》云："病之经络、脏腑、营卫、气血、表里、阴阳、寒热、虚实，必形于舌。"心主血，为五脏六腑之大本，统揽全身气血的运行，而脾为后天之本，主全身气血的生成，而舌为心之苗，脾之外候，因此通过观察舌质、舌形的变化可以准确反映出全身的气血营卫状况，可以通过舌诊客观、准确地反映出五脏六腑的生理功能和病理变化。当五脏藏精气和六腑传化物的功能运行正常，营卫气血运行各循其道，则舌淡苔薄，红黄隐隐；若火热内扰五脏，幡动全身之阳气，则上炎而表现于舌，表现为舌红苔黄；若体内阴液耗伤，无以濡养舌体，则舌体干枯，苔灰黑；若血脉瘀阻，气血不通，舌之脉络亦不通，舌下络脉则为之怒张。诸如此类，不胜枚举。因此通过对舌质、舌苔等的观察，可以有效反映五脏六腑之生理功能正常与否，以协助诊断。微生态学认为，由于舌背满布着丝状乳头结构以及细小沟壑加大了细菌附着的表面积，温暖潮湿及富含营养的背景环境，导致舌背微生物的数量及种类远高于口腔其他部位，也使得舌苔的微生态更为复杂。在这复杂的微生态环境之中，唾液链球菌和丝状菌、韦荣菌、类杆菌是舌背的优势菌，当外感病邪或内伤杂病发作之时，优势菌的数量以及分布会发生明显的变化，表现出不同的舌象。如湿热患者舌苔上 G– 球菌、G– 杆菌、双球菌等口腔内产酸细菌增多，会造成口腔内的酸性环境形成而厚苔；感染时，舌苔上的霉菌会大量繁殖与增多从而满布舌面，形成黑苔；胃阴不足的病人舌苔上白色念珠菌大量增值，从而形成剥脱苔。除此之外，唾液在舌诊中也起着关键的作用。唾液为人体体液的一部分，血液成分如电解质、免疫球蛋白、多种激素、氨基酸等，均可通过毛 – 血管壁的唾液血液屏幕进入唾液。其成分含量的变化受体内各种病理、生理变化的影响，同时又对舌象的变化产生重要影响。因此，舌象与唾液与机体生理、病理变化联系密切。如气虚患者由于体内正气亏虚，无以固涩唾液，导致唾液量增多，频频唾涎沫，由于冲刷舌苔上的微生物，从而形成舌淡苔薄的舌象。由此可见，致病因素引起全身气血的变化不仅会导致舌苔上的微生物数量与质量发生变化，而且会影响到唾液的分泌，间接影响全身津血的状况，从而形成不同的舌象。因此，从微生态的角度可以解释舌诊的科学性，从而促进中医诊断不断发展。

第七节　微生态学有利于中医对疾病的治疗

《医学心悟》云："论病之原，以内伤、外感，四字括之。论病之情，则以寒、热、虚、实、表、里、阴、阳，八字统之。而论治病之方，则又以汗、和、下、消、吐、清、温、补，八法尽之。"程钟龄认为，在疾病的治疗之中，无异于汗、和、下、消、吐、清、温、补八种治法，而和法又是应用最广，效果最显著的一种方法。和法最早可追溯到《内经》。《素问·三部九候论》云："无问其病，以平为期。"《灵枢·终始》云："和气之方，必通阴阳。"疾病侵害人体，必动人气血，扰人阴阳，使经脉之气循行不畅，脏腑气机升降出入阻滞。治之之法，当视其寒热虚实，以调和阴阳，务求气血平和，则病自愈。由此可见，和法既是在错综复杂疾病中一种不可为而为之，勉励而行的一种治疗手段，又是一种兼顾正气与邪气，主张扶正祛邪的一种高明思路，用于疑难杂症可起立竿见影之效。如妇科湿热证，或得之于内生，或得之于外感，内生者或因脾虚湿盛，郁久化热；或恣食膏粱厚味酿生湿热；或情志不畅，肝郁化火，横克脾土而致肝热脾湿，湿热下注则引起阴道疾病。外感者，或由于经行产后胞脉空虚，外湿内侵由下而上浸渍胞宫冲任；或湿蕴化热，湿热下注，损伤冲任胞宫；也有因手术不慎、摄生不洁，湿热之邪乘虚而入。中医治疗湿热应结合其所得之因，在清热燥湿的基础上或佐以疏风，或佐以健脾，还主张结合"女子以肝为先天""女子以血为本，以气为用"的生理特性，补益人体之正气，调平人身之阴阳，则清热不伤阳，燥湿不伤阴，且人体阴阳平调，气血运行正常，可以帮助机体祛除邪气，扶正祛邪，完带汤以芡实、山药补益脾肾即是此意。而现代微生态学认为，正常的阴道菌群从其生物量和菌群多样性来看，属于边际性菌群。其生活环境是一个很特殊的微生态，一是流动性低，二是阴道上皮细胞含有丰富的糖原，因而在阴道最终形成了以乳酸杆菌为优势菌的产酸、耐酸菌群。当机体免疫力低下，内分泌水平变化或外来某种因素（组织损伤、性交等）破坏了这种生态平衡，原先的常驻菌群或来自外界的病原体如淋菌、绿脓杆菌等会冲破阴道屏障，成为致病菌。正是由于这些边际性菌群的变化导致阴道内的阴阳平衡被打破，从而引起湿热证的发生，治疗也应从改善阴道微生态环境入手，增强机体免疫力，抑制边际性细菌的转化和祛除外来细菌，这与中医学的和法如出一辙。除此之外，微生态学在外科的治疗中也大有可为。中医治疗外科伤口，主要从敛疮生肌入手，促进肌肉生长和伤口愈合，而微生态主要采用直接补充乳酸杆菌的微生态治疗方法，使非致病性细菌定植并造成优势，抑制高致病性耐药细菌生长，增加创面肉芽的抵抗力。这种方法改变了临床常用治疗思路，为外科的治疗提供了新的路径，却又与中医"脾主肌肉"的理论遥相呼应。

第十五章

从信息论角度探讨经络、针灸与针麻

第一节 信道与经络

信道的主要问题在于研究信息通道能够传递多少信息，即信息的容量问题，他要求人们以最大的速率传递最多的信息量。信道与信源、编码、译码、信宿、噪声等一起构成申农通讯系统模型的基本内容（图 15–1）。

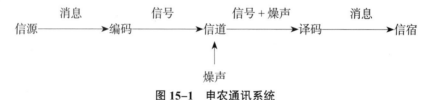

图 15–1 申农通讯系统

由于信息论科学对医学的渗透而形成了医学信息学，其主要任务是研究机体信息的获取、变换、传输、处理、利用和控制，从而进一步揭示人体内部及人体与环境之间的关系。我国著名科学家贝时璋教授就提出过，机体的新陈代谢不仅包括物质代谢和能量代谢，还应包括信息代谢。现代医学认为，人的眼、耳、鼻、舌、身等感觉器官是获取信息的工具，感觉器官接受的各种信息通过传入神经到达大脑，大脑则对信息进行加工和处理，并发出指令，经传出神经传至运动器官，控制有关的行动。另外，在机体内部，细胞与细胞之间是通过释放介质而相互传递信息，但释放的各种介质又必须经血管进行传递，使信息为受体所接受，再由受体传至细胞内的结构。可见，神经和血管是人体内各种信息的传递道，或叫信道。

除了现代医学所说的神经和血管以外，中医学认为人体内还存在首一种较特殊的信道，即经络。在人体内，信息产生作用时，通常要经过一个信号的记录、保存、传递和应用的过程。例如，急性腰扭伤的患者，当腰部出现明显疼痛时，依据"腰背委中求"的治则，在委中穴扎针，患者可以很快得气，此气从委中穴开始，并沿大腿后面传递到腰部，腰痛立即消失。再如治疗牙痛，根据"头面合谷收"的治则，在合谷穴进针，患者就会感到有气从手腕，经手臂直达牙痛处，随着气至患部，牙痛即可缓解。在这两个例子中，我们可以把针刺看成是信息源，通过足三里、委中等穴的加工后，产生能够在经络中传递的信号，分别以足太阳膀胱经、手阳明大肠经为通道，将信号送至腰部和牙痛处，使处于异常状态下的腰和牙等发生改变，从而达到治愈疾病的目的。

人体作为一个高效率的自动调节系统，在生命的每一瞬间都有成千上万的信息变换过程在发生，不管这些信息变换过程如何复杂，中医认为信息的传递总是在经络中进行的，不过有的人呈"显性表现"，有的人呈"隐性表现"，即"显性循经感传"表现和"隐性循经感传"表现。循经感传现象是客观存在的，具有一定的普遍性，在不同地区、民族、性别、年龄和不同健康的人群中，或在不同国家、不同民族中，都是普遍存在的。1973 年我国卫生部颁发了经络感传现象普查工作的统一方法和分型标准，以低频电脉冲刺激井穴（或原穴），按感传循行的距离分为四型：Ⅰ 型（显著型），有 6 条以上的经脉感传能通过全程，其余经脉的感传超过肩、髋关节，但不能抵达经脉全程；Ⅱ 型（较显型），有 2 条以上经脉能通过全程或 3 条以上能超过肩、髋关节；Ⅲ 型（稍显型），有一条以上能通过肩、髋关节或 2 条以上（刺激井穴）能过腕、踝关节或（刺激原穴）能过肘、膝关节；Ⅳ（不显型），所测各经感传均不能过腕、踝关节或只有一条经脉感传能超过腕、踝关节。根据全国二十个省、市、自治区各单位按统一标准和方法在全国普查大约 20 万人，循经感传出现率 12% ～ 25% 之间。并发现循经感传的感觉性质多种多样的，有酸、麻、胀、重、冷热感、蚁行感、流水感、触电感及跳动感等；感传线路与传统经络比较，在四肢基本一致，在躯干部常有偏离，在头部则差异较大；感传方向，刺激井穴时，感传向躯干和头面部传导，刺激头面部和躯干穴经，感传向四肢传导，刺激经脉中途的腧穴，则感传呈向心性或离心性传导；感传的速度比神经慢，一般为 10 ～ 20cm/s，并呈走走停停的"间歇现象"；当感传沿经脉到达所络属的脏腑时，相应的脏腑可发生良性趋向变化和劣性趋向变化，即双向性变化。另外，1949 年日本长宾善夫和丸山昌朗于千叶医大附属医院眼科，在给一位患视神经萎缩的病人进行针刺治疗时，发现该病人沿经出现非常显著的感传现象。他们通过照相后，与中国传统经络循行路线进行比较，发现以下情况：①完全一致者有三条经脉，即大肠经、肾经、任脉。②基本一致者有 16 条经脉，即肺经、胃经、脾经、小肠经、膀胱经、心包经、三焦经、胆经、肝经、督脉、阳跷脉、阴跷脉、阳维脉、阴维脉、冲脉、带脉。③相似的有一条经，即心经。再则，在临床上通过大量循经性皮肤病和循经性皮肤显痕的直接观察，也可以发现经络感传现象，即在经络循行路线上常出现呈带状的各种皮肤病，如疣、高姿态状痣、色素痣、皮肤萎缩、皮肤色素沉着、白癜风、湿疹、神经性皮炎、扁平苔藓、银屑病、真皮血管扩张、出血及胶原纤维变性；或用某种方法刺激一定的穴位，在某些患者身上透发出循经分布的呈带状的白线、红线、皮丘疹或皮下出血线等。近些年来，国内外学者在电、光、热、声等理论基础上，广泛应用经络皮肤电阻探测技术、经络发光探测技术、经络红外线成像技术、经络声发射探测技术等对经络进行了比较系统和深入的研究。资料提示，通过皮肤良导点的测定，发现其分布位置与人体的经络和穴位相当；通过体表发光线的测试，发现经脉上的发光强度比经线外高 1.5 倍；通过针刺，当出现凉感或热感时，在荧光屏上可用红外显示出亮带和暗带，其循行路线与传统经络相符；通过对经络激发，可以测到频率为 1 ～ 50 赫兹的声信息，且具有循经性、双向传导等特点。

无数的临床实践和实验研究，充分地证明了经络现象是客观存在的。但是，在科学技术高度发展的今天，特别是几十万象的电子显微镜的出现，也未能找到经络的形态结构，这就给经络蒙上了一层神秘的色彩，使之成为千古之谜。如果从信息论的角度分析，经络虽然看不见、摸不着，却像电磁波、电磁场一样可以表现出各种效应，循经感传现象就是经络最典型的可感知效应。我们知道，信息既不是物质，也不是能量，但他必须以物质和能量作为载体。中医认为经络有运行气血的功能，而血又是有形之物，根据"气为血帅，血为气母"的道理，那么气就应该是以血为载体的一种信息。反过来说，经络则可以看成是气信息的通道，而感传现象正是气信息在经络中运行的外在反映。由于经络是一个独特的网状结构，所以他是人体中的一种特殊的信息传导网。

既然经络是人体内的信息通道，我们可以对经络的信息容量进行定量处理。设在某时刻 t，因某种信号刺激，使 X 个输入端处于兴奋状态，我们定义 X 为输入经络通道 S 的信号量。输入的 X 信号经过 S 加工后，使输出端有 Xs 个处于兴奋状态，则 Xs 表示输出的信号量。对于另一种信号 y 的信号量，亦可以用同样的方法定义。信号的加工需要一定的时间，若用 X（t）、Y（t）表示 t 时间输入的信号量，假定 S 对信号加工时间为 1 个单位，则从 S 输出 Xs、Ys 的时间则为 t+1，用 Xs（t+1）、Ys（t+1）表示。那么从经络通道 S 输出的信号量和输入经络通道 S 的信号量之间可用下式表示。

$$Xs（t+1）=Sx \cdot X（t）$$
$$Ys（t+1）=Sy \cdot Y（t）$$

其中 Xs 和 Ys 称为 S 对 X 和 Y 信号的传递系统，他们可以是一个常数，也可以是 X、Y 及 t 的函数，并且和经络通道 S 的特征及信号类别有关。

对于有 A 个输入端和 A 个输出端的经络通道来说，若在某一时刻 t，同时输入 X、Y、Z 等几种不同的信号，显然他们的信号量 X（t）、Y（t）、Z（t）的总和不会超过 A，即可表述如下。

$$X（t）+Y（t）+Z（t） \leq A$$

A 就是经络通道的信号容量，这和信息论中的通道容量概念相类似。

第二节　腧穴是人体内信息传输的端点

由于经络"内属于脏腑，外络于肢节"，人们通过长期的临床观察，发现当体内某脏器或组织发生病变时，其病理信息可经过经络的传导，并在体表的特定部位出现相应的"反应点"，古人称这些特有反应点为"腧穴"或"穴位"。当在腧穴部位输入某种信息（如针灸），此信息则通过经络到达病变脏器或组织，并可以治疗其疾病。所以，我们认为腧穴实际上是人体内信息传输的端点。

一、信息端点的反应形式

当人体处于病理状态的时候，在信息端点（腧穴）上会出现各种各样的反应。根据已有的资料，其反应形式表现为以下几个方面。

（一）腧穴局部皮肤颜色和形态的变化

例如痔疮患者，在腰骶部穴位出现暗红色的"痔点"；皮肤病患者的耳穴"肺区"常发生脱屑；肝肿大的病人，其耳穴"肝区"可见隆起。另外有的在腧穴处出现丘疹点，匈牙利的 Szillard 报道一例急性子宫附件炎患者，在膀胱经的许多穴位上发现集结成葡萄状的皮疹，此患者经某医院治疗数月而无效，但在膀胱经的这些腧穴上针灸 3 次便痊愈。

（二）腧穴局部出现皮下硬结

当人体出现病变，用手在患者腧穴部位的皮下可触摸到硬结。硬结主要发生在皮肤与肌层，其大小由米粒至梅核大不等，形态为点状、线状、块状、条索状。大量的观察发现：皮下硬结多集中于腰背部的腧穴和胸腹的募穴；四肢部位的皮下硬结呈纵向分布。皮下硬结多见于膀胱经穴位，其次是胃经、大肠经、脾经穴位。

（三）腧穴局部压痛

《素问·举痛论》说："经脉流行不止，环周不休，寒气入经而稽留，泣而不行，客于脉外则血少，客于脉中则气不通，故卒然而痛。"近代研究发现，用拇指或食指末节指腹触压患者的穴位时，患者常有压痛感觉。尤其在急性病时，压痛更为明显。根据压痛的程度可分为四级：一级（+），一般压痛；二级（++），明显压痛；三级（+++），皱眉呼痛；四级（++++），疼痛拒按。例如各类癌症患者，在新大郄穴处均出现二级明显压痛，通过 100 例病理检查验证，基本吻合。若再结合俞、募穴的压痛检查，还可以对各类癌症进行定位诊断。

（四）腧穴局部生物物理特性的变化

1. 穴位皮肤温度的变化

有人对肝实热证患者双侧的肝俞、太冲穴的皮肤温度进行测试，通过对照，发现疾病组均有提高，如肝腧穴增高 0.38℃，太冲穴增高 0.39℃。还有人测试两侧郄穴的皮肤温差（正常人不超过 0.5℃），发现食道癌和肺癌患者的温差分别为 0.973℃和 1.183℃。另外，穴位皮肤温度的变化还可用红外线成像技术加以显示。因为一切物体（包括有机体）温度高于绝对零度（−273.16℃）时，他内部的分子就会因热运动而向空间放射红外线。所以，红外线是物体（或有机体）内能量变化的一种信息，采用高敏度的探测仪，可将这种信息转换成等效的电信号，经电子装置处理，显示器显示，这样不可见的红外线便转换成可见的图像。如果我们给予穴位适当的刺激，人体到了出现凉感和热感，发出红外辐射波，然后就可以在荧光屏上进行观察、照相和测温，这种方法能用作穴位诊断和针刺得气的客观显示。

2. 皮肤电变化

人体发生疾病时，会出现穴位皮肤导电量或电位的改变，而且两者呈平行关系。一般来说，虚证者皮肤导电量和电位均下降，实证者皮肤导电量和电位均升高。穴位皮肤导电量的高低还与解剖部位有关，头面部＞躯干部＞手足部。有人比较各经原穴导电量后发现，手足三阳经＞手足三阴经，足三阳经＞手三阳经，足三阴经＞手三阴经；阳经中的大肠经或三焦经＞小肠经＞胆经，阴经中的脾经或肺经＞肾经＞肝经、心经或心包经。另外发现针刺某经原穴时，其他各经原穴导电量的变化与"五行生克"的论述有某些相似之处，如针刺神门（心经）则引起丘墟（胆经）、太冲（肝经）和太白（脾经）导电量升高，而合谷（大肠经）的导电量降低。

3. 病理发光信息

我国科研工作者应用光子计数法测试，发现人体的体表不断地发射超微弱的可见光，光谱峰值为 3800 ～ 4200 埃，相当于可见光的蓝色部分。而且不同部位的发光强度有所不同，井穴部位的发光强度大于其他穴位或非腧穴部位。另外，不同疾病有不同的发光信息点，如高血压者在中冲穴，感冒者在少商穴，半身不遂者在商阳、中冲、合谷穴等。

4. 声发射信息

所谓声发射是指在一定的诱发条件下，物体内部发生微观动态变化，以应力波形式释放多余的能量，产生声信息。采用声传感器将此种声信息转换成电信号，经放大后即可加以显示或记录。若人体有病，相应的腧穴受到激发，就可以在机体的一定部位检测到声信息。

二、信息端点的相对特异性

中医认为，病邪通过人体的口鼻或肌表而进入体内，并循经络侵犯脏腑，使脏腑发生种种病变。一旦脏腑出现疾病时，其病理信息又可通过信息通道——经络而达于体表某信息端点——腧穴。人们发现，脏腑和腧穴之间有着某种对应关系，即一定的脏腑病理信息只在相应的腧穴上有所反应，或同一性质的疾病必然反应于某一穴位上，这就是信息端点的相对特异性。

（一）每一脏腑都有其特定的病理信息反应点

脏腑病变时的病理信息反应点多集中于井、原、俞、募、郄穴，在这些部位表现得尤其敏感。例如肺脏疾病在肺俞（俞）可出现压痛或病理反应物，胃部疾病多在中脘（募），肠道疾病在天枢（募），肝胆疾病在肝俞（俞）、胆俞（俞），心脏疾病在神堂，肾脏疾病在肾俞（俞），膀胱疾病在中极（募），妇科疾病在次髎、三阴交出现压痛或其他病理反应物。

（二）脏腑中的不同疾病有其特定的病理信息反应点

脏腑病指一大类疾病而言，其中又包括许多不同种类的具体疾病，每一具体疾病也有其特定的病理信息反应点。例如，凡肺脏疾病必然在肺腧穴出现压痛或病理反应物，这是共性。但具体到肺脏中的每一种疾病来说，他们除了在肺腧穴出现压痛或病理反应物之外，还有自己的特定反应点。支气管炎在库房、支气管哮喘在气户、支气管扩张在膺窗、肺炎在五里、肺结核在结核穴、肺气肿在痰喘穴、肺癌在新大郄、矽肺在渊腋、渗出性胸膜炎在水分穴等均可出现压痛或病理反应物。又如肝脏疾病除了在肝俞出现压痛外，急性肝炎在肝炎点和至阳、慢性肝炎在肝炎点、肝硬化腹水在肝炎点和兴隆、肝癌在新大郄和肝明穴等皆可出现压痛和病理反应物。其他脏腑的疾病大体上也是如此。

（三）相同性质的疾病有同一特定的病理信息反应点

只要疾病的性质相同，不论其发生在什么部位，他们都会有一个共同的病理信息反应点。例如癌症在新大郄、结核病在结核穴、结石病在临泣、消化道穿孔在温溜、消化道出血在阳陵泉、内脏下垂在脾俞、消化性溃疡在溃疡点、各种急性炎症在水分穴等均出现病理信息反应点，根据这些病理信息反应点的出现，可为我们提示疾病的性质。在此基础上，配合其他穴位的检查，还能进一步确定病变的部位。如新大郄穴出现二级以上的压痛，则疑为癌症。若肺俞有压痛或病理反应点，癌症可能发生在肺。同样，中脘和左承山出现阳性反应其癌在胃，胰俞和地机出现阳性反应其癌在胰腺，天枢和大肠俞出现阳性反应其癌在直肠，肩井出现阳性反应其癌在乳腺，肝俞出现阳性反应其癌在肝，中极和大巨出现阳性反应其癌在膀胱，次髎和带脉出现阳性反应其癌在子宫，中极和生殖点出现阳性反应其癌在前列腺等。通过现代医学检查，其拟合率达 95% 以上，所以有重要临床实用价值。

由上所述，根据信息端点的反应形式和相对特殊性，并结合经络学说，可以提出"穴位诊断"的设想。为了进一步实现定量化，可以设计和制造多功能的穴位诊断仪，由压力、皮温、皮电等探测装置、放大装置和自动数码显示及打印记录装置构成，从而丰富中医的诊治手段。

三、信息端点的分布规律

人是一个极其复杂的有机体，人类的疾病有数千种之多，但每一种疾病在体表都有一个特定的信息端点。体表的信息端点分布有没有规律可循呢？古今中外的许多医家对此进行了长期大量的探索，从临床观察和实验研究等不同的途径入手，提出各种各样的学说，而且皆有自己的立论根据。就目前掌握的情况来看，可以将信息端点的分布规律归纳为三：传统腧穴分布规律、点分布规律和带分布规律。

（一）传统腧穴分布规律

我国古代医学家经过几千年的摸索和努力，逐步发现了传统腧穴的分布规律，而且经历了三个不同的阶段：①无定位阶段：最早的时候，人们只知道哪里不舒服就往哪里针灸，也就是局部取穴。这种取穴方法没有规定的部位，自然也就没有穴位的名称。②定位定名阶段：经过反复地临床实践，人们知道了哪些病证可以在哪些穴位针灸，对腧穴的位置、特点和治疗作用积累了丰富的经验，因而给腧穴确定了部位和名称。③系统分类阶段：随着人们对腧穴认识的深化、不再把穴位看成是局部的、孤立的、单一作用的东西，而看成是相互联系的、整体的、多种作用的信息端点。毫无疑问，经络就是关于腧穴互相联系的具体论述，也是穴位系统分类的理论阐述。据统计，人体共同腧穴 361 个，其中单穴 52 个，为督脉和任脉所属穴；双穴 309 个，为十二经所属穴，两者总称为"十四经经穴"。全部的 361 个穴位均分布于人体的十四条经络上，遍布于全身，形成了传统腧穴分布规律。

（二）点分布规律

1. 阳性点

脏腑发生病变时的病理信息，通过经络反应体表的某一部位，在局部出现如前面所说的颜色或形态的变化及压痛、硬结、凹陷、干湿、冷温等异常变化，凡经审视或触摸到这些变化的点，我们称之为"阳性点"。实践证明，很多阳性点和传统穴位的位置是相同的，但也相当一部分的阳性点又在非穴部位。例如额痛者，在风池穴有压痛；鼻塞病患者，在左手少商穴发生有疣，右手列缺穴有囊肿；抑郁综合征病人，在中府和云门穴发现有很大的结节；颈项痛者，在右侧风池穴有硬块；肝炎及肝硬化，右侧曲泉、天宗及左侧合谷、曲池处出现硬结等，这些便是阳性点与穴位相一致的例子。又如扁桃体炎和咽喉炎病人，在第 1～3 胸椎棘突旁出现压痛或硬结；支气管炎患者，在第

1 ～ 2 胸椎棘突旁出现压痛或硬结；肺结核者，在第 2 ～ 3 胸椎棘突旁出现压痛或硬结等，这些阳性点与传统腧穴极不一致。阳性点在诊断和治疗上都有重要的意义，所以有人将各种阳性点绘制成图，企图寻找和发现阳性点的规律性分布。这项工作还在进一步研究之中，其前景是非常可观的。

2. 运动点

所谓运动点是指在用最弱的电流刺激体表一定部位时，能引起被刺激肌肉的最大收缩效果的刺激点而言。有人证明运动点相当于神经进入肌肉处，但又有人提出异议，认为运动点不一定是神经进入肌肉处，而是更接近体表的神经末梢的特别密集区，即神经终板部位。如果将电极置于运动点上，可产生酸麻样感觉，只需给予最小的电流刺激，便能使肌肉最大限度地收缩，可使局部的疼痛缓解。

3. 触发点

触发点即存在于骨骼肌肌止端的小敏感结节，是肌肉组织中的局部变性部位。其特点是深层组织敏感、有结节、伴有放射性疼痛。引起触发点疼痛的原因有三：①由于外伤、椎间盘疾病使神经根受压迫、长期的姿势不正导致的肌肉不平衡，慢性肌肉劳损等，引起肌肉肌挛。②内分泌失衡，如甲状腺机能减退与雌性激素缺乏等。③职业、情感、肌肉用力不当等，引起肌肉紧张。当检查者用手指压到触发点时，患者有疼痛反应。触发点多分布于枕骨下肌、颈后肌、斜方肌、胸肌、三角肌、前臂肌、拇指外展肌、肩胛提肌、冈上肌、冈下肌、胸锁乳突肌、颞肌、臂小肌、腓长肌和脊柱旁肌等。触发点与腧穴有密切关系，在肌筋膜疼痛综合征时经常出现的触发点部位与某些穴位基本是一致的，但触发点的数量远比腧穴为少。

4. 皮肤活动点

当内脏器官出现紧张的生理活动或发生病理变化时，在与该器官有神经联系的皮肤点上有明显的电位改变，这个点称为皮肤活动点，人体约有 700 个皮肤活动点。应用现代科学测定，证实皮肤活动点具有代谢水平高、耗氧功能强、皮温高以及特殊的生物电现象。皮肤活动点的电子特性：①电阻：20 ～ 1000 欧，但其周围皮肤组织为 300 千欧以上。②电容（交流电容）：0.02 ～ 0.5μF，但其周围皮肤组织为 0.01μF 以下。③电位：高于周围组织 2 ～ 6 mV。

刺激皮肤活动点时，则产生与其有神经联系的某一内脏器官的选择性的反射作用，据此可以绘出关于皮肤活动点的相应图谱。通过图谱和实际探测的方法，就可以判断内脏器官的机能状态，并进而诊断某些疑难病症。

5. 穴位全息点

人体任一肢节或其他较大的相对独立的部分的穴位，如果以其对应的整体上的部位的名称来命名，则穴位排布的结果使每一肢节或其他较大的相对独立的部分恰像是整个人体的缩小。并且，每两个生长轴线相连续的肢节或每两个较大的相对独立的部分，总是对立的两极连在一起的。我们把具有全息现象的穴位称为穴位全息点。穴位全息点的分布都遵循同一比例：头穴与足穴连线的中点为胃穴；胃穴与头穴连线的中点为肺穴；肺穴与头穴连线三等分，从头穴算起，中间的两个点分别是颈穴和上肢穴；肺穴与胃穴二等分，正中间的点为肝穴；胃穴与足穴六等分，从胃穴算起，中间的五个点依次为十二指肠穴、肾穴、腰穴、下腹穴和腿穴。

关于信息端点的点分布规律，除了阳性点、运动点、触发点、皮肤活动点、穴位全息点之外，还有根据皮肤电阻改变的皮电点规律、以临床疗效为依据的有效点规律以及由八卦理论而发现的八卦点规律等。

（三）带分布规律

就国内外的资料分析，信息端点的带分布规律包括海氏带、反应带、穴区带和信息带四种，这里我们主要就海氏带和反应带作一论述。

1. 海氏带

当一些内脏器官患病时，往往看到不同部位皮肤的痛觉敏感性升高，一般对痛觉敏感升高的部位称为海氏带。海氏带由英国 Head 发现，他是基于内脏与体表的某些部位，由于支配他们的神经中枢处于脊髓的同一节段或相邻节段而定论的。有关内脏与脊髓节段的对应关系如下：①心脏：颈 3，颈 4，胸 2 ～ 8；②肺脏：颈 3，颈 4，胸 3 ～ 9；③胃：胸 7 ～ 9；④肝脏：颈 3 ～ 4，胸 7 ～ 10；⑤膻中：胸 8 ～ 9；⑥肠：胸 9 ～ 12；⑦肾、尿道、卵巢、附件：胸 12 ～ 腰 1；⑧附睾：胸 11 ～ 12；⑨子宫：胸 10 ～ 腰 1；⑩前列腺：胸 10 ～ 12，骶 1 ～ 3。根据脊髓的分布情况即可绘出海氏带图。

2. 反应带

反应带由日本学者平田氏所发现。当他在用测定皮肤温度的方法进行心理学的实验中，发现各种不同的疾病可以分别反映到身体的十二条反应带，而且这十二条反应带在躯干、四肢和头颈部均呈轮状分布。躯干部位的十二反应带位置与海氏带基本相符，但头颈部和四肢部的十二反应带位置则与海氏带不同。平田的十二反应带均以序号标记以便互相区别，躯干部和上肢的序号由上向下排列，颈部、颜面部和下肢的序号由下向上排列，而头部的序号则由反向前排列，平田认为序号相同的部位具有相互关联性，同时强调经络与反应带交叉点的现象。

第三节　针灸是一种典型的信息疗法

从信息论观看，信息是不能孤立存在的，他必须以物质和能量为载体。例如纸上的文字、符号、图表和遗传密码，是以物质为载体的信息；无线电波、声波是以能量为载体的信息。信息在传输和加工的过程中，关心的不是信息载体物质的多少和能量的大小，而是信息 / 噪声化，即信号强度与干扰强度的比值。

经络是人体内信息传输的通道，腧穴是信息的输入端或输出端。针灸治疗疾病的时候，向人体输入了什么呢？既不是物质，因为有时注射大量药物不能治愈的疾病，用针灸可以治愈；也不是能量，因为有时用大剂量的辐射能、大功率的声能和电磁波能不能治愈的疾病，用针灸可以治愈。也许有人认为只要深刺激、强刺激——多输入能量才能治病，但是实践证明，短短的皮内针，埋入耳穴，有时可以治愈用深刺激、强刺激所不能治愈的疾病。各种针灸刺激手段向人体输入的既不是物质，也不是能量，而是一种信息，伴随针灸所需要的一点点能量，只不过是一种形式的信息载体而已。由此看来，针灸实际上是一种信息疗法。一切物理的（各种机械的、声的、光的、热的、电的、磁的、放射性粒子束等）和化学的（各种有机药物和无机药物）刺激，都用来向人体输入信息。因而采用各种理化刺激作用于人体腧穴治疗的一切方法，如针刺、艾灸、姜蒜灸、盐灸、推拿、捏脊、拔罐、埋针、埋线、结扎、挑刺、割治、刮痧、手术强刺激、穴位注射、水针、气针、激光、超声、皮内针、穴位贴敷、电针、磁针、微波针等，都是以不同的刺激手段向人体输入信息的广义信息疗法。信息疗法和物理疗法是不同的，物理疗法以相对大面积的机体组织和病灶为对象，应用较大的能量，如放射能、声能、光能、电能、磁能、机械能、化学能进行治疗；而信息疗法以机体控制系统为对象，理化刺激点很小，所需能量极少，仅以输入信息改善机体控制功能为目的。

我们可以把人体看成是一个极其复杂的自控系统，当控制系统功能失调以后，则表现为疾病。人体疾病从整体上可分为实证和虚证两大类，虚证就是机能衰退，实证就是机能亢进。因此向失调的控制系统输入的信息也可分为补和泻两大类，补法即使衰退的机能康复，泻法即使亢进的机能康复，补法和泻法均输入了负反馈信息。在对患者施行针灸治疗的过程中，控制系统吸收了外界输入的负反馈信息，经过系统对信息的加工，系统的熵被降低，从而恢复了系统的高度有序性，疾病被治愈。当系统吸收了外界输入的正反馈信息，即由外界输入了正熵信息流时，系统的熵继续加工，机体的有序度进一步降低，病情加重。当机体控制系统丧失了对信息加工的能力后，系统的熵不断增大，当达到最大值时，就是生命的结束。

为了使针灸的刺激信号发挥最快、最大的治疗作用，所选择的信息通道应该是传递信息量最大、传递过程中所受干扰最小的途径。如何使针灸信号在经络通道中最大限度地传递呢？归纳起来，包括五个方面。

其一，机能状态。实验表明，患者在针灸时的机能状态对针灸的效果有着决定性的影响。例如用同一强度刺激同一穴位，对于白细胞计数在 7000/mm³ 以上者，针灸效应表现为使白细胞数下降；而低于 7000/mm³ 者，针灸效应则表现为使白细胞数上升。针刺内关，对心动过缓者，有加快心率的效应；对心动过速者，有减慢心率的效应。针刺足三里，对亢进的胃表现为抑制效应；对弛缓的胃，则表现为兴奋效应。一般说来，对亢进的机能状态，针刺呈出的是抑制性效应；而对低下的机能状态，针刺呈现的是兴奋性效应。又如循经感传显著者，针灸效果也比较显著；阴虚型患者的针刺效果要比阳虚型差，"阳虚易治，阴虚难填"，所以针麻时，常采用宁心抑肝之法，事先调整和稳定患者的自主神经机能，可提高阴虚患者的针麻效果。再如人的心理因素，特别是情绪，对针灸效果有很大的影响。情绪稳定时，感传显著程度可提高，耐针、耐痛的程度也相应提高，反之则然。由此可见，机体的生理病理状态、个体差异、心理状态等对经络通道最大限度地传递针灸信号有重要的意义。

其二，取穴方式。①腧穴与非腧穴：腧穴区比非腧穴区敏感，即他与患部的信息通道为一"捷径"，故临床上多选用腧穴以输入各种控制信息，提高治疗效果。如针刺足三里、合谷穴，白细胞吞噬指数则升高，非针刺邻近的非穴点则无明显效应；针刺阳陵泉，可促进胆排空，而非穴点则无此作用。我们欲扶正祛邪时可选用足三里、合谷穴，治疗胆囊疾患时可选用阳陵泉，而不取非穴点，因为这些穴位比非穴位点疗效明显。②腧穴的特异性：每个穴位都有自己相对应的敏感"靶"器官，针灸某一穴位通常只对他的靶器官起作用。或者说某一内脏出现病变时，在体表往往具有疗效最优的穴位，即相对的特异性。譬如针刺治疗溃疡病以足三里等穴的效果最好，治牙痛以合谷穴效果最优，这已被无数的临床实践所证明了的。这就提示我们的临床工作者，要熟练地掌握每一个穴位的特殊效能，选择最优的穴位作为针刺信号的输入部位。③局部穴与远端穴：一般而言，患处局部或邻近部位的穴位与患处的信息通道较短，故针刺时必须首选患处附近的穴位。而远端的穴位距患处较远，信息通道较长，可作为辅助穴选之，且远端穴在针刺过程中，须有气达病所的循经感传现象出现时，效果较理想。④多经取穴：由于人体是复杂的控制系统，为保证针刺治病信息的有效输入，还必须将针刺信号同时交给两条以上的信息通道进行传递。这样，即使有一条通道发生障碍，针刺信号依然可通过其他的通道传递信息。临床上经常采用的各种配穴方法，如远近配、前后配、上下配、左右配、异经配等，选择 2 ～ 5 个穴位从不同的经络通道同时针刺，就是这个道理。另外，还可以根据同一疾病在耳部、面部、手部、足部同时出现阳性点，选穴时将耳穴与体穴相配、手穴与足穴相配等，因为他们各有自己的信息通道，这样可以确保针刺信号由信息通道到达病所。⑤穴位的协同与拮抗作用：不同穴位的靶器官常互相重叠，针刺不同的穴位，可对他们共同的靶器官发生影响，从而表现为协同或拮抗作用。如针刺神门穴，可使血压下降，加刺大敦穴，则可增强神门穴的降压效果，两者表现为协同作用。又如针刺内关穴可使心肌电活动增强，而针刺神门穴则心肌电活动减弱；刺照海穴有明显的促泌尿作用；而针刺肾俞、京门穴则抑制泌尿，表现为穴位的拮抗作用。所以，在针灸处方时，要特别注意穴位之间的协同与拮抗作用。穴位之间的五行生克化制关系的论述也是以这种协同与拮抗作用为根据的。

其三，操作手法。①病情有虚实之分，手法有补泻之别。历代的针灸医师都非常重视手法的研究，并创造了徐疾补泻、迎随补泻、呼吸补泻、开阖补泻、子母补泻、提插补泻、捻转补泻、烧山火和透天凉等重要补泻手法。如烧山火手法一般可使末梢血管容积舒张，皮肤温度升高，针下出现温热感，而透天凉则相反。提插捻转补法可使脉速大多减慢，提示血管紧张性降低，而捻转提插泻法则相反。呼吸补法可使 17- 去氧皮质酮下降，巨噬细胞系统的吞噬能力增强，而呼吸泻法则相反。徐疾泻法有明显的即时性退热作用，而徐疾泻法则无此作用。这些例子说明，针刺补泻手法对人体机能、防卫免疫能力和代谢等都具有不同的影响。所以，作为针灸师理应根据病情的虚实，熟练地掌握针灸补泻手法，提高临床治疗效果。②针刺信号是否传入体内，其主要表现形式就在于患者的针感。针感是多种多样的，但主要有酸、麻、胀、触电感、抽搐感、凉感、热感等数种，他们代表了不同类型的针刺信号。由于体内治病信息是由针刺信号输入后产生的，运用不同种类的针刺信号治病，必然会对治病信息发生不同的影响，疗效亦不同。因此，当输入针刺信号时，应选择适用于每一患者或每一疾病的最佳信号种类。临床上，胀感和酸感最常见，且经常混合一起产生的，适用于一般疾病的治疗。而其他几种针感属较特殊的针刺信号，有着特殊的作用。麻感和触电感的镇痛作用较强，可治疗各种痛证，尤其适用于针刺麻醉；热感有一定的兴奋作用，既可促进局部血液循环，又可兴奋神经中枢，故能治疗局部瘀血、麻痹性疾病、肌肉萎缩等；凉感可消炎退热，治疗各种炎症；抽搐感能使肌肉紧张，可治疗各种内脏下垂、重症肌无力等。关于针感的获取，前人已积累了许多宝贵的经验。如与针刺部位的关系，刺激皮下浅表组织时易生酸感，刺激肌肉组织时则为胀感，刺中运动点可出现抽搐感，麻感和触电感表明刺中神经。又如与针刺手法的关系，热感和凉感要求采用较特殊的手法才能获得。若捻转快而提插幅度大，患者有较强烈的感应并向远端扩散；捻转慢而提插幅度小，仅有轻微的感觉；捻转和提插适度，出现中等度感应。故在大多情况下，对体质较强、耐受程度较高的患者，可用较强的针刺信号输入，取效较捷；对体质较弱、耐受程度较低的患者，用较弱的针刺信号输入；中等度的针刺信号输入，则适用于一般的患者和疾病。

其四，施术工具。临床经验表明，针和灸的效应，不同针具和不同灸法的效应是有差别的。一般认为，针刺偏于清泻，艾灸偏于温补。所以《内经》说："针所不为，灸之所宜""络满经虚，灸阴刺阳；经满络虚，刺阴灸阳。"古人在实践中，创造了九种不同形式的针具，并总结了九针的不同效应，指出："九针之宜，各有所为，长短大小，各有所施也，不得其用，病弗能移。"目前，应用最广的当属毫针和电针，电针可提高巨噬细胞系统的机能和对内脏"痛反应"的抑制效应以及对脑组织中去甲肾上腺素、乙酰胆碱的影响等方面大于毫针。但是，电针对组织的损伤程度和组织的反应范围也较毫针为大。用不同材料制成的艾条和艾炷，或采用不同的施灸方法，其效应是不同的，如用化脓灸治疗哮喘、疤痕灸防治高血压等比一般的灸法疗效要高。可见，灸具和针具的不同，输入了不同的信号，对人体产生不同的效应。

其五，时间因素。①人体生理活动节律对针灸效应的影响：古人从"天人相应"的整体观出发，认为人体中气血的盛衰和运行也与自然界一样，存在着季节、昼夜的变化规律，各经腧穴，开阖有时，所以强调"春夏秋冬，各有所刺"，并且创造了"子午流注"等针法。有人比较了"子午流注"取穴组与一般配穴处方组的疗效，发现前者收效快、疗程短，治愈率和总有效率都较高。在不同时辰给患者输入针刺信息，对痛阈、部分脑区 5- 羟色胺和去甲肾上腺素的含量均有影响。②疾病发展不同阶段对针灸效应的影响：如针刺治疗疟疾，在发作前 2～3 小时针刺则效果好，在发作后针刺则效果大大降低。又如针麻时，一般需要 30 分钟左右的诱导期，说明针刺的刺激量有一个积累过程，镇痛效果的发挥有一个潜伏期。在术前 24 小时，12 小时、半小时各给予 30 分钟的针刺诱导，痛阈比仅在术前 30 分钟才诱导的升高值要大得多。③施治时间长短对针灸效应的影响：在留针或行针方向，如对基底动脉供血不足、无脉症、支气管哮喘等疾病，行针时间 1～3 分钟即可见效，而皮肤痛阈的提高则需要诱导 10～30 分钟。针刺抗休克试验表明，留针时间长，留针期间持续或间断行针，升高效果显著，且较稳定。在针灸次数和疗程方面，通过诱发感传试验证实，感传的出现率和显著程度随着针刺次数的增加而提高，表现为效应的累计。但这种累计又有一定的限度，如针刺大椎、命门穴，7 天后巨噬系统的吞噬机能明显增强，若继续针刺，效果反而减弱。④施术的时间次序对针灸效应的影响：近年有人报道，用针刺治疗急性胃痛，按时间依次取内关、中脘、足三里施针，立见痛止。留针期间，行针顺序按足三里、中脘、内关而逆转，胃痛又作发，复如前面的次序行针，痛即止。提示施术的时间顺序不同，临床效果也不同。

第四节　针麻的信息论原理

针刺麻醉即是应用针刺（或电针）提高机体的痛阈从而进行各种外科手术的一种麻醉方法。他根据针刺的镇痛原理，术前在病人一定穴位上针刺，在得气的基础上，用手法或针麻仪行针 20 ～ 30 分钟，经过一定时间的诱导后，提高了患者的痛阈，方可进行手术。针麻的优点是接受手术的病人既不"麻"也不"醉"，完全处于清醒状态，可以和医生密切配合。针麻的同时，又能调整体机各脏腑的功能，提高机体的抗病能力，因此感染机会少，可促进伤口的愈合，减少粘连。针麻的优点为安全性大，适用范围广，副作用小。但针麻本身也存在着镇痛不全、内脏牵拉反应、腹肌松弛不够满意等问题，有待进一步研究和改进。现从信息论的观点就针麻的机理、存在的问题以及对策等作一论述。

一、针麻的信息论机理

我们认为，在针麻条件下手术，人体无非是接受了来自环境的两种输入：一是针麻刺激信号，他一般在手术前预先输入人体，经达到一定的强度才能输入足够镇痛的信号量；另一种是手术疼痛信号，他主要是由创伤而来的，于手术开始后才输入人体。

第一种情况：假定在 D_1 处进行手术，即在 D_1 处输入痛觉信号，一部分痛觉信号在 D_1 处反馈回路中放大，若没有针刺信号预先存在，并占据部分通道，则痛觉信号 X 将迅速放大超过痛阈而使机体不能忍受。若在针刺麻醉下手术，因有针刺信号 Y_1、Y_2、Y_3 等的输入，则痛觉信号 X 将在中枢的各级水平上与针刺信号 Y 起着整合作用，降低痛阈信号的作用，这就是控制论中的扰动补偿。所谓扰动补偿，即利用控制信号产生的反应抵消或改变由扰动信号产生的输出反应。在这里由针刺产生的抗痛信号对手术创伤引起的疼痛信号，或者是部分抵消，或者是完全抵消，前者为不全镇痛，后者为完全镇痛，针麻的最终目的就是要努力达到完全镇痛。

第二种情况：基于人体是一个极其完整的自动控制系统，人体各部分的信息通道的容量均为定值，即在单位时间内加工或传递的信息量是一个常数。正因为如此，在反馈回路中并存的针刺信号 Y 和疼痛信号 X 的信号量总和达到信息通道容量的极限时，X 和 Y 信号势必反复竞争以占据信息通道。由于针刺信号的预先输入，他在反馈回路中不断放大，至诱导期末达到极大值，从而先占据部分通道容量，这就使疼痛信号的传入和放大受到抑制，使传到中枢的疼痛信号量大大减少，加之 Y_1、Y_2、Y_3 等针刺信号的整合作用，结果使疼痛信号量被控制在中枢感到疼痛的极限以下。这种用控制信号去改变扰动通道的方法，就是控制论中的阈值控制。针麻时运用针刺控制信号，使手术创伤的扰动信号不能通过扰动通道或提高扰动通道的"门限"，使手术创伤的扰动信号低于"门限"以下，从而达到镇痛的目的。

第三种情况：痛觉的信息反馈，也可使痛阈提高，对机体产生对疼痛的适应，这就是反馈适应。

但是这种控制信号不是外加的，而是由输出信号经过反馈通道产生的。

二、当前针麻存在的问题及其信息论对策

镇痛不全、肌肉紧张、内脏牵拉反应等这是针麻普遍存在的问题，人们常常称之为针麻"三关"，尤其在腹部手术时更为突出。其中的镇痛不全，又居于首位，他可以直接导致或加重肌肉紧张和内脏牵拉反应。镇痛不全是在两种信号反复竞争与整合的过程中，针刺信号最终不足以抑制全部疼痛信号于痛阈以下所出现的现象。他既可能是针刺信号的反馈放大及传递受到各种因素限制的结果，如输入的针刺信号强度太弱、诱导期太短、放大系数受患者机能状态的影响、各条反馈回路多信息连续性的影响等，也可能是手术疼痛信号量太强所致。肌肉紧张和牵拉反应多是因镇痛不全所引起的保护性反射机制。一般来说，这是一种单纯的神经反射现象，主要经过较低水平的中枢完成。

我们认为，解决针麻的三个关键问题，可采取各种各样的对策。概括起来，可从以下三个方面入手：一是控制针刺操作，合理输入针刺信号；二是研究患者原有机能状态对两种信号放大、竞争、整合过程的影响；三是尽可能减少手术疼痛信号的输入。

三、合理输入针刺信号

（一）增大输入信号量

由于原始输入的针刺信号量越大，经反馈放大后所能达到的极值就越大，故尽量增大输入的针刺信号量对提高针麻镇痛效果很重要。但人体的各种组织对针刺刺激具有一定的耐受性，如果刺激超过一度的限度，就会出现痛感，针麻效果适得其反。所以，刺激强度并非无限制地增大，而是在患者可以忍受的范围内增大输入信号量。

1. 选择针感强的穴位

临床实践证明，针感强的穴位在同等强度的刺激下，比针感弱的穴位镇痛效果好。因为针感强的穴位特别敏感，即使轻微的刺激就能获得强烈的针感。在该处进行针刺则能增大输入的信号量，不仅患者可以忍受，而是针感后劲大，维持时间良久。另外，针感强的穴位与患部的反馈回路比较通畅，是一条捷径，显然比针感弱的穴位更有利于针感"气达病所"，有效地抑制手术区疼痛及内脏牵拉反应。故针麻应尽可能选择针感强的穴位。

2. 控制针刺手法和电刺激参数

在同一部位施行针麻，刺激量的大小取决于针刺手法强度和通电的各种参数，应在患者所能忍受的范围内达到最大程度。针刺提插或捻转的幅度越大，频率越高，针感越强，输入的信号量越大。电针的刺激量与电流强度、脉冲频率密切相关，强度大，频率高，可增大输入信号量。对于人体不同部位和层次的穴位，所需要的刺激程度是不同的，如针刺神经干附近，较小的刺激强度就能达到良好的镇痛效果；而在肌肉丰满的部位或皮下组织处，所需要的刺激强度则要相应增强，否则不能达到手术所需要的镇痛效果。

3. 要有足够的诱导期

针麻的诱导期一般为 20～40 分钟，这是针刺信号能够反馈放大到极大值的时间保证。但时间

过长亦无用，因为针刺信号达到限值后不再增大，而且由于人体对针刺适应性不断增强，针感反而减弱。特别在电针时，几乎每隔数分钟就应逐渐加大电流强度，以克服电适应现象，长久维持较强的信号输出。为达到同样的镇痛效果，刺激较强时，诱导期可短些；刺激较弱时，诱导期可长些。此外，诱导期还与患者的敏感性有关，对于敏感型患者，有时数分钟即可达到针麻镇痛要求。

4. 多回路深刺法

即用一根针刺激几条或一系列反馈回路，使累积的针刺信号量增加。例如地机透足三里应用于胃大部分切除术、深刺翳风穴用于胸腔手术等，均说明多回路深刺法比单一回路浅刺激法的镇痛效果好。其原因可能是后者只能刺激少量的感受器，而前者可同时刺激众多感受器，从而使针刺信号量增大有关。

（二）确定最佳的针刺部位

1. 耳穴、鼻穴与体穴的配合

耳穴的针感多为痛感，刺中反应点时，患者有闭眼、皱眉、呼痛等反射动作，且可见耳区泛红、皮温升高，通电后更为显著。针刺耳穴可直接影响自主神经系统的机能状态，故对内脏牵拉反应有较好的抑制作用。鼻穴的针感为酸麻胀沉重，镇痛以及对腹肌的松弛效果较好。耳穴与鼻穴均为头部穴位，他们的特点是针刺信号不经脊髓传入，离高级中枢的距离又较近，故不仅对电刺激有较高的耐受力，能输入较大强度的信号，而且直达高级中枢的刺激信号损失较少。至于体穴分布于躯干和四肢，针刺信号必须先经脊髓传入，这显然有利于在某一脊髓水平上与手术疼痛信号的竞争和整合。体穴的针感主要为酸麻胀痛，体穴针刺时控制"气至病所"的针感传导比较容易，镇痛效果较佳。鉴于耳穴、鼻穴和体穴的不同特点，针麻时常使用耳穴—体穴相配合或鼻穴—体穴相配合。又由于他们具有不同的信息通道和信息反馈回路，配合取穴的结果，至少有一条以上的信息通道可确保通畅。

2. 近端取穴与远端取穴相结合

近端取穴时，输入的针刺信号能直接与手术疼痛信号在脊髓同节段或近节段进行整合作用，故对手术区体壁表层的镇痛以及抑制疼痛而引起的肌肉紧张有较强的效果。他的特点是作用迅速，但不持久。远端取穴时，由于远端（四肢肘膝以下）灵活程度大，反馈回路较为通畅，信息通道容量也较大，故输入的信号量比近端取穴时为大。其特点是作用缓慢，但时间较持久。临床针麻中，为了保证信号的有效输入，我们可将近端取穴和远端取穴结合起来应用。

3. 确保反馈回路畅通无阻

反馈回路畅通的标志是针感沿体表传至手术区表层，同时有相应内脏活动增强或抑制的感觉，通电时可见肌肉广泛的抽动、皮肤麻木且有增厚感。实践说明，凡反馈回路畅通的段落或沿线上皆有明显的镇痛效果。为了保证反馈回路的畅通，我们可以采用以下的一些方法。譬如远端取穴时，要使针刺部位与手术区在纵向方位上保持一致，这样针刺信号的远距离传递最为容易。又如针尖的刺入方向要对准手术区，这不仅使"气达病所"，即使没有明显的针感传导，对手术区的镇痛作用也较强。再如对信息连续性较差的肌肉，可采用"接力针刺导气法"，使针感超过关节的肌肉御接处，并逐步前移，直至达于手术区。若手术涉及表里两经时，可取络穴；涉及几条经络时，可取交会穴等。这些方法的目的就在于维持信息反馈回路的畅通。

（三）改变患者原有的机能状态

1. 神经类型

根据现代研究，人的神经类型可分为强型和弱型。强型又可分为不均衡型与均衡型（包括灵活型和惰性型），强而不均衡型具有易兴奋而不可抑制的特点，强而均衡的灵活型有活泼好动的特性，强而均衡的惰性型为安静而有节制。一般来说，强型的耐痛阈比弱型的要高。针麻时，针对弱型者，应使用提高痛阈的药物（如哌替啶等）；对于强而不均衡性宜用镇静剂（如苯巴比妥等）；对强而均衡的灵活型可以不使用任何药物；对强而均衡的惰性型可于术前作多次针刺治疗训练。

2. 自主神经机能状态

当交感神经机能兴奋性增高时，对于伤害性刺激信号（如手术疼痛信号）的通过最有利；而副交感神经机能兴奋性增高时，对于非伤害性刺激信号（如针刺信号）的反馈放大最有利。故于针麻前测定患者的交感神经机能十分必要，若交感神经机能过于亢进且对针刺试验反应迟钝者，术前可使用降低交感神经兴奋性的药物；若副交感神经机能低下时，可使用增强副交感神经机能的药物，以便于针刺信号的反馈放大和输入。

3. 对针刺的敏感程度

对于同等程度的刺激，不同的患者可出现不同的反应。根据反应的程度，可分为特别敏感、一般敏感、迟钝等三类。特别敏感者，针刺时很容易出现针感，针感反应强烈；一般敏感者，得气亦快，稍加操作即能获得强烈针感且向四周扩散；迟钝者的针感极弱，不易获得理想针感。敏感者的针麻效果要比迟钝者的为好。因此，术前测定患者的敏感程度可预测针麻的效果，并进而采取措施提高迟钝者的敏感程度，显然是一项必要的工作。

（四）减少手术疼痛信号的输入

在术前应对手术的全过程进行通盘考虑，周密计划，选择最为简便、时间较短、刺激较轻的手术方案。具体操作时力求谨慎、快速，切勿用力过猛、强行牵拉等。这些对提高针麻效果也是不可忽视的。

第十六章

在系统论思想指导下创立中医五脏系统辨证

中医现代化将使中医自身的发展进入一个崭新的境界，运用现代科学的理论、方法和手段研究中医已成为历史的必然趋势。系统论是当代一种极其重要的科学方法论，他与控制论、信息论等，都是 20 世纪四十年代末期科学发展的产物。这种方法论的特点具有跨学科的性质，他的原则可以从一个学科转移到另一个学科，当然也可以应用到中医领域中来。

第一节　系统论概述

美国理论生物学家贝塔朗菲于 1934 年出版了《现代发展理论》一书，目的是为了解释生命现象。书中提出"机体系统论"的概念，他认为：①一切有机体都是一个系统；②一切有机体都是按照严格的等级和层次组织起来的；③一切生命都是一个开放系统。1948 年贝塔朗菲又出版了《普通系统论的历史和现状》一书，该书的问世，标志着系统论的正式创立。

一、系统与系统论的定义

所谓系统，是由若干相互联系和相互作用的要素组成，具有特定结构和功能的有机体。他包括四层意思：①每一个系统包含若干要素；②每一个系统由若干要素以一定的结构形式组成的有机体；③每一个系统具有不同于各要素的新功能；④每一个系统都与外部环境保持着密切的联系。

系统论是研究一切系统的一般模式、原则和规律的理论体系。

二、系统论的基本原理

系统论的基本原理包括七个方面：①整体性原理：揭示要素和系统的相互依存关系以及整体大于各部分功能之和的特点。②相关性原理：揭示系统中各要素之间的关系以及系统与外部环境的关系。③层次性原理：揭示各要素之间按照排列组合的方式，形成严格的层次结构。④有序性原理：揭示系统结构与功能的关系。有序性包括空间排列有序性（指系统内部各要素之间排列组合方式的规律性）和时间排列有序性（系统内部各要素随着时间的变化重新排列组合的规律性）。⑤动态性原理：揭示系统状态与时间的关系。动态性原理的表现形式主要有三层意思：第一，诸要素的协调适应，决定系统的整体平衡；第二，要素之间的协同作用是系统整体由无序状态转变为有序结构的动力；第三，系统整体具有方向性和目的性，他限制各要素的功能，协调各要素之间的比例关系，控制各要素协同作用的进行。⑥调控性原理：揭示系统的稳定性是通过负反馈控制实现的。⑦最优化原理：揭示自然界或社会的各物质系统，由于其内部根据和外部条件的相互作用，可以在一定的条件下，使得该系统的某个方面最大限度地接近或适合某种一定的客观标准，实现最优化。

三、系统方法

系统方法是指按照客观事物本身的系统性，把对象放在系统的形式中加以考察的一种方法。

系统方法遵循整体性原则、有序性原则、动态性原则、最优化原则等。

系统方法的特点是：①把系统看着是一个整体，确定系统的边界，把他从环境系统中划分出来，必要时还要把系统的组成部分划分成各种子系统。②重视系统的外部联系和内部联系，反映系统与外部系统的相互作用以及系统内部各子系统的相互作用。③分析系统设想与现实计划和实施之间建立一种中介，在认识上逐步接近系统的实际，并采取合适的调控措施，使系统按照人们预定的目标和利益运转。④在系统分析的每一步力求运用各种数学工具。系统方法的步骤：第一步，提出问题；第二步，确定目标；第三，收集资料；第四，建立模型（分析运转）；第五，设计方案；第六，试验鉴定。

四、系统工程

系统工程定义：系统工程是组织管理系统规划、研究、设计、制造、试验和使用的科学方法，是一种对所有系统都具有普遍意义的科学方法。他是系统方法和工程方法的结合。

系统工程原则：整体性原则、综合性原则、最优化原则。

系统工程学科基础：①系统论、控制论、信息论、耗散结构论、协同论、突变论。②数学，主要是运筹学，如规划论、排队论、对策论、图论、存储论、决策论、优选法、统筹法等。③电子计算机，计算的主要功能是信息的存储和加工处理，存储涉及数据库，加工处理涉及软件。

系统工程的具体方法：

1. 系统模型技术

模型是对系统进行有效研究的手段。他包括：①形象模型，反映系统实体和系统的放大或缩小；②模拟模型，用类比法以相似系统代替原来系统；③数学模型，用数学方法描述系统变量之间相互作用和因果关系。

2. 系统网络分析技术

网络分析是系统工程常用的一种科学管理方法。他把规划管理过程作为一个系统整体加以处理，将组成系统的各种任务的不同阶段按先后顺序，用网络图的形式反映出来。

3. 系统优化技术

优化是系统工程的重要实用技术。他是从解决问题的多种方案中按照特定目标选择最优方案，或使系统在约束条件下获得最佳效果的技术。

4. 系统价值分析技术

他是一种技术经济分析技术。价值分析即把功能和成本作为一个整体进行考量。

5. 系统评价技术

指从技术、经济、社会等角度对所设计和管理的各种系统方案进行评判，通过评判而选择最优方案。

6. 系统预测技术

根据系统以前的状况，采取系统科学方法和逻辑推理对系统未来发展趋势作出预测和推测，以指导和调节人们的行为。

系统工程的应用范围：①自然系统：宇宙航行、人造卫星、天气预报、地震预测、资源开发、能源开发、环境保护、水土利用、农业规划。②社会系统：社会治安、人口控制、教育工程、城市规划、公共事业计划、行政管理系统、资源统筹利用、军备预算。③产业系统：技术开发、产品战略、最优设计、最优控制、过程自动化、工业机器人、电力网络管理、自动服务系统、交通管理、企业管理、经济管理、需求预测、经营策略、价格体系。④人体系统：病理模拟、情报检索、自动翻译、人工智能、专家系统、自动诊疗、医疗工程、医院管理等。

第二节　中医藏象学说蕴含了丰富的系统论思想

中医具有一套独特和完整的理论体系，而藏象学说又是整个理论体系的核心，远在两千多年前的《内经》，对此已有不少的论述，尔后中医诸家，如东汉张仲景、唐朝孙思邈、宋代钱乙、金元时期李东垣、明张景岳、清叶天士和吴鞠通等，从不同的角度对藏象学说做了大量的研究，各有建树。然而，迄今为止，中医界对藏象的内涵和外延尚未形成共识，这是摆在我们面前急待解决的重要课题。我们通过研究发现，中医藏象学说蕴含了丰富的系统论思想。下面我们运用系统论的基本原则对藏象学说这个中医理论体系的核心问题进行分析，目的是使人们对藏象学说的认识逐步统一起来，只有这个核心问题得到解决，其他的理论问题就比较好解决了。

一、构成人体系统的基本要素

整体观是中医学的一个极其显著的特点，一则认为人体与自然界有着密切的联系，反映了人体内外环境的统一；二则认为人体各组成部分之间，在形态结构上、物质代谢上、生理功能上、病理变化上是互相联系，互为影响的，体现了结构与功能的统一，物质与代谢的统一，局部和整体的统一。中医的整体观思想与系统论的整体原则，究其实质而言是相似的。系统论的整体原则，强调研究整体，即把所研究的对象看成是一个由要素和联系所组成的相对稳定的有秩序的发展的系统整体，要求从整体出发认识局部。所以，我们在研究人体时，首先要把人体看成是一个高度复杂的具有自我调节能力的系统，我们称之为"人体系统"。

系统论的要素原则又认为，必须强调研究与整体有关的全部要素。就人体系统来说，他是由哪些要素组成的呢？

《素问·灵兰秘典论》说："心者，君主之官也，神明出焉。肺者，相傅之官，治节出焉。肝者，将军之官，谋虑出焉。胆者，中正之官，决断出焉。膻中者，臣使之官，喜乐出焉。脾胃者，仓廪之官，五味出焉。大肠者，传导之官，变化出焉。小肠者，受盛之官，化物出焉。肾者，作强之官，伎巧出焉。三焦者，决渎之官，水道出焉。膀胱者，州都之官，津液藏焉，气化则能出焉。"其中，膻中为心之宫城，有卫护心的作用，代心受邪，其病变与心的病变是一致的，故归属于心，不再作为一个独立的脏器论述。

《素问·五藏别论》曰："脑、髓、骨、脉、胆、女子胞，此六者，地气之所生也，皆藏于阴而象于地，故藏而不泻，名曰奇恒之腑。"指出脑、髓、骨、脉、胆、女子胞与六腑不同，前者藏而不泄，后者泄而不藏，故前者称为奇恒之腑，后者称为六腑。

《素问·五脏生成》篇载："心之合脉也，其荣色也，其主肾也。肺之合皮也，其荣毛也，其主心也。肝之合筋也，其荣爪也，其主肺也。脾之合肉也，其荣唇也，其主肝也。肾之合骨也，其荣发也，其主脾也。"这段经文揭示了五脏与五体，五华的关系。

《素问·阴阳应象大论》谓："肝生筋，在窍为目。心生血，在窍为舌。脾生肉，在窍为口。肺生皮毛，在窍为鼻。肾生骨髓，在窍为耳。"于此引出"窍"的概念。

《灵枢·决气》篇亦说："黄帝曰：余闻人有精、气、津、液、血、脉，余意以为一气耳，今乃辨为六名，余不知其所以然？岐伯曰：两神相搏，合而成形，常先身生，是谓精……上焦开发，宣五谷味，熏肤充身泽毛，若雾露之溉，是谓气……腠理发泄，汗出溱溱，是谓津……谷入气满，淖泽注于骨，骨属屈伸，泄泽补益脑髓，皮肤润泽，是谓液……中焦受气取汁，变化而赤，是谓血。"说明精、气、血、津、液是组成人体的物质基础。

《灵枢·本神》篇还说："故生之来谓之精，两精相搏谓之神，随神往来者谓之魂，并精而出入者谓之魄，所以任物者谓之心，心有所忆谓之意，意之所存谓之志，因志而存变谓之思，因思而远慕谓之虑，因虑而处物谓之智。"指出了神、魂、魄、意、志、思、虑、智是人体机能活动的反映。

另外，《灵枢·经脉》篇就十二经脉的循行部位、是动、所生病以及十五络脉循引路线等均做了详细的阐述。《灵枢·经别》篇、《灵枢·经筋》篇以及《素问·皮部论》等，分别谈到了十二经别、十二经筋、十二皮部的问题。《难经》又在《内经》的基础上，提出了冲脉、任脉、督脉、带脉、阴维脉、阳维脉、阴跷脉、阳跷脉等奇经八脉的概念。通过经络遍布全身，有规律的循行和错综复杂的联络交会，把人体的五脏六腑、四肢百骸、五官九窍、皮肉筋脉等组织器官联结成一个有机的统一整体。而且在经络的循行路线上还布有一定数量的腧穴，所以经络和腧穴均也是组成人体系统不可缺少的要素。

由上所述，可以看出构成人体系统的要素，包括具有一定形态结构的组织器官和组成这些组织器官的基本物质以及沟通人体上下内外的经络腧穴等。如图 16-1 所示：

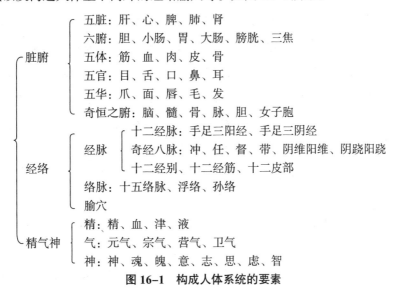

图 16-1　构成人体系统的要素

二、构成人体系统各要素之间的联系

系统论的联系原则告诉我们，必须强调研究系统中要素之间的联系。中医认为，构成人体系统的各个要素并不是杂乱无章地凑合在一起，而是按照一定的规律进行联系的，这种联系贯穿在四个方面：其一，所有的要素通过经络联结成一个系统整体；其二，要素之间由于生理和病理的特殊相关性形成了五脏子系统；其三，五脏子系统的相互协调使机体保持相对稳态；其四，五脏子系统与精气血津液有着密切的联系。

（一）人体的各个要素通过经络联结成一个系统整体

经络是要素之间的结构联络网。经络分为经脉和络脉，经脉从贯上下，是主干；络脉连缀交错，网络全身，是分支。十二经脉分别络属于相应的脏腑，构成脏腑表里相会关系，使脏之气行于腑，腑之精归于脏。每条经脉源出于一个脏腑，由里往外，通上达下，手三阴经由胸走手，手三阳经由手走头，足三阳经由头走足，足三阴经由足走腹，这样把脏腑和体表各组织紧紧连接起来。奇经八脉也从正面和侧面，纵面和横向，将十二经脉维系在一起。通过经络的起、止、上、下、循、行、出、入、侠、贯、属、络、交、连、支、布、散等，使人体系统的各组成要素有机地结合起来，相互协调，形成一个统一的整体。

经络又是要素之间的气血运行网。人体由后天化生的气血、循环不休，周流不息，以营养全身各组织器官，主要依靠经络的运行输送。《灵枢·本藏》篇说："经脉者，所以行血气而营阴阳，濡筋骨，利关节者也。"指出了经络有运行气血、营养全身的功用。由于经络能将营养物质输送到全身各部，从而保证了全身各组织器官正常的功能活动，如营气和调于五脏，洒陈于六腑，则为五脏藏精、六腑传化的功能提供了物质基础。

经络还是要素之间的信息传导网。在一个系统内，信息产生作用时，通常要经过一个信息的记录、保存、传递和应用的过程。举一个例子，胃肠痉挛的患者，常常出现剧烈的腹痛，中医根据

"肚腹三里留"的治则，在足三里处施针，针后病家往往感到有一股气从足三里出发，沿大腿逐步向腹部传递，当此气到达痛处时，痉挛慢慢缓解，腹痛也随之消失。在这个例子中，可以把针刺看成是信息源，通过足三里的加工后，产生能够在经络中传递的信号，以足阳明胃经为通道，将信号送至胃肠，使处于异常状态下的胃肠发生改变，从而达到治愈胃病的目的。人体作为一个自动调节系统，在生命的每一瞬间都有成千上万的信息变换过程在发生，无论这些信息变换过程如何复杂，而信息的传递总是在经络中进行的，不过是有的人呈"显性表现"，有的人呈"隐性表现"，尤其在病理情况下显性表现更突出，针灸治疗中的"得气"就是信息在经脉中传递的重要标志。信息不是物质，但必须以物质作为他的"载体"，即"运载工具"。如果把在经脉中运行的血作为信息的载体，按照"气为血之帅，血为气之母"的道理，那么可以把气作为"信息"。由此可见，经络中的气有三种意义：一指精微物质，二指功能活动，三指信息。

另外，经络凭借四通八达的信息传导网，可以把整体的信息传递到每一个局部去，从而使每一个局部成为整体的缩影。比如"舌"，现代解剖学认为他是一个由横纹肌组成的肌性器官，舌内分布有丰富的神经血管。中医经过长期大量的观察认为，心经之别络系舌本，舌为"心之苗"；脾经散舌下，舌乃"脾之外候"；肝经络于舌；肾经夹于舌。因此体内各脏腑的生理和病理变化的信息皆可通过相应的经脉传递到舌，相反地通过对舌的形状、质地、色泽等的观察，又可以分析内脏的生理和病理变化。譬如舌尖红为心火亢盛，舌中起芒刺为胃肠有热，舌边瘀斑是肝经有瘀血的佐证等。此外，人体的其他部位，如面、耳、鼻、手、足皆可以反映整体，所以用面针、耳针、鼻针、手针、足针能够治疗某些全身性的疾病，其道理就在于此。

总之，经络"内属于脏腑，外络于肢节"，既能运行气血，又能传递信息。因此说人体系统的一切要素均可通过经络联络在一起，组成一个有机的整体。

（二）各要素之间生理和病理的特殊相关性形成了五脏子系统

一切要素通过经络联结成系统整体，但由于生理和病理的特殊相关性，又产生了一些各有所属的较小系统，若将人体系统作为母系统，那么这些较小的系统则称为"子系统"。人体共分五个子系统，即肝子系统、心子系统、脾子系统、肺子系统、肾子系统，简称为肝系统、心系统、脾系统、肝系统、肾系统。《素问·六节藏象论》说："心者，生之本，神之处也，其华在面，其充在血脉……肺者，气之本，魄之处也，其华在毛，其充在皮……肾者，主蛰，封藏之本，精之处也，其华在发，其充在骨……肝者，罢极之本，魂之居也，其华在爪，其充在筋……脾、胃、大肠、小肠、三焦、膀胱者，仓廪之本，营之居也，名曰器，能化糟粕，传味而出入者也，其华在唇四白，其充在肌。"《灵枢·本输》篇谓："肺合大肠，心合小肠，肝合胆，脾合胃，肾合膀胱。"《灵枢·五阅五使》篇又说："鼻者，肺之官也；目者，肝之官也；口唇者，脾之官也；舌者，心之官也；耳者，肾之官也。"以上非常明确地指出肝、胆、筋、爪、目、魂等，存在着内在的生理和病理联系。在生理上，肝之余气泄于胆，聚合而为胆汁；肝气通于目，肝和则目能辨五色；肝主筋，肝荣在爪；肝藏魂。在病理上，肝病可以及胆，胆病亦可以及肝，如肝胆湿热；肝血不足可见视物不明、手足震战、肢体麻木、爪甲多软而薄或变形等；肝不藏魂，魂无所附，则见梦游或梦语。由于这些生理或病理的特殊相关性，使他们自成为一个系统，这个系统成为"肝系统"，而肝、胆、筋、爪、目、魂等皆是肝系统的组成要素。同样道理，心、小肠、血、舌、面、神等组成了"心系统"；脾、胃、肉、口、唇、意等组成了"脾系统"；肺、大肠、皮、鼻、毛、魂等组成了"肺系统"；肾、膀胱、骨、耳、发、意等组成了"肾系统"。肝系统、心系统、脾系统、肺系统、肾系统统称之为"五脏系统"。

在这里，关键的问题是必须明确五脏系统与五脏的区别：

第一，结构层次，从形态结构看，中医所说的脏腑都是一些实质性的脏器，与现代解剖学所指的器官基本是一致的。《内经》时代的医学们为了探索人体的生理病理机制而进行过解剖，通过对尸体解剖的观察，还做了精确的记载。如《灵枢·肠胃》篇说："唇至齿长九分，口广二寸半。齿以后至会厌，深三寸半，大容五合。舌重十两，长七寸，广二寸半。咽门重十两，广一寸半，至胃长一尺六寸。胃纡曲屈，伸之，长二尺六寸，大一尺五寸，径五寸，大容三斗五升。小肠后附脊，左环回周叠积，其注于回肠者，外附于脐上，回运环反十六曲，大二寸半，经八分分之少半，长三丈二尺。回肠当脐，右环回周叶积而下，回运环反十六曲，大四寸，经一寸寸之少半，长二丈一尺。广肠傅脊，以受回肠，左环叶脊上下，辟大八寸，径二寸寸之大半，长二丈八寸。"除此之外，成书稍后的《难经·四十二难》也谓："肝重二斤四两，左三叶，右四叶，凡七叶。心重十二两，中有七孔三毛，盛精汁三合。脾重二斤三两，扁广之形，长五寸，有散膏半斤。肺重三斤三两，六叶两耳，凡八叶。肾有两枚，重一斤一两。胆在肝之短叶间，重三两三铢，盛精汁三合。膀胱重九两二铢，纵广九寸，盛溺九升七合。"《内经》和《难经》有关脏腑的位置、外形、容量、重量、长度等的论述，绝不是主观唯心的杜撰，完全是建立在实地观察的基础上得出的结论，是我国古代解剖学的重要文献资料，也是我国解剖发展史上的重要成就。如从分析食道与肠道的比例来看：

《内经》认为：

食道　一尺六寸　⎫
小肠　三丈二尺　⎪
　　　　　　　　⎬　五丈五尺八寸
回肠　二丈一尺　⎪
广肠　二尺八寸　⎭

食道与肠道的比例是 16∶558=1∶35

而德国斯氏解剖学认为：

食道　25cm　⎫
小肠　750cm　⎬　925cm
大肠　175cm　⎭

食道与肠道的比例是 25∶925=1∶37

比较两者，相差无几，足以说明古代医家对脏腑的观察与测量是何等精细。这方面的例子还很多，不一一枚举。由此看出，中医所说的脏腑与现代医学所说的脏器不仅名称相同，从解剖学角度视之，脏腑的部位、外部形态与现代医学也大致符合，但其生理功能则与现代医学中的相应脏器有本质的区别。

从结构层次而言，五脏是组成五脏系统的一个核心要素，而五脏系统虽然是以五脏作为其核心要素，可是除了五脏以外，还包括了各种其他要素，这样五脏子系统的结构范围远远超出了五脏本身。所以，从结构而言，五脏子系统具有比五脏更高的层次结构和更复杂的等级水平，这是两者在结构层次上的区别。

第二，功能特点。系统论的功能原则认为，系统的功能绝不是各要素功能简单量的相加，而具有在更高层次上的综合功能。既然五脏子系统在结构层次上和五脏不同，故五脏子系统和五脏在功能上也就截然有别。关于每个脏器独自的功能，现代医学通过分解式的研究，认为肝脏有代谢、贮存糖原、解毒、分泌胆汁的作用；心脏有节律的收缩和舒张，能够维持和推动血液在体内的循行；脾脏参与体内免疫反应；肺脏为气体交换的器官；肾脏能够排泄体内的代谢产物，并调节体液以维持水电解质的平衡等。而中医对五脏子系统功能的认识却有自己的独到之处，认为肝系统主疏泄、主藏血；心系统主血脉、主藏神；脾系统主运化、主统血；肺系统主气、主宣降；肾系统主藏精、主水液等。因此，中医所说的脏腑生理多指子系统的综合功能而言，并不局限于现代解剖学的脏器功能。这就是五脏子系统和五脏在功能上的区别。

（三）五脏系统的相互协调使机体保持内稳态

系统论的稳态原则认为，系统内部之所以维持一定的稳定状态，主要通过调节和控制实现的。前面已经讲过，组成人体系统的各种要素通过经络联络成一个系统整体，又由于要素在生理和病理上的特殊相关性形成了五个不同的子系统。但是，五脏子系统并不是孤立存在，而是相互协调的，且通过这种协调和平衡，使机体的内在环境保持了一种相对稳定的状态，这种状态叫作"内稳态"。内稳态的概念，现已用于整个生物界和人体的各级组织水平，成为现代生命科学的基本理论之一。内稳态包含了绝对的变动和相对的稳定两种意思，用通俗的话说，就是"动态平衡"，变动是平衡中的变动，平衡是变动中的平衡。

中医用五行生克制化来说明五脏子系统的内在联系和变化。五行之间既相互资生，又相互制约，具有相生相克的关系。相生和相克是不可分割的两个方面，没有生就没有事物的发生与成长，没有克就不能维持正常协调关系下的变化与发展。必须是生中有克，克中有生，相反相成，运行不息。正如张景岳所说："造化之机，不可无生，亦不可无制，无生则发育无由，无制则亢而为害。"然而，五行生先制化的根本机制却在于反馈原理。关于反馈，控制论创始人维纳在《控制论》一书中说："当我们希望按照一个稳定的式样来运动的时候，给定的式样和实际完成的运动之间的差异，被用作新的输入来调节这个运动，使之更接近于给定的式样。"在一般的机器和通讯系统中，输入决定输出，但如果输出反过来又决定输入，就叫作反馈。反馈作用可以是加强的，也可以是减弱的，分别称为正反馈和负反馈。反馈联系在机体中普遍存在着，如体温调节、血压调节，水电解质调节等，都是反馈的例子。

五脏子系统通过反馈联系，按照生行生克制化的规律，进行调节和控制，使机体保持相对的稳态和平衡，维持正常的生理活动。如图 16-2 所示（图外的箭头为相生，图内的箭头为相克）：

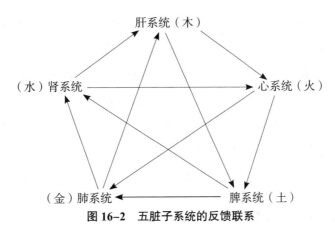

图 16-2　五脏子系统的反馈联系

从反馈原理分析，所谓"生"和"克"可以分别代表控制信号和反馈信号。如果"生"代表控制信号，"克"则代表反馈信号；反之，"克"代表控制信号，"生"则代表反馈信号。所谓"制化"，就是调节和控制的意思。五脏子系统中每一个子系统既可以是控制系统，也可以是被控制对象，或者说既是信息源，又是信息接收者。以脾系统为例，如果脾气健运，痰无由生，痰不生则有利于肺气的肃降。脾土将控制信号传入肺金，在这里反应的是"相生"关系。在常态下，脾土不会过旺，这是因为肺金能克肝木，肝木又能克脾土，肺金将反馈信号通过肝木传至脾土，在这里反应的是"相克"关系。其他系统也是这个道理。

五脏子系统的相互协调使机体保持稳态，其中某一系统在内、外因素的干扰下，发生太过或不及等偏离正常状态的变化，其他系统就会对他施加作用，经过不断地运转，主动寻找稳定态，纠正偏差，达到新的平衡。如果通过自我调节，不能恢复正常平衡者，就会发生病变。所以，《素问·六微旨大论》说："亢则害，承乃制，制则生化，外列盛衰，害则败乱，生化大病。"从这个意义上来说，疾病即是机体稳定和平衡过程遭到破坏而引起的。而且对于五脏子系统失调发生的疾病，可以通过适当的调节而治之。如肝木乘脾，脾被克制，运化失常而致腹痛泄泻，这是由于肝实脾虚，肝、脾二系统之间的稳态过程受到破坏，因此出现腹痛泄泻，并可见弦脉。治疗方法当发培土抑木，重新恢复肝、脾系统的稳态，达到新的平衡，则泻止而痛去。所以说，要保持机体内部的相对稳定状态，必须通过五脏子系统的相互协调才能实现，而这种协调又是按照五行生克制化的规律，通过反馈机制进行调节和控制的。

（四）五脏子系统与精气血津液的关系

精气血津液是构成人体五脏系统各要素的物质基础，他们在人体内不断地自我更新，这种自我更新的过程称为"新陈代谢"。精气血津液之所以能保持正常的代谢过程，是因为五脏子系统相互协调共同完成的结果。以血为例，脾吸收水谷中的精微物质，化为营气和津液，并上输于肺，经过肺的宣发，贯注于心脉之中，成为血液的组成部分。肾藏精，主骨生髓，骨中的精微除了滋养骨骼本身外，又是化生血液的物质之一。所以，血的化生与脾、肺、心、肾等系统有关。其次，血液在体内的循行，必赖心气的推动。脉中之血会于肺，通过肺的吸清呼浊作用，吸入清气，排出废气。而且血液必须依靠脾气的统摄，才能在脉管中正常运行。血的运行，除了心肺之气的推动和脾的统摄之外，尚须借助肝主疏泄功能的协助，以保持气机的调畅和使气行不致瘀滞。由此看出，血液的生成和循行，与五脏子系统中的所有系统都有关系，而且是依靠五脏子系统的共同作用来完成的。可见，人体血液的化生、统摄和调节，实际上可以看成是一个线性系统。

在病理情况下，当五脏子系统的功能发生障碍，则影响到血液的代谢，出现各种症状。例如，肝主疏泄的功能失常，肝气郁结，气机不畅，故血也随之而瘀，可见胸胁刺痛，经行不畅，甚至闭经、癥瘕积聚等；脾气虚损，统摄无权，血行失其常轨，就会发生种种出血病证，如便血、崩漏、紫斑等。因此，五脏子系统与精气血津液的关系主要表现在两个方面：一则精气血津液是构成五脏子系统各要素的物质基础；二则通过五脏子系统的协同作用，保证了精气血津液在体内的正常代谢。

三、从人体系统的结构模式考察藏象

系统论的结构原则指出，系统结构的形成是由于要素之间相互联系的结果，而系统的结构包括"纵向结构"和"横向结构"。从组成人体系统的基本要素和要素之间的联系分析，人体系统应该是一个具有多级结构的系统，大体上可以分成四个不同的层次和等级：

第一层次：母系统——人体系统；

第二层次：子系统——肝系统、心系统、脾系统、肺系统、肾系统；

第三层次：组织器官——五脏、六腑、五体、五官、五华；

第四层次：基本物质——精、气、血、津、液。

各个层次通过经络联系在一起，于是形成了一个完整的统一体，如图 16-3 所示：

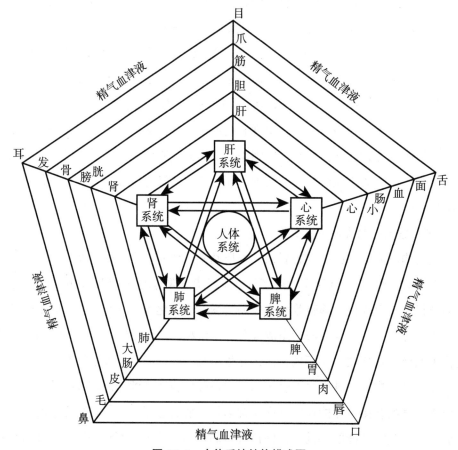

图 16-3　人体系统结构模式图

这就是人体系统的结构模式图，现在我们从这个模式图来分析和考察藏象。"藏象"一词，始于《内经》，如《素问·六节藏象论》曰："藏象何如？"王冰注："象谓所见于外，可阅者也。"所谓"象"即指现象，就是直接被我们的感官所感知的事物外部形态。任何事物有其现象，也就有其本质，现象是表面的，本质是内部的、隐蔽的、深刻的。事物的本质总要通过一定的现象表现出来，所有事物都是本质与现象的统一体，"有诸内必行诸外"。对藏象的含义，张景岳解释说："象，形象也。藏居于内，形见于外，故曰藏象。"因此，"藏"是相对"象"而言的，既然"象"指的是现象，那么"藏"就应该是指隐藏在内的本质。"象"是"藏"的外在反映，"藏"是"象"的内在本质，两者结合起来则名之曰"藏象"。祖国医学所说的"藏象"，实际上是人体本质与现象的统一体，而"藏象之说"无非是研究人体本质与现象的诸种联系的一门学问。

从人体系统的结构模式图来看，一共存在四种主要联系：①人体系统的各种要素通过经络联结在一起；②五脏子系统通过生理和病理和特殊相关性联系在一起；③五脏子系统之间通过反馈机制联系在一起；④五脏子系统和精气血津液通过代谢联系在一起。所有这些联系又集中地体现在物质代谢、形态结构、生理功能、病理变化等四个方面，而且还四个方面才真正地反映了人体系统本质与现象的联系。因此，"藏象"的实质就是关于人体系统物质代谢、形态结构、生理功能、病理变化等四者的高度概括。藏象学说是研究人体系统物质代谢、形态结构、生理功能、病理变化及其相互联系的学说。从人体系统的结构模式图分析，藏象学说的主要内容应该包括：①脏腑及其相关组织；②经络；③精气血津液。换句话说，脏腑、经络、精气血津液是藏象学说的三个最基本组成部分，研究藏象学说必须从这三个方面入手，缺一不可。目前很多书上认为藏象学说只包括脏腑和精气血津液两部分，这是值得商榷的。将经络排除在藏象学说之外，藏象涵义的外涎就不全面，这不能不引起我们的关注。在这里，需要提出的是，由于经络理论在针灸治疗和针灸麻醉中的指导作用，有的人另辟"经络之说"，开展关于经络的专门研究，未尝不可。但必须明确经络是隶属于藏象学说范畴的，是藏象学说不可分割的组成部分。

第三节　建立中医五脏系统辨证的思路

一、中医"辨证"的思维过程

自《内经》伊始，就有关于"症""证""病"的记载，但对他们的认识，历来就存在着争议，一直未得到统一。"症"实际上指的就是症状，是疾病在其发展过程中显示出来的各种临床表现，或许说是疾病本质的外在反映和外部现象，而且这些现象是可以为人们所感知的，并成为人们探讨疾病本质的客观依据，同时又是判断疾病治疗当否及预后好坏的主要指征。临床症状可能只有一个，也可能有多个，但在绝大多数情况下是多个临床症状同时并见，这就反映了疾病内在联系的多样性和矛盾的多重性。而"病"，则是以突出的症状为根据，作为纵向归类联系的一种方法，如惊悸、咳血、胃痛、黄疸、遗尿等都是病。所以，中医说的病，乃患者在临床所表现出来的一个或两个主要症状。至于"证"，则是指的"证型"，他是在病的基础上，从脏腑、经络、精气血津液等基本理论出发，运用阴阳五行的说理工具，对疾病的病理进行综合考察，从而确定病变的原因、部位和性质，他客观、全面、深刻而又具体地反映了疾病在某一特定阶段的主要矛盾及其本质，并成为临床治疗和遣方用药的指南，因此中医所治疗的是"证"，而不是"病"，更不是"症"，故称之"辨证论治"，而不称"辨病论治"或"辨症论治"。

中医的"辨证"过程是一个复杂的思维过程，而且这个过程必须遵循思维的基本规律，并运用分析与综合、归纳与演绎、抽象与具体等基本思维方法，形成概念，进行判断和推理，最后得出符合实际的结论。"辨证"的过程大体上经过以下两个不同的阶段：

第一，感性认识阶段。这是中医辨证的初级阶段，也是每一个医生诊视疾病时的起点和必经阶段。在临床实践的过程中，医生通过眼、耳、鼻、舌、身等感官感知患者的各种临床表现，或者说直接接受患者传来的各种症状信息，这些信息通过神经的传导到达医生的大脑，于是形成了关于病变的初步印象，我们也可以将这种印象看成是症状的原像在人们头脑中的映射。这就是辨证过程的感性认识阶段，他是疾病的现象、疾病的各个片面和疾病的外部联系的客观反映，其特点是以生动而具体的形象再现了形形色色的症状。比如切脉，脉搏部位表浅，轻轻取之即可觉察，重按则减弱，或者脉搏部位深在，重按才能切及，这里的"轻取即得，重按稍减"或"轻取不应，重按始得"等，都是医生对脉搏的感觉，或是脉搏在医生头脑中产生的印象，这些皆是医生对患者脉搏的感性认识。但是仅凭感性认识，是不能把握疾病的本质和规律的，因此需要将这些症状上升到理性阶段进行认识，才可能谈到对疾病本质的真正认识。

第二，理性认识阶段。这是中医辨证的高级阶段，在这个阶段中，医生必须把握疾病发展变化的全部"表象"，而且只有通过概念、判断、推理等思维形式之间的矛盾运动，才能达到理性认识。所以，思维的过程也就是概念、判断、推理等思维形式不断发展变化的过程。概念来源于实践，是在感性认识的基础上产生的，概念的形成是认识过程中的飞跃，是人脑对事物的本质及内部联系的反映，故用一句话说，概念是反映事物本质属性的一种思维形式。判断是由概念组成的，复杂的判断又是由简单的判断所组成的，判断也是人们认识客观事物的思维形式之一，他包括个别性判断、特殊性判断、普遍性判断等。推理则是以已知的判断为前提，求出作为结论的新的判断的思维形式，他包括类比推理、归纳推理和演绎推理等。举例而言，某一患者，问之，自述有怕冷的感觉，而且头、项、腰以及横身骨节等感到疼痛，并有点想呕，但没有汗出；闻之，呼吸气粗；望之，舌上有一层薄薄的白苔；切之，脉搏轻取浮浅，较有力。人们通过望闻问切等四诊的观察，在头脑中产生一系列的印象，这些印象反复多次以后，人凭借大脑的功能，运用一些逻辑方法，则产生关于这类事物的概念，并用一定的词语表达出来。比如怕冷是患者的自觉症状，这种症状通过我们问诊之后在头脑中形成了印象，再经分析比较，就产生"恶寒"的概念。同理，舌上有一层薄薄的白苔可用"苔薄白"表示，脉搏轻取浮浅而较有力则用"脉浮紧"表示。依此类推，就得到"无汗""头项强痛""身疼腰痛""骨节疼痛""喘息""呕逆"等概念。这些概念，比起前述的那些印象或感觉更能反映疾病的本质。通过进一步分析，可见恶寒是由于风寒之邪客于体表，卫阳被束，不能温分肉所致；无汗是风寒束表，腠理闭塞之故；头项强痛、身疼腰痛、骨节疼痛等是营阴郁滞，经气流行不畅而引起；喘息乃风寒外束，肺气不宣的结果；呕逆是风寒袭表，影响胃气顺行，胃失和降而致；苔薄白是邪居表浅的缘故；脉浮紧是邪客于表，与正气抗争的结果等。这就形成一系列的判断，然后又以这些判断为前提，进行推理。我们知道，恶寒、无汗、头疼身痛、喘息、呕逆等症状的出现，皆与风寒之邪有直接关系，换句话说，风寒是引起此种疾病的原因，这就找到了病因所在。另外，恶寒主要发生在体表，苔薄白和脉浮更证明疾病的重点在体表，可见这类疾病的发病部位较浅。再则，脉虽浮浅，但比较有力，即浮紧之象，表明患者此时正气旺盛，积极抵抗外邪，呈现亢奋状态。通过分析、综合与归纳，可以得出患者的疾病为"风寒表实证"的结论。这个由推理而得出结论就是一个典型的"证型"，他包括了三个含义，一则提示病因为"风寒"，二则说明病变部在体表，三则指出疾病的性质属实。他深刻地反映了疾病的本质和内部联系，并为治疗和处方施药提供了依据。

由此可见，中医辨证的思维过程，实际上就是根据已知的症状，通过人们的思维求未知证型的过程。

二、藏象学说是中医各种辨证方法赖以统一的基础

中医经过长期的临床实践，创立了众多的辨证方法，目前主要有八纲辨证、脏腑辨证、经络辨证、精气血津液辨证、病因辨证、六经辨证、卫气营血辨证和三焦辨证等几种不同的形式。八纲辨证是所有辨证的总纲，脏腑辨证、经络辨证、精气血津液辨证主要运用于内伤杂病，而六经辨证、卫气营血辨证、三焦辨证主要运用于外感时病。一般认为，凡是六淫（风、寒、暑、湿、燥、火）所引起的疾病，叫作外感病；凡是七情（喜、怒、忧、思、悲、恐、惊）和饮食劳倦所引起的疾病，叫作内伤病。但是不管外感病也好，内伤病也好，均是由于人体脏腑、经络、精气血津液在物质代谢、形态结构、生理功能方面发生异常变化的结果。所以，无论外感病的辨证方法，或内伤病的辨证方法，都是建立在脏腑、经络、精气血津液基础之上的，简言之，藏象学说是中医各种辨证方法共同的理论基础。

脏腑辨证、经络辨证、精气血津液辨证分别以脏腑、经络、精气血津液的生理功能和病理变化为其立论根据，这个容易理解。

至于六经辨证、卫气营血辨证、三焦辨证为何以藏象学说为理论根据？分析如下：

在六经辨证中，由于六经分属于相应的脏腑，所以各经的病变，在病理发展过程中，常常会累及其所属的脏腑，反映脏腑的病变。如太阳经脉内属膀胱，故太阳病既有头项强痛等太阳经气不利之症，又有少腹胀满、小便不利等膀胱的病变，另外尚有一部分太阳表证涉及肺。阳明经脉内属胃与大肠，故阳明病既有前额、目眶热痛等阳明经热之症，又有痞满燥实坚等胃肠腑热结实之症，所以阳明病重点反映了胃与大肠的病变。少阳经脉内属于胆，故少阳病既有头侧掣痛、胸胁胀满等少阳经气不舒之症，更有心烦喜呕、默默不欲饮食等胆气不得下降之症，故少阳病是以胆的病变为主。太阴经脉内属于脾，太阴病以脾虚寒为主。少阴经脉内属于心与肾，少阴病以心肾阳虚为主。厥阴经脉内属于肝，厥阴病多涉及肝的病变。凡此，都离不开脏腑经络而立论，所以六经辨证实际上是以六经及六经所属脏腑的病理反映来指导辨证施治的。

关于卫气营血辨证，叶天士说："温邪上受，首先始肺，逆传心见。肺主气属卫，心主血属营。"说明卫气营血辨证，也离不开脏腑气血而立论。卫分病，一般指肺卫的病变；气分病，主要指胸、膈、脾、胃、胆、肠的病变；营分病，着重反映了心和心包络的病变；血分病，重点指心及其所主血脉的病变。

关于三焦辨证，吴鞠通说："温病由口鼻而入，鼻气通于肺，口气通于胃。肺病逆传，则传心包；上焦病不治，则传中焦，胃与脾也；中焦病不治，即传下焦，肝与肾也。始上焦，终下焦。"这就明确地指出上焦为心与肺，中焦为脾与胃，下焦为肝与肾，可见三焦辨证也是以脏腑立论的。

至于八纲辨证，他是从各种具体辨证方法中概括出来的，是辨证的总纲。任何疾病，不外阴证、阳证两大类；病变的深浅，不在表即在里；疾病的性质不是热证，就是寒证；邪正的盛衰，邪气盛的叫实证，正气衰的叫虚证。而且阴阳两纲又可概括其他六纲，即表、热、实证属阳，里、寒、虚证属阴，因此阴阳又是八纲中的总纲。但是八纲辨证只能说明疾病的大体性质和发展的总趋势，适用于分析归纳一切病证。在临床上，八纲辨证不能代替各种具体的辨证方法，他必须与其他辨证方法结合起来以后，才有实际意义。八纲辨证与各种具体辨证方法的关系是共性个性的关系，而这种关系都是建立在藏象学说基础上的。

由此可见，藏象学说是中医各种辨证方法的共同基础，而心、肝、脾、肺、肾又是整个藏象学说的核心，故根据系统论思想我们可将藏象学说包含的全部内容划分为五个不同的系统，即心系统、肺系统、脾系统、肝系统、肾系统。因此，也可以说五脏系统是中医各种辨证方法共同的理论基础。这样就可以在五脏系统的基础上将各种不同的辨证方法有机地结合起来，融会贯通，形成一个统一的辨证体系，使整个中医的辨证方法朝着高度综合化和普遍归一化的方向发展。由于这种新的辨证构架和体系不同于原有的辨证方法，但是他吸取原有各种临床辨证方法的精髓，并以五脏系统为其理论基础，所以这种新的辨证体系我们称之为"五脏系统辨证"。

三、建立五脏系统辨证的原则

（一）组成证型的三要素

每一个证型都有各自的临床表现，而且临床表现又是极其复杂的，但是不论其如何复杂，皆可区别为主要临床表现和次要临床表现，我们把主要临床表现叫作"主症"，把次要临床表现叫作"从症"。主症是证型主要矛盾的反映，也是我们认识证型本质的客观依据，在证型中起主导的地位；而从症是对证型本质的补充，在证型中处于辅助地位。为了深刻地认识证型，首先要狠抓主症，抓而不放，这是辨证的关键，把握这个关键，问题就迎刃而解了。其次，除了抓住主症之外，为了对疾病有更全面的认识，也须了解从症，这样在临床时就会想得更周到一些。此外，任何疾病的过程总是一个不断发展变化的过程，所以疾病的证型绝不是僵死的固定不变的，而是不断转化的，常常由一个证型转化为另一个证型。这是由于疾病在自己发展过程的不同发展阶段中，其主要矛盾和非主要矛盾不断更替的缘故，因而导致了证型的不断变化。

一切证型，不管是简单的证型，或者复杂的证型，也不管证型如何变化，他必须同时包括病因、病系、病性等三种含义，或许说病因、病系、病性是组成证型的三要素，而且缺一不可。

第一，病因。病因即可引起疾病的原因。任何疾病的发生都有各自不同的原因，如气候异常、情志刺激、饮食劳倦、持重努伤、金刃跌伤及虫兽所伤等。另外，在疾病过程中，原因和结果是相互作用的，如痰饮、瘀血等，既是脏腑功能失调形成的病理产物，反过来又成为导致某些病变的原因。所有的证型都必须包括病因，即病因是组成证型的第一条件，否则该证型就不能成立。如"邪热壅肺证""湿脾困土证"，其中"热"与"湿"分别是构成证型邪热壅肺和湿固脾土的病因，如果没有"热"与"湿"，这两个证型就失去了存在的意义。

第二，病系。中医所说的病位，绝不能理解为解剖定位，而是一种系统定位，我们将疾病的系统定位称为"病系"。由于五脏系统是关于人体物质代谢、形态结构、生理功能、病变化等的综合性系统，而不是单纯的解剖学概念，而是对解剖、代谢、生理、病理等各方面进行了总的概括，所以"病位"的概念不能反映五脏系统的本质，改用"病系"概念，既可与现代医学的结构性定位原则区别开来，又能全面地反映五脏系统的本质。我们将人体系统分成为若干个子系统，故病系就是指疾病发生在某一系统而言。病系是构成证型的第二条件，离开了病系，证型就成为不可思议的了。如前述的"邪热壅肺"与"湿固脾土"二证型，其病变分别发生在肺与脾，而肺与脾又分别是肺系统和脾系统的组成要素，所以前一个证型则归于肺系统，后一个证型则归于脾系统。从中国中医药出版社出版的新世纪全国高等中医药院校规划教材《中医内科学》（周仲瑛主编）中，将所有内科病证归纳为三大类，即五脏系统病证、肢体经络病证、气血津液病证等，充分体现了我们所说的病系原则。

第三，病性。根据中医传统理论，寒证是机体的机能活动衰退的表现，热证是机体机能活动亢奋的表现。虚证指正气不足，实证指邪气过盛。寒证多由外感阴寒之邪或内伤久病，阳气耗伤，阴邪内盛所致；热证多由外感火热之邪，或七情过激，郁而化火，或饮食不节，积蓄为热，或房室劳倦，劫夺阴精，阴虚阳亢所引起。虚证的形成，有先天不足和后天失养两个方面，但以后天失养为主；形成实证的原因，一是外邪入侵，二是脏腑功能失调，以致痰饮、水湿、瘀血等病理产物停留在体内的缘故。可见，寒、热、虚、实都反映了疾病的性质，故统称为"病性"。病性是构成证型的第三条件，且与病因、病系结合在一起，为组成证型的三要素。如"邪热壅肺证"，因为证型是感受火热之邪，邪气亢盛但正气未衰，故其性质为热证、实证。

（二）定系原则

任何证型都要归属于一定的系统，但具体归属哪个系统，为何要归属这个系统，这就牵涉到如何定系的问题。定系必须遵循以下六个原则。

1. 每一个系统都包含着实质性的脏腑，这些脏腑又都有一定的解剖部位，故凡与这个系统中主要脏腑的解剖部位有关的证型，都归属于该系统的范畴。

肝系统中有胆与胆两个脏腑。肝的位置在膈下右胁之前；胆位于肝叶之间，依附于肝。因此，与肝、右胁、胆等相关的证型，都属于肝系统。

心系统中有心和小肠两个脏腑。心的位置在胸腔之中、胸骨之后，并被心包络所裹护；小肠位于腹部。所以，与心、前胸、心包络、小肠及腹的相关的证型，都属于心系统。

脾系统中有脾与胃两个脏腑。脾的位置在左上腹；胃处于上腹部。故与脾、左上腹、胃、上腹部等相关的证型，都属于脾系统。

肺系统中有肺与大肠两个脏腑。肺的位置在膈之上。胸腔之中；大肠位居腹部。因而，与肺、胸、膈、大肠及腹的相关的证型，都属于肺系统。

肾系统中有肾与膀胱两个脏腑。肾的位置在腰部两侧；膀胱位在少腹。故与肾、腰、膀胱、少腹等相关的证型，都属于肾系统。

2. 每一个系统中的实质性脏腑都有一条与之相连的经脉，而每条经脉在人体都有一定的循行部位，故凡与系统中主要脏腑相连经络的循行部位有关的证型，都归属于该系统的范畴。

肝系统包含了足厥阴肝经与足少阳胆经两条经脉，根据他们的循行路线，因此与头顶、两颞、双目、耳周、季胁、少腹、腹股沟、外阴部、足背、足大趾等相关的证型，都属于肝系统。

心系统包含了手少阴心经、手厥阴心包络经、手太阳小肠经等三条经脉，根据三条经脉的循行特点，所以与目内外眦、面颧、胸前、肩胛、腋窝、手掌心等相关的证型，都属于心系统。

脾系统包含了足太阴脾经与足阳明胃经两条经脉，根据其循行部位，因而与额、鼻根、上齿、口唇、下颌、舌、胃脘、大腿前、胫骨外侧、足大趾内侧等相关的证型，都属于脾系统。

肺系统包含了手太阴肺经与足阳明大肠经两条经脉，按其循行情况，故与鼻、咽喉、下齿龈、胸、肩背、腋前、肘、大拇指等相关的证型，都属于肺系统。

肾系统包含了足少阴肾经与足太阳膀胱经两条经脉，按他们的循路线，故与枕后、项、脊柱、腰、少腹、膝腘、足外侧、足跟、足心、足小趾外侧等相关的证型，都属于肾系统。

3. 每一个系统都有不同的属性和生理功能，当其功能发生紊乱时，就会引起一系列的病变，故凡因某一系统的功能活动发生障碍而出现的各种证型，都属于该系统的范畴。

肝系统的功能主疏泄、主藏血。肝主疏泄主要关系到人体气机的调畅，在气机调畅的情况下，则心情舒展，气血平和，同时又能促进胆汁的分泌，协助脾胃之气的升降，还能通利三焦，有疏通水道的作用等。肝藏血是指肝有贮藏血液和调节血量的作用。此外，肝主疏泄与肝藏血的功能又密切相关，血的运行，经肝主疏泄功能的协助，才能保持气机调畅而不至瘀滞。所以，因疏泄和藏血的功能发生紊乱而出现的证型，都属于肝系统。

心系统的功能主血、主神明。心主血是指心气有推动血液运行的作用，心气旺盛，血液运行不息，又奉养周身。神明指人的神志活动，心的气血充盛，则神志清晰、精力充沛。所以，因血液运行或神志功能发生紊乱而出现的证型，都属于心系统。

脾系统的功能主运化，主统血。脾主运化主要是运化水谷精微和运化水湿，脾气健运，饮食物的消化吸收、水谷精微的转输、水液的代谢和输布才会正常。另外，脾气充盛，统摄有权，才能使血液循于脉道而不会溢出脉外。所以，因运化或统血的功能发生紊乱而出现的证型，都属于脾系统。

肺系统的功能主气、主宣降。肺主气即肺主一身之气和呼吸之气。另外，肺通过宣发作用，可将卫气和津液输布全身，以温润皮毛肌腠；通过肃降作用，可使上焦的水液下输膀胱，以保持小便的通利。所以，因主气或宣降功能发生紊乱而出现的证型，都属于肺系统。

肾系统的功能主藏精、主水、主纳气。肾所藏之精包括先天之精和后天之精，而精能化气，肾的精气是人体生长发育和保证生殖的主宰。由于肾的气化作用，开合有度，开则使代谢的水液得以排出，合则机体需要的水液得以潴留，维持体内水液的正常代谢。另外，肺吸入之气必须归于肾中，一呼一吸，一出一纳，保证气体的正常交换。所以，因藏精、水液代谢、纳气等功能发生紊乱而出现的证型，都属于肾系统。

4.每一个系统除了包括实质性脏腑之外，还包括了许多其他要素，而且各种要素之间是密切联系的，故凡系统中各要素的功能及其相互联系发生障碍而出现的证型，都属于该系统的范畴。

肝系统除包括肝、胆外，还包括筋、爪、目、魂等要素。肝合胆，胆为中精之腑而主决断，肝主筋，其华在爪，开窍于目，肝藏魂等。因此，肝胆同病，或决断失常以及筋、爪、目魂等功能障碍而出现的证型，都属于肝系统。

心系统除包括心、小肠外，还包括血、面、舌、神等要素。心合小肠，小肠为受盛之腑，心主血，其华在面，开窍于舌，心藏神等。因此，心病及小肠，小肠病及心，或血、面、舌、神等功能障碍而出现的证型，都属于心系统。

脾系统包括脾、胃外，还包括肉、唇、口、意等要素。脾合胃，胃为五谷之海，脾主肌肉和四肢，其华在唇，开窍于口，脾藏意等。因此，脾胃同病以及肌肉、四肢、唇、口、意等功能障碍而出现的证型，都属于脾系统。

肺系统除包括肺、大肠外，还包括皮、毛、鼻、魄等要素。肺合大肠，大肠为传导之腑，肺主皮，其华在毛，开窍于鼻，肺藏魄等。因此，肺与大肠同病，或皮、毛、鼻、魄等功能障碍而出现的证型，都属于肺系统。

肾系统除包括肾、膀胱外，还包括骨、髓、脑、发、耳、二阴、志等要素。肾合膀胱，膀胱为津液之腑，肾主骨，生髓通于脑，其华在发，开窍于耳，肾司二阴，肾藏志等。因此，膀胱开合失度以及骨、髓、脑、发、耳二阴、志等功能障碍而出现的证型，都属于肾系统。

5.人体作为一个开放系统，与大自然保持着相互通应的关系，因此人体的每一个系统也都与自然界有着通应关系，也就是收受关系，即同气相求的关系，故凡与某一个系统收受关系相关的证型，都属于该系统的范畴。

如肝系统与东方、风、木、春季、青色、酸味、角音、臊、鸡、麦等有收受关系；心系统与南方、热、火、夏季、赤色、苦味、徵音、焦、羊、黍等有收受关系；脾系统与中央方位、湿、土、长夏、黄色、甘味、宫音、香、牛、稷等有收受关系；肺系统与西方、燥、金、秋季、白色、辛味、商音、腥、马、稻等有收受关系；肾系统与北方、寒、水、冬季、黑色、咸味、羽音、腐、猪、豆等有收受关系。所以，与这些收受关相应的证型，就分别归纳入肝、心、脾、肺、肾等不同的系统中。

6.人体由五个不同的子系统所组成，在正常情况下，总是相互协调的，当其中一个系统发生病变时，就会波及其他系统，引起多系统病变。由于多系统病变等出现的证型，情况较复杂，往往牵涉两个或两个以上的系统。所以，我们把涉及两个或两个以上的系统的证型，称为"跨系统证型"。意思是说这种证型横跨多个系统，故这种证型就属于跨系统的范畴。如心肝血虚证、心脾两虚证等，前者涉及心和肝两个系统，后者涉及心与脾两个系统，所以这两个证型均属于跨系统证型。又如手少阳三焦经起于无名指尺侧端，向上沿无名指尺侧至手腕背面，经前臂外侧中线，过肘，上肩，向前引入缺盆，布膻中，散络心包，过隔膜，依次属于上、中、下三焦。因此，与三焦相关的证型，也属于跨系统的范围。

（三）各系统证型的排列原则

一个系统内包括了很多的证型，这些证型并不是杂乱无章地堆砌在一起，而是有一定的规律，并遵循一定的原则按不同的层次进行排列。其原则是：

第一，我们根据《内经》"邪气盛则实，精气夺则虚"的理论，首先将系统内的若干证型分成虚证和实证两大类。但在有的场合下，会出现虚实错杂、真实假虚、真虚假实、实证转虚、因虚致实等各种虚实混合的复杂证型，这就要求我们通过抓主症，视具体患者是以虚证为主，或以实证为主。若以虚突出者，则归属虚证；以实突出者，则归属实证。

第二，人体由阴精和阳气合而成之，虚证乃正气不足之故，所以虚证有气、血、阴、阳虚损的区分。基于此，我们可将虚证的各种证型分成气、血、阴、阳四类，即气虚类、血虚类、阴虚类、阳虚类，故凡属于虚证的各种证型则按气血阴阳的顺序进行排列。但临床病变有时比较复杂，阴病可及阳，阳病可及阴，而导致阴阳两虚；气病可及血，血病可及气，而导致气血两虚。所以，某些系统的虚证还可划分出气血两虚类、气阴两虚类或阴阳两虚类。

第三，实证因邪气过盛所致，其中有六淫之邪，即风、寒、暑、湿、燥、火等；有病理产物，即气滞、血瘀、痰饮、水湿等；此外，食滞、虫积二者也多致实证。因此，我们将实证分成风、寒、暑、湿、燥、火（热）、气、血、痰、水、食、虫等十二类，故凡属实证的各种证型则按这个次序进行排列。

第四，在每一具体的类中包括了若干个证，同一类中的各证也按气、血、阴、阳或风、寒、暑、湿、燥、火（热）、气、血、痰、水、食、虫等的顺序进行排列。

第五，"证"虽然讲的是证型，但证与型之间还稍有区别，有的证就只有一个型，有的证有两个或两个以上的型，凡证之下有型者皆一一列出，并分别按气、血、阴、阳或风、寒、暑、湿、燥、火（热）、气、血、虚、水、食、虫等的次序进行排列。

根据系统内证型的顺序排列原则，如图16-4所示：

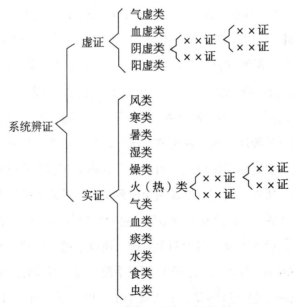

图16-4　系统内证型的顺序排列图

（四）系统辨证的特点

系统辨证是在系统论思想指导下，在藏象学说的基础上，以五脏系统为纲，以证型为目，将各种辨证方法有机地结合在一起，用以指导临床治疗的一种新的统一的辨证体系。

系统辨证的特点包括"两化"和"两性"，即系统化、规范化、继承性、实用性。

首先，系统化问题。建立以五脏系统为纲，以证型为目的系统辨证，将中医原有的各种辨证方法有机地结合在一起，形成一个统一的整体，这种辨证体系层次清楚，泾渭分明，为学习、理解、掌握和应用中医的整个辨证方法提供了极大的方便，对中医辨证向系统化、整体化发展起到重要的促进作用。

其次，规范化问题。因为任何证型都必须具备病因、病系、病性等三个条件，而且这三个条件又必须同时存在，所以由此而构成的证型，就解决了以往那种证型名称紊乱、证型结构各行其是的矛盾。通过对证型的不断规范，形成了中医辨证的统一标准，这样既有利于临床经验的总结，又有利于开展中医学术交流，促进中医的发展。

再次，继承性问题。系统辨证是在继承中医各种原有辨证方法的基础上而产生的，此辨证新体系的建立，充分继承了前人的经验，并结合当代的研究成果，以先进的科学方法论思想为指导，形成了自己的特色，他标志着一个新的辨证方法的诞生。

最后，实用性问题。系统辨证是中医临床各科辨证的共同基础，又是治疗疾病的前提和条件，为临床立法、处方、用药提供了客观依据。因此，掌握系统辨证可以不断提高临床疗效，更好地为人类的健康服务。

第四节　中医五脏系统辨证的基本框架

第一部分　心系统辨证

一、虚证

气虚类：心气虚证、心气虚弱脏燥证。

血虚类：心血虚证。

气血两虚类：气血两虚证。

阴虚类：心阴虚证、心阴亏损心阳有余证。

阳虚类：心阳虚证、心阳暴脱证、水气凌心证、小肠虚寒证。

阴阳两虚证：心阴阳两虚证、心阴阳两虚风邪外袭证。

二、实证

暑类：暑闭心窍证。

湿类：湿热酿痰蒙蔽心包证、湿热蕴于心经口糜证。

火类：心火亢盛证、热在心营证、热陷心包证、热入血分证、血热崩漏证、血热胎动证、气营两燔证、热燔营血证、小肠实热证。

气滞类：气郁痰结蔽阻神明证、小肠气滞证、手少阴心经痹阻证、手厥阴心包经痹阻证、手太阳小肠经痹阻证。

血瘀类：心血瘀阻证。

痰类：痰迷心窍证、风痰蒙蔽心窍证、寒痰蒙蔽心窍证、痰热蒙蔽心窍证、痰火扰心证、痰湿凝结舌下痰包证。

水类：饮遏心阳证。

第二部分　肺系统辨证

一、虚证

气虚类：肺气虚证、表虚自汗证、肺气欲绝证、肺虚郁热证。

阴虚类：肺阴虚证、虚热肺痿证、大肠液亏证。

阳虚类：肺气虚寒证、虚寒肺痿证、肺气虚寒鼻渊证。

大肠虚寒证、胸阳不足痰聚胸痹证。

二、实证

风类：风寒表虚证、风寒表实证、风寒犯肺证、风寒化热鼻渊证、外感风寒湿邪证、风热袭表证、风热犯肺证、风热壅盛表里俱实证、风水客表证。

寒类：肺寒喘咳证、寒实结胸证。

暑类：暑热伤肺证、暑热伤气证。

湿类：湿困肌表证、湿滞大肠证、寒湿困表证、湿热郁表证、湿热郁发白㾦证、大肠湿热证、湿热蕴蒸灼伤肠络证。

燥类：燥犯肺卫证、燥热伤肺证。

火类：邪热壅肺证、肺热成痈证、肺热熏灼痿躄证、肺热气壅癃闭证、肺热阴伤上消证、热客肺经白睛溢血证、热实结胸证、热郁胸膈证、热灼胸膈证、温毒壅滞上焦证、肠热下痢证、肠热成痈证、手太阴肺经邪热上冲证、手阳明大肠经邪热上冲。

气滞类：肺气痹结证、手太阴肺经痹阻证、手阳明大肠经痹阻证。

血瘀类：胸部瘀血证、瘀血内结噎嗝证。

痰类：痰湿阻肺证、痰浊壅盛痹阻胸阳证、痰壅胸膈证、虚人痰壅胸膈证、寒痰结肺证、痰热蕴肺证、痰热阻肺兼大肠热结证、痰热结胸证、痰气交阻噎嗝证。

水类：饮留胸胁证、饮停胸肺证、水湿浸渍水肿证、水湿化热水肿证。

第三部分　脾系统辨证

一、虚证

气虚类：脾气虚证、脾虚下陷证、气虚发热证、脾虚血少证、脾虚经闭证、脾虚胎动不安证、脾虚带下证、脾虚噎嗝证、脾不统血证、脾虚水泛证、胃气虚弱证、脾胃气虚痞结证。

阴虚类：脾阴虚证、胃阴不足证。

阳虚类：脾阳虚证、胃阳不足证、脾胃阳虚证。

二、实证

风类：风中阳明面瘫证、风湿留着肌肉证。

寒类：胃寒证、胃寒胸热证。

湿类：湿滞中焦证、脾湿生痰证、脾湿风痰证、寒湿困脾证、寒湿留着肌肉证、脾胃湿热证、脾胃湿热黄疸证、胃肠湿热食积证。

火类：脾经郁热唇疔证、脾胃伏热证、胃火（热）证、胃热气阴两虚证、胃火上逆呃逆证、胃热伤络证、胃热牙痛证、胃热津枯中消证、阳明经热证、阳明腑实证、邪热痞结证、上热下寒脾胃失和证、胃郁热上串证。

气滞类：胃气上逆证、足太阴脾经痹阻证、足阳明胃经痹阻证。

血瘀类：胃络瘀血证、阳明蓄血证。

痰类：痰浊中阻蒙蔽清阳证、痰湿疟疾证。

水类：饮留胃肠证、饮留四肢证、腹部阳水实证。

食类：酒积伤脾证、食滞胃脘证、食滞胃脘兼脾虚证、寒滞食积交阻胃肠证、食积与热交阻胃肠证、误食毒物证。

虫类：蛔虫证、蛔虫内阻证、钩虫证、蛲虫证、绦虫证。

第四部分　肝系统辨证

一、虚证

气虚类：胆气虚弱证。

血虚类：肝血虚证、肝血虚寒证、肝血虚寒兼厥冷证。

阴虚类：肝阴虚证、肝阴虚兼气郁证、肝胆不宁证。

二、实证

风类：肝经风热目赤肿痛证、风湿留着关节证。

寒类：寒滞肝脉证、肝寒气滞血瘀证。

湿类：厥阴寒湿㿗疝证、肝胆湿热证、湿热阻胆证、湿热浸淫足痿证、肝经湿热下注证。

火类：肝火上炎证、肝火内郁气血瘀阻证、肝火内炽聚星障证、肝热眼底出血证、肝热恶阻证、肝热崩漏证、肝热下血证、肝经热盛动风证、肝经郁火经行吐衄证、热结胆腑证、胆热下痢证、足少阳胆经邪热上串证。

气滞类：肝气郁结证、肝气上逆证、胆郁痰热内扰证、少阳枢机不利证、足少阳胆经痹阻证。

血瘀类：肝血内积证、跌打损伤胁下瘀血证。

痰类：痰热动风证、痰热食滞动风证。

虫类：蛔厥证。

第五部分　肾系统辨证

一、虚证

气虚类：肾气不固证、肾不纳气证、肾气虚弱月经衍期证。

精虚证：肾精亏虚证、肾精亏虚发育迟缓证、肾精亏虚女子不孕症、肾精亏虚男子不育症、肾精亏虚精不化气证、肾精亏虚精不化血证。

气血虚类：冲任虚损经行后期证、冲任虚损月经过少证、冲任虚损痛经证、冲任虚损闭经证、冲任虚损胎动不安证、冲任不固月经过多证。

阴虚类：肾阴虚证、阴虚火旺证、阴虚水热互结证、阴虚下消证、真阴欲绝证、阴虚腰痛证。

阳虚类：肾阳虚证、肾虚水泛证、阳虚阴盛证、阳虚身痛证、阳虚癃闭证、阳虚便秘证、阳虚泄泻证、阳虚阳痿证、阳虚带下证、阳虚宫寒不孕症、阳虚腰痛证。

阴阳两虚类：阴阳两虚证。

二、实证

寒类：寒客冲任经行后期证。

湿类：湿滞膀胱证、寒湿凝滞痛经证、寒湿凝滞闭经证、寒湿腰痛证、膀胱湿热证、湿热下注扰动精室证、湿毒带下证、湿热腰痛证。

火类：热积膀胱癃闭证、热迫膀胱血淋证、热入血室证、热伏冲任证、热伏冲任胎动不安证、热伏阴分证。

气滞类：足少阴肾经痹阻证、足太阳膀胱经痹阻证。

血瘀类：膀胱蓄血证、冲任瘀滞证、血瘀腰痛证、血瘀膀胱癃闭证。

痰类：痰湿不孕症、痰火郁阻耳窍证。

水类：膀胱蓄血证。

第六部分　跨系统辨证

心与其他类：心肺气虚证、心脾两虚证、心脾积热舌麻证、心肝血虚证、心肝血虚便秘证、心肝阴虚不足证、心肾不交证、心肾不交遗精证、心肾阳虚证。

肺与其他类：肺胃阴伤证、肺肾阴虚证、肺肾阴虚白喉证。

脾与其他类：脾肺气虚证、脾肺气虚便秘证、脾肺气虚遗尿证、脾湿犯肺证、脾不养肝虚风内动证、脾肾阳虚证、脾肾虚弱劳淋证、脾肾阳虚慢惊风证、胃肠燥热不眠证。

肝与其他类：肝火犯肺证、肝脾不调证、肝脾血虚证、肝脾郁结证、肝脾血瘀证、肝胃不和证、肝胃虚寒浊阴上逆证、肝火灼胃证、肝胃热盛蛔厥证、肝肾阴虚证。

三焦类：湿阻三焦重在中焦证、暑湿弥漫三焦证、湿热弥漫三焦证、火郁三焦证、手少阳三焦经内热上冲证、手少阳三焦经痹阻证。

其他类：阴疽证、风中经络证、风寒湿热郁阻经络致痹证、秽浊阻于膜原证、热毒疮疡证、气血两燔证、气随血脱证、外伤瘀血疼痛证、外伤筋肉挛缩证、湿阻经络脚气证。

第十七章

中医与耗散结构论

由比利时布鲁塞尔学派的首领普利高津于 1969 年提出的耗散结构论,是研究远离平衡态的稳定有序结构,即所谓耗散结构的性质、形成及其演变规律的科学,是热力学概念和方法的延伸。

耗散结构是系统性科学群中的一支奇葩,其所研究的复杂系统中的非平衡非线性现象,是许多学科中的共同现象,因此引起广大科学工作者的很大兴趣,展示了广阔的应用前景。力求解释生物有序现象是导致建立耗散结构理论的主要原动力。显然,医学是一个很有希望应用耗散结构理论的领域。耗散结构论关于生命现象的最新见解与中医学对生命本质的认识有较大的一致性。如何将耗散结构理论引进中医领域,已日益引起人们的关注。作为耗散结构理论的应用与推广,引用耗散结构论的概念及其基本原理来探讨、升华中医理论,使之形成一种交错汇流的新的医学理论,就称之为中医耗散结构论。

第一节 什么是耗散结构

什么是耗散结构?要理解这个概念,必须从分析不同的系统及其所处位置加以严格的论述。热力学将宏观系统分为三种:一是孤立系统,他跟周围环境不产生物质与能量的交换;二是封闭系统,他只与外界交换能量;三是开放系统,他与外界既有能量交换又有物质交换。一个开放系统,又有三种不同的存在方式:第一种称为平衡态,是系统中各物理量都达到一致的状态,如系统中的温度处处均等,称为热平衡;压力一样,称为力平衡;浓度和组分不变,称为化学平衡等。第二种称为近平衡态,与平衡态只有微小的差别,系统内各物理量保持微小的差别。第三种称为远离平衡态。耗散结构概念是应于远离平衡态概念基础上提出来的。

耗散结构是一种动态结构,他可呈现宏观范围的时空有序。是远离平衡态的开放系统(不管是力学的、物理的、化学的、生物的等),在外界条件变化达到某一特定阈值时,系统通过不断地与外界交换物质和能量，由于其内部的非线性动力学机制，通过某种突变而形成的某种宏观的时空有序结构，这种非平衡状态下的新的有序结构，是通过自己的有序状态，依靠耗散物质、能量而生存的，所以叫耗散结构。他与生命现象中依靠新陈代谢来维持的生命有序结构颇为相似，是一种"活"的有序稳定结构。不难看出，耗散结构的形成与维持必须具备三个条件：①体系必须是开放的；②体系必须维持在离热力学平衡足够远的区域；③体系中必须存在某些合适的非线性动力学过程（如正负反馈）。据此，现在有许多人认为，生命系统本身就可能是一种典型的耗散结构。人体自始至终与外界保持物质、能量交换，是一个开放的巨系统，并且在远离平衡条件下，通过新陈代谢和反馈调节建立起来的高级耗散结构。

第二节　人体的高度有序性

耗散结构的基本特点之一是有序性。有序是指规则与协调。生物体在分子、细胞、组织、个体、群体等各级水平上都可能呈现有序现象。例如许多树叶、花朵、各种动物的皮毛，常常呈现出漂亮而规则的图案。这些是空间有序的表现。生物在生命过程中，还会表现出时间有序的特征，呈现随时间周期变化的现象，即所谓的生物振荡现象。现已确认，许多生物化学反应是随时间振荡的。例如在新陈代谢过程中占重要地位的糖酵解反应中，许多中间化合物和酶的浓度能随时间规则振荡，振荡的周围约为几分钟的量级。这种在生物个体水平上的生物钟现象，可以提高能量的利用效率。而在生物群体水平上，生物学家早就注意到，某些地区的动物和植物的数量并不是单调地变化，可以是周期变化。

有人发现，在亚德里亚海中，有两类鱼总是交替地出现。普利高津紧紧抓住生物有序这一特征进行分析。他认为生物有序的特征是很微妙的：①即使在最简单的细胞中，正常的新陈代谢也要引起无数个耦合的化学反应。因此，就必须有对应于这些过程的组成，这就是极复杂而奥妙的功能上的协调有序。②构成生命体的物质、分子、几十亿个细胞以及新陈代谢所需特定的催化剂——酶等，都是一些空间结构很复杂的高分子。不同的物质分布在空间的方位和排列顺序方面都有一定的规律。空间结构的不同，形成不同的组织细胞，从而具有不同的功能。因此，生物的有序包括结构有序和功能有序，二者密切相关。另外，普利高津还强调："在细胞和超细胞水平上，这种有序还须通过越来越复杂的，相互对应的结构和功能才会体现出来，这种等级特征是生物学有序的最显著的特征之一。"

中医学认为，人体具有高度结构有序性。如藏象学说将人体描绘为纵横排列严格有序的具有层次结构的系统。《素问·六节藏象论》记载："心者，生之本，神之变也，其华在面，其充在血脉……肺者，气之本，魄之处也，其华在毛，其充在皮……肾者，主蛰，封藏之本，精之处也，其华在发，其充在骨……肝者，罢极之本，魂之居也，其华在爪，其充在筋……脾、胃、大肠、小肠、三焦、膀胱者，仓廪之本，营之居也，名曰器，能化糟粕，转味而入出者也，其华在唇四白，其充在肌。"《灵枢·本输》曰:"肺合大肠……心合小肠……肝合胆……脾合胃……肾合膀胱。"《灵枢·五阅五使》又说:"鼻者,肺之官也;目者,肝之官也;口唇者,脾之官也;舌者,心之官也;耳者,肾之官也。"中医学认为,人体是由很多要素构成的有机整体。这些要素相互联系,相互影响成为整体系统不可分割的组成部分。按照同构原则或类比原则来看人体的横向结构,其空间排列是井然有序的。人体系统的第一层次是体系统;第二层次是脏系统,是由具有一定形态结构和功能的心、肝、脾、肺、肾五脏组成;第三层次是腑系统,由与五脏在结构、功能上密切相关的六腑组成;第四层次为基本的生命物质,如精、气、血、津、液,他们是组成脏腑、组织、器官的基本元素和滋养脏腑器官的营养物质。而眼、耳、口、鼻、皮毛等感官,则分布于体表层次。又如经络学说,是中医学理论体系的重要组成部分。"十二经脉,内属脏腑,外络肢节。"构成人体系统的各要素由经络联络。经络系统由经脉、络脉及其连属部分构成,经脉、络脉是主体,经络相贯,通达上下,沟通表里,遍布全身,形成一个纵横交错的联络网。然而经络在机体的分布和联络交会也是有规律的。手三阴经,从胸走手;手三阳经,从手走头;足三阳经,由头走足;足三阴经,从足走腹,交于手三阴经,如此循行,有序不紊,构成一个阴阳相贯、如环无端的整体循环系统,把人体脏腑和肢体官窍及所有的组织紧密联系起来。奇经八脉又从正面与侧面纵横循行,将十二经脉维系在一起,使人体各要素之间保持相对稳定的有机联系,构成一个统一的有机整体。系统的有序性,是系统有机联系的反映。空间结构的有序性,保证了功能联系的有序性。

功能的有序性,表现为构成人体的各个要素在生命活动中的分工协作,井井有条,并由此呈现出生命的节律。例如《素问·经脉别论》说:"食气入胃,浊气归心,淫精于脉,脉气流经,经气归于肺,肺朝百脉,输精于皮毛,毛脉合精,行气于府……饮入于胃,游溢精气,上输于脾。脾气散精,上归于肺,通调水道,下输膀胱。水精四布,五经并行,合于四时五脏阴阳,揆度以为常也。"这是饮食在体内有序的代谢过程。他是脾、胃、肺、膀胱、皮毛等脏腑组织协同作用的结果,能随四时气候变化调节水液在体内的分布,保证人体能适应自然界的千变万化而得以生存。气血在经脉中的运行也是循序流行,环周不休的。《灵枢·营气》指出,气血的运行始于手太阴肺经,依次传注于手阳明大肠经→足阳明胃经→足太阴脾经→手少阴心经→手太阳小肠经→足太阳膀胱经→足少阴肾经→手厥阴心包经→手少阳三焦经→足少阳胆经→足厥阴肝经,再传至手太阴肺经。又如营气与卫气的运行,营行脉中,"和调于五脏,洒陈于六腑";卫行脉外,"温分肉,充皮肤,肥腠理,司开会",昼行阳二十五度,夜行阴二十五度,从阳入阴,从阴出阳,内外相贯,运行周身。指出了营卫之气在特定的空间路线进行循环,有条不紊。

人体在生命过程中,还会表现时间有序的特征,即所谓的生物振荡现象。他在人体系统结构的各个水平上都存在。例如以0.8秒为一个周期的心脏搏动,垂体的生长激素在青春期前后出现明显的周日节律,女性一个月左右的月经周期及体温、血压、体液中物质含量的周期性变化等。在人体的分子水平上也已经确认了许多生物化学反应是随时间振荡的。由于反应过程是在各种酶的作用下进行的,酶的活性又受到反应的各种产物的影响,因此过程中存在着大量的复杂的反馈。对应于反馈调节的,便是建立在物质、能量耗散基础上的极其复杂而奥妙的功能上的有序。《内经》中有许多关于人体生理活动、病理变化呈现近似昼夜节律、潮汐节律、周月节律、周年节律的论述。《素问·金匮真言论》明确指出："五脏应四时。"《素问·六节藏象论》具体描述为"心者，生之本……通于秋气。肾者，主蛰，封藏之本……通于冬气。肝者，罢极之本……通于春气。脾、胃、大肠、小肠、三焦、膀胱者，仓廪之本……通于土气。"指出脏腑功能的兴衰，能随自然界四时气候的变化而呈现周年节律的变化。《素问·四时刺逆从论》说："春气在经脉，夏气在孙络，长夏气在肌肉，秋气在皮肤，冬气在骨髓中。"《素问·脉要精微论》亦曰："四变之动，脉与之上下，以春应中规，夏应中矩，秋应中衡，冬应中权。"说明人身气血能随四时气候的变化，其特点分布部位发生周期节律性的变化，因而脉象亦随四时变更而有春弦、夏洪、秋毛、冬石的变化。人体卫气、营气的运动则近似昼夜节律。海水受日、月引力的影响而有定期的潮汐涨落。人体气血的盛衰亦受日、月引力的影响而有近似周月节律的变化。《灵枢·岁露论》对此有所描述："人与天地相参也，与日月相应也。故月满则海水西盛，人血气积，肌肉充，皮肤致，毛发坚，腠理郄，烟垢著……至其月郭空，则海水东盛，人气血虚，其卫气去，形独居，肌肉减，皮肤纵，腠理开，毛发残，膲理薄，烟垢落。"因此人体皮毛肌肉组织的功能活动受月亮周期运动和海水潮汐起落的影响而有节律变化。人体发生疾病后，其轻重转归也存在着节律性的变化。《灵枢·顺气一日分为四时》说："夫百病者，多以旦慧、昼安、夕加、夜甚，何也？岐伯曰：四时之气使然……春生、夏长、秋收、冬藏，是气之常也，人亦应之。以一日分为四时，朝则为春，日中为夏，日入为秋，夜半为冬。朝则人气始生，病气衰，故旦慧；日中人气长，长则胜邪，故安；夕则人气始衰，邪气始生，故加；夜半人气入脏，邪气独居于身，故甚也。"临床实践证明《内经》所述人体疾病的昼夜节律变化是确实存在的。临床上我们常常可以看到，肺结核、风湿热等病，往往在白天减轻而夜晚转甚，或于夜间发作。现代医学业已证明，人体血液某些生理指标昼夜差异。如正常人皮质醇在血中17羟最高值是在上午6时至12时，最低值在午夜到清晨2时，皮质醇功用相当于人体阳气，因此人体疾病有白天减轻而夜晚转甚的节律变化。《素问·脏气法时论》还记载，疾病的轻重转归，还存在着年节律。如"病在肝，愈于夏，夏不愈，甚于秋，秋不死，持于冬，起于春。""病在心，愈在长夏，长夏不愈，甚于冬，冬不死，持于春，起于夏。"认为五脏的一些慢性病，具有至其所生之时而愈，至其所不胜之时而甚，至其生已之时而呈相持状态，至其自旺之时而起的年节律变化。现代研究也证明，各种疾病的死亡高峰，确实存在着明显的年节律。如呼吸系统和心血管系统疾病，死亡率在冬天最高，而在夏天最低。

　　人体结构的有序性是功能有序的物质基础，功能有序是维持结构有序性的必要保证。人体有序性的破坏就意味着疾病。《素问·脉要精微论》指出："夫五藏者，身之强也。头者精明之府，头倾视深，精神将夺矣。背者胸中之府，背曲肩随，府将坏矣。腰者肾之府，转摇不能，肾将惫矣。膝者筋之府，屈伸不能，行则偻附，筋将惫矣。骨者髓之府，不能久立，行则振掉，骨将惫矣。得强则生，失强则死。"人体脏腑组织是由最基本的生命物质精气构成的有序结构。脏腑组织有序结构的破坏，如"府将坏矣""肾""骨""筋"将惫矣等，必将导致功能异常或障碍，诸如头倾、视深、关节屈伸不利等。人体功能有序的破坏亦为疾病，如人体生命节律的紊乱常见疾病的信号，失眠为人体昼夜节律的紊乱。《内经》认为是卫气运行失常。《灵枢·大惑论》说："夫卫气者，昼日常行于阳，夜行于阴，故阳气尽则卧，阴气尽则寤。"失眠往往因卫气运行障碍，阳不能入阴所致。月经周期的紊乱是人体周月节律的破坏，中医认为与肝、肾、脾胃、任督带脉等脏腑经络的病变密切相关。又如脾胃虚损，中气下陷，以致水液代谢不能遵循先上输于脾，脾气散精，上归于肺，再下输膀胱这样一个功能顺序，而是水湿随中气下陷，直接下流于肾，因而产生水液代谢方面的疾病，如尿频、淋证等。疾病的治疗是针对人体有序性破坏的具体情况，找出病症结所在，有的放矢的治疗，恢复健康的有序状态。

第三节　人体是一个开放系统

科学实践证明，生命是物质的。一切生命体都由核酸、蛋白质等基本生命物质组成。构成生命现象的各种活动，主要是通过蛋白质、核酸实现的，因此物质代谢是生命延续的根本所在。生命就是在连续不断地吸收和排泄之中，不断地构成和破坏蛋白质、核酸的结构之中保持自己的。与此同时，能量的供应也是生命体生存的必要条件。机体在新陈代谢的过程中，不但与自然界进行物质的交换，还进行着能量的代谢，伴随着能量的释放、转移和利用。物质的变化与能量的转移紧密相关。物质代谢和能量的耗散是生命活动的根本。然而，人体与环境内的信息交流也是必不可少的。信息的实质是一种负熵，代表体系有序的程度。信息量越大，熵就越小；信息量越小，熵就越大，二者是互补的，故把信息在系统运动过程中看作是负熵。人体与环境构成一体，是自然环境与社会文化环境的一个组成部分，人体要维持良好的健康有序状态，进行正常的生命活动，还需要与外界自然环境和社会环境保持统一协调。全凭生命系统内特有的复杂的信息处理和调控，人体自稳态的调控是靠信息反馈作用维持的。这一过程既存着机体内的信息传递，亦存在着人与环境间的信息交流。人体凭借与环境间大量的信息交流以增加机体负熵，从而将物质、能量代谢控制在正常水平。从耗散结构理论来看，人体的新陈代谢活动离不开机体与其生存环境之间的物质、能量、信息的交流。人体生命系统，是一种无时不与周围环境进行物质、能量、信息交换的复杂而巨大的开放系统。中医认为，人体是一个与外界环境紧密相关的开放系统。

一、生气通天与开放系统

《内经》中有一篇文章，叫作《生气通天论》。"生气通天"一语道破人体是开放系统，高度概括了天人相应的内容，揭示了生命的本质。

现代科学研究认为，物质有三种存在形式，即物质、能量和信息。物质与能量可以互相转化，他们是信息的载体。"气"在中医学中是一种物质概念，他是构成人体和一切生命活动的物质基础，是一种无形的、不断运动着的精微物质及其蕴含着的能量。信息与物质、能量不可截然分开。信息通过载体在与接受体取得联系的过程中才能得以表达，因此"气"还具有生命信息的特征。用耗散结构理论来解释"生气通天"，就是指人体在生命活动中，不断地与自然界进行物质、能量、信息的交换。正如《素问·生气通天论》所说："夫自古通天者，生之本，本于阴阳，天地之间，六合之内，其气九州、九窍、五脏、十二节，皆通乎天气。其生五，其气三，数犯此者，则邪气伤人，此寿命之本也。"在这里,《内经》指出人与自然界同源,皆由天地阴阳之气所化生。由于人与自然界有共同的物质基础,因此遵循共同的运动规律——阴阳五行的变化规律。生命的维持,种族的延续也不能脱离自然环境。人体诸脏腑组织器官——九窍、五脏、十二节等的生命活动与自然界息息相通应,生命活动实为真元一气出入于人与自然界之间的运动。人体由此获得负熵,维持身体健康的稳定有序态。因此强调"生气通天"乃人体的立命之本,健康长寿的保证。实际上就是明确"耗散"是时空有序之源,《内经》将这样一个基本原理简称为"气立"。该篇指出,九窍、皮毛腠理是人与自然界进行物质、能量、信息交换的门户,他们受相应的脏腑主宰。人体只有顺应自然界的变化、慎起居、节饮食、注意精神调摄,才能保证脏腑壮盛,官窍、皮肤功能健全。人与自然界进行气的交流才能畅通无阻,保证健康长寿。正如该篇所说:"是以圣人陈阴阳,筋脉和同,骨髓坚固,血气皆从。如是则内外调和,邪不能害,耳目聪明,气立如故。""是故谨和五味,骨正筋柔,气血以流,腠理以密,如是则骨气以精。"若能"谨道如法",则阴平阳秘,精神乃治,长有天命。显然,人体是凭"内气"与"外气"不断交换而维持健康有序态的开放系统。换句话中,人体健康有序态的稳定性是通过"生气通天"获得的,《内经》称作"气立如故",强调机体的开放性对于生命的重要意义。

　　《素问·六节藏象论》较详细地描述了人体开放系统与自然界交换物质与能量的过程,使"生气通天"具体化。"天食人以五气,地食人以五味,五气入鼻,藏于心肺,上使五色修明,音声能彰。五味入口,藏于肠胃,味有所藏,以养五气,气和而生,津液相成,神乃自生。""脾、胃、大肠、小肠、三焦、膀胱者,仓廪之本,营之居也,名曰器,能化糟粕,转味而入出者也。"人体的脏腑组织各尽其职,相互配合,不断地将从自然界摄入的空气、食物,经过气化制造成生命体和维持生命体机能的各种物质,又将糟粕排出体外,回归自然界,从而保证人体处于气色明润、感觉灵敏、思维活跃、脏腑功能健全而协调有序的健康状态,这是《内经》对人体新陈代谢过程的朴素认识,明确"生气通天"是指人体将自然界的五气、五味转味而出入的新陈代谢活动。一般来讲,人体各种排泄物的化学结构通常比营养物质的结构简单得多,能量的利用效率也低得多,即前者的有序性更低,熵更高,因此新陈代谢过程实质上是摄取低熵物质、消耗负熵而向环境输出高熵物质的过程。人体是依靠物质、能量的耗散而维持的高级耗散结构,人体生命之初的物质,能量来自父母、禀受于先天,储藏于肾。在生命过程中被不断消耗,人体则通过脾胃系统的和脾肾系统从自然界不断摄取物质与质量使之得以补充,多余者储存于肾。所谓"肾者主水,受五脏六腑之精而藏之。"脾、肺、肾是人体后天自然界摄取负熵的重要脏器。李中梓在《医宗必读》中记载肺主气司呼吸的生理特征是:"吸之则满,呼之则虚,一呼一吸,消息自然,司清浊之运化,为人身之橐籥。"肺的功能,一方面是吸进自然界的"清气",另一方面呼出内代谢之"浊气"。不断吐故纳新,故为司气体清浊交运的开放系统,呼吸过程则是摄取负熵输出熵增的过程。呼吸对于人体很重要。孙一奎强调"呼在肺,而吸在肾"呼吸根于肾间动气,即命门原气,强调了肾在呼吸功能中的重要作用。并指出:"平人绝谷七日而死者,以水谷俱尽,脏腑无所充养受气也。然必将七日乃死,未若呼吸绝而即死之速也。以是知呼吸者,根据于原气,不可须臾离也。"说明肺肾是人体与外界进行物质、能量交换的重要脏器。

　　脾胃也是人体与外界交换物质、能量流的重要脏腑。《灵枢·营卫生会》说:"人受气于谷,谷入于胃，以传于肺，五脏六腑，皆以受气。"人体脏腑组织要维持自身的功能活动，必须通过胃的受纳，脾的运化，从外界摄取物质和能量。若脾胃开放失常，不能把外来的物质转化为人体所能利用，贮藏的物质及能量，不仅会导致脾与胃本身纳与运、升与降、燥与润的协调有序程度下降的混乱状态，而且会影响全身气血的生成，致使五脏六腑协调的有序功能活动遭到破坏。因此，李杲创立了"脾胃之气既伤，而元气亦不能充，而诸病所由生也"的脾胃内伤说。李中梓则提出了先后天根本之说，他说："先天之本在肾，肾主此方之水，水为天一之源；后天之本在脾，脾为中宫之土，土为万物之母……""故肾为脏腑之本，十二脉之根，呼吸之本，三焦之源，而人资之以为始者也。"又说："盖婴儿既生，一日不再食则饥，七日不食则肠胃涸绝而死……一有此身，必资谷气，谷入于胃，洒陈于六腑而气至，和调于五脏而血生，而人资以为生者也，故曰后天之本在脾。"其意在于说明脾、肾子系统的功能正常，对于确保系统的开放性，维持机体稳定有序的健康状态有着重要意义，古代医家在临床实践中越来越意识到这一点。因此，继张元素研究脏腑病机之后，从李杲开始逐渐将精力转移到脾胃与命门的专题研究；明末医家绮石治疗虚劳病，以脾肺肾三脏为主；赵献可则将命门看作是高于心脏的真君真主。气功师主要通过意念调摄呼吸，可绝谷28天而保持健康。可见呼吸是摄取负熵的主要手段。

人体在新陈代谢过程中，在与自然界进行物质、能量交换的同时，体内还进行着一系列复杂的物质运动。如自然界的物质转化为生命物质、能量的转化以及物质与能量的相互转化，即上文所说的"转味"。《素问·阴阳应象大论》着重描述了代谢过程中体内复杂的物质运动，对上段经文是一个很好的补充。文曰："味归形，形归气，气归精，精归化。精食气，形食味，化生精，气生形……精化为气……阴味出下窍，阳气出上窍。""气"是无形的，是派生世界万物司泌别清浊之液，主营养物质的吸收亦为渗透能；胃气主腐熟水谷为化学能；脾主四肢运动为机械能；针刺的感传，是经气的循行，实为电能；心气充盛，使颜面光泽有神，实为光能。这些能量的释放、转移与利用，直接形成了脏腑组织的功能活动。人体的一切生命活动，都是气能量并转化为功的结果。精属阴，以物质形式存在，是构成形体、营养人体的基本物质。由自然界的之气化生，又有所不同，是具有生命活力的物质，其功能可概括为构形、滋养、濡润等作用。"形"指形体，包括脏腑、肌肉、血脉、皮毛、筋骨等组织器官以及血、津液等有形的生命之物。"形"是宏观的物质结构，是精气在一定条件下的有序的组合。"味"即五味，指食物与药物，亦由自然界之气化生，其中蕴含着能量。"形食味"指人体从食物中摄取物质与能量。"阴味出下窍，阳气出上窍"，王冰注释说："味有质，故下流于便泻之窍，气无形，故上出于呼吸之门。"据此可以认为，这句是讲机体散发出一部分不能做功的热，排出代谢产物。"味归形，形归气，气归精，精归化，精食气……化生精，气生形"，是讲人体将自然界的饮食之味转化为自身的气、血、津液、精等生命物质以充实形体，滋养脏腑，维持生命结构的稳定有序，多余的精储存于肾，这就是同化过程。"精化为气"是讲人体的原生质分解并释放能量，供生命活动之需要。连同"阴味出下窍，阳气出上窍"一句，描述人体的异化过程。

在《内经》看来，人体内复杂的代谢过程，就是形与味、形与气、气与精的相互转化、相互促进的过程。这种物质运动及其伴随发生的物质能量的转化，《内经》称作"气化"。本段有关人体气化活动的论述与上段经文结合，较完整地表达了《内经》对人体新陈代谢活动，就是自然界的阳气、阴味与人体的阴精、阳气交换对流、互化的运动。与此同时，人身的阴精与阳气也不断地相互转化、相互为用。可见，生命不过是一种特殊形式的物质运动。气属阳，味、精、形属阴，因此，生命现象本质上就是阴阳二气的对立统一运动。生命活动虽然精妙，形式虽然高级复杂，但仍然无法违抗宇宙万物运动的总规律。所以《素问·阴阳应象大论》说："阴阳者，天地之道也，万物之纲纪也，变化之父母，生杀之本始，神明之府也，治病必求于本。"阴阳存在于一切事物之中，阴阳二气的对立统一运动，存在于每一事物发展过程的始终。人体的新陈代谢活动，即气化活动，是在开放系统中进行的阴阳二气的对立统一运动，生命体由此形成并得以维持。生命过程的始终，存在着阴阳的对立统一运动。因此，调节阴阳是治病的根本原则。上述内容说明人体的物质、能量代谢活动与自然界密切相关。

人体生活的外界环境是一个千变万化的不稳定世界。外界环境的变化随时都会干扰人体的新陈代谢。人体正常生命活动的维持，不仅需要机体内环境的恒定，还需要机体与外界自然环境和社会环境的统一协调来保证，他是通过机体整体性的代谢调节得以实现的。机体对环境的调节机能称之为适应，适应是机体与其生存环境进行信息交换、相互作用的动态过程。正如控制论的创始人维纳对信息定义为："信息是人们适应外部世界并从事各种适应反作用于外部世界的过程中，同外部世界进行交换的内容的名称。"既然"气"在中医学中是一个物质概念，因此"气"也具有生命信息的特征。气是信息的载体，行使调节功能，天人相应、形神合一均需要"气"有条不紊地调控。天人相应论认为，人体无论在生理、病理状态下，均不断与周围环境进行信息的交流。信息是气的普遍存在形式。自然界春温、夏热、秋凉、冬寒四时之气以及白昼黑夜的变化皆为自然信息；风、寒、暑、湿、燥、火六淫之气是外感致病信息。外界信息通过感官输入人体。中医学认为五脏开窍于五官，五官功能受五脏主宰、由五脏奉养，五官通过经络与脏腑联系。信息传入人体在体内循经络传导到各脏腑组织，脏腑作为调节人体特定信息群的体系，通过反馈调节产生相应的功能形态的变化。即所谓的相干效应。这一过程便是人体与自然界交换信息的过程。信息交换可以调整人与自然界物质、能量的交换过程，恢复人体与环境的协调统一关系，保证机体的生命活动能在千变万化的大自然中处于最佳状态。如《灵枢·五癃津液别》指出："天暑衣厚则腠理开，故汗出……天寒则腠理闭，气湿不行，水下流于膀胱则为溺与气。"气候变化的信息使水液代谢信息群体系产生相应的功能形态的改变，从而发生汗液、尿液的分布变化，使体温维持在正常值范围，保证新陈代谢活动处于最佳状态。天人相应的典型实例是人体生命节律与宇宙节律的同步，以春季为例，此时地球运转至太阳时空的寅卯位春时，自然界阳气升发，气温开始上升，气压变低，万物萌动，欣欣向荣，充满生机，这些自然信息通过皮肤、耳、目等感觉器官传至体内。气温升高使人体由冬天的拘束状态转为舒展状态，血管随之扩张。而气压变低，则血液流向体表时受到外界的阻力减小，气血因此能充盛畅行于体表，于是脉由冬季之一深沉转为浅浮，但仍带紧张的余热，故而春脉呈实弱转虚而滑、端直以长的微弦之象。由于肝主疏泄气血，敷布精气，主人体生发之机。春季自然环境的变化，有利于肝功能的发挥，因而肝机能于春季最兴旺。人体的生命活动及生命现象与自然界春三月的生发之机相通应，实为人体开放系统与自然界进行信息交换和相互作用的结果。如此形成生物钟的周年节律，所谓"年钟"，即形成人体生命活动的时间有序性。关于生物节律的产生有两种不同学说，一为外源说，他强调生物节律是对来自宇宙信号作用的反应，即耗散结构理论所说系统对于外界信息的相干效应。如周期、温度、大气流动等均可对节律进行推动和调整，生物钟须像日晷仪一样，不断接受外界信号方能运转。另一为内源论，认为生物节律的形成是宇宙节律在漫长的生物进化过程中给生物留下的深远影响。在进化过程中，生物不断受到地球物理周期的作用，经自然选择而形成并得以发展。凡与宇宙节律合拍的生物便可生存下来并繁衍后代，反之就会死亡，被大自然淘汰。故生物的节律是先天的。从耗散结构理论来看，这两种学说并不矛盾，并且可以统一。两种学说都说明生物节律与宇宙节律的协调合拍，是人体开放系统与自然界进行信息交换的结果。只是论说的侧重面有所不同，前者强调自然信息对生物的影响，后者强调生物对自然界作出的信息反馈调控即适应。可见，人体与自然界的信息交流是机体获得自由和独立生活能力的必要活动，他可使外界的干扰局限在较狭窄的范围，防止机体内环境产生大的波动，使人体内环境保持相对的稳定。

宇宙节律的变化还可以引起生命体系外环境中能量流与物质流的随机涨落，使人体新陈代谢能相应地表现出节律性的变化，进而引起人体组织结构的更新和功能的相应变化，逐渐形成了人体各生理状态参量的特征阈值。例如人的体温能随自然界昼夜阴阳之气的消长而呈现周期性变化，清晨 2～6 时体温最低，下午 2～8 时体温最高。腋窝温度日周期变化的特征阈值是 36℃～37.4℃。人体各状态参量在生理范围内的涨落，就是随宇宙节律呈周期性变化的生物节律。他是耗散结构周期性活动的一种宏观表现，即所谓时间有序、功能有序的表现，是生命的基本特点之一，是人体新陈代谢活动中同化和异化过程一张一弛的表现，能够保证人体最经济、最合理化地使用能量。仅就人体的自我控制来讲，人体可利用生物钟现象，借助自然界宇宙节律产生涨落，使机体离开局部无序状态，就可以减少能量的耗散，对抗外界环境的干扰。因此生物振荡是维持生命存在，促进生长、发育和进化的重要因素，是人体健康长寿的重要保证。朱丹溪提出，相火动就是这个道理。人体的生命活动是靠生命系统的特有的复杂的信息处理和调控来维持的，当信息处理和调控作用发生故障时，机体内部就会出现异常现象和病变情况。

人体在疾病状态下亦存在与自然界的信息交流。如前所说，在早晨、中午、黄昏、夜半不同的时间，人体的阳气能随自然界阴阳之气的消长而有盛衰之异，因而病邪也随之有慧、安、加、甚的变化。证之临床，虽然不是各种疾病都是这样，但是相对来说，这种现象是较为普遍的，现代时间医学研究指出，当机体处于病理状态时，当病理信息不断输出而与太空电磁波信息相对应，由此发生周而复始的有规律的共振现象。又如真气作为信息流在人体内运行有一定规律：寅时自手太阴肺经开始，卯时注于手阳明大肠经，辰时注于足阳明胃经，巳时注于足太阴脾经，午时注于手少阴心经，未时注一手太阳小肠经，申时注于足太阳膀胱经，酉时注于足少阴肾经，戌时注于手厥阴心包经，亥时注于手少阳三焦经，子时注于足少阳胆经，丑时注于足厥阴肝经，寅时又由肺经开始。这样的运行规律与自然界时空变化规律一致，也是人体生物钟。当真气不足时，信息功能减退，便会产生疾病。肾气不足何以产生五更泻？由于肺为肾的母脏，肾病累及肺，即所谓子虚盗母气，使肺气不足。肺与大肠相表里，肺气虚必大肠气亦虚，于是排便功能减弱。但是按真气运化规律，真气于卯时 5～7 时传入大肠，从而使大肠功能加强产生排便。五时左右，真气从肺注入大肠，便产生所谓的五更泻。又如肺结核病会在下午 5～7 时出现颧红、手足发热的症状，此时恰值真气注入肾经。肺为水之上源，肺病日久，阴水津液耗伤，因此酉时注入肾经的真气不足。由于阴虚阳亢、水亏火旺，便出现上述病症。在此需要说明，社会诸因素对人体的影响以及由此引起的人体心理变化亦是在人体开放系统进行的信息交换过程，不属本章讨论范围。

中医的天人相应论以大量的事实表明，人体生命活动是自然界中物质、能量、信息三个量综合运动的结果，这三个量有组织有秩序的活动是生命的基础。"气"作为生命体的物质基础，生命活动必需的能量，并作为信息行使生命基本功能，对于人体是非常珍贵的。中医十分重视气的作用，如《难经·八难》说："气者，人之根本也。"张景岳说："夫生化之道，以气为本，天地万物，莫不由之……四时万物得生长收藏，何非气之所为，人之有生，全赖此气。"张子和亦强调："诸痛皆因于气，百病皆生于气。"正因为如此，气的代谢非常重要。"生气通天"则是气的代谢运动，是对人体内物质、能量、信息三个量综合代谢运动的概括。换句话讲，"生气通天"高度概括了人与自然界之间进行的物质、能量、信息的交换过程。这种"气"的交换一旦停止，生命立即终结。因此，《内经》强调"生气通天"是寿命之本。中医将"生气通天""天人相应"放在非常重要的位置，道理是很深刻的。人体就是通过新陈代谢与自然界进行物质、能量的交换而得生长、发育、繁衍后代，并且通过与自然界不断交换信息以适应自然界，从而维持自身的稳定有序的健康状态，并向更高层次的稳定有序状态进化。天人相应、生气通天是自然的生命现象，又是必要的生命活动，不仅表达了《内经》唯物主义的生命观，还说明人体是复杂、开放的巨系统。

二、气机升降说与熵流学说

"负熵流"的概念是量子力学的创始人之一薛定锷在其著作《生命是什么》中首先提出的。他说："在生命过程中存在着一种'负熵'，正是这种'负熵'的作用，使生命过程保持在有序的低熵水平上进行，也就是说，生命是不断地从环境吸取'负熵'的过程。"普利高津研究了负熵流在维持生物有序现象中所起的积极作用，找到了宏观系统由无序变为新的有序的途径。他采用了薛氏提出的负熵流概念，使得在不反热力学第二定律的条件下，非平衡系统可以通过负熵流来减少总熵，达到一种新的稳定的有序状态，即耗散结构状态。并由此提出了"非平衡是有序之源"的著名论断。

人体是复杂开放的巨系统，是通过新陈代谢活动不断地从周围环境中摄取"负熵"来维持自身的稳定有序态的。人体的生长、发育、生命的维持、种族的延续和进化，都只有在不断地摄取和消耗负熵的条件下实现。中医用气机升降说来描绘人体的新陈代谢活动，并十分强调气机调畅的重要性，所谓"气机"是指气化的过程与表现形式。升降出入是人体气化运动的基本表现形式，简称为"气机升降"。《内经》认为，生命的过程就是气的升降出入不息的运动过程。"气"的出入是人体内气与外气的交换，即人体与自然界进行物质、能量、信息的交换过程，是摄取负熵，输出熵的过程。"气"的升降则是从体内气之间的联系，即体内物质与能量的转化、耗散以及信息的传递过程。具体地讲，人体气机的升降出入，代表脏腑功能活动的趋势、形式及其相互之间的协调关系，又代表新陈代谢过程中体内物质、能量、信息的输运方向、归宿和畅通，也是脏腑经络，气血阴阳矛盾运动的基本过程。例如心主火属阳，肾主水属阴，心火下降以温肾水，使肾水不寒而升，肾水上奉于心，使心火不亢而降。《慎斋遗书》说："心肾相交，全凭升降，而心气之降，由于肾气之升，肾气之升，又因为心气之降。"如此水火既济、阴阳相交，则五脏安和。人体呼吸虽然由肺所主，但吸入之气必下纳于肾。《类证治裁》曰："肺为气之主，肾为气之根，肺主出气，肾主纳气，阴阳相交，呼吸乃和。"所以正常的呼吸是肺肾升降有序相互协调的结果。实际上肺主出气是向自然界输出熵增的过程，而肾主纳气则是摄取负熵，储藏物质能量的过程。中医还认为，脾胃置于人体中央，为气机升降的枢纽。叶天士说："脾宜升则健，胃宜降则和。"脾主升，把水谷精微上输于心肺，流布全身；胃主降主纳谷，使糟粕秽浊从下而出。一升一降，一入一出，则气机生生不息，亦为摄取负熵输出熵增的过程。正如喻昌在《寓意草》中所说："中脘之气旺，则水谷之清气，上升于肺，而灌输百脉，水谷之浊气下达于大小肠，从便溺而消。"脾胃升降对全身气机影响较大。《四圣心源》指出："人之中气左右回旋，脾主升清，胃主降浊，在下之气不可一刻不升，在上之气不可一刻不降，一刻不升则清气下陷，一刻不降则浊气上逆。"只有"脾升则肝肾亦升""胃降则心肺亦降"，故为"和济水火之机，升降金木之轴"，而为气机升降之枢纽。在脏腑气机的升降联系中，肾为先天之本，内寄命门之水是升降运动的动力。《医贯》说："心肺在上，肝肾在下，脾处于中州，为四脏之主气者，中焦无形之气。所以腐水谷，升降出入，乃先天之气，又为脾胃之主，后天脾土，非得先天之气不行。"所以，只有命门温煦，脏腑阴阳升降才能正常。正如张景岳所说："五脏之阴气非此不能滋，五脏之阳气非此不能发。"脾为后天之本，脾气升清，脏腑皆得其精微，受其濡养，元气充沛，生机活跃，气机才能正常升降。然而又需肺之配合，肺主人身之气，气机升降出入皆受其治节。李中梓说："肺主气，则脏腑诸官，听其节制，无所不治。"因此气机升降，以脾、肺、肾为重要。

《素问·阴阳应象大论》所述"清阳出上窍，浊阴出下窍，清阳发腠理，浊阴走五脏，清阳实四肢，浊阴归六腑"则描述了体内气血等营养物质及代谢产物在人体上下表里各个方面的运行和归宿，这是通过人体自我调控系统进行的一种传递信息的过程。《素问·经脉别论》亦云："脾气散精，上归于肺，通调水道，下输膀胱。"脾主升发，肺气肃降，正常的水液代谢正是在信息升降出入的传递、反馈调控下，通过脾、肺、膀胱等脏腑升降有序的功能活动，即彼此的分工协作共同完成的，这说明生命的特点是通过无序达到有序，即通过脏腑升降出入的协调有序活动从外界摄取负熵而达到新的有序。人体是在自然界进行物质、能量、信息交换的过程中来摄取负熵，通过机体的信息传递及反馈调控在消耗负熵的过程中维持自身有序的。人体与自然界交换物质、能量、信息的状况，决定着系统可能运动的方向。气机升降出入调动，人体就能通过正常的途径不断地从自然界摄取足够的负熵，并向自然界输出熵，以抵消身体的熵增趋势，与自身不断产生的混乱作斗争，从而生化不息，实现生长、发育，保证健康，这就意味着脏腑的功能健全，彼此协调。"气"的升降出入阻滞逆乱，则意味着脏腑功能的失常，物质、能量的转化、信息的传递发生障碍，脏腑组织相互间失去协调关系，人体的新陈代谢活动异常。"不通则痛"即是一例。中医十分重视七情过度在发病中的重要地位，七情引起的主要病理变化就是气机的逆乱。《素问·举痛论》曰："余知有病生于气也，怒则气上，喜则气缓，悲则气消，恐则气下，惊则气乱，思则气结。"而七情刺激随时随地都存在。气机升降失常百病由生，《素问·阴阳应象大论》指出："清气在下则生飧泄，浊气在上则生䐜胀。"清阳当升不升，浊阴当降下降，气机升降逆乱就会造成腹胀、腹泻等病证的发生。李杲指出，内伤诸症发热、恶寒、九窍不制等皆因脾胃内伤，无不行，中气下陷，阴火之乘所致。《内经》还记载大怒气逆会引起突然昏仆的薄厥证及呕血证。体内痰饮、湿、食、瘀血等病理等产物的滞留堆积，常因气机升降无力或升降运动阻滞，致使气血津液的运行失常，实属脏腑功能的衰减或障碍，即人体摄取负熵、利用、消耗负熵、向环境输出熵增发生障碍。大怒之所以引起薄厥，就是因为血随气瘀于上，阻滞清阳不得上升，产生大脑能量、物质利用的障碍，脑缺氧、供血不足所致，机体处于熵增信息量减低的紊乱状态。有人认为中医的气分阻滞，从生物能学来看，可能是能量的利用障碍。而行气药的化学成分，可能以电子来吸收一些能量，从而消除能量的蓄积，恢复组织的活动，使组织释放能量的功能及利用能量的功能得以恢复。因此，我们可以将中药看作是分子负熵，他可改变机体的紊乱状态，恢复稳定有序态。如果升降出入完全停止，人体就由非平衡态转为平衡态，生命告终，有序结构崩溃，机体处于最大的混乱状态，熵取极大值。所以《素问·六微旨大论》说："出入废则神机化灭，升降息则气立孤危。"无出入则意味着人体与自然界停止了物质、能量、信息的交换，人体不仅不能有意识地与自然界交换物质、能量，失去了生生化化的物质基础而生化告竭，而且失去了信息流的调控作用，机体各脏腑组织失去了彼此协调的关系，整个人体也与自然界失去了协调关系而丧失独立自由的生活能力。与此同时，体内代谢产物积聚，又势必导致体内物质、能量、信息流运动的阻滞，而使体内的有序运动趋于混乱，导致信息结构遭到破坏，由功能性病变发展为器质性病变，能量的利用转移发生障碍，于是神无所依，神机化灭，人体自组织、自我调控、自我复制的功能随着生命的结束而丧失。无所降就意味着体内气运的止息，即物质、能量的输运、信息传递的止息。气不化精，精不化气，物质与能量不能转化、转移和利用，信息窒息，于是阴阳离失，气立孤危，生命活动停止，机体由开放系统变成孤立系统，最终达到熵取极大值的平衡态。故《素问·六微旨大论》强调："是以升降出入，无器不有，故器者，生化之宇，器散则分之，生化息矣，故无不出入，无不升降。"又说："四者之有，而贵常守，反常则灾害至矣。""器"是指人体看作是一个集聚、转化、耗散自然界物质、能量的升降出入之器。在生命的不可逆过程中，被耗散的物质、能量，通过气的升降出入得到及时的补充，信息流也得到充分的交换，器就是在气的升降出入的不停运动中摄取负熵消耗熵得以维持的，因此气的升降出入是脏腑生化活动须臾不可离的运动，就"气"为信息的载体，行使调节功能而言，"气"的升降出入也是须臾不可停的。"气"的升降出入是能量、信息、物质流连续不断的不可逆运动，人体这种伴随气机升降与功能共存，并随着生化过程的中止而消失的可聚可散的"活"结构，与普利高津所说的依靠摄取负熵、物质能量耗散的形式和维持的耗散结构极为相似，道理是很深刻的。人体作为耗散结构是在与环境进行物质、能量、信息交换的过程中，不断地摄取、消耗负熵的过程中产生、发展、消亡。显然人体是开放系统，中医强调气机升降是生命之本，同样是强调系统的开放性，强调负熵流对于生命维持的重要性，人体系统仅能和他们的环境共存，如果与环境的作用解除，整个结构就会崩溃。中医的生气通天论及气机的升降说，将人与自然看作是统一整体，用耗散结构理论加以分析是十分科学的，对于现代医学理论的深化不无启示。

第四节　人体处于适度远离平衡态

一、耗散结构是远离平衡区的有序结构

以普利高津为首的布鲁塞尔学派，经过长期精心地研究指出，耗散结构产生于开放系统，而且只有与周围环境进行物质和能量的交换，在负熵流的作用下才能得以维持。然而，只是一个开放系统并没有充分的条件保证出现这种结构。如前所述，一个开放系统可能有三种不同的存在方式，即热力学平衡态、近平衡态和远离平衡态。普利高津通过科学实验和数学推导得出结论："只有在系统保持远离平衡和在系统的不同元素之间存在着非线性机制的条件下，耗散结构才可能出现。"说明耗散结构本质上是在远离平衡的条件下形成和维持的稳定有序结构。

二、通过涨落的有序

耗散结构往往不是渐变产生的，而是通过突变产生的，突变现象是一种失稳现象，任何一种有序状态的出现，都可以看作是某种无序状态失去稳定性的结果。这种认识是布鲁塞尔学派研究有序现象的基本出发点。

什么是系统的稳定性？系统的稳定性是指系统处于宏观上不随时间变化的恒定状态，他不因微小、随机的扰动而导致整个系统状态的改变。例如某一处于恒定状态的系统，有一个小扰动，如果这个小扰动随着时间的延续而逐渐消失，系统又恢复到原来状态，这个状态称为定态，这个系统是稳定的。反之，结果小扰动随着时间的推移，不但没有衰减反而增大，使系统越来越偏离原来状态，那么我们就说该系统是不稳定的。研究结果表明，当整个系统处于平衡或接近平衡时，平衡态或非平衡态是稳定的，当系统远离平衡以后就变得不稳定，因此耗散结构只可能在远离平衡的系统出现。

平衡态是一种宏观静止、分子运动最混乱、最无序的状态，熵取极大值。这种分子完全无序的运动状态可能造成体系的状态在局部上与宏观平均有暂时的微小偏离，这些自发产生的微小偏离宏观参数平衡值的现象，通常称之为涨落。涨落行为的发生，说明系统处于非稳定状态，或叫系统的失稳现象。当系统经受各种各样的扰动，产生了较大的涨落，处于偏离平衡的状态（也可称为扰动态），系统的熵比平衡态的熵小。根据热力学第二定律，自发过程使体系的熵增加，直至体系到达熵取极大值最混乱、最无序的平衡态。因此当扰动撤除后，涨落造成的偏离会不断衰减，经过一段时间，系统会重新回到平衡态。可见，平衡系统具有对抗各种干扰而保持稳定性的特点。达到平衡态的系统将长久保持这个状态，不断有序进化。

在近平衡区，外界因素与系统产生相应的物质、能量流呈线性关系（即简单的因素关系，犹如教学中的那种代数可加性——成比例的关系）。因此，近平衡态又叫作线性非平衡态。此时，涨落是一个破坏稳定性的干扰，他使系统离开定态。1945 年，普利高津从线性关系入手，从数学上导出有

名的最小熵增原理，也叫最小熵产生原理。这个原理证明，在线性非平衡区，系统内的熵产生会逐渐变小而达到一个极小值，这意味着系统熵增大的速率会越来越慢而趋于停止，系统具有抗干扰的能力，而达到定态。即使由于外界或内部各种因素引起涨落，使系统有微小的变化，只要不是远离平衡区，那么涨落会像围绕平衡态的涨落行为一样，能随时间不断衰减直到消失，系统将回归到原来的定态。这有点儿像力学中无动力源的阻尼振动，与力学中的"惯性"原理相似，故有人称最小熵产生原理为线性非平衡热力学的"惯性"原理，可见线性非平衡定态也是稳定的。此时系统可以存在稳恒的"流"，但是向尽可能靠近分子完全无序的状态运动，因此也不可能出现在任何的有序结构组织。近平衡态与平衡态之间的过渡是连续的，即便初始状态存在某种有序结构，有系统随时间趋近这种定态的过程中，原来的有序结构要受到破坏。因此，在线性的非平衡区域，发展过程的基本特征仍然是趋向平衡，并且总是伴随无序的增加和宏观有序结构的破坏。

远离平衡以后、系统变得不稳定，一个无序的非平衡定态的稳定性不再像在近平衡条件时那样总有保证。这时外界的影响与系统内部的影响呈非线性关系，即非简单的因果关系，而且带有很大的随机性、偶然性。所谓随机性是指一事物在某一时刻，人们无法预知他是否会发生。但是，在一段时间内，他总会发生若干次，并且人们可以大致预测这个次数。时间段越长，人们的预测愈精确。所谓偶然性是指事物的发生不是经常的、必然的。在负熵流的作用下，体系内的非线性动力学机制（即系统内部分之间的关系，并不单纯存在于数学中的那种代数可加性，而一些复杂的函数关系——是一种不成比例的关系，如正负反馈），使得体系中各个单位有可能合作行动，将某种随机小的涨落放大，成为一个整体、宏观的"巨涨落"，使系统进入不稳定态。在不稳定点附近，涨落出现了极大的反常，不再像平衡态附近那样只是对平均值作小小的修正，会使系统发生突变。系统中的微观粒子会突然自己组织起来，形成新的稳定高度有序的结构——耗散结构。

在这种现象中，涨落的行为起着决定性的作用。在远离平衡的非线性区，系统的涨落、非稳定性就不再是一个干扰的因素，而是耗散结构形成的杠杆。通过涨落达到有序是普利高津的另一个重要观点。可见，远离平衡是产生不稳定的一个必要条件，他与系统的涨落为有关。于是普利高津提出了"非平衡可能是有序的根源"的著名论断。

通过上述讨论，我们可以知道，在宏观世界中，存在着方向相反的两类过程：在平衡态附近，趋近平衡，即趋向简单、混沌、无序；在远离平衡的地方，经过突变，产生耗散结构，即产生更复杂更高级的有序组织。宏观世界中的万事万物，总可以通过其中一种找到自己的归宿。人体是高级的耗散结构，而耗散结构是在远离平衡的条件下形成和维持的稳定有序结构。这一新概念的确立，把我们从平衡之梦中催醒，使我们改变了生命机体传统的平衡观。

三、生命平衡观的症结所在

生命的平衡观在医学界有着广泛而深刻的影响。人们一向用平衡观去解释、认识生命现象，至今难以纠正这种为人们误解的传统观点。从哲学讲，物质世界的运动是永恒的、绝对的，静止是相对的，而平衡则意味着相对的静止。众所周知，事物的发展变化是矛盾运动驱使的，而不是"平衡"带来的结果。生命体处于不停的物质运动状态，新陈代谢活动本质上是物质的矛盾运动，即中医所说的阴阳二气的对立统一运动。显然，用平衡观点解释生命观是不妥当的，于是人们又用动态平衡观点去认识。按照这个观点，健康是一种平衡态，疾病就是失去了原有的平衡，疾病的治疗则是恢复平衡。于是活的机体需要平衡，追求平衡，而且能维持平衡。既然由于某些原因平衡遭到破坏，经过多种因素的促进，能自然恢复平衡或重建平衡，生命的过程始终处于不断打破平衡再恢复平衡的状态。近几十年来，这种生命的动态平衡观也影响到中医界。一些学者将"阴平阳秘"的健康态解释为阴阳的动态平衡，将疾病解释为阴阳的不平衡，将中医的调治法看作是阴阳的调理。用这种动态平衡观虽然能成功地解释生命体阴阳消长的相对运动状态，但仍然不能正确地解释生命过程的生长、发育、繁殖、衰老、健康、疾病、生死差别等生命现象中的重要概念，也不能全面解释中医的调治诸法。耗散结构论中有关活机体及生命系统的最新见解，使我们的耳目为之一新，传统生命平衡观的提法值得商榷。

从耗散结构理论来看，生命的平衡观根源于平衡态和稳定性概念的混淆。人们常将平衡态片面地理解为体系的宏观性质不随时间变化而改变的状态，以至于系统的稳定性混为一谈。在热力学中，系统的平衡态和系统的稳定性是指系统宏观性质不随时间变化的恒定状态。这种稳定状态又称定态。平衡态是定态的一种特例，而定态则不一定平衡。开放系统一旦达到平衡态，不仅宏观性质不随时间变化，而且系统与环境之间不再有宏观的物质转移和能量传递，系统内部也不再有任何宏观过程。开放系统的非平衡定态，虽然体系的宏观状态已不随时间变化，但体系内部仍可发生各种宏观过程（不管这种过程如何缓慢），系统与环境仍在不断地进行物质与能量的交换，只是这些内部过程和外部交换过程的总效果使得系统的宏观状态不变而已。我们以热传导为例，一根金属棒，初始时一端冷，一端热，在外界温度恒定的条件下，或在金属棒外面包着绝热层，使之不受外界条件的影响成为孤立系统，经过一段时间，热量将从一端传向另一端，直至金属棒内各点温度都相同，我们说金属棒是处于热力学平衡态，当然也算是一种定态。但是如果把金属棒一端置于恒定的高温热源，另一端置于恒定的低温热源，金属棒内就会有热流稳定而有序地从高温端传向低温端，经过一段时间后，棒内各点温度不同，但各点的温度差不随时间改变而改变，这种恒定的温度分布状态是非平衡的定态，而不是平衡态。因为金属棒中仍有恒定的热源通过。外界热源不断供给金属棒热量与金属棒不断向外界散热的总效果，使得金属棒维持着温度分布不随时间变化的稳定状态，这是一种具有定向运动而又相对恒定的状态。平衡态是内部没有宏观不可逆过程的、达到平衡的一种恒定状态。无论是平衡态还是定态，尽管系统处于宏观不变的状态，体系内部的分子仍然在做不停的热运动，因此，体系的微观状态仍然在不断地变化，只是微观粒子运动的平衡效果不变，因而状态参量的宏观观测值保持不变。所以热力学平衡态又称作动态平衡。

四、人体处于远离平衡的种种定态

生物体在生命发展过程的某个阶段可能处于一个宏观不变的状态。如人体在生、长、壮、老各个阶段，机体的各状态参量各具有相对稳定的特征，幼儿时期的脉搏速率为 100 次 / 分，成年人为 60～80 次 / 分。人体生物钟现象，也是一种相对恒定的状态，尽管人体的血压、体温、血糖、激素、酶等能伴随宇宙节律而发生日、月、季、年周期的节律生变化，但这只是偏离生命平均值的有限波动，他类似生理学中的涨落。例如人的正常体温平均为37℃，在一昼夜之内会有一定的波动，清晨2～6时最低，下午5～6时最高，但是波动梯度不超过1℃，人体体温是处于36℃～37℃相对恒定的状态。遗传也是一切生物所供有的特性之一，从生命发展中来看，同种生物子代和亲代保持相似的现象，生物的遗传现象也是一种宏观相对恒定的状态。对于同种个体之间的变化，亦可看作是涨落现象，他是生物向更高层次有序状态进化的种子。上述种种生命现象皆为生物体的种种定态。但是在生物体内必定继续进行着新陈代谢过程，任何生物高度有序稳定状态的维持以及生长、发育、繁衍后代、进化等，都是通过新陈代谢不断地同周围环境交换物质、能量和信息，依靠不断地摄取、消耗负熵以实现的。人体作为耗散结构，其代谢产物或是被生命系统所排出，或是被送到细胞的其他部分，以满足其功能的需要，可见其能量与物质的供给是在远离平衡条件下进行的。因此人体不随时间变化的相对恒定的状态是远离平衡的种种定态，而不是热力学平衡态。活的机体一直处于适度远离平衡的状态，而人们常说的人体的"动态平衡"实质上是指远离平衡的种种定态而已。正如奥地利生物学家冯·贝塔朗菲说："每一个生命有机体本质上是一个开放系统，他是在连续不断地吸收和排泄之中，在不断构成与破坏组成成分之中保持他自己的。只要他活着，就不会处于热力学平衡的状态，而是处于与此不同的所谓稳定状态之中。"这种稳定状态即是远离平衡的种种定态，现代生物学称作自稳态。生命体一旦由远离平衡态走向平衡态，就等于走向混乱、走向无序、走向简单，即意味着死亡。生命的过程是一个由"远离平衡态走向平衡态的不可逆过程。

另外，从数学角度来看，线性方程只对应着一个解，而用非线性微分方程描述的非平衡系统，其演化有可能出现多个不同的方向和结果，因而有着多个不同的解，他们分别对应于不同的定态。这说明非平衡线性区只有一种定态，而远离平衡的非线性区可能具有多个定态。对于人体来讲，健康是一种定态，健康人要经历生、长、壮、老生命过程各个阶段生理状态的变化，不同年龄段相对稳定的生理状态属于不同的定态。疾病也往往是一种定态，而疾病又是千姿百态，多种多样的，每种疾病在不同发展阶段也都具有某种稳定的定态等，这一事实就从反面说明人体不是处于平衡态，而是处于远离平衡的种种定态。正因为人体处于远离平衡的非线性区，系统变得不稳定，因而有可能发生不同定态间的跃迁现象，因此健康不是永恒的，疾病都是可以治愈的。人体只有处于远离平衡区，遵守适合于特殊的非线性相互作用和远离平衡的物理定律，才能获得了对外界环境的适应力及自我调控、自我修复的能力，即生命力。

五、中医论人体的适度远离平衡

中医的天人相应论、气机升降说及藏象学说中有关人体新陈代谢活动的论述，业已说明人体是一个远离平衡的开放系统。让我们带着生命体系的非平衡观进行分析，认识中医学有关生命现象及其病理的论述，从而更深刻地理解他，更自觉地运用他，充分发挥中医的优势。

（一）人体不具备平衡态的特性

平衡态具有空间均匀性、时间不变性和对抗各种扰动而保持稳定性的特点，而人体不具备平衡态的特点。《内经》关于人体是三阴三阳时空定态结构的藏象学说，说明人体是空间非均匀的结构。《素问·血气形志》说："夫人之常数，太阳常多血少气，少阳常少血多气，阳明常多气多血，少阴常少血多气，厥阴常多血少气，太阴常多气少血，此天之常数。"与自然界阴阳之气在空间的分布规律相应，人体气血在空间的分布是不均匀的，说明人体并非处于平衡态。现代医学的研究支持这种观点，从分子水平来看生命物质的分布是不均匀的。由于细胞钠钾泵的作用，使细胞内外钾的浓度相差 20～40 倍，钠的浓度相差 7～12 倍。从宏观状态来看，人体也是一个非平衡体系。我们知道，口腔、腋下与肛门的温度都不一样，我们所说的正常体温只是一个平均值。1973 年，美国明尼苏达大学戈德伯教授，通过对人体血浆和组织中两种环核苷酸 cAMP（环磷酸腺苷）和 cGMP（环磷酸鸟苷）相互拮抗、相互制约的生物学效应的研究，进一步提出生物控制的"阴阳学说"。人体 cAMP 与 cGMP 是体内两种对立的调节系统，可能是中医阴阳理论的物质基础。cAMP 能促进脂肪和糖原合成，心肌舒张，溶酶体酶和组织胺增加，有似于"阴"，而 cGMP 能促进脂肪和糖原分解，心肌收缩，溶酶体酶和组织胺减少，其作用有似中医学说中的"阳"。cGMP 在体内含量很低，最多只有 cAMP 的 $0.1～0.2$，因而他们按一定比例分布于动物的各种组织中。但是在胸腺、胰、小脑与精液中，cGMP 含量很高，几乎与 cAMP 一致，这不仅说明人体阴阳的非平衡性，也说明阴阳物质在人体分布的非均匀性。

失稳是远离平衡系统的一个重要特征。人体在生命发展过程中的某个阶段可能处于一个宏观不变的状态，但是机体内外各种因素的干扰，会产生偏离这种定态的涨落而失稳，由于涨落的大小和具体形式及系统与外界交换物质能量的状况不同等因素，其演化有可能出现多个不同的方向和结果。人的一生中具有多种相对恒定的状态，在一定的时间范围内，在一定的条件之下，人体可能从原来失稳跃迁到多个可能定态中的一个。如有可能向更高水平的健康有序态进化，也可能从生理状态转变到病理状态。疾病发生后有可能康复，从病理性的某种定态跃迁到进步了的健康态，也可能发展变化跃迁到另一种病理性定态，甚至于死亡。这说明人体具远离平衡系统不稳定性的特征，人体是处于远离平衡的种种定态，而不是处于平衡态。如果说人体处于平衡态，则健康应是永恒的，然而这并非事实。《灵枢·顺气一日分为四时》说："夫百病之始生者，必起于燥湿寒暑风雨，阴阳喜怒，饮食居处。"六淫之邪、七情刺激、起居无常等内外因素的干扰超过一定限度，都可以使人偏离健康态而发病。同样的道理疾病的定态有可能失稳趋于康复，由局部无序的跃迁到一种新的进步了的健康有序态。《灵枢·九针十二原》说："今夫五脏之有疾也，譬犹刺也，犹污也，犹结也，犹闭也。刺虽久，犹可拔也；污虽久，犹可雪也；结虽久，犹可解也；闭虽久，犹可决也。或言久疾之不可取者，非其说也……疾虽久，犹可毕也。言不可治者，未得其术也。"《内经》充满信心地从理论上提出没有不治之症的思想，这个令人振奋的论断，如今从耗散结构理论中找到了不稳定性和非平衡态的分支跳跃现象的理论基础之上的。针对疾病定态的复杂多样性，中医在发展过程中创立不同的辨证论治体系，如八纲辨证、脏腑辨证、卫气营血辨证、六经辨证、三焦辨证和气血辨证等。

远离平衡态的另一个特点是外界因素与系统内部的响应是呈非线性关系。中医认为，来自自然界、社会的致病因子与人体内部的响应呈线非性关系，而且带有很大的随机性、偶然性。无论是六淫之邪还是七情刺激，对人体的干扰都是随机的、偶然的。其危害人体致使人体产生偏离健康态的涨落是必然的，但是涨落的大小则带有偶然性，他是否能令人发病，何时发病，发病后病情的轻重，病变的部位，发为何病，所有这些机体的反响，可因致病因素的强弱、人体正气的盛衰、个人体质禀赋等多种因素而带有随机性，且不是简单的因果关系。古代医家在长期的医疗实践中总结出人体发病的规律，认为发病与否，关键在于人体正气的盛衰。《灵枢·百病始生》讲得很清楚："风雨寒热，不得虚，邪不能独伤人。卒然逢疾风暴雨不病者，盖无虚，故邪不能独伤人。此必因虚邪之风，与其身形，两虚相得，乃客其形，两实相逢，众人肉坚。其中于虚邪气，因于天时，与其身形，参以虚实，大病乃成，气有定舍，因处为名。"说明发病乃因正气虚，凡邪气侵袭停留之处，乃正气空虚之处，亦为病所。对于此说，古代名医在临床实践中有所验证。例如清代医家薛雪论湿温病的发病与传化时说："太阴内伤，湿饮停聚，客邪再至，内外相引，故病湿热。此皆先有内伤，再感寒邪，非由腑及脏之谓。若湿热之证，不夹内伤，中气实者，其病必微。或有先因于湿，再因饥劳而病者，亦属内伤夹湿，标本同病。然劳倦伤脾为不足，湿饮停聚为有余，所以内伤外感，孰多孰少，孰虚孰实，又在临证时权衡矣。"关于病变的传化薛氏提出了体质从化的问题。他说："湿热病，属阳明太阴经者居多，中气实则病阳明，中气虚则病太阴。"暑湿之邪侵入人体，素体气血旺盛者，则邪随火化而归阳明，素体脾胃阳气虚者，则邪随湿化而归太阴。王好古论阴证发病时亦说："有单衣空腹而内外俱感者，所禀轻重不一，在人本气虚实所得耳。外寒饮冷，误服凉药而独得阴证哉！重而不可治者，以其虚人，内已伏阴，外又感寒，内外俱病，所以不可治也。"有时即使人体正气不虚，偶尔疏忽了生活调摄，饮食饥饱不一，穿衣保暖不慎，致使机体一时性抵抗力下降，或因医源性的误治，伤了人体正气，也容易为外邪乘袭而发病。以上所讲是一般发病规律，即"邪之所凑，其气必虚。"然而证与临床不尽如此。临床也有正气不虚，但因外邪过盛，超过了人体的适应能力和自我调控能力而发病者。这种情况往往出现于急性传染病——温疫的发病。如《素问·刺法论》说："五疫之至，皆相染易，无问大小，病状相似。"过于剧烈的情志变化，在人正气不虚的情况下，可引起气机逆乱而令人致病。如《素问·生气通天论》谓："阳气者，大怒则形气绝而血菀于上，使人薄厥。"这两种情况为致病因子过于强烈，郁遏气机使信息调控和能量转移利用发生障碍所致。

一般来讲，正气可抵抗疾病，增强体质，邪气令人致病，伤人正气，耗散机体物质与能量。但是，邪气在一定条件下也可刺激机体使正气强化，而正气过盛在某些时候也可因其与邪气交争过激而使机体病损加剧。在人类的生活环境中，各种致病因素无时不在，无处不有，其令人致病是随机的，要想绝对"虚邪贼风，避之有时"是不可能的，但人们并未因素时刻处于疾病状态。除了正能胜邪的因素外，邪气在疾病预防中也起到一定的作用，一些长期生活在某传染病区内的人，虽然经常接触致病源，但发病率并不高，而一些新到疫区的人却很容易发病。又如一些肺结核病人家属对结核病倒有一定的抗病力，但外人却容易感染结核。这并非发病者皆正气虚弱，而是因为他们的机体缺乏这种病源的长期刺激而产生特异的抗病物质与能力。可见邪气侵入人体可激发并强化正气，是人体保持健康的重要因素之一。如果邪气仅仅致病而无上述效果，人类将无健康而言。一些长寿老人常是大病之后的复康者，说明邪气可令人产生偏离健康态的涨落，激发机体非线性的动力学机制，使人向更高层次的健康水平跃迁。邪气激发正气的效应，古代医家有所认识并运用于临床。如晋代葛洪的《肘后备急方》中就有用疯狗脑浆涂敷人的伤口以防治狂犬病的记载。宋代的医家已经知道使用"人痘接种法"以预防天花。明代医家薛立斋在《痘疹世医心法》中说："麻疹得过不再作。"并提出让易感儿童主动接触症状较轻的麻疹患儿，显然是为了使小儿体内产生能够抵御麻疹疫毒的正气，从而避免发病或发病亦轻。这些"以毒制毒""以邪制邪"的方法，被有效地用于预防急性传染病，这是中医免疫学的萌芽。从耗散结构理论来看这些免疫疗法，实际上是给人体致病信息，激发机体非浅性动力学机制的自我调控能力，产生向新的有序进化的巨涨落，促使机体产生非平衡相变。

一般来讲，正气起着积极的抗病作用，但在某些特殊情况下，过盛的正气反倒加剧病损。临床医生有时会碰到这种情况，几个同时感受同样疫疠之邪的病人，其中身强力壮、正气充盛的患者病理损伤反而比素体虚弱者严重，其预后也更为不良。经验告诉我们，体弱多病者反不易患急病而且可能获得长寿，而一些体壮者一旦发病，证情皆为严重，还可能卒死。《素问·六微旨大论》曰："亢则害，承乃制。""亢则害"就是指正气过于亢奋反会给机体造成危害。从耗散结构理论分析这一现象，可能是由于机体内的非线性力学机制使人体产生的巨涨落，造成了一些对生命有重要意义的参考数越出了"生"的区域因而猝死，而未能向最佳稳定分支定态跃迁。

我们知道，疾病的发生，发展过程是邪正交争的过程，正气不足就表现为虚证，正气盛则表现为实证。一般说来，实证的治疗及预后较虚证为好。但临床上都有许多实证病势凶险，治疗棘手，预后不良。在某些急性传染病的极期，如温病的气分证或伤寒伤的阳明病，都属于正盛邪亢而剧烈的实证阶段，患者病情恶化，甚或死亡的发生率要高于其他阶段。这固然是由于邪气过盛，但也有相当一部分患者是因正气太盛，抗邪过度。在这过程中机体所需消耗的物质能量较大，加重了机体脏腑组织的负担，进而造成更为严重的病理损害，使病情趋于恶化。此外，临床上还可发现，有的病人机体应激反应过亢，即便是轻微的邪气侵入，正气亦能与之发生剧烈交争，其结果虽然消灭了致病因子，同时也给机体自身造成不应有的严重损害。这些特殊的反常的临床现象进一步说明人体是处于远离平衡区，机体对外界致病因素的响应呈非线性关系。现代免疫学原理告诉我们许多变态反应疾病实际上是人体自身免疫过度的结果。某些急性传染病，如流行性出血热、乙型脑炎、重症肝炎等的病理过程，也常有自体免疫参与其中。因此这类患者中，免疫机能强的（正气盛者）其病情就严重，预后也更差。据报道，流行性出血热患者中青壮年占88%。而那些病情严重迅速恶化而导致死亡的病例，则多见于身强力壮者，基于这一点，在治疗过程中亦要"损其有余"。

既然正气的太过和不及均属不利，那么同扶助正气一样，削弱过亢的正气，在某种意义上讲也是重要的治则之一。比如治疗正邪交争过剧的证候，在驱邪的同时，有意识地抑制正气，治疗正气应激反应过剧的证候，当以抑制正气为主。这就是《素问·生气通天论》中所说的"少火生气，壮火食气"。而朱丹溪则强调："相火妄动为元气之贼，动而中节为人身之动气。"其论生理相火与病理相火混谈，有其道理。是同一种生命物质功能对外邪的反响成非线性关系，反响在生理范围内则为生理相火，超过这一范围则为病理相火。朱丹溪说："人之疾病亦生于动，其动之极也，病而死矣。"关键在于这个"极"字，在于机体物质运动的限度。因此朱氏强调以苦寒之品泻相火，实为抑正法。中药里的一些治疗寒热实证的温燥苦寒之品，可能就具有"驱邪"和"抑正"的双重功效。认清人体正气作用与外邪之间的非线性关系，就可以正确、认识中医生理、病理学方面的有关论述，认清人体正气与外邪的二重性，在某种意义上讲正气、邪气无绝对含义，他们都是针对人体有序态维持的利弊相对而言的。由此也就可能在上述中药中开发出来似于免疫抑制的药物来，促进中医理论和治疗学的发展。

综上所述，我们可以看出邪正双方是矛盾的对立统一，彼此间存在着复杂的非线性关系，而上带有随机性、偶然性。他们在一定条件下，向各自作用的反面转化，用非线性非平衡的生命观察来认识这些问题，不仅有助于我们正确认识、理解、解释中医生理、病理学的丰富内容，而且有助于中医理论的补充和完善，促进中医预防医学和临床治疗学的发展。

虽说非平衡非线性定态与平衡态都有宏观状态下随时间变化的特点，但二者是有区别的，非平衡非线性定态是一种具有定向运动而又相对恒定的状态，体系内仍有宏观过程发生，系统与环境仍在不断地进行物质与能量的交换，就中医来讲，升降出入运动须臾不停。天人相应，人体还会随宇宙节律产生阴阳的消长变化，即具有自己生命的节律。而平衡态系列，其内部没有宏观不可逆过程，不会产生振荡现象。普利高津通过实验指出有在系统远离平衡以后才会出现振荡，如果说生命处于平衡态，是不会出现生物钟现象的。

（二）生命过程的非平衡定态

《内经》将人体在生命过程中的变化描述为抛物线形式，是一个由远离平衡态走向平衡态的不可逆过程。活的机体在不同的年龄段处于某种相对稳定的状态，从而构成生长、发育、繁殖、衰老、死亡现象。《素问·上古天真论》云："女子七岁，肾气盛，齿更发长。二七而天癸至，任脉通，太冲脉盛，月事以时下，故有子。三七，肾气平均，故真牙生而长极。四七，筋骨坚，发长极，身体盛壮。五七，阳明脉衰，面始焦，发始堕。六七，三阳脉衰于上，面皆焦，发始白。七七，任脉虚，太冲脉衰少，天癸竭，地道不通，故形坏而无子也。丈夫八岁，肾气实，发长齿更。二八，肾气盛，天癸至，精气溢泻，阴阳和，故能有子；三八，肾气平均，筋骨劲强，故真牙生而长极。四八，筋骨隆盛，肌肉满壮。五八，肾气衰，发堕齿槁。六八，阳气衰竭于上，面焦，发鬓颁白。七八，肝气衰，筋不能动。八八，天癸竭，精少，肾藏脏衰，形体皆极，则齿发去。"说明肾气在人体生命过程中有盛衰的变化。其在生命过程中的非均匀的抛物线式的盛衰变化，构成了人体生长、发育、繁殖、衰老等生命现象，他是生命发展过程中的非平衡线性区的种种定态。中医认为肾气是人的先天之本，是从父母那里最初获得的生命物质与能量，有促进人体生长、发育和生殖能力的作用。女子在 28 岁以前，肾气日盛，生长、发育以至成熟，具有生殖能力，生命力旺盛。中医又认为，脾胃为后天之本，人体出生后，脾肾子系统是人与自然界进行物质、能量交换，摄取负熵，排出熵增的主要途径，肾气在生命活动中逐渐被消耗，主要依靠脾胃摄取水谷精气不断补充，这个过程便是物质和能量转移、利用和储备的过程。女子二十八岁以后由于阳明脉衰，后天之本日弱，人开始衰老并丧失生殖能力。男子在三十二岁以前肾气日盛，其后日衰。由此体现出人体生、长、壮、老不同年龄段的宏观不变的相对恒定的状态。无论男子还是女子，《内经》均强调人体衰老是由于阳明脉衰，阳气衰竭于上、说明衰老是由于机体摄取负熵能力衰减所致。人体是高级耗散结构，生命过程本质上是一个物质、能量的耗散过程。

《灵枢·天年》又以十年为周期，描写了人体生命过程中由于脏气的盛衰变化构成的生长壮志非平衡线性的种种定态以及由远离平衡态走向平衡态的机转。该篇写道："人生十岁，五脏始定，血气已通，其气在下，故好走。二十岁，血气始盛，肌肉方长，故好趋。三十岁，五脏大定，肌肉坚固，血脉盛满，故好步。四十岁，五脏六腑十二经脉，皆大盛以平定，腠理始疏，荣华颓落，发鬓颁白，平盛不摇，故好坐。五十岁，肝气始衰，肝叶始薄，胆汁始灭，目始不明。六十岁，心气始衰，苦忧悲，血气懈惰，故好卧。七十岁，脾气虚，皮肤枯。八十岁，肺气衰，魄离，故言差误。九十岁，肾气焦，四脏经脉空虚。百岁，五脏皆虚，神气皆去，形骸独居而终矣。"在三十岁左右，人体五脏气盛，功能健全协调，可以从自然界摄取充分的负熵，故而体格健壮，动作敏捷，生命力旺盛，同化过程占优势，阳生阴长为主。到了四十岁，进入中年，同化过程和异化过程均衡，人体摄取的负熵与信息熵的输出均衡，故而维持着生命健康有序的稳定状态，即身体盛壮。但已有阳杀阴藏的趋势和征兆，处于向衰老变化的临界点。五十岁以后，人逐渐衰老，五脏之气渐衰，机能逐渐衰退，身体渐弱，神气亦日减，异化过程占优势，熵增大于负熵的摄取，阳杀阴藏为主。整个生命过程呈现出童年、青年、壮年、老年以至衰亡的生命现象。《内经》指出："神气皆去、形骸独居而终矣。"说明信息调控是有序结构得以维持的关键。生命过程中，信息的大小也呈抛物线状。生命过程生长壮老已现象的出现，是人体远离平衡的本质表现，每一个阶段的变化，都是机体远离平衡某一定态的失稳现象，是非线性的随机涨落驱动每个阶段的平均生理阈值，为一个定态。每个阶段都是非平衡非线性的某一定态，都具有象征性的生理特值。如童年血压在 90/60mmHg 左右，青年人血压在 120/70mmHg 左右。老年血压则在 140/90mmHg 左右。每个年龄段的跃迁皆是原有参考态的失稳，会产生偏离原定态宏观参数的平均值，而涨落的大小又是随机的，因此常会出现一些病征，如青春期高血压、青春期甲亢以及更年期综合征等，均属失稳现象，由于非平衡相变过程的涨落行为所致，当机体跃迁到另一年龄段的稳定有序态，这些病征不治自愈。在生命不可逆的过程中，疾病与健康、劳动与休息、紧张与松弛，凡此种种是不可逆的。人就是在无数次的跃迁中不可逆地成长、发育、盛壮、衰老，直至死亡。随着医疗保健事业的进步和人民生活条件的改善，人的寿命都有较大延长，但决不会返老还童。所谓的返老还童现象以及疾病的康复都不是恢复原来的状态，而是向更高层次的稳定有序态进化的现象，是一种非平衡定态的稳定有序态进化的现象，是一种非平衡定态间的跃迁现象。生命过程的不可逆及其由远离平衡态的平衡态过度的抛物线现象，可能与人体内大量的过程是不可逆过程有关，而过程中物质、能量的消耗也是不可逆的。这些过程的熵产生虽然可以负熵流来抵消，但人的自组织能力有限，与体内熵增趋向作斗争也就有限了。因此生命过程总是体内信息量的减少，组织程度降低的熵增趋势，当熵增加达到最大值，出现了热力学平衡，人就死亡，有序结构崩溃。复杂系统的宏观运动总是不可逆的，人就是在无数次的循环中不可逆地成长、壮大、衰老，直至死亡。从有序到最后到无序乃是生命发展的自然趋向。精气神是人身之三宝，神以精气作为物质基础，又是物质、能量盛衰的表现，神作为光能（即中医所讲人体的神色）则是物质、能量的存在形式，当神作为人体自我调控机能出现时，神又可视作信息。生命不可逆过程中精气神的盛衰变化可视作物质、能量、信息的盛衰变化。生命过程精气盛衰变化的统一，是机体内物质、能量、信息代谢机能变化的统一，生命活动是人体内物质、能量、信息三个量的综合协调运动，其中信息调控起主导作用，因此中医十分强调"神"的存亡，他是生命体征的象征。是有序结构存亡的关键。

远离平衡表示了有序性、低熵性的运动状态。在远离平衡的非线性区，系统充满了生机只要活着，生命体总是按着远离平衡非线性系统的规律对机体内部的过程进行有效的控制，将机体维持在最佳的稳定有序状态。因而生命体力求远离平衡，不需要平衡，亦不是处于线性非平衡区，而是尽力将自己维持在远离平衡态。必须指出，并不是说离平衡态越远越好。当前的研究指出，当远离平衡的程度再进一步增加时，在远离平衡的非线性区之后出现的是混沌区，在那里，体系的行为完全是随机的，体系的瞬间状态不可预测。混沌无序态的出现，将完全破坏生物有序，有人认为癌症患者是处于混沌区的一种状态，生命的有序是存在于热平衡的无序和混沌态的无序之间的一种状态，他必须处于远离平衡的条件之下，但又不能处于过分远离平衡的条件。生命在于运动，但又有一定的限度。《素问·六微旨大论》说："夫物之生从于化，物之极由乎变，变化之相薄，成败之所由也……成败倚伏生乎动，动而不已，则变作矣。"讲的正是这个道理。非平衡系统的不稳定涨落是非平衡相变的触发器，特别是处于某些特殊分支点（又称突变点、临界点、非平衡相变点）的涨落往往被放大，使系统的宏观定态改变，系统的特征值（或称阈值）是涨落被放大并起了决定作用的分支点。人体内的演化在达到一定阈值时，就会发生非平衡相变。健康与疾病的转化以及疾病的发生发展变化都属于非平衡相变，关键在于寻找相变点，即《内经》所说的"物极谓之变"的"极"。医学上常常讲人体的健康稳态的适度稳态，所谓"度"也就是限度，是指人体各状态参量的生理特征值，即非平衡热力学所说的非平衡定态的阈值，是一度两点。这个特征值又是疾病发生的临界点，超越这个阈值范围皆为病态。例如健康人体心跳频率的一度两点是 60 ～ 90 次，只有维持在这个适度范围内的涨落，才属于正常生理稳态变化的心跳频率。低于 60 次的下限为心动过缓、高于 90 次的上限是心动过速。又如当 DNA-RNA- 蛋白及细胞增殖的进程，脱离了正常的轨道，会使细胞无限生长，发生癌变，癌细胞又恶性膨胀地增殖，当体内癌细胞达到 10^{15} 个以上，就会导致癌症。癌症的发生，严重地破坏了机体和稳定有序，以致最后吞噬人的生命。疾病的定态也具有特征值，偏离疾病的特征值涨落则意味着病态的失稳，通过治疗，疾病有可能康复，也可能发展变化到另一个病态，关键取决于人体的自我调控、自我修复的能力，以及治疗的得当与否。在医疗实践中探寻疾病的失稳点，对于揭示疾病发生发展的规律，实现中医辨证论治的定量化有着重要的意义。《素问·阴阳应象大论》说："阴胜则阳病，阳胜则阴病。"又说："故重阴必阳，重阳必阴。""寒极生热，热极生寒。"都是强调人体的生命活动及疾病演化具有一定的限度。所谓"胜""极""重"便是非平衡相变突变点的模糊提法。《素问·生气通天论》强调："阳气者，烦劳则张。"阳气为生命物质，以能量形式存在，是人体功能活动的能源和维持正常体温的热源，如果不注意劳逸结合，饮食不节，情志太过，劳役过度，这些均属阳气动之太过，能量耗散太多，则会变为危害人体壮火，令人患内伤火热证。李杲脾胃论中所论内伤热中证之病机，刘完素论五志化火，朱丹溪的相火论讲的都是这一问题。这一过程实为能量耗散转为高熵低能及其释放的过程。在正常情况下，人和体温调节有产热和散热的控制系统，从而保证人体内环境的稳定有序。当上述种种因素干扰致使体温调控系统失效时，产生热量太多，就会产生热扰动。刘完素、朱丹溪认为内伤热证主要是心、肾子系统水火调控的失效，此时可能由于过剩热量使体温升高，引起发烧，也可能保持体温不变，热量以熵形式存在于体内。也许会造成热量过剩引起的积累，火郁之证则属这种情况，热干扰可引起人体内环境有序程度下降，熵值升高。李杲所说的气火调及升降失皆会引起人体摄取负熵和排出内熵机能的失调造成疾病，也可能为熵病。一切由于熵的积累引起的疾病都可称为熵病，热熵与非热熵的出现皆会引起熵病，内伤火热就是熵病。伤寒阳明实证也是熵病。更剧烈的熵病可见中暑，这种"热"是由于热熵积累造成的。在熵值积累下人体有序度下降，调节功能减弱，因此很易患病。如在有虚火、内热情况下对外感风寒，很易患感冒等病。因为外界低温会引起人体皮肤肌肉收缩，血管拘挛，则中止人体排热。此时熵值更易升高，使人体调节的能紊乱而致病。同样，在人体剧烈活动时产生的大量热量需排除。若此时遇寒，也由于同样原因而患病。李杲说："脾胃之气既伤，而元气又不能充，而诸病之所由生也。"又说："胃虚则脏腑经络皆所受气而俱病。"元气是指生命基本物质以及机体自我调控能力。人体内热、虚火积累时，加强水分代谢能起有益作用，或促使散热功能的恢复。细胞内热熵可通过水流过细胞而带走。因此中医治疗内伤火热证常用滋阴疗法，李杲则用补中益气升阳泻火要法，以加强脾肾功能，充分发挥其调节全身气机升降出入的功能，使负熵摄入及排出熵增功能恢复，水液代谢正常，恢复体温调节系统的正常功能及其协调关系。而其他医家治疗内伤火热证，用汗、吐、下三法亦可，目的在于促进熵流，排出高熵。

仍以现代对人体环境核苷酸的研究成果为例，正常人体细胞内有一系列因素调节 cAMP 和 cGMP 的水平，使之保持一定的正常比值，上海内分泌研究所和上海第二医学院邝安坤等人，对甲状腺功能亢进中医辨证为阴虚的病人，和甲状腺机能减退中医辨证为阳虚的病人，血浆中环核苷酸变化进行了测定，发现甲亢病人血浆 cAMP 增高，而 cGMP 减少，cAMP/cGMP 的比值升高，甲减病人血浆 cGMP 增高，cAMP/cGMP 比值降低，这些与《内经》所说的"阴胜则阳病，阳胜则阴病"的观点极为相似。

人体是时空有序和动能有序的高级耗散结构。疾病是机体有序度的变异，空间结构有序变异，则患所谓的器质性病变；功能有序变异，则患所谓的功能疾病。时间有序度变异，往往是疾病发生的先兆和危险信号，无论哪一类型的病变，都是偏离了健康定态的涨落所致，皆为健康态的失稳。现代医学中的神经官能症常常不引起人们注意，从耗散结构论来看，属于信息反馈调节失常，功能有序的破坏。根据描述结构、功能、涨落的关系来看，这类疾病不及时纠正，势必导致结构有序的破坏也会发展为器质性病变。中医十分重视功能的有序的调节，用这个原理可以明确其中的科学道理。

根据耗散结构原理应当明确，由于时间的不可逆性，生命的过程也是不可逆的。因而疾病的痊愈不是恢复原状，而是由原来的健康定态跃迁到了进步的健康定态。不少长寿老人往往是在大病之后，经过适当的体育锻炼而达到了更高层次的健康水平，足以说明这一问题。

（三）用生命的非平衡观认识"阴平阳秘"

中医学认为"阴平阳秘，精神乃治"是人体的健康稳定有序态，这是健康的客观基础和标志，因此是人体自我调控机能所极力要维持或追求的一种状态。长期以来，人们都将"阴平阳秘"解释为"阴阳平衡"。耗散结构理论的创立，为我们提供了新的概念和方法，让我们以非平衡的生命观去重新认识"阴平阳秘"的真实含义。

《内经》中阴阳的概念，各具有特定的内涵和外延。他是对一切事物的属性、状态、趋向的最一般、最抽象的概括，用以反复阐明阴阳之间的辩证统一关系。对于人体来讲，阴阳学说主要说明人体内外结构以及功能之间的对立统一关系，也就是通过阴阳的对立统一运动，从而使机体内外诸种矛盾处于和谐协调的统一状态，即所谓和"阴平阳秘"或"阴阳匀平"态。《内经》在论述人体的脏腑组织时，认为他们在功能属性上存在着阴阳对偶关系。如五脏藏精而不泻，属阴；六腑主泻而不藏，属阳。从耗散结构理论来看，五脏主物质能量的储备，六腑主排出熵增，二者协作保证机体能得到充足的负熵而维持机体的健康有序态。又如营属阴，行于脉中，营运周身发挥其营养作用；卫属阳，行于脉外，具有卫外的功能。再如胃满则肠虚，肠满则胃虚；脾属阴土，胃属阳土，两者燥湿相兼，刚柔相济等。各脏腑组织都是阴阳对立的统一体，人体也是这样一个矛盾的统一体。《内经》将阴阳双方的运动称作阴阳消长运动，将这种协调关系称作阴阳互根、相互制约、相互资生的关系。机体正是通过阴阳双方的协调运动而处于"阴平阳秘"的健康有序态，而这种有序态，也正是通过阴阳双方结构、功能的协调体现出来的，并无平衡之义。

　　整个《内经》在谈到阴阳互根、相互资生、相互制约的基础上，更强调阳气在生命活动中起主导作用。如《素问·阴阳离合论》说："阳予之正，阴为之主。"是说有阳气万物才能生长，有阴气万物才能成形。阴阳相互为用，缺一不可，然而阴是根本，阳是主导。《素问·生气通天论》进一步强调了阳气在生命活动中的主导作用，说："阳气者，若天与日，失其所则折寿而不彰。故天运当以日光明。""凡阴阳之要，阳密乃固……阳强不能密，阴气乃绝。"阳主动，阴主静，阳气的主导作用不是说阳气比阴精更重要，而是为了说明生命体有序结构的维持及其存在建立在阴阳的对立统一运动之上，这只能在远离平衡的开放系统发生，绝不是平衡静止带来的结果。耗散结构是"活"的结构，阳气是生命体活着的表征。在这里讲了阴阳的辩证关系，同样没有平衡的含义。生命体是处于阴阳在一定幅度范围内的消长运动恒定状态，是处于远离平衡的种种定态，绝不是处于平衡态，如此建立机体内外的协调关系。

　　参照"阴平阳秘"的前后文，只有阴阳协调、相互依存之义，并无平衡之说。"阴平阳秘"之前谓"凡阴阳之要，阳密乃固，两者不和，若春无秋，若冬无夏"，强调阴阳协调，相互依存而又以阳气为主导的辩证关系。其后言"阴阳离绝，精气乃绝"，讲阴阳互根、相互为用、彼此协调，是化生万物和一切过程正常发展的重要保证，否则阴阳离决，生化之机告竭，而精绝气亦随之绝。进一步说明阳气虽起主导作用，但不能离开阴而独立存在。阳气必须依附于阴精方能阴气平顺，阳气秘藏而不过分泄露或鸱张，阴阳之气不盛不衰而彼此协调。有人提出《素问·调经论》有"阴阳匀平"一句，匀作均冲，是讲阴阳平衡。"匀"是多意词，匀作均讲只是其中一意，究竟该取何意，当整合本句前后文的内容分析。"帝曰：实者何道从来？虚者何道从去？虚实之要，愿闻其故。岐伯曰：夫阴与阳皆有俞会，阳注于阴，阴满之外。阴阳匀平，以充其形，九候若一，命曰平人。""阳注于阴，阴满之外"有两种说法。张景岳注："阳注于阴，则自经归脏，阴满之外，则自脏及经。"杨上善注为："脏腑阴阳之脉，皆有别走，输会相通，如足阳明从丰隆之穴别走足太阴，太阴从公孙之穴别走足阴明，故曰外也。"无论哪种讲法，都是讲脏腑经络是调节生命活动的场所。张景岳讲脏腑与经络之间的相互调节，脏腑在于人体之内为阴，经络属于脏腑之外，为阳。二者相互调剂，推动阴阳的对立统一的矛盾运动。杨上善是讲阴经与阳经的相互调剂。关于"匀平"做何解释？《甲乙经》卷六第三作"紃平"，《太素》卷二十四虚实所生作"旬平"。旬通徇，作巡行讲；"紃"通循，循亦通巡。平亦为多义词，其中一解曰通评，评作治理讲。因此联系前后文"阴阳匀平"是讲人体脏腑经络更虚更实，彼此协作，形成生命物质的非均匀分布，导致一定的度，使系统远离平衡，如此方能使气血津液循环恢复，使机体各部分得到充足的气血滋养。这种全身上下调和一致的状态，为正常人。因此"阴阳匀平"是指机体诸阴阳要素处于相互协调的状态。仍然说明人体健康稳态的维持，在于阴阳的协调运动，而不是二者平衡的产物。如果"阴阳匀平"是讲阴阳的平衡，则气血运行停滞，脏腑失养，其结果必定走向死亡。总之，在生命的不可逆过程中，始终存在着无序和有序，失稳与复稳，远离平衡与趋于平衡的矛盾序态和维持，全凭生命诸阴阳对立的协调运动。人体正是在阴阳统一运动中生长、发育、变态、死亡的。戈德伯教授指出，机体的器官通过 cAMP 和 cGMP 的双向调节作用，使细胞的功能保持相对稳定。如 cAMP 使心肌细胞活动加强加快，而 cGMP 则使之减弱减慢，两者相互作用的结果，使心肌细胞活动维持在一定的稳定水平，如此心率被保持在生理阈值之内。其他的组织器官也是如此。而二者相互拮抗、相互制约、共同调节细胞的正常效应，必须在两者维持一定比例的状态下才能发挥。受古代哲学思想的影响，《内经》十分强调阴阳的对立运动对事物发生发展过程的重要作用。如《素问·六微旨大论》所说："物之生从于化，物之极由乎变。"又说："成败倚伏生乎动，动而不已，则变作矣……不生不化，静之期也。"整个的物质世界处于阴阳升降和消长的对立统一运动之中，人体的生存凭借阴阳的矛盾运动，这种运动一旦停止即死亡，即由远离平衡态到平衡态。阴阳的消长运动类似于物理学中的涨落，他是机体从局部无序达到新的有序，阴阳消长现象、气机升降出入不停，意味着人体是处于远离平衡态。

宋代理学家程颐说："天地之化，既是二物，必动已不齐，譬之两扇磨行，不得齿齐，既动，则物之出者。何不得齐，转则齿更不得复齐，从此参差乃变，巧历不能来也。"他指出，天地造化之机如同磨一样，只有阴阳"不齐"的对立运动，才能产生万物，运行不齐是指即阴阳在空间的非均匀分布。说明天地阴阳造化万物的作用，建立在阴阳消长的非平衡的运动基础之上。明代大医家张景岳亦认为："交感生成，气有不齐，物当其会，而变化之由，所以出矣。"不远离平衡态不会产生运动，就如没有电位差，就没有电流；没有温度差，就没有热流一样。人体如果处于阴阳平衡的状态，就不会有气血的运行流通及升降出入的物质能量流，就意味着新陈代谢的终止，是死亡的象征。有人讲我也强调运动了，说的是动态平衡。前面已述，"动态平衡"是从不同层次而言，是分子水平的不同运动而宏观水平的静止，这种状态不运用于解释生命现象，生命现象不仅分子水平处于不同运动状态，而且宏观水平也处于一定限度范围内的不同运动状态。而平衡则意味着宏观的静止，因此用"动态平衡"无法解释生物钟现象的新陈代谢现象，耗散结构理论关于生命现象的实质，亦不能反映中医经典著作《内经》的整体生命观及宏观动态生命观，更不利于运用现代自然科学手段和知识来研究中医理论。近几年来一些学者把阴阳之间的相辅相成、相互制约的协调关系，把生命系统所维持的高度稳定的有序状态误解为平衡或动态平衡，必然严重影响中医的临床疗效，势必影响中医理论的深入发展，因此必须对"阴平阳秘"的平衡论解释予以纠正。耗散结构理论使我们的耳目一新，使我们对健康、疾病的概念在认识上产生了飞跃，对于临床治疗的思维方法、药理作用以及针灸疗法、情志疗法、气功等本质的认识都有启示，对中医的调治会有更深刻的认识，对于更好地发挥中医在临床上的治疗优势将起到积极的促进作用。以远离平衡定态的概念取代"阴平阳秘"的平衡论，是医学的重要理论问题，意义是深刻的，他既是把握正常生理的关键，又是了解疾病的钥匙。在时间不可逆的物质世界中，人体亦处于趋向平衡和远离平衡的矛盾斗争，即生与死的斗争，要想生存，维持生理的稳定有序态，必须保证机体处于适度远离平衡的条件之下。医学的任务就在于维持人体稳定有序态，那么养生、治疗无非是运用不同手段，遵循生命体远离平衡的非线性的运动规律，即预防和治疗都是为了维持增进人体的稳定有序。

现代医学研究所说的稳态，即热力学的非平衡非线性的定态。1963年，英国实验生物学会对"稳态"的定义是："稳态在其最广泛的含义上包括了使有机体大多数稳定状态得以保持的那些协调的生理过程。类似的一般原理也可应用于结构层次不同的其他水平的稳定状态的建立、调节和控制。"必须强调指出，稳态并不意味着没有变化，因为稳态是调节机制的作用结果，可随时间推移而发生变动。从涉及的时间间隔来说，稳态可以几毫米秒到几百万年。稳态的根本特征就在于系统内因素的相互作用，使事物处在特定的状态。因此稳态的概念不仅用以解释生命节律，而且用于解释遗传学中消除突变基因的涉及几代之久的基因稳态调节。

人体稳态的维持是一种"有目的行为"。这里"目的"是指"目标值"，即脉搏每分钟60～90次。而这种适度的数量是人体自我调控的最低标准，最佳目标值是包含在总的适度以内的能够获得最佳效果的度。他可以取得最佳的治疗效果。如心跳频率的最佳适度是每分钟70～90次。人体的自我调控力求将机体推向最佳适度稳态。医疗的目的是通过各种治疗手段，使人体恢复到最佳适度稳态。早在1932年，杰出的美国生物学家堪农在其名著《躯体的智慧》中明确指出："内稳态这个概念指的是一种状态，一种可变的但是相对恒定的状态。"人体宏观稳定态正是在调节、在变动中形成的，他包含了变动的绝对性，调节的必要性，他所强调的根本不是什么绝对的稳定，僵死的不变，只是强调保持变动中的稳定对生命活动的极大重要性。

毋庸讳言，"阴平阳秘"是指远离平衡的种种定态，是远离平衡系统内诸矛盾的对立统一和谐协调的状态。

第五节　人体内存在着非线性动力学机制

耗散结构是在运离平衡的条件下，在热力学不稳定性之上，系统"自己组织起来"的结构，所以耗散结构的理论又叫作系统的自组织理论。远离热力学平衡仅仅是产生不稳定性的一个必要条件，但不是充分条件。从动力学的观点来看，产生不稳定性的另一个必要条件，是动力学过程中，必须包括适当的非线性反馈。这些非线性反馈使得体系中各个单元有可能合作起来行动形成耗散结构。而可变有序的非平衡定态的稳定性，也是通过这些反馈作用得到印证的。人是一个整体的人、是由10^{15}个细胞组成的一个普遍联系的有机整体，这个整体具有组成人体的各个具体部分所不具有的特殊功能，也就是说人体不是各个要素的简单的堆积，人体的各组织器官以非常复杂的函数关系和生命活动各过程的彼此协调。非平衡热力学的这种复杂关系为非线性的动力学机制，这种作用称为非线性反馈作用。人体自稳态的调控机理异常复杂，由人体内外的触发因素产生自稳态的所有变化，都可通过体内对抗该变化的相关因素的加强作用而自动地加以控制，这一效应正是按非线性反馈原理实现的。

中医的调整理论是关于人体自组织的理论，调整本身就是反馈作用。中医天才地认识到，人体在本质上是一个远离平衡的开放的巨系统。这个巨系统是以气为中心的阴阳消长制约、五行生克制化的功能，通过信息建立起来的反馈联系的统一整体。即正常人体内部各脏腑组织、经络通过"气"的运动相互联系，成为一个有机体系而有条不紊的整体。人体内部各脏腑组织相互依赖、相互制约的关系就是一种复杂的非线性的关系，并由此形成系统的自我调控的功能，推动系统定向地发展，趋向结构的组织程度提高，熵减少，信息增加。因此中医的生理病理观的要点，不是放在形态结构和病理解剖上，亦不产生在器官性病变上，而是放在机体的功能，特别是从人体的功能和人体的自我调控功能上，即机体的自组织上。气学理论、阴阳五行学说可在一定程度上正确地描述和解释人体自稳态的反馈调控机制。反馈是信息流的一个重要特征，由于信息的反馈，对于原来输入的信息起到增强或减弱的作用，因而才达到调控的目的。人体是最精密最高级的自我控制系统。

人体的自组织是通过人体的自我调控系统进行的一个传递信息的过程。中医认为气不仅具有真实的物质含义，可以为生命活动提供能量，还具有生命信息的特征。人体自我调控系统由脏腑经络组织构成，经络之气特行的通道，能内联脏腑、外络肢节，纵横上下，通达表里，在生命运动中起到重要的作用。气以升降出入的运动式在经络中运行，承担信息传递的使命。气的出入使人与自然界、社会的信息交流，气的升降则行使机体内的信息传递。中医生命观认为，天人相应，即人与自然的协调关系，同体内脏腑组织功能运动的协调有序，都需要气的调控。因此，我们可以把气看成是调控生命活动的信息。在这里，信息的实质也是一种负熵。故元气越充盛、气机越调畅，则代表机体有序化的程度越高、信息量越大，体系的结构越有规则、功能就越完善。气作为信息的载体，行使信息的传递和机体的调控是生命之本，在人体自稳态的调控运动中是必不可少的，与人体的生死有着密切的相关。而机体的反馈调控过程与信息流的升降相关，而机体的反馈调控过程是信息流的升降传入。因此，气的升降出入也是生命体不可缺失的，人体自稳态的维持全凭具有信息特征的气的调控作用的结果。

阴阳的消长不超过一定的限度，阴阳学说将自然界的事物及其运动状态概括为对立统一的阴阳两个方面。如六淫之邪中的风、暑、燥、火属阳邪，湿、寒为阴邪。药物中，辛甘发散温热之品属阳，酸苦涌泻寒凉滋阴之品为阴。事物的运动状态为阳，相对静止的状态属阴等。人体自组织行为的复杂因素过程亦可归纳为阴阳两个方面，如人体内部的物质，精、血、津液为阴，气为阳；就脏腑而论，心肝脾肺肾五脏为阴，胃、胆、大肠、小肠、三焦、膀胱六腑为阳。人体可因机体内外各种因素的干扰而发生阴阳消长和阴阳偏盛偏衰的现象，所以可把阴阳的消长看作是"阴平阳秘"最佳稳态的涨落，如果"涨落"未超过生理范围，人体可通过成对偶关系的阴阳系统的反馈调节予以纠正，从而形成有序态。《素问·六元正纪大论》说："动复则静，阳极反阴。"是讲阴阳反馈系统对机体最佳运动状态的自稳调控。机体某要素运之太过，产生偏离生理阈值的现象，通过阴长阳消的反馈调节，可导致心火亢盛，产生失眠、心悸，脉数等动之太过的现象，但尚不超过正常的生理阈

值。如心率 70 ～ 90 次 / 分钟，心肾相交，水火既济。心属火脏为阳中之阴脏，肾主水，为阴中之
阴脏。此时人体通过负反馈调节，调动较多的肾水上济于心，制约心火，使之恢复最佳的心跳频率
70 次 / 分。如果"涨落"超过生理阈值，又不能为自身的阴阳调控予以纠正，就会生病。《素问·阴
阳应象大论》说："阴胜则阳病，阳胜则阴病；阳胜则热，阴胜则寒。"此时应当采取相应的治疗措
施。如持续紧张的脑力劳动可致心血暗耗，心火独亢，不能下济肾阴，致使肾阴亏虚不能上济，心
肾不交，除出现口干、遗精等肾阴虚之证外，尚可见心烦，心悸、失眠、脉数等虚性动之太过之症。
此证为过度过多地消耗了生命的物质与能量，由于肾物质能量的耗损不能既济于心，心出现了虚性
的功能代偿。临床常以甘寒滋阴之品补心肾之阴为主，以苦寒泻心火之品为辅，造成人工涨落，使
人体偏高疾病的状态而跃迁到新的健康有序态，恢复心肾之间的阴阳协调关系。《素问·至真要大
论》说："寒者热之，热者寒之，温者清之，清者温之，散者收之，抑者散之，燥者润之，急者缓
之，坚者耎之，脆者坚之，衰者补之，强者泻之。"又说："高者抑之，下者举之，有余折之，不足补
之。""诸寒之而热者取之阴，热之而寒者取之阳。"这些治则都属于阴阳负反馈调控。阴阳负反馈调
控的总机制是"谨察阴阳所在而调之，以平为期"。即以人体正常状态时的宏观为目标值，以阴阳为
中心，将涨落造成的症状变量从正反的方向区别出正负目标，使机体离开病态而跃迁到新的健康态。

　　中医的五行学说可以视作为人体复杂体系的一种多路自稳调节模式。中医将人体看作是以五脏
为中心的五个子系统构成的有机整体，每一个系统可同时向另外两个子系统发出相生相克的指令成
为信息源，同时每一个子系统又可接受来自其他两个子系统发出的相生相克的指令，成为信息的接
受者。所以每一行既是控制系统，又是被控对象，五行生克都能在系统内依照一定次序传递，因此
构成的是闭合回路的多路多极的自组织系统。五行生克，相辅相成，缺一不可。相生可以促进事物
的发生和成长，相克可以维持事物在正常范围内变化发展。生克过程同时存在，交错进行。生克两
方面，使五行调控系统既有确定的信息来源，又有特定的信息通道，其相互作用具有非线性的反馈
联系和运行不息的特性。由于每一个子系统处于同时发出或接收相生相克两种相矛盾的控制信息状
态，故当某一子系统发出与接到的都是相同信息时，则是加强原作用的正反馈，并发出与接到的信
息相反，则应该减弱原作用的负反馈。又因为每一子系统同时发出或接受相生与相克两种矛盾的控
制信息，所以五行反馈耦合又要区分正反馈耦合与负反馈耦合两种形式。五行生克学说中胜复制化、
生克乘侮等都体现了多路多极控制。《难经》中说："虚者补其母，实则泻其子。"《金匮要略》中说：
"见肝之病，知肝传脾，当先实脾……脾能伤肾，肾气微弱，则水不行，水不行，则心火气盛，则伤
肺，肺被伤，则余气不行，余气不行，则肝气盛，则肝自愈。"这些都与多路多极控制原理一致。对
于生克制化与稳态的关系，《内经》强调以负反馈为主。《素问·气交变大论》曰："夫五运之政，犹
权衡也，高者抑之，下者举之，化者应之，变者复之，此生长化收藏之理，气之常也，失常则天地
四塞矣。"人体通过五行负反馈调节，以保持"阴平阳秘"的有序稳态。在生命活动的过程中出现的
太过与不及现象，即是一种"涨落"，此时人体能从环境中吸收和利用物质、能量，在消耗物质、能
量的过程中，五行子系统可通过生克制化多向反馈调节，对有限大小的涨落予以纠正，而保持自身
的稳定有序状态。正如《素问·天元纪大论》所说："五行之论，各有太过不及也。故其始也，有余
而往，不足随之，不足而往，有余从之。"当各行发出太过不及的信息时，由被作用的子系统发出负

反馈信息而进行自我调控。如因过食生冷，壅遏脾土致使运化失职，产生腹胀、厌食、四肢厥逆等。此时相关的心子系统、肝子系统通过火生土和木克土的负反馈调节以恢复脾土的运化功能。如果干扰因素过于强烈，超过人体自稳调控力或因人体自稳调控机能降低，五行生克反馈调控状态的较大涨落，即太过不及的变化幅度超过阈值则引发病理状态。如暴饮生冷，重伤脾阳，产生食滞不化，脘腹胀满，浮肿等病证。与之相关的心、肝系统又不能使之恢复到生理状态，若不及时治疗，久之命门火衰。此时采取适当治疗，以甘温之品补火生土兼以舒肝健脾以防肝木乘脾，这样不仅可使脾系统离开疾病状态，而且也可使肝、肾子系统产生偏离疾病状态的"涨落"行为，甚至导致整个机体所有子系统的反常"涨落行为"，即所谓的"涨落放大"作用，经过一段时间，量度而跃迁到一个新的状态。这种新的状态可能是进步了的健康态，也可能是另一种病理状态，到底向哪种状态发展，则取决于治疗手段的正确与否与机体自我调控机能的强弱。就中医来讲，即取决于人体"正气"的盛衰及医生辨证论治水平的高低。

由于人体是远离平衡的非线性系统，具有非灵敏区特征，我们可利用阴阳反馈机制的五行多路多极反馈调控原理。如大叶性肺炎患者产生肺瘀血，用活血化瘀疗法治疗效不大，肺与大肠相表里，用大承气汤攻下法改变肠细胞渗透压，从而改变血清钠、钾浓度和血浆渗透压，使肺脏由平衡态或近平衡态趋向远离平衡状态，促使气血流通，逐渐改善瘀血状况，最终治愈。又如《难经·七十五难》说："东方实，西方虚，泻南方，补北方。东方肝也，则知肝实；西方肺也，则知肺虚。南方者，火者木之子也；北方水，水者木之母也。水胜火，子能令母实，母能令子虚，故泻火补水，欲令金得平木也。"人体患肝实肺虚证，而用泻肝、补肺法不得改善，可能此二脏为非灵敏区，可通五行生克多路多极调控系统运用子母补泻法突破非灵敏区，使疾病得到治疗。

无论是阴阳反馈调节还是五行生克制化反馈调节，均以负反馈调节为主。《素问·六微旨大论》曰："亢则害，承乃制，制则生化，外到盛衰，害则败乱，生化大病。"强调了负反馈调节机制在自稳态维持中的重要作用。可见，人体的自我调控能力，存在着阴阳反馈调控及五行生克反馈调控能力远离平衡中的非线性动力学机制。

总之，健康是脏腑功能的协调统一，疾病则是脏腑组织功能的失调，健康的最佳适度稳态能否得以维持，疾病的发生发展和变化，根本原因都取决于人体自稳调控力的强弱。中医将人体的自稳调控能力称为"正气""真气"。《素问·评热病论》说："正气得安，邪气乃亡。"说明人体的自我调控能力对于维持人体的健康有序态起决定作用。"正气"代表信息量，那么，正气旺盛，机体自我调控的能力强。正气不足，机体虚衰，不能抵制邪气的干扰及机体内熵增的趋势，机体会产生功能紊乱，出现熵增过程，就会偏离健康态而发生疾病。人体要维持健康或治愈疾病，重新建立某种理想的最佳有序稳态，必须发挥系统自组织能力。概而言之，取决于正气与病邪的斗争。《素问·气交变大论》说："真邪相薄，内外分离，六经液荡，五气倾移，太过不及，专胜兼并……"正邪斗争实质上就是人体自稳调节能力与破坏稳态的诸干扰因素之间的较量，若自稳调节功能健全，则能纠正各种内外因素所造成的人体各状态参量的偏差，而将人体维持在健康状态。所以中医治病把重点放在恢复和提高机体自稳调控能力上，主要调整阴阳反馈机制，注意"扶正"，注重"气机调畅"。中医十分重视机体内的这种非线性的反馈调节机制对维持健康的重要作用。不难看出，中医有关生命现象和生命本质的论述，具备了耗散结构形成与维持的最基本的三个条件。系统的自组织行为，必须靠外界提供连续的物质流、能量流和信息流，只能在远离平衡的开放系统中发生。环境是系统走向有序的外在条件，系统内的非线性动力学机制是耗散结构形成与维持的内在因素。显然，人体就是在远离平衡条件下通过新陈代谢和信息反馈调节建立起来的有序结构。中医将其概念为神机气立的概念，揭示了生命现象产生与存在的内外因素。这种内外互根的原理，就是人体内外环境的统一。分而言之则二，合而言之则一。神机气立是所有生命现象的特征。凡有生命之体，不论植物还是动物，其所以能生化不息，皆有赖于神机气立。作为生物进化的产物，人体这一高级耗散结构的维持、生存亦有赖于神机气立。中医的天人相应论主要论述"气立"问题，指出人体与自然界是一个有机联系的整体，调整理论则侧重论述"神机"问题，说明人体是一个统一协调的整体。用此天人相应说和调整理论就成为中医理论的基础，充分显示了中医理论的整体观、动态观和协调观。

第六节　生命过程的不可逆性和自稳态

一、系统的不可逆性与耗散结构

自然界的客观过程都是不可逆的。试把一滴蓝墨水滴到一杯静水中，蓝色的墨水会自动地向周围扩散，最后变成一杯均匀的浅蓝色溶液，达到墨水分子和水分子的均匀混合。相反的过程，即蓝墨水在均匀混合的溶液中自动聚集起来，又凝成一滴浓的蓝墨水的情况却从来没有人看见过。这就是扩散过程的不可逆性。

在经典力学和量子力学中，所有的物理规律对时间都是可逆的。过去和未来没有什么区别，时间是完全对称的。研究机械和物理运动，必须考查历史，因此不能正确反映自然界的溶化过程。热力学第二定律用熵增加原理，第一次把历史进化引入了物理学。克劳修斯指出，对于一个孤立系统来说，其系统的状态函数"熵"会随着时间的推移趋于极大，从而第一个阐述了物理学中时间的不可逆性。但是大多数的物理学家对热力学第二定律所揭示的时间不可逆性这一现象重视不够。因为按照热力学第二定律的看法，不可逆过程总是起一种耗散能量和破坏有序结构的作用。只有普利高津十分重视热力学第二定律，把他作为自然界的基本规律之一，并开始挖掘第二定律背后深刻而丰富的内容。他首先注意到，在开放系统中，不可逆过程是可以起到积极作用的，系统在一定条年下，并非走向平衡程序，而是走向非平衡有序，并进一步提出了耗散结构概念，时间的不可逆性是其理论研究出发点。研究的不可逆性过程，即研究变化的物理学。耗散结构是研究远离平衡态的不可逆过程的一种理论。这个理论认为，确定一个稳定的有序结构是否是耗散结构，必须要考察他变化的历史。一个系统曲线性近平衡区逐步发展，经过分支点进入一种远离平衡的不稳定的无序定态，然后通过涨落发生突变，达到一个新的稳定的有序结构，这种结构才有可能是耗散结构。普利高津十分强调"历史"这个因素在其理论体系中的重要性，认为物理学一定要研究进化。

　　为了描述系统是怎样从混沌无序的初态向稳定有序的结构组织演化的过程和规律，揭示系统在变化临界点附近相变的条件和行为，普利高津运用了数学非线性微分方程的分支理论。设有一个非线性微分方程组：

$$\frac{\partial}{\partial t} x(r,t) = G[x(r,t),\lambda]$$

　　他可圆满地描述体系中物理——化学过程。设 x 代表反应扩散中某些中间产物的浓度，λ 代表控制反应系统的一组控制参数，函数 G 同时描述化学反应各种输入过程对于 x 变化的贡献，r 代表空间变量。t 代表时间参数，方程的解代表体系的状态。体系在 t → ∞ 时的极限状态，x 的值取决于体系所处的条件，他会随控制参数 r 的值的变化而变化。假定 λ=λ₀ 时，体系的极限状态是平衡态，其组分的平衡浓度为 x₀，随着 λ 偏离 λ₀，会随着偏离 x₀ 在到达 λ=λc 之前，即系统离开平衡态不远时（近平衡区），对应于某个确定的 λ 值，方程组可能只有一组是一定物理要求的解 x₁，这组解随 λ 的变化是连续的。x 随 λ 的依赖关系可作图中的曲线（a）来描述，在曲线（a）上的每一点所对应的均匀性（或只是随空间轻微地单调变化）的时间为不对称性。这是非平衡线性区定态的特征。可以将他们看作是热力学平衡态的自然延伸，因而曲线（a）叫作热力学分支。也就是说，近平衡区的方程解在热力学分支上。当 λ ≥ λc 时，即当体系离开平衡态的距离足够远时，热力学分支（a）的延续（b）分支变得不稳定，一个或两个新的分支解从临界点 λc 长出来，在 0 点之后发生了分支现象。Λc 这个点称为分支点。此时得到了三个解（c）（b）（c₁），其中（b）是不稳定的，（c₁）是稳定的。在这种情况下，一个很小的扰动便可以探测体系离开热力学分支而跳跃另外某个稳定的分支（c）或（c₁）。（c）或（c₁）分支上的每一点可能对应于某种时空有序状态，他们可以突变的方式产生，其行为和热力学平衡态有着本质的差别，他可能破坏体系原来的对称性。这样的有序态属于耗散结构，因而这种现象也常常叫作破缺不稳定现象。分支（c）或（c¹）就叫作耗散结构分支。

　　当体系进一步远离平衡时，随着控制参数值的普通化。例如达到 λ=λ_D 之后，分支解（c）或（c¹）又会改变稳定性，在 O¹ 点之后会出现（D）（D¹）（D₁₁）三个解。形成分支的分支，即可导致二级支和高级分支现象。我们将从热力学分支（a）点分出来的耗散结构分支（c 分支或 c¹ 分支）称作一级分支，而从一级分支又进一步分出来的分支（D 或 D¹ 分支）称作二级分支，依次类推。这就是说，在临界区，对于给定的控制参数的值，可以同时存在一个以上稳定的分支解。体系可以同时出现一个以上稳定的分支解，体系可以处于许多不同的状态。不同的分支上的耗散结构具有不同的时空特点，体系多选择其中某个稳定的分支。只有稳定的分支解能对抗扰动而长时间的存在。假定体系已选择了其中某稳定的分支，该分支上的点所对应的状态，将对有限大小的涨落保持其稳定性。除非受到足够的扰动，才可能跳跃到另一个稳定的分支上去，否则体系将留在原先选择的分支上。

　　由于一级分支仅仅是一种不稳定涨落的结果，因此只能赋予体系的一种特征时间（即一种振荡频率），或一各种特征长度（一种随空间振频率），一级分支现象只能解释某些简单的时空有序的自发现象。但是高分支现象是由于多个稳定的涨落的相互作用，体系可以呈现出复杂的时空行为。他们分别同时具有多种振荡频率和多种波长，对应于各种不稳定的涨落的相互跃迁，有可能赋予体系某种适应外界环境的能力。

最近的拉学研究表明，在参量 γ 继续不断变大而达到某一领域以后，即体系足够远离平衡时，随着高级的水平，在分支图上会出现所谓的混沌区。在那里体系的行为完全是随机，体系的瞬时状态不可预则，例如处于流体力学中的湍流状态不可预测，但是这种混沌区的无序与热平衡无序有本质的不同。在热平衡无序中，空间和时间的尺度有宏观的量级。如果把这种混沌区中的一个局部放大，又可以看到微区的有序性。因而可以认为，混沌并表示混乱和随机，而是信息高度密集的表现。人们平常所见的有序，即所谓的自组织现象，可能是在这两种无序之间的一种有序状态。

更重要的是人们在研究分支现象时发现了一个规律，即在各级分支之间，存在着一种普适关系，并得到了一个菲拉饱 / 字姆常数。即每个分支参量都与前后的分支参量满足以下关系：

$$\lim_{n \to \infty} \frac{\lambda n - \lambda n + 1}{\lambda n + 1 - \lambda n + 2} = \delta = 4.6692016\cdots$$

其中 λn 代表第 n 级分支点对应的分支参量的值，δ 为与具体动力学模型无关的普适常数。有人认为有 δ 很可能是继 h（普朗克常数）和 C（光速）以后第三个自然界中的普适常数。人们通过数值模拟，不仅在理论上发现了一些有关发生分支现象和混沌现象的普遍规律，而且已在自然界中和实验室中（包括流体力学、化学、生物学、电学以及大气科学和天体物理等领域）观测到了混沌现象。弄清这些现象的起因和规律，对于认识我们赖以生存的这个无序而又有序的世界是重要的。因此有人推测随着对 δ 的进一步研究，可能会导致新的物理和化学规律的发现，从而推动基础理论研究的深入和发展，并有可能用些揭开人体科学和大脑行为的秘密。耗散结构的分支演化理论揭示了宇宙无限进步的演化方向。远离平衡的开放系统在随时间推移而演化的过程中，分支将会在愈来愈多过程中，产生越来越复杂的现象。

此外，我们还可以看到，二级分支和高级分支现象，都是第一级分支的发展。这就给物理学和化学带来了"历史"或"记忆"的概念。比如体系的状态现在处于 D 分支上的某一类，通过分支点，0 和 0¹ 沿着分支（a）和（c）演变而来的，而不是从（c¹）分支来的，这意味着 D 分支某点的现状包含着他历史的内容。也就是他，储存着初始状态的信息，通过对结构现状特征分析，就会看到系统保持了以往经历的种种痕迹。

更令人惊奇的是，耗散结构的分支与生命由无机物发展到细胞生物，再进一步演变进化到人类的生命进化之树极为相似，这就启示我们，宇宙的演化过程与生物的进化有着内在的关系。生物与非生物之间没有不可逾越的鸿沟，生命过程在任何情况下决不能与自然界相背，他们遵守的是特殊的非线性的相互作用于平衡态的物理定律。说明物理世界与生物领域的发展规律具有统一的自然基础，这无疑进一步证明，《内经》关于宇宙生命进化的协调论是先进的，天人相应的系统观是科学的。

通过前面的讨论可以看出，非平衡态热力学指出了在远离平衡时出现分支现象和对称性破缺不稳定性现象的可能性，为用物理学和化学原理来解释自然界中出现的各种宏观有序现象扫清了最后的障碍，并对热力学第二定律给以新生的解释和重要的补充，从而使人们对自然界的发展过程由平衡态趋向非平衡定态，并总是伴随着无序的增加和宏观结构的破坏。而在远离平衡的条件下，非平衡定态可以变得不稳定，发展过程可以经受突变，并导致宏观结构的形成和宏观有序的增加。这种认识不仅为弄清物理、化学中的各种有序现象的起因指明了方向，也为阐明生命起源、生物变化以至定宇宙发展等复杂问题提供了有益的启示，更有助于人们对宏观过程不可逆性本质的认识。

二、中医学的时间观与自稳态

耗散结构的分支理论说明了不可逆是许多自组织过程的发源地，使物理学和生物学在发展观上取得了统一。时间不再是系统运动的外界参数，而是非平衡世界中内部进化的总体表现。中医不仅认识到人体是一个远离平衡的开放系统，而且具有自己独特的时间观，这就是时间和空间有序的统一，认为宇宙演化的不可逆过程对生命起源、进化和稳态维持起到积极作用。从的人起源到天人相应论，从养生到诊断治疗，无不深透着这种时间观。《内经》认为，宇宙是一个充满生命活力的宇宙，宇宙的演化是一个无限进步的不可逆过程，随着时间的推移，总有新的事物出现在前头。《素问·六元正纪大论》曰："太虚廖廓，肇基化元，万物资始，五运终天，布气真灵，揔统坤元，九星悬朗，七曜周旋，曰阴曰阳，曰柔曰刚，幽显继位，寒暑弛张，生生化化，品物咸章。"又说："动静相召，上下相临，阴阳相错而变由生也。"在这里，《内经》为我们勾画了一幅天体演化和生命起源的生动图景。广阔无际的宇宙，最初布满了元气。元气是构成宇宙万物最基本的物质元素，他是极其微小的物质颗粒，以冥冥杳杳、无形无象的形式存在，处于混沌无序的运动状态和不断地演化之中。元气首先分化为阴阳，阳气清轻，并而化散为无形的天空，阴气重浊，降而凝聚成有形的大地。天地之气远离了元气的混沌无序状态，开始了阴阳离合的有序运动。阴阳之气离则分化为三阴三阳六元之气，以司风寒暑湿燥火六化之用，并由此演化出金木水火土五类形质与五行相应事物发展变化的五个阶段，终始主宰着宇宙，"五运终天"五类形质又通过气化作用，转化的六元之气。随着物质形态气和形的对立互化，产生了无数的天地结构。

由太虚精气凝结而成的日月星辰正常地运转，形成了寒热温凉的四季气候变化、昼夜晨昏的更替现象。与气候的周期性变化相应，日月星辰分别居于宇空的不同位置，构成了东南西北中的空间方位。天地敷布具有活力的精气，化生为大地上刚柔不同的物体，并逐渐演化出生物。生物经过数代的繁衍，可呈现出明显的差异，产生出不同的物种。宇宙的节律不断地进化产生了人，人是万物之一，又高于万物。但是"气"仍然是构成人体的基本物质。《素问·宝命全形论》说："人生有形，不离阴阳。""天覆地载，万物悉备，莫贵于人，人以天地之气生，四时之法成。"四时的逆转依五行相生物的方向循行不已谓之四时之法。"四时之法成"强调了时间不可逆性，即宇宙演化的不可逆过程于对人这样一种高级耗散结构的产生起到了积极的作用。

以上说明宇宙万物，诸如天地、空间、时间、恒星、行星、生物、非生物乃至于人，都是太虚元气的化生物。他们环环相扣，构成了一个生化不息的有机整体，一个有严格等级层次的复杂系统。宇宙总统着天地，天气统摄着地气，天地又主宰着大地的生化规律，决定万物的形类演变。恒星，行星在空间有规则地运转，产生了时间、气候的周期性变化。宇宙时间与空间的有序性和万物时间与的空间的有序性是统一的整体。生物由非生物进化而来，生命的起源及进化与时空条件密不可分。生物进化与宇宙演化彼此协调，宇宙的进步促使生物进化为人。可见宇宙万物，无论是生命物质，还是非生命的物质，从最小的粒子到星系团，乃至物质系统的高级存在形式—生命和人的智慧，都是客观物质系统的各个互相联系的有机部分，都不过是处于宇宙演化的不同层次和阶段而已。他们有共同的物质基础和属性，因而遵循同样的自然规律。他们的形成和发展都与这个整体不可分割，从这一点出发，《内经》将天人相应作为一种现象提出，从天人同源的角度，将人与时空的密切关系统一于宇宙万物的终极实在—太虚元气。《内经》为我们揭示了宇宙无限进步的演化方向，宇宙无限进步的不可逆的演化过程及生物不断进化的过程，不仅说明宇宙的演化与生物与非生命之间没有不可逾越的鸿沟，而且说明时间是一维单向的，他一去不复返，时间既是宇宙演化的产物，又是宇宙进化的总体表现。春夏秋冬往来复去，昼夜更替不息，随时间的推移，总有新鲜事物涌现在前头。人是宇宙演化、生物进化的产物，将人看作是自组织区高级分支上的高有序状态，表现了人体适应环境的能力。反之，若想维持生命体高度的有序态，不断提高机体的适应力，又必须遵循时间不可逆的规律。时间不可逆性是中医重要观念之一，是天人相应论的主要内容和理论依据。《内经》中藏象、病机、诊法、治疗、养生都强调法于四时阴阳，突出了时间不可逆的观点。《素问·玉机真脏论》《素问·玉版论要》都强调："揆度奇恒，道在于一，神转不回，回则不转，乃失其机。""道"和"神"都是指自然界物质运动的规律，即阴阳五行之理。"神转不回"是说人体气血的运行与自然界四时的逆转相应，依五行相生的方向循行不已，过程是不可逆的。即"机不可失，时不再来"。如此人体方能维持健康，尽终其天年。限于当时的科学水平，古人不能解释不可逆过程的积极作用，故称之为"神"，但是已经认识到这是不可逆的自然规律，故称为"道"。《内经》将不可逆的作用视作生化之枢纽，指出人体脏腑的功能和气血的运行，若能顺四时之序则生机盛，若逆四时之序而失其节律则失生机而为病。即"回则不转，乃失其机"，这是不可逆观在诊断学方面的运用。

《内经》还强调养生治病皆应法四时阴阳，是要人们遵循时间不可逆的自然规律，指出这是增进健康、却病延年的重要保证。《素问·四气调神大论》提出："阴阳四时者，万物之终始也……逆之则灾害生，从之则苛疾不起……从阴阳则生，逆阴阳则死。"《灵枢·岁露》篇也强调："人与天地相应也，与日月相参也。"力倡遵循天人相应的法则。

根据这一机理，人体后一个状态，决不等于前一个状态。疾病是在发展变化的，但是机体在任何时间的现状和行为都包含着历史的内容，储存着初始状态及其演化历程的全部信息，因此中医诊断采用辩证求因的逆推法，是很科学的。而在治病的过程中，则应密切观察疾病发展变化的动态，寻找治疗疾病的最佳时机。抓住这个时机，争取主动，因势利导，有利于疾病的复康。《素问·五常政大论》论说："必先岁气，无伐天和。"对于久治不愈的顽症痼疾的治疗进而强调："时不可逆""静以待时"。强调治病要遵循时间不可逆的自然变化规律，谨守病机，抓住治疗的有利时机，等待正气的来复，这正是病态失稳之时。《灵枢·卫气行》篇再次强调："谨候其时，病可与期，失时反候，百病不治。"就是要我们不失时机地探索疾病发生发展的规律，寻找疾病定态失稳的有利时机，及时治疗，提高临床效果。告诫人们贻误治疗时机，往往造成失败。时间的不可逆是机体从局部无序的参考态跃迁到新的有序态的动力。

第七节　从耗散结构论分析中医调治法与养生

通过讨论，我们对生命的本质、健康与疾病的概念有了新的认识和较为完整的概念。人体是高度耗散结构，是一个远离平衡的开放系统，生命的过程是由远离平衡态过度的不可逆过程，在任何情况下都遵守适合于特殊的非线性的相互作用和远离平衡态的运动规律。人体健康态是处于远离平衡的种种定态，疾病则是鉴于内外干扰因素使机体、使宏观参数偏离生理阈值的局部无序的非平衡定态。他意味着机体有序程度的降低，信息量的减少，机体自组织力的降低而趋向熵增。医学的目的就是要使机体维持健康稳定的有序态，并向更高层次的稳定有序进化，从而达到却病延年的目的。一切治疗手段都必须遵循机体的非线性非平衡的运动特点和规律，使机体离开无序的非平衡病理定态而跃迁到进步了的健康态，阻止机体继续向混乱度大的方向发展，创造向有序转化的有利条件。养生主要是为了维持健康有序态度或向更高层次的有序态进化。人体的健康有序并非平衡态，而是强调各脏腑组织之间的协调统一，人体自我调控机能的正常发挥是信息的反馈调控，靠能量物质的消耗，中医调治法的确立正是建立在这样一个理论基础之上的。

一、注重扶正

中医的调治法与西医的补充疗法有着本质的区别，西医的补充疗法是建立在生命平衡观的基础之上的。其治疗的出发点是使失去平衡的机体达到正常阈值的平衡，因而采用药物补替，抗菌学的直接抑制，调节酸碱平衡的液体疗法等。这些疗法虽然能解决一时问题，但是存在着药物的副作用大，不能根治疾病，导致一些医源性疾病的弊端。如长期应用肾上腺皮质激素会抑制肾上腺皮质的功能，甚至引起其功能退化，导致不良后果。不合理的运用抗生素会引起菌落的交叉感染，抑制机体的免疫机能。而中医调治则注重扶正，把重点放在恢复和提高机体的自我调控能力上，增加信息量，即注重调动人体自我调控动能的积极性，不是用药物来代替人体的抗病能力。调治法之调即有"调动"之义。因此中医调治法不是简单的补虚泻实，其理论依据即建立在机体处于远离平衡的自组织区。在这样的系统中，谁来发号施令，进行综合的统筹协调，实现自我协调、自我组织，形成一个具有自我调节功能的有序系统。当机体处于某个病理定态或朝有序性降低的方向运动时，这种能力仍在发挥作用，阻碍疾病的发展。只是由于疾病整体或某环节过于稳定，这种能力不是以使系统离病理定态或使病情恶化过程逆转罢了，中医对于人体正气的力量有个充分的估计，善于因势利导，调动正气的积极性。《素问·五常政大论》说："病有久新，方有大小，有毒无毒，固宜常制矣。大毒治病，十去其六，常毒治病、十去其七，小毒治病，十去其八，无毒治病，十去其九。谷肉果菜，食养尽之，无使过之，伤其正也……无盛盛，无虚虚而无遗人夭殃，无致邪，无失正，绝人长命。"对于久治不愈的慢性病的治疗又提出"化不可代"当"养之和之，静以等时，谨守其气，无使倾移，其形乃彰，生气以长。"《素问·六元正纪大论》亦指出："大积大聚，其可犯也，衰其太半而止，过者死。"明确强调治病不能以药物替补人身正气，人体正气、生命的物质也绝非药物所能补偿的，他只能起因势利导，调动人体正气积极性的作用，用以动摇疾病定态的稳定性。把药物治疗作为一种外部噪声，造成一种人工涨落，利用机体脏腑之间的非线性反馈调节及机体对外部噪声的非线性响应，将机体局部偏离健康态的涨落放大，造成整体的区涨落，动摇疾病的稳定性，使之本生偏离疾病态的突变而跃迁到进步了新的健康稳定有序态。因此用药的重要性是对症下药，中病即止，病邪一衰，则应注意饮食起居，精神调养。"化不可代"明确强调了正气在疾病恢复过程中的主导作用，人体正气的作用，不是药物所能取代的，疾病的恢复，生化之机的兴旺，全凭人体正气，即人体自稳调节机能的正常发挥，药物仅起到助机体正气的辅助作用。因此中医反对过用和乱用药物，以免损伤正气，影响健康的恢复。近几年中医药微量元学的研究表明，中医所说的虚证是由脏腑缺少微量元素的低下所致。如有人研究提出锌、铁是中医肾的物质基础上之一，而女贞了、枸杞子这类补肾药含锌高，因此用当归丸治疗肾阳虚症状得以改善。以补益药补肾，其作用与微量元素含量有关，因此可将中药看作分子负熵输入人体恢复并加强脏腑功能，从而使虚证治愈。因而药物的用量不在于大，而在于使用药物激发脏腑功能，加强脏腑组织间的非线性反馈联系，使机体有类脏腑协同作用，使机体离开病态，走向康复。金元东恒以及清代中医叶天士用药分量极轻，观其用方，不过几钱几分，使用的各种药物仅起到推动人体机能的作用，即推动脏腑组织功能复常。这不仅可以节约药材，减轻病人经济负担，而且可以避免药物损伤正气，将医源性不良干扰降到最低限度。人体正气即人体组织力，代表机体信息量，因此正气为人体负熵。扶正并不单纯指以补养药物填补，一切有利于机体自我调控能力恢复的治疗方法都可视作扶正疗法。正如金元四大家之一攻下派的创始人张子和，通过攻下祛邪，调畅气机使信息传递畅通无阻，脏腑功能复常，使信息反馈调节功能得以发挥从而恢复机体有序，达利补虚目的。张仲景用三承气汤急下存阴，张子和用汗吐下三法祛邪安正皆可间接起到扶正的作用。古代医家强调，凡有促进脏腑功能发挥的治疗方法则为补法，抑制功能发挥的方法则为泻法。《素问·脏气法时论》曰："肝欲散，急食辛以散之，用辛补之，酸泻之。"肝主疏泄，故被散；辛药可助肝促进其疏泄功能的发挥，故曰补；而酸之品逆其性抑制其功能的发挥，故曰泻。其讲述补泻概念与我们现在所说有所不同，溯本求原，中医扶正确是指恢复、促进人体自我调控的能力，否则芍药泻肝、细辛补肝是无法理解的。

二、贵流不贵滞

生命体的自稳态是指远离平衡的种种定态，要依靠摄取负熵，耗散负熵得以维持。而这种稳态是一种相对恒定的有定向运动的状态，所谓生命在于运动，就是指要维持机体的远离平衡态，维持机体的开放性，因此中医非常强调气机调畅，气血流通。《内经》强调气的升降出入是生命体须臾不可缺的运动，是机体生化不息的根本，是生死存亡的关键。《素问·六微旨大调》说："升降相因，而变作矣。"气的升降出入是"变作"的关键，能使机体由病态走向新的稳定有序态，必须保障气机调畅，保障系统处于远离平衡态，保障系统的开放性。因此中医反对滞补，而致力于调畅气机，显然这和生命平衡观指导下的治疗方法是截然不同的。《内经·至真要大论》说："必先五脏，疏其血气，令其调达，而致和平。"只有气机调畅，气的升降出入正常，才能保证人体与自然环境的协调统一，也才能保证脏腑组织之间的协调统一，有利于发挥机体的自我调控的能力。气的升降出入正常，可以更好地与外界交换物质与能量，顺利地摄取负熵以抵消体内熵增的趋势。对内而言则加强了人体各脏腑组织之间信息的沟通以便一致行动，从根本上讲就是为了阻止机体向平衡态方向发展而向远离平衡态方向发展，从而达到新的有序或维持原来的有序，保持有序态的稳定性。张子和发展了《内经》的这一理论，临床擅长运用汗吐下三法及破血逐瘀法治疗疾病，造成高度无序或使疾病中的某个环节过于稳定，使系统向有序性降低的方向运动而难以转变。体温和血浆渗透压是保持人体内环境的稳定的主要因素，而汗吐下三法都可调整人体体温和血浆渗透压，打破局部平衡，使机体远离平衡，产生较大的失稳涨落，从而动摇病理状态的稳定性，完全或部分地消除病因与病理产物，为正气的恢复扫清道路。即使在邪气较盛，正气较弱的情况下，一时难以恢复正常，但也在很大程度上动摇了病态基础，扭转了僵化的局面，为下一步治疗奠定了良好的基础。张子和深有体会地说："一吐之中，变态无穷，屡用屡验，以至不疑。"说明汗吐下三法对于动摇病态基础有着较大作用。

三、注重调气，以和为贵

人体自稳态的维持，有赖于机体内各脏腑组织之间的非线性动力学机制，而非线性动力学机制发挥作用是靠信息反馈建立的，他保证人体与外环境的协调一致的运动状态，也可保证人体与外环境的协调。气作为信息载体使升降出入运动的调畅显得非常重要。因此中医调治法的核心在于调气，气的运动变化是十分复杂的，因此疾病的症状也是极为复杂的，相互之间的调气法也是多种多样的。张景岳在《景岳全书·杂证论》中说："凡病为虚为实，为寒为热，至其变态，莫可名状，钦求其本，则此一气字足以尽之。"因此调理气机对疾病治疗很重要，气机即脏腑运动的枢机，针对脏腑寒热及升降出入运动异常造成的功能异常采用不同的调治法，从面恢复脏腑间的协调关系。张景岳做了全面的解释，他说："所谓调治，调其不调也，凡有气不正，皆赖调和。如邪气在表，散即调也，邪气在里，行即调也；实即壅滞，泻即调也，虚即亏虚，补即调也。由是类推，则凡寒之、热之、温之、清之、升之、降之、抑之、举之等，皆调气大法也。"调在此处作调和、协调讲，调气是广义的概念，不单指理气。中医的活血化瘀、调补阴阳、汗吐下等法，皆为调气。这些治法大体根据气机升降出入逆乱的方向及其阻滞程度不同及能力的衰减程度的不同而采用了负反馈的定向调节，阻止疾病继续向混乱的方向发展。后世医家根据这一治则加以发展。如气机上逆者宜降，有降肺气、降胃气、泻心火、平肝气之别；下陷者宜升，有升中气之法。痞满者宜辛升苦降，清浊不分者，宜分别清浊。

对气机升降逆乱、阻滞者，通常采用得行气、破气、吐气、纳气、补气、降气、升提、攻下等治则。根据脏腑气机失常的表现不同，又分别采用疏肝理气、和胃降逆、补中益气、宣肺止咳、肃降肺气、平肝熄风、攻下腑实等治则。这些都是治疗脏腑疾病的重要治则，总之虚则补，实则泻，以冀升降，协调气机畅达。而且根据脏腑升降的趋势，又采用顺其升降之性的不同治则，如肝喜条达而恶抑郁，故治肝病多疏肝理气，肝气得舒，气机条畅；脾喜燥恶湿，宜升则健，故治脾病多补气升阳，燥湿健脾，使清阳得升，水湿得运。六腑以通为用，故治腑病多用通降，使腑气得通，糟粕得泻。

　　然而临床实践证明，疾病变化是复杂的，人体又处于远离平衡的非线性区，存在非灵感区的问题，按照常规采用调治的治则，往往不能达到预期的目的。因为人体是一个复杂系统，人体各部分密切相关，局部病变可引起一系列相关部位的病变。在致病因素的和用下，机体既有功能障碍，又有病理产物的产生，还有本身自组织、自调节能力的降低，功能活动障碍又可导致生命活动所需物质的化源不足，能量转化，利用障碍及代谢产物的蓄积，而病理产物又使人体功能发生障碍。人体自稳调节能力因得不到营养而日渐衰退，自稳调节能力的衰退反过来不利于机体功能活动的恢复和消除病因及病理产物。局部病变常影响到相关子系统甚至影响全身，使整体原有的协调统一的关系遭到破坏。偏离生理状态的一些状态参量交互作用，互相牵制常会出现一些假象。要正确运用调治法，选择最佳治疗手段，必须做到辨证论治，治病求本。明代医家薛已、李中梓都强调治病求本的重要性，主张治病求本论和化源论。李中梓指出资化源与《内经》"治病必求其本""求其属"等同义，皆为重本源之意，并根据五行生克的原理，分别施治虚实、胜复等病变。在虚证中，资化源即虚则补其母。例如脾土虚者，必温燥以益火之源，补火则土得以盛也；肝木虚者，必濡湿以壮水之主，补水则木得以旺等；肺虚者，必甘缓以培土之基，脾土养肺全也；心火虚者，必酸收以滋木，因所肝木为心火柴薪也；肾水虚，必辛润以保全之，上源和则下流自安。其中补火生土（指肾阳命门火）、滋肾养肝、培土生金，为临床常用之法，此外对李氏又运用隔二、隔三治法，如治肾，既可隔二治肺，赖母补子虚，又当隔三理脾，脾土助母金，金实水源，从而使虚则补母最终归于求治肝肾，既体现了五行相应关系，又融合了先后天根本。

　　根据五行相克关系制订的治法，如木实，金当平之；火实，水当平之等。脏腑间的生克关系，有太过，乘其所克，从而导致疾病，故祛邪亦当求其根本。如金为火制，泻火在保肺之先；木受金戕，平肺在补肝之先；土为木贼，抑肝在生脾之先等。临床上常用的清心保肺、抑肝扶脾、利水通阳等法，皆属此义。李中梓对"无害承制"的病机也作了逐条分析，指出："金太过，则火不胜而金也虚，火来为母复仇。"对胜复的治疗，也应求其本源："法当平其所复，扶甚不胜。"这是在复杂的病证中，运用了五行生克承制的理论，求治本源的方法。李氏根据《内经》"求其本"的理论及五行生克的原则，对脏腑盛衰病证的治疗作了具体阐发，对后世治法治则的发展具有一定的启迪作用。治病求本归根到底还要归纳到阴阳协调关系的破坏，追究机体病态是由机体哪些环节阴阳失调导致。《素问·至真要大论》也强调："谨察阴阳所在而调之，以平为期，正者正治，反者反治。"提醒人们不管病情多么复杂，只要抓住阴阳变化作为辨证施治的纲领，即抓住疾病相关部位的失调作为主要环节，选择调治法中的一种或几种方法治疗就可以取得满意的效果。《素问·阴阳应象大论》对这些法则的运用作了具体说明："故善用针者，从阴引阳，从阳引阴，以左治右，以右治左。"就是利用阴阳的相互作用，通过对阴（或阳）施加影响而达到治疗的效果。《素问·至真要大论》说："诸寒之而热者取之阴，热之而寒者取之阳。"意思是说，当你用常规治疗法"寒者热之"或"热者寒之"治疗寒证或热证无效时，就要从阴阳关系的失调找根源。用寒药治热证，证情不减，则表明阴虚，即机体自我调控系统中属阴的一方面的状态参量低于生理特征值的下限，需要补阴，通过补阴以驱散阳热之邪；当使用热药治寒证时，寒证不减，则表明阳虚，即机体自我调控系统中属阳的一方面状态参量低于生理特征值的下限，就要通过补阳以祛散阴寒之邪，这就是从阴阳互根的原理上去寻找有序之源。临床也有腑虚补脏，脏实泻腑法，如肺实可用承气汤泻实。而长期腹泻可通过健脾补肾阳方法治疗，亦属调阴阳之法。中医调治法是建立在人体的自我控制的非线性的复杂机制理论基础之上的。只有做到"辨证论治，治病求本"，才能发挥其治疗优势。他不是为了恢复阴阳平衡，而是为了恢复协调，因此不只是简单的补泻。调气是广义的概念，不单指理气，其内容是丰富的。后世所说的活血化瘀法、调和阴阳法以及小柴胡汤的解表里，金匮肾气丸的调和肾阴肾阳等皆属调气法。其宗旨一致，都是通过反馈调节，使偏盛偏衰的阴阳恢复到生理阈值上来，达到阴阳协调的非平衡态。《内经》所说的"以平为期"，不是指阴阳的平衡，而是指阴阳协调时人体的各状态参量处于正常的生理阈值。《金匮要略》治疗虚劳证，并非用填补精气之分，而是以桂枝汤、金匮肾气丸调补阴阳为基本方。而且以甘温之剂为主。日本学者桑木学秀指出："热性药可能是蓄积了高的热量，因而能使机体得到温补，兴奋新陈代谢。"其温之品可使机体获得较多能量，使自我调控机能得以恢复。"补"绝非填平补齐，使机体平衡达到宏观静止，而是给机体以足够的物质能量，使其运动远离平衡，与"泻"造成体内阴阳的梯度促使机体远离平衡同理。六味地黄丸用三补三泻之品，为的是补中有泻，三泻之品可造成浓度梯度而使机体处于远离平衡状态下更好吸取补药。张景岳、叶天士大补阴精亦步亦趋主张加阳药，经机体补充能量，主张补活。这些都符合《素问·至真要大论》所制定的治则"劳者置之""损者温之"。综合所述，中医调法的宗旨是和，"邪法"是中医调治法的核心。

四、注重择时

中医治疗疾病，无论施针还是服药、养生都注重择时。其内容有二，一则顺应自然界阴阳消长之时而为，二则疾病变化有期，贵在择时。耗散结构讨论不可逆过程和涨落，中医的任何一种治疗手段都是给机体造成一种人工涨落，根据脏气法时的规律，择时治疗，就可以引起机体与宇宙节律同步，使生命体某状态参量随自然界阴阳消长变化而发生的涨落放大，加强机体的正反馈调控能力，使机体离平衡的定态向有序方向进化。同时可节约用药，减少药物对人体的损害。后世医家在临床实践中运用此法皆有所验证，并总结出许多宝贵经验。如元代名医王好古治疗阴证，强调必须于午夜加服阳药，可"接子后所生之阳，则阴退而阳生矣"。并指出发汗药上午服，可借阳气并发之力助其发汗。一般苦寒攻下药午后或晚上服，可借阴气下降之势攻利于下。张子和施导水丸、禹功散，要求临卧服，其意在此。如此看来，顺从人体昼夜阴阳消长之势而治，实际上要求选择用药时间应考虑药物性质、作用于人体阴阳消长中特点同性、同向，以求三者作用协同相加，发挥药物最大功能。故凡助阳或借阳气发挥作用的药，如补阳前补气、温中散寒、行气活血、散结消肿的药，宜清晨或午前服用；而滋阴或借消阴气发挥作用的药物，如滋阴、补血、收敛、重镇安神、定惊熄风之品可在午后或晚上服用。

关于人体昼夜阴阳消长，目前从人体细胞中 cGMP 和 cAMP 两种物质浓度的变化及对细胞调节作用是研究取得了进一步的认识。已知细胞中 cAMP 和 cGMP 是人体重要物质，起着调节人体功能的重要作用，而两者浓度变化及对细胞能起加强促进作用，cAMP 水平升高时细胞某种功能起加强或促进作用，类似"阳气"作用；而 cGMP 水平高则产生减弱或抑制作用，类似阴的属性。在一般情况下可将 cAMP 升高归属阳生，cGMP 的升高归阴长。正常人 24 小时尿中 cAMP 与 cGMP 浓度测定，发现其变化与人体阴阳消长变化趋势相等。中医顺从人体昼夜阴阳气血消长变化趋势而治的原则，可视作治病最佳使用药时间，应引起重视。

由于自然环境周期变化及人体某些生理活动节律的影响，有些疾病展现周期变化的特点，如伤寒病有一日巨阳受之，二日传于阳明，三日传于少阳，四日传至太阴，五日传至少阴，六日传至厥阴的病理传变规律。而疾病还有一日、间日或数日发作一次的周期性。《素问·三部九候论》中有："寒热病者，以平旦死。热中及热病者，以日中死。病风者，以日夕死。病水者，以夜半死。"等记载。对于五脏病变，《内经》发现一日中有"慧、静、加、甚"，一年四季中有"愈、甚、特、起的病情周期性变化，并总结出时间规律，经现代临床观察，有的基本符合事实。有的虽在时间上有出入，但确有周期变动节律。在这基础上，《内经》提出根据疾病变化的时间周期或先期截之，或于病情发作时攻之的施治原则。要求治病宜在未发作前的一顿饭的时间施针用药，以截止发作，后世标之为截症。《素问·玉机真脏论》曰："凡治病……乃治之，无后其时。"强调治病宜在病情发作前或正在发作时治之，不要错过最有效的时机延至发作后施治。临床证明这种施治法则疗效较高。如《伤寒论》用本法对太阳之邪传阳明时，先于足阳明以迎而却之，使病不传经而愈。有学者针对湿热证后病情渐甚，而于上午热势未张之际服用清热化湿，调和营卫，治疗结果明显。有医师治疗痛经，气滞型在行经前几天服药，血瘀型在行经期服药，从耗散结构理论来看，疾病发作期正是机体产生病态涨落之时，先逆其涨落之势造成人工涨落，扶正调动人体的非线性调控系统的积极性，并向有序方向跃迁。在疾病发作前施治，则是在人体正气胜于邪气之时治疗，可以减少能量的耗散，充分利用人体的非线性调控机能产生非线性涨落动摇疾病基础，争取主动有利于疾病的康复。时间是一维单向不可逆的，机不可失，时不再来。

五、动静结合的养生法

生命在于运动，中医有五禽戏、八段锦、太极拳等体育锻炼方法，可促使气血流通，达到舒筋骨、练肌肉的目的，加强体内非线性动力学机制，保持机体处于远离平衡的状态。与此同时中医强调动静结合，提倡节欲（色欲、食欲），不妄作劳，以防能量过度耗散减少熵增。

气功则是中医提倡的一种自我身心锻炼的方法，他通过姿势调节，呼吸锻炼，身心松弛，意念集中和运用，在有节律的动作中，以调节和增强人体各部分的机能，引导和启发人体内在的潜力，是一种动静结合，保健强身，防治疾病，延年益寿的锻炼方法。把气功用之于治疗疾病，就是气功疗法。练功者练功时，在精神意念集中的情况下，利用神的主宰作用导引真气，达到心宁神安，不受任何外界事物的干扰发挥协调脏腑的功能。这是在意识导引下的一种能量按经络循行的动力学过程，受制于人体局部脏腑组织和功能的远离平衡态。这个过程必定有熵流 des 输入和能量耗散，练功者通过调整呼吸，加强肺与命门的功能，使天地之精气得以纳，脏腑中的浊气得以吐，促进负熵的摄取，排出体内熵增，保证系统的开放性，这便是《内经》所说的"呼吸精气"积精累气以成真的过程。由于思想入静，肌肉松弛，可以减少物质能量的耗散，使更多的气血分布于机体内的脏腑组织以供耗散，从而激发脏腑组织的生化功能，促进脏腑组织间的非线性动力学机制的反馈调节能力，以维持机体健康有序的自稳态。经过一段时间的锻炼，可使机体向更高层次的稳定有序态进化，达到强身防病的作用，因此他是扶正增补元气以求本的锻炼方法。有人测试血液 cAMP 的含量在受试前的波动极少，而气功组血液 cAMP 含量则明显波动。这个试验表明，波动时生命系统局部的稳态被干扰，产生了涨落，系统失稳，从而离开原来的稳定态，有利于向更高层次的稳定跃迁。而且也表明机体量出现远离平衡的状态。生命系统通过气功的远离平衡的原理，在局部净投入以量，以产生"负熵"的方法，被整合到原来稳定的能量流中去，有可能变成生物体更高层次的有序。实际上"气功"是利用物质能量流的增加来选择新的有序。

以上是借用耗散结构概念，运用耗散结构的基本原理，对中医基础理论进行剖析和初步探讨。目的只是将中医学置于现代科学的视野之下，探索其科学的内涵，并给予必要的补充和发展，有可能对中医学的发展带来突破。

第十八章

中国古代哲学思想对中医的影响

第一节　阴阳学说、五行学说和精气学说是中国古代重要的哲学思想

一、阴阳学说

早在殷商时期，阴阳观念就随同生产的进步和天文、气象等早期自然科学的发展而萌芽了。如甲骨文中就曾大量记载着晴天是"阳日"，阴天是"不阳日"；以日出为阳，覆日为阴；向日为阳，背日为阴。这种观念，即把阴阳看作是事物自身固有的属性，又是推动事物发展变化的两种对立的作用力和反作用力。

到了周朝，阴阳观念有所发展。如西周早期作品《诗经·大雅·公刘》在追述周族先祖公刘率领部落迁移时："即景乃岗，相其阴阳，观其流泉。"意思就是说在山冈上观察日影，确定了向阳与背影的方位，观察流水的走向。从此提出了关于阴阳的概念。

阴阳概念产生之后，在《易经》中得到了全面发展。《易经》是一部研究阴阳变化、预测吉凶祸福的占卜书，在这个神秘主义的思想体系中，包含了丰富的辩证法思想，概括起来，有以下三个方面。

第一，对立。《易经》把自然界和社会的一切变化都看成是由阴阳两种对立的力量交互作用引起的。比如阴爻（－－）和阳爻（—）的对立；八卦中乾卦（☰）与坤卦（☷）、震卦（☳）与巽卦（☴）、坎卦（☵）与离卦（☲）、艮卦（☶）与兑卦（☱）的对立；八卦相重叠，形成六十四卦，出现三十二种对立（泰与否、损与益、既济与未济等）。另外一部分重卦中还有上卦和下卦的对立，如既济卦为水在上而火在下，形成上下卦（水火）之间的对立。有的重卦虽然没有明显的对立关系，如夬卦为泽在天之上。天上怎能有泽？说明卦象与实际情况是对立的，提示"不利""不胜""终有凶"等。还有，在占卦时，卜问的事情与卦意之间的对立。如问能否出征？若遇夬卦，卦辞说"不利即戎"，为出兵禁忌。连续算卦时，又会出现前卦和后卦的对立，这时人们必须从两卦的矛盾关系中辨疑，推断可能出现的结果。可见，《易经》将对立关系看成是普遍存在的关系，对辩证法的发展

起到了推动作用。

第二，交感。《易经》认为阴阳双方又是一种相互交感的关系。例如泰卦的卦象是地在上天在下，即地在天之上，按照天地分布的常态应该是天在上地在下，而卦象则天地易位，说明阳气要上升，阴气要下降，发生吸引和交感。泰卦的卦辞说这是"小往大来"，阴阳相贯，象征着顺利通达。他的爻辞说"无平不陂，无往不复"，阴阳对立使天地经常处于运动之中，天与地离开了原来的位置，还要返回去，阴阳二气就发生了交流、交合，被认为是有利于万物的化生。又如益卦，讲的是雷上有风，意味着风雷并至，相得益彰，互相配合、促进、加强。雷属阳气，风属于阴气，无论是雷上有风或雷下有雨，都是阴阳交感的卦。《易经》阴阳交感的观点反映了对立面的互相依存和相互渗透。

第三，变化。《易经》中表现的阴阳对立、交感的观念，都是为了测度和说明事物可能出现的变化。其中一切卦的变化皆取决于爻变，阴爻变为阳爻，或阳爻变为阴爻，则这一卦就会变成为另一卦，或另一卦变为这一卦。如坤卦（☷），当第六爻变为阳爻时，则坤卦变为剥卦，当坤卦的第一爻变为阳爻时，则坤卦变为复卦。所以，在《易经》中，爻变是卦变的重要条件。另外，即使在同一卦中，由于阴爻或阳爻所处的位置不同，也表示不同的意义和变化。如乾卦（☰）全是阳爻，但每一个阳爻处于不同的位置，有不同的爻辞，用以说明爻变的性质，《易经》把乾卦中的阳爻比作龙，象征刚健的阳气。第一爻是"潜龙"，阳气初升；第二爻"见龙在田"，阳气出现于地面；第五爻，"飞龙在天"，阳气正盛；第六爻，"亢龙有悔"，阳气过盛则要变衰，于是乾卦向坤卦转化。坤卦第一爻"履霜，坚冰至"，表示阴气始动，同阳气第一爻比喻为"潜龙"类似；第六爻"龙战于野"，阳气出动，说明阴气由盛而衰了。《易经》中多数卦的第一爻和第六爻所系的爻辞，往往包含着"变起于微""物极必反"的观点，反映由渐变到突变的思想。《易经》把卦的变化看成是有规律的，阴阳两爻按六个一组排列组合成六十四卦体系，共计三百八十四爻变，卦就在这个数的序列中周转、运动、变化。这种初步组合排列的应用，表明天地间无穷的变化。

二、五行学说

五行孕育于殷商时代的五方观念，据甲骨文记载，殷人曾将商人的领地称为"中商"，而与"东土""南土""西土""北土"并列。表明殷人已用五方观点总括整个空间方位，包含了最早的整体观念的萌芽。

但是，最先提出五行概念的首推《尚书·洪范》，其云："五行：一曰水，二曰火，三曰木，四曰金，五曰土。水曰润下，火曰炎上，木曰曲直，金曰从革，土爰稼穑。润下作咸，炎上作苦，曲直作酸，从革作辛，稼穑作甘。"这里已经初步认识到了五种物质的特性和作用，水向下流泻浸润，火向上蒸腾燃烧，木可以方直或弯曲，金属可以铸造利器，土壤能生长五谷。同时对五味的来源也进行了客观的解释，"润下作咸"指某种东西溶化于水可产生咸味，"炎上作苦"是说火烧焦的东西能产生苦味，"曲直作酸"理解为从木质中挤压出来的水汁为酸味，"从革作辛"为金属的锈能产生辣味，"稼穑作甘"指食物的糖分能产生甜味。

金木水火土五行代表了五种不的物质，是构成有形世界的基本元素，由于他们的结合产生了万事万物。如《国语·郑语》说："夫和实生物，同则不继。以他平他谓之和，故能丰长而物生。若以同稗同，尽乃弃矣。故先王以土与金、木、水、火杂，已成百物。"提出"和"与"同"两码事，和可以产生新物。如果把性质相同的物质凑合在一起，只能增加数量，不能产生新物。所以要把土和金、木、水、火杂合在一起，才能生成百物。这种将五行看成是构成世界的物质元素，无疑是一种唯物论思想。

古代哲学家又认为五行还代表了五种不同功能属性，抽象出来之后可以形成一个固定的框架，许多事物皆能按照这种框架而归属不同的类型。不仅如此，在讨论五行之间的关系时，提出了相生相克的次序，一般认为：木生火，火生土，土生金，金生水，水生木；木克土，土克水，水克火，火克金，金克木。这些都是关于事物普遍联系的认识。

三、精气学说

在古代哲学中，除了阴阳学说和五行学说之外，还有精气学说。精气学说是战国末期的稷下学者宋钘、伊文等在老子道学的基础上发展和创立的一种学说，其资料主要保存在《管子》四篇中（《心术上·下》《白心》《内业》）。

精气学说的基本内容有以下两点：

其一，认为气是构成宇宙的原始物质，一切有形之物皆由无形之气变化而来。如《管子·内业》说："凡物之精，比则为生，下生五谷，上为列星，流于天地之间谓之鬼神，藏于胸中谓之圣人。是故此气也，万物毕得。"指出纷繁的大千世界，无限多样的事物可以统一于"气"这一根本物质之中。

其二，精气是神（智慧、思维）的物质来源。如《管子·内业》篇载："气通乃生，生乃思，思乃知，知乃止矣。"即指精气充足，则生命旺盛，思维敏捷，智慧聪颖。可见，精气不仅构成人的形体，而且也是神的物质基础。因此《管子》认为，一个人最重要的是保养精气。首先，应清心寡欲，令精气充沛；其次，提倡运动，使精气流通；第三，注意饮食，精气才能存留于形体中；第四，顺应四时，使精气得以固护。总之，《管子》强调，只有保全精气，才能预防疾病，使人延年益寿。

第二节　中国古代哲学思想对《内经》理论体系形成的指导意义

从原始社会到春秋战国时期，我国古代劳动人民在与疾病作斗争的过程中已经积累了丰富的实践经验，但是这些经验都是零星的和片段的，当时如何将这些零星的宝贵经验整理和总结成系统的理论已成为历史的必然趋势。《内经》的作者们在古代哲学思想的影响下，自觉吸收了阴阳学说、五行学说、精气学说的精华，以此作为分析、归纳和总结医疗实践经验的思维工具，并在古代哲学思想的指导下形成了《内经》特有的理论体系。

一、阴阳学说对《内经》的影响

首先，《内经》秉承了阴阳学说中关于阴阳对立的观点，认为一切事物和现象都是以阴阳的对立形式而存在，而对立的两个方面，各有着与对方完全相悖的特征和性质。如《素问·阴阳应象大论》说："阴静阳躁，阳生阴长，阳杀阴藏，阳化气，阴成形。"《素问·六节藏象论》亦说："天为阳，地为阴；日为阳，月为阴。"这里静与躁、生与长、杀与藏、气与形、天与地、日与月等均包含了阴阳对立的意思。不仅如此，《内经》还认为任何事物不但具有相互对立的两个方面，而且在任何一方中，又有其相对的两个方面，即阴阳之中又有阴阳。如《素问·金匮真言论》说："平旦至日中，天之阳，阳中之阳也；日中至黄昏，天之阳，阳中之阴也；合夜至鸡鸣，天之阴，阴中之阴也；鸡鸣至平旦，天之阴，阴中之阳也。"不仅自然界是这样，人体组织结构也是这样。如《素问·金匮真言论》说："夫言人之阴阳，则外为阳，内为阴。言人身之阴阳，则背为阳，腹为阴。言人身之脏腑中阴阳，则脏者为阴，腑者为阳。肝、心、脾、肺、肾五脏皆为阴，胆、胃、大肠、小肠、膀胱、三焦六腑皆为阳。故背为阳，阳中之阳心也；背为阳，阳中之阴肺也。腹为阴，阴中之阴肾也；腹为阴，阴中之阳肝也；腹为阴，阴中之至阴脾也。"说明人体的内与外、背与腹、脏与腑皆是对立的阴阳关系。而且同为阴脏，心与肝为阳，肺、脾与肾为阴，反映了阴阳对立无所不在。《内经》关于阴阳对立的观点在疾病的诊断和治疗上有重要意义。因为任何疾病的性质不外乎阴阳两大类，所以我们在错综复杂的疾病面前，只要正确把握阴阳变化的规律，辨别出疾病的阴阳属性，就能作出正确的诊断。故《素问·阴阳应象大论》说："善诊者，察色按脉，先别阴阳。"在明确诊断的基础上，才能定出治疗原则。若阴虚不能潜阳而成阳浮者，须补阴以潜阳；阳虚不能制阴而成阴盛者，须益阳以消阴。这就是"阴病治阳，阳病治阴"的原则。反之，若阴寒太盛，而阳气不足者，以温热治其阴寒；阳热太过而阴液耗损者，以寒凉治其阳热。这就是"寒者热之，热者寒之"的原则。可见在分析和探求疾病的本质时，首要的问题是要弄清阴阳双方的对立。

另外，阴阳交感的观点对《内经》的影响也颇大。如《素问·阴阳应象大论》说："阴在内，阳之守也；阳在外，阴之使也。"这里的阴阳主要指物质与功能，即阴代表物质，阳代表功能，物质居于体内，所以说"阴在内"；功能表现于外，所以说"阳在外"。在外的阳是内在物质运动的表现，所以说阳为"阴之使"；在内的阴是产生机能的物质基础，所以说阴为"阳之守"。这种物质与功能之间的相互资生、相互为用的机制，就是阴阳交感在人体生理活动中的具体表现。指出了人体内外、上下、表里各个部分之间以及物质与机能之间，必须维持正常的生理活动。所以，《素问·生气通天论》说："阳强不能密，阴气乃绝，阴平阳秘，精神乃治，阴阳离决，精气乃绝。"由此可知，阴阳交感协调是健康的表现，当这种交感协调遭到破坏，就会出现阴阳偏盛偏衰的现象，阴偏盛了会导致阳衰，阳偏盛了会导致阴虚，此谓"阴胜则阳病，阳胜则阴病"。所以，后世一再强调"孤阴不生，孤阳不长""无阳则阴无以生，无阴则阳无以化"。其道理就在于此。

再则，阴阳变化的观点亦渗透于《内经》。阴阳变化的形式大体有两种，一为"变起于微"，一为"物极必反"。在《内经》中，前者表现为"阴阳消长"，后者变现为"阴阳转化"。如讲到四季气候的变化时，认为从冬至春夏，气候由寒逐渐变热，是一个"阴消阳长"的过程；由夏至秋冬，气候由热逐渐变寒，是一个"阳消阴长"的过程。由于四季气候有阴阳消长的变迁，才有寒热温凉的不同变化。这是一种渐变，故《素问·脉要精微论》说："是故冬至四十五日，阳气微上，阴气微下，夏至四十五日，阴气微上，阳气微下。"但是，阴阳两个方面，当其发展到一定阶段时，可以向各自相反的方向转化，阴转化为阳，阳转化为阴。《内经》中"重阴必阳，重阳必阴""寒极生热，热极生寒"，说的是阴发展到重的阶段，就会转化为阳；阳发展到重的阶段，就会转化为阴；寒发展到极的阶段，就要向热的方向转化；热发展到极的阶段，就要向寒的方向转化。任何事物由物生到物极，由物极变到另一个事物，一方面是旧的事物败，一方面是新的事物成。新事物成熟时即倚伏着消亡之因，当旧事物败坏时便孕育了新的生机。这样不断除旧布新，推动了事物的发展。故《素问·六微旨大论》说："夫物之生从于化，物之极由乎变。变化之相薄，成败之所由也……成败倚伏生乎动，动而不已，则变作矣。"

二、五行学说对《内经》的渗透

五行学说对《内经》的渗透，主要借以说明人体生理、病理及其与外在环境的相互关系，从而指导临床的诊断和治疗。

《内经》作者运用古代五行学说对人体的脏腑组织、生理、病理现象以及与人类生活有关的自然界事物，做了广泛联系和探讨，并用取类比象的方法，按照事物的不同作用和形态等，分别归属于木、火、土、金、水五种类型，阐述了人体脏腑组织之间的复杂联系以及人体与外界环境的相互关系。这种对事物的归类方法，在《素问·阴阳应象大论》和《素问·金匮真言论》等篇中都有详细的论述，认为木性的特点是生发、柔和，凡具有这种特性的则概括称之为"木"；火性的特点是阳热、上炎，凡是具有这种特性的则概括称之为"火"；土性的特点是生养、变化，凡是具有这种特性的则概括称之为"土"；金性的特点是清肃、坚劲，凡具有这种特性的则概括称之为"金"；水性的特点是寒润、下行，凡具有这种特性的则概括称之为"水"。就人体脏腑组织而言，肝、胆、筋、爪、目、怒等属于木，心、小肠、血、面、舌、喜等属于火，脾、胃、肉、唇、口、思等属于土，肺、大肠、皮、毛、鼻、悲等属于金，肾、膀胱、骨、发、耳、恐等属于水。这样，使人体的各脏腑组织在分类上系统化、条理化，从而摆脱了事物个性特征的束缚，从普遍联系上寻找事物的共同规律。

此外，五行学说多以相生、相克来说事物之间的相互关系。相生，有相互资生、促进、助长的意思；相克，有相互制约、抑制、克服的意思。五行之间既是相互资生、相互促进、相互助长的，又是相互制约、相互抑制、相互克制的。相生相克是不可分割的两个方面，没有生，就没有事物的发生和生长；没有克，就不能维持正常协调关系下的变化和发展。因此，必须生中有克，克中有生，相反相成，才能推动事物在平衡协调中发展。而《内经》在说明人体脏腑之间的功能联系时，认为肾精可养肝，肝血可济心，心火可温脾，脾土化生水谷精微可充肺，肺金清肃下降可助肾，表示五脏相生的关系；肺金清肃下降可抑制肝阳上亢，肝木的条达以疏泄脾土的壅塞，脾土的运化上升以制止肾水的泛滥，肾水的滋润以防止心火的亢烈，心火的阳热以制约肺金清肃得太过，表示五脏相克关系。

还有五行中的每一行都有可能发生太过或不及，使事物的生克制化过程出现紊乱，平衡协调遭到破坏。如《素问·六微旨大论》说："亢则害，承乃制，制则生化，外则盛衰，害则败乱。"这种反常现象就是《内经》所说的相乘相侮。相乘，即相克太过，超过正常制约的程度。如木气偏亢，而金又不能对木加以正常克制时，太过的木便去乘土，使土更虚。相侮，即反向相克。如金气不足，木就会反过来侮金。因此，《素问·五运行大论》说："气有余，则制己所胜而侮所不胜；其不及，则己所不胜，侮而乘之，己所胜，轻而侮之。"这就是对乘侮关系的很好说明。因此在临床治疗时，除了对太过或不及的本脏进行处理外。还应考虑到其他有关脏腑，并调整其关系，控制其传变，以达到治疗的目的。后世创立的许多具体治疗方法，如培土生金、滋水涵木、扶土抑木、壮水制火、佐金平木、补火生土等，就是很好的例证。

三、精气学说在《内经》的移植

精气学说在《内经》中得到了广泛的应用，也可以说《内经》基本上吸收和保存了古代精气学说的全部内容。《内经》认为气是组成天地万物最根本的物质，如《素问·天元纪大论》说："太虚寥廓，肇基化元，万物资始，五运终天，布气真灵，惚统坤元，九星悬朗，七曜周旋，曰阴曰阳，曰刚曰柔，幽显既位，寒暑弛张，生生化化，品物咸章。"指出万物之始，产生于一元之气，气又分阴阳，阴阳布化五行，刚柔并济，上下相感，于是衍生出形形色色的物质世界。就人类生命而言，也是由天地之气交感而为之，如《素问·宝命全形论》说："人以天地之气生，四时之法成。""人生于天，悬命于地，天地合气，命之曰人。"这是关于人类生命观的唯物主义阐述。

对具体的人来说，《内经》则认为精是构成人体的基本物质，在人的生理活动过程中，不断地被消耗，又不断地得到补充和滋生，从而维持了人的生命运动。人的身形禀受于先天，由父母之精相合而成，这种与生俱来之精称为先天之精。人出生以后，得到饮食物的不断滋养，饮食营养之精称为后天之精。后天之精不断转化为脏腑之精，于是人体发展壮大。当人体发育到一定阶段，脏腑之精充盛，则下归于肾又转化为先天之精。可见，人的一切组织器官都是由精这种基本物质所组成，所以《素问·金匮真言论》说："夫精者，身之本也。"

此外，人体之气，从其来源来说，也有先天和后天之分。先天之气称为元气，由先天之精所化生，而后天之气则得之呼吸和饮食。人体之气，概括起来不外乎元气、宗气、营气和卫气四种。这四种气，既有联系，又有区别。因此，《内经》认为精和气都是构成机体的重要物质。很明显，这种观点是受到当时精气学说的影响而产生的。

古代精气学说认为精气是神的物质来源，《内经》也认为神的物质基础就是精。如《灵枢·本神》说："故生之来谓之精，两精相搏谓之神。"指出神是由先天之精生成的。当胚胎形成之际，生命之神也就产生了。神虽然生成于先天，但须赖后天濡养，所以《灵枢·平人绝谷》说："故神者，水谷之精气也。"水谷之精气充足，五脏和调，神的功能才能旺盛。精充、气足、神全，是人体健康的保证；精亏、气虚、神耗，是人体衰老的根本原因。

由于精气的重要性，古代精气学说非常注意对精气的保养，这是最早的养生和预防思想的根本。这些思想在《内经》皆有创造性的发挥。如《素问·上古天真论》说："恬淡虚无，真气从之，精神内守，病安从来。"告诫人们要尽量避免不良的精神刺激，防止过度的情绪波动，保持心胸开阔和乐观精神。另外，《内经》提倡引导吐纳，目的是通过引导吐纳，使人之精气保持畅达。还认为在饮食、起居、劳动、休息等方面要做适当的节制和安排，如《素问·上古天真论》说："其知道者，法于阴阳，和于术数，饮食有节，起居有常，不妄作劳，故能形于神俱，而尽终其天年，度百岁乃去。"指出生活起居要有一定规律，饮食劳逸也要有一定节制，这样才能保持精气旺盛，精力充沛。

总之，阴阳学说、五行学说及精气学说是古代哲学思想的三个基本组成部分，每一部分都有自己特定的内容。阴阳学说主要阐述事物的对立、互感、变化等；五行学说主要认为世界由木、火、土、金、水等五种物质组成，而且一切事物均可归属于五行中的任何一行，五行之间的关系是相生相克的关系；精气学说是构成宇宙的原始物质，精气又是神的物质来源。《内经》的作者自觉地吸收了阴阳学说、五行学说、精气学说的精髓，以之作为思维工具，对已有的医疗实践经验进行了深入的分析、高度的归纳及系统的总结，从而形成了《内经》特有的理论体系。

第三节　中医哲学思想的特定内容

中医哲学思想非常丰富，包括诸如自然观、物质观、运动观、整体观、联系观、时空观、矛盾观、系统观、调控观、社会观、生命观、疾病观、辩证观、治疗观、思维观、实践观、认知观等众多特定内容。因篇幅所限，本文仅就中医自然观、生命观和整体观等三个方面进行讨论。

一、中医自然观

人们在自然界里从事各种各样的实践活动，因此对自然界必然有一个总的看法。人们对自然界总的看法，称为自然观。中医自然观认为整个世界和宇宙是由气所组成，辽阔浩瀚的宇宙，充满了具有生化能力的元气，这就是世界的开端和始基，有形的万物借助元气的生化而合成。五行的循环终而复始，六元真灵之气敷布宇空，统摄着万物的新陈代谢。明亮的九星悬耀太空，七曜不断环周旋转，于是天运有阴阳消长转移，大地有刚柔生克制化，昼夜有明暗位置相推，四时有寒暑交替变化。正因为如此，一切事物才生生不息，彰明昭著。可见，天地未开之前，宇宙中只有元气，而元气却是万物的开始，这就确立了自然界的物质统一性。《素问·五运行大论》说："帝曰：地之为下，否乎？岐伯曰：地为人之下，太虚之中者也。帝曰：冯乎？岐伯曰：大气举之也。"指明地球在人之下，人在地球之上，而地球又悬浮在太虚的"大气"中，为大气所包围和举托，这就进一步说明了自然界的物质性。中医自然观认为气是一种肉眼看不见的极微小的物质颗粒，气的概念在中医使用极广，种类也繁多，如天有天气，地有地气，中有风气、寒气、热气、暑气、燥气、湿气，人还有呼吸之气、水谷之气和营卫之气等。这些气虽为无形无状，但不是虚构的，譬如风气就是指大气的流动，寒气和热气可以为我们感官所感知；人体内的气则是由吸入的空气和化生的水谷精微而来，尽管这种像雾露一样的气不能为我们直接摸到或看到，但可以通过人体生理的各种现象证明他的存在。《素问·灵兰秘典论》说："恍惚之数，生于毫厘，毫厘之数，起于度量，千之万之，可以益大，推之大之，其形乃制。"指出任何有形的东西都是由极细小的物质所构成，只因其太细小，似有若无，但是千万个"恍惚之数"汇聚在一起就变成了看得见摸得着的具有一定形态的器物了。中医自然观认为气可以分成阴气和阳气两大类。"清阳为天，浊阴为地"，清轻的阳精之气飘扬在空中形成了苍莽的天宇，重浊的阴沉之气凝聚成五彩缤纷的大地，即是说天由清阳的无形之气构成，地由沉浊的有形之气组成。天上的阳精之气和地上的有形之物相互结合，于是产生出了世界上的万事万物，"在天为气，在地成形，形气相感而化生万物"，所以说世间一切事物，都是自然界本身的产物，都以气为基本元素。《素问·宝命全形论》说："天地合气，别为九野，分为四时，月有大小，日有短长，万物并至，不可胜量。"指出无论月之大小，天之长短，万事万物都不外乎天地阴阳二气交合而成，"阴阳者，万物之能始也"。中医自然观认为气处于永恒的运动中，气运动的基本形式为升降出入，气运动的根源在于内部阴阳二气的相互作用。"地气上为云，天气下为雨；雨出地气，云出天气"，指出云是由于地上的水蒸气升腾于天而形成的，这种水蒸气在天空中受到冷空气的影响而凝聚，达到一定的程度便形成雨而下降于地。云虽然是地上的水蒸发后所形成的，但他又是在天气的作用下才能升腾，因此"云出天气"；同样道理，雨虽然从天而降，但他的本源是由于地上的水蒸发而后才形成雨降落于地，因此，"雨出地气"。《素问·六微旨大论》说："升已而降，降者谓天；降已而升，升者为地。天气下降，气流于地；地气上升，气腾于天。故高下相召，升降相因，而变作矣。"指出地气上升到不能再升的时候，就会因为天的作用而下降；天气降到大地以后，又会由于地的作用而上升。天地上下之间相引相召，形成了气的升降运动，进而引起世界上的各种变化。《素问·六微旨大论》又谓："出入废，则神机化灭；升降息，则气立孤危。故非出入，则无以生长壮老已；非升降，则无以生长化收藏。是以升降出入，无器不有。故器者生化之宇，器散则分之，生化息矣。故无不出入，无不升降。化有大小，期有远近。四者之有，而贵需守，反常则灾害至矣。"这段经文有三层意思：第一，认为神机是指器物内部的生生不息之机，气立是指器物外形依赖于气化的作用而存在。生生不息和气化实质上就是物质运动变化的反映，说明物质是运动的。第二，认为升降出入是物质的主要运动形式，没有物质升降出入的运动，则变化莫测的神机就濒临毁灭，依形而存的气机也荡然无存，动物就不会有出生、成长、壮大、衰老、死亡的过程发生，植物也不会有萌芽、成长、茂盛、开花、结果的变化，整个自然界就不会有旧事物的消亡，新事物的产物。所以说，自然界物质的升降出入运动是新旧事物交替推移的根本所在。第三，由于各种事物的差异性，他们升降出入运动的规模有大有小，时间可长可短，但无论其规模大小或时间长短，升降出入运动的规律是一致的，说明一切事物都离不开升降出入运动。当然，这三层意思的核心问题只有一个，指出组成自然界的气这种物质是不断运动和变化的，而且运动的基本形式是升降出入。我们进一步要问，气运动的根本原因又是什么呢？各类气、物之间是要相互制约和相互影响的，《素问·六微旨大论》说："气有胜复，胜复之作，有德有化，有用有变。"肯定气本身有克制和反克制的能力，这种能力发挥出来，则使事物发生变化。气的克制和反克制的能力，归纳起来，无非是阴阳二气的对立统一。因此，可以说阴阳二气的相互作用是产生气运动的源泉，是推动一切事物变化的根本原因。中医自然观认为气和形相互转化。指出气充斥整个太空，一切有形器物，包括大地星辰，皆由气通过变化作用而生成，"物之生，从于化""气合而有形"，这就是气向形的转化。另外，一切有形之物生成之后，终有一天必然要发生毁灭，"器散则分之"，可见有形物体毁灭将散而为气，这是形向气的转化。气化为形和形散为气的根源是由于阴阳动静相互作用的结果，"阳动而散，故化气；阴静而凝，故成形"。气是构成宇宙的物质基础，他聚而成形，散而为气，有气与形、聚与散的转化，但气不能创生，也不能消灭，气是永恒的、实在的，这就是气的唯物主义特性。

二、中医生命观

中医生命观认为生命的起源是一个漫长的历史过程。生命起源的基础是化学进化，生命起源于由化学进化所造成的复杂环境中。这就是说，首先由无机物产生有机物，然后由简单的有机物发展为复杂的有机物，最后形成了有代谢机能的，以蛋白质、核酸为基础的复杂的多分子体系，于是出现了原始生命。正如恩格斯所说："生命是蛋白体的存在形式。"中医在考察生命活动时，认为生命是自然界物质运动的产物。指出无边无际的宇空，充满了元气，由于阴阳二气的相互作用，使无形之气上升而为天，有形之物下降而为地。天地形成之后，仍然不断地运动变化着，天主动、地主静，动静相召，上下相因，"阴阳相错，而变由生"，于是形气相感，而化生万物，并由此产生了生命。可见，中医认为阴阳、天地、日月、水火等，是生命发生发展的物质根源，是自然界物质运动变化、不断发展过程中出现的结果。从唯物主义的角度来看，中医关于生命起源的结论是基本正确的。

中医认为人与万物一样，都是天地自然界的产物。如《素问·宝命形论》说："人以天地之气生，四时之法成。""天地合气，命之曰人。"说明《内经》的作者已经自发地感觉到人类万物应该有一个发生的过程，人既然生活于气交之中，理应与大地上的器物一样，都是天地阴阳形气相感的产物，是物质自然界有规律变化的结果。中医生命观认为生命的本质在于机体内部阴阳双方的对立统一，生物随时随地在不断地从环境中摄入一些物质，同时也向环境中排出一些物质。例如，人体要从外界环境中摄取营养物质，经过消化和吸收，转变为自身的成分，这叫作同化作用；与此同时；经过呼吸、氧化，将自身成分分解，把一些分解产物和二氧化碳、尿等排泄到环境中去，这叫作异化作用。同化和异化作用就构成了生命的物质代谢。不仅如此，任何有生命的机体在物质代谢的过程中，还进行着能量的转化。也就是说，在同化过程中，将能量储存起来；在异化过程中，则释放能量，这种能量一部分用于同化过程，一部分用于维持体温。这种能量转化叫作能量代谢。物质代谢和能量代谢构成了生命体的新陈代谢，生命的新陈代谢就是生命的本质。而中医认为生命的本质就是机体内部的阴阳矛盾，生命机体从自然界"形气相感而化生"出来，并与自然界进行不断地物质和能量交换，形成一个自我更新的过程，从而保持其动态平衡和机体的相对稳定。《素问·阴阳应象大论》说："阳化气，阴成形。"阳化气的过程，即机体中的形质化为无形的气，类似异化作用；阴成形的过程，即把外界的物质合成自身的物质，类似同化作用。中医抓住了生命中阴阳化气和成形的对立统一，认为机体在正常状态下，通过主动的调节，使其保持阴阳相对平衡，谓之"阴平阳秘"，体现了阴阳的统一性。阴阳处于生命机体的统一体内，又能互相转化，阳气化为阴精，阴精化为阳气，"阳生于阴，阴生于阳"。若阳盛则异化作用超过常度，使生命物质过度消耗，出现"阳亢伤阴"；阴盛则阳气不足，同化作用下降，以致阴液凝滞瘀塞，出现"阳虚阴凝"。所以，中医将机体阴阳作为衡量生老病死的重要标志，健康者为阴阳匀平，病者为阴阳偏盛，老者为阴阳皆衰，死者为阴阳离决。所以说，生命的本质实际上就是机体内部阴阳的对立统一。

中医生命观认为生长发育、繁殖后代、遗传变异、应激性等是生命的重要特征。首先，生长发育指的是子代生命机体要经过一系列的转变，才能形成一个成熟的个体，尔后经过衰老而死亡。在这个过程中，机体从外界摄入的物质多于向外界排出的物质，并利用这些物质建造自身，结果机体的体积逐渐增大，直至形成成熟的个体。中医对人体的生长发育有详尽的描述，同时将这个过程划分成几个不同的阶段，深刻地描绘了各个阶段的生理变化。如《素问·上古天真论》说："女子七岁，肾气盛，齿更发长。二七，而天癸至，任脉通，太冲脉盛，月事以时下，故有子……丈夫八岁，肾气实，发长齿更。二八，肾气盛，天癸至，精气溢泻，阴阳和，故能有子……"本节经文主要讲男、女人体从幼年到老年的生理变化规律，也是对人体生长发育特征的具体描述。另外，当生命机体生长到一定的程度和一定的大小时，能产生与自身相似的新个体，这就是生命具有繁殖后代的特性。繁殖的结果，使生命得以延续，并使生物有进一步发展的可能。中医关于后代的繁衍，有自己独特的见解。正如上段经文所说：人从幼年开始，脏腑渐充，肾"受五脏六腑之精而藏之"，肾中的精气也逐渐充盛，发育到青春期时，肾的精气充盛，产生了一种物质"天癸"，于是男子产生精子，女子按期月经，性机能逐渐成熟，男女婚配，先天之精相合，终于产生新的个体。可见，肾精在繁殖后代中起关键的作用，"精者，身之本也"。再则，生命具有应激性的特征，即外界环境中的光、声音、电流、温度、机械刺激等都可以构成刺激源，人体对这些刺激都可以发生反应，这就是应激性。中医认为人生活在自然界中，自然界的运动变化常常直接或间接地影响着人体，而人体对自然界的各种影响也必然会在生理或病理上发生相应的反映。比如自然界一年有春温、夏热、秋凉、冬寒的四季气候变化，人体受他的影响，也随之以不同的生理功能来适应。

三、中医整体观

中医整体观认为人是一个统一的整体，构成人体的各组成部分，在物质代谢上是相互联系的，在形态结构上是不可分割的，在生理功能上是协调一致的，在病理变化上是互为影响的。人与自然界是一个统一的整体，人是自然界发展到一定阶段的产物，自然界中存在人类赖以生存的必要条件，自然界的运动变化必然影响到人，人在认识自然、适应自然和改造自然的过程中，维持机体正常的生命活动。人与社会是一个统一的整体，人与人之间组成了人类社会，社会按照自己的规律发展着，社会的许多因素对人体的心理、生理、病理变化都可能产生直接或间接的影响。人的精神和形体是一个统一的整体，精神活动是人类所特有的高级机能活动，形体是精神的基础，精神是形体的产物，精神意识反过来又对形体产生重要影响。人体是由许多执行不同功能的组织和器官所组成，由于各个组织和器官的有机联系，从而形成了人这个整体。五脏之间的联系，表现为相生相克的特性，相生可促进体内的变化和机体的生长发育，相克可防止五脏功能过于亢进，以保持平衡。在五脏中，心又为主宰，这种主宰作用是通过心与其他脏腑的协调和联系而体现的。另外，脏属阴，腑属阳，一阴一阳，构成表里关系，即形成脏腑在功能上相互影响的配合关系。脏腑与组织器官之间又是凭借经络进行联系的，经络遍布全身，内联脏腑，外络肢节，将人体的上下、左右、前后、内外连成一体。所以，人体实质上是一个以五脏为中心，以经络为连缀，联合五体、五官、五华的统一整体。中医在长期实践中，已经认识到自然界是人类生命的源泉。《素问·六节藏象论》说："天食人以五气，地食人以五味。气和而生，津液相成，神乃自生。"从这一认识出发，就能理解人与自然界存在非常密切的关系。也就是说，自然界的运动变化，直接或间接地影响人体，而人体对于这些影响，也必然相应地反映出不同的生理活动和病理变化。所以《灵枢·岁露》说："人与天地相参也，与日月相应也。"如在自然界四季气候的变化中，有春温、夏热、长夏湿、秋燥、冬寒的规律，在这种气候变化的影响下，人体会发生相应的变化。《素问·脉要精微说》："万物之外，六合之内，天地之变，阴阳之应，彼春之暖，为夏之暑，彼秋之忿，为冬之怒，四时之变，脉与之上下，以春应中规，夏应中矩，秋应中衡，冬应中权。"这种脉象的沉浮变化，也是机体受四时气候影响后，在气血方面所引起的适应性调节的反映。又如昼夜的变化，对人体的影响也很明显。就大多疾病来看，一般在清晨比较轻些，下午逐渐加重。《灵枢·顺气一日分为四时》说："夫百病者，多以旦慧昼安，夕加夜甚。朝则人气始生，病气衰，故旦慧；日中人气长，长则胜邪，故安；夕则人气始衰，邪气始生，故加；夜半人气入脏，邪气独居于身，故甚也。"指出早晨、中午、黄昏、夜半，人体的阳气存在生、长、收、藏的规律，因此病情也会随之有慧、安、加、甚的变化。再如地理环境的不同，对疾病亦有一定影响，许多疾病的发生都与地理环境有关。《素问·异法方宜论》说："南方者，天地所长养，阳之所盛处也，其地下，水土弱，雾露之所聚也，其民嗜酸而食胕，故其民皆致理而赤色，其病挛痹。"由于自然界的气候变化和地理环境对人体生理和病理的影响极大，中医在治疗疾病时，提出了因时因地的重要治疗原则。其理论根据即在于人与自然界是一个统一的整体。中医经过长期的观察，特别是在积累了长期社会实践的基础上，逐渐认识到人与社会环境的密切关系。指出社会因素对人体健康和疾病有着深刻的影响，其中人自身的心理状态、社会行为、生活习性、道德修养等对人的影响尤为显著。如《素问·上古天真论》说："恬惔虚无，真气从之，精神内守，病安从来，是以志闭而少欲，心安而不惧，形劳而不倦，气从以顺，各从其欲，皆得所愿。故美其食，任其服，乐其俗，高下不相慕，其民故曰朴。"意思是说，人若情绪稳定，精神平衡，知足常乐，开豁大度，加之饮食有节度，起居有规律，适当地劳作等，身体就健康，少患疾病，且能延年益寿。很多社会因素在疾病的发生发展中都有着重要的影响，如生活习惯方面，饮食不节，大饥大饱，过寒过热，偏嗜五味等，均可导致疾病的发生。又如过量的活动和超过能力所能负担的重度劳动，或房劳太过，皆能使人致病。因为强用其力则伤骨，房劳太过则伤精，肾主骨生髓，所以主要关系到肾。《素问·生气通天论》说："因而强力，肾气乃伤，高骨乃坏。"《灵枢·邪气脏腑病形》说："若入房过度，则伤肾。"可以看出，中医学非常重视社会因素与疾病的关系，强调人与社会的统一，故对疾病的认识更加深刻了。人的精神和形体也是一个统一的整体，精神依附于形体而存在，是形体的产物，但对形体也可以发生反向作用。《灵枢·决气》说："两神相搏，合而成形，常先身生，是谓精。"指出父母先天之精相互交合，产生形体，而后由形体发育产生出神来。没有精化生的形体，就没有神的存在。可见，神是依附于形体而存在的，当形体形成以后才有神的化生，体现为神的活动。根据《内经》理论，人的精神意识包括神、魂、魄、意、志、思、虑、智等，情志活动包括喜、怒、忧、思、悲、恐、惊等。无论精神意识或情志活动皆由五脏精气所化生，是五脏活动的产物。如

《素问·宣明五气》说："心藏神，肺藏魄，肝藏魂，脾藏意，肾藏志，是谓五藏所藏。"《素问·阴阳应象大论》也说："人有五脏化五气，以生喜、怒、忧、悲、恐。"说明人的精神意识和情志活动由五藏司控，五脏精气是精神意识和情志活动的物质基础。《内经》还指出，一切精神失常都可以在形体内部找到其物质根据。如《素问·脉解》说："阳尽在上而阴气从下，下虚上实，故狂颠疾也。"指出狂颠等精神失常的机制，是由于阳气积滞于人体上部，不与下部的阴气相接，使阴气独居于下，不能制约阳气，阳独盛于上，扰乱心神所致。另外，人的精神情志活动还可对形体产生反向作用，如情志过于激烈，或持续过久，则导致形体发生疾病。

综上所述，通过对中医自然观、生命观和整体观的系统分析，阐明整个世界和宇宙是由气所组成的，气是一种肉眼看不见的极微小的物质颗粒，处于永恒的运动之中，而且气与形可以相互转化。指出人是自然界发展到一定阶段的产物，生命的起源是一个漫长的历史过程，其本质在于机体内部阴阳双方的对立统一，具有生长发育、繁殖后代、遗传变异和应激性等重要特征。提示人体本身、人与自然界、人与社会、精神与形体是一个统一的整体，从而加深人们对中医天人合一、形神一体等精辟学术思想的再认识。

第四节　历代医家对阴阳学说的实践与发展

古代阴阳学说渗透到《内经》，并与临床实践相结合，形成了中医独特的阴阳学说。中医阴阳学说不仅包涵哲学的意义，更重要的是赋予医学的内容。阴阳学说贯穿于中医基础理论和临床的各个方面，历代医家对之非常重视，并作了淋漓尽致的发展。

一、东汉时期

东汉末年著名医学家张仲景在"勤求古训，博采众方"的基础上，结合自己的实践经验，写成了重要著作《伤寒论》。首先，《伤寒论》涉及阴阳的条文很多，据统计，在全书387条中，含有"阴"字的为79条，含有"阳"字的为144条，含有"阴阳"二字的为10条，总计233条，占全书条文近60%。可见，仲景对阴阳学说的重视程度。其次，《伤寒论》在阴阳理论的启发下，提出了三阴三阳的辨证总纲，即六经病提纲，这样为六经病辨证体系的建立奠定了基础。再其次，从《伤寒论》所述疾病的性质来看，三阳病表示邪气实而正气盛，抗病力强，病情多呈现亢奋状态，属阳证；三阴病表示病邪未除而正气已衰，抗病力弱，病情多呈现虚衰状态，属阴证。六经证候虽然十分复杂，但只要分清阴阳，也就抓住了核心和关键。第四，从临床表现和发病机制而言，如《伤寒论》谓："病有发热恶寒者，发于阳也；无热恶寒者，发于阴也。"指出病在三阳为正盛邪实，机体通过发热以拒邪，故表现为发热恶寒症状；病在三阴，正气已虚，故见无热恶寒症状。第五，从疾病的传变视之，三阳病以经腑主论，其中太阳病以经证为主，阳明病以腑证为主，少阳病经腑兼见；三阴病以脏主论，其中太阴病在脏从脾，少阴病在脏从心与肾，厥阴病在脏从肝。以阴阳分析，腑属阳，脏属阴，阳腑病可入阴脏，阴脏病可出阳腑。如太阳病表邪不解，或治疗不当，则外邪就会传入心与肾，引起少阴病证；阳明病攻下过早或过猛，则伤及脾阳而转为太阴病。此称之为由阳入阴，提示邪盛正衰，为病情发展的表现。另外，"少阴中风，脉阳微阴浮"，此即少阴病转为太阳病的脉象；"伤寒脉浮而缓，手足自温者，系在太阴，至七、八日，大便鞕者，为阳明病也"。此即太阴病转为阳明腑实的表现，称之为由阴出阳，提示病情由三阴向三阳转化。从以上条文记叙、六经总纲、疾病性质、临床表现、疾病传变等各方面考察，《伤寒论》是张仲景创造性地运用和发挥古代阴阳学说的典范，当不为过。

与张仲景同时代的杰出医学家华佗，在所著《中藏经》中对阴阳理论亦作了发挥，颇有参考价值。如《中藏经·寒热论》说："人之寒热往来者，其病何也？此乃阴阳相胜也。阳不足则先寒后热，阴不足则先热后寒；又上盛则发热，下盛则发寒。皮寒而燥者阳不足，皮热而燥者阴不足；皮寒而寒者阴盛也，皮热而热者阳盛也。发热于下则阴中之阳邪也，发热于上则阳中之阳邪也；寒起于上则阳中之阴邪也，寒起于下则阴中之阴邪也。"这段经文指出人体的寒热证候是由于阴阳偏盛偏衰所致，解释了由于阴阳盛衰而引起寒热先后的次第以及不同部位出现的种种寒热现象，辨证极其细微而精确，若没有对临床症状的细心观察是不可能做到的，但是若没有对阴阳理论的深刻理解和灵活应用，也不可能将临床上令人眼花缭乱的症状进行概括和总结。这是《中藏经》运用阴阳理论于寒热辨证论治的一个例子，其论述至今对临床实践仍然有着重要的指导意义。《中藏经》全书49论，而专论阴阳者有6论，且置于全书之首，可见华氏对阴阳的重视非同一般。

二、魏晋时期

王叔和撰写了中医的第一部脉学著作《脉经》，将人体的脉象分为24种，并就每种脉的形状进行了定义，一直为后世所沿用。王氏根据脉象的部位、频率、力度和通畅程度等将脉象分成阴阳两大类。如《脉经·辨脉阴阳大法》说："脉有阴阳之法何谓也？浮者阳也，沉者阴也，故曰阴阳。"又说："凡脉大为阳，浮为阳，数为阳，动为阳，长为阳，滑为阳；沉为阴，涩为阴，弱为阴，弦为阴，短为阴，微为阴。"这种关于脉象提纲挈领的阴阳分类方法，对临床很有意义。当我们得之为阳脉时，多属腑病；得之为阴脉时，多属脏病，这样就可以从腑从脏而治疗。另外，根据审辨阴阳脉法，可以对疾病的轻重逆顺进行预测，"阳病见阴脉者反也，主死；阴病见阳脉者顺也，主生"。不仅如此，还可以根据阴阳脉法反过来判断疾病虚实，"浮之损小，沉之实大，故曰阴盛阳虚"。王叔和应用阴阳理论对脉学进行概括和总结，为中医诊断学作出了贡献。

三、隋唐时期

孙思邈的许多重要学术思想，皆渊源于《易经》的哲学理论。《千金要方·大医习业》说："周易六壬，并须精熟，如此乃得为大医。若不尔者，如无目夜游，动致颠损。"在其他篇章中也多次提到"易称""易曰"，可知孙氏十分重视《易经》，认为业医者必须学习《易》，"不知易，不足以言太医"，医易并行，知易言医。譬如在应用阴阳理论阐述平旦取脉的原理时，很有独到之处。《千金要方·诊候》曰："诊候之法，常以平旦，阴气未动，阳气未散，饮食未进，经脉未盛，络脉调均，气血未乱，精取其脉，知其逆顺。"指出平旦时，人体的阴阳之气相对协调，此时切脉最能反映患者疾病的真实情况，所获得资料比较可靠，有利于临床诊断。还有，孙氏以阴阳观念解释摄生时也很有特点。《千金要方·养性序》说："是以善摄生者，卧起有四时之早晚，兴居有至和之常制，调利筋骨有堰仰之方，祛疾闲邪有吐纳之术，流行荣卫有补泻之法，节宣劳逸有与夺之要。忍怒以全阴，抑喜以养阳。"其中，"卧起""兴居""堰仰""吐纳""补泻""与夺"都寓有阴阳对立的意思。同时指出大怒可伤阴，过喜可伤阳，所以平素应当控制情感，不要大怒或过喜，这样就能保养阴精和阳气。此为养生之道。

王冰亦精通《易》学，应用《易》学的思想和方法注释《内经》原文，阐述深刻的哲理和医理，他的许多注文常常闪烁耀眼的光芒。王氏补入的"运气七篇"，开创了中医运气学的先河。他在注释《素问·至真要大论》"诸寒之而热者取之阴，热之而寒者取之阳"的经文时说："益火之源，以消阴翳；壮水之主，以制阳光，故曰求其属也。"注文不仅从理论上指出了实热证与虚热证、实寒证与虚寒证相互鉴别的机理，而且指出了他们的具体治疗原则。即由阴虚导致的发热证，用苦寒之品泻热其热不退者，当用补阴法治之，通过补阴以制阳，使阴阳趋向平衡，后人称之为"引火归原"法。由阳虚导致的寒证，同辛热之品散寒其寒不去者，当用补阳法治之，通过补阳以制阴，使阴阳协调，后人称之为"培补元阳"法。自王注之后，人们才真正理解"诸寒之而热者取之阴，热之而寒者取之阳"的深邃精义，而"益火之源，以消阴翳；壮水之主，以制阳光"这一千古名言，已为后人治疗阴虚火旺证及阳虚恶寒证的理论依据。所以说王氏对阴阳学说在中医的应用作了重要的发挥，很有启发意义。

四、金元时期

刘河间为金元四大家的寒凉派宗师，力主火热论，阐发了火热致病的机理，擅用寒凉方药治病，临床效果颇佳。刘氏精通《易》学，运用《易经》阴阳观点解释病机很有独到见地。如《素问玄机原病式·战栗》说："冬至子正一阳升，而得其复奎，至于巳则阴绝，而六阳备，是故得其纯乾奎；夏至午正则一阴升，而得姤奎，至于亥则阳绝，而六阴备，是故得其纯坤奎。至于冬至则阳复也。然子后面南，午后面北，视卦之爻，则子后阳升，午后阴降明矣。"刘河间认为地下的寒暖变化，是受四时大气变化的影响，天寒则地气不通，郁而生热；天热则地气通泄而生凉。而天气的变化又由于阴阳消长所致。为了说明这种阴阳消长的规律，引入了《易经》八卦理论，以卦象证实阴阳消长的规律，即"子后阳升，午后阴降"。冬至以后，人站在北方，面向南方，便可以明显地看出阳气初生，是由下而上升的；夏至以后，人站在南方，面向北方，便可以明显地看出阴气的初生，是由上而下降的。正因为冬至一阳升，夏至一阴生，阴极而阳生，阳极而阴生，所以在临床上就有寒极生热、热极生寒的病理变化。这种用《易经》阴阳观念论述疾病机理的例子还很多，不一一列举。

张从正临床治疗主张："先攻其邪，邪去而元气自复。"攻邪又以汗、吐、下三法为要，称为"攻下派"。认为疾病千变万化，总不外乎阴阳盛衰，如《儒门事亲·风论》说："人之生也，负阴而抱阳，人居一气，道在其中矣，外有八邪之相摄，内有喜怒之交侵。"在外之八邪，为天地阴阳失和所致；在内之喜怒，乃人阴阳失调之表现。因"水火者，阴阳之征兆"，故阴阳失调，又具体表现为水火的偏盛偏衰。所以，《儒门事亲·三消之说当从火》说："盖五脏心为君火正化，肾为君火对化；三焦为相火正化，胆为相火对化。得其平，则烹炼饮食，糟粕去焉；不得其平，则燔灼脏腑，而津液竭焉。"用阴阳水火解释消渴病的机转，指出由于火热太过，消烁津液，而发生消渴病。治当泻火补水，使火归水位，火降水升，津液得复，消渴自愈。

李东垣重视脾胃，认为脾胃为人生之本，脾胃属土，位居中央，为升降之枢纽。脾胃功能正常，清升浊降，则健康无病。若内伤脾胃，当升不升，当降不降，则百病由生。李氏根据阴阳原理，发展了脾胃升降学说，这对后世治疗脾胃系统的疾病，起了重要的指导作用。如《脾胃论·天地阴阳生杀之理在升降浮沉之间论》说："盖胃为水谷之海，饮食入胃，而精气先输脾归肺，上行春夏之令，以滋养周身，乃清气为天者也；升已而下输膀胱，行秋冬之令，为传化糟粕转味而出，乃浊阴为地者也。"这就是用阴阳理论阐明脾胃的转输、滋养和排泄等生理机能的范例。李氏又认为脾胃的功能在于阳气的升发，阳气升发，脾胃才能健运。处方用药时也特别强调升发，著名的"甘温除大热"观点就是在"补其中而升其阳"的基础上而提出来的，其代表方为补中益气汤。

朱丹溪创"阳有余阴不足"之说，强调养阴泻火，称为滋阴派。朱氏通过对自然现象的观察，认为天大地小、天外地内、日实属阳、月缺属阴，所以自然界就存在阳有余阴不足的普遍现象。而人体之气属天之阳气，血属地之阴气，故气（阳）常有余血（阴）常不足。如《格致余论》说："天地为万物之父母，天大也为阳，而运于地之外；地居天之中为阴，天之大气举之。日实也，亦属阳，而运于月之外；月缺也，属阴，察日之光以为明者也。"另外，认为男子十六岁才精通，女子十四岁才经行，人的阴气须花很多年方能生成。不仅阴气难以生成，而且又容易亏损，男子六十四岁精绝，女子四十九岁经断。所以指出阴气较阳气而言，难成易亏。这是"阳有余阴不足"在生理方面的依据。如《格致余论·阳有余阴不足论》说："故人之生也，男子十六岁而精通，女子十四岁而经行，是有形之后，尤有待于乳哺水谷以养，阴气始成而可与阳气为配……可见阴气之难于成。"当然，朱氏"阳有余阴不足"之说，重视固护阴气，并非重阴轻阳之意，仍然强调阴阳二者的协调。

五、明清时期

张景岳身为明代大医家，谙熟《内经》，精通《易经》，倡导医易相通，认为《易》具医之理，医得《易》之用。如《类经附翼·医易义》说："天地之道，以阴阳二气而造化万物；人生之理，以阴阳二气而长养百骸。易者，易也，具阴阳动静之妙；医者，意也，合阴阳消长之机。虽阴阳已备于《内经》，而变化莫大乎《周易》。故曰天人一理者，一此阴阳也；医易同原者，同此变化也。"指出《易经》讲的是天地之道，《内经》讲的是人生之理，但两者的核心问题讲的又都是阴阳变化，所以医与易应该是相通的。张氏又认为，自然界万物的化生，皆由天地阴阳二气相合而成，人也是这样。如《类经·藏象类》说："有子之道，必阴阳合而后胎孕成，故天一生水而成于地之六，地二生火而成于天之七。所以万物之生，未有不因阴阳相感而能成其形者，此一阴一阳之谓道也。"还认为人体的阴阳必须保持相对平衡，若出现阴阳偏倾，就会发生疾病。而且比较阴阳二气，更强调阳气的重要性，并从形气、寒热、水火等方面进行了阐述。就形体来说，阳化气，阴成形，人的形体之所以有"一生之形""神明不测"，都是因为人有阳气的缘故。就寒热而言，热为阳，寒为阴，热能生物，寒无生意，人的形体能保持一定的温度和热象，全在于阳气。就水火而论，火为阳，水为阴，水之所以能生物，能化气，全赖火的作用。从而得出结论："天之大宝，只此一丸红日；人之大宝，只此一息真阳。"这样，张氏在阴阳二气不宜偏颇的前提下，把阳对于人的作用，提到了主导地位。所以制方遣药，崇尚温补。但在具体治疗时，张氏又非常注重阴阳调和，刚柔相济。如《景岳全书·新方八略》说："阳失阴而离者，不补阴何以收散亡之阳；水失火而败者，不补火何以延垂寂之阴？此又阴阳相济之妙用也。故善补阳者，必于阴中求阳，则阳得阴助而生化无穷；善补阴者，必于阳中求阴，则阴得阳升而源泉不竭。"根据这一学术思想，创制了左归丸和右归丸。前者在用熟地、山萸肉、山药、枸杞等滋阴养血之品中，加入鹿角胶温补肾阳，治疗真阴肾水不足证；后者在用附子、肉桂等助阳药中，加入熟地、山药、山萸肉、枸杞滋养肝肾，治疗元阳不足之证。左归丸体现了"善补阴者阳中求阴"、右归丸体现了"善补阳者阴中求阳"的思想。这一阴中求阳、阳中求阴的组方原则，对临床辨证论治有重要的意义。

李时珍在中国医药学上作出了光辉的贡献，他撰写的闻名于世的医学巨著《本草纲目》，其成功的原因之一在于应用了古代阴阳学说的思想方法。举一事例，如黄柏之品，《名医别录》称此药"久服通神"，张元素说可"补肾水不足，坚肾壮骨髓"，结果不少人妄用此以补阴，反遭其害。《本草纲目·柏木》载："古书言知母佐黄柏，滋阴降火，有金水相生之效。然必少壮气盛能食者，用之相宜。若中气不足而邪火炽甚者，久服则有寒中之变。近时虚损及纵欲求嗣之人，用补阴药，往往以此二味为君，日日服饵。降令太过，脾胃受伤，真阳暗损，精气不暖，致生他病。"知母配黄柏，金水相生，堪称补阴要药，但补阴太过，真阳暗耗，阴阳失去平衡，必生他变。可见任何药物的使用，必须有所节度，不能攻伐阴精，也不能耗损阳气，以平为期。李氏还分析了古人用补药时必兼以泻邪，如《本草纲目·泽泻根》谓："古人用补药，又兼泻邪，邪去则补药得力。一辟一阖，此乃玄妙后世不知此理，专一于补，所以久服必至偏胜之害也。"一补一泻，一辟一阖，相反相成，阴阳调和，万病可却。此乃中医遣方之妙，蕴含了十分深刻的哲理。

吴鞠通著《温病条辨》一书，为温病学派的发展建立了功勋。吴氏辨证纲领，仍以阴阳立论。如《温病条辨·上焦篇》说："寒为阴邪，最善收引，阴盛必伤阳，故首郁遏太阳经中之阳气。温为阳邪，最善发泄，阳盛必伤阴，故首郁遏太阴经中之阴气。"这段经文以阴阳理论阐述伤寒与温病在发病机理上的本质区别。指出寒为阴邪，必伤人之阳气，故伤寒首伤太阳之经；温为阳邪，必伤人之阴气，故温病首伤太阴之经。另外，吴氏在解释具体脏腑伤阴伤阳的病机时，认为"湿之入中焦，有寒湿，有湿热。其中伤也，有伤脾阳，有伤脾阴，有伤胃阳，有伤胃；伤脾胃之阴者，十居一二。"说明湿入脾胃，有兼寒兼热的差别。水湿最易伤阳气，但有伤脾阳和伤胃阳的不同；湿久郁可化热，热必伤阴，故伤脾胃之阳者，十之八九有伤脾阴和胃阴的区分。所以，在临证时须仔细分辨。

综上所述，可以看出历代卓有成就的医家们对阴阳学说非常重视，他们在发展阴阳学说的过程中有几个共同的特点：第一，大都在习医的同时，深入研究过《易经》，对《易》中的阴阳思想有深刻的了解，认为《易经》的阴阳理论对中医有重要的指导意义。告诫业医者必须精研《易经》，特别要精通其中的阴阳学说，不懂阴阳者不可以言医。第二，自觉地将阴阳学说运用于临床实践中，在阐述疾病的病因病机、诊断辨证、治则治法时都有精辟的发挥，补充和丰富了中医理论，发展了中医学术思想，对后世很有启迪。第三，指出中医阴阳学说具有两重性。作为哲学思想来说，他包含了对立、互感、变化等重要内容。但与医疗实践相结合以后，又附有一定的医学意义。所以，从哲学角度讲，阴阳学说是说理工具；从医学角度讲，他是中医理论体系的一个重要组成部分。

第十九章

中医与思维科学的理性思考

运用现代思维科学、哲学认识论、心理学和语言文字学等现代科学的一般原理，对中医进行全方位的系统研究，于是形成了一门新兴学科，即中医思维学。中医思维学是关于中医在医学活动时的思维活动的本质、特点、发生、发展、表现形式和一般规律的科学，是思维科学对中医这个领域的具体研究。目前，不少中医学家和哲学家已从不同的角度，涉及了这个学科的研究。

爱因斯坦曾经循抽象思维，寻找中国古代科学的思维途径，使他不解的是，中国贤哲们没有走形式逻辑和科学实验的道路，何以创造了中国古科学呢。中国的理论家也循抽象思维寻找中医学的思维规律，同样得出肯定的答案。那么，中医学家是怎样把医疗经验等在医学活动中的感性认识上升到中医理论的呢？又是怎样运用这些理论认识解决医学问题，创造客观效益的呢？这就需要揭示中医思维的奥秘，从思维这个环节证明中医理论的科学性，描述中医的临床思考过程，从而使中医学家自觉按照思维的规律，保持传统思维的特色，吸收现代思维的特长，并将两者有机结合起来，在解决医学难题的实践中，形成新的思维模式，推动中医学的发展。

第一节　中医思维的桥梁

一、中医思维模式

相对于现代科学的理论结构，中医具有自己的独特的理论体系，这种理论体系的形成，与中医特殊的思维模式有着直接的关系。

中医是在中国古代文化环境中形成的自然科学、他是古医家在中国古代文化环境中，认识自然、人体和疾病的结晶。古医家的认识活动，是在中国古代生产条件和传统文化环境中进行的，是在中国传统思维模式的影响下进行的。所谓思维模式，就是人们在特定的历史条件和文化环境中，在认识和改造客观世界的活动中，逐渐形成的相对稳定的思维方式的总称。所谓中医思维模式就是古医家在中国古代自给自足的自然经济条件下，以中国传统文化为基础，在认识和解决医学问题的思维中，逐渐形成的具有循规蹈矩表现形式的思维方式的总称。

中医思维模式具有以下特点。

其一，思维的形象性。中医思维不像现代思维那样，从完整的表象蒸发为抽象的规定，再从抽象的规定上升到思维的具体，而是直结对感觉表象进行不脱离事物形象的加工，实现对事物整体形象的把握。因为在当时的科学条件下，中医不可能对自然、人体和疾病进行物质特性的定量分析，当然也不可能形成形式化的定义，更不可能形成以反映事物抽象本质为内容的概念体系。纵观中医学中的名词术语，他们所表示的内容，都不是具有抽象规定意义的概念，而是具有整体形象特点的观念。

其二，思维的动态性。中医在认识活动中，没有把运动的客观事物"静态化"，而是通过对表象的动态加工，达到把握事物之间联系的目的。例如藏象学说对脏腑功能的阐述，就是通过动态的思维加工实现的。

其三，思维的整体性。中医在把握对象的过程中，不是寻求事物微观层次的抽象本质联系，而是努力把握肉眼可及的整体事物，揣测整体内部的活动情景，寻求事物之间的整体联系。

其四，思维过程充分发挥了想象。想象是中医思维中的实在因素，他是处在前科学阶段的中医认识世界的重要方式，中医无论是认识人体的生理、病理，进行诊断，给药治方，都充分发挥了想象，他们对医理的形象描述和留给我们的治方，生动记录了他们想象活动。

其五，思维的产物以观念为基本单位。中医理论不是以抽象概念为主体，也不是对感觉表象的直观描绘，而是以介于表象与概念之间的观念为主体（此命题将专题论述），观念是对事物的整体形象性反映，中医对自然、人体和疾病等客观事物观察后，是以观念为基本单位反映的，中医中的名词、术语，绝大部分属于观念的范畴，中医理论就是以观念为基础的知识系统。

中医思维模式适应于中国古代思维环境，这个环境从如下几个方面使中医在认识和解决医学难题的思维中，推动着中医学的发展：

首先，中医思维模式同构于中国古代传统思维模式，使古医家能不断吸收同时代其他学科的营养。例如中医吸收原始哲学中的阴阳五行学说，用以说明自然、人体和疾病的构成、功能和联系，形成了医学阴阳学说和五行学说；中医家吸收当时的天文学知识，用以解释生命的规律，说明人与自然的关系，形成中医学的运气学说；中医还依靠古汉语为工具表达思维和接受知识……可以说，没有中国古代传统思维模式，就没有中医的形成和发展。

其次，主体的交流和渗透，使中医不断吸收同时代科学家的思维特长，促进了中医思维的发展。医学家与社会的接触最广，在与病家的交谈中，无形中就吸收了对方的思维特点。古医家中的许多人，对哲学、文学、天文学以及自然科学中的某学科，都有较深的造诣，其他学科中的不少人，也改行行医，人们必然把其他领域里的思维技巧，带到对医学问题的认识中。

再次，在中国古代，唯有中医服务于社会的健康事业，社会上的医学难题，完全依赖中医去解决。这样，中医家有足够的机会，在认识实践中得到发展和完善。

以上三个方面是中医学在中国古代环境中，不断得到发展的思维因素。但是，自从鸦片战争以来，西方文化大量传入我国，使我国的传统文化结构发生了深刻的变化，从以下三个方面影响着中医家的认识活动：①社会的人们逐渐生疏于传统思维模式，人们开始用近代科学的模式衡量中医学的科学性，寻求"实体存在"，因而渐渐不理解中医的认识活动了，从心理这个环节，影响了人们对中医的信任程度。②以观念为基础的知识系统，不符合于以概念为基础的逻辑体系，中医学不同于近代科学的理论框架，中医家很难从社会上其他学科中自由地吸收营养了。③医学阵地的逐渐分割，使新的医学难题，不完全依靠中医学去解决了。这就从思维这个环节，直接影响了中医学不能沿着他原有的道路发展了。

奇怪的是，在近代中医未得到大的发展，也没有像其他古代科学那样被淘汰，不仅顽强地存活下来了，而且表现出极强的生命力。这种生命力不仅仅是他能够解决现代许多医学难题，还在于中医家在认识和解决医学问题时所表现的思维活力，在现代科学从分析走向综合，从局部转向整体的发展中，中医思维却独具特色。如果中医能注重吸收现代思维的特长，并把传统思维学与现代思维有机结合于将来的医学实践中，一定能使中医学在现代科学条件下，产生突破性发展，在未来的人类健康事业中，发挥更大的作用。

二、主导思维方式

人类在认识世界的过程中，逐渐沉淀了多种思维方式。思维科学将人类的思维分为原始动作思维、形象思维和抽象思维等。并认为，思维方式的转变，是随着人类思维能力的发展而变化的。人们在具体的认识活动中，总是充分利用当时和之前的思维方式，将他们有机结合起来。但是，任何时代的思维，总是在特定的生产条件、民族心理和文化基础上进行的，特定的环境决定着思维主体在一定的时间内，总是依靠一种思维方式为主导，起主导作用的思维方式就是具体思维领域中的主导思维方式。

近几年来，人们对中医思维中的主导思维方式，进行了许多探索。不少人仍认为中医学主要是抽象思维，但多数研究认为中医思维的主导方式是形象思维。

促成形象思维在中医思维中占主导地位的因素主要有如下几个方面：第一，生产水平的决定作用。中医在形成和发展的时代，是以手工劳动为主的生产方式，宏观的表象和以表象为内容的思维加工，可以满足人们改造工具，并把工艺和认识客观世界的需要联系起来。第二，生产方式的影响。自给自足的自然经济在中国很早就已经确立，使中华民族较早地发展了形象思维，而没有形成以形式逻辑为主要表现形式的抽象思维模式。第三，科学环境的影响。中国古代科学以技术发明为主，其科学创造主要依靠操作者本人的经验表象的思维加工，这种思维方式通过社会的交往，影响于中医家的思维。第四，文化基础的作用。一方面是中国传统文化结构的特殊性，即古代文学占特殊的地位；另一方面，作为文化的基本工具——文字，是以表意性文字为主，他使人们在运用文字表达思维产物和接受知识的过程中，不能脱离事物的形象。第五，中华民族心理特点的作用。我们祖先不像西方民族那样，总是努力寻求事物内部的微观结构，而是善于从事物的外部信息和动态联系中认识事物。第六，医学对象的特点。医学的对象是人，在当时的条件下，中医家还不能主要依靠解剖，对人体作实体静态观察，只有通过"司外揣内"的想象，建立起人体活动的功能态。还有其他因素，但仅如上几个方面，足以促成中医家在长期的认识中，逐渐沉淀了以形象思维为主导的思维模式，他深刻地反映了中国古代传统思维的内涵。

那么，形象思维在中医思维中起什么作用呢？

第一，形象思维是中医把握医学对象本质的主要方法。人体、人与自然的关系、疾病的发生与转归等，都是中医认识思考的对象，中医不是在构造性自然观的基础上，抽象出事物的一般意义的本质。而是发挥想象力，借助其他事物的形象，体会认识中事物的一定层次的本质。例如借助大地养育万物的形象，体会女子胞孕育子女的功能，人而进一步把握了女子胞、冲、任脉的一部分生理本质。又如中医想象到火性炎上的形象，借以体会肝阳上亢的病理机制。还如联想到自然事物中釜底抽薪的形象，构思出扭转相火上升的疾病在于滋阴降火。

第二，形象思维是中医概括事物规律的主要途径。其主要方法是运用形象思维的综合和归纳，如张仲景把外感病在各阶段的发病机理动态地联系起来，概括六经发病规律为：太阳病邪在肌表，少阳病邪在半表半里，阳明病为邪化热入里……为了把握经络的规律，古医家通过无数次的针灸、按摩告示治疗反应，想象出气血运行的通道，渐渐概括出经络的走向。纵观中医学中关于生理、病理、诊断和治疗规律的论述，都不是抽象的概念体系，而是经以形象思维为主的加工获得的。

第三，形象思维使中医把握了事物的普遍联系。整体观念是中医理论的一大特色，而整体观念的建立，也是主要借助形象思维实现的。例如古医家联想到天在上，地在下，人在其中，提出"人以天地之气生，四时之法成"的天人相应观，把握了人与自然的联系。其他如五脏之间的联系、脏腑之间的联系，以及体内与肌表的联系，乃至整个人体功能联系的把握，都没有离开形象思维。

第四，形象思维是中医把握人体生理的主要桥梁。古代医家没有科学条件和社会条件等依靠解剖和实验把握人体的生理活动，却主要依靠机体在活动情况下表现于外的征象的观察，达到了解生理活动的目的。例如古医家通过对饮水入口，经胃、肠而排出体外，以及汗出等一系列现象的观察，在大脑中构思出"饮入于胃，游溢精气，上输于脾，脾气散精，上归于肺，通调水道，下输膀胱，五经并行"这样生动的水液代谢的画面。其他如气化学说的形成，脏腑功能的建立等等，都主要经过以想象为表现形式的形象思维的道路。

第五，形象思维还是中医家把握病理理论的主要思维途径。中医关于病理的把握，不是主要通过对机体病理实质变化的观察，经抽象的规定和逻辑的推理实现的。而是依靠机体在病态下表现于外的异常征象，经形象性加工，在思维中形成病机形象，实现对疾病的把握。例如张仲景对太阳病腑证的把握，是入里之邪热与水相结在少腹，则成蓄水证；邪热与血相结，则为蓄血证。这是中医家把握病机的主要思维方法。

第六，中医治疗学、中药学、方剂学的形成。中医开始的思维过程，都不是抽象和逻辑推理，主要经过的是形象思维的构思。如关于中药、方剂治疗机理的把握，是根据药物作用于机体所产生的反应，推测他在体内的作用过程，服用了干姜使腹中寒冷和痛苦减轻，就想象干姜在体内有驱寒、疏气、温通的作用。服用桂枝汤，就想象桂枝可发汗，白芍可敛阴，体现了发中有收的刚柔相济现象。

由上所述，形象思维在中医思维中发挥的主导作用，并不是只表现在个别医家、个别理论和个别环节，而是表现在中医思维的全过程和各个环节。但是，形象思维并不是中医思维的唯一形式，原始动作思维和抽象思维在中医思维中都发挥着极为重要的作用，特别是抽象思维，他与形象思维有机结合起来，使中医思维也表现出一定程度的抽象性。

三、中医思维结构

中医运用中医思维模式从事医学活动，认识改造着本领域所涉及的客观世界，这是一种以大脑活动为主要表现形式的特殊劳动，是一个客观存在的事物。他具有一般劳动的特性，即有劳动的对象——人体的病理活动；劳动的资料——各种药材和医疗工具；劳动的主体——具有思维能力和操作能力的中医学家。正是这三个基本因素，构成了中医的医学活动的本质意义。思维活动是中医医学活动的最重要的内容，是一种特殊的劳动，他也有自己的结构，这种结构是中医认识人体的基本条件。

中医思维结构是一般思维结构在中医认识领域里的具体体现，包括如下几个因素：思维的目的、思维的材料、思维的过程、思维的品质、思维的产物，他们的相互作用共同构成中医思维活动的主要因素。

中医思维的目的，是劳动主体在中医认识活动中的具体体现，他的内容是中医为了实现对对象的把握，在思想中形成的意向性目标。例如欲搞清某病例的病机，欲制定一个具有理想疗效的治疗措施等。目的总是具体的，他根源于思维主体原有的知识和正在进行的医疗实践。例如针对一个阳虚腑实证，治疗思维的目的不是指祛病康体，而是泻热通腑。只有有了明确而具体的目的，中医思维才能获得理想的、正确的产物。

中医思维的材料，这是输入思维加工活动的信息，依信息的来源，可分为感性材料和知识材料两种。感性材料包括医学活动中的感觉、知觉、表象等，例如对自然现象和人体现象的观察，四诊时获得的症状等。知识材料是中医在一定水平上进行医学活动的基础之一，在思维活动中被中医有选择地提取出来，参与对感性材料的加工，实现对对象的把握。例如中医在临床辨证中，都要借助一定的中医理论的指导。

中医思维过程，是沿时间的一维方向发展的客观过程，是实现认识目的的思维加工程序。任何中医理论、诊断和治方，都是这个过程的产物。

中医思维品质，是思维的特点在中医个体身上的表现，主要有思维的灵活性、独创性和敏捷性，不同的个体有不同的表现程度，一般来说，思维品质愈丰富、愈优化，其思维效率愈高。

中医思维产物，是中医对认识对象的理性把握，是构成中医学的基本成分。他是中医继续进行认识活动的基础，又是实施治疗的意志措施的主观表述。

这几个因素在中医思维过程中不是孤立的，而是相互依存、相互为用、相互联系的，他们共同组成具有整体功能的中医思维活动，了解中医思维结构，对于提高中医思维效率，具有特别的意义。

四、中医思维效率及能力训练

中医思维既然是创造效益的一种劳动，那么就有一个效率问题。所谓中医思维效率，就是中医在单位时间内所获得的正确思想和思想成分的数量和质量。度量其效率的依据是，反映内容的正确性和反映过程所需要的时间。

思维正确性的因素，包括思维过程的正确性和思维产物的正确性，这是第一要素。前者指思维活动所运用的方式方法的正确，以及思维发展过程符合思维的一般规律；后者指认识活动所获得的关于自然、人体和疾病的本质和规律必须符合实际。客观事物是复杂的，每个中医学家的认识能力又是有限的，加上认识过程中各种主、客观因素的影响，又要使思维活动表现出一个正确程度的问题。例如一个病例，对其所下的诊断有一个基本符合、比较符合和完全符合的可能，医生开出的治方，也有一个恰当程度的层次区别。思维的效率与思维的正确程度成正比，即思维正确程度愈高，思维效率就愈高。

思维效率的时间因素，是指在思维内容一定的情况下，思维活动完成加工任务并获得正确思想所必要的时间，这个时间，就是思维必要时间。思维的效率与思维的必要时间成反比，即思维的必要时间愈长，其思维效率愈低，反之效率愈高。

思维效率的两个因素是相互依存、不可分割的，他们既对立又统一，我们的原则是在争取思维产物高度正确的前提下，努力缩短思维必要时间。

思维效率的高低取决于中医思维能力的大小，进行中医思维能力训练，主要从思维的智力因素和非智力因素两个方面。

思维的智力因素主要有注意力、观察力、记忆力、想象力和语言表达能力等，根据中医思维的特点，当从如下几个具体方面训练：其一，知识基础的训练，包括系统掌握中医理论；熟悉中医发展历史和各家学说；逐渐增加与中医学相关的多学科知识；建立合理的立体知识结构；注意积累亲身实践的经验等。读书时力求理解，重点记忆，运用时准确和及时提取出来。其二，观察时要求仔细，力图运用已有知识说明和解释这些现象。其三，思维中要注意不要使已有经验干扰新的思路，避免思维定式。其四，要注意在临床实践中进行思维训练，培养注意力、观察力、分析与综合能力等，并在与病人的交往中，培养语言表达力。其五，要培养必需的特殊能力，因为具体专业或科别的临床工作，需要适应该专业要求的特殊能力，例如中医眼科疾病的诊断，需要精细的观察力。

中医思维的非智力因素主要有兴趣、情绪、意志和事业心等，注重这些方面的培养，有利于中医思维能力的训练。对中医的兴趣是在不断的医学活动中加强的；锻炼心理调节能力，创造最佳心理环境；经常注意自我意志力的培养；在为群众服务的过程中加强事业心。

第二节　中医理论思维途径

　　爱因斯坦有一个不解之谜，他说西方科学是依靠形式逻辑和科学经验创造的，中国的贤哲没有走这两步，使人惊奇的是却创造了整个中国古代科学。这个谜至今也没有彻底揭开，理论家们认为中医理论没有经过严格逻辑推理，因而没有科学性和可靠性。但是，中医的临床活动一刻也没有脱离中医理论，中医临床的科学性，说明中医理论必然经过了符合人类认识规律的思维途径。

一、中医理论也是理性认识

　　长期以来，人们把以概念为细胞的阐述，作为理性认识，把抽象的规定上升到思维中的具体过程，称之为理性认识活动，这只揭示了近代科学理性认识的本质。在思维反映存在的道路上，还有一条非抽象性思维的道路，这种思维方式也可以使人们获得比感觉和已有知识更进一步把握事物的理性认识。中医在把感觉和经验上升到理论的思维中，经过的是从想象、联想和构思为主要表现形式的思维道路，这种思维方式，具备理性认识活动的一般特征，成为思维的产物，也应属于理性认识。

　　从理性认识的主要特征看，他相对于感性认识，更进一步地把握了认识对象，是对客观事物的间接反映。中医理论基本符合这两个特征，无论是阴阳学说、藏象经络学说，还是临床理论，都不是人的直接感觉的复写，都比感觉更深刻地反映了人体的生理、病理、诊断和治疗的本质、规律与联系。如阴阳学说揭示了人体活动的宏观矛盾规律，五行学说揭示了事物间相互资生、相互制约的外部联系；经络学说描述了人体气血运行的通道，被现代研究列为中国古代第五大发明。然而，这些理论都不是对人体生理、病理现象的直接反映，而是经过思维加工的间接反映，如肾与心的生克关系，是经过思维活动借助五行生克关系，反映出他们的相互制约的联系。

　　从理性思维活动的特点看，他是大脑的一个器官，在脑帮助下，独立完成的活动。他是人们有目的的思考活动，他能"生产"出比感觉更深刻地反映在客观世界的精神产物。中医的理性思维活动亦符合如上特点。例如检查完病人的症状以后，可以脱离病人，依靠大脑的加工活动，寻找症状与病机的联系，作出诊断，构思治疗措施。中医的思考活动，是因为感官所能提供的客观信息，如自然现象、人体活动征象、病理活动症状等，不能满足医生对认识对象欲望了解的要求，才有目的地去思考的，思考活动也确实为医家创造了更深刻地把握医学对象的中医理论，并以此作为知识指导新的认识活动和实践活动。

　　综上所述，中医理论不是直观地复写，也不是纯经验的描述，而是经过了在感性认识基础上的思维加工，逐渐形成了具有理性认识特点的中医理论。

二、中医理论的阐述特点

近、现代科学理论，是通过词所运载的概念，句子运载的以概念为细胞的判断、推理等逻辑方法阐述的。而古典医著关于中医理论和表述，主要通过单音词表示具体事物的观念，通过句子表述事物的规律和联系。中医理论的阐述特点与汉民族语言、文字特点有着直接的关系。

中医理论的阐述，是通过汉语表达的，汉语在世界语之林中具有不可替代的独特性，正是古汉语的独特功能，适应了中国传统思维的需要，使他成为中医表达思维、交流信息的最适宜的工具。

古汉语使中医完整地表述中医理论。中医理论结构的特点是以观念为细胞，观念与观念的有机组合，形成了以反映事物整体形象联系为主要内容的理论系统。因为观念是对事物整体形象的反映，古医家则可以直接选用适当的表意文字表示事物的观念，构成语句中的词，运载观念的有机组合。例如《素问·阴阳应象大论》中，关于有形物质与无形之气相互转化的生理机制的阐述："味归形，形归气，气归精，精归化，精食气，形食味……"其中味、形、气、精、化、食等文字所示之意，一方面作为单音词表述事物，另一方面又通过句子的结合，完整地表述出有形物质如何转化为功能，功能又如何促进有形物质的生成。从《内经》的阐述看，在中医理论形成的过程中，已有相当数量的双音词和多音词，说明古医家已经可以对客观事物进行一定程度性较强的观念提供了条件，有利于中医表达思维。例如"壮火食气，气食少火"中的"壮火""少火"，正确地表示了病理现象中侵害人体的阳邪，表示了维持生命的元阳。

古汉语使古医家准确地表达了思维的内容。中医学是一门科学，必然要涉及关于事物的性质、程度等抽象属性，但词汇中的抽象性语词还很少，古医家通过词性活用和词义引申等，准确地表达了他们对事物抽象属性的认识。例如《素问·四气调神大论》有"天地气交，万物华实""华"（古字为花）和"实"均为名词活用作动词，准确而生动地表述了大自然开花、结果的自然景象。又如《灵枢·九针十二原》篇中有："夫善用针者，取其疾也……犹雪污也。"活用名词"雪"作动词表示"洗"之意，还准确地表述了治疗疾病的程度。

中医理论的阐述特点具体表现在以下几方面。

其一，寓本质于形象描述之中，这是中医古典著作表述中医理论的主要特点。因为中医思维对事物本质的把握，是通过事物的形象特征或形象联系反映的。在表述事物是什么和怎么样时，总是通过对事物功能的形象特征的描述表示之，如《素问·灵兰秘典论》关于五脏六腑的功能写道："心者，君主之官也，神明出焉。肺者，相傅之官，治节出焉……"在表达事物的形态时，《素问·上古天真论》关于人的发育这样描述到："丈夫八岁，肾气实，长发齿更……四八筋骨隆盛，肌肉满壮……"在表述事物的属性时，《素问·阴阳应象大论》说："气味，辛甘发散为阳，酸苦涌泄为阴。"在阐述事物的关系时，《素问·咳论》区别五脏之咳道："肺咳之状，咳而喘息有音。心咳之状，咳则心痛，喉中介介如梗状……"还可举出许多，这些阐述，都是通过形象的描述，实现对事物理性的表达。

其二，以个性过程的描述，表示事物的规律，这是中医理论阐述的又一大特点。如《素问·经脉别论》中关于水的代谢这样描述道："饮入于胃，游溢精气，上输于脾，脾气散精，上归于肺，通调水道，下输膀胱。"关于发病规律，《伤寒论》六经病纲领的阐述，都是个性的描述，如："太阳之为病，脉浮，头项强痛而恶寒。"而不是抽象概括。纵观中医古典著作，几乎都是这种以个性描述表示一般规律的方法。

其三，中医理论的阐述，在许多情况下，没有表述出思维的过程，只描述了事物是什么，不阐述事物为什么。这是因为古代医家是在宏观层次上把握事物的外部联系；还因为中医思维的许多过程是在意会和直觉中实现的，思维主体很难观察自我思维的过程，只把思维的结果表象描述出来而已。

中医学的这些阐述特点，给现代人阅读古医籍带来了一定的困难。人们都习惯地用抽象性阐述的规律理解古医著，致使读者不能正确理解其意。而且常使现代人产生一种对中医的不理解，认为中医理论不是哲学意义的理论，而是经验的直接描述，这就否定了中医理论的理性意义。如果了解中医思维和阐述的特点，就有利于扩大中医学的影响。

三、中医理论形成和发展的思维规律

中医理论的发展，有一个从简单向复杂，从局部向整体，从分散向系统的逐渐发展过程。这个过程主要经过了直观、归纳、演绎、分类和系统等几个阶段。

1. 直观阶段

这是中医对医学对象的初始认识阶段。如人们吃某种野菜，其痛苦减轻了，当这种现象反复多次，人们开始把这两个现象联系起来，形成某物能治某病的观念。这种认识主要表现于原始医疗思维阶段，也表现在人们对中医理论认识的早期阶段。

2. 归纳阶段

归纳阶段即把若干个相同或相关的个性认识，在思维中形成具有一般意义的理性认识阶段。人们在直观阶段获得的只是各个事物的简单本质或联系，治病需要对事物的规律性把握，迫使思维向一般意义发展，这就需要归纳，以反映自然、人体和疾病的一般规律。如《内经》对人适应四时的活动规律归纳道："春三月，此谓发陈，天地俱生，万物以荣，夜卧早起，广步于庭，被发缓形，以使志生……夏三月，此为蕃秀，天地气交，万物华实，夜卧早起，无厌于日，使志无怒……秋三月，此谓容平，天气以急，地气以明，早卧早起，与鸡俱兴，使志安宁……冬三月，此谓闭藏，水冰地坼，无扰乎阳，早卧晚起，必待日光，使志若伏若匿。"

3. 演绎阶段

这是掌握一定量的中医理论以基础，从一般演绎出个别的思维过程。中医不仅要依靠抽象概念的推演扩展中医理论，而是依靠形象性类推——"取类比象"的方法，建立起中医理论的横向联系。如运用五行学说的生克关系，类推出各个脏腑的属性、功能或联系。

4. 分类阶段

分类是当人们对客观事物的认识达到一定程度，产生一定量的理性知识以后，按照对象事物的同异程度，在思想上加以分门别类的思维阶段。中医理论的分类，在不同层次表现了多种形式。在中医这个最高层次上有中医基本理论与临床理论的划分；基本理论中又有阴阳学说、五行学说、脏

腑学说、经络学说等的划分；临床理论又可分为各科理论；各科理论还可分为若干病、证等。

5. 系统阶段

分类的目的一方面为了使理论层次清楚，另一方面是为了系统把握理论。在把理论系统化的过程中，人们把在同一参照系下的理论，依关系和层次有机联系起来，如把五脏各功能，依五行学说逐渐形成一个有生有制的整体功能体系，其理论就是对五脏理论的系统化。

四、中医基本理论的形式

所谓中医基本理论，从思维学的角度说，是指在整个中医思维中，都具有直接指导作用的系统性理论。依其作用特点，可分为方法性理论、基础理论和应用理论，这三种理论的有机结合，构成中医基本理论体系。

所谓方法性理论，是指中医吸收自然哲学中撤离法，在长期的认识和解决医学问题的思维中，逐渐形成的医学方法理论模式，他具有哲学方法论的基本特征，又直接反映了医学对象的"是什么"和"怎么样"，其内容主要有阴阳学说、五行字说。以阴阳学说为例，最初的"阴"和"阳"分别只表示阳光照射的地方和照不到的地方；后来引申为白天和夜晚；再由此引申，把劳动称阳，把休息称阴；劳动时多背向阳，故背为阳，腹为阴……随着认识的深入，用阴、阳表示事物的范围不断扩展，渐渐形成了以反映人体的部位、功能、疾病等为内容的阴阳说，用阴阳表示事物的对立关系、依存关系和相互转化关系等，用以解释医学中的生理、病理现象，形成了以阴阳学说为理论框架的医学理论体系。但是阴阳学说中的名词、术语还不到抽象概念的水平，运用阴阳所述之医理不具有可演绎性，而是以反映事物形象联系为内涵的知识系统。

一门学科的基础理论，应当是关于这门学科研究对象"是什么"和"怎么样"的直接描述，藏象、经络学说等就是关于医学的主体对象——人的机体的本质、规律和联系的理论，是中医家认识和解决医学问题，进行临床诊治的直接基础，故为基础理论。他们的形成一般也经过了直观、归纳和系统的过程。以经络学说为例，他不是古医家对人体实体物质观察的反映，而是通过机体反映于外的信息，经想象构思的经络系统。最初可能只有单个穴位的刺激能治某个病的单线联系，继之把治同一类病的穴位串联起来，想象出气血运行的通道，便形成了简单的经络。初始阶段可能只有几条，路线也很短，随着实践的深入，认识的扩展，穴位和经络同步趋向复杂化的发展，到了《内经》时代，才形成系统的经络学说。在经络学说形成的过程中，想象、联想和形象性构思，是主要思维途径，中医理论的脏腑学说、气化学说、经络学说等，都是古医家在想象中构思的，至少在当时并不是依靠对人体和实体观察。

应用性理论即中医临床理论，主要包括疾病观、病机学说和辨证论治理论。中医疾病观的形成，不是建立在构造性人体观的基础上，而是依据人体表现于外的异常信息，形成以宏观功能改变为中心内容的发病理论。其思维特点是对疾病的把握，没有建立在机体实体改变的基础上，没有严格的量的规定性。因此，中医对疾病的把握，不是抽象本质的反映，而是经想象或联系建立起来的病机形象。如"心肾不交"是心火上炎、肾水不足所致的水火不济，实体并不存在这样的"水"和"火"的关系，只是中医在想象中把握的病机。因此，中医的病机理论是中医临床理论的核心，病机是概括出"证"的观念的病理基础。"辨证"的实质是依据四诊获得的症状现象，在大脑中逐渐形成一个整体病机，针对病机构思治则、治法的治方。关于辨证理论的形成，是在近、现代对中医的研究中才系统化的，张仲景只在《伤寒论》中开创了辨证论治的先河，被其后的历代医家所继承。辨证论治理论的建立，是随机应变的中医诊治思维模式，从张仲景到历代中医家，都不是依靠对症状的典型规定去诊断和治疗疾病的，而是依思维个体所建立的病机而施治的。相同的病机用相同的治疗，这就是辨证论治的思维出发点。

五、中药、方剂理论的形成

中药和方剂是中医同疾病作斗争的主要工具，是中医思维的一个附属对象，其理论的建立不是主要通过药材本身的结构成分和微观作用的观察、抽象实现的，而是主要通过中药和物化的方剂作用于人体后产生的反应，在想象和构思中形成具有独特体系的中药、方剂理论。

最初的中药知识，是我们的祖先在原始生产和生活中，在无数次无意识的接触（无医疗目的）中发现的。其发现过程经过了以无意到有意，再从有意到认定，最后经一定范围的群体的约定俗成过程，才能完成对某一味药的发现，形成具有社会属性的中药知识。以大黄为例，最初可能作食充饥，引起腹泻，当这样的现象反复了多次，人们可能把吃大黄与腹泻建立起因果联系。后来成因腹有燥结，有意急用大黄，起到了通腹解苦的作用。这样的有意试用再经过无数次的重复，开始在人们的思维中形成大黄能治腹中燥实的感性认识，再经过关于药理作用机时的把握，才逐渐完成关于大黄的药物知识。

分散的中药知识，还算不上中药理论。他是在对相当数量的中药知识的概括、归纳后，在把握了药理作用的本质和一般规律的时候形成的。《神农本草经》的问世，标志着中药理论的形成。其形成过程大体经过了理性分析、综合反映和系统分类几个思维发展阶段。理性主要是对单味药的性味、归经和作用机理的把握，由此经归纳，概括地反映出中药药理理论的一般规律，最后根据不同的标准，对中药进行分门别类地整理，形成系统的中药学理论。

方剂知识的萌发，远远晚于中药知识的萌发。治疗实践的丰富，使药方的组合由简单到复杂；疗效的反馈又促进复方用药的探索，从《五十二病方》到《伤寒论》的113方，只能说是方剂思想的发展阶段，其方剂理论的建立。当在形成了关于方剂系统理论之时，至北齐徐之才的《雷公药对》成书，才标志着关于方剂的研究，进入了方剂机理、原则，以及方剂功能、配伍规律等理论和成熟阶段。方剂理论主要是对方剂作用机理的本质和规律的阐述。在方剂理论的形成中，仍然主要依靠想象、联想和形象性构思等思维方法。例如桂枝汤中有 发有收，刚柔相济的机理，是通过桂枝发汗、白芍敛阴等机理形象的组合而形成的，而不是经抽象逻辑推理出的。

六、各种学术思想的萌发及其表现形式

中医学术思想在中医理论中，占有特别重要的地位，他的萌发、形成和发展过程，从一个方面充分反映了中医理论的思维途径。

近代以来的科学学术思想的萌发，主要依靠抽象的逻辑推理，形成科学假说，再经科学实验，

建立起新的理论。中医学术思想的萌发，主要表现为实践经验中升华，在观察和思考中诱发和在经典研讨中启发等几个思维途径。在实践经验基础上的升华，是萌发中医学术思想的主要途径，根据经验在思维中的作用的形式，主要有成功经验的总结和失败教训的反思两种。成功经验的量的积累，是萌发学术思想的基础，历代医家非常重视自我经验的积累，经思维的加工，逐渐升华为学术思想，张仲景的辨证论治，张子和的攻邪论等，都是走的这条思维之路。从失败教训中反思，是对原有思想的反思而激发思维的活力。例如吴又可的《温疫论》，就是从最初对温病诊治失败的反思中萌发的。在日常生活、生产的观察、思考中诱发灵机，是萌发学术思想的又一思维途径，对某自然景象的观察、联想，对某些社会现象的类比，都可能诱发学术思想的灵机。如张子和从鲧治水用土堵，而大禹治水以输导，悟出治邪必以攻为主；朱丹溪在对天象的观察中诱发灵机，从天大地小联想到人体内也是阳有余阴不足。受经典理论的启发，是中医家萌发学术思想的又一重要途径。例如刘完素的火热论原于《素问·至真要大论》的病机论，对其中十七种属热和火的病机，扩大为五十余种，由量变到质变，提出"六气皆能化火"的病机学说，张元素从《灵枢》中开创脏腑寒热虚实辨证论治的先河。

根据中医学术思想的思维特点，一般表现为注释式、阐发式和独创式三种形式。

注释式，是注解者对经典理论或其他学术思想阐发的过程中，参以个人和他人的有关理解或经验总结，逐渐形式独特思想体系的学术思想。注解本是一种理性思维活动，其思维的产物——新的学术思想一般都发展了原有学术思想。注释的形式有单人注释、集注和编纂三种，注释式学术思想的思维特点有二：其一它是在一定思维产物基础上的思维再加工，而不是对感性材料的初步加工，因此是一种高层次的思维加工活动；其二它深刻地记录了人们对某一事物认识的深化发展过程。

阐发式，是对一个或几个理论问题，从不同角度进行理性阐发的学术思想。由于这是围绕一个问题发散型的研究，其思维活动表现为发散型，而不是像西方科学那样，对事物研究的线性发展。例如三焦问题，都是在宏观层次的发散性研究，如"无形说""有形腔子说""胃部说"等，而不是循着物质实体结构的层次逐渐深入。但是，这种阐发式学术思想的发展，却极大地丰富了中医理论。

独创式，是指在一定实践经验基础上，依中医理论，创立了独特内容的学术思想。医学难题的不断出现，从客观上要求中医在思维中不断突破旧势力的束缚，在保持传统特色的基础上，创立独具特色的学术思想，使中医学的理论在解决新问题中不断得到发展。

第三节　中医诊断思维

中医诊断思维是中医临床思维的关键环节，他是中医认识疾病的过程。根据诊断思维发展的特点，可分为四诊中的思维和辨证中的思维两个发展阶段。在诊断思维研究中，如何以思维的环节减少误诊，强化正确诊断的思维因素，是最根本的任务。

一、四诊中的思维

过去多把望、闻、问、切的四诊定为感性认识活动，其实四诊中也有辨别、比较和想象等思维活动。

望诊和闻诊分别通过医生的视觉和听觉，获得病人局部或全身的颜色、神志、动态、声音和气味等，为辨证思维提供可靠的病理信息。但是，机体所反映出的征象，常常不是像书上讲得那样清晰可辨，总是不明显、不典型的，就需要辨别、比较和确认，这些都不是对症状的直接感知活动，而是一种思维活动。这种思维活动不同于辨证中的思维，前者思维加工的内容是暂时还不理解、不确定的症状现象，后者是已理解和确认的；前者思考的目的只是为了确认，后者是为了从体质上把握他们；前者的方法以比较为主，形式简单，后者形式复杂，需充分利用多种思维方法。正确进行望、闻诊中的思维主要有：把握诊断对象的正常生理；把经验中书本中的正、异常状态，与当时出现的状态做多方比较；认真鉴别；确认的陈述宜简练、准确。

问诊是纯粹的思维活动，因为问诊是医家直接感知病人症状，经过病家的认识活动，供医生临证时参考。问诊都是第二信号系统的交流，医家在把病家的反映的病情变为认可的症状时，首先需要根据病家的陈述，在大脑中展开再造想象，"再造"出病症的状态形象；其次，还必须结合其他三诊获得的资料，进行去伪存真的辨认。在进行问诊时，应打破中医不问诊俗见，积极进行问诊；应充分利用已有的知识和其他三诊中获得的信息，对问诊得到的信息进行严格的鉴别；善于从病家的反映中捕捉信息，循线索逐渐询问；应一方面根据已有资料作启示录式问诊，另一方面又应按主观需要去问诊，以免遗漏重要症状。

脉诊是医生通过触觉获得脉搏感觉，进而达到把握部分症状的检查方法。脉诊中也需要思考，其思考的主要方法是比较和想象。脉诊思维方法有两种形式：一种是感觉比较，即由脉搏的刺激与指下肤觉的比较，把获得的感觉与平脉比较，平脉又有常人平脉和该病人病前平脉，比较过程是将指下感觉与经验中的平脉，比较脉搏的节律、形态和强弱等。在比较中求异同，在区别中辨认。另一种比较是想象形象比较，比较的内容是由指下感觉引起的想象中的形象。如指下感觉脉搏表浅而轻，由此联想到鱼在水面浮动的形象，再将此形象与过去经验过的浮脉形象相比，或与书本中有关浮脉的描述相比，在比较中确定指下肤觉是否浮脉。我们研究脉诊中的思维，是根据心理学和思维科学的一般原理，对中医脉诊所作的分解性描述。在实际脉诊中，其思考过程并非都明显地表现出如上过程。只是随着脉诊熟练程度的提高，如以上过程逐渐浓缩。脉诊思维训练，主要是多实践，多体会，多观察自然、社会事物，积累客观中事物活动的经验表象，以丰富想象力。

二、辨证中的思维

辨证是中医临床诊断的主体环节，是中医诊断思维的核心。辨证思维的主要内容有追溯病机和寻找病因、综合总体病机、概括证型、语言表述等几个发展阶段。

追溯病机和寻找病因。是什么原因造成的症状现象？这是中医在诊断中首先遇到的问题，因此，循症状现象追溯体内机理，则是诊断思维的首要任务。例如依据浮脉追溯出气血趋向于表；依据呕吐追溯出胃气上逆；依据口渴推测热盛于内等。当逐一把症状的病机追溯出来以后，继之是对寻找导致这些病机的原因。常见的病因分析法有经验分析、推理分析和联想分析法。经验分析是根据已掌握的症状和病机，与曾经的经验病例作一类比，把经验中相同病例的病因，作为现实诊断病例的病因的重要参考；推理分析是根据中医理论的阐述，推理出可能的病因，如见蓄水证之症状，依伤寒六经辨证，可推测为太阳之邪入府；联想分析是根据近期对自然、社会环境的了解，通过对环境关系的想象，推测出可能的病因。至此，医生对病的把握已不是现象，而是接触到了本质但还没有在整体上把握他。

综合总体病机。这是把各个孤立的病机，综合为一个具体有整体联系的病机思维过程。以形象思维综合为主要思维方法，即把分散的病机，形成具有统一联系的和整体的病机形象群。譬如把热盛于内和宿食停于胃的病机，要组合为热与宿食相结在中焦的动态病理形象。

概括证型。整体性病机的形成，为证的概括提供了病理基础。这是一个抽象化的过程，即根据上述病机的实质，在思维中把整体形象浓缩为一个反映其病机实质的观念。其思维过程有：寻找病机的主要矛盾，即提出起主导作用的病机。如在热与宿食相结，热盛于内，上扰神明、灼液伤阴、津液外溢等病机群中，概括出热与宿食相结合起主导作用；继之构思症状、病因与病机的整体联系，把握诊断对象的病理实质，把各种病机、症状、病因都统一在主要病机的动态联系之中。如发热是热盛于内，腹实不大便是热与宿食相结，上扰神明是火热上炎，扰其清窍等。至此，病理活动的整体观念在医生的大脑中形成了。

证的语言表述。证的表述有三种情况，一种情况是把诊治的病证用已有的病名表示之；另一种情况是一时找不到合适的证名，需要诊断者利用已有知识，针对病机实质，取一适当的证名；第三种情况在历代医案中，许多医家索性用主治此证的代表方剂名冠以"×××汤"证。

以上是对辨证思维过程的分解，一般来说，随着医家对具体病证认识的深入，诊断技能的熟练，思维过程逐渐浓缩，其浓缩的程度与具体医生对诊断对象的熟练程度成正比，即某医生对某一病证愈熟悉，其诊断思维过程的浓缩程度愈高。

三、辨证中使用的多种思维方法

最常见的中医辨证中的思维方法主要有比较法、分析与缩合法、结果求因法、类推法等：

比较法的运用。症状的鉴别、病机性质的确定、现象与本质的区别都需要比较法，没有比较法就不能把混杂在一起的症状区别开，也不能把疾病按一定的要求分类或分证。辨证中的比较法，根据诊断思维发展的过程，分为症状比较、病因比较和病机比较。在症状比较中：①是病理现象与生理观象的比较，如在一个病人身上切到一种脉象，他是平脉，需要把感觉中的脉象与病人平素的脉象相比较，还需与一般人的正常脉象相比较。②是对同种病患者相同症状的比较，以区别同一种病在不同病人身上的特殊表现。③是症状的性质、程度和部位的比较，例如微汗、有汗和大汗的比较，例如汗出与大汗出，渴与微渴、渴甚的比较等。病因比较可以表现在同一个病人，两次发病性质的区别，如一个病人两次发病都出现头痛、发热、恶寒、脉浮等证，可通过有外感的病因比较，区别是外感风寒还是湿温，或是秋燥等；也可以表现在同一病例不同发展阶段的比较中；还可表现在同一时间不同病人病症性质的比较等。病机的比较是区别病、证性质的主要方法。中医确定病证的直接依据是病机，别是当各种症状非常相似的情况下，比较病机是唯一可靠的办法。如尤在泾在区别阳明腑实证与结胸证时，有如下一段精辟和比较："以愚观之，仲景所之心下者，正胃之谓，所谓胃中者，正大小肠之调用也，胃为都会，水谷并居，清浊未分，邪气入之，夹痰杂食，相结下解，则成结胸。大小肠者，精华已去，糟粕独居，邪气入之，但与秽物结成燥屎。"

分析与综合的运用。欲把握一个病例各方面的性质，必须把一个病证分作若干部分逐个研究，这就是分析法的运用，因为我们的目的是把握整个疾病。随之在分析的基础上综合出病证的整体联系。辨证中的分析主要有：对症状性质的分析；对于与病状相对应的各个孤立病机的分析；对病因的分析；对病程各阶段的分析等。辨证中的综合是在不同层次形成病证的整体性联系的思维方法，其综合的内容是在分析中获得的症状、病因、病机等。其综合的方式以形象思维综合为主，例如依据症状分析，找出各种病机形象，在思维中构思出各种病机的动态联系；又如在证的层次概括时，是对症状、病因和病机形象的有机组合。

结果求因法的运用。主要表现在从症状到体内病机的追溯中。这里所说的"果"，是指机体在病理活动中表现于外的征象，他是病机活动的结果。思维正是从这里开始的，正是循着这个"结果"，在大脑中寻找相似的客观事物运动过程的形象，追溯出导致症状现象的体内病机之"因"。

类推法的运用。辨证中运用类推法是借助客观事物的某些形象与疾病的病理活动的某些相似联系，推测病理活动的某些情况的思维方法。他不同于逻辑学中的类比法，后者是事物的抽象性属性的类比，前者是借助火炎向上的自然事物形象，追溯出口舌生疮是心火上炎，耳鸣眼花是肝火上升等；借助水向低处流的形象，追溯出下肢瘙痒可能是湿热下注等。在综合病机的整体联系时，借助客观事物中无序的团聚——相结，概括出许多"结"证的病机，如邪热与水相结在少腹为蓄水证，邪热与血相结在少腹为蓄血证，邪热与水谷相结在胸腹为结胸，还有结阴、结阳等等。

在整个辨证的思维中，想象是各种思维方法运用中的实在因素，从他的作用看，没有想象，医生就不能构思出动态形象的病机，也不能形成整体性病机和证的观念；从他的普遍性看，他贯穿于辨证活动的始终，各种思维方法都需借助想象的桥梁，才能达到认识疾病的目的。想象总是伴随着联想，联想常常是想象的契机。想象又与抽象有机结合起来，把握证的本质，再将实质寓于形象的表述中。

在辨证时运用想象，必须注意以下几点：想象中借助的其他事物的形象，必须与体内某些病理活动有着相似或相关的联系；不能认为想象出的病理形象，就是体内之真实实体形象；坚持在治疗效果的反映中，检验想象结果的正误；幻想或胡思乱想不能运用于辨证中的思维。

四、造成误诊的思维因素

中医诊断以思维活动为核心，是能否作出正确诊断的关键。误诊和正确诊断是相对立的，在诊断中有效地防止误诊，本身就是正确地诊断。由于医家暂时的认识能力有限，又由于疾病本身的复杂性，不同程度的误诊总是难免的。中医临床中常见的导致误诊的思维因素，主要表现在两个方面；一是思维过程不当；二是思维方式方法运用不当。

思维过程的不当主要表现在四诊和辨证两个阶段。①四诊阶段：主要有辨认误差和检查不完全两种情况。所谓辨认误差，是指医生在收集症状材料时，对症状现象的颜色、声响、动态、神情及其程度等辨别认定的误差。根据获取信息的途径，有直感误差和间接信息错认，前者是指医生在依靠自己的感官直接感知症状时，对视觉、听觉、嗅觉和触觉等感觉的误差，如白苔误认为薄白苔，面色㿠白无华误认为轻度黄染等。间接信息错认，是指医生在问诊中，对病人的错误自述，作为真实信息确认了。检查不完全，是指医生没有尽最大努力，收集比较全面的临床表现，把局部的、不充分的症状作为辨证的材料。其具体表现有如下三个方面：在运用检查方法时，不能四诊合参，或不注重问诊，或不注重望诊、切诊，使之不能获得全面的临床材料；在收集症状材料的过程中检查不全面，如只收集少量的症状，就停止了检查活动；只注意表现突出的症状，忽视了不明显或细微的症状等。概括症状不全面，如只概括病人自觉痛苦的症状，忽视了具有医学意义的症状；把具有多种联系的症状当作孤立的现象；把运动的发展的症状当作静止症状等。②辨证阶段：是中医诊断思维的核心阶段，这个阶段的每个环节出现偏差，都可能引起误诊。其中常见的环节主要有病机追溯不当、病因判断错误和概括总病机不正确等。在追溯病机的过程中，常出现不能依症状构思出恰当的病机，其原因有，生活经历单纯，大脑中储存的客观事物的形象贫乏，临诊中想象不出恰当的形象体会病机；对客观事物形象的本质理解不深，说明病机不当；理论掌握不系统或运用不灵活等。这些原因的存在，都可能不同程度地影响中医临床正确地追溯病机。病因判断失误，是指在寻找发病原因时，对致病因素的错误判断，常见的表现形式有：凭经验从事，只凭少量不充分的症状，便认为与经验过的症状相同，从而错认病因；不加分析地相信病家的反映；思维定式，如正置感冒流行，见头痛、发热便认为是感冒。概括总病机时思维错误主要有：没有进行整体病机的概括，只把症状、病因等无机聚合，思想中没有形成统一联系的病机；概括不当，或把次要病机当主病机，或只注意主要病机而忽视次要病机与主要病机的联系；没有概括出整体病机等。

思维方式方法的不当主要有思维定式、经验从事和不适当地抽象思维等三种表现形式。①思维定式：是临床中常见的引起误诊的思维方法。定势是心理学中的一个概念，其含义是，由一定的思维活动所形成的倾向性准备状态，商定同类后继思维活动的趋势，由于不同病证常出现相似的临床表现，当诊断思维中接触到一定量的相同或是似而非的症状以后，不自觉地循着另一种思路发展。例如见到数日不大便，燥渴，日晡潮热，腹痛拒按等症状时，往往易与熟悉的阳明腑实证相连，循此思路发展，可能导致大结胸证的误诊。②经验从事：是另一种常见的导致误诊的思维方法，其主要表现是，主观上过于相信已有的临床诊断经验，并夸大其一般意义；在检查症状时不仔细，询问病史不周到，按固有的思路寻找适合自己观点的症状；在思路发展中，机械地套用经验中的诊断思维过程，而不是从实际出发作具体分析；态度主观，不注重吸收不同意见等。这些都从不同角度限制了思路的正确发展，都不同程度地构成了导致误诊的思维因素。③不适当地运用抽象思维：是导致误诊的思维因素在方式方面的表现。中医诊断虽需要抽象性判断或推理，但整个过程仍以形象思维为主。中医理论和实践的体系决定着当前情况下，还不能主要依靠抽象思维认识疾病。如果超越中医的实际而过于强调抽象思维的作用，就会在诊断中不适当地运用抽象思维，其主要表现有：把中医的诊断也规定为若干典型症状，见其中一、二症者，便确定为某证；中、西医病证互套，如见

"炎"症认为有热，见"贫血"认为是血虚；机械分型，把生动的中医病理活动，勉强分若干证型等。不适当地抽象思维之所以可能成为误诊因素，是因为中医对疾病的认识，本来就不具有抽象规定性。欲从整体动态把握疾病，抽象的推理是难以胜任的。

五、正确诊断的思维训练

怎样进行正确诊断的思维训练呢？从思维的一般结构说，主要从客观、主体和过程三个方面去把握。

思维的客观方面，是指诊断思维加工的材料，即四诊中获得的症状信息和在知识库中提取的有关知识。正确地诊断要求加工的材料必须是真实的、全面的。第一，需要在四诊中克服自然和环境的影响，例如光线条件、噪音的干扰、医家感觉器官功能障碍等；第二，需全面运用检查方法，做到检查全面，观察仔细，四诊合参；第三，应注意提取的知识，必须是可靠的、具有系统性的知识。当然，供诊断思维加工的材料的真实性和全面性总是相对的，医家应当努力创造条件，获取理想的材料。

思维的主观方面，是指医家的诊断目的和思维能力。所谓诊断思维的目的，是指某一诊断活动欲达到的目标。病人痛苦的症状摆在医生的面前，迫使他产生搞清病例本质的意向性目的。这个目的支配着医生的诊断思考活动。有的临床医生诊病时，心中无目标，不知道本次诊断搞清什么问题，只凭少量症状，轻易下诊断。所谓诊断思维能力，是指医生运用知识认识疾病的能力，有一般能力和特殊能力之分，其一般能力是指运用中医理论和技术诊断病证所需要的观察力、记忆力、想象力、思维调节能力等。一般说来，这些能力具备的程度与诊断思维效率成正比。诊断思维的特殊能力，是指在不同科别进行诊断所需要的特殊能力，例如中医外科医生，需要加强对各种疮疡斑疹的观察能力，骨科需要特有的触觉分辨和判断能力等。各科医生都必须注意锻炼在本科领域诊断中，所需要的各种操作能力。

思维的过程方面，是指医家在诊断中，应努力使思维活动遵循客观思维规律，例如注意思维过程的合理发展，选择正确的思维方式、方法，充分利用思维反馈等。临床诊断思维的一般过程应该是：通过四诊获取症状材料，在掌握充足材料的基础上进行辨证，而不应当只凭少数的症状，就作出肯定性判断。我们这样说，并不排除在一定材料基础上形成初步印象，只是不能把初步印象信以为真，而是把印象作为入门的向导，有利于集中注意力，促进诊断思维的迅速发展。思维方式方法的选择，是诊断思维过程顺利发展的重要条件。例如在诊断中充分发挥想象力十分重要，各个病机的追溯，总体病机的形成，都需要在想象中构思，而不能以抽象的逻辑推理；选择恰当的辨证方法，如外感病选六经辨证法为宜，内伤病选脏腑辨证法；温热病宜选卫气营血辨证法或三焦辨证法等。充分利用诊断思维反馈，是把诊断思维过程作为一个功能系统，利用诊断思维本身产生的信息，调节诊断过程是诊断思维内反馈，例如根据病人的主要痛苦症状形成的初步印象，可以引导诊断思维迅速捕捉信息，并进一步抓住主要矛盾，利用治疗效果的反应，调节诊断思维活动是诊断思维外反馈。我们强调诊断思维内反馈，因为他可以在对病人实施治疗以前校正思路，有利于省力省物。

第四节　中医治疗思维

所谓中医治疗思维，就是中医在完成对疾病的诊断以后，为制定治疗原则、方法、措施和方案等所进行的思考活动，也包括实施治疗中支配操作的思考活动。治疗思维是一个客观过程，主要分为制定治则的思维和治疗思维两大阶段。

一、中医治则思维

为什么要把中医制定治疗原则的思考活动作为一个独立的阶段提出来研究呢？根据哲学认识论原理，诊断活动属于认识客观世界的范畴，而治疗活动属于实践的范畴。那么中医怎样从认识事物发展到改造客观事的呢？中医诊治中的制定治则，则是介于认识疾病和治疗疾病之间的思维转化阶段。又因为他的任务是为治疗活动制定行动原则，故归于治疗思维之中。

（一）治则思维的含义

中医家为制定治疗原则进行的理性思考活动，是谓中医治则思维。诊断思维只是解决疾病"是什么"的问题，治疗思维则解决怎样调节病机的问题，对疾病的理性把握不能直接支配治疗活动，还必须在思维的过程中有一个转化阶段，即把疾病"是什么"和"怎么样"的理性认识，再经理性思考，转化为实践观念，这个实践观念的具体表现形式就是中医治则。例如诊断思维只把一个具体病例把握到属太阳病"表虚证"，从"表虚证"到使病体邪去身安，还必须使病体有一个"发汗解肌、调和营卫"的转化过程，正是为了发生这样的变化，汗出邪祛，调和营卫，就作为医生施治的目的，并以观念的形式表述出来。治则思维表现了如下思维特点：其一，他是一种纯粹的高级思维活动，因为他不是在感性具体基础上的理性加工，而是在获得理性认识基础上，利用已掌握的知识，经过一系列思维活动的加工，获得的主观意向性观念；其二，治则思维的产物——治则，是作为治疗实践的目的，形成于新的治疗活动之前，诊断思维之后，因此，治则思维是中医诊断思维向治疗思维发展的重要转折阶段，起着重要的桥梁作用。研究治则思维的重要意义，在于证明中医的科学性。因为目前社会上只承认中医临床技术的科学性，而不大承认中医理论的科学性，中医是怎样把中医理论运用于中医临床的，揭示这个从理论向实践发展的中间环节的本质和规律，则可从现代科学认识论的一般原理，证明中医的科学性。

（二）治则思维过程

辨证施治是中医临床的一大特点，但是中医施治的直接依据是什么？还没有人作认真的考究。他并不是定为什么证，就针对这个证的名称所含的本质而制定治方。中医施治的直接对象是动态的病机。从"证"的内涵说，他是疾病本质和联系在医家头脑中的形象性反映，而不是具有严格抽象规定性的概念，医生每诊一个病所下的中医诊断，在医生的思想中，都是一个生动、具体、发展着的动态病机，治病是为了调节这个病机，如治疗心肾不交是针对心火上炎、肾水不升这个水火不济的动态病机的，治疗胃家实，是针对热与宿食相结在中焦的动态病机；从实践活动的一般规律说，任何实践活动，都不可能针对具体事物的理性去改造，而是针对动态的客观事物，中医治疗正是针对动态的病机；从中国古代科学实践的特点看，针对病机而构思治则，符合于中国古代科学发明的思维模式，都不是在把握了事物的一般原理基础，经抽象的逻辑推理而创造的，而是针对动态的实际事物，借助经验表象，经形象性构思而形成的。

治则思维的第一步，是在思维中再现病机形象，使诊治中病例的病机，表象地显现在医生的大脑中。如根据太阳病腑证蓄水证，在大脑中再出现邪热入里，与水相结在少腹；根据奔豚病，在大脑中再现寒气在胸腹中来回窜行的形象。

治则思维的第二步，是再现病机所涉及的那部分正常生理活动情况。其过程是根据自己所掌握的知识，回忆中医理论中相关的生理描述，经再造想象，在大脑中再现出病人当时表现的生理活动。这样，在医生的脑海中，便形成了两组同一部位（或系统、脏腑、经络、甚至全身）的机体活动"情景"，一个是医生认为病人机体现在存在的，又不应该出现的病理活动；另一个是正常人应当保持的生理活动，前者是治疗的对象，后者是愿望恢复的方向，构思治则的任务，就是要制定如何使前者转到后者的原则的措施。经再造想象出的生理情景，还不是治则的目的表象。

治则思维的第三步，就是构思使病理状态向生理状态发展的过程表象。这是治则思维的核心。在这个过程中，有着复杂的思维活动，一般经过如下几个小阶段：一是联想阶段。针对病机的症结或动态趋势，联想他与自然或社会事物中的相关或相似联系。例如风寒袭表就联想敌寇入侵，脾失健运就联想输水之渠道不通或不健全等。二是构思阶段。根据联想的形象，构思如何扭转失调的病机，这种构思是在中医理论指导下，借助经验表象的帮助，通过创造想象的形象性组合实现的。如针对心肾不交的病机，在中医理论"心火宜降，肾水上升"的指导下，构思出使上逆之心火下降，使下沉之肾水上升的水火相济情景，经概括并用语表示之，形成治则。三是思想预演阶段。构思的治则常常是几个可选性的，分别将他们所有内容，在思想中"干预"病机，"观察"他们分别扭转病机的效力。四是决策阶段。经思想预演选中理想治则，准备输入治疗思维。

治则思维的第四步，是治则表述，即运用词或词组，通过使动性语法处理表述出来，如"交通心肾"，实际上是使心肾之水火相济。

（三）治则在治疗思维中的作用

马克思在阐述实践的作用时说，他是"作为规律决定着他的活动方式和方法的，他必须使他的意志服从这个目的。"治则，作为中医临床治疗目的的体现，同样具有决定治疗的途径、方式、方法的作用，并直接指导着处方思维的进行。

首先，治则规定着治法的选择。在治疗思维中，对复杂多变和具有多种表现形式的病证，依具体情况具体分析，采取灵活多变的治疗方法，是中医治疗活动的灵魂。但是灵活并不是散乱无章，而是在一定的原则支配下，朝着一定的方向努力，治则就是实现这种规定的具体形式，他规定着对一个具体病例选择那些方法施治。例如针对一个外感病，选择什么方法治疗，需根据"祛风解表"的原则，结合具体症状的特点，选择适当治法，若外感风寒用辛温解表法，若外感风热，用辛凉解表法，若风寒兼胁下有饮者，用化饮解表法等。

其次，治则决定着治疗途径的选择。中医的治疗途径多种多样，譬如寒痹腿痛，可内服汤剂，可用丸、散，也可用针灸、推拿，还可煎汤外洗等。选哪一种为宜，须根据治则的规定，选择最佳途径。例如感受风寒重证，可根据"解肌发汗"的治则，选用内服汤剂，同时可煎药雾化，熏身以助邪汗出。

其三，治则规定着治疗的进程。中医对某个病例所作的关于治疗原则的规定，有时需分几个步骤才能完成，治疗阶段怎样发展，到什么程度转化治法，是循治则而变。例如针对一脾虚水肿的病机，治则是健脾利水，但当务之急是浮肿，可将治疗过程分两个阶段，先治浮肿，肿退再转健脾。

其四，治则规定治方的组成。治方就像一个执行战斗任务的集体，如何使这个集体中的各位药物发挥出整体功能，如何把各味药有机组合起来，都是根据治则的规定组成的。组成时总是根据治则的要求，选择药物，并进行君、臣、佐、使的"分配"。例如根据"清热凉血"的治则，选择犀角清热凉血。又如根据"清热生津"的治则，选择生石膏为白虎汤之君药，以达到清热生津，引热外达。再如针对热入营分的病机，制定"透营转气"的治则，他规定着选择清营汤为宜。选方后的加减，亦根据治则的规定作出取舍。

二、中医治疗思维

（一）治疗活动中有思维

人类的社会实践始终伴随着思维活动，没有思维，人们就不知道应当怎样操作，怎样改造劳动工具，更不知道应当怎样提高劳动效率。

思维活动在中医治疗中起着特别重要的作用。没有思维，就不可能把对疾病的认识转化为治疗行动，也不能把治疗原则转化为具体措施和具体方案；没有思维，人们就不能从治疗的效果进行反思，调节继续进行的治疗活动，更不可能不断提高治疗效率。

中医的治疗活动是一种社会实践活动，他具有社会发生实践的一般特性。首先，他是人与客观世界发生的一种关系，是使客观世界按人的意志发生变化的客观过程，即作为主体的医生与作为客体的病人的疾病发生的直接关系，医生要通过自己的活动，促进病人肌体的病理活动向有利于生理活动的方向发展。其次，他具有实践活动的一般结构。其对象是病人的病理活动；其工具是中药、针灸、正骨、外科手术工具等；其主体是思维者的医生。其三，他有实践的产物，即劳动的成果，这个成果就是改变了病人的病理状态，促进了人体向生理状态的转化。

中医的治疗活动又是一种特殊的实践活动，其特殊性的主要表现是，实践过程以思考活动为主。中医的治疗活动有两种形式，一种是操作治疗；另一种是药物治疗。操作治疗是以医生的实际操作获取治疗效果，如针灸、按摩、推拿、正骨、中医外科的某些操作等。其中也需思维活动，如针灸时选哪条经？取哪些穴位？用什么手法按摩等等，都需要认真地思考。这种治疗活动的表现形式基本同于人类的一般劳动。中医治疗活动的大量的表现形式是药物治疗，药物治疗是指以中药或中成药为主要治疗工具，经医生的精心构思，逐渐组成治方的治疗活动，这种治疗活动几乎没有什么操作，始终以思考活动为主。

无论是操作治疗还是药物，其治疗过程都有思维活动参与，并构成治疗活动中的一个重要因素。

所谓中医治疗思维，就是中医在治疗活动中所表现的思维活动。过去人们多注重辨证中的思维，而很少论及治疗活动中的思维。其实，在治疗活动中，不仅有思维，而且非常重要，一刻也不能离开。

那么中医治疗思维的主要任务是什么呢？他主要解决怎样使疾病向生理状态转化的具体问题，从这个意义上说，治疗思维又是一种决策思维，因为治疗思维的目的，就是寻找解决问题的具体措施，作出具体方案。

（二）中医治疗思维过程与特点

治疗思维的过程，是指治疗活动中，医生思维的发展过程。治疗思维根据治则的要求，继续进行思维加工活动。这个加工活动一般表现为如下几个具体步骤。首先，要根据治则的要求，选择治疗途径，并根据治法制定具体方案。如针灸治疗中的选穴、编组，推拿治疗中的手法选择，药物治疗中的选方、用药等，这是治疗思维过程的中心环节。其次，在备选方案的内反馈，在思想中让各种方案对病理活动"发生干预"，比较各个方案的"效力"，从中选出最佳方案。再其次，治方表述，即把选中的治疗方案，通过口语或文字表述出来，作为实施治疗的依据。最后，实施治疗，操作治疗以医生的实际操作实现对病理活动的干预，药物治疗通过药剂人员的取药、病人的煎服，实现对病理的干预。如上所述是中医治疗的一般过程，在中医治疗中，最主要的形式是内科医生运用汤剂的治疗，拟定治疗处方，是中医治疗思维的核心。

中医治疗思维相对于一般实践中的思维，具有如下几个特点：

其一，思维活动是实践过程的主要内容。一般的实践，如生产劳动，是以人的实际操作为主，借助劳动工具干预客观事物的活动，改变物质运动的形式，创造出人的生活和生产所需要的物质财富。以药物治疗为主要形式的中医治疗，却不需要医生具体地操作实践对象，表现了以脑力劳动为主的实践特点。

其二，中医治疗思维主要表现了非抽象性思维。西医治疗中的思维，是以抽象的逻辑推理为主，而中医的治疗思维没有固定的模式，表现为思路发展的随意性，思维的主要形式是想象和形象性构思。例如在构思具体治疗措施时，不同的医生虽对同一病例作出了相同的诊断（如阳明腑实证），也制定了相同的"泻热通便"的治则，甲医生可以根据六经辨证法，构思出清泻阳明实热的治法；乙医生可以根据三焦辨证构思出泻中焦实热之治法；丙医生还可能根据八纲辨证，构思出清里热，泻实邪的治法。又如在组方思维中，中医常常借助自然事物活动的形象，构思出生动形象的治方。

其三，与中国古代其他科学技术的创造发明相比，中医的治疗活动以有系统的中医理论作指导，而古代其他科学技术一般没有系统理论作指导，都是操作者以经验表象加工为主，中医的治疗一刻也不能脱离中医理论。

其四，表现出更加丰富的想象力和创造性。历代医家在长期的治疗实践中，在征服复杂多变的疾病中，充分发挥了想象力，创造了无数具有生动形象作用机理的治方。纵观历代医案和方书，中医在治疗活动中，有着丰富的想象，临床时开出的每一贴治方，都含有生动形象的药理作用机制，如张仲景在《伤寒论》中所列113方，每一方都可体会出一幅动态的药物作用机理图画。

（三）中医治疗思维效率

治疗思维与诊断思维一样，也有一个效率问题，而且对思维效率的追求，比诊断思维更迫切，因为一切临床活动都是为了提高治病的效率。

治疗思维效率由正确性和速度两个因素构成，其正确性是指思维的产物如治则、治法、治方等，符合病情的需要；速度是指形成治疗决策所以要的时间。

治疗思维的正确性，有一个基本正确和正确程度的问题，所谓基本正确，是指治疗思维的产物基本符合扭转病机的需要。但是疾病又是一个复杂的事物，治疗措施基本符合病情，可能只取得一般的疗效，欲争取最理想的疗效，需要最大限度地使治疗思维符合病情需要。例如针对一个阳明经证的治疗措施，如果只有清热的要求，这只是基本正确，却不能在最短的时间内，获得最好的疗效；如果能够符合清热生津的需要，但用药不理想，也不能获得最理想的疗效；只有制定出清阳明气分之热，而且能依据病机的热邪有外达之趋，制定出以知因为君，选生石膏甘寒清热，并引热外达为主要成分的白虎汤，才算治疗思维获得了较高程度的思维产物。寻找最理想的治疗措施，是每个临床中医都追求的目标。追求治疗思维程度的过程，实质上是一个寻找最佳治方的过程。所谓最佳治方，是指在一定条件下，能最有效地发挥治疗作用，最快地发挥治疗效力，最小影响人体正常生理活动的治疗方案。他有如下思维学的特点：第一，最佳治方不是人们头脑中固有的，而是一种客观存在，人们只能在不断的实践中和思考中逐渐接近他；第二，最佳治方是治疗思维追求的理想目标，没有固定的形式或内容；第三，任何已被实践证明的最佳治方，只适用于产生他的特定的客观条件；第四，最佳治方是相对的，人们将在不断的认识和实践中，寻找更有效的治方。

治疗思维的速度，是构成思维效率的又一因素。缩短治疗思维的时间，尽快地作出治疗决策，是提高治疗思维效率的重要方面。

治疗思维效率的正确性和速度的两个因素，是相互关联的，缺一不可的，如果只追求时间因素，错误的治疗决策，不仅无益于治疗疾病，可能有害病人，甚至危害性命。如果只追求正确性而不考虑时间因素，再正确的治疗方面也没有效率意义，在一个危重病人面前，时间就是生命，时间就是效率，只有把两个因素有机结合起来，在追求正确程度的基础上，尽量提高速度，缩短完成治疗决策的必要时间，才能真正提高治疗思维效率。

三、中医处方思维

（一）中医处方思维的含义

所谓"处方"，有两层含义，一层是指医生作出的关于治疗内容表述的总和，包括处方、服法和治疗注意事项等。通常指医生开出的治方。这里的"处方"以名词出现。另一层含义是指医生制定治疗措施的活动，他表现为一个客观过程，这里的"处方"，以动词出现。本文只从后一层意义上讨论医生制定处方的思维过程。

制定处方以前所作的诊治活动，包括在四诊辨证、拟定治则等都是为了最后拟出最佳处方。每个临床中医开处方时，都要经过周密的思考，如构思具体措施，选择理想药物，预演治疗过程等。可见，中医家制定处方的活动，是一个以思维活动为核心的客观过程。所谓中医处方思维，则是指中医在临床中制定治方的思维活动。

中医处方思维是一种脑力劳动，一种可以创造社会效益的脑力劳动。从中医学的大系统来说，治疗活动属于实践的范畴，但从微观治疗活动看，开写处方以前，医生大脑中经过了复杂的思维过程，观念中的处方，是在思维中逐渐形成的。中医处方思维研究，就是要描述这个思维过程的特点的规律，从思维学的角度，探索中医处方学的科学性，避免中医处方思维的局限性。

由于中医的处方活动是中医临床诊治过程的关键环节，中医处方思维则是中医临床思维的关键环节。处方思维方式方法的正确与否，直接关系思维的结果——治方效力的大小，因此，研究中医处方思维的特点，注重中医处方思维训练，是提高中医疗效的需要。

（二）中医处方思维过程

中医处方思维一般表现为具体治疗措施、组拟处方、思想预演决策和表述等发展阶段。

在治则思维中，已经把对疾病的理性认识，转化为具有实践意义的目的表象。例如针对阳明经证出现的大渴、大热邪有外达之机的病机，制定"清热生津"的治则，这只是一个原则性观念，无法实施，还必须通过治则的陈述，经再造想象，再现治则思维中形成的目的表象。根据这个表象针对诊断思维中形成的病机表象，构思出扭转病机表象向目的表象发展的措施。就像战场上的指挥员，虽然已形成了占领敌方阵地的目的表象，可是如何压制敌人的火力，我军如何出击等，都必须在指挥员的思考中形成具体措施。中医的治疗也是这样，例如根据"清热生津"的治则，构思出以辛甘大寒清热除烦，以苦寒清泻肺胃之热。这已把治则转化为具体治疗措施了。

战斗部署完成了以后，接着就要思考选哪些兵将，各执行什么任务。医生要根据具体措施的要求，选择适当的药，分别完成"各项战斗任务"。在选药时，总是通过再造想象，在大脑中将备选药物的作用机理过一遍"电影"，从中选出理想的药物。仍以热入营分为例，犀角咸寒，能清热凉血，是清营分之热毒的理想之药；玄参、生地、麦冬性寒味甘，能清热滋阴；黄连、竹叶心、连翘、双花苦寒，能清热解毒，引热邪透营转气，是必选之药；丹参能凉血化瘀，用之防妄行之血与热相结。在选药时，常常不是过一次"电影"就能选准恰当之药，有时为了一两味药的取舍，可能需要反复在脑海中浮现备选药的作用形象，经再三比较，才决定入选。

在组方思维中，选择成方和自拟方常有机结合起来，时有侧重，或把一个成方只作一味药的作用对待，参与组方，或以成方为主，稍有加减即成，完全的自拟方和选成方也是大量存在的。为了争取理想疗效，拟出最佳处方，中医家总是把构思的处方在思想中作一治疗过程预演，即在思想的控制下，在思维中让处方"干预"失调的肌体，以观察处方的作用效力。其中最优者，作为实施治疗的方案，用言语或书面语言将治方表述出来。

中医处方思维的过程，基本如上所述，在每一个阶段还有更细的过程，仅上述已是"慢镜头"分析了。随着医生对具体病证诊治的熟练程度，处方思维过程在不断简化和加快，表现为从形象向抽象的萌发。如对一个相当熟悉的病，医生可以很快地在大脑中形成处方。

（三）中医处方思维训练

中医对每一个具体病例的治疗，都是一个新的实践机会，同时又是一种创造思维过程，想象和联想在中医处方思维中，起着重要的作用。

处方思维中的想象，也有再造想象和创造想象两种。在选药或选方时，主要运用再造想象。在思考具体治疗措施时，多运用创造性想象，想象是中医处方思维中的重要因素。

　　那么如何进行中医处方思维训练呢？要经常观察大自然和社会事物，注意各种事物的原因与结果现象的观察和思考，以丰富医者大脑中的客观事物的形象；多读古今文艺作品，不断培养想象力和审美能力；多读历代医案和现代中医临床以验，熟悉掌握中医处方思维的一般规律；背诵一定当数量的代表方剂和常用药，阅读方、药书时，注意培养再造想象力；注意临床治疗效果的追访，不断总结自我组方思维经验和教训。

第二十章

中医心理学的创立与发展

第一节　中医心理学导言

中医心理学是近几年提出的，他是中医学认识心理因素在疾病发生、发展过程中的一门学问。中医心理学是既古老又年轻的学科，我们说他古老是因为中医学在其悠久的历史中，对人的心理特征、心理过程，从深度和广度上进行了较为深刻的探讨，并且历代医家自觉、不自觉地将这些理论运用到临床试验中去，或多或少地运用着心理因素诊断治疗疾病。我们说他年轻，中医心理学理念的提出是近几年的事，其概念体系还有待完善，研究方法还比较粗浅，实践方式还没有规范，社会对他认识尚不一致。不过，中医心理学研究已经形成一种生机勃勃的发展趋势，是"振兴中医"的重要内容之一。当代医学模式由单纯的生物医学模式转化为生物—社会—心理模式，人们对健康的理解更加深入。作为健康的人本身，不但没有身体上的缺陷与疾病，还要有完整的生理、心理状态和社会适应能力。在这种背景下，中医心理学研究必然向纵深发展。

中医心理学是"中国心理学"重要内容之一。心理科学不同于一些纯粹的自然科学，他具有明显的社会性，他受国家、地域、民族、文化、经济背景影响甚大，故建立具有我国特色的心理学是为大家所接受的。心理学家潘菽还强调要建立"中国心理学"。这对于建设具有中国特色的社会主义是一脉相承的，而且是可行的。医学心理学是我国心理学的重要分支，人们明确提出"医学心理学的发展应适合中国国情"。中国医学的国情是中医学、西医学、中西结合三支力量并存的问题，尽管"中国特色心理学"在我国法制心理、教育心理、艺术心理、商业心理、心理学史均有，但是这些事业或学科中却没有三种力量并存的基本背影。所以中国心理学的特点存在于医学心理学中，目前中医、西医、中西医结合三支力量，尤其是前两者都能分别有自己的理论体系。但他们在医学心理学思想的理论和实践中存在差异，而且差异是很大的，也就是说西医发源于西方，中医发源于东方，如果否认这种差异现实，则采用掩耳盗铃态度是不行的。如果奢谈"特点"，不深入研究实质问题，无异于叶公好龙。所以说必须正视现在的中国现实，注意他的差异，而且允许这种差异的发展，求同求异，逐步形成医学心理学和中医心理学各具特点的心理学学派，共同成为中国心理学的重要支柱。

中医心理学思想极其丰富。目前我国中医药凭什么理论思想指导着他们实践呢？尽管中医心理学思想体系尚未用现代心理科学的语言表述出来，不为世人所理解，不理解并不等于不存在。我国受东方文明熏陶和哺育的民族有其个性，要能反映这个东方文化的突出源，而今天发展最好的就是中医学。如世界上有近百种人格学说，为中医因人制宜奠定了理论基础，治病有疗效，就是性格属阴属阳的问题。再如世界上这样多的情绪理论，只有"七情学说"是我国提出的。尽管他有不完备的地方，在我们这一代应借助现代科学手段，并在此基础上进一步发展，并使他完备起来的。从我国国情来看，人们治疗慢性疾病，特别是心理方面的疾病，多求助于中医诊治，由于中医有形神整体观这一认识方法优势，即辨证论治强调个体心身差异，多能收到较好的效果。所以注意东方文化特点，形成中国特点的心理学就应发展中医心理学思想，促进"中医心理学"新兴学科的发展。

中医学宝库中蕴含丰富的心理学内容，在中医经典著作中，就有大量的关于心理学的论述，说明心理因素与发病、病理、诊断、治疗、预防是紧密相关的。如《灵枢·通天》和《灵枢·阴阳二十五人》就分"五态之人"和"二十五形人"。《灵枢·本神》中则用神、魂、魄、意、志、思、虑、智等描述人的思维、意志，记忆、才智等心理。《素问·天元纪大论》："人有五脏化五气，以生喜怒思忧恐。"《灵枢·百病始生》篇："喜怒不节则伤脏。"均表明了七情与五志都是正常人的心理反应，如果过分剧烈或持久的改变，可导致情志失调，影响机体平衡而致病。在《内经》中对认知过程、情感过程、意志过程、人格、能力等方面的内容也有论述。可见，传统的中医经典著作为中医心理学的建立奠定了坚实的基础。

中医心理学属于中医学的理论之一。中医学基本理论针对心理现象认识提出阴阳整体说、水火五行说、心主神明论、心神心知论、藏象五志论、情志学说等。中医心理学也不排除移植现代心理学的一些概念，如近年出现的阴阳人格体质学说、阴阳身心发展学说、阴阳睡眠学说、阴阳思维学说等，一整套以阴阳贯穿的新的学说。

对于发病与心理因素密切相关的病证诊治属于中医心理学临床范围。如郁、狂、癫、呆、梦、健忘、寐、劳心、百合病、脏躁、梅核气、晕、悸、痞、痫、痛等。中医心理咨询则帮助病人避免或消除不良的心理及社会因素的影响，以增进身心健康。

中医心理学的传统与现代治疗。如《素问·至真要大论》"惊者平之"，为针对患者惊恐之后而致阴阳气机平衡失常后的一种心理治病方法，其机理与现代脱敏心理疗法相似。《内经》中根据五行生克乘侮模式制定的"情志相胜法"，所谓：怒伤肝，悲胜怒；喜伤心，恐胜喜；思伤脾，怒胜思；忧伤肺，喜胜忧；恐伤肾，思胜恐的理论，被不少医家在临床实践中加以应用。同时我们发现中医学对心理疾病的治疗已达到了较高水平，例如属于现代心身治疗方法的厌恶疗法、行为疗法、精神发泄、精神转移法等，在中医的一些医案中就不乏相似的记录，经过整理颇为系统。中医学对"心理卫生"，养生调神，劳心疾病等问题从理论到临床也有自己独特的认识。

现代科学的发展，在理论、技术、实验三者齐头并进时速成最快。现代心理科学是1879年冯特在莱比锡大学建立第一个心理实验室基础上产生的。中医心理学要发展、深入，问题的关键在其研究方法及思路。传统的中医由于历史的原因，并未通过实验室研究来发展他，这是东西方思维方法不同所确定的。中医理论思维集中于形神一体上，临床思维集中于辨证论治中。中医心理学立足于东方思维，建立实验室的方法是否可行呢？我们认为如果中医心理学能建立反映自己思维特点的"阴阳实验"，必然会更加有力地证明中医的科学性、实践性。对智商、记忆、联想、兴趣等内测验，似乎比较"玄"，但像智力（聪明与愚笨）等一类心理问题，现代心理学通过对智商的测定可以定量出来。威克斯勒（D.Wechsler）智力测验量表就是通过语言和作业分别制定的一套测试方法，可进行智力测出。这种方法给我们启示，如藏象学说的心主神明论，主要是指人的精神意识和思维活动。我们可以先将其大致分成诸如"感觉""记忆""思维"等项，制定一定量规范，对每一项按统计学原理进行分数的比例分配，再把各大项分成若干的条款及小点，采取某种适当方法制定的标准进行分数分配和计分，编出测验量表来说明心主神明。这样可使我们的研究臻于条理化、规范化、数据化。从临床方法研究角度讲，中医心理学主要研究人体在正常或异常机能作用中的心理成分，对这些心理成分进行评定和矫正。同时中医心理学在临床过程中逐步地探索自己的量表和常模。

建立中医心理学的意义首先在于中医学科学体系的完善，中医学强调整体观，重视心理因素在发病、病机、诊断、治疗、预防中的作用。同时对于中医心理学的研究能填补中医研究中不平衡的内容，如个体心身发育、胎教、胎养等问题。中医内、妇儿、老年、针灸、气功等各科在治疗过程中均有大量的心理问题存在，如果重视心理因素在治疗疾病中的作用，必然提高临床疗效。随着诊治、养生指导及益智方药、益智药膳等研究，也为中医心理学展示了广阔的前景。

科学发展到现在，中医现代化成为时代的必然趋势，我国中医学工作者顺应科学发展的潮流，在今天学科高度分化和高度综合中明确地提出"中医心理学"概念，已做了大量开拓性的工作，中医心理学逐渐从哲学中脱胎，从中医学中分化，并与心理科学相结合，初步形成了一个专门化的、系统化的知识体系，新学科也就诞生了，他诞生以后将迅速地发展、充实、提高，并得到完善。

第二节　中医心理学的性质和特点

中医心理学的产生是医学理论结构内部运动和现代科学外部影响的结果，是一种质的飞跃。所以，中医心理地学既不是纯粹的心理学，也不是完全的传统中医学。他也不同于普通心理学、医学心理学，也有异于经典化的中医心理学思想，而是一门新兴的学科。他是由中医学体系展开，并与现代心理学互相渗透，历史性的合流，在当今科学发展的浪峰中形成的新兴学科，有可能是中医学科的突破口。可见，中医心理学具有自己明显的性质和特点。

一、性质

中医心理学的存在，并引起广泛的注目，在于他本身具备继承基础上的创造性，交叉学科的边缘性质，自然科学与社会科学的综合属性，中医理论发展和临床实践中的工具价值。

（一）创造性

中医心理学之所以能形成新兴学科，首先是创造性。从这个学科名称的命名到主要学说，从系统理论到中医心理学基础，从一般实践方式到集中的心理咨询和治疗。虽然中医心理学有很大的继承性，吸取传统思想合理成分，以前认为特点之一是继承性，这是保守提法。中医心理学对于传统中医学来说，是一门具有较大创新的分支学科，因为他以传统中医有关心理问题的论述为出发点，目的在于发扬创新。我们不能闭关自守，仅仅以古代思辨性质的方法，原地循环，自圆其说。而应该在现代的认识高度上展开新的研究，提出新的假说，概括为新的学说，并努力创造反映中医特点的心理实验方法，尽量使理论发展向着现代科学同步化的分析发展。

（二）边缘性

中医心理学是中医学与心理学之间的交叉学科，他是中医科学与心理科学发展到当今互相渗透、互相交叉而产生的。

中医心理学对于心理学而论有较多的特殊性，因为现代心理学发源于西方，发展于现代。而中医心理学发源于古代的东方思维，集中体现东方思维在观察心理现象的理论与方法。这尽管含有现代心理学的内容，但是更多是独具特色而有不同于现代心理学的内容，如用阴阳水火四象来认识个性心理特征，用神来概括心理现象，"神明"研究灵感思维等。

我们还应理智地看到心理学研究对象的层次很高，现代心理学也并不能称为一门完全成熟的学科，任何简单化的做法都会于这门学科不利，因此中医心理学的理论研究中，不可企图一劳永逸地照搬现代心理学的框架，削足适履；当然也不能无视心理学现有的体系及流派，所以正确的态度是既可以用现代心理学的基本理论看待中医心理学，但又不可全用这个框架来套中医心理学。即是说既要在两者中求同，也要从两者中求异。尤其要注意后者，不可抹杀其异，异即是中医心理学的特点，这也许就是中医心理学的独到见解，他也将有利于心理学的发展。

（三）综合性

中医心理学具有自然科学和社会科学的两重属性。当今科学综合的趋势已愈来愈明显，自然科学与社会科学两者在许多方面已没有截然分割的界线，目前科学综合趋势是显而易见的。中医心理学则集中地体现了当今中医学的发展趋势，中医心理学将来发展能成为两者很好地统一的桥梁。

中医心理学研究祖国医学中心理问题，目前呈现出双重属性。首先，他以防治疾病为主要方面，这基本的自然科学性质的属性，另一方面也具有一定的社会科学方面的属性，如研究东方科学整体化为主体思维，研究中医直觉诊治的基本规律等。对此近来有人提出阴阳思维说（包括八卦思维层次说、阴阳六分法思维说、主客观思维说、神明灵感说、立体聚散创造论），由于这些还刚开始研究，但其前景是可观的，目前中医心理学研究，更多的内容是诊治疾病。

（四）工具性

中医心理学涉及面极广，在中医学中有横向学科的性质。他升华传统的方法，开拓新的研究领域，丰富中医学的内容，提供了新的认识角度和方法，当中医心理学成熟后，他对中医理论思维和临床思维有着重大的影响，在中医学形成适用性很强的工具价值的学科，会产生广泛的效益。在中医人才培养效率、在中医理论的更新、在新的研究方法的确立等方面，对于中医有普通的实用性，乃至影响到其他学科。当然，由于目前中医心理学学科本身的幼稚和人们认识水平的差异，中医心理学这种工具作用的性质，还只是一种潜在状态。但通过几代人的共同努力，这种价值可能会渐渐显示出来。

二、主导思想

中医心理学是在东方背景下，立足于中医理论，具体说是以整体观去认识心理现象，目前有人提出中医"心理整体观"系统结构模式。中医通过"象"作为认识方法，去动态地把握心理活动，以直觉洞察中求其规律性。中医心理学离开东方背影，离开我国国情，便成为无本之木、无源之水。中医理论最集中地体现东方思维科学的合理内核，看待问题以综合整体为特点，尤其是心理现象活体、整体的人作综合、动态的观点去考量，这在思维方法上是科学的。如在认识心理现象时也借用太一、阴阳、四象、八卦、三十二爻等一套理论模式。就人格而论，阴阳言内外向性格，四象论阴阳水火典型性格，八卦去展开人格的表述，三十二爻编制人格的量表等。尽管论证形式目前不完备，但是思维方法却不落后，甚至是先进的，我们应努力发扬其先进的一面，并补其不足之处。

科学发展到当今，以分析归纳为主导的方式愈来愈显示出其局限性，西方不少有识之士向东方古典综合思想求教，尤其是认识复杂的生命现象和心理现象更为重要。我们应以主人翁态度研究东方的主体思维，争取在中医心理学方面有所突破，若等国外已研究出来反而"进口"，那是可悲的。中医心理学应该在中医学基本理论指导下进行，向高级整体综合观延伸，如果离开这个指导思想，就会产生极大偏差。

三、基本特点

（一）合心身——阴阳整体观

中医学从整体观念出发认识心理现象，心理活动是生命现象的部分，他总是将心理与生理、精神与躯体以统一的观点去看待人，去研究心理现象。其理论往往用阴阳五行作为论理工具，尤其是阴阳学说，是一种多角度多层次的研究方法，阴阳整体论是中医心理学中的基本理论，是一种最基本的法则，"阴阳不测谓之神"（《素问·天元纪大论》）。人生活在自然社会环境中，心理活动也必然受自然社会的影响，中医看待这个问题将之紧密联系起来考察，这就是"天人一体"观。《素问》运气七篇开卷便言"天有五行御五位，以生寒暑燥湿风，人有五脏化五气，以生喜怒思忧恐"（《素问·天元纪大论》）。将人的心理活动与自然环境联系起来，外合天时，内合心身为一完整之人，这是中医心理的基本特点之一。

（二）个别性——辨证基础。

辨证论治是中医学又一重要的特点，他的实质是区别个体心理、生理的差异及其疾病的反应状态，针对不同情况而制定相应的治疗原则，选用适当的治疗措施，以取得较好的疗效。辨证论治讲究因人、因地、因时制宜，在这三因制宜中人是中心，天时、地理因素都必须通过人才能起作用。人的个体差异是绝对的，故重视个体差异而因人制宜便成了基本原则。《灵枢》按阴阳五行属性划分人体体质，人的个体差异是其经典论述，纵观世界各种人格体质学说，只有这一种是我国医家所独创的，其他均为外国学者所提出。这体现祖国医学对个体行为差异的真知灼见。在中医心理学研究中人们进一步概括为阴阳人格体质学说，就是将这种特点进一步系统化、理论化。例如阳形人与阴形人，在七情易感性、发病倾向、病机特点、治疗方法、卫生调摄等方面都有差异。

（三）重防治——综合调治

中医心理学以防治疾病为中心，是一门实践性很强的应用学科，以解决医学实践中的实际问题，提高疗效，保障人民健康为目的。而疾病是复杂的，尤其是物质生活提高，高度文明发展的今天，疾病因素是多方面的，其病机也不是单一的，以整体化为认识方法特点的中医学，对疾病主张综合调治，他不仅物质上着眼于某一种病，某一种疗法。即是用心理疗法，也常是配合其他方法治疗使用，起到综合调治的作用，在治病中应讲究完整的治疗过程，就是说从医生与病人接触，诊断开始时，即注意心理上的效应，以良好精神，健康情绪影响患者，作用于疾病，并注意到治疗、善后及疗效的巩固。对于未病者讲究"治未病"，在防病养生突出养心调神，讲究心理效应。

（四）脱胎哲学——横跨多学科

中医心理学研究是开放式，广览博及，这是他的另一特点。这先从历史的角度看中医心理学思想的前景，在历史上学科的分化不明显，心理思想与其他学科混合在一起，呈现普遍交叉状态，他主张"览观杂学"及于此类，通合道理。杂学中的中医心理学思想与东方古代自然哲学关系最为密切，受到老子等诸子百家影响，甚至可以说中医心理学思想一直是在这种思想的框架上延伸发展，另外受到儒家伦理中心主义极大影响。形成这种特点，有其利一面，即基础广泛，但也有其弊，老是处于附庸地位，严重地受到其他学科发展的左右，甚至倒退。中医心理学处于多种学科的结合点的上面，今天既要注意学科自身的发展，也要充分利用现代科学方法进行研究。如利用数理方法量化心理"软"指标，用实验科学论证自己的理论，借生理学成果考察心理的生理机制，借物理化学反应测心理指标等。"他山之石，可以攻玉"。当然，中医心理学产生于中国古代哲学思想，一方面中医心理学发展应摆脱哲学母体而独立发展，波林说："心理学如果能在事实及其所声明的原则上放弃他的哲学遗产，专注意自己的问题，而不受分心的障碍，他就应当有更快的进步。"中医心理学不可作为某种学科的附庸，要走自己独立发展的道路，使哲学性质的中医心理学思想发展为科学性质的中医心理学。

第三节　中医心理学学术研究

中医心理学学学术发展很快，下面我们从理论研究、临床工作、调查实验等三个方面来概述之。

一、理论研究

（一）中医心理学理论的升华

传统的中医心理学思想在理论上不够系统和完备，从1980年以来，在传统认识心理现象的基础上进行了系统的升华，形成了主要基础理论，即中医认识心理现象的基础思维方法。可概括为以下几种：

1. 阴阳整体论

以形神一体的整体观点去看待活体动态，有情感思维的人，并以阴阳属性为认识心理现象的基本理论框架。

2. 水火五行论

在用五行学说研究心理现象的木、火、土、金、水分为五类心理活动，并讨论其相互关系，其中突出水与火性的主导作用，如火形之人为外向人格之极，相反水形之人为内向人格之极。

3. 心主神明论与脑主神明论

传统中医理论以心"象"为假说，认识心理活动产生机制及心神对生命活动的主导作用。目前"脑主神明论"有不少论述，认为中医心理学应重新确立与现代心理学沟通的新生理论。

4. 心神感知论

对眼、耳、鼻、舌、身所产生的视、听、臭、味、触等感觉的发生发展的认识，及他们与心的关系，有自己的见解。

5. 藏象五志论

根据中医的藏象学说，类分神、魄、魂、意、志五类现象，归属心、肝、肺、脾、肾五脏，并讨论与疾病的关系。

6. 四象八卦论

用二进制、十进制等数术的道理考量研究心理现象，当人们称赞德国科学家莱布尼兹受八卦启示创立二进制计数原理时，我们指出不应忽略前人用八卦观察心理现象进行量化。

（二）中医心理学对心理学基本问题的认识

按照现代心理学所分的心理过程与心理特征等基本范畴，研究中医心理学与他们相关、相同或相近的认识，以便沟通东西，贯通古今。

1. 心理过程

认知过程（对客观事物反映认识的心理过程）与本神说（狭义之"神"包括本能，感知觉、记忆、思维、想象，智能等探讨其涵义与本源）。

情感过程（人脑以主观体验的形式，反映客观事物与主体需要关系的心理现象）与情志学说（情绪的产生与分类以及情绪在疾病发生、发展、转归中作用的认识）。

意志过程（有意识有目的的行动中的一种坚持目的心理过程）与志意说（已决而早有之）有意识调节自己的行为，达到心身健康）。

2. 心理特征

人格心理学（人具有的各项比较重要和相当持久的心理特征总和）与气质（阴阳气的差异形成人的个体心身特点不同）。

能力心理学（影响活动效率，顺利完成活动的个性心理品质）与官能说（五官感受的先天差异，能力形成受后天影响及识别"因能用人"）。

（三）中医心理学的主要学说

1. 七情学说

研究喜怒忧思悲恐惊等七种基本情绪的发生发展及其在疾病过程中作用的学说，可以认为是中医心理病机的主要内容。除了此传统学说外，目前还有一些阴阳概括的新学说。

2. 阴阳身心发展学说

以阴阳身心发展学说中"阴阳推移"理论出发，认识个体心理发展和身体发育，其内容分为胎教——胎儿期（妊娠9月）、变蒸——婴幼儿期（0～2岁）、稚阳——儿童期（2～14岁）、成阳——青年期（14～30岁）、盛阳——成年（30～60岁岁）、衰阳——老年期（60岁以上）。

3. 阴阳五行理论类分人的性格体质

人的性格体质分为：太阳——火形人、少阳——金形人、阴阳和平——土形人、少阴——木形人、太阴——水形人。

4. 阴阳睡眠学说

阴阳气消长和卫气的潜藏出入，研究人的心身活动睡眠与觉醒的节律，及其临床运用（治疗失眠、多寐、多梦、夜啼、遗精等病症）。

5. 阴阳性差说

研究男女在生理、心理、病理上的差异性及其在疾病防治中的规律，他涉及妇科、男科的主要内容，作为中医心理学则着重研究心理上差异及其治疗实践中的运用。

6. 阴阳思维学说

以东方文化背景为特点提出的思维学说，他包括四个方面。如八卦思维层次说（将思维发展水平分为一点、两面、四象、八卦、无极等层次），阴阳六分法思维（根据阴阳属性分为敏捷、迟缓；逻辑、跳跃；直觉、积累等六型），主客观思维说（思维中的反映事物的客观性程度，分为主观思维与客观思维与主客观兼型等思维综合征类型），立体创造聚散说（形成立体创造势能，思维聚合发散运动中产生创造）等。

二、临床研究

（一）逐渐开设了一些中医心理临床的有关门诊

如福州、重庆、上海、天津等地开展中医心理疾病治疗咨询及成都的失眠、南京的肝郁、四川内江的心神科。另外各地的气功、中医老年病科中也有许多重要心理治疗。国外，新加坡李启海中医心理治疗中心有"如何使你孩子考上第一名"等内容。

（二）中医心理学在临床各科运用

目前逐步开展涉及内科：中医心理疗法治疗肝炎、胸痹心痛、多梦、失眠、肝郁、酗酒、咳喘、风湿以及情志病分型、中晚期癌心理等；儿科：小儿情志病个案及"益智灵"临床观察等；妇科：不孕症，痛经、临产、更年期综合征等；老年科：老年变态心理治疗；针灸科：晕针的心理因素分析，针灸治疗中暗示的运用；气功：患恨导引、气功养治功、劳心保健功等运用，气功偏差纠正；按摩：富有音乐节奏的擦浴按摩中医心理治疗；护理：中医心理护理。

（三）中医精神病治疗方面

在 20 世纪七八十年代出了不少治疗精神病的单方验方，如桑寄生、马钱子、何首乌、夜交藤、大戟、芫花、蛤蟆、三七、铁包金、牛角、地龙、珍珠和珍珠母和卤碱等。针灸治疗精神病方面，如电针痉挛治疗、耳针治疗、穴位埋线治疗、经络综合治疗等。汤药治疗对神经衰弱、精神分裂症等病亦为常规之法。在以上各种治疗方法的基础上，配合中医心理治疗，均收到较好的效果。

三、中医心理学的调查和实验研究

（一）中医体质学说

阴阳分型在我国人民群众中的分布情况调查阴阳体质调查，有学者组织全国 5 省市自治区 49 个单位协作，调查正常人 3112（男 1642，女 1470）人，并作了初步小结。有人编制了阴、阳、水、火四象人格体质问卷，并作了 175 人次的调查。有人进行中医学气质评定量表设计（简称 TRI）并进行试验性调查。

（二）七情问卷调查

有人编制调查表并在成都、天津、北京等地进行了七情调查。有人自编情志量表对胃肠疾病在咸阳等地进行了调查。有人自编五志量表在昆明等地对胆石、心房室期前收缩、胃炎、高血压等病人进行了初步调查。

（三）心理测验

在中医心理学上运用。目前对气功心理功能（知觉动作，记忆、学习、思维、感觉等测验）、针刺痛觉变化研究（冷刺激法测痛觉、动觉后将近测定、重量暗示测定）、针刺部位的痛阈变化测验（用直流电—钾离子透入法测量人体五个部位，共八个点的痛阈与针刺合谷、足三里等穴位前后的痛阈变化）、中药治疗小儿活动过多综合征（MBD）临摹测验等。中医心理学调查测试尚处于探索阶段，但有积极意义。

第四节 《内经》与中医心理学

中医心理学作为一门新兴学科，只有几年的历史，而中医心理学思想却源远流长，《内经》就是这一思想的集大成者。这部我国秦汉间百科全书式的医学巨著，多年来一直有效地指导着中医的理论研究和临床实践，融合着丰富的心理学思想，这在中国汗牛充栋的古代医籍中居于首位。《内经》在医学和心理学方面的成就，均具备了当时的世界水平，其中的心理学思想已达到历史的高峰。尽管后世医家张仲景，在心神疾病辨证论治上有新的创见；孙思邈在中医心理思想方面有纵深发展；张子和在心理治疗上有突出成就；张景岳对医学心理学理论和实践有进一步的贡献；叶天士对心神疾病的临床和温病心理病机有所建树等，但从总体来认识，都未超出《内经》的理论范畴。而各大医家对《内经》心理思想的基本理论都作了延伸发展，所以说《内经》心理思想是中医古代几千年的心理思想的高峰。

近年来，已有一批学者从教育学、艺术、哲学、史学、伦理学等不同角度研究《内经》心理学思想，其研究方法有理论研究、文献整理、调查研究、临床实践、教学研究等。将《内经》心理学思想的雏形展示出来。具体内容：①心理现象认识的理论：阴阳学说、藏象五志、心主神明、整体观；②情志：论情志，情志病；③身心发展；④阴阳人格体质学说：五行人、五态人、勇怯、胖瘦、刚柔；⑤认知认识能力；⑥四诊；⑦睡眠与梦；⑧心理学病机：病机之要、社会心理因素；⑨癫狂；⑩心理治疗：治疗原则、心理治疗；⑾针灸治疗；⑿养生。

作为今天创立的中医心理学，《内经》具有很多雏形思想。

首先，以东方心理思维方式，用阴阳五行理论对人的心理现象进行认识。如将人的情志活动归属于五脏，"心藏神，肺藏魄，肝藏魂，脾藏意，肾藏志，是谓五藏所藏"（《素问·宣明五气》）。此即藏象五志论。又如用阴阳整体的观点把握心理现象的阴阳整体论，贯穿于中医心理学的各个方面。

第二，《内经》有一套中医心理地学实践的诊疗内容。虽然分散零星记载，如果认真清理，可见其已初具一定的规模。如生理心理（心主神明）、病理心理（九气气机等）、心神疾病（狂躁、五郁）、心理诊断（五过四失）、心理治疗（移精变气）和心理卫生（精神内守）等，开中医心理思想之先河。

第三，中医心理学的主要学说，在《内经》具备某种"胚胎"。现在所说阴阳人格体质学说、阴阳身心发展学说、阴阳睡眠学说，都是在《内经》基础上的升华。

第四，《内经》对一些重要心神疾病有专章论述。如《灵枢·癫狂》论述了癫狂病发生发展和预后的全过程："癫疾始生，先不乐，头重痛，视举目赤，其作极已而烦心，候之于颜，取手太阳、阳明、太阴，血变而止。"

可见《内经》心理学思想与中医心理学既有密切关系又有实质的区别，这是我们今天应明确认识的。

今天，中医心理学的崛起，是对《内经》心理思想的突破。虽然把《内经》作为基础，但却在新的层次上不断上升，提出了一整套系统的理论和学说。中医心理学的形成对《内经》心理思想的突破，表现在以下几个方面。

首先，从命名上看，明确提出"中医心理学"，此系超脱《内经》"心神""五志"诸说，全新的命名，并能与现代科学紧密结合而进行的科学论证，作为一种独立分支学科姿态出现，是一大突破。

第二，中医心理学专著出现，提出了新的理论体系和一系列新的学说，诸如阴阳人格体质学说、阴阳个体心理发展学说、阴阳睡眠学说、阴阳思维说等，尽管许多内容出自《内经》，但都高于《内经》，并形成系统的理论。

第三是研究方法的突破。《内经》时代心理思想几乎全部是思辨方法、哲理性质的研究，完全是凭医家们对疾病的直接观察。而中医心理学吸取现代科学的营养，除具有《内经》的传统方法外，研究方法还有多种多样，诸如人格、气质、七情等问卷调查，"象"框架定型等计量方法研究，心理咨询调查研究，心理测验方法的引入等，都是《内经》时代所不具备的。

第四是学科系统化，《内经》提过移精变气法、祝由等，但都缺乏专科的系列化。今天中医心理学全国性学术会议，学术组织成立，专门研究机构建立，大学开设课程、专职教师、雏形学科杂志，开设心神专科、心理咨询专科及专科医院等，都体现了系列化的中医心理学学科性。

第五节　阴阳身心发展学说及衰阳（老年期）

人的一生经过孕育、出生、幼儿、少年、青年、壮年、老年和寿终诸阶段。个体在身体上的发育和心理上的发展会表现出不同的发展阶段性。根据阴阳学说、用阴阳推移原理，探讨其生长壮老已的发生发展及其规律，形成了阴阳身心发展学说，这是中医心理学提出的新学说。阴阳身心发展学说将概括为六个时期：第一时期称胎教——胎儿期。即用母亲的身体物质与精神因素形成胎儿"先天因素"的胎孕期。第二时期称变蒸——婴幼儿期，即出生后到2岁，心身迅速发展，如蒸腾似的变化。第三时期称稚阳——儿童期，即5岁到15岁，心身向成熟方向蓬勃发展，但阴阳均幼稚，处于少年时期。第四时期称成阳——青年期，即15岁到30岁，性成熟，人格定型，认识提升，为阴阳成熟的青年时代。第五时期称盛阳——成年期，即30岁到60岁，心身强健，对这一时期又是发展至极而开始走向衰退，故他又可分为前、后两期，即极盛期和始衰期。第六时期称衰阳——老年期，即60岁至天年，此为老年期，阴阳两衰，物质不足，功能衰竭。上述六期表现出人的一生中阴阳的推移性，又自始至终表现了阳气的主导性。

阴阳身心发展学说本立足于阴阳，《素问·生气通天论》说："生之本，本于阴阳。"说明人的生命活动是以阴阳学说为基础，阴阳学说虽以阴阳二气为基本，但在生长发展中阳气的重要性更突出，起着主导作用。人之生长壮老已诸过程都是由阴阳变化来决定的，阴阳之间有对立、离合、互根、消长、推移、转化、升降诸种关系，在身心发展中阴阳推移性是基本的。人的生长、发育、成熟、衰老虽有不同阶段，但中医认识是以中医动态发展观去认识。关于阴阳身心发展学说有几个基本观点。

首先，身心发展过程中阳气的主导性。个体身心发展的阴阳推移过程，从《内经》以来均认为阳处于主导地位，如《素问·生气通天论》谓之："阳气者，若天与日，失其所折寿而不彰。"可见，这里意指个体生长尤其是老年过程，取决于阳气的存亡、多寡。明代张景岳在《类经附翼·求正录》中，将阳气比作一丸红日，曰："天之大宝，只此一丸红日；人之大宝，只此一息真阳。""凡万物之生由乎阳，万物之死亦由乎阳；非阳能死物也，阳来则生，阳去则死矣。"反复申述了阳气在人体生长发育中的主导地位。再从中医"象"的认识方法而言，人体的内在脏腑为阴，不可外现；而其功能变化为阳，是外在的、可见的。"阴在内，阳之守也。阳在外，阴之使也"（《素问·阴阳应象大论》）。故常凭功能变化即以阳作为判断人之生长壮老已诸过程的标准。因人的一生中，阴精的变化相对恒定，也不易察觉。而作为功能变化的"阳"则起伏甚大。所以，人体的生长、发育、成熟、衰老是由外观可见的功能变化来判断。小儿纯阳之体"就是指其生长旺盛，而衰阳的老人则以人的阳气渐显不足作为主要表现。由此可见，人的一生中阳气始终处于主导地位。

第二，身心发展中阴阳的推移性。人之个体是由父母之精互构而成，"凡孩儿生，但任阴阳推移"，这是《颅囟经》明确提出个体身心发展的总纲领。小儿初生之时，其形体成而未全，全而未充。从横方面言是"稚阴稚阳"，阴精与阳气均显不足。从纵方面看，小儿又为"纯阳之全"，长旺盛，如少阳之气，春生之阳，生机速发，生理上的发育和心理上的以展趋成熟，而表现为阴精、阳气不断充盈，但仍处于幼稚状态。至成年时，阴精充足，功能旺盛，生长稳定，达到极盛期，以后开始渐渐衰退。到老年期，阴精和阳气在长期的生活中均被消耗，形体衰退，功能低下。由此可见，人体的阴阳是随其生长、发育、成熟、衰退而呈现一单峰曲线，始时由弱到强，强盛之极再渐渐转弱，至衰而终。

第三，以先后天并重的观点来认识个体生理与心理关系。如《灵枢经·本神》认为："故生之来谓之精，两精相搏谓之神，随神往来者谓之魂。"说明人体是由阴阳两精相合而成，阴阳两精是构成精神活动的物质基础，阴阳两精的质与量可影响下一代的生理状况，从而影响心理的发育。心理的基础为生理，受到先天的重要影响，但是心理产生对生理有主导作用，后天的环境也给身心发展以重要影响。

第四，从整体动态上对待一个人。身心发展学说也是从动态发展上来认识一个人的身心发展。人的身心发展是有一定顺序，这种顺序是连续性的。《素问·天元纪大论》说："物生谓之化，物极谓之变。""生生化化，品物咸章。"人体的变化发展具有动态性，所以身心发展也同样具有动态性。

关于阴阳身心发展学说的六个时期，我们着重以衰阳——老年期而论述之。老年阳气衰退，历代医家有不少的论述，清代陈念祖在《陈修园医书七十种·医法心传》明确提出"老人为衰阳"论，并与小儿"稚阳"进行了比较研究，论述老年心身特点，这是很有见地的。衰老之征为阳气虚损，而个体结束（死亡命）为阳气消亡。故道家有"一分阴气不尽一分不成，一分阳气不尽一分不亡"，这就说明了阳气在个体生命中的主导作用。

衰阳——老年期以何为限？概括如下：①以七、八为推衍，认为男、女分别为49岁、64岁，这以《素问·上古天真论》为代表。②有十为推衍，认为50岁五脏衰损，以《灵枢·天年篇》为代表。③有五、六为基数推衍"六基业备……五岁为一周……"以《素问·天元纪大论》为代表。我们认为③说衍数可取60，并以传统甲子纪年法为依据用一个花甲的60年为老年期之始。老年人在此期除阴精消耗外，还表现阳气渐衰功能不足的老化现象。"年六十，阴痿，气大衰，九窍不利，下虚上实，涕泣俱出矣"（《素问·阴阳应象大论》）。至老年时，首先是功能活动停止，阳气不得依附阴精的存在而消亡，那么人的生命也应终结了。

衰阳——老年期，按照其功能衰退的不同程度以及不同的心理特点，可分为三个时期，即老年前期、中期和后期。

衰阳——老年前期，即感受期，在60～65岁。此期大多是离休和退休的前、后时期，明显有老年衰迈的感觉，由不服老到接受、承认老，并常常考虑自己晚年中的种种问题，"六十岁，心气始衰"（《灵枢·天年》）。孙思邈也强调"阳气日衰"（《千金翼方》）。可见其功能不同于壮年之时，走向衰退。

衰阳——老年中期，即波动期，在65～70岁。此期功能衰退的程度较明显改变，即脱离了某些社会的约束，但亦失去习惯的乐趣，而心境常波动，产生不适应感，情绪不定感，甚至引起性格上的变化。

衰阳——老年后期，即平静期，大约在 70 岁以后。此期功能衰退的程度更明显，但由于老年人经过衰老的考验，反而能适应阴阳均损，功能低下的状况，渐习老年生活，心情趋于平静，处理问题较能得心应手，形成新的老年生活习惯。

从上可知，老年期以衰阳为主要变化，各种因素都可导致肾阳不足，易致泄泻，卫阳不足，易受外邪，阳衰则诸变由生。因此，老年人在保护阴阳的同时，要重点维护阳气，情绪不宜波动，不使形体早衰，方能"度百岁乃去"，以尽天年。

第六节　阴阳人格体质学说及太阳——火形人

阴阳人格体质学说是概括《灵枢·通天》篇和《灵枢·阴阳二十五人》篇的内容而提出的。从理论上看，他是中医心理学一个重要学说，最能体现东方文化特点；就实践而论，是因人制宜的辨证论治的一种实用学说。

一、《内经》关于五形人的记载

阴阳人格体质学说概括为太阳——火形人，少阴——金性人，阴阳和平——土形人，少阳——木形人，太阴——水形人等五种类型。这个学说以《内经》为基础进行描述，根据《灵枢·通天》篇和《灵枢·阴阳二十五人》篇整理如下。

1. 太阳——火形人

①好言（"好言大事"）。②多动（"举措不顾是非"）。③昂头挺胸性格外向（"反身折腘"）。④面赤色（"为人赤色"）。⑤瘦削（"锐面小头"）。⑥个小（"小手足"）。⑦性急（"急心"）。

2. 少阴——金形人

①较好动（"行则好摇"）。②清高（"其状清然窃然"）。③面白色（"为人方面，白色"）。④身轻好动（"骨轻"）。

3. 阴阳和平——土形人

①较安静（"居处安静"）。②情绪适当（"无为惧惧，无为欣欣"）。③面黄色（"为人黄色"）。④性格和顺（"随随然"）。

4. 少阳——木形人

①言行内向（"行而似伏"）。②面苍色（"为人苍色"）。③修长（"直身"）。④有才智和心机（"有才，好劳心"）。

5. 太阴——水形人

①内向（"好内而恶出"）。②行为阴涩迟缓（"动而后之"）。③体阴（阴血浊，卫气涩）。④面黑

色（"为人黑色"）。⑤下颌骨长（"广颐"）。⑥阴沉抑郁（"心抑而不发"）。

二、太阳——火形人性格特点

《内经》对人格体质记载，较简略，且文辞古涩与现代运用尚有距离，难为一般人所掌握，阴阳人格体质学说系统化后不断有人深入研究，如太阳——火形人其性格特征如下。

1. 面瘦色赤

火性人的面部为"赤""锐面"，面部肌肉少，外观清瘦，双目炯炯带红色，两颧或有红晕，语音高亢清亮。

2. 体壮肉满

"好肩背""背肩满"，肉臂宽润，肌肉丰满，腹直肌发达，挺胸收腹，动作有力，行为轻健迅速。

3. 心急冲动

情感丰富，易于波动，性格开朗明快，怡然自乐，活泼乐观，善于言谈，内心喜悦时，眉飞色舞，感知敏捷，接受事物快，但认识肤浅。个性刚烈任性。

4. 好动多言

行多动，热情奔放，充满激情，走路蹦蹦跳跳或大摇大摆，妄自尊大，自鸣得意，趾高气扬，好言大事，夸夸其谈，绘声绘色，散发交际之态，我行我素。

三、太阳——火形人的临床表现

1. 易发暴病

火性人以阳气为重，以病急骤，不寿暴死，"阳重脱者易狂……阴阳皆脱者……暴死不积压人"。

2. 多火热证

燔灼焚焰，多见头痛高热，烦渴，汗出，脉大，火易伤津，咽干舌燥，小便短变，便秘。若高热炎上，扰乱神明，狂躁妄动，神皆谵语等症。

3. 扰动血分

火易生风动血，燔灼肝经，劫阴液，筋失濡养，出现高热神昏，四肢抽搐，目睛旋，颈项强直，角弓反张，"诸热瞀瘛，皆属于火"。热灼伤格，迫血妄行，出现吐血、呕血、衄血、尿血、以及妇女月经过多、崩漏等证。

4. 情绪波动

七情之邪，过喜过怒直伤心肝二经。五志化火，热扰神明精神错乱，笑骂不休，甚则气火上逆，血郁于上，发为"薄厥"。

5. 易伤阴精

情感冲动，肾精旺盛，夜梦遗精，滑精，早泄，盗汗，嗜食辛辣膏粱厚味，胃中嘈杂，消谷善饥。

四、太阳——火形人心疗病例

张某，男，45 岁。 1986 年 12 月 2 日就诊于成都医学院附属医院内科 18 诊室，患者面瘦色红，性急多言，按阴阳人格体质学说辨证属太阳——火形人。

患者因住房所有权问题与邻居发生矛盾，一直关系紧张，近日因家中修灶与邻居发生吵嘴，至今未决。就诊时，患者火气不能发泄，闷气在心，总觉咽不下这口气。患者主诉；睡前即全身发抖，每天只能睡 3 小时，醒后不易入睡或浅睡，白天精神不佳。一身困乏，胸胁胀闷，总觉如石压胸。口干口苦，精神不安，心慌意乱，注意力不集中，小便正常，大便干燥，舌红苔薄白，脉弦细，此为郁证。由七情犯病，郁怒为主，病机为肝郁气滞，为太阳——火形人气不能发散而化火，治宜疏肝理气。采用心理治疗为主，配合药物治疗综合调治。

首先是情志疏泄治疗，让患者尽情诉说自己的苦处，自认为不平之处以及自己的道理，"以使气泄"，我们认真倾听，适当插言引导，患者很高兴，对医生很信任，自认为找到知音。

然后教患者导引术作情志引导法，深呼吸后，徐徐收气，再将气由腹上胸，再上咽部，从口徐徐吐出怒气，这样反复 3 分钟约 20 次，当患者做完后，就说明胸中坦然、舒畅、闷气大减。再教他回去每天早、中、晚做 3 次，另外，如果遇发怒生气时应即做，没用汤药，只用了自制"痰郁冲剂"辅助治疗。

太阳——火形人，阴气本有余，从中医心理学情志病机而论，怒则气上，"因其高而越之"（《素问·至真要大论》），顺势吐出怒气，从口腔而出，郁结的气机也随势而疏泄开来，故痛减胀消。以及配合痰郁冲剂，开郁化痰，清热养阴，对于太阳——火形人，见效更明显。

第七节　阴阳睡眠学说及研究系列

中医对人的睡眠与觉醒有独到的理论和实践方法。他立足于阴阳，据阴阳气循行，卫气潜藏出入，在中医心理学中概括为阴阳睡眠学说。这个学说对中医学实践有较大的指导意义，如治疗失眠和多寐是中医所长，是中医心理学实践的一个重要课题，亦是日本汉方心身医学治疗最多的一种疾病。因此，对睡眠的研究将有极其深远的理论与实践意义。现对中医学中的阴阳睡眠学说从文献整理、理论研究、调查实验与临床实践等方面进行探讨。

一、理论研究

阴阳睡眠学说，虽然散载于祖国医籍中，但对睡眠问题均进行了高度的理论概括。具体如下：①阴阳睡眠学说的形成。从先秦非医书散载期，到战国《内经》阴阳学说理论睡眠期，再到汉代张仲景失眠理法方药贯通期，隋唐宋金元专章论述期，明清继续发展期，近现代的睡眠证治个案观察期，直至当今阴阳睡眠学说的明确提出期。②阴阳睡眠学说的理论纵横研究。横向是指当今比较研究，阴阳睡眠学说与现代的生理心理睡眠机制（如快波睡眠、慢波睡眠）、精神病学对失眠症的比较研究。纵向是指中医系统的追溯研究，阴阳睡眠学说的阴阳气的潜藏，出入卫气循行，在病因病机基础上系统的辨证分型，及其研制出相应的方剂。

二、计量方法

以前研究传统的失眠缺乏科学设计尤其是没有定量的概念，因而使中医治疗失眠总是在传统个案水平上徘徊，难以评定疗效。因此，必须在研究方法上做创造性的改进，这里初步设想应以两个方面入手：①争取硬指标，引入现代的仪器，如脑电仪、多道生理仪等观察失眠的快慢波及其用药后的变化。②量化软指标，对于失眠的自我感觉症状和医生望闻问切的他觉感受，采用分级定量的形式，进行评分计量，以求得对症状评定的数量化。我们分成失眠等级分、失眠主症分和失眠兼症分三类，每类又分若干细目，每一细目按照0、1、2、3等四个等级，分级评定，根据种类的不同，权重于不同的等级，给予评分，这样进行临床观察，以作为深入研究的基础。

三、临床观察

除了提高个案的基础水平之外，应当大胆地采用新的设计方案，运用上述的计量研究方法，进行系统的观察，以求建立在软硬指标的基础上，论证中医阴阳睡眠学说的实践价值。尔后，进一步提出中医行之有效的失眠方剂。如张仲景的酸枣仁汤、孙思邈的温胆汤、张锡纯的安魂汤等方剂，定型验证，规范化。亦可以根据阴阳睡眠学说的阴、阳、水、火四极，制成失眠丸剂，闯出一条因人制宜的新路子来。另外，亦可定型一些失眠的单方，如柏子仁、酸枣仁、合欢花、夜交藤、龙眼肉、花生叶等单方的筛选研究，以适应新的疾病相对增多的当今现实，进则产生广泛的社会效益。

四、文献研究

文献研究应该系统化，一种是整理古今论失眠的著作；另一种是对古今治疗失眠个案，选择有代表性的医家。如古代江瓘《名医类案》、魏之琇的《续名医类案》、叶天士的《临证指南医案》、何廉臣的《全国名医类案》等。如现代《著名中医学家的学术经验》《名医类案精华》等。对于这些医案的研究初步拟用两种方法：①泛论个案，即按传统方法分别证型，或人物，或年代，罗列医案，每类进行一定的归纳、概括。②按计量方法分案列表，用框架式的形式列出长表，归类证型，以寻求失眠症治的规律性，从中找出阴阳睡眠学说临床证治的一些规律来。

总之，在中医心理学中的阴阳睡眠学说研究被提出来的今天，我们应在继承的基础上，着眼于创新，要发扬光大，以现代思维方式，在理论研究、计量方法、临床研究、文献整理诸方面进行系列化的专题研究，促进中医心理学的深入发展。

第八节　七情学说及心理病机

七情学说是中医学的基本内容之一，是中医心理学重要课题。中医心理病机其核心问题即七情学说，研究七情有着理论和实践上的意义。

七情学说是祖国医学对医学心理学一个独有见地的命题，纵观世界医学心理学发展史何曾像七情学说这样源远流长，自成系统，至今仍有生命力的学说。

七情学说的形成和发展可以概括为四个时期。①萌芽期：春秋战国时代，孔子、老子，荀子都说到"七情"，《吕氏春秋》提到"五老"，《左传·昭公二十五年》提中"六气"，这些可以看作"七情学说萌芽期"。②专论期：战国至秦汉间成书的《内经》，七情学说就初步形成，他已不像先秦那样散载，如《举痛论》《本神篇》《阴阳应象大论》等专论，并有一定理论体系，从病因病机到诊治养生都有系统论述，已成为中医学的一个重要组成部分。③成熟期：宋代陈无择《三因极一病证方论》明确将喜、怒、忧、思、悲、恐、惊规定为"内伤七情"，使七情学说定型和成熟。他还将这个思想纵贯全书。对后世医家影响很大，明清以后诸家病因学说多宗之。④发展期：今天中医院校教材中医基础理论教材中进一步对七情加以确认，并将七情与六淫相提并论，作为中医病因的最基本内容。七情在正常情况下是指人的七种基本心理活动，包括情志过程与认识过程，能进行自我调节，若调节失常，则为病因。七情致病的特点有三：其一，对怒、恐、惊、喜等应激激情来说，主要以刺激强度的过量而致病。如骤遇危险，"惊则气乱"，乱致丧落魄，难以自定，当时即可厥倒，或深度创伤后可持续很长时间。其二，悲、忧作为不良心境致病时，其发病的特点是持续的时间长。其三，过思的刺激量与久思，出现时发病时不发病。所以在分析这三种情况时，分别有针对性地解除七情病因是十分必要的。

七情的病机，是气机的异常，或气逆、气滞、气陷，或气血紊乱，或升降反作，或气削不足等。这种病机特点与外感六淫病机明显不同，六淫多伤身形，故《素问·阴阳应象大论》说："喜怒伤气，寒暑伤形。"张隐庵注："寒暑伤在外形之阴阳，喜怒伤于内脏气血阴阳。"至于不内外因，如跌打损伤直损局部，饮食失节损伤脾胃，房劳过度直伐肾水，这些都是显而易辨的。内伤七情，外感六淫，不内外因病机特点，尤其是在初发病对十分明显。

中医研究天人相应时发现，风寒暑湿燥火天气在太过不及时，对人的心理亦有一定影响。如阴雨晦涩天气，给人一种压抑感，这对郁证患者更明显，绵绵阴雨，愁云不断，无可奈何，叹息不止，独自哭啼悲伤。对于这种病证，应从心、身两个方面调治，才能提高疗效。

当然精神心理病机中最多的还是七情，不同的七情病机还呈现有两极性的重要特点，如"怒则气上"与"恐则气下"，气机方向相反；"惊则气乱"与"喜则气缓"，为情绪紧张度之区别；"忧则气聚"与"悲则气消"有向内向外的不同。以恐与怒而论，怒气归肝属木，"怒伤肝，其气击"（《三因极一病证方论》），怒气勃发，向上搏击，可见面红耳赤，气逆打呃，呕血烦心，头胀眩晕，故为

"怒则气上"。伤肝气击，血随气上，甚则头发变白，吐血不止，耳聋失明，晕倒厥扑，此则怒击肝木。治之大法当使"上者下之"，镇逆安神，镇肝潜阳，使气机下降为顺，佐以舒肝理气之品。如张锡纯的镇肝熄风汤，就是此法的代表方剂。相反，恐惧害怕则心惊胆战，"恐则气下"，气血内收，面色刷白，气不足息，身软无力，甚则二例失禁，崩下不止。恐则伤肾，肾开窍于二阴，肾失固涩而下便下血不止。当此之时，宜使"下者上之"，当强其志，升其气，益其精，李东垣的保元汤、张锡纯的升陷汤，均重用黄芪为君升补下陷之气。怒与恐一升一降，一虚一实，除了用药调理气机外，也须配合心理疗法，怒恐明理，气机亦可自顺而安。

第九节　中医心理治疗

祖国医学强调"形神一体"，在整个医事活动中都重视心理因素，辨证论治的实质是注意个体的身心特点和疾病的具体状况，选择适当的治疗方式。对心神疾病和某些躯体疾病，也往往使用心理疗法。这往往达到药物治疗难以起到的治疗作用。中医心理疗法是多种多样的，诸如情志相胜法、激情刺激法、情志开导法、假借针药疗心病，以诈治诈法等，其中有不少是具有独创性的。

一、情志相胜法

《古今医案按》记载一案："戴人曰：昔庄先生治一人，以喜乐之极而病者。庄切其脉，为之失声，佯曰：'吾取药去'。数日更不来，病者悲泣，辞其亲友曰：'吾不久矣'。庄知其将愈，慰之。问其故，庄引《素问》曰：'恐胜喜，可谓得元关者也。'"此案为典型的情志相胜疗法。病人喜气过旺，喜属火，按五行相胜相克原理水能克火，恐属水，故庄先生诈称取药，去而不回，使病人认为自己是不治之症而生恐惧，恐以胜喜，喜气消散，病就得以转愈。情志相胜心理治疗就是以五行相克的理论，对于情志疾病用相生相克的情志去调治而愈病的一种方法，他体现中医的特点。

二、激情刺激法

《医部全录》记载："魏华佗善医，尝有郡守病甚，佗过之，郡守令佗诊候，佗退。谓子曰：'使君病有异于常，积瘀血在腹中，当极怒呕血，即能去疾，不尔无生矣。子宜尽立使君之传，我疏而责之。'其子答应，于是具以父从来所为乘误者，尽示佗，佗留书骂之，父大怒，发史捕佗，佗不至，遂呕黑血数升，其疾乃平。"华佗在治疗此病过程中，掌握了权贵者自尊易怒的心理特点，不处药方，反刺其短处，"留书骂之"，这样就大大激怒了郡守，"怒则气上"，血随气逆，瘀血喷出而病愈。这种利用患者激情产生剧烈的身心变化而治病方法，就是激情刺激治疗。

三、言语开导法

张景岳曾治疗一书生，因伤寒后肺肾两虚幻见白须老者，张景岳解释说："君以肺气不足，眼多白花，故见白鬼；若肾水不足者，眼多黑花，当见黑鬼矣。此皆正气不足，神魂不济附于体，而外见本脏之色也，亦何冤之有哉。"书生听后大喜，说"有是哉妙理也。余之床侧，尚有一黑鬼在，侨汇余心虽不惧，而甚恶之，但不堪言耳，今得教可释然矣。"遂连进金乐两脏之药而愈。张景岳在此病内治疗中，采用说理的方法。通过言语开导，使病人对疾病有所认识，欣悦地配合了治疗，对治疗充满信心，这对于疾病转愈有着相当重要的作用。说明开导针对有一定文化的书生，有一定的治疗效果。其实言语开导内容十分广泛，是心理治疗的一种基本方法。

四、假借针药疗心病

清代医家张亦仙治"一人酷暑外出，汗出渴甚，就饮于一小水，疑底线虫极多，心疑饮水时亦吞入此虫，归家遂病。自诉心胸部时有虫蠕动及蛀食感，百药罔效，渐至形销骨立，乃求治于张氏。张详询病情后，曰：'是易疗，唯须遵吾法治疗始效'，病者唯唯。晚餐时，张谓白酒能醉杀线虫，宜多饮以杀灭之。病者即遵嘱多饮。张俟其醉眼蒙眬时，即命进食先备好之饭，食毕，即令服药并用鹅毛探喉催吐。吐毕，张即佯谓病者曰：'线虫已全部毒死吐出矣！'病者于半醉状态中，果见吐物中有大量线虫状物体，欣喜欲狂，疑惧顿失。继进益气健脾之剂而瘥。"此案病者因疑心过重而生心疾，像这类疾病，一般药物难以治愈。张亦仙正确地掌握了病者的心理特点，借病人酒醉之际，假以药物"吐虫"，意在治心而不在治病，"虫"吐后，病人心疑得解，疾病就自然转愈。假借针药疗心病实际上是一种暗示治疗，有人有某种错误陈见，形成十分顽固的看法，只有通过某种场合情景将暗示他自己确信病因解除，而心病自可愈。

五、行为治疗法

《名医类案》载："一人患心疾，见物如狮子，伊川先生教以手直向前捕之，其见无物，久久自愈。"行为疗法近年国外长足进展，其内容丰富，方法多样，基本理论是依据学习原理就用于临床，在重新学习中纠正过去的病理习惯达到治疗目的。我国古书中虽无这类名词的记载，但也有着与之相似的治疗方法，如此案，病人由于心病产生幻觉，通过医生的指导向前捕捉，狮子本无所有，这样多次反复地学习以后，纠正了幻觉而病自愈。

六、娱乐疗法

《幼科发挥》载一案：汪元津之子"伤食病疟，七日发搐"。作者万密斋治疗时先与泻肝散，"三服而搐止"。后又用调元汤、琥珀龙丸治疗。患儿"喜睡，二日不能开"，继服前药。"又二日，令其家中平日相与嬉戏者，取其小鼓锣钹之物，在房中床前，唱舞以娱之。未半日，目开而平复也。凡十日而安。"万密斋认为小儿"二日不能开""欲开欲合"，是精神倦怠，心情不爽，并采用娱乐疗法，叫平日与患儿相好的小朋友在他面前玩耍嬉戏，患儿听见声音，心里喜欢，神倦逐渐消除，眼睛睁开而病愈。娱乐疗法在古代只是医家偶尔用之，今天心理治疗上就较为系统，内容也较为广泛，如唱歌、美术、参观、旅游、照相、舞蹈和心理剧等。

七、工作疗法

《新修南充县志》载："一富室女病瘵，子以丸大如楝实，晨服一粒，嘱女结伴锄菜园蔓草，日剂草二背。女初不耐，久习为常，如是百日，更投以药饵，体渐强，而面丰泽，二竖子遁矣。"在这一案中，肖文鉴叫病人同大家一起参加除草劳动，就是运用了现在所说的工作疗法，以改变生活习惯，改善了患者孤独无聊的心境，情志舒畅，配合药物而使郁证渐愈。

以上举例，可见中医心理治疗内容丰富，形式多样，不仅有着同世界各国相同的治疗方法，而且更具有东方文化特色，体现了中医独特的治疗方法。

第十节　患恨导引治疗

长沙马王堆医书中有工笔彩绘的导引图，图中有"患恨导引功"法，他通过呼出怒气治疗心理疾病。我们通过运用临床病案，进而形成了较为系统的"患恨导引功法"。

"患恨导引功"法分为准备式、练功式两部分。准备式：取站立式，两脚分开平肩，两手前平举，掌心向前，全身自然放松，自然一呼一吸，而两手随呼吸前后屈伸。练功式：接准备式后作深呼吸，气下丹田，意守约 1～2 秒钟，然后吐气，过胸上咽时，张口，上唇后收，下唇向前移，徐徐吐出积蓄体内之怨气，要求发出"嘘！嘘！"之音，同时要求两目平视前方，两手随呼气、吐气之方向同步运动。在做功时医生可以直接用语言指导病从呼气，特别是吐气时要尽量吐干净，随着吸气、吐气的过程用语言指导，便于患者掌握。这种功法，简便易行，无论是门诊还是病床，医生不需要严格的训练才能掌握，并可指导某些症状的病人，且有一定的疗效。功法的适应性较宽，对患者的年龄、性别、文化程度、病种等适应面较广泛，容易推广，有较大临床价值。

在现代精神疾病的治疗过程中，治疗方式主要是以药物为主。如中医的"郁证""癫狂"等，即西医的重型精神病，往往多用药物治疗。针对精神病患者的某些证候，能辅以一定的心理治疗，可使证候得以改善，从而达到提高治疗效果的目的。成都市第二精神卫生防治院，选择中医诊断为"郁证""癫狂"，西医诊断为重型精神病的患者，且能配合做功的病人。随机分为观察组与对照组，每组各 11 人，每人分列出评分项目，精神症状按 0、2、4、6 等四个不同等级分别记分，其他躯体症状按 0、1、2、3 四个不同等级分别记分。

精神方面的症状 17 项：即说话少，多言妄语，少动，妄图行，啼笑，喜笑、表情冷漠，情绪高涨，易倦，睡眠不好，咽喉梗阻，胸闷肋痛，幻觉，强迫动作等症状。躯体方面的症状为 11 项：即头痛、晕眩、心悸、饮食、欲伸欠、大便，小便，口干苦，舌质，脉象等症。以上各项由医生对患者在练功前后逐个评定。

两组均保持精神科常规治疗不变。观察组：每天上下午由医生带领做"患恨导引功"各一次，每次练功两分钟。对照组：每天由医生带领同样做两次与"患恨导引功"动作相近的前平举和上举做 2 分钟，两组均观察 15 天，每隔 1 天评分 1 次。

患恨导引功组初次人均分为 66 分，最末次人均分为 29 分，减少 55%。而作操对照组初次平均分为 46 分，最末次平均分 39 分，减少 19%。可见患恨导引功对精神病症状治疗效果较为明显，尤其啼笑、嬉笑、咽喉梗阻、胸闷胁痛等四项改善最显著。说明"患恨导引功"调理气机紊乱，改善情绪状态等方面有较好的治疗效果，而对妄行等方面症状要差些，所以患恨导引功更宜于属中医郁证的患者。

第十一节 中医心理卫生及长寿

中医心理卫生是研究养心调神，以达到预防疾病、养生长寿的目的。研究心理卫生长寿是可以从历代名医长寿记载中体现出来。

名医普遍长寿，这是古今中外学者基本一致的看法。由于中医学源远流长，医家辈出，名医长寿的现象更显得突出。目前国内的一些统计资料可以说明这一点。笔者作过数种有生卒年龄资料的统计，《中医大辞典·医史文献分册》中 161 人，平均寿命为 73 岁；《四川医林人物》中 230 人平均 81.5 岁；《中国医学人名志》149 人统计，平均寿命超过了 80 岁；《中国历代名医传》133 位医家平均年龄为 73.6 岁，可看出名医长寿。

名医普遍长寿的原因是什么呢？长寿之本在于自明养生之道，养生首养心，调形首调神，养心调神是第一位的，简言之，讲究心理卫生是健康长寿的最根本要求。

本节以现行医书中名医记载较多的《中国历代名医传》一书为基础，研究中医心理卫生与长寿的关系。该书一节记载了上自周代，下至清末的有生卒年记载的为 133 位医家，平均寿命为 73.6 岁。这些数据可以大概代表中国古代医家的寿命的基本状况。

"人生七十古来稀"，而我国古代医家的平均寿命超过了古稀之年，名医长寿却是稀中之不稀。古人的平均寿命普遍很低，常为 20～40 岁，就是 1949 年前中国人的平均寿命都不超过 30 岁，相比之下名医的年龄竟高出当时普通人一至二倍，这是相当可观的。即使是平均寿命普遍提高的当今，古代名医寿命亦不逊色。1982 年全国人口普查我国人民的平均寿命为 67.9 岁，当今医生长寿者不少，以四川为例，百岁以上中医药人员达 24 人，而四川中医药人员共有 41,600 人，每万人中百岁中医药人员达 5.8 人，而工人、农民等其他职业每万人不到一个百岁老人。

寿命的长短，重在自己调理，尤其是心理上调理，这方面长寿医家无一不重视，他们不仅熟悉《内经》等养生的古训，而且努力亲身实践，讲究心理卫生，中医方法多种多样，仅《中国历代名医传》中记载，概括为四时调神、恬惔虚无、闲情逸致、气功吐纳、情欲节制等几方面。

一、恬惔虚无

东方传统的心理卫生观受老子"清静无为"思想影响很大。《素问·上古天真论》强调"恬惔虚无，真气从之"。这是历代习医首先要受到的教育，以后慢慢注入自己的行为模式。在医家中提到自己崇信恬淡虚无者是相当多的，他们或淡泊于名，注意调养；或轻视于利，埋头行医；或独处深山，采药炼丹；或虽居闹市，一心学业。这样远离名利，洁身自好，医学即已深造，长寿随之而至。

具有"恬淡虚无"养生观医家甚多，如明代眼科名医傅允许淡于嗜欲，"以恬淡为务"，清心寡欲，粗衣淡饭，悠然自足。晋代竺潜深研老庄之学，崇尚虚无，精一方书，十八岁出家，避开乱世，潜心于医，渐以医术名于时，他的一生优游讲学，治病活人，享年 88 岁。医家中不慕高官厚禄，淡泊于名利，皇上或地方官请之从政不出，而安贫乐道，治病活人的医家不少。如唐代孙思邈（101岁）、元代的滑寿（72 岁）、杜本（75 岁）、清代的喻昌（94 岁）、傅山（78 岁）薛雪（89 岁）等，淡泊名利，洁身养身而获长寿。

二、调理情绪

情绪太过对人的健康摧残是极大的，《内经》要求养生必"知喜怒"（《灵枢·本神》）。历代医家长寿者无不重视调理情绪的，唐代医家孙思邈在《千金要方·道林养性》就指出："善摄生者，常少思、少念、少欲、少事、少语、少笑、少愁、少乐、少喜、少怒、少好、少恶行，此十二少者，养性之都契也。"他身体力行，故寿 101 岁（还有一说 141 岁）。明代虞抟寿 79 岁，人求摄生之道，他首先教以节嗜欲，戒兴趣。相反在医家中也有个别不喜于调理情绪，不能从过分情绪中自拔者，如《中国历代名医传》中记载寿命最短的高斗魁。他祖父、父亲为明代官吏，自己明诸生，20 岁时明朝亡，兄死于国礼。高士魁性"任侠，于遗民罹难者，破产营救。妻因事连及，勒自载（勒令自杀）"。国破家亡，处境悲惨，心情甚坏，故国未复之怒，家人去世之悲，难以自拔，康熙九年高斗魁一病不起，在重病仍赋诗曰："明日月固头不见，青桦树下影相亲。"可见其感慨之甚，忧伤之物，没几年则去世，卒年仅 47 岁，可见太过情绪对人健康的危害。

三、闲情逸致

名医多有较为广泛的兴趣爱好，尤其是琴、棋、书、画等一些高雅的情趣，对性情的陶冶，情操的培养，意志的锻炼，性格的健全，利于身心健康。如梁代的陶弘景，十岁就有养生之志，善于琴棋爱好、草书隶书，此外博及风角气候、太一遁甲、星历算数、山川地理、国方所产、虫鸟草木等。知识面广、情趣宽广，不仅有 70 多种著作，而且活到 84 岁高龄。明代名医龙延贤享年 92 岁，他在《寿世保元》中说："读书悦心，山林逸兴，可以延年。"确实很多的名医们都有广泛的爱好，促进身心健康，如享年 75 岁的杜本（元代）、享年 79 岁的虞抟（清代）、享年 85 岁的张志聪（清代）都普遍高寿。

四、气功导引

中医心理学卫生学中还有气功吐纳独特的方法，这亦为名医长寿的有力助杖。精、气、神是人身的三宝，精充、气健、神满自能长寿。气功锻炼就是以心神为主导，通过运气、调息而健身的一种方法。气功能培育元气，疏通经络，调和气血，平衡阴阳。另外气功锻炼还能培养人的信心、耐心、恒心和决心等非智力因素，从而促进身心健康达到养身防病的目的。三国名医华佗自编了"五禽戏"锻炼，所以华佗的身体很好，而一"壮容"，有仙人的神气，若不是被曹操所杀，长寿是可以期待的。这可见于华佗的弟子吴普、樊阿坚持气功导引法，寿达天年。再又如隋朝的巢元方也很重视气功吐纳等养生之术，享年80岁高龄，他在《诸病源候论》的许多卷之末，都附有"养生导引"诸法。唐代的鉴真和尚也通晓气功导引，熟年76岁。唐代的王冰（94岁）、清代的薛雪（89岁）、徐大椿（98）等。古今名医均精通气功导，故成为长寿医生。

五、四时调神。

中医"天人相应"整体观指出人的身心健康与大自然是息息相关的，人调养心身，必须遵循春生、夏长、秋收、冬藏的规律，才能获得健康，《内经》叫"四气调神"。一年四季需根据环境调理自己心理状况，使之与自然同步。唐朝医家王冰少时慕好善生，通晓医经，主张四时调神，寿高达94岁。晋代王叔和（85岁），明代张景岳（77岁），清代高世栻等医家也都提倡四气调神的思想。

中医心理卫生思想极为丰富，除以恬淡虚无、调理情绪、闲情逸致、气功导引、四气调神外，尚有爱养神明（合理用脑）、益智方药、节欲养心等方面。讲究心理卫生在防病治病心身健康中很重要，作为古今名医作出了普遍长寿的示范，在今天宜推而广之，普及心理卫生知识，争取更多的人长寿，建立具有我国特点的心理卫生事业。

第二十一章

中医关于人体形态结构的研究

第一节　中医关于解剖学知识的认识

《史记·扁鹊仓公列传》曰："上古之时，医有俞跗，治病不以汤液醴酒，镵石挢引，案扤毒熨，一拨见病之应，因五脏之输，乃割皮解肌，诀脉结筋，搦髓脑，揲荒爪幕，湔浣肠胃，漱涤五脏。"记载俞跗治病先是割开皮肉，疏通经筋，按摩神经，接着拉开胸腹膜，提起大网膜，最后洗浣肠胃，漱涤五脏的过程。这记载呈现了西汉时期具备了惊奇的解剖学知识。

《内经》有丰富的解剖学知识记载，《灵枢·肠胃》篇、《经筋》篇，《骨度》篇、《脉度》篇等，都记述了大量关于人体解剖学知识。"解剖"这个词最先在《灵枢·经水》篇中出现："若夫八尺之士，皮肉在此，外可度量切循而得之，其死可解剖而视之。其脏之坚脆，府之大小，谷之多少，脉之长短，血之清浊，气之多少……皆有大数。"

汉朝、宋朝、清朝都有过大规模的解剖活动。公元16年，王莽捕获了一个名叫王孙庆的反对党党徒，让太医、尚方和巧屠借他的身体搞清了内脏和血管的来龙去脉。1041～1048年宜州推官吴简解剖广西起义领袖欧希范、蒙干等尸体，绘成图谱《欧希范五脏图》。宋崇宁年间（1102—1106），解剖学家杨介根据泗州处死的犯人尸体解剖材料绘成《存真图》。清代医学家王清任（1768—1831），他致力于人体脏腑的研究达42年，根据尸体观察及临床心得编写了绘有脏腑图谱的《医林改错》一书，于1830年刊行于世，其中共有25幅图谱。王清任在行医的过程中，深感解剖知识的重要，"业医诊病，当先明脏腑"，否则"本源一错，万虑皆失"。他在研究古代有关脏腑的书籍和图形后，发现里面存在某些错误，于是感慨地说："著书不明脏腑，岂不是痴人说梦；治病不明脏腑，何异盲子夜行！"。

一、中医同身寸人体测量法

由于人的性别、年龄等方面存在个体差异，为了使依靠解剖及测量取得的数据适用于每个有不同差异的个体，古人设计了一套方法。这种方法是以每一个被测量对象的前额发际至其下颚，或前臂小指侧的骨骼（即尺骨）两处均定为"同身尺寸度量法"的标准一尺（《灵枢经·骨度》篇），然后运用丈、尺、寸、分十进位制测量人体的各个部分。这种度量方法的优势是适合于所有的人体，测量的结果可以不受量具变更的影响。

如《内经》测量人体食管与肠管长度之比为 1.6 尺：55.8 尺 =1：34.87，而现代医学解剖测量成人食管与肠管长度之比为 25cm：850cm=1：34，两者误差很小，足见这种"同身尺寸度量法"对于准确测量人体结构的可取之处。

二、中医关于人体结构层次的认识

西医解剖学将人体的局部解剖的结构层次分为皮肤、皮下组织、深筋膜、肌肉、骨、内脏等。《内经》根据人体的解剖将"筋、脉、肉、皮、骨"五个结构层次，称为"五体"。中医学的人体结构层次与西医局部解剖学的描述基本一致。

皮，"皮"或"皮肤"位于人体最外层，面积最大，由于发现皮肤上有毫毛，有一定的纹理，于是将皮肤又称为"皮毛""皮腠"或"腠理"。还有汗孔分布，认为汗孔开合启闭的机理很玄妙，所以《素问·调经论》称之为"玄府"，又叫"气门"。

肉，又称肌肉。肌肉纤维也有其相应的纹理，所以又称为"肉理""肉腠"，与皮肤之纹理合称为"腠理"。《素问·阴阳应象大论》在解剖直视下发现肌肉呈不均匀分布，肌肉块的大小也不一致，故有"谷属骨，各有条理"的认识，说明肌肉的分布有一定规律可循，并有包裹连接着骨骼，参与肢体的运动。《素问·太阴阳明论》记载："筋骨肌肉，皆无气以生。"肌肉松软，张力下降，甚至痿废不用。

筋，又叫"筋膜"。《素问·五脏生成》载："诸筋者皆属（连接）于节。"《素问·脉要精微论》曰："膝者筋之府。"都是古代医家运用解剖手段，发现全身的筋都分布在骨关节周围的事实。又如《素问·痿论》："宗筋弛纵，发为筋痿。""阴阳虚，则宗筋纵，带脉不引，故足痿不用。"《素问·脉要精微论》："膝者筋之府，屈伸不能，行将偻附，筋将惫矣。"《素问·生气通天论》："大筋緛短，小筋弛长。緛短为拘，弛长为痿。"以上关于筋膜的记载都有一定的道理。

脉，又称为血脉、经脉。《灵枢经·决气》篇运用解剖学方法发现人体所有的红色血液广泛存在并循行于人体上下内外、大大小小的血脉之中，血脉之外是没有血液的，这即是《素问·脉要精微论》记载的"夫脉者血之府也"的解剖依据。《灵枢经·经脉》篇指出全身所有的脉为营运全身血液的通路，并与心脏连通。《灵枢·营卫生会》篇："阴阳相贯，如环无端。""往复不已""周流不休"地循环运动着的。有的则"独动不休"，如寸口、人迎、足背上的血脉，正因为这些血脉触摸时搏动不已，《内经》将其命名为"动输"或"动脉"。《灵枢·动输》篇还记载有这些部位动脉的搏动与肺的呼吸之间呈现"一呼脉再动，一吸脉亦再动，呼吸不已，故脉动而不已"的动态比率关系。

骨，骨是人体的深层次结构，《灵枢·经脉》篇记载了"骨为干，脉为营（营运、运载），筋为刚，肉为墙，皮肤坚而毛发长"的人体结构。《素问·脉要精微论》记载了"骨者髓之府"，即骨内含有骨髓的事实。

三、中医对体腔的解剖学认识

人体解剖学描述的人体的腔包括颅腔、胸腔、腹腔和盆腔，除颅腔内含有脑之外，其他腔内容纳的是内脏。《灵枢·胀论》篇载："脏腑之在胸胁腹里之内也，若匣匮之藏禁器也。各有次舍，异名而同处。""夫胸腹，脏腑之郭（即城郭）。"认为躯干的外壳像一个珍藏"禁器""宝藏"的匣子或柜子，包含在生命活动中具有十分重要的五脏六腑。还发现分布于躯干内的"五脏六腑，各有畔界"，即腔内的脏器各有其位置及相互之间的毗邻关系。

《素问·金匮真言论》通过阴阳理论描述了内脏的位置关系，曰："夫言人之阴阳，则外为阳，内为阴。言人身之阴阳，则背为阳，腹为阴。言人身之脏腑中阴阳，则脏者为阴，腑者为阳。肝、心、脾、肺、肾五脏皆为阴，胆、胃、大肠、小肠、膀胱、三焦六腑皆为阳。""故背为阳，阳中之阳心也；背为阳，阳中之阴肺也；腹为阴，阴中之阴肾也；腹为阴，阴中之阳肝也；腹为阴，阴中之至阴脾也。此皆阴阳、表里、内外、雌雄相输应也，故以应天之阴阳也。"

四、中医对内脏的解剖学认识

（一）对心脏及心血管系统的解剖学认识

《灵枢·胀论》篇对心的位置进行了描述："膻中者心主之宫城也。"指出心位于胸腔中、两乳间的膻中部位。《素问·平人气象论》将心尖冲动处命名虚里，指出："虚里，贯膈络肺，出于左乳下，其动应衣。"《欧希范五脏图》描述心脏为红色："唯希范之心，则红而石垂，如所绘焉。"《难经》所谓心有"七孔三毛"。

西医认为心脏是心血管系统的主要器官，亦是血液在血管中循行的动力器官，中医与西医的认识有相同之处。中医形态学的关于心的内容不仅指心脏本身，而是包括整个心血管系统。《素问·脉要精微论》："夫脉者，血之府也。"《素问·阴阳应象大论》记载："心生血。"心"在体为脉。"《素问·五脏生成》："诸血者，皆属于心。"《素问·平人气象论》："心藏血脉之气。"《素问·痿论》："心主身之血脉。"《灵枢·营卫生会》篇》："阴阳相贯，如环无端""往复不已""周流不休"。《素问·六节藏象论》》："心者，生之变也，其华在面，其充在血脉。"以上相关论述。说明心推动血液在血管中循环运动，而营养人体。

（二）对肝、胆的解剖学认识

中医对肝脏解剖学的认识根据文献记载，在两千年以前我国已有了解剖图谱，指出肝脏在体内的位置。肝脏位置在《内经》虽未明言，但有关论述已隐含了"肝位胁下"之意，如《灵枢·五邪》篇曰："邪在肝，则两胁中痛。"明代李梴《医学入门》中写道："肝之系者，自椎9下着右胁肋，上贯膈一。"肝脏的分叶《难经·四十一难》指出："肝脏独有二叶。"《难经·四十二难》曰："肝重四斤四两，左三叶右四叶，凡七叶。"《欧希范五脏图》记录："肝则有独片者，有二片者，有三片者。"《灵枢经·天年》篇将"肝叶"细分为"七叶"，这同现代医学将肝脏局部解剖分为七区段的认识相一致。

肝胆的关系，《灵枢·本输》篇："胆附于肝之短叶间。""肝合胆，胆者精之府。"晋代王叔和说：

"肝脏应春阳，连枝胆共房。"《灵枢·天年》篇肝脏分泌的"精汁"，与现代医学所称胆汁是一致的。

（三）对脾、胰脏及消化管的解剖学认识

对脾的位置和形态，《难经》中"脾助胃气，主化水谷"之说；《难经·四十二难》载："脾重二斤三两，扁广三寸，长五寸，有散膏半斤，主裹血，温五脏。"杨玄操在《难经集注》中认为："脾，裨也，在胃之下，裨助胃气，主化谷。"清代李澄《身经通考》亦补充："脾，裨也，掩太仓，裨助胃气，居心肺之下，故从卑。"李梴的《医学入门》载：脾"扁似马蹄……微着左胁，于胃之上。"《医纲总枢》有一段描述：脾"形如犬舌，状如鸡冠……"也表明中医"脾"是现代解剖学的脾。

对于胰腺的解剖学描述，李东垣认为："脾长一尺，掩太仓；太仓者，胃之上口，即中脘穴也。"李氏所说的"脾长"指的即是胰腺。李时珍也在《本草纲目》中提出："胰生两肾中间，似脂非脂，似肉非肉，乃人物之命门，三焦发源处也……盖颐养赖之，故称之颐，亦作胰。"《医纲总枢》有一段描述："……生于胃下，横贴胃底与第一腰骨相齐，头大向右，至小肠头尾尖向左，连脾肉边，中有一管，斜入小肠，名曰珑管。"描述出了胰管，并与小肠相连开口小肠，这与现代医学是一致的。清·王清任《医林改错》记载："脾有一管，体像玲珑，易于出水，故名珑管，脾之长短与胃相等，脾中间一管即是珑管。"显然，王清任错把胰腺当成脾脏了。另外，还有人根据《难经》"脾有散膏半斤"的记载，而把脾脏当成胰腺。

中医学理论中脾胃是紧密联系的。《内经》有"脾与胃以膜相连"的记述。《类经图翼》云："脾与胃同膜而附其上之左，俞当十一椎下。"咽喉至胃上口贲门为"嗌"（即食道），其长度为"一尺六寸"。胃的上下口之间称为"胃脘"（脘者，管也），形状"纡曲"，是消化道最为膨大、容量最多处，故称其为"太仓""水谷之海"。胃下口幽门与小肠相连接，小肠色赤称为"赤肠"，是消化道最细、最长部分。

消化管的中医解剖学描述，《灵枢·肠胃》篇，叙述了消化道中各个器官："唇至齿长九分，口广二寸半，齿以后至会厌，深三寸半，大容五合；舌重十两，长七寸，广二寸半；咽门重十两，广一寸半，至胃一尺六寸；胃纡曲屈，伸之，长二尺六寸，大一尺五寸，经五寸，大容三斗五升。"这里说明古人已注意到口、唇、齿也是消化道的重要部分。"小肠（指十二指肠和空肠）后附脊，左环回周叠积，其注于回肠者，外附于脐上，回运环反十六曲，大二寸半，径八分分之少半，长三丈三尺；回肠（其中包括结肠上段）当脐，右环，回周叶积而下，回运环反十六曲，大四寸，径一寸寸之少半，长二丈一尺；广肠傅脊（指乙状结肠和直肠），以受回肠，左环叶积上下，辟大八寸，径二寸寸之大半，长二尺八寸。肠胃所入至所出，长六丈四寸四分，回曲环反，三十二曲也。"说明古人对肠道的描述十分详细。《欧希范五脏图》记录"喉中有窍三，一食、一水、一气，互令人吹之各不相戾。肺之下，则有心、肝、胆、脾。胃之下，有小肠。小肠下有大肠。小肠皆莹洁无物，大肠则为滓秽，大肠之傍有膀胱。若心有大者，小者，方者，长者，斜者，直者，有窍者，无窍者，了无相类……"说明古代对脏腑的位置进行过比较客观的描述。《灵枢·经脉》篇将大肠末端称为"肛"，发现其有排泄胃肠消化后食物残渣及机体代谢所生成糟粕的功能，又称其为"魄（通'粕'）门"，《素问·五脏别论》并据此提出了："魄门亦为五脏使，水谷不得久藏。"

（四）对肺及呼吸系统的解剖学认识

《灵枢·九针论》篇强调"肺"在五脏中位置最高，提出："肺者，五脏六腑之盖也。"《灵枢·本脏》篇："巨肩反膺陷喉者，肺高；合腋张胁者，肺下。"《素问·痿论》："肺者，脏之长也，为心之盖也。""肺叶娇嫩，状如蜂窠；心如倒垂莲蕊，中有七孔。"以上有关肺脏位置受胸廓形态影响的描述，反映出古人对肺在胸腔的位置已有了明确认识。

对于肺的形态的记载，《难经·四十二难》曰："肺重三斤三两，六叶两耳，凡八叶……"元代滑伯仁发展了《难经》"六叶两耳"的说法，提出"肺之为脏，六叶两耳，四垂如盖……中有二十四孔，行列分布"。

对呼吸系统的描述，《灵枢·口问》篇："口鼻者，气之门户也。"《医学入门》"肺系喉管而为气之宗"，指出肺与喉管相通。清代王清任通过亲身解剖实践指出："肺两叶，大面向背……肺管下分为两杈，入肺两叶，直灌到底，皆有节；其形仿佛麒麟菜，肺下无实窍，亦无行气之二十四孔。"

（五）对肾脏及泌尿、生殖系统的解剖学认识

有关肾脏和膀胱解剖学上的描述最早来自《难经》。《难经·四十二难》记载了肾的数目和重量："肾有两枚，重一斤一两，主藏志。"《素问·脉要精微论》记载了肾的位置："夫腰者，肾之府也""开窍于二阴"。杨继洲《针灸大成》言："肾有两枚，重一斤一两，状如石卵，色黄紫，当膈下两旁，入脊膂，附脊十四椎。"清·叶霖《难经正义》说："肾……左上有脾胃及大肠下廻盖之，右上有肝及大肠上廻盖之。"赵献可《医贯》说："肾有二，精所舍也，生于脊膂十四椎下，两旁各一寸五分，形如豇豆，相并而曲附于脊外，有黄脂包裹，里白外黑。"

《素问·金匮真言论》关于膀胱说："膀胱重九两二铢，纵广九寸，盛溺九升九合。"唐·孙思邈《千金要方》首先提出了"胞囊"这一器官术语，指出："胞囊者，肾膀胱候也，贮津液并尿。"元·王安道《医经溯廻集·小便原委论》说："膀胱者胞之室。且夫胞之居于膀胱也，有上口而无下口。津液既盛于胞，无由自出，必因乎气化，而后能渐浸润于胞外，积于胞下之空处，遂为溺以出于前阴。""膀胱津液藏焉者，盖举膀胱以该胞也。若曰胞下无空处，则人溺急时至厕，安能即出乎？夫惟积满胞下空处而不可再容，故急则至厕即出矣。或言胞有下口而无上口，或言胞上下皆有口，或言胞有小窍而为注泄之路，不亦妄欤。"《欧希范五脏图》记录："肾则有一在肝之右微下，一在脾之左微上。"

"下窍"的解剖部位是在人体最为隐秘之处，由于部位在下属阴，受人体内具有沉降重浊阴气的滋养，又有排出内脏代谢后的污秽浊物之作用，故将其称为"二阴"（《素问·金匮真言论》）。男子的"前阴称为茎（阴茎）、垂（阴囊）"（《灵枢·邪客》篇），阴囊内有"睾""卵"（《灵枢经·经脉》篇），"茎"又分为"本"（根干）和"首"（龟头）（《灵枢经·五色》篇）。女子前阴有"溺孔"上通膀胱，有"廷孔"（即阴道）上通于子宫（《素问·骨空论》），正因为将阴道及阴道口称为"廷孔"的解剖名称，所以后世将子宫脱垂病称为"阴挺"。

（六）中医关于感官的解剖学认识

人体感官主要包括眼和耳等，眼是感受视觉的器官，耳是感受听觉的器官。感官需要血液营养，并与脑相连，一是感觉冲动传到脑才能产生感觉，说明感官接受脑的支配。《灵枢·大惑论》篇有"五脏六腑之精气，皆上注于目而为之精。精之窠为眼，骨之精为瞳子，筋之精为黑眼，血之精为络，其窠气之精为白眼，肌肉之精为约束，裹撷筋骨血气之精而与脉并为系"的经典论述。《灵枢·脉度》篇记载感官的功能"目能辨五色""耳能闻五音""鼻能知臭香""口能知五谷""舌能知五味"。《灵枢·大惑论》篇的"筋骨血气之精而与脉并为系，上属于脑"，依据解剖解决了眼球与大脑连通并受大脑支配的相关问题。如果邪气"入于脑则脑转，脑转则引目系急，目系急则目眩以转矣"。

（七）《内经》运用解剖知识建立"三焦"理论

三焦的结构是中医学认识人体建立的独特结构单元。《灵枢·胀论》篇记载了人体有胸腔、腹腔，腔内有脏器，各个脏器有其特定的位置，心脏位置居中，如"脏腑之在胸胁腹里之内也，若匣匮之藏禁器也，各有次舍，异名而同处。""夫胸腹者，脏腑之郭也。膻中者，心主之宫城也。""故五脏六腑者，各有畔界。"通过解剖，发现了心、肺、心包位于膈上胸腔中，并将其特定为"上焦"，是人体赖以生存的气血生成并布散于周身的起始处。肺所主之气，心所主之血是生命赖以存在的根本，所以心和肺被类比为生命生成、存在之"父母"。《灵枢·决气》篇："上焦开发，宣五谷味，熏肤、充身、泽毛，若雾露之溉是谓气。"《灵枢·营卫生会》篇"上焦如雾"描述的是居于五脏六腑最高位的肺所敷布的气居高临下，更像天降的雾露灌溉草木一样滋润和营养全身。

《内经》通过解剖发现，隔膜之下腹部的内脏"各有畔界"，分别位于腹膜内腔和腹膜外腔但并不十分精确。将脾、胰（"散膏半斤"，为脾之别脏）、胃、小肠所在的腹膜内脏称为"中焦"。在形态解剖观察的基础上，又发现胃接纳大量的食物后使其变成糊状食糜，利用胃体从上口贲门向下口幽门自上而下（即"降"）蠕动之力将糊状食糜送传于小肠继续消化。糊状食糜经小肠漫长的消化传送，"泌别清浊"，稠厚污浊的糟粕通过其下口"阑门"进入大肠。古人通过解剖还发现，在脾的主导作用下，饮食物在胃、小肠中的消化过程就像"沤"的酿造发酵一样，需要靠脾胃阳气加热以保持应有的温度，同时也需要脾胃的阴液滋润以保持应有的湿度，温度和湿度是"沤"这样的发酵过程最易感知的条件，经过"沤"（即发酵，又称为"腐熟"）才可能使饮食物成为糊状食糜，小肠才能完成其"济泌别汁""泌别清浊"的功能。正因为腹膜内腔中的脾（包括胰）、胃、小肠对饮食物的消化过程如同酿造中的"沤"，于是抽象出"中焦如沤"的功能特征，并以此为据，形成了中焦乃至脾胃的相关理论。

肝、胆、肾、膀胱、大肠（末段）、子宫（即胞宫）都在腹膜外腔的同一区域，并称其为"下焦"，这是《内经》将所在部位明显高于脾、胰、胃和小肠的肝、胆划分于下的解剖学依据。位于下焦的大肠从其上口"阑门"将小肠"济泌别汁"后形成的糟粕受纳后，在其"主津"（《灵枢·经脉》）的作用下，吸收其中的水分，将不能被身体利用的食物残渣"传导"并经"魄门"排出体外，所以有"大肠者，传道之官，化物出焉"（《素问·灵兰秘典论》）的认识。人体代谢过程中的水液，经过肾的气化过滤，残液下输膀胱，经"溺孔"排出体外。无论是"魄门"排出的粪渣或者经"溺孔"排出的尿液，都应当像河渠沟道一样顺畅，《内经》以此为据总结出"下焦如渎"的理论，并以此指导相关病症的分析和治疗。

（八）中医学关于脑的解剖学认识

从《内经》开始，中医学认为，心主神明，脑是奇恒之腑，而且传承数千年。自清代之后随着西医的传入，受西医理论的影响，一些医家才开始注意到脑（或中枢神经）的存在，提出"脑为元神之府"，及"心脑共主神明"的观点。

中医学认为，先天之精化为髓，髓有组织地集结而成脑。《灵枢·经脉》云："人始生，先成精，精成而脑髓生。"后天水谷之精微对脑有滋养作用，《灵枢·五癃津液别》曰："五谷之津液，和合而为膏者，内渗于骨空，补益脑髓而下流于阴股。"王清任《医林改错·脑髓论》云："灵机记性在脑者，因饮食生气血，长肌肉，精汁之清者，化而为髓，由脊骨上行入脑，又名脑髓。"《灵枢·决气》篇亦云："谷入气满，淖泽注于骨，骨属屈伸，泄泽补益脑髓，皮肤润泽，是谓液。"肾主骨生髓，肾精与脑关系密切，《素问·逆调论》云："肾不生则髓不能满。"程杏轩《医述》曰"脑为髓海……髓本精生，下通督脉，命火温养，则髓益充……精不足者，补之以味，皆上行至脑，以为化生之源。"陈修园《医学从众录》云："肾为肝之母而主藏精，精虚则脑海空虚而头重。"血与脑的关系，张锡纯《医学衷中参西录·论脑贫血治法》说："血生于心，上输于脑。"《素问·八正神明论》也云："血气者，人之神。"气血是神的物质基础，脑必须在气血的濡养下才能生神，因此脑一时一刻也离不开气血的温煦、濡润和滋养。正如《灵枢·大惑论》篇云："五脏六腑之精皆上注于目……上属于脑。"

清·王惠源在《性原广嗣·胎孕化形生禀元质次序论》中，做了形象性的描述："子宫既感凝成孕……如酵水和面，置郁而热发也，遂成三泡，如雨水滴水之水泡，三泡既成，首成三支，心一，肝一，脑颅一，是胎质模型之兆发也。三泡发后，名曰人胚……夫至三泡，以结成脑颅与头之全体，所以须用多精质之体，与其德也。"对人体的发育，特别是对脑的发育进行了描述脑的位置，全元起注《黄帝内经·素问》第47篇说："人先生于脑，缘有脑则有骨髓。"王肯堂《证治准绳·真头痛》云："头为诸阳之会。"头位居最高，属天阳之位，只有阳气通达，才能若天与日。《灵枢·邪客》篇曰："天圆地方，人头圆足方以应之。"程杏轩引《会心录》语："头为至清至高之处，故谓之元首，至尊不可犯也。"合信的《全体新论》云："头骨居上，共八骨凑合而成，以保护全脑。"《寓意草·卷一》亦云："头为一身之元首……其所主之脏，则以头之外壳包藏脑髓。"《灵枢·海论》篇曰："脑为髓海，其输上在于其盖，下在风府。"脑位于颅腔内，处于人体最高部位，是人体的最高司令部，调节人体的活动。

在解剖特点上，中医对脑亦有所论述，《道藏·上清洞真九宫紫房图一卷·九宫紫房三丹田诀》云："夫却入者从南却往就项后之北是也，两眉间上却入三分为守寸双田……凡一头中有九宫也。"清代刘思敬在《彻剩八编内镜·头面脏腑形色观》中对脑的解剖论述更为详细："颈节脊髓，连脑为一……脑之皮分内外层，内柔而外坚，既以保全体气，又以肇始诸筋，筋自脑出者六偶，独一偶逾颈至胸，下垂胃口之前，余悉存顶内，导气于五官，或令之动，或令之觉。又从脊髓出筋十三偶，各有细络旁分，无肤不及。其以皮肤接处，稍变似肤，始缘以引气入肤，充满周身，无弗达矣。筋之体，瓢其里，皮其表，类于脑，以脑与周身联系之要约。"谢利恒在《中国医学大辞典》中写道："脑者头骨之髓也。脑者，阴也，按脑之为状形似椭圆，正中有沟，分为左右两部，色灰白，充满于头盖之中，下连脊髓，为感觉运动之主宰。"描述了脑有左右大脑半球，之间有大脑纵裂，脑的表面有大脑沟，脑通过脑神经与五官联系，调节五官的运动。

脑主神明的论述，《素问·脉要精微论》："头者，精明之府。"此中之神是脑的功能所在，所谓神是指整个人体生命活动的外在表现和精神意识思维活动的总称，包括运动、记忆、感觉、精神活动等生理功能。如《医林改错》中谈道："所以小儿无记性者，脑髓未满，高年无记性者，脑髓渐空。"金正希云："人之记性皆在脑中。"王学权《重庆堂随笔》云："人之记忆含藏在脑……脑髓充足，则元神精湛而强记不忘。"《太素·厥头痛》杨注："头为心神所聚。"孙思邈在《备急千金要方》中说："头者，身之元首，人神之所生，清阳之会也。""脑者，头之髓也。"此中之头实则为脑，脑为精明之府，阴精清阳奉养之，性秉清灵，聚精以凝神，所以人的聪慧与思维想象与脑直接相关。唐容川云："精以生神，精足神强，自多伎巧，髓不足者，力不强，精不足者，智不多。"《医学衷中参西录》云："脑髓纯者灵……故聪明焉。"《医述·卷十一·杂证汇参》云："脑为髓海……脑髓纯者灵，杂者钝，耳目皆由以禀令，故聪明焉。"《修真十书》也提道："夫脑者，一身之宗，百神之会，道合太玄，故曰泥丸。"故陈绍勋说："头脑为神、魂、魄、意、志会聚之所。"

脑在身体各个部位的作用，《道藏·云笈七签·黄庭内景经·至道章》载："泥丸百节皆有神，脑神精根字泥丸。"《素问·刺禁论》："藏有要害，不可不察……刺中心，一日死……刺头，中脑户，入脑立死。"王肯堂《证治准绳》云："盖髓海，真气之所聚，卒不受邪，受邪则死不可治。"说明脑凝真气，为全身要害之脏，为气血精华汇聚之所。《灵枢·本神》篇云："人之气血精神者，所以奉生而周于性命者也。"冉雪峰云："是十二官皆秉承于元上玉清之脑，十二官不得相失，十二官与脑更不得相失。"突出了脑的核心地位。李时珍云："命门之体……下属两肾，上通心肺，贯属于脑，为生命之源。"朱沛文在《华洋藏象约纂》中亦说："性命之枢机，脑髓是也。"《灵枢·海论》篇云："髓海有余，则轻劲多力……髓海不足，怠惰安卧。"说明脑髓的充盈与否，直接关系到整个机体的运动。张锡纯在《医学衷中参西录》中谈道："人之脑髓空者……甚或猝然昏厥，知觉运动俱废。"因为脑髓之质，原为神经之本源，这些都说明脑是一身之统帅，是支配和协调躯体各个器官运动的总指标。《医林改错》云："两耳通脑，所听之声归于脑……鼻通于脑，所闻香臭归于脑。"李东垣在《脾胃论》中引张洁古的话："神听明而清凉，香臭辨而温暖，此内受脑之气而外利九窍也。"《灵枢·大惑论》篇云："裹撷筋骨血气之精而与脉并为系，上属于脑。"说明脑与目系经脉相连。在十二经脉中，六阳经上循头面，十二经别亦循于头颈，故《灵枢·邪气脏腑病形》篇云："十二经脉，三百六十五络，其血气皆上行于面而走空窍。"通过头面空窍，脑与全身经脉相联系。

第二节　针灸穴位的形态学研究

穴位是脏腑经络的气血输注于体表的部位，也是脏腑器官在体表的特殊反射点，具有"通经脉，均气血，蠲邪扶正"的作用，是临床上诊断和治疗疾病的刺激点。穴位的学名是腧穴，别名包括"气穴""气府""节""会""骨空""脉气所发""砭灸处""穴位""穴道""经穴""孔穴"。现代认为穴位是指神经末梢密集或神经干循行的部位，依据穴位的物理性质不同有刺激点、反应点、触发点、皮肤敏感点、活动点、良导点等别称。穴位形态学的研究，包括微观组织学和宏观解剖学的研究，对提高穴位定位的精确度和临床防病、治病的疗效，阐明穴位防治疾病、增强体质健康具有重要意义。

一、穴位组织形态学研究

穴位研究认为穴位一个点，穴位的大小 0.1～0.4cm 为直径的区面。腧穴在组织形态上主要与神经、血管、淋巴、肌肉、肌腱、结缔组织等关系密切，但不同腧穴的组织并不完全相同，有以某种组织为主的，也有以几种组织混合为主的。穴位解剖组织学研究的思路是在穴位定位后注射伊文氏兰的方法，对穴位的结构层次、血管神经分布以及显微结构等组织结构进行了研究。

（一）穴位实质的神经假说

研究发现，大多数穴位位于神经干或神经周围。34% 穴位位于大神经干上，90% 处于神经干周围，穴位刺激就是针刺神经干。组织学观察大多数穴位的神经末梢丰富。"足三里"穴区感觉纤维来源有两种，一种是躯体神经，而另一种是穴区周围血管神经丛即动脉神经丛。他们分别由躯体神经及自主神经传入脊神经节。内脏的传入纤维大部分通过迷走神经传入，也通过交感交通支同躯体神经一样经过交感干至脊髓中枢再上行至脑的。内脏胃黏膜注射 HRP，与足三里穴注射的 HRP 在脊髓中枢有重叠区域。穴位的传入传出也包括副交感神经。认为粗传入纤维（A、βγ 纤维）优势是穴位的结构和机能特征之一，粗纤维活动对细纤维活动的抑制作用是针刺镇痛机制之一。针感以酸、胀、重、麻为主的针感点多分布在神经干支，提示不同的针感所需兴奋的神经纤维数量或类别有所不同有人发现同一神经干上手术器械碰他产生麻感，针刺产生酸感觉，这可能是不同类型针感并非有其相应的特殊感受器，可能是不同的刺激方式或刺激量兴奋的神经纤维数目和种类不同，神经冲动不同编码传导。

（二）穴位实质的血管、淋巴管假说

穴位的血管分布有一定的规律性，约 46% 穴位正位于大血管周围，19% 穴位正位于血管上。组织学观察到穴位的小血管和毛细血管网在皮下组织内异常丰富，约占 100%，可见到丰富的血管神经集束，经络的走行同血管的分布具有相似性。血管壁具有自主神经丛的分布，刺激穴位即是针刺小血管网的自主神经，产生反射性的效应。穴位血管的传入传出途径是指因针刺穴位时，通过神经、淋巴及传出物质作用相应或相关的组织后分泌的物质再通过血液传入途径作用穴位或相应的效应器官产生效应。如神经内分泌递质、内啡肽、抗体免疫蛋白等物质。有学者发现穴位与非穴位的毛细血管分布不尽相同，数量也明显存在着差异，提出血管形态不同即毛细血管集束或血管袢的不同是穴位功能不同的结构基础。显微穴位血管立体观察表明穴位周围的血管袢分布及毛细血管球的数量同非穴位处有着显著性的差异，有实验者未观察出明显差异。电镜观察毛细血管网的立体构筑存在着细微的差别，未能进行多数穴位的资料统计。

心经络同淋巴管走行一致，经络敏感是淋巴系统的改变，在四肢、躯干及胸腹部的穴位，微细淋巴管集束的地方多有穴位，针刺艾灸对淋巴液的流速和免疫功能的改变有相当大的影响。少数学

者认为肌纤维数量存在着差异，但仅限于肌肉丰厚的穴位组织。

（三）穴位实质的肌肉假说

穴位的断面层次解剖发现，穴位肌肉、筋膜的肥厚和集中，人体 55% 穴位正位于肌肉群上，肌肉外包裹着深浅筋膜，针刺必须穿筋膜到肌肉组织中。但有些穴位只有筋膜无肌肉或皮下结缔组织，也具有穴位的生理和病理反应。

（四）穴位实质的结缔组织假说

每个穴位有一定厚度的结缔组织，尤其是在皮下组织内，针刺捻转时结缔组织改变最大，能产生"得气"的感觉，纤维结缔组织的神经、血管、淋巴管十分丰富，有学者认为穴位的形态结构即是结缔组织，结缔组织具有丰富的神经末梢或分支、血管和淋巴管的特点。穴位与结缔组织结构密切相关，最相关是筋膜，其次是骨膜，最后是关节囊，提示结缔组织可能具有传输能量和信息的功能，在经络传导过程中起重要作用。足三里穴位有呈束状平行排列的胶原纤维，对 9 ～ 20μm 段红外线具有较高的透过率。扫描镜观察了针体附着组织，见到的是胶原纤维、成纤维细胞、脂肪细胞以及神经末梢。

（五）穴位实质的感受器假说

针刺穴位患者有得气的感觉，得气的感觉为酸、麻、肿、痛四种典型感觉，这就将研究者引入感受器的研究领域，对穴位组织中感受器的种类、分布进行了观察和比较。

穴位感受器肌梭学说。穴位的针感点主要是位于深部组织。用组织学方法观察身体穴位肌肉丰富处有密集的肌梭分布，如合谷、足三里、内关穴等，在肌与腱接头处穴位的承山穴中心多为腱器官，周围有肌梭。13 个穴位发现肌梭 49 个，有被囊的部分最长约 2.59mm，直径 57.36 ～ 239.4μm 之间，通过对肌梭横、纵、斜各种切面的观察，肌梭由 3 种成分组成，被囊及囊下腔，梭内肌纤维、感觉神经末梢和运动神经末梢，研究者一致赞同肌梭 – 梭内肌是穴位的基本感受器之一。

穴位的神经束和末梢感受器学说。大多数学者认为穴位的最普遍的感受器是神经末梢，即包括神经束、游离神经末梢、神经干支、环层小体。对截肢手术患者中取足三里等 29 个穴位，发现诸穴均含有以上结构。对涌泉穴的针感感受器进行光镜及电镜的观察，发现大量的游离神经末梢、肌梭、肌膜旁丛感受器和肌纤维旁丛状感受器，没有见到环层小体。研究足三里等 14 个穴位、44 个针感点，所见感受器，浅层以游离神经末梢为主；深部有游离神经末梢、肌梭、腱梭、环层小体、克氏终球等。游离神经末梢分布最广，数量最多。其他感受器在某些特定的腧穴中，可能作为针感的结构基础，如公孙穴的环层小体。各种神经结构的出现率以小神经束和游离神经末梢最高，分别为 58% 和 23%。针刺感受器来自神经束、分支及深部感受器（主要为游离神经末梢和肌梭）以及血管壁上的传入装置。

穴位感受器的肥大细胞学说。针刺大白鼠足三里穴 5mm 后，皮下组织内小血管周围，肌纤维间结缔组织内，有散在的肥大细胞颗粒释放，散在组织之间。穴位区肥大细胞数量明显高于相应的非穴区，腧穴真皮组织中有大量的肥大细胞，呈弥散的成群分布，而在小血管、小神经束或神经末梢处较多，经线上皮肤内存在神经—肥大细胞连接。穴位深层的肥大细胞数密集成群，浅层单个存在，细胞 cAMP 和 cGMP 定性、定位和半定量观察，穴位同非穴位有显著性差异。针刺穴位，肥大细胞受到刺激或损伤，释放活性物质，改变血管通透性，导致经络皮丘带等现象。

合谷穴针感感受器有游离神经末梢、毛囊感受器、环层小体，还有克氏终球、露菲尼小体。露菲尼小体是胶质纤维中轴的一根粗神经纤维，有许多短分支，末端膨大成球，存在于真皮内，是一种牵引感受器。小体受到结缔组织的压迫时，通过囊内压的改变而刺激位于胶质内的神经末梢，产生神经兴奋，许多神经末梢附着皮肤和结缔组织中。

在穴位处的表皮中发现缝隙连接数量明显多于对照皮肤，认为表皮细胞间丰富的缝隙连接将导致该处皮肤导电性增加。

综上所述，穴位感受器可能有以下几种：①神经末梢、神经束、神经干。②肌膜（梭内肌纤维）、肌腱感受器。③血管（血管壁上的丛状自主神经分支）。④被囊感受器（克氏终球、类终球、神经纤维旁球形小体、类露菲层小体、尼氏小体、环层小体）。⑤结缔组织纤维细胞。⑥肥大细胞。⑦特异性相容组织细胞。⑧毛细血管神经束。⑨相容性的组织细胞。

二、穴位解剖结构的研究

（一）腧穴的层次解剖结构

腧穴的层次解剖结构研究包括腧穴的解剖结构以及腧穴进针的深度、角度等。有学者采用层次解剖方法，研究天突穴的解剖结构和针刺深度与角度，结果显示天突穴的解剖结构由浅入深依次是皮肤，浅筋膜，颈深筋膜浅层，左、右胸锁乳突肌起端之间，胸骨颈静脉切迹上方，左、右胸骨舌骨肌之间，胸骨甲状肌，气管前间隙，胸腺，胸膜前界与肺的前缘。向下直刺的平均危险深度为22.5 mm。为了保证安全，天突穴针刺的深度控制在13mm 内。另有学者发现睛明穴直刺进针，针尖穿经的结构为皮肤、皮下组织、睑内侧韧带、内直肌、眶脂体。针体上方有眼动脉、筛前动脉及伴行的鼻睫神经通过。皮肤刺入点至筛前动脉平均距离为（18.25±4.45）mm，角度为与针体向垂直上成（12.5±5.5）°，皮肤刺入点至视神经管前极平均距离为（43.37±7.84）mm。表明睛明穴进针应避免向后上斜刺或偏上方深刺，以免刺破筛前动脉引起眶内出血。同时直刺进针深度一般不超过30.36 mm，以免损伤视神经管前极。

针对不同体型的人，腧穴的针刺深度亦不同。有学者应用 CT 断层技术测量不同体型的人风府穴的针刺深度，发现瘦人组的安全针刺深度为（27.73±3.45）mm，适中人组为（30.78±2.90）mm，胖人组为（33.39±4.27）mm。另有学者应用磁共振成像断层技术测量不同体型的人直刺膏肓穴安全深度，结果显示，瘦人组为（22.85±2.34）mm，适中人组为（24.26±3.43）mm，胖人组为（29.17±4.52）mm。临床应用中应根据患者的不同体型选择不同的针刺深度，以免针刺意外的发生。

腧穴的层次解剖结构研究还为临床针刺、穴位注射提供了解剖学参考依据。有学者观察合谷穴的局部解剖特征，发现合谷穴直刺进针时，针尖穿经层次由浅至深依次为皮肤、皮下组织、第一骨间背侧肌、拇收肌横头。拇指呈伸位时，针体经手背合谷穴皮肤至拇收肌掌面的组织厚度是（2.38±0.34）cm，该厚度超过合谷穴手背至手掌面皮肤组织厚度的一半。皮肤进针点与尺神经深支终末段穿拇收肌处的距离是（3.53±0.24）cm。尺神经深支终末段穿拇收肌横头与拇收肌斜头之间入拇收肌后间隙，并在此间隙内发出各分支。认为合谷穴针刺时，拇指应呈伸位，直刺进针，深度应不超过患者皮肤进针点至手掌面皮肤组织厚度的一半。针刺的安全方向为垂直手背平面直刺或透向后溪、劳宫方向斜刺。合谷穴穴位注射时建议浅注射或避免使用该方法，以免药物注入拇收肌后间隙，造成尺神经深支损伤。

危险穴位是指当针刺不慎时，易刺及脑、脊髓、大血管和心、肺、肝、肾等重要脏器，引起针刺意外事故的穴位。危险穴位主要分布在头颈部和胸腹部。研究者以尸体标本为研究对象，也有采用现代医学的影像学技术，如 CT、MRI 等，对危险穴位的针刺过深或针刺角度等进行了研究，并提示危险穴位针刺的严格禁忌。

（二）腧穴的三维立体结构

目前，三维重建技术已经广泛应用于腧穴的形态结构研究中，应用该技术可观察腧穴的内部结构及其毗邻组织形态，更加准确、合理、科学地进行腧穴解剖测量，该技术在实际应用中不断与其他新技术相结合，为腧穴应用研究提供了可靠的依据。有学者运用 CT 扫描仪对女性进行盆部扫描，将原始图像数据进行三维重建，在三维立体空间中测量次髎穴相关径线、角度，并进行统计分析。发现髂间距与孔间距存在直线相关性，骶髂距与孔髂距存在直线相关性，据此确定次髎穴的坐标定位点。体重与直刺深度存在直线相关性，根据体重可得出直刺深度。第 2 骶孔倾斜角度为（30.08±4.26），孔深距为（20.13±2.11）mm，从而提出次髎穴针刺时应该采取斜刺的方法。

因神经、血管在断面数据上过于狭小，导致神经血管在腧穴三维重建研究中难以表达，有学者利用依据"可视人计划"（visible human project，VHP）数据集开发的虚拟人体 VOXEL-MAN 操作平台，对肩髎穴、孔最穴、肩井穴、少海穴等进行了三维可视化研究。运用色度特征空间的交互式分割方法对肌肉等组织进行分割；对神经血管以数学建模的方式进行重建；并以运行脚本的方式来获取穴位的进针动画。研究表明数学建模可以解决腧穴三维重建研究中神经血管难以表达的问题；多层次、多角度立体显示腧穴的解剖结构和逼真模拟针刺全过程，为避免针刺意外以及提高临床针刺疗效奠定了基础；同时也将使得腧穴解剖学的教学更加生动。

第三节　神经干细胞与中医药

一、神经干细胞

（一）成年哺乳动物中枢神经系统存在神经干细胞

长期以来认为成年哺乳动物脑内不能再生新的神经细胞，如神经元死亡，永远不会再生替代的神经细胞。1992 年 Reynolds 和 Weiss 等从胎鼠脑组织中成功分离并培养了多向分化潜能的神经干细胞（neural stem cells，NSCs），接着又以同样的方法从成年鼠脑中分离出多潜能的神经干细胞，这些神经干细胞的培养必须在生长因子如成纤维细胞生长因子（basic fibroblast growth factor，bFGF）或表皮生长因子（epidermal growth factor，EGF）存在的条件下才能增殖，在体外培养时，大多数的神经干细胞死亡，只有少数的神经干细胞存活并增殖分裂，形成球状细胞团称为神经球（neurosphere），这些神经干细胞可以分化成神经元、少突胶质细胞和星型胶质细胞。随后不断有研究证明神经干细胞存在于成年脑内，在正常发育过程中能增殖、分化成一定数量的神经元、星型胶质细胞和少突胶质细胞，即神经干细胞具有多向分化潜能，所以自我更新和多向分化潜能是神经干细胞的两大基本特性，目前学者们已经确信成年哺乳动物神经干细胞主要位于侧脑室的室管膜下层（subependymal ventrical zone，SVZ）和海马齿状回颗粒细胞下层（subgranular zone，SGZ），随着研究广泛开展，在成年哺乳动物的脊髓、隔区、纹状体甚至皮层也分离出了神经干细胞。1999 年 10 月科学杂志报道了普林斯顿大学的一个研究小组发现成年猴子的大脑皮质中生出了新的神经细胞，这一信息对作为产生智慧的灵长类动物的新皮质具有重要意义，新近又发现成年人的海马内也存在神经干细胞，他们能够产生新的神经元，成人脑组织中神经干细胞的发现为治疗神经系统疾病特别是一些退行性疾病如帕金森病、Hun tington 病及脑萎缩等提供了新的来源和美好的广阔前景。近年人们对神经干细胞可塑性的认识有了突破性进展，不断有实验证实神经干细胞不仅能再生神经组织，还可以衍生成其他组织的细胞类型，Bjornson 等将带有遗传标记的胚胎和成年小鼠的神经干细胞移植进入经亚致死量照射的小鼠宿主，检测发现供体来源的神经干细胞在宿主体内能够产生各种血细胞类型，包括髓系和淋巴细胞，由于人类神经干细胞能长期持续扩增，因此如果上述结果在人类得到证实，那么具有更新能力的人类神经干细胞可能会用于各种血液病的造血重建。

（二）成年哺乳动物侧脑室室管膜下层神经干细胞

SVZ 是成年哺乳动物脑中最大的神经生发区，SVZ 神经干细胞产生的成神经细胞沿着一条特定的迁移路线即头侧迁移流（rostral migratory stream，RMS）迁移至嗅球（olfactory bulb，OB）分化为局部的中间神经元。

1. 成年哺乳动物 SVZ 神经干细胞的证实和细胞组成

在哺乳动物大脑的发育过程中，由神经管直接衍生的胚胎神经上皮细胞位于胚胎脑室腔的表面，组成所谓的脑室区（ventrical zone，VZ），随着胚胎的发育，脑室区中的某些细胞深入脑组织，组成室下区，到了成年期就形成了室管膜细胞。脑室区和脑室下区的神经干细胞和前体细胞迁移到达他们的最终目的地，构成成年脑组织的神经元和胶质细胞。成年哺乳动物脑中细胞增殖的观点在很早以前就已经被提出，1912 年 Allen 利用简单的细胞染方法报道了在成年大鼠前脑侧脑室的背外侧角周围有一个显著的细胞分裂区。在随后的研究中，由于对这个独特区域描述的术语不一致，使对他的了解受到一定程度的阻碍，最后确定用 subependymal ventrical zone（SVZ）即室管膜下层定义这一区域最为可行，因为这个区域的细胞最初产生于胚胎期的室腔区（ventricular zone，VZ）表层。由于能有效标记体内分裂细胞技术的出现，很快证实了 SVZ 中存在持续的细胞增殖。1992 年 Reynolds 和 Weiss 成功分离培养了神经干细胞，Lois 和 Buylla 提出成年哺乳动物前脑的 SVZ 可能是 Reynolds 和 Weiss 所描述的神经干细胞的来源，将携带有神经元特异性基因成年小鼠的 SVZ 细胞移植到成年大脑的侧脑室，再用 ^{3}[H] 胸腺嘧啶标核苷标记内源性 SVZ 细胞，结果发现移植的和内源性 SVZ 细胞都能够长距离迁移，并在嗅球内分化为神经元。之后 Morshead 证明了成年哺乳动物侧脑室 SVZ 存在有一个相对静止的神经干细胞系，用过量的 ^{3}[H]- 胸腺嘧啶核苷（细胞分裂 S 期结合 DNA）将

SVZ 的分裂细胞杀死后，神经干细胞的数量并没有减少，并且随后参与了分裂细胞的更新，而且经体外分离培养后，这些细胞可以自我更新并分化产生神经元和胶质细胞，说明成年哺乳动物这些 SVZ 神经干细胞是前脑内新生神经元或胶质细胞的来源。以后不断有研究证实了成年哺乳动物 SVZ 能够产生新的神经元，成神经细胞形成链状沿着特定的路线——头侧迁移流（rostral migratory stream，RMS）向嗅球迁移，在嗅球分化为局部的中间神经元。

虽然普遍观点认为神经干细胞存在于 SVZ，但 Johansson 提出室管膜细胞在体内可以分裂，离体培养的室管膜细胞也表现出增殖的能力，并可以形成神经球，因此认为室管膜细胞是神经干细胞。然而随后很多研究证实了只有 SVZ 细胞才是神经干细胞，Morshead 通过离体研究证实成年室管膜和 SVZ 细胞虽然都能够增殖形成神经球，但只有 SVZ 细胞形成的神经球能够自我更新和多向分化。

1997 年 Doetsch 通过形态学、超微结构和分子标记确定了 SVZ 的细胞组成，提出 SVZ 由三种不同类型的细胞组成，即成神经细胞（A 型细胞）形成链式结构；星型胶质细胞（B 型细胞）构成 A 型细胞链的鞘；较多球形的高度增殖性前体细胞（C 型细胞）成簇状毗邻着 A 型细胞链（而室管膜细胞将 SVZ 的大部分与脑室腔隔离，B 型细胞与室管膜细胞紧密相连，并有时与脑室腔接触，室管膜细胞具有许多长的纤毛，然而 B 型细胞却只有一个短纤毛，与胚胎时神经祖细胞的短纤毛相似）。除 C 细胞外，SVZ 星型胶质细胞（B 细胞）和成神经元细胞（A 细胞）也都能够分裂，并被 ^{3}[H]–thymidine 所标记，同时 Doetsch 提出 A、B、C 三型细胞组成网链状结构贯穿于整个侧脑室 SVZ 内，并由侧脑室前端发出 RMS 向嗅球迁移，而以往的研究者强调 RMS 来自侧脑室前角水平的 SVZ，此部位特称其为 SVZa，认为只有 SVZa 才能产生到嗅球去的成神经元，侧脑室尾侧端 SVZ 细胞最终死亡或只能生成胶质细胞。

B 细胞和 C 细胞的分裂提示这两种类型细胞中的之一或都与 A 细胞（成神经元细胞）的产生有关，离体研究证实含有丰富 B/C 细胞的组织能够产生大量 A 细胞克隆，也有人认为由于 A 细胞本身能够分裂，所以也有可能是 A 细胞自己产生了更多的 A 细胞。以前的研究已经注意到了 SVZ 星型胶质细胞的分裂，但一直认为这些细胞仅产生更多的胶质细胞，新近 Doetsch 提出在正常及再生状态的成年哺乳动物大脑中 B 细胞即 SVZ 的星形胶质细胞才是神经干细胞，并提出如下证据：①经抗有丝分裂剂 ara-c（cytosine-β–arabinofuranoside，阿糖胞苷）处理排除掉 C 细胞和 A 细胞后，在 SVZ 区除小胶质细胞外，只有星型胶质细胞结合 ^{3}[H] 胸腺嘧啶核苷。②经 ara-c 处理后，用 ^{3}[H] 胸腺嘧啶核苷和逆转录病毒标记的星形胶质细胞可以产生成神经细胞（A 细胞）和不成熟的前体细胞（C 细胞）。③被逆转录病毒 GFP 标记的星形胶质细胞所产生的成神经细胞向嗅球迁移，并整合入嗅球。以上说明 SVZ 的星形胶质细胞可能是一种完全不同的细胞类型，而胶质纤维酸性蛋白（GFAP）有可能不是星型胶质细胞的特定抗原标记。离体培养的 SVZ 星型胶质细胞也同样产生能够自我更新和多向分化的 bFGF– 和 EGF– 反应性神经球。新近的研究也指出，海马颗粒下层的星形胶质细胞是新生颗粒神经元最初的前体细胞。在发育过程中，星型胶质细胞来源于放射状胶质细胞（radial glia），在一些动物如金丝雀，放射状胶质细胞一直保持到成年，并作为新生神经元的主要前体细胞。现有的研究也指出，在发育中的哺乳动物新皮质中放射状胶质细胞是神经干细胞。总之，这些发现得出一个观点即神经干细胞位于神经上皮 – 放射状胶质细胞 – 星型胶质细胞系中。

正常情况下 SVZ 神经干细胞持续地增殖，而对于 SVZ 中不同类型细胞的细胞周期目前还没有确定，因为以前对 SVZ 细胞周期时间的估计，是以假定 SVZ 由相同性质的非迁移性分裂细胞群构成为前提的，但在分裂的 A 细胞快速地沿 RMS 切线迁移的前提下，以前的假设就不再适合 SVZ，所以还需要更加精确的方法来确定 SVZ 中特定细胞类型的细胞周期时间。

2. SVZ 来源的新生神经元的迁移

起源于大部分侧脑室外侧壁的 SVZ 成神经细胞（A 细胞）在加入 RMS 之前要穿过一个复杂的、相互连接的网络通道，在灵长类的脑中，也已经描述过相似的迁移，甚至有人认为在人类婴儿脑中也可能发生相似的迁移。在这些脑中，SVZ 细胞都能够迁移很长的距离。那么在成年脑中，如此长的迁移距离，这些细胞是如何移动、定向，并且穿越脑实质的呢？

在成年啮齿类的 SVZ 和 RMS，A 细胞是相互联系成链状向前移动。A 细胞表现为伸长形态学特点，具有一个显著的导向突起，并由一个生长锥形成顶部。在离体条件下，成神经细胞以平均 120 μm/hr 的递增速度移动，但目前还不清楚推动成神经细胞以如此高速度移动的细胞动力，可能在移动的每一步过程中所发生的探测行为与位置改变中，微管的聚合与解聚起着重要的作用，Doublecortin 是一种在发育过程中对神经元迁移非常重要的微管结合蛋白，在 RMS 细胞链中有显著的 Doublecortin 表达，提示成年新生神经元向 OB 的迁移与胚胎期的迁移有着共同的关键性分子参与，显著的生长锥以及导向突起活跃地伸长与收缩提示这些细胞可能运用了一些用于轴突生长的运动机制，而神经元的迁移和轴突的生长可能不同，因为前者使往返的细胞体形成导向突起，从而引起细胞的位置转变。在迁移过程中，A 细胞的细胞骨架起什么作用？是什么类型的信号启动了细胞前进的步伐？而这些问题都有待于将来的进一步研究。

迁移的 A 细胞链是由星型胶质细胞（B 细胞）形成鞘。Wichterle 等认为星型胶质细胞对于链式迁移并不是必需的，而是星型胶质细胞分泌的因子提高了成神经细胞的迁移，这些成鞘的星形胶质细胞除了增强 A 细胞迁移外，迁移链周围的星形胶质细胞也可能对 A 细胞的存活起支持的作用或对 A 细胞的迁移提供方向信息，成鞘的星形胶质细胞构成的胶质细胞管道可能防止 A 细胞在未分化成熟前脱离正常的迁移路线。

表面黏附分子在 A 细胞链式迁移中起着重要作用的，多唾液酸化神经细胞黏附分子（PSA-NCAM）沿着 RMS 表达在迁移的 A 细胞中，缺乏 NCAM 或 PSA 的动物，A 细胞向头侧的迁移受到严重的破坏。最初的观察提示 PSA 对于链式迁移是必需的，然而更新近研究指出，尽管缺乏 PSA 的 A 细胞迁移能力较低，但还是能够形成链，并沿着 RMS 移动，这个研究说明 PSA 对于 RMS 中 B 细胞胶质管道的结构至关重要，PSA-NCAM 可能防止 A 细胞与胶质细胞建立紧密连接，而 A 细胞与胶质细胞建立紧密连接会阻碍 A 细胞长距离的迁移。细胞外基质对 RMS 迁移流环境也有作用，已经证实在 RMS 中有含细胞黏合素和硫酸软骨素的蛋白多糖表达。进一步的工作需要了解在链式迁移过程中，细胞表面分子与细胞外基质的相互作用。

A 细胞在 SVZ 与 OB 之间长距离迁移的方向性是 SVZ-OB 系统中最吸引人的问题之一。OB 的存在并不是 A 细胞向头侧迁移所必需的，这提示如果 OB 分泌具有吸引性的化学因子，那么这些因子对于头侧迁移并不是重要的。相反，以前的研究提示由 Slit-Robo 信号介导的化学排斥作用参与了

RMS 中成神经细胞的迁移，可是关于 Slits 在体的作用则没有相关报道，所以很难想象在如此长而复杂的迁移路线上，排斥物稳定的浓度梯度是如何建立的。另一方面，Slits 也可以作为迁移抑制剂，阻止 SVZ 成神经细胞迁移入某些脑区。SVZ 和 RMS 迁移的方向性机制还保留着很大的研究空间，要了解这一过程可能会产生新的神经元定向机制。

细胞到达 OB 的中心后，就离开迁移链，各自向更表浅的层面迁移，并分化为颗粒神经元和球周神经元。至于 OB 中改变这种迁移方式的信号人们还一无所知，对于 OB 内放射状迁移的机制也还不知道。有趣的是，在成年的嗅球放射状胶质细胞已不存在，那么这就提出了一个问题，是什么引导新生神经元从 OB 的中心到达表层的。

3. SVZ 来源的新生神经元的功能

来源于 SVZ 的新生神经元的功能是目前许多学者非常感兴趣的问题，每天都有数以千计的新生神经元进入 OB，但只有一部分存活下来，并完成分化，这在出生后早期的脑中更加显著，RMS 也比较大。为什么出生以后所有这些新生神经元都进入了 OB？对成年海马和成年鸟类鸣叫控制核这两个系统中神经元整合的研究发现，新生神经元可能参与了可塑性和学习。而关于哺乳动物出生后，OB 中新生神经元的功能我们却了解的较少。新近的研究结果表明嗅球中新生神经元的功能可能与嗅觉的区分以及当环境气味发生改变时嗅觉回路的调整有关，也可能与动物的性行为有关。

（三）成年哺乳动物海马齿状回颗粒细胞下层神经干细胞

离体和在体研究已证实成年海马存在持续增殖和多向分化潜能的神经干细胞，他们主要位于海马齿状回的颗粒细胞下层（subgranular zone，SGZ），新生细胞迁入颗粒细胞层分化为颗粒神经元，Palmer 将来源于成年大鼠海马的神经干细胞移植入成年大鼠大脑后，发现移入细胞可分化为神经元、星形胶质细胞和少突胶质细胞。研究表明离体培养的成年哺乳动物 SGZ 神经干细胞在有丝分裂原 bFGF 的作用下增殖，并主要向神经元分化，新近 Kunlin 通过离体研究提出成年大鼠和小鼠海马齿状回中只存在有限自我更新能力的神经元特异性祖细胞或胶质细胞特异性祖细胞，而不是多能的神经干细胞，并认为神经元特异性祖细胞是成年哺乳动物海马齿状回中新生神经元的主要来源。

（四）神经营养因子对神经干细胞的作用

在神经干细胞增殖、分化过程中，许多生长因子体现了不同程度的影响，因此进一步了解这些因子在神经干细胞增殖分化过程中的作用，有助于更深入认识神经干细胞的分子生物学机制。

bFGF 和 EGF 是神经干细胞永生化的条件之一，是哺乳动物神经干细胞的促有丝分裂原，对神经干细胞有着重要的调控作用，离体培养的神经干细胞必须在神经营养因子 bFGF 或 EGF 存在的条件下才能够增殖并形成神经球，通过对单个神经球的免疫细胞化学检测，发现神经干细胞可以生成神经元、星型胶质细胞和少突胶质细胞，如把原代培养形成的神经球消化成单细胞后，在 bFGF 或 EGF 存在下，结果发现有少数细胞能够再次形成神经球，而且在培养过程中都有上述三种类型的细胞出现，这提示神经干细胞具有多向分化的潜能并且能够增殖和自我更新，也说明 bFGF 和 EGF 能促进神经干细胞的增殖和分化。

研究证实，bFGF 无论在体内还是体外皆能促进 SVZ 及 RNS 细胞的增殖、迁移和分化，如将 bFGF 注入成年鼠的侧脑室内，则可引起其 SVZ 神经干细胞扩增、新生神经元数量的增加，皮下注射 bFGF 还能刺激包括海马和小脑的颗粒层在内的神经生发区域神经干细胞的增殖，若注入 bFGF 的抗体，则神经生发区域神经干细胞的增殖速度明显降低。在体和离体实验表明 bFGF 能够促进 SGZ 神经干细胞分化为神经元。

bFGF 除了可以促进神经干细胞的增殖与分化外，还可以决定其分化方向，神经干细胞的增殖与分化同 bFGF 的浓度有着直接的关系，bFGF 浓度介于 0～1ng/mL 时，皮质神经干细胞发生增殖并可分化为神经元；bFGF 浓度介于 1～20ng/mL 时，皮质神经干细胞除了发生增殖外，还可以分化为神经元和少突胶质细胞；若再加入其他因子如胶质细胞成熟因子（glia matuation factor，GMF）、内皮素（endothelin，ET）等，则皮质神经干细胞可以分化为星型胶质细胞。这可能是 bFGF 浓度决定他与不同受体的亲和力，从而引起信号传导的通路不同，最终决定了神经干细胞的不同分化途径。

EGF 和 bFGF 作用的有所不同，EGF 受体（EGFR）是酪氨酸激酶受体，不如 FGFR 分布广泛，与 FGFR 表达相比，EGFR 的表达也较晚。敲除编码 EGFR 的基因，皮质神经发生区消失。以上提示 EGF 在发育较晚期起作用，而且在神经干细胞的增殖和分化中起作用。Vescovi 将 EGF 敏感性神经球细胞消化成单细胞悬液后培养在含 bFGF 的培养液中，以观察 bFGF 对 EGF 敏感性细胞的影响，结果发现能刺激两种不同细胞在一定范围内增殖：一种是能形成有限数量的神经元和胶质细胞的双潜能先祖细胞，另一种是只能形成神经元的单潜能神经先祖细胞，而且对 bFGF 起反应的两种细胞的数量也基本相同。由此看来，从神经干细胞变成神经元和胶质细胞的一系列变化中，前期过程可能需要 EGF 的作用，而后期过程则可能需要有 bFGF 的刺激。也有人推测，EGF 主要是维持神经干细胞的生存，而 bFGF 对神经干细胞的分化起重要作用，同时 EGF 反应性细胞还可由 bFGF 促发产生。

在神经干细胞的增殖分化过程中，还有许多因子起着协同作用，如 PDGF 亦能刺激 O-2A 先祖细胞增殖和延缓其分化，但其作用较 bFGF 短暂，若联合应用 bFGF 和 PDGF，则此作用大为加强；TGFβ1 能抑制成星型胶质细胞的增殖，对 O-A2 先祖细胞的增殖有较弱的刺激作用，但与 bFGF 联合应用时其作用是双相的，即低浓度时 TGFβ1 加强 bFGF 的促细胞分裂作用，高浓度时却抑制 bFGF 的作用；CNTF 促进 O-2A 细胞向星型胶质细胞的转化；骨形成蛋白 -2（BMP-2）在 EGF 存在时也可以促进先祖细胞向星型胶质细胞的分化，同时抑制少突胶质细胞和神经元的产生；甲状腺素 T3 可以促进神经干细胞分化为少突胶质细胞；BDNF 和 NT-3 可以促进神经元前体细胞的分化和成熟。

（五）中枢神经系统损伤对神经干细胞的影响

在损伤情况下这些神经干细胞是否能够增殖分化以替代损伤造成的神经元丢失、完成结构和功能的重建无疑对研究提供一种治疗神经退性疾病的有效方法和手段具有重要的意义。经过广泛的研究表明包括脑缺血、化学毒性损伤、机械性损伤、癫痫、多发性硬化以及 Alzheimer 氏病、Parkison 氏病等多种损伤都能刺激 SVZ 和 SGZ 神经干细胞增殖并分化为神经元和胶质细胞参与修复，而且新生神经元可以存活较长的时间，Liu 等的研究结果显示脑缺血后 SGZ 的新生颗粒神经元不仅整合入颗粒细胞层，甚至可以在存活到至少 7 个月，这提示存活的神经元很可能在海马结构和功能方面发挥了一定的替代作用。虽然损伤能够引起 SVZ 的增殖得到了证实，但目前的发现还很有限，因为

Doetsch 已经证实 SVZ 是由 A、B、C 三种细胞组成的贯穿于整个侧脑室网链结构，在每个水平都存在着神经发生，但学者们大多将目光集中在侧脑室的前端和 RMS，因为普遍认为前端的神经干细胞最为丰富，而损伤对侧脑室后端的影响却没有人报道。损伤不仅引起 SVZ 增殖而且还会引起 RMS 迁移流发生改变，诱发癫痫使 SVZ 扩增，同时 RMS 也发生扩增，RMS 中成神经细胞明显增多，而在大脑皮层与前联合间横断损伤模型中，新生细胞由 RMS 向损伤部位方向偏移，另有报道，用 6-OHDA 造成前脑基底神经节多巴胺能神经元损伤，同时将 TGF- a 注入同侧纹状体或中隔后，新生细胞从 SVZ 向 TGF- a 注射位点迁移，但是在没有注射 TGF- a 的情况下，损伤只引起 SVZ 增殖而并没有见到新生细胞由 SVZ 向病灶迁移，说明 SVZ 神经干细胞可以对注入的外源性生长因子起反应、增殖、定向迁移和分化，虽然人们已经看到了 SVZ 神经干细胞可能存在向损伤部位定向迁移的潜能，但是除 RMS 外目前还没有研究证实损伤后 SVZ 神经干细胞能够主动形成迁移流定向迁移到达损伤部位。

对于损伤引起神经干细胞增殖、分化的机制人们还不清楚，而神经营养因子对神经干细胞的增殖与分化起着重要的调控作用，如何利用这些因子或充分调动内源性因子的表达促进体内神经干细胞增殖，并诱导其分化为特定表型的神经元具有重要的治疗意义，也是下一步学者们需要解决的问题。

（六）神经干细胞的应用前景

神经干细胞可用于细胞移植。以往脑内移植或神经组织移植研究进展缓慢，主要受到胚胎脑组织的来源、数量以及社会法律和伦理等方面的限制。神经干细胞的存在、分离和培养成功，尤其是神经干细胞系的建立可以无限地提供神经元和胶质细胞，解决了胎脑移植数量不足的问题，同时避免了伦理学方面的争论，为损伤后进行替代治疗提供了充足的材料。另外神经干细胞移植也为研究神经系统发育及可塑性的实验研究提供了观察手段，上述提及营养因子参与调控神经元增殖和分化，通过移植的手段对这些因素的具体作用形式和机制进行探索，为进一步临床应用提供了理论基础。

神经干细胞还可用于基因治疗。目前诱导干细胞向具有合成某些特异性递质能力的神经元分化尚未找到成熟的方法，利用基因工程修饰体外培养的干细胞是这一领域的又一重大进展，另外已经发现许多细胞因子可以调节发育期甚至成熟神经系统的可塑性和结构的完整性，将编码这些递质或因子的基因导入干细胞，移植后可以在局部表达，同时达到细胞替代和基因治疗的作用。

另外我们知道，中枢神经系统损伤后首先反应的是胶质细胞，在某些因子的作用下快速分裂增殖，形成胶质瘢痕，其实在这个过程中很有可能有干细胞的参与。也许是大多数干细胞增殖后分化为胶质细胞，什么机制控制着细胞的分化决定，确切机制尚未明了，一旦这个机制被发现，无疑对中枢神经系统损伤修复是一个重大的飞跃，因为他不仅可以避免移植造成的不必要损伤，还可以避免排斥反应。

总之，成年神经系统内多潜能干细胞的存在并分离培养成功，对于中枢神经系统发育成熟后不可能有神经再生的理论提出了挑战，有助于人们深入研究神经发生、神经系统遗传病的发病机制，为神经系统损伤修复和退行性病变的治疗带来了新的希望，因此神经干细胞具有广阔而美好的应用前景。

二、中药及其有效成分对神经干细胞的作用

自 20 世纪 90 年代初在中枢神经系统内发现了具有自我复制、并能增殖、迁移和分化为脑和脊髓组织组成的细胞类型（包括神经元、星形胶质细胞和少突角质细胞等）的神经干细胞，打破了中枢神经细胞变性坏死后不能再生传统论点，也为中枢退行性疾病和损伤患者带来了福音，自此神经科学界掀起了研究神经干细胞生物学特性，以及神经干细胞治疗的热潮。

中医药学是中国特色的传统医学，有五千年的为中华民族及全世界人类服务的悠久历史，在中枢神经系统疾病的防治方面临床疗效确切。关于中医药对神经干细胞的作用的研究成为中国国内神经科学界的研究热点，其研究成果必定成为世界神经干细胞研究的一个有机组成部分。

神经干细胞对中枢神经损伤及退行性疾病的治疗，目前主要是两种方法，一是促进内源性神经干细胞的增殖和分化，目前研究结果显示内源性神经干细胞增殖的数目不足以修复病灶部位，所以寻求刺激内源性神经干细胞大量增殖，并诱导定向迁移和分化，从而达到脑损伤结构修复的药物和方法是目前研究的重点；一是外源性移植神经干细胞至病灶部位，移植的神经干细胞能存活、复制、分化为局部神经细胞，从而修复损伤部位。神经干细胞的来源及定向诱导病灶部位所需的前体细胞或神经细胞是目前的研究热点。中医药在神经干细胞的存活、自我增殖、定向迁移和分化中有何作用？基于确切的临床疗效，研究者从在体及离体等多个方面和层次，筛选出了对神经干细胞具有明确作用的中药及其有效活性成分。

（一）中药及其有效活性成分对中风后（脑缺血）在体神经干细胞的作用

内源性神经干细胞存在于脑内两个目前已经很明确的发生区域：侧脑室室管膜下层（SVZ）细胞和海马齿状回的颗粒细胞下层（SGZ）细胞。室管膜下层细胞增殖形成头侧迁移流至嗅球，分化为嗅脱鞘细胞，齿状回的颗粒细胞下层（SGZ）细胞增殖迁移至颗粒细胞层分化为新的颗粒细胞。当然，在脑的各个局部如：皮层、纹状体等部位也存在有自我复制的神经干细胞，并能分化为脑局部所需的神经干细胞。

在正常状况下，神经干细胞处于静息状态，只有在损伤的情况下才会被激活，开始复制，迁移至损伤部位，分化为新的神经细胞，替代变性坏死的神经细胞，并参与形成新的神经回路，促进脑损伤结构和功能的修复。

近期研究报道脑损伤刺激 SVZ 神经干细胞增殖产生的细胞数量有限，不能满足脑损伤修复所需的神经细胞，那么寻求激活、诱导内源性神经干细胞的大量增殖和分化的药物和方法成为目前国际研究热点。传统的中药在脑损伤及退行性疾病的康复方面有明确的临床疗效，在体筛选对神经干细胞增殖、分化有明确作用的中药及其有效成分是中国神经科学研究者的明确目标，同时突出了中医药学的特色。

1. 模型的建立

在筛选过程中，建立了大鼠暂时性全脑缺血模型、低张性缺氧致胚鼠宫内缺氧模型、脊髓损伤模型、局灶性脑缺血、慢性应激抑郁大鼠模型、D- 半乳糖和亚硝酸钠腹腔注射制作小鼠 AD 模型、MCAO 大鼠脑缺血模型、大鼠脑出血模型；单味中药采用水煎剂，口服给药；中药有效成分静脉、

腹腔注射给药；以 nestin 和 BrdU 阳性细胞数，与模型组比较（P < 0.05 或 0.01）判定自我复制和增殖作用，以 β-tubulin Ⅲ/BrdU、ologo/BrdU 和 GFAP/BrdU 免疫双标阳性细胞数判定定向分化作用；观察了中药及有效成分对 SVZ、SGZ、皮质、海马、纹状体和缺血、出血灶等部位神经干细胞增殖和定向分化的作用，并初步探讨了中药及有效成分促进神经干细胞增殖和分化作用机制。

2. 中药的作用

刺五加（Ciwujia）是五加科植物刺五加（Acanthopanax senticosus Harms）的干燥根和根茎，或茎。大鼠尾静脉注射刺五加注射液，能明显增加暂时性全脑缺血 5、7 天 SD 大鼠脑缺血灶 Nestin 阳性细胞个数，且与神经行为学评分的改善是一致的。

当归（Danggui）是伞形科植物当归（Angelica sinensis（Oliv.）Diels）的干燥根。尾静脉注入当归注射液（250 g/L 当归注射液，按 8 mL/kg 体重），当归能显著增加缺氧子鼠脑组织的 Nestin 阳性细胞数。

龟板（Guiban）是龟科动物乌龟（chinem ys reevesii（Gray））的腹甲。龟板水煎液（含生药量 1 kg/L/d）灌胃，脊髓损伤大鼠第 14 天脊髓灰质中 nestin 阳性细胞数量达到高峰，第 21d 阳性细胞数量开始减少，至第 28d 仍有较多阳性细胞，龟板增加的 nestin 阳性细胞数量与其大鼠脊髓损伤的神经功能康复是一致的。龟板促进脑缺血损伤 7d 大鼠的缺血损伤侧 SVZ（室管膜下区）、纹状体和缺血部位 Nestin 阳性细胞表达，与对照组比较（P < 0.05），这种促进作用可一直持续至 21d。

红景天（Hongjingtian）为景天科植物大花红景天（Rhodiola crenulata（Hook.f.et Thoms.）H.Ohha）的干燥根或根茎。煎服液（1.5g·kg-1）灌服 12 天能显著增加慢性应激导致的抑郁大鼠的海马齿状回颗粒下层（subgranular zone，SGZ）的 BrdU 标记细胞数和 BrdU/β-tubulin Ⅲ 双标记细胞的百分率。

灵芝（lingzhi）为多孔菌科真菌赤芝（ganoderma lucidum）或紫芝（ganoderma sinense）的干燥子实体。每天 2 次胃饲灵芝孢子溶液（8g/kg/d）2mL 能显著增加 T12 脊髓损伤大鼠脊髓中央管室管膜细胞的 BrdU 阳性染色数量，在脊髓白质中，有些 BrdU 阳性细胞同时表达 oligedendroytes spicific protein 或 nestin 或 NF 或 GFAP。

远志（Yuanzhi）为远志科植物远志（Polygalae radix）的干燥的根。远志能显著增加 AD 小鼠海马 DG 内的 BrdU 阳性细胞数。不同给药剂量小鼠 DG 的 BrdU 阳性细胞数目与各组小鼠的空间记忆成绩成正相关，r=0.624，P < 0.01。推测远志改善 AD 小鼠的学习记忆能力，其机理可能与其促进 AD 模型小鼠海马齿状回的神经发生有关。

3. 中药有效成分的作用

川芎嗪 [40 mg/（kg·d）] 腹腔注射，脑缺血后 1d 损伤侧 SGZ BrdU 阳性细胞数开始增加，7d 达高峰，并持续至 21d。

黄芪甲苷增加前脑短暂性缺血模型大鼠海马 DG 区和 CA1 BrdU 阳性细胞数量和 BrdU/GFAP 阳性细胞数量。RT-PCR 结果黄芪甲苷作用 7d 后可显著上调 NGF mRNA 表达，黄芪甲苷能够促进海马区神经干细胞增殖、分化星形胶质细胞，很可能与其上调 NGF mRNA 表达有关。

人参皂 Rg1（20mg/kg）促进 MCAO 大鼠海马齿状回、侧脑室下区、海马 CA1 区、皮质及缺血受累皮质等区域 nestin 和 BrdU 疫反应，并于缺血 7 天到达高峰。激活 NMDA 受体是 Rg1 对海马前体细胞功能发挥影响的必要条件。人参皂 Rg1 显著增加脑出血灶 nestin 阳性细胞数，并能改善运动功能。

栀子粗提物治疗 8 周后，海马齿状回 NeuN 阳性表达升高，BrdU 阳性细胞的面数密度亦显著增加。结果说明栀子粗提物对抑郁模型小鼠行为有明显改善作用，并能显著促进海马区神经元发生，提示栀子粗提物具有良好的抗抑郁作用。

（二）中药及其有效活性成分对离体神经干细胞的增殖和定向分化的作用

1. 研究模型

研究者分离培养了胚胎和新生大鼠脑皮层、海马、纹状体、SVZ 以及人胚神经干细胞，并进行纯化和鉴定，观察诱导后神经干细胞的形态改变、单克隆细胞球的形成，MTT 检测、放射性同位素标记和免疫组织化学 nestin、BrdU 阳性细胞数，与模型组比较（P < 0.05 或 0.01）判定自我复制和增殖作用，以 β-tubulin Ⅲ/BrdU、MAP-2/BrdU、ologo/BrdU 和 GFAP/BrdU 免疫双标阳性及流式细胞仪检测细胞数判定定向分化作用，以免疫组织化学和 RT-PCR 方法探讨了中药及其有效组分促进神经干细胞增殖和分化的作用机制。

2. 中药的作用

黄芪注射液（30μl/mL）促进 E13 胚鼠端脑神经干细胞向神经元分化。麝香水溶物处理后的大鼠神经干细胞的细胞团分散，神经突起增多、变长，贴壁细胞增加，细胞形态呈多样性。在 0.3‰浓度下，神经干细胞有向神经胶质样细胞分化的趋势。麝香浓度较高（3‰）时有细胞毒性作用。电转染结果表明，麝香处理后发生变化的细胞对 pEGFP-C1 的电转染率明显提高，说明麝香水溶物能促进大鼠神经干细胞团向神经胶质样细胞分化的趋势。

3. 中药有效成分的作用

MTT 方法检测发现淫羊藿苷促进胚鼠神经干细胞增殖活性升高 42.3%。以红景天苷血清条件液培养海马神经干细胞，有显著促进神经干细胞向神经元方向分化，且存在着一定的量效依赖关系。不同浓度银杏内酯 B（20mg/L、40mg/L、60mg/L）的 DMEM/F12 培养液，培养 7d 和 14d 后，结果不同浓度的银杏内酯 B 可促进神经干细胞向神经元样细胞分化，但与其浓度关系不大；对少突胶质样细胞的百分率影响不大；对星形胶质样细胞的百分率有促进作用，并随浓度的增加而增高。

不同浓度 RRTP（Rose roxburghii Tratt polysaccharide，RRTP）（20μmol/L、40μmol/L、80μmol/L）的能不同程度减轻由谷氨酸导致的胚胎大鼠纹状体神经干细胞的损伤，高浓度 RRTP 显著降低神经干细胞死亡率和乳酸脱氢酶漏出率。说明 RRTP 对神经干细胞损伤有明显的保护作用。

MTT 和同位素标记的 DNA 合成前体 3H-TdR 检测槲皮素 -3-O- 芹菜糖基芦丁糖苷对新生大鼠海马神经前体细胞增殖有显著作用。黄芪皂苷可诱导胚胎小鼠室管膜前下区 NSCs 分化为神经元，并且没有浓度差异。黄芩苷可诱导胚胎大鼠大脑皮质神经干细胞分化为神经元的作用。

利用 Transwell 装置，分别将脑微血管内皮细胞、星形胶质细胞和神经干细胞共培养。用含有 10umol ／ L 黄芩苷的培养基作用 7d。结果与脑微血管内皮细胞共培养条件下，黄芩苷可显著增加 β-tubulinⅢ 阳性细胞比例；与星形胶质细胞共培养条件下，黄芩苷对 β-tubulinⅢ、MAP-2 和胶质纤维酸性蛋白阳性细胞比例均无明显影响。与脑微血管内皮细胞、星形胶质细胞共培养条件下，黄芩苷可显著增加 MAP-2 阳性细胞比例；黄芩苷作用于脑微血管内皮细胞 48 h，可以显著上调血小板衍生生长因子基因表达；作用 72 h 可显著上调星形胶质细胞血管内皮细胞生长因子、神经生长因子和血小板衍生生长因子基因表达。说明黄芩苷作用于脑微血管内皮细胞可诱导神经干细胞向神经元分化，黄芩苷同时作用于脑微血管内皮细胞和星形胶质细胞可诱导神经干细胞向神经元定向分化并促进其成熟，可能与黄芩苷调控脑微血管内皮细胞和星形胶质细胞生长因子分泌，改善微环境有关。

不同浓度的条件培养液培养胚胎大鼠的大脑皮质神经干细胞 24h 后，neurosphere 中即可见许多细胞伸出突起，胞体丰满，随着时间的延长，分化的细胞越来越多，到第 7d 细胞胞体饱满，轮廓清晰，有的细胞可见明显的鸟眼状细胞核且在胞质中可见清晰的颗粒，也有的细胞伸出树枝状突起，分化细胞的突起之间相互连成网络。NSE 免疫组化结果鹿茸多肽 50μg/L 组分化细胞总数与对照组相比有显著性差异（P < 0.01）；50μg/L、100μg/L、200μg/L 组神经元特异烯醇化酶（NSE）阳性率与对照组相比有显著性差异（P < 0·01），并呈一定的剂量依赖性。结论：鹿茸多肽在体外可明显促进神经干细胞向神经元分化，为鹿茸多肽应用于神经系统损伤性疾病的治疗提供了实验依据。

采用 MTT，^{3}[H] 胸腺嘧啶核苷参入和克隆形成率等多种方法 Rg1 确实具有促进体外培养的海马神经前体细胞增殖的能力。人参皂苷 Rg1 可显著性增加大鼠胎鼠神经干细胞 BrdU 阳性细胞数目，上调 Hes1 基因表达。提示人参皂苷 Rg1 可以促进体外培养的神经干细胞增殖，这种促增殖作用可能是通过上调 Hes1 基因表达实现的。人参皂苷 Rg1 促进胚胎大鼠 SVZa NSCs 增殖和谷氨酸损伤的保护作用，并且这种作用与 STAT3 阳性细胞百分比表达增加有关。

人参总皂苷对人胚胎 NSC 的增殖有促进作用，人参总皂苷与 EGF、bFGF 联合应用的促增殖作用是 EGF 和 bFGF 联合应用时的 2 倍；人参总皂苷能促进神经干细胞定向分化为 DA 能神经元，人参总皂苷与 IL-1 联合诱导的效果是单用 IL-1 的 5 倍。提示人参总皂苷能促进人胚胎 NSC 的增殖，并能诱导 NSC 向 DA 能神经元分化。将人胚脑组织神经干细胞移植与帕金森模型小鼠黑质，人参总皂苷能明显改善帕金森病小鼠 5 min 自发活动的次数，明显增加移植的神经干细胞在帕金森病模型鼠脑内分布和迁移以及分化多巴胺能神经元样细胞数量。中药及其有效活性成分对间充质干细胞分化为神经干细胞的作用

银杏内酯 B 对大鼠 MSCs 进行神经元的定向分化诱导，不同浓度银杏内酯 B 组分化为 NSE 阳性神经元样细胞的百分率都比对照组高，但不同浓度之间差异无显著性。而不同浓度银杏内酯 B 组分化为 GFAP 阳性星形胶质样细胞的比率不仅比对照组高，并随其浓度的增加而增高。相反，不同浓度的银杏内酯 B 对 Oligo4 阳性少突胶质样细胞的分化影响不大。

加入丹参诱导液 5 h 后，多数细胞表现为 NSE、NF 阳性棕黄色染色，细胞形态多样，出现简单的双极细胞和复杂的多极细胞。对照组无阳性细胞出现。诱导 5 h 后多数细胞 nestin 染色阳性，证明该细胞具有神经干细胞特性。GFAP 免疫组化染色显示为阴性。RT-PCR 的结果，mash-1 和 ngn-1 在 MSCs 诱导前均无表达，而在诱导后有表达，表明丹参诱导出的神经元样细胞除在形态上具有神经元的特征外，在基因水平也有改变。

龟板显著增加移植大脑中动脉线栓法（MCAO）脑缺血再灌注模型大鼠纹状体内大鼠 MSC 的

Brdu 阳性细胞数量，与对照组两组比较，差异有统计学意义（P < 0·01）。移植后纹状体 2 ～ 4 周，龟板组 Brdu 和 NF 双重标记阳性细胞数增多，而 GFAP 免疫组化反应均为阴性。表明龟板促进 MSC 分化为神经元。

以 20ul/mL 浓度的黄芪注射液诱导大鼠 MSCs 至 24h 未见细胞发生形态改变；以 50ul/mL 浓度诱导至 24h 可见少量细胞发生形态改变；以 100ul/mL 浓度诱导 5h，部分细胞形态发生改变，至 24h 可见较多神经元样细胞，形成细长突起，部分细胞间可见网络状连接。nestin 阳性细胞在 100ul/mL 浓度诱导 24h 组染色最强，而 NSE 和 GFAP 阳性细胞在 200ul/mL 浓度诱导 24h 组阳性细胞数量最多，MAP-2 抗体染色只在 100ul/mL 和 200ul/mL 浓度诱导 24h 组出现少量阳性细胞。Wnt-1 基因和 Ngn-1 基因表达在诱导过程中明显升高（P < 0.01）。Ngn-1 和 Wnt-1 基因在其分化过程中起正调控作用。

加入人参皂苷 Rgl（10μmol/L）无血清诱导大鼠 MSCs 3d，部分细胞表达 NSE，GFAP 染色为阴性。人参皂苷 Rgl 诱导组 NGFmRNA 显著高于对照组（P < 0.05）。由此可见，人参皂苷 Rgl 诱导后产生的神经元样细胞可能表达 NGFmRNA。

通过对神经干细胞增殖和分化作用，筛选出了确有作用的单味中药及有效组分，这对阐明中药及中医学的基础理论提供了实据，也为寻找促进神经干细胞增殖和定向分化的调控药物找到了突破口，这是对中医药学的贡献，也是对世界医学的贡献。但这些工作仅就神经干细胞的作用的中药和有效组分的筛选及肯定，没有深入的机制研究，所以与国际神经干细胞的研究又存在差距，这是中医药研究工作者继续努力的目标。

第二十二章

电子计算机在中医的应用

电子计算机的普及和发展日新月异，他的功能可与人脑的思维活动相比拟。由于医学发展的半定量特征，更多依靠医生个人的经验和智慧，因此计算机应用于医学特别是中医学，已成为历史的必然。

从 70 年代末期以来，计算机应用于中医学所开发和产生的中医专家系统，至今已有一大批凝聚着我国各老中医的经验和智慧提供临床使用。部分各老中医的经验得以动态模拟和继承，同时推动中医知识表达和推理研究以及中医古书整理的软件开发。

中医专家软件系统的开发，和传统的师生、师徒相传或著书立说相比，更加系统和全面，更具有动态和客观的特点。如把一个各老中医的诊疗经验设计成为中医专家系统，就会把这个老中医的经验和智慧永留人间，流芳千古，永远为全人类的保健事业服务。

中国医药学是一个伟大的宝库，亟待继承和开发，是电子计算机应用和开发处理的肥沃土壤，同时有助于揭示获取中医知识、运用知识和发展知识的规律，将为全国继承整理和发展中医发挥积极可靠的作用。

第一节　中医电子计算机的设计原理

一、指导思想

中医电子计算机的设计，简称为医理设计。医理设计是使中医语言转换为计算机语言的首要步骤和基础。

医理设计的指导思想，必须贯彻执行中医的继承和发展的方针，以继承为基础，以发展为目的。继承必须忠实系统而全面地整理各老中医的经验和智慧，力图把他们的思维推理及对每一条理论、每一个病证的诊疗过程，认真细致细地反映出来；发展是在充分反映到的思维推理知识中，寻求主次关系及内在联系规律，用优化方法使其精华充分显露，达到精益求精。

医理设计中，还必须从中医的整体观和运动观出发，充分反映天地人相应，以及此时此阶段人的整体性反应。以中医理论为基础，充分反映中医专家的学术专长和特点。利用多学科结合，用电子计算机为工具，完整地实现中医的理论系统及辨证经治的全过程，严谨做好输入系统及输出系统的医理设计。

二、输入系统

（一）系统准备

要把中医的理论知识和各老中医的诊疗经验继承下来，首先要确定研究课题，收集有关专家对该课题的思维逻辑方法和具体知识，整理成完整的辨证论治资料。这种资料可由中医专家所写、所说或所遗留下的讲稿、书稿提供。其内容包括：对该病辨证论治的分型方法；对每一证型中主症、次症和兼症的确立及其权重关系；各症状、体征的病机和病机间所反映的关系结构；诊断要点及诊断结论；治疗原则；护理方法及其他治疗措施；选方用药。还要根据病人体质差异以及次症、兼症等情况，进行药味和药量的加减变化；在交叉证型时，要处理同病异治、异病同治的关系；最后还要考虑复诊，要估计诊治后可能出现的各种转归，每一种转归中的诊断、治法和用药的变化设计，使其具有复诊处理功能。

专家临床诊治过的病案，要进行统计分析，同时参考古今有关专家的经验，进行对比分析，相互补充，取其精华，使收集的资料系统完整。如果条件允许，研制人员和有关专家可一同临床，再进一步总结分析验证，使收集的资料精益求精。

对收集的资料，要系统全面的整理，这种整理是写传统的病案总结，不是写书、写文章或写总结，切忌重复繁杂。写输入计算机的医理设计，则要求详尽、全面和周到，有些症状和体征参加组成的证型并不是固定不变的，同一症状或体征，可以同时参加组成几个证型，每一个证型都必须重复地把他们列上。罗列的症状、体征越详尽，计算机模拟越灵巧，越能正确地接近医生脑子思维，也就越能反映中医专家的学术水平，更能高水平地实用于临床。

（二）系统规范

中医因各种历史形成的复杂因素，使得同一概念的事物具有不同文字的描述方法。在已整理的医理资料中，必须从文字到含义进行统一标定，使其既能划转每一个术语的概念，又能把同一概念的各种说法统一为相同的描述法，从而达到规范化。

1. 症状、体征的编码

症状、体征是辨证论治的基础，是该系统病理信息的集合。他既是临床医生获得病人症状和体征信息的指导，又是症状采集、信息输入、进行体贴对话的依据。因此必须按照他们在系统中的权重关系，进行系统全面的排列组合，专心设计成为症状、体征信息编码表。

2. 辨证分型

确定分型标准，使其辨证分型规范化，分型要根据系统的内容和中医专家的意见确定。所分证型既要符合中医辨证论治的要求，又能概括该病体系统的全貌，严防在处理系统病证中有所遗漏、混淆或重复。

3. 治疗法则

对所确定的证型，提出相应的处理治疗方法，根据处治法则，以便处方用药或采取其他治疗措施，继而提出治疗计划和医嘱（护理原则），还要根据不同体质、次症和兼症等动态变化，进行药物和药量化载，以形成随症加减的动态处理逻辑规则，确保证药相应的动态效应。

4. 复诊处理

有些疾病特别是慢性疾病，不是一次诊治就能痊愈，要经过几次甚至是几十次才能取得疗效。两次以对同一病人的诊治称为复诊。因此中医专家系统的每一个证型，都要考虑复诊。应根据初诊后可能出现的各种变化和转归，适应复诊的处治模式，使中医专家系统具有应变的复诊功能。

（三）系统模拟

将整理好的医理内容，按预先选定好的设计方法，划出框图进行编排，确定每个症状和体征在设计中的位置和作用，一般分为主症、次症和兼症（包括体征）三个层次安排。症状、体征的位置和作用，要形成权数体现量化，其方法可采用经验模拟取值法获得，并通过反复的临床实践考模加以修错，使之反映出具体征候组合和区别的量化规律。

辨证论治过程的表达，是通过数学模型加相应规则来实现的。常用的数学模型是通过各证型的主症的权系数，再利用加权求和、求隶属度及辨证函数值来表达的。其辨证推理知识规则主要有以下几种形式：

1. 加权规则

IF 一个症状（体征）属于某一证型或对此证型具有鉴别意义，Then 给予一个等于或大于零的权值；IF 一个症状（体征）不属于某一证型不具有否定意义，Then 给予权值零，IF 一个症状（体征）不属于某一证或对此证型具有否定意义，Then 给予一个小于零的权值。

2. 否定规则

IF 条件成立，Then 否定某些证型。

3. 最小值规则

IF 有一个证型的辨证函数值大于或等于阈值，Then 取此证型作为辨证结论。

4. 最大值规则

IF 有辨证函数值大于或等于各有自阈值的证型存在，Then 取其辨证函数值最大的证型作为辨证结论。

5. 优先级规则

IF 有两个或两个以上的证型的辨证函数值大于或等于自己的阈值，Then 取优先级最高的证型作为辨证结论。

6. 阈值浮动规则

IF 没有一个证型的辨证函数值大于或等于各自的阈值，Then 阈值作适当下浮，再重复运用规3、4、5。当然这种浮动是有限度的，实际上，阈值就是在一定条件下的最小知识量。

7. 四溯规则

IF 病人属复诊，并在往下一层进行分型再判断时，不能确定任何一个辨证结论，Then 四溯至上一层，取这一层听辨证结论作为辨证结论。

8. 四避规则

IF 病人属初诊，并且不能确立任何一个证型作为辨证结论，Then 给出"建议查明原因，再作处理"的告示。

9. 调理规则

IF 病人痊愈或好转，Then 给出调理证固定方。

10. 限制规则

每次辨证时，只能确定一个证型作为辨证结论。这一规则是无条件的产生式规则。

医学知识的模拟、以表达形式及其组织管理，对系统功能有很大的影响，医学知识库文件的组织与知识的表达与知识库结构应相互一致。首先应用上述系统准备、规范和模拟的具体知识，以树状图形式建立知识库，在知识库管理程序的协助下，利用库中组成输入模块、辨证模块、加减模块、输出病历处方模块、查错模块、复诊模块的知识。从病人症状、体征出发，推出辨证结论，提出治疗原则，开出病历处方，从而解决病人疾病的诊疗问题。

三、输出系统

对输入系统的所有内容均能输出或随机抽查其中任何一总份内容均能输出外，对下列内容特别给予常规输出，以适应临床或查询的需要。

（一）人 – 机对话

人 – 机对话是输出系统的主体部分。他包括病人及其代诉人以及医生和计算机间的对话。具有思维对话判断能力的计算机称为电脑。电脑可询问病人的姓名、性别、年岁、职业、族别等一般情况，更要询问病人初、复诊的主诉、主症、次症和兼症以及既往的诊治经过和其他有关情况，为病人提出初步诊断。初步诊断包括是否属于本系统疾病，不属本系统疾病者建议到其他科室诊治转达本系疾病，但辨证条件充足者，可向病人进一步询问或建议临床医生进一步作体查补充，使辨证条件达到满足，进行确诊。电脑在辨证治中，如果属于程序设计或模拟权数有错误而影响其辨证过程，电脑就会告诉医生或设计者，修正有关错误，使辨证论治达到全面而准确。

（二）关键在治法

中医辨证方法，是分析综合病人的症状、体征，显示辨证结果。这个结果包括辨病和辨证，即判断病名和证型两方面。病名一般是由主症和次症决定的，证型是通过病人全部症状、体征的病机分析和综合（相应的各种辨证方法）而得出。这个辨证过程是由一定的数字模型来实现的。目前中医专家系统采回的数学模型有多种，常用为加构求和法。

对所确立的证型，提出相应的治法，务使证型和治法丝丝入扣，这是处方治疗的依据。在治疗原则或治法的指导下，要进一步显示标本缓急的治疗计划及其具体治疗措施。

（三）处方、药物及其他治疗技术操作

根据治法及其具体步骤进行处方，处方中确定用药及相关的各种疗法。

用药首先选择方剂，所选择的同类近似方剂较多，必须对主症和主药分别给予相应的构重，然后对证筛选，确定主方，按方配药，实现君、臣、佐、使的配伍原则，同时根据次症、兼症及药物配伍原则，进行药味及药量的加减变化。还要显示服药方法，分清内服或外用，进一步明确单味药物的用法及全方的具体用法，剂数以及药物禁忌。

在治疗计划的指导下和选方用药的同时，从提高疗效出发，有的病证类型，需要开展综合疗法，如果要配用针灸，则需要分经论治，选穴配方，或作推拿，或作气功。这些疗法的显示，必须配有补泻等具体技术操作方法及其施术次数，以便向病人或医生提供咨询。

（四）医嘱及护理

医嘱是向病人或家属以及医护人员，提供病人有关配合治疗的疗养方法，其中包括护理原则、精神治疗、饮食疗法、生活作息、饮食禁忌等众多内容。其具体内容的显示是在治疗原则指导下的具体表现，故又称为"辨证施护"。

住院病人医嘱比较详尽，主要由医护人员执行，门诊病人医嘱则精简明了，主要显示饮食禁忌及休息、日期，由病人及家属实施。

第二节 用电子计算机模拟专家经验

一、呼吸系统疾病

（一）医理设计

1.选题

肺系疾病，主要包括感冒、咳嗽、哮和喘四大病证，是根据肺主皮毛和肺主呼吸的理论来概括的，相当于西医的感冒、急性支气管炎、慢性支气管炎、支气管哮喘，同时还涉及肺心病的部分内容。因此研究肺系疾病不仅是常见病和多发病，而且是中医临床有效的病种，便于继承和发扬中医长处，更好地为广大病人服务。研究中医肺系疾病，还有全国许多科研经验供借鉴，同时肺系疾病纵横相连，便于处理系统性、交叉性和控制性，完整地体现中医辨证论治的传统规律。

2.继承和发展

在继承整理中，首先将肺系疾病的中医文献、全国已定型的有关科研资料和各老中医的实践经验结合起来，按病证、治法、方剂、药物、针灸、医嘱等内容整理出来，分别形成各主要证型的医理设计。其次，要处理各病证间的综合及交叉，例如感冒与慢支、感冒与哮喘这样的混合证型，使之充分体现出中医的辨证规律。但在肺系病的综合交叉中，有的证候可以同时参加组成几个证型，这样的证候是浮动的，若干证候的浮动与交叉，就出现辨证中的模糊性。为了处理这种系统内部间

的关系，根据各老中医的临床经验，进行模拟量化加以解决。

（二）数学模型

计算机辨证论治的数学模型，是根据医理设计来建立的。本模型是针对辨证和论治两个环节来展开。

1. 辨证

是根据诊法所获得的症状、体征，进行辨证求因的推理，以确定患者所患病证的病因、病位、病性、病势所得出的综合证型诊断。其数学模型的设计关键，是注意给一组症状怎样确定他对各证型的隶属度，按最大隶属度原则，哪一组症状、体征对哪一个证型的隶属度最大，就将这组症状、体征判断为那一个证型。这种模型是我国学者创造的适合中医的一种辨证数学模型，称为最大和值法或加权求和法。

2. 论治

是根据证型确立的治法及其选方用药。但在少数据情况下，由于临床信息收集不准或信息零乱繁杂，导致辨证不准难以判断时，这是临床医生经常遇到的。这时需要以方测证，即经过方药的应用实践，以疗效为目标，最后达到确诊病证。这是用证治效果来校正辨证结果的重要手段。为此利用对策论的数学方法进行处理。

（三）系统效果

肺系疾病专家系统，能对标定的症状、体征、任意选择、随意输入，并能按照中医传统的理、法、方、药、医嘱等内容用汉字输出，其中主症用人机对话方式进行，完全保持中医理论系统性及临床特点。

本系统经临床考核，有效率为89.5%（2置信系数＝0.005），安全性好。

二、心血管疾病（冠心病）

（一）医理设计

冠心病，病理多变，不能事先分型，辨证应步步深入，采用主次症的粗辨、精辨及兼症辨三步辨证法。务必越细越好，层次分明。方药与诊断相应，紧扣病机，灵活处方，随症加减，注意禁忌。

（二）模拟设计

1. 辨证

（1）粗辨：采用加权求和，双阈值判断；上限浮动；等级优先，一次确立主症和次症。权值：采用经验权值，但要注意同一症状在不同证型组合中的权变。阈值：仍采用经验取值，即判断一个疾病是与否的诊断界限，用确诊阈值和否定阈值表示，其间为中间值，可作次症或兼症处理。上限浮动等级优先：超过确诊阈值的证候，可上限在一定范围内上浮，同时按权值大小次序取前者为主症，如权值相同，则采取优先排序法取出。对中间值，仍按优先排序法进行。经过上述粗辨，可产生主症和次症。如气滞、或血瘀、或痰浊、或气滞血瘀等。

（2）精辨：产生主证后，进入各主证按程序进行转辨，如转辨痰的色、质；舌质的色、形、态；舌苔的色和质；饮食口味等情况。并将其中可能的组合细分成若干小类型。经过这样的转辨，产生的主证更加具体，更符合临床实际诊断。

（3）兼证辨：对判断主证、次证用不到的症状，再集中进行第三次辨证，这就是兼证辨。兼证辨的结果，看是否会形成非本系统疾病的有关诊断，如有并发症，再视其病变程度作相应处理，必要时在治疗中采取"急则治其标"的办法进行处治，如果这些症状不能形成独立诊断，则在随证加减用药中予以考虑。

2. 处方

（1）惯用药物组合形成相对固定的基团称为方基，并同时注意药物配伍中的禁忌。

（2）先处治主症，再解决次症，然后处理兼症和随症加减用药，主次分明。

（3）方的形成分为加和减两个方面：方基是对针主证的，在方基中加入次症、兼症的药物，形成全方。然后在全方中按药物性味的优先级法则，减去同种或同类及禁忌药物，以形成实用方剂。

上述形成的处方，灵活加减自如，加上的药是必须的，减去的药则是次要的，这样就保证了方药的选优而形成实用处方。

（三）系统功能

本系统具有以下功能：

1. 人机对话充分，系统中大量插入问诊，故能引导辨证步步深入。

2. 系统具有复诊功能，对复诊病例，可进行查询并开展动态性辨证论治。

3. 能够全系统输出常规诊治，还能输出必要的医嘱，以便指导病人疗养。

4. 具有自学习和修正错误的功能。

三、妇科疾病

（一）医理设计

中医妇科疾病内容很多，临床症状、体征千变万化，但概括起来有经、带、胎、产和杂病五类，因而可设计成为相应的五个子系统，并可进一步在各子系统中建立孙系统。例如在子系统月经病中，又细分为崩漏、痛经、先期、后期、衍期等十四个孙系统，从而使本系统的设计形成树状搜索系统。其中辨证论治的具体内容，则分别排列列入"傅青主女科""钱伯煊女科证治""朱小南妇科经验选"和当代妇科的临床经验，加上具有临床辨证论治价值和查询作用的双重功能。

（二）数模设计

通过执行树状搜索系统，可以使本系统的程序达到树状最末端的节点。在其中的证型判断时，系采用权值模拟病态中的症状和体征，对古今中医的医著内容，均采用"症状完全证配"的方法，在不符合"完全匹配"的条件下，采用"模糊判断"和求隶属度的方法。以权值大小来确立证型和具体治法。如需查询，需要同行会诊；需要设计中的各位专家有关的证治论述，均可做出答复。本系统采用 BAsic 语言，可进行人机对话或打印得出结果。

（三）效果

该系统通过 678 病例进行临床验证，阶段实地考核 598 例，实践证明疗效佳，结果令人满意，基本上与专家辨证论治思想相吻合。

四、肝病

（一）医理设计

根据中西医理论与临床实践相结合的原则，对肝病进行医理设计与整理。本系统分 6 个证型：阳黄、阴黄、肝郁脾虚、肝肾阴虚、脾肾阳虚和气滞血瘀。这些证型，是由 37 个主症和 144 个一般症状和体征组合而成。在设计上要求：能辨证分型、复诊修错，并能开出处方、医嘱和自动计价等功能。

（二）数模设计

为实现医理设计要求，其数学模型是以最大似然法为基础，其中每一似然值由每一病证的先验概率加权得出。在处理交叉近似证型中，还采取以下四种方法加以判断。

1. 优先级大小，取优先级排序大的证型作为诊断和治疗的方案。

2. 优先级相同时，采取指标累加值最大的作为诊断和治疗的方案。

3. 符合兼症的病证，作为兼病证处理。

4. 证型外的证候，采取对症治疗随症加减的处理方法。

（三）系统效果

本系统采用中西医结合，中医辨证为主、西医辨病为辅的方法进行，模拟准确率可达 90% 以上。

五、中医专家系统研究的回顾与思考

中国医药学是一个伟大的知识宝库，他经历过历史的兴衰与自然的选择，至今仍然保持其光彩，这就证明他自身的科学价值及实践意义。中医学又是一门有独特理论体系的科学，至今他的理论及实践所揭示的事实，仍为当代生命科学的重要研究课题。因此和现代科学技术结合进一步研究中国医药学已成为国际瞩目。现在我们把讨论问题先局限在辨证论治这一范畴。

中医的辨证论治可以分为两步：第一步是医生通过望、闻、问、切对患者的疾病信息进行采集，然后是审证求因，对信息进行分析、加工、处理、给出诊断治疗。另一方面从计算机的角度来说，计算机从历史上单纯服务于计算而发展到今天的信息处理，同样是对信息进行采集、整理、分析、加工、处理给出人们需要的结果。这样中医的一套思维方法与计算机的功能在信息处理这一意义下，就找到了交汇点，因此中医和计算机的结合就必然会作为现实，实践证明了这一点。但是怎样在中医和计算机两方面的界面上构造出桥梁，不仅需要技巧，而且需要在这两个领域都有一定造诣的人作为先驱者。

20 世纪 70 年代后期，第一个中医计算机专家系统出现，即关幼波先生的肝病系统。1981 年，该系统的研制者在计算机学报上正式公布了他们处理这一问题的基本技巧及方法，这就是有名的最大和值方法（或称加权求和法）。这种方法可以用下列基本框架来说明。

第一步：确定研究的病种，如肝病、肾病、外感病等。明确病种所考虑的症状，确定中医辨证的证型，确定用药、化裁、医嘱等问题。这一步通常称为医理设计。

第二步：是最关键的步骤，即根据任意一个患者的症状组合，正确给出证型的诊断。最大和值法是专为解决这一步而设计的。

第三步：根据症状和证型确定处方，确定给予方剂、药物及其化裁原则。

自最大和值法以后，推动了中医专家系统的整理，形成了20世纪80年代前五年的高潮。在这些年中，人们围绕着如何构造中医和计算机之间的桥梁问题，提出了各种方法和诊断模式，形成百花齐放的局面。这里我们重点读一下与最大和值法有关问题。在最大和值法中，任一症状对证型的诊断价值，即权重系数往往采用打分形式确定。因此当和值相等或甚近时，则不易分出证型，为了解决这一问题，提出了浮动阈值法、最大熵法、对策论等多种方法。但是，使人最感兴趣的问题是修错问题。任何一个专家系统，是否对该系统中任何一个（合理的）症状组合都能给出与专家一致的意见。客观来说，除了对所有可能的症状组合一一验证外，没有其他可靠的方法。但所有可能组合数通常是一个很大的数，大到计算机（甚至很高速成计算机）都难以验证。这样一来我们只能使用未经核实的专家系统。如果在使用过程中，已经发现错误，我们能否寻找一种方法，改正错误自然是一种更为现实的做法。研究表明，如果模型即最大和值法本身是正确的，仅仅是权重系数打分不妥而造成诊断的错误，那么一定可以给出一种权重系数的方法，使专家系统越用越好。

如果说当代科学技术的进步，往往与学科间相互参透和相互促进为特色之一的话，那么中医和计算机之间可以是这方面的范例。前面所取叙述的内容看作是计算机对中医的一个成功应用的话，那么由专家系统引出的人工智能问题则是对计算机的挑战与促进。所以当我们以崇敬的心情介绍先驱者的工作之后，将从另一个角度去探讨先驱者们的工作留给我们的思考。

首先，当中医领悟了上面的内容之后，提出了一个很不相同的见解。他们认为，尽管在某种程度上专家系统确像一个医生，但是医生的诊断是靠专业知识和经验，而计算机诊断是靠计算，这一点与医生之间相差甚远。由于这一点差别因而引出第二点差别，由于专家系统是一个程序，因此固定的输入应该有固定的输出，这很难诉说中医同病异治等观点，特别是当第一次给药无效后，症状相同时怎样处理，计算机就难以决定。如果说我们希望能用计算机来发扬、总结、继承名老中医经验的话，那么计算机就应有能学习、理解、修错等能力，从而从医学的观点来完成这一历史使命。还在人们对中医和计算机的结合取得初步成绩而欢欣鼓舞的时候，就开始冷静下来为完成这一难题而努力地工作。这就是人工智能的研究，或者说中医学从一个侧面促进了人工智能的研究。这样思考与研究和前面的工作相比，可以说提高了一个层次，当然难度也就更高。

其次，我们从宏观来描述一下中医专家系统的若干基本构想。

第一个问题，是关于知识的描述问题。什么是知识，怎样表达知识才能达到既符合中医的理论体系，又能为计算机所接受并处理，这就不仅对计算机有要求，而且对中医也有要求。这里简单说一下目前的一种处理方式。例如，任何一个中医症状（或体征）我们可以进一步用一些更简单的"基元"来分解他的内涵，从诊断的角度讲，我们可以从以下方面来认识：①病因：七情、六淫、痰、瘀等；②病位：脏腑、气血津液、卫气营血等；③辨证：八纲、脏腑等。

第二个问题，过去只关心了一个症状对证型诊断的权重系数、优先级等，而现在更重要的是置于中医理论体系之下来考虑。这样我们可以把上面所提到的内容作为基本知识，并以一定形式在计算机上例如数据库的形式加以存放，这就形成基本知识库。仅由此就足以可见，不仅要求计算机有合适的软硬件环境，而且也要求工作人员对中医要有更深刻的理解。

第三个问题，一个完整的证型诊断应包括对病因、病位、病性和病势等内容的描述。这就需要"审证求因"进行辨证，进而涉及规则和推理的过程，这是更加困难的一步。就目前的计算机而言，凡是在计算机上实现的问题，必须是一个可计算的问题（这里计算这一概念，是广义化的概念，不单纯是人们已习惯理解的内容）。但辨证过程是否是一个可计算过程虽然尚没有见到理论上的结果，但人们在努力从技巧上接近这一过程，例如最大和值法就是技巧之一。如果说我们把医专家系统置于中医理论体系之下，我们的规则、推理过程应包括中医对生理和病理过程的认识。例如脏腑的相生相克关系、互为表里关系、气机升降运化关系、外感、内伤病因的转移规律。这些诸多的内容都可以成为规则和推理的依据，当然我们可以只选择一部分加以利用。这里仍然存在对规则的描述，同时也面临对推理演变过程的现实问题，这仍然需要技巧，特别是当使用的计算机仍然是二值逻辑结构时，更是如此。

第四个问题，诊断结果的表达，也是一个巨大的难题。过去的专家系统，一般诊断的证型是预先给定的，至少是基本证型预先给定。作为一个中医专家对自己的经验进行总结，将一病例分为若干基本证型，这本是个好事。但任何一个专家在诊断时，并不是先有证型，然后将患者的症状经辨证后"套"入某一固定证型。相反而是把证型当作辨证的结果来自动生成。从另一个角度来考虑，如果我们的知识、规则、推理的确是符合专家模式的话，那么诊断结果就应和专家一致，事实上不需要做分型的工作。这样就更能反映专家的思维过程，更体现了人工智能的特点。这个问题之所以困难，就在于对随机的一组症状，我们经辨证后都必须给出符合汉语义又符合于中医思维的句子作为诊断，怎样构造出这样的句子，在不分型的格局下，或许还需要努力。自然我们也可以采用分型的格局，用抽象的数语言来加以分析。设所考虑的症状，体征的集合称为症状空间，其中任一个合理的部分症状组合称为可行子集，这种可行子集的个数非常之多。在分型的格局下，证型的集合称为证空间，他的证型个数比可行子集的个数少得多。所谓辨证，就是辨造一个映射，建立任一可行子集与证空间证型的对应关系。为了确认我们构造的映射与专家结论一致，除了验证之外，别无他法。由于可行子集的个数非常之大，不可能逐一验证，不得已只能采取统计抽样方法，实际观察系统与专家的符合情况。一旦涉及统计抽样，必须保证最基本的两点，一是完全随机样本，二是保证样本的一定数量。这两点在实际中可能不一定能保证得很好。基于上面的分析，从计算机的意义上来讲，分型除了简化对问题的处理之外，本身并不能提高我们研制专家系统的技术水平，也不能促进人工智能的技术进步。其实最大和值方法已经是当前构造映射的一个简单而有相当有效的方法。

当我们回顾和思索中医专家系统的研究过程，检讨我们工作中的得失与长短，初步可以得出下面这些印象：①中医和计算机结合有明确的科学背景，是科学发展的必然，不是个别人的冲动和机灵，先驱者的工作应予充分肯定。②中医专家系统要进一步开发得好，这要取决于中医规范化和计算机硬件环境的改善，特别是硬件环境的改善。③要想在中医和计算机界面上工作，计算机工作者有必要对中医药基本理论和思维方法有一定深度的了解，单纯寻找合作者似嫌不够。④中医人员对计算面应有一般性了解，在自己的思维方式中，溶入计算机的工作方式。⑤目前期望有突破性进展。

第三节　用电子计算机整理中医经典著作

中医的经典著作很多，如《内经》《神农本草经》《伤寒论》和《金匮要略》等。这些著作集中反映出我国古代医学的伟大成就，奠定了中医药学的坚实基础，对祖国医药学后世的发展有着极其广泛的影响，直到今天他们的理论和实践还有力地指导着临床，为中华民族的保健事业和繁衍昌盛作出了不可磨灭的贡献，历来是中医药学界必读的基本著作。但这些经典著作，由于成书年代久远，文字古奥深远，内容广博丰富，加之历代学者又从各自不同的角度进行整理研究，注解百家，各有特色，如此众多的古籍及研究专集，对初学者及研究人员，无论是阅读或检索查考，都因卷帙浩繁，一时难得要领，以至直接影响学习或研究效率。

20 世纪 70 年代后期，我国学者开始把计算机科学技术，应用于中医古典医籍的整理研究，首先是对《伤寒论》的研究取得了突破性进展。到 20 世纪 80 年代中后期，陕西省中医药研究院文献医史研究所武春同志等，又对《内经》等进行了整理研究，经过几年的辛勤工作，终于取得了丰富成果，从而为浩瀚的中医药古籍整理研究，开辟了前所未有的新途径。

本节将以《素问》为代表，把电子计算机引入古医籍中信息贮藏、检索和传递的处理，最后得出可供用户多用途使用的系统软件产品。为中医临床、教学和科研工作者，利用古籍信息资源提供了现代化手段，以示计算机在古籍整理研究中的广阔前景。

一、系统软件设计

（一）目的

根据古籍文献整理研究的方法和规律，从应用电子计算机模拟文献研究的方法入手，建立中医古籍数据库，以便随机输出版本目录、校勘标点、辑佚辨的、训古注释、语译索引、专题释义、类书等内容，为中医临床、教学、科研工作中提供整理、利用古籍信息资料的先进手段。

（二）内容

大致内容包括中医古籍整理、计算机辅助工作系统研制两个方面。

（三）步骤

1. 建立工作模式

建立经文数据库、通过构编制的基础编辑为基本工作模式，以取得经典原文字、词、语句的数据资料，供检索和对照研究之作。

2. 工作软件编制

根据工作模式，进行工作软件编制。其内容包括经文库建立及其整理程序、通过编制程序、版本编辑及书稿编辑程序、24 点库选字及中医古籍整理专用字库等。

3. 建立经文数据库

首先选择版本，对所选版本经文进行校勘及词汇判定，确定标引方式，然后将标引码及经文汉字，采用拼音、五笔字型、区位、国际码等方式，输入计算机磁盘，形成经文库，以此作为最基础文件。

4. 资料软件形式

包括经文库（通构库）、版本编辑库、书稿编辑库、利用选字程序，改造非称码汉字库后所形成的中医古籍整理专用字库（16×16、24×24 点库）。这些库的形成，便能显示和打印：字频、词频、字目、词目、总字数、总词数；字、词、语句通行；通构书籍正文；经文库原稿或新编辑本经文库原稿；经文、注文、校语的书稿面；工作中的各种校对稿。

5. 建立古籍整理专用字库

用非标码汉字录入经文，国标码汉字库中缺少的则用选字程序构造专字，或将简化字转变为繁体字，从而成专用字库。

6. 建立专题资料库

经过资料的分析研究和细微分类编排而成，以此通过正文。

二、版本勘定及资料处理

（一）版本勘定

《素问》版本众多、经反复比较，以错误较少、流传广泛的明·顾从德版《重广补注黄帝内经素问》经文的版本。七十二、七十三两遗篇采用注雍正铜活字版《古今图书集成医部全录》。

随后，进行文字勘定，对书中大量异体字、错讹字、脱简乱简等问题进行校勘。对各家一致公认的错讹进行修改，其他有疑义的则不轻易改动，以保持顾本原貌。如"刺"为刺等。对异体字及计算机所选用的仑频汉字上缺如的《素问》用字，则进行合并和替代字加"#"号注明。其中替代字的原则：首先，找异体字，如无则依次选用异构字、形近字、音近字、意近字。其次，断句按人民卫生出版社影印顾从德本，章句参阅各家。对 54 篇后乱简则不予标点，以行代句，标明位置。

（二）资料处理

该项目的研究对象是一部具有历史价值的重要学术著作，为确保资料处理的完整性和准确性，采取了传统勘定方法，并且在输入计算机前后，反复进行认真校对，同时还按 $Q = \sum nf$ 公式，对各项处理结果进行数学校对。该公式中，Q 指总字数，n 指字头，f 指频率。校对方法是：行用这一公式校对总字数、字头表、字频表校对通构表，最后用通构表校对原文，说明原文各字位置无误。有了这些措施，使错字出现频率降至最低，极大提高了资料的准确性。

（三）数模设计

根据通检法要求，确定计算机处理的数字模型。这一模型以全书字头为树干，以各篇字头、字频为分枝，通过分枝的交叉和延伸，最后归结到书中相交。同时提出检索程序应达到的目标，选用 Apple—Ⅱ型微机及 NGFmRNA 中文卡，以实现软件设计的各项要求。

三、通检微型机应用折技术处理及示例

微型机价格低廉，操作方便，易于推广。但其内存小，可提供使用的内存空间更小，要处理数百万字符信息的通捡，其程序设计和内存资料的处理就显得特别重要。本系统采取如下技术处理措施以确保显示其功能。

（一）排序填入通检法

首先，将全书各部分的字头摆出排序，然后将每一字头为标滤位一队，通检时按经文顺序将字取出，判定属于何队，即将该字所在位置列于队末。如此反复，全书扫描完，通检形成。字头序表以单个汉字编码字符的 ASC–Ⅱ 码值比较而得。排序查找处理了时间和空间的关系，采用分法查字，使速度大为提高。同时不断清理内存空间及分块排序归异。这样就使得检索过程十分迅速方便。

（二）内部数据代码化

经前处理的资料区文及各种处理符号，和要求通检索引中每字的均属于一定页、行、句，故整个数据多达 300 万以上，而且全部经文出现的汉字要包括在汉字字头表中，以字头表的代码查出。要把这么大的数据存入少量软盘中，故采用压缩映射及逆映射恢复过程进行汉字与代码之间的转移。存入时以代码形式，要显某句原文时，则按对应关系，在字头表中按对分法确定某字的位置即唯一对应的代码，通过逆映射的过程恢复汉字。通过可递压缩映射处理，从而保证省时、准确和方便使用。

（三）通检索引

要显示或打印某字在书中第几页、第几行、第几短句出现，或某字由哪页、哪行起到哪页、哪行结束。这有两种使用方式：一是直接用仓频码输入汉字，一是输入该字的代码。例如输入"日"字，其检索结果页、行、短句号显示如下。

8、19、3；8、38、2；9、27、1；10、34、2。

如果要检索的字书中没有，则提示"书中未出现"，如果在检索区间未出现，也会提示"本提未出现"，继而计算机显示屏出现开始状态，等待再次使用。

在通过检索引基本功能的基础上，不难显打通检编制、词句检索、随机护理等内容。如以"气"的通检编制为例，除显示大同小异、行、短句的编号外，其查找结果可进一步显示具体内容。

10.19　生气通天论篇第三

10.21　其气九州九窍五脏十二节皆通乎天气

10.24　其气三

10.25　则邪气复入

10.27　苍天之气洁净

10.29　顺之则阳气固

通检的短句，一次以上七句为限，少于七句的一次显打，超过的每次显打七句，对其中内容可反复进行扩展。

扩展书全句和整段两种，可自由选择。扩展毕，按任意一键可重现显打的所有语句。对扩展到

整段的先取，是每次显示一句供研究，研究完后，按任意一键即可显示一句，如此直到显示全段。

如扩展前述 10.25 的全句为：其生五其气三数犯此者则邪气伤入此寿命之本也。

如扩展前述 10.27 的全句为：苍天之气清净则志意治顺之则阳气固虽有贼邪弗能害也此因时之序故圣人传精神服天气而通神明失之则内闭九窍外壅肌肉卫气散解此谓自伤气之削也。

（四）错讹校勘

《素问》版本很多，需校勘时，用户另送版本。计算机可以根据版本和另送版本对照，从而把不同的或多余的字显示出来，告诉使用者。对超过 10 个不同字的地方，计算机则出示各本 30 个字，让人判别指示，校定错讹以便校正。然后继续校勘。

（五）资料汇集

根据用户需要，可显示或打印下述一项或全部内容。

1. 经文每篇各在书中的页码。

2. 经文每篇简化：篇名、总字数、字头数。

3. 经文每篇详细：字头、字频表及总字数。

4. 显打原文：显打一部分或全部原文。

四、程序效果

电子计算机应用于《素问》，已取得其文字语言的准确数字资料：

1. 全书准确数字

顾从德本计 82，039 字，72、73 两遗篇计 7068 个字。

2. 全书字头数

顾本字头数 1881 个，全书各篇及全书字频中，"之"字最高，达 2586 次；其次为"气"，共 1805 次，起过 1000 次的共计 11 个字。

编制《黄帝内经素问通检》，通检以字为条目，可以方便地检索对照《素问》的所有词句，迅速得到各种文字资料，为《素问》的科研、临床、教学提出了新的工具。

电子计算机为我国古籍整理的现代研究开辟了新途径。不难设想，其程序可用表编制词典和教学软件，探讨语言规律和成分评估，校勘错讹等。这为版本学、文献学及校勘学提供了现代化研究的工具。

第二十三章

激光技术及其在针灸的应用

第一节　激光概述

一、激光概念

激光，即莱塞（iaser）。是光受激辐射放大的意思。光是以波动形式运动的光子，只要物质放射出光子流，他就发出了光。电子绕原子核旋转，外层轨道上的电子，所含能量较大，当千千万万电子把能量以光子的形式释放出去，重新跳回内层轨道时，这些原子组成的物质就发光了。电子以外层轨道跳回内层轨道，有两种方式：一是自动跳回去，放出光能，叫作自发辐射发光，我们平时见到的光，都是这样产生的。自发辐射发光，因为光子运动的步调不一，所以光的颜色混杂，能量不集中，射向四面八方。二是在外在光的刺激下跳回内层轨道而放出光子，叫作受激辐射发光，激光就是这种光。由于受激辐射发出的光和刺激他的外来光步调一致，因此单色性好，方向性强，亮度高，相干性强。

二、激光史

激光是 20 世纪 60 年代出现的最重大科学技术成就之一。激光器发明至今已 20 多年，但究竟是谁发明的？这一问题一直争论不休。1958 年美国的汤斯和肖洛在《物理评论》上发表了论述激光器的著名文章，并申请获得了专利。汤斯因发明微波激射器以及激光方面的成就，还获得了 1964 年度的诺贝尔奖。但实际上，早在 1957 年古尔德已写出了激光概念的论文，只是因为某些原因没有将论文正式发表，为此古尔德为争取承认专利权提出了申请，目前这一争执仍在继续之中。1960 年美国休斯飞机公司的梅曼（T.H.Manman）制成了世界上第一台红宝石激光器，20 年来，激光器发展迅速，目前最大的输出功率已达 10^{14} ~ 10^{15} 瓦，他是美国洛斯阿拉莫斯实验室的激光装置。慕尼黑技术大学物理系已成功地获得了脉冲宽度为 0.3 微微秒的超短脉冲激光。美国国家标准局已把激光器的频率稳定度提高到 10^{-15}。运转寿命最长的半导体砷化镓激光器，他的寿命已达 100 万小时。

1961 年激光被用到医学上，用来治疗一种眼科病—视网膜裂孔。我国 1961 年研制成的第一台激光器，也是最早用于医疗上的一种激光器。1970 年上海地区研制成了激光视网膜凝结机，1974 年合肥地区研制成激光虹膜切除仪。现在，其他各种疾病都可以用激光治疗。除了医学之外，工农业、国防、科学研究、通信、测距等方面都得到了广泛的使用。

三、激光的特性

由激光器发身出来的激光有四大特性：单纯性好，方向性好，亮度高，相干性强。

1. 单纯性

激光是种颜色最单纯的光。我们平常看见的光，是由各种颜色的光混合起来的，比如太阳光就包含了七种颜色的光。而激光之中再也分不出其他颜色的光来，他始终保持着单一的本色。

2. 方向性

激光在传播中，始终像一条笔直的细线，发散的角度极小，一束激光射出 20km，光斑只有茶杯口那么大，就是射到 38 万公里外的月亮上，光圈的直径也扩大不到 2km。

3. 亮度高

激光是世界上最亮的光，强的激光，竟比太阳亮 100 亿倍以上。

4. 相干性

这是一个比较抽象的概念，他是两束（或几束）光相遇时才明显表现出来的一种性能。

四、激光器

激光器的种类虽然很多，制造原理基本相同。大多由激励系统（产生光、电、化学能的装置），激光物质（如红宝石、钕玻璃、氖气、氩气、氮气、二氧化碳、金属蒸气、半导体、有机染料等），光学谐振腔（加强输出激光的亮度，调节和造成光的波长和方向等）三部分组成。

由于激光器使用范围很广，所以激光器的种类很多，若按工作物质分，就有固体激光器、气体激光器、液体激光器、半导体激光器、化学激光器等。这些类型的激光器在医疗的各个方面不同程度的运用着。

五、激光的基本效应与医疗的关系

从物理、化学、生物学观点出发，一般人认为激光对生物活组织的基本效应有四点，即热效应、压力效应、光化效应、电磁场效应。可以说这些效应是产生治疗作用的基本出发点。

（一）热效应

激光束照射到活组织上，能使照射处升温，如用 2.5mW 氦 - 氖照射器在过敏性鼻炎患者的迎香穴位，每次照射五分钟，能使局部皮肤的温度升高 2.3 ~ 5℃。若用散焦照射的方法，即将激光通过透镜聚焦后，再离开焦点一定距离，利用扩大了的激光束，照射到皮肤上。当激光束照射于肌体，表面温度在 42℃ 上下时，则出现一种温热的刺激，有促进血液循环等良好反应，这种温热刺激的治疗效果很好。据报道，扭伤、挫伤或手术后软组织肿胀，经过一般红外线治疗不见消肿者，经二氧化碳激光散焦照射 1 ～ 2 次即能明显消肿止痛。

（二）压力效应

激光的光子流能对活组织皮肤产生压力，从而穿透皮肤，起到针刺样作用。据激光针灸穿透实验的结果，发现功率为 1.6mW 的氦 – 氖激光光束，可透过 18mm 离体人皮片，而 2.5mW 的氦 – 氖激光光束，可穿透 25mm 厚的皮肤，皮下组织和肌肉层，所以习惯称激光照射为光针。少数病人在激光照射后出现得气感，说明激光确有针样穿透能力。

（三）光化效应

激光能刺激活体，也能被活体所吸收，从而引起活体内生物化学变化。如激发各种酶的活性，促进丙种球蛋白、红细胞合成的加快。激光对生物分子的作用主要取决于分子的能级和激光的波长，为使激光照射充分有效，应选择对皮肤透过率大，同时对肌肉吸收率也大的那种波长，这种波长往往需因人而变。一般来说，吸收的光子流越多，光化效应越明显，但超过一定限度时，则发生抑制。

（四）电磁场效应

激光能在光点处产生电磁场，如将激光聚焦，当焦点处的功率密度达到 $5 \times 10^{14} w/cm^3$ 时，其电磁场强度可达 $4 \times 10^8 r/cm^3$，这样强大的电磁场，可以有以下作用：①使生物偶极子发生 2 次或 3 次谐波（即波长更短的光）。如红宝石的二次谐波，既能为色素上皮强烈吸收变热，又可使蛋白核酸变性。②产生自由基。自由基相当剧烈的反应将严重损伤细胞。③产生超声波。而超声波的空化作用可使细胞破裂。④直接使生物分子受激、振动、产热，使光点处组织电离，细胞结合受破坏，造成一系列的损害。

激光对生物体的作用，不单取决于激光本身的一系列特性，如波长、辐射方式、振动方式、功率密度、能量密度和照射时间，也取决于被照射的组织或器官的生物学和物理学特性，如色素深浅、含液量多少、组织的体积、硬度、弹性、均匀性、导热系数、热容量、吸收系数及其反射系数及层次结构等因素。一般认为，低功率（mW 级）激光对人体作用主要表现为刺激调整作用，而高功率（瓦级）激光主要用作对组织的破坏，如用激光刀进行切割等。

六、几种常用的激光医疗器

（一）红宝石激光器

是最早用于医疗上的激光器，主要用作治疗眼科疾病。此外，对皮肤科、外科、耳鼻喉科的某些疾病也能收到良好的效果。

（二）氦 – 氖激光器

主要用作穴位及体表局部照射，是目前用得比较广泛的一种激光器。一般习惯称这种激光照射为光针。一般认为他能刺激各种酶的活性，增加血液中吞噬细胞、红细胞和血色素的含量，能加速血管的生长和发育，促进创伤、溃疡的愈合。他能起到针与灸两方面的作用，所以对经络的运用和研究提供了新的手段，目前这方面报道较多。

（三）二氧化碳激光器

二氧化碳激光器于 1964 年问世，它的突出优点是能量转换率高，热效应强。散焦照射一般使用的就是这种激光器。它能促进组织生长，具有活血、镇痛、止痛、消炎等作用。目前已广泛用于外科、耳鼻喉科、皮肤科、妇科、肿瘤科、口腔科等方面。

（四）氦 – 镉激光器

为蓝紫色光，比氦 – 氖红色激光频率高，光子能量大，光子化学效应强。比如治疗高血压病，用氦 – 镉激光器降压效果比同功率氦 – 氖激光要好，有血压下降快、照射时间短、血压反复幅度小等优点。他不仅用于治疗某些疾病，而且还可作肿瘤等疾病的早期诊断。

（五）氩离子激光器

主要用作外科手术器，眼科凝固器和综合治疗机，内科照射穴位和皮肤科照射治疗。

第二节　激光与经络现象

人们对经络现象进行了详尽阐述，但由于历史的原因，对于经络现象的理解，至今为止，学者们虽然从文献和实验室中做了各种研究，即仍然不满意。在应用激光治疗的过程中，发现了一些很值得深思的经络现象，追思这些现象，不断发现更新的经络现象，有助于加深我们对经络实质的理解，以这些发现为引导，曲径通幽，有可能达到融会贯通，豁然开朗的境地。

一、气至病所现象

激光能诱发经络感传现象，在传导的过程中，既沿着传统经络路线循行，又循行到病变的脏腑器官。将此称为气至病所现象。如有人报道，一病员感冒流涕，用氦 – 氖激光器照射大肠经井穴后，热感经大肠经循臂达面直到鼻孔，使鼻塞流涕消失。这种现象在针灸循经感传的研究中也发现过，并称之为趋病性。针灸对穴位的作用与激光对穴位的作用显然是不同的，针刺对肌体是破损性的刺激，经络现象主要是通过得气的气至现象，激发经络功能，而造成经络信息（主要是气血）传递，最终到达病所。激光则不然，他对肌体是给予穿透性的刺激，在照射穴位一般不产生得气现象，而通过激光的四大基本效应，激发经络功能，所成的经络信息自然比较复杂，所以这种气至病所现象，所包含的内容必然更加广泛。以上二者殊途同归，却再一次体现了经络现象这一人体的奥秘。

这一现象也说明，经络虽然有固定的循行路线，虽然称之为气血的通道，却并非是类似血管那样的闭合性通道，而很可能是邻近细胞组织亲近定向传递的一种高级生化、磁化、热光反应。为此，若要研究经络实质，就要找出一个闭合性的管道来，甚至还要分出管道壁和管道腔来，那就大无必要了。

二、磁致经变现象

激光照射引起的经络感传现象，在感传过程中，受经络附近磁场的影响，产生传导阻滞，偏离经络循行路线，感传强度减弱等现象。如以手指所具有的 2 高斯微弱磁场，即可阻断某些病人的隐性感传。可见磁场能对经络现象发生影响，反过来说，经络现象中很可能存在着磁化现象，或者经络循行路线的分布和人体磁场（或磁力线）的分布有关。中医的一个重要思想就是天人相应，也就是说人作为高级动物，能对天地间的一切外在条件作出适应性反应。地球作为一个大磁块，人在宇宙中生存的"诺亚方舟"，自然对人体的影响最大，所以在人体中出现磁化现象。而这些磁化现象影响体内气血的运行方向、途径，而形成所谓经络现象，并不是不可能的。这样就有助于我们对经络实质的理解和研究。近年来，有人认为人睡眠时（平卧时）取头脚的南北方位，对身体有利，而且易于入睡。所谓南北方位，实质上是针对地球南北磁极而言，就是一种磁力线方位。人体的经络，按举手式，是阴升阳降，阴从足升，阳从头（或说手指尖）降，其循行路线，是与人体身长大致平行的。人在南北方位平卧时，地球磁力线的方向与人体经络循行线方向是基本一致的，这对调理气血运行，减轻气血阻滞，和顺脏腑之气无疑是有益的。尤其是阴阳上下不交的失眠，借助于磁场的作用，对上下交泰，解除失眠当然能助一臂之力。为此，尚可演绎出更多的养生治病方法来。

三、隐性感传现象

激光照射穴位时，有些病人虽然不出现有酸麻等显性感传，但通过轻轻叩击表皮时，会在表皮依次出现敏感点，联结这些敏感点，形成一条敏感线，称此为隐性感传线。如用 2.7mW 氦－氖激光照射 30 例远端肢体穴位，在 106 次的隐性感传阳性率为 60.38%，这些隐性感传线与传统的经脉循行线一致。隐性感传病人无主动自我感传感觉，且处于较表浅部位，能用外来磁场予以阻断，也能用手指轻压予以阻断。相对来源显性感传病人的自我感传感觉比较明显，感传循行部位比较深。显性感传与隐性感传均与经络线基本一致，是同一经络的两种表现，结合显性和隐性感传二者来看，实际上就是经络线的立体图。《内经》在论述经络时，也是把经络和皮部当成经络的立体图的，经络的针刺和皮部的叩击往往能达到同样的治疗效果（虽然二者侧重面不一样）。经络深、皮部浅；经络窄，皮部宽；经络得气感明显，皮部基本没有得气感；经络聚气，皮部散气。可见，经络的深度与宽度是相对而言的。若在体表来表示经络的宽窄，则可以说，他是以经络循行线为中心，浓度最高，逐渐向两旁淡化，没有明确的消失界线，所以，后世有定三经而正一经的说法，说明其位置的相对性。若说经络的深度，则可用穴位的深度予以推测，如《内经》中提出的三刺法，一刺出阳邪，二刺出阴邪，三刺出谷气。由浅而深，作用不一，但均是同一穴位，刺后均对同一经络起作用。可见穴位有多深，经络就有多深，但这个深度也是相对而言的。经络的显性和隐性感传将经络的文字描述演化成立体模型，有助于我们对经络的理解，有助于以盲目寻找具体解剖形态（如宽窄度、深浅度）的圈子里解脱出来。过去我们将"相对位置，得气为准"当成确立穴位的原则，结合激光照射所成的这一经络现象来看，这一原则对理解经络现象也是值得重视的。

四、以热治寒现象

激光虽然能治很多类型的疾病，但以治疗寒性病这一特点具有代表性。激光有热效应，能将热能输入人体内，但输入的热能与人体所需的热能相差还是很大的，所以以热治寒，不仅仅是能量的输入，而是对经络的特殊激发，以产生治疗寒性病的能力。如慢性腹泻，属于虚寒证的，采用二氧化碳激光散焦照射下腹部，即可达到补其虚寒，温腹止泻的目的。若是虚寒性的胃痛，则以氦－

氦激光照射足三里，即可达到温胃止痛的效果。寒实证也是一样，如感冒所致急性鼻炎，若属外感风寒，用二氧化碳激光散焦照射鼻部，就能取到祛散表寒，解除症状的效果。以热治寒是中医治疗上的一个大法，过去只用在药物和灸法上，热灸能治寒证的看法容易为人接受，是因为灸法以着火升温为其主要作用，温热传递现象十分明显。而激光以穿透照射为其主要作用，热效应仅仅是四大基本效应中的一种，虽然能使活体组织局部温度上升，但照射离体人皮时升温却非常少。如用氦 - 氖激光（2.5mW）照射离体人皮肤，五分钟后仅升温 0.05 ~ 0.1℃。可见激光照射引起的升温，主要还是一种经络现象，除了热效应之外，其他三大效应也可能具有升温作用，从而使经络产生"热"，即具备了祛寒的能力。这一现象，可以加深我们对针灸疗法的理解，如灸法除了热传递之外，主要还是通过经络起作用的。因此，寒证用灸因属有理，热证用灸也未为不可，针灸界的千秋争论竟一言而止。

激光照射所出现的以热治寒现象，也有助于辨证论治思想的贯彻，这对提高疗效，总结经验也是十分重要的。

第三节　激光针灸的作用

一、激光针灸对人体的作用

（一）对免疫的作用

据报道，在对复发性口腔溃疡治疗过程中观察体液免疫状况，初步看到 IgG、IgA 的平均值均高于正常人，而经氦 - 氖激光局部及穴位照射治愈后复查，绝大部分比原来数值降低而接近于正常值。除此之外，还看到激光针有双向良性调整作用，如颗粒白细胞减少症，激光针可使其升高，而使炎症病人较高的白细胞趋向正常值。葛通远等也有类似看法，认为激光免疫包括了激光的免疫加强作用和抑制作用，发现对 I 型变态反应，主要为免疫加强作用，使肌体免疫球蛋白升高，主要为 IgG、IgM 的含量提高而达到治疗作用，如治疗支气管哮喘时所出现的免疫效应。在 V 型变态反应中，主要是抑制作用。在治疗突眼性甲亢时，发现特别是激光的相干性具免疫抑制作用，因为 Graves 病中的甲状腺特征功能异常，一般说来是不能被外源性激素抑制其过度分泌，但被激光抑制了，因而亢进型 IgG 被纠正，同时细胞免疫活性升高，自觉症状消失。钱永鑫等人通过氦 - 氖激光穴位照射对肺炎患儿 SigA 的影响，观察到血清型 IgA 及 SigA 在呼吸道黏膜基底的浆细胞内，受抑制的合成机能恢复正常，促使肺炎治愈，再一次证实了激光针灸的免疫加强作用是存在的。

（二）增强再生能力

1973 年，拉希舍夫（PaxHшeB）报道用氦 - 氖激光照射能增进切断神经的再生。同年，加舍贝夫（KoшeJIeB）也证明氦 - 氖激光对小腿骨折处骨痂形成有刺激作用。随后，还有人报道，激光照射后，成纤维细胞出现，血管形成及创面愈合加快。

（三）调节体液变化

1974 年夏赫脱曼依斯杰尔（шāxTMeйCTeP）就报道了氦 – 氖激光能引起周围血液及凝血系统的变化。近年来，天津对用万分之一的去甲肾上腺素 0.4mL 引起高血压状态的家兔，进行激光照射降压实验，推测其降压原理，与周围小动脉紧张性下降，外周阻力降低有关。洛阳等地进行激光降压试验，也认为其降压作用与血管扩张，血液分布调节有关。

对内分泌的作用也较明显，玻利霍捷嘉（пРНХОдка）等人发现用氦 – 氖激光照射动物后，肾上腺抗坏血酸含量升高，表明这类照射能影响肾上腺功能。据王友京综述，国外治疗先兆流产，用激光照射效果明显，发现治疗前黄体酮水平比正常明显低，激光照射后，黄体酮明显提高。因此认为，激光可提高内源性黄体酮水平，对卵巢功能低下型先兆流产疗效较好。葛通远等人在用激光治疗突眼性甲亢时，发现激光照射有使 LATS 降低的可能，T_3、T_4 由异常转为正常，碘吸收率治愈后也趋向正常。

总之，国内外许多学者证实，激光照射能扩张毛细血管，增强微循环，血流加速，调节体液分布，调整内分泌功能，使激素分泌趋于正常。

（四）平衡传导冲动

国外学者应用氦 – 氖激光 0.5 mW，连续照射分离出的蛙的坐骨神经，证实这种照射能使神经传导加速，而对人体可能是激光通过皮肤对神经末梢起作用，加强了神经冲动传导。若是用散焦照射，则可降低神经末梢的兴奋性，能解除某些痛证的痛苦。国内学者在治疗去甲肾上腺素制造的家兔高血压状态，用激光照射一束神经（包括迷走神经，交感神经或减压神经）使血压下降，且较自然下降时间快了 1 分零 4 秒。可见经激光照射后，神经传导冲动比正常时要快。

（五）提高机体功能

1971 年，加雷脱奈依（kopblTHblǔ）等实验观察氦 – 氖激光，发现能增强细胞的吞噬作用。国外学者还发现，激光照射动物皮肤时；血液中丙种球蛋白增多，红细胞合成加快，局部糖原含量增高，核糖核酸和酶的活性增强。吴希靖等人报道，在对慢性盆腔炎的激光照射治疗过程中，有失眠多梦，面色苍白无华，精神倦怠的患者，其症状改善非常明显。葛通远等人在治疗突眼性甲亢时，发现激光照射，能使基础代谢率由异常下降，有的可达正常。彭悦等人报道，激光照射治疗高脂血症，其原理虽不清楚，但认为与激光照射能增强机体代谢过程有关。在用散焦照射时，国内学者认为能加强组织细胞活力，增强网状内皮系统的吞噬能力，从而促进炎症的恢复和代谢产物的吸收，如有的学者观察，某些扭伤或手术后软组织肿胀，经过一般红外线治疗不见好转者，经二氧化碳激光照射 1 ～ 2 次，即能明显消肿止痛，是一般红外线及其他理疗方法所不能及的。

二、激光针灸原理

（一）具有针刺的特点

国内外学者普遍认为，低能量氦 – 氖激光照射，能穿透活体 1 ～ 1.5cm，山东用极细的光导纤维，通过特别的空心针灸针，把氦 – 氖激光导入人体内，使激光能在所需治疗的深层部位直接发挥作用，这样就使激光的穿透能力进一步提高。激光穿透进入皮肤之内，就像针灸针一样，对穴位与经络进行直接刺激，为了使这种刺激更接近于针刺，还可用一种脉冲激光，使之产生类似捻针的作用。虽然，这些方法尚未尽善尽美，但出发点是为了使激光照射更接近于针刺。

（二）具有灸焫的特点

激光照射能产生热效应，而散焦照射所产生的温热刺激作用则更为明显，当激光束照射于机体表面，温度在42℃上下时，出现一种温热的刺激，有促进血液循环等良性反应，当温度约在60℃时，组织呈现凝固状，温度在100℃以上时即呈现气体状态。不同的温度能起到不同的医疗作用，这时激光照射主要是热能发挥作用，与灸焫法近似。我们认为灸焫的主要作用可以归纳为三个字，即：温，通，补。以温去寒，以通去瘀，以补扶正。主要是通过对人体皮部发生作用，以影响到整个经络，从而扶阳抑阴，调气活血，通经活络。灸焫的特点有三：主要作用是热效应；主要作用对象是皮部；作用范围比较宽。激光照射中散焦照射同样具有以上特点，所以激光照射能通过对皮部的温热刺激，调节和调动人体气机，达到温寒、散邪、通瘀、解郁、补正、壮阳的作用。皮部以经脉为纪，受经脉约束，是经脉在外表的部分，皮部的作用是经络作用的一部分，激光所生的热，作为热能传递给机体，是治疗作用的一部分，更主要的还是以热作为信息传给皮部，通过经络的作用而发生效应。由于皮部表浅，传递入内所经路程长，故用散焦较大面积的照射，使信息量增多很有必要。所以激光小光斑照射对人体的作用，一般认为是相当于针上加灸的作用。

（三）具有本身的特点

激光所具有的光化效应与磁化效应，这是他本身的特点。激光的光子流进入人体，被吸收后。很可能从进入处就开始产生光电现象，沿着经络的传递，经络通道上的细胞及组织也必然受光电现象波及，发生电子的交流。在交流的动态中，使每个原子逐渐进入互相平衡的稳定状态，多余的电子继续向不稳定部转移。而病变部位，由于功能变异，往往就是最明显的不稳定部位，因此在经络传导过程中产生趋病性，由于电子的交换，使原子恢复正常生理状态，故能给机体带来活力，提高机体功能。激光的磁化效应与电子的传递，也有密切关系，所以他与光化效应是相得益彰的。因为人也是由原子、电子组成，人体就有生物电磁场现象，所以人的一切变化，必然显示出电子变化的现象，因而电子激活原理是完全可能的。激光就是电子在体内产生的激活现象，可以说，体内的一切生化现象都与电子激活现象有关。

第四节　激光针灸的特殊效应

一、激光针灸的特殊效应说明其机理与传统针灸理论不尽一致。这样就有助于我们从不同角度理解经络实质

（一）特殊针感

据报道，在进行激光针灸治疗时，约有1/3左右的病员有微弱针感，如酸、麻、胀、重、热、

凉、流水感、蚁行感等，约 2/3 以上的人在治疗时并无任何感觉。如有人用氦－氖激光穴位照射治疗精神分裂症，发现 24 例病人中均无针刺酸麻胀痛感，而显著好转以上者有 18 例，可见仍有良好效果。总之，激光针灸无明显针感，或针感微弱同样能获得满意疗效。激光针灸的这种隐性针感的存在，可以通过轻叩皮肤，寻找到隐性感传得到证实。《内经》认为："刺之要，气至而有效。"气至速而效速，气至缓而效慢。所以针刺得气是与疗效密切相关的大事，而得气的重要标志之一就是病人有比较明确的酸、麻、胀、重、痛感，没有这种感觉，疗效往往就比较差。而激光针灸多数属于隐性针感，之所以能获得疗效说明激光针灸对人体的作用较为特殊，其治疗机理也较为不同。我们认为激光针灸对机体是一种穿透性刺，其刺激强度不如针灸对肌体的破损性刺激那样强烈，目前对激光针刺的深度还不能恰如其分的掌握，还不能很好地进行像针灸所常用的那些手法，不具备针灸那样补、泻、平补平泻的针对性治疗，所以对经络和穴位的刺激相对要差些。由于与穴位、经络密切相关的得气感相对要弱一些，所以往往以隐性针感——这种特殊的针感表现出来。虽然如此，激光针灸通过其他刺激，其他途径，使机体从不正常趋向于正常，从而取得效应，可见激光针灸与传统针灸的治疗机理不尽一致。

（二）抛物线效应

1966 年，墨斯特 Mester 等人提出，小剂量激光照射对各种生物系统有刺激作用，且有积累效应，即多次小剂量照射，等于一次大剂量照射。但是，大剂量激光照射，反而引起抑制作用。现在，激光医学工作者都承认这种积累效应，并称之为抛物线效应。他们指出，从激光照射之日起，逐渐起效，疗效渐高，但至 10 ～ 15 天后，疗效反而减低，终至某日反见无效或症状恢复，加重；若分疗程停治几天再治，则疗效稳定提高。传统针灸也有治疗时间过长，疗效降低，甚至有离不开针的嗜针感觉和耐针性，但至今未发现有激光针灸的所谓抛物线效应，也就是说传统针灸虽经长期治疗也未出现过无效或症状恢复、加重的情况，除非发生针灸失误。传统针灸疗效与针灸次数积累量无明显关系。传统针灸主要是通过穴位与经络的作用而取得疗效，是一种机体自我内平衡的方法。激光针灸则不然；他还有热、电等能量从外输入到机体内的一个方面，虽然输入的外来物质对机体来说不占据主要地位，但外来物质在机体内通过各种途径所引起的连锁反应却是不可低估的。所以激光针灸对肌体来说，是一种外来物质引起内平衡的方法，外来物质每日输入，逐渐加多，在人体需要和能容纳的状态下，所发生的以良性反应为主，表现在治疗上，就是疗效越来越好。若外来物质增多到超过人体需要和不能容纳的时候，则形成一种超量刺激，因此使疗效降低，甚至病情加重。所以激光针灸疗效与照射时日，即累积量有关。当然，激光针灸在 10 ～ 15 天内不能将所有的病治愈，但即使如此，也得停针，给机体一个自我内平衡的时间，将外来物质进行调整取舍，然后再用激光照射，重新输入外来物质，发生更高水平的良性反应，以提高疗效，这种治疗机理显然与传统针灸的治疗机理不尽一致。可以认为，激光针灸所有的外来物质在向体内输入时的最佳量与传统针灸的得气及其补泻手法的最佳效果同样是取得疗效的关键。

二、激光针灸的经络穴位特异性验证了经络学说，使经络学说更加不容置疑。

（一）循经感传现象

循经感传现象是一种自觉或他觉的经络现象，是目前我们感性认识经络的主要方面。激光针灸所引发的隐性或显性感传与经络循行路线基本一致。但这种循经感传与针刺所引发的循经感传不完全相同。其一，循经感传的自我感觉不完全相同，如吉林用 1.5mW 氦－氖激光照射治疗时，发现一例患者在照人迎穴时，有顺足阳明胃经路线传至缺盆穴的感觉，但这种感觉不同于针刺的得气感。另一例取巨骨穴时，有一种轻微的波动感，沿上臂的外前侧，顺手阳明大肠经的循行路线往下传导，其他病人还出现蚁行感。胀感等。其二，循经感传经路，胸腹部不如四肢部明确。其三，循经感传路线有时串变，如胃经循行应到次趾，但有时传到中趾，有时传至拇趾；照合谷穴时应传到食指，而有时却传向拇指。其四，显性感传方向与治疗病灶并非每次吻合。如武汉在做 5 例扁桃体剥离术中，使用激光光针麻醉，照内关穴时，其明显的麻感是传向掌心而非传向颈部。山东在治病时，照内关穴则出现足部胀感，其感传线路则很难弄清，说明显性感传仅仅是循经感传的一个方面。但也说明经络现象是存在的，通过经络的作用治疗疾病是完全可能的，如上海用导光纤维传输氦－氖激光，循经取穴治疗各种常见病 210 例，总有效率为 84%。

（二）穴位特异现象

据报道，用输出功率 2.5mW 的氦－氖激光照射井穴，用经络测定仪测试原穴导电量，记录 5 分钟前后的差值，计算 5 分钟原穴导电量变动率，通过对 1404 穴次经络测定，得出健康人及病员自发变动率（当不经光针刺激时）分别为 21.67% 和 25%（经统计学处理无显著差异）；刺激病员井穴时原穴导电量变动率为 71.1%，刺激非穴点时为 16.7%（统计学处理有非常显著差异）；刺激一侧穴位时对侧同 1/2 经原穴导电量变动率为 52.3%；而刺激无穴点时对侧仅为 17.8%（统计学处理有非常显著差异）。甚至在同一指（趾）端，穴位和非穴点对激光照射的刺激亦有迥然不同的反应和结果。穴位是否有解剖上的特异性目前尚未得出公论，但穴位部的特异变化继针刺研究之后，激光照射的研究结果再一次给予了证实，穴位特异现象的存在，再一次确立了穴位在人体的地位，为经络学说的成立奠定了一个基础。

（三）巨刺缪刺法则

巨刺缪刺是刺法中的一种，是左取右，右取左，即刺左侧的穴位可以治右侧的病，刺右侧的穴位可以治左侧的病。他与循经取穴的刺法，组成了刺法的主要内容。循经取穴通过前面的介绍，比较容易理解，是一种较为直觉的经络现象。巨刺缪刺法则由于多数无经络直接相通，他与我们常说的循经感传现象不同，是一种经络的互感现象。如前所述，从激光针灸引发循经感传时，可见从一侧经脉传到对侧同 1/2 经；照射面部一侧穴位有升温现象，对侧同 1/2 经穴虽不照射却同样升温；用经络测定仪的客观指标也得到两侧同 1/2 经脉气血相通，功能呈同步变化的结论。巨刺缪刺不仅仅是上左治下右，上右治下左等交叉式的选穴，而且可在对应的同 1/2 经选取同 1/2 穴，可见不仅仅是神经交叉的原因，更主要的是经络互感。这种现象比循经感传现象更有说服力，说明经络的客观存在，他所包含的内容远比我们目前的理解深刻，是我们目前的很多学说所不能完满解释的，从而说明研究经络学说的前景是很可观的。

三、激光照射穴位所见双向调节作用，再次证明内稳态形成是经络穴位治病的主要机理

激光照射穴位的治疗机理，与传统针灸的治疗基本相同，主要是促进机体产生调整功能，而且这种调整功能呈双向性。广州曾用氦－氖激光进行光照实验，照射皮肤穴位65例，照射黏膜30例，照射前与照射后进行血象观察，结果凡属健康人，其血液检查各项指标均无明显差异。同样一个穴位，可以使低于正常的某种指标升至正常，也可以使高于正常的某项指标降至正常，呈双向调节作用，也就是使阴阳偏盛偏衰达到阴平阳秘。体内各项指标的变化，其原因很复杂，其中主要是经络穴位起的作用，这种升高和下降在传统针灸治疗时可用各类手法进行调节，而激光针灸目前照射量的变化和深浅度的变化都还很难掌握，但仍能起到双向调节作用，可见变化的途径不同而转好是一样的。当机体达到内稳态以后，针灸或激光照射的正常刺激就不再对他发生影响。激光针灸与传统针灸内稳态形成，是以信息传入为主，主要依助于机体的反应能力，其中主要是经络的调节能力差的。激光照射所产生的双向调节作用，比针灸产生的双向调节作用，由于有能量的输入，体内的变化更为复杂，经络所发挥的作用更为广泛，所以更值得研究。

第五节　激光针灸的临床应用

国内外学者普遍认为，激光针灸可治疗所有针灸能治疗的急、慢性病。自1975年来，低功率氦－氖激光照射穴位的报道与日俱增，现已广泛应用于临床约50余种疾病。据上海报道，其治疗11种疾病720例，其总有效率为66.7%，其痊愈与显效率为26.9%。其治疗效果尚属满意。

一、临床治疗

（一）遗尿症

上海收治105例，选关元、气海、三阴交、百会、足三里。经1～3个疗程后，能自性排尿者43例，遗尿次数减少者44例，无效者18例，总有效率达83%。见效最快者只治疗1次，最慢者23次。痊愈病例平均照射治疗3.5次见效，其中37例（88%）在5次内见效；有效病例平均照射治疗4.9次见效，其中28例（63.4%）在5次内见效。曾对见效病例中的37例在治疗后3～19个月内作随访，大部分疗效巩固，个别反复者，再施照射又获疗效。

（二）青少年低度近视

上海收治132人，252只眼，其中假性近视102只眼，真性近视150只眼。取睛明、承泣、光明穴。激光照射每日1次，6次为1疗程，连续3个疗程。治疗结果，有效率达48.8%（对照组有效率为16.7%），并发现假性近视比真性近视的治疗效果好。还对部分病人57只眼进行了远期疗效随访观察，发现治疗后3个月与治疗结束时比较，无论是真性近视或假性近视，疗效基本巩固，但治疗

结束后 1 年复查则效果明显减退。

（三）高血压及高脂血症

报道，用 3mW 氦－氖激光照射人迎穴，治疗 109 例高血压患者，有效率达 94.4%。洛阳等地用 1mW 氦－氖激光照射患者颈中部交感神经节部位，治疗 121 例高血压病人，1～4 个疗程以后，血压均有不同程度的下降，其中照射 1 次后即有下降者 110 人。他们发现在下降过程中，凡病重患者多有回升，而后再下降，该组病例中有 5 人降至正常后保持两个月以上，91% 的患者主观症状明显减轻或改善。另有报道，用 2～3mW 的氦－氖激光照射内关穴，治疗高脂血症 50 例，每日 1 次，每次 15 分钟，10～12 次为 1 个疗程，休息 3～5 天后，再进行第二疗程治疗，结果发现 37 例不同程度下降（占 74%），下降最多为 106mg%，平均降低 20.12 mg%。

（四）呼吸道疾病

有人报道，用 2mW 氦－氖激光治疗小儿肺炎，1982 年治 39 例，1984 年治 48 例，入院前均经 X 线摄片确诊。1982 年选天突、肺俞、身柱，以天突为主穴，伴喘者加定喘、膻中穴；1984 年选天突、肺俞，以天突为主穴，伴喘者加定喘，有左右双穴的两侧同时照，每穴照 3 分钟，每日 2 次，8～10 日为 1 个疗程，激光照射时用西药进行对症处理。结果 1982 年痊愈 7 例，好转 32 例，1984 年痊愈 11 例，好转 37 例。广州市用氦－氖激光穴位照射治疗哮喘病 36 例，每天照射两次，14 次为 1 个疗程，有效率达 86.11%。另外，上海市用氩离子激光器照射穴位治疗支气管炎和哮喘；武汉市在支气管镜下用氦－氖激光照射气管隆嵴，治疗支气管哮喘，都取得良好效果。1972 年，沃洛尼娜（BopoHnHa）等用激光治疗 21 例哮喘病，每天照射 1 次，每次照射 40～50 秒钟，10～20 次为 1 疗程，治疗结束后，病人自觉症状都有改善，肺活量明显增加。

（五）突眼性甲亢

有人报道，用 2.5mW 氦－氖激光器治疗 14 例经药物及碘放疗无效的突眼性甲亢，以扶突为主穴，耳门或睛明为辅穴，主穴双侧均用，每次照 3～5 分钟，每天 1 次，10 次为 1 个疗程，治 1～2 个疗程，临床治愈 6 例，基本治愈 6 例，好转 2 例。治疗的前中后期，分别做了血象，基础代谢率，免疫指标测定，眼球凸出测定，有些加测了 T_3、T_4，个别测定了碘吸收率，发现治疗后各项指标均趋向正常。

（六）精神分裂症

有人报道，用 9.5～25mW 的氦－氖激光照射治疗精神分裂症 24 例，选用哑门穴，每日 1 次，每次 10 分钟，6 周（30 次）为 1 个疗程，显著好转以上者 18 例，显效率为 78%。而作为对照的氯丙嗪组，显著好转以上者为 5 例，占 13 例病人的 39%。

（七）妇产科病

有人报道，1986 年用 4mW 氦－氖激光照射治疗慢性盆腔炎 38 例（均用过药物治疗不满意者），选用气海、中极、子宫、肾俞、三阴交等穴，若有癥瘕积聚者取气海、中极、子宫、肾俞、血海等穴，每次照 5 分钟，每周照 4 次，10 次为 1 个疗程，中间休息 7～10 天再行第 2 疗程，结果痊愈 9 例，显效 14 例，好转 10 例（其中痊愈与显效占 60.52%，总有效率为 86.84%），无效 5 例。1987 年治慢性盆腔炎 60 例，痊愈与显效占 68.33%，总有效率为 93.33%。据综述，国外治 12 周以内先兆流产 126 例，选太冲、三阴交、少海等穴，疗程为 8 ～ 10 天，共照 8 ～ 9 次，发现其疗效比黄体酮治疗对照组（24 例）要好。在治疗功能性子宫出血时，选用远端有关穴位与局部（腹）穴相结合，情绪不安加镇静穴，体弱加强壮穴，每次 6 穴，每穴照 30 秒，照射密度为 6mW/cm²，每日 1 次，连照 7 ～ 12 天，经 3 ～ 7 次达到完全止血者为 75 人（占 73.5%），27 人无效。而对症治疗组，有效率只占 42.2%。

（八）其他

还有如慢性支气管炎，白细胞降低，升高，血小板减少，中心性视网膜膜炎，慢性渗出性中耳炎，各种关节肥大及关节酸痛等疾病，均取得一定疗效。

二、激光针灸治疗的优势及应用范围

（一）优势

1. 激光照射不是破损性治疗，故光针无感染和交叉感染，无须消毒，所以操作比较简便。在进行外科手术切割时，由于高温的原因，也不会造成感染和交叉感染。

2. 对皮肤破损、溃疡或黏膜等不宜使用针刺的部位，均可用光针代替。

3. 无痛感，易为人们接受，尤其是怕针者及老人、小儿、怕痛者更为适宜。

4. 激光照射得法，无副作用，不存在滞断针和刺伤内脏的危险。古代的一些禁针禁灸穴位，可以考虑使用光针，尤其是一些担心针刺扎破血管、气泡造成出血、气胸的穴位，用光针治疗更为可靠。

5. 激光"晕针"出现得极少，个别病人可能出现类似晕针现象，但经对症处理后即可解除。

6. 激光照射同时有针刺与灸焫两种作用，所以在需针上加灸治疗的穴位，用之更为合适。

（二）应用范围

1. 穴位照射

根据经络学说原理进行，与针灸各有长处，互相不能完全代替，但都能治疗几乎所有的疾病。

2. 散焦照射

可根据经络学说，按照灸法的方法与选择进行，也可根据理疗的方法进行。

3. 激光诊断

既可以根据"气至病所"现象，对疾病进行诊断，又可以对经络穴位的特异性进行研究，由于激光的恒定性，往往比用手捻针更规范。1966 年还出现了全息摄影诊断法，据报道 1969 年，美国用超声激光全息摄影，即可分辨出 1cm 大小的乳腺癌。

4. 其他作用

还可以进行切割、气化、烧灼、止血、凝固封闭等方面。

三、激光针灸使用时的注意事项

1. 激光对人眼有明显损伤，即使在使用低能量照射时，也要尽量避免对眼球的直接照射，尤其是长时间照射不宜进行。

2. 激光针灸的方法目前仍在进一步研究之中，不要以为无副作用，无损害就掉以轻心，随施滥用，而要不断积累、总结、提高。

3. 激光用于外科手术切割皮肤，较手术刀缓慢，且易感染，术后恢复较慢，所以不做常规使用。

4. 激光针灸宜根据经络学说选择经络与穴位，应该注意辨证施治。

四、激光针灸的几个值得研究的问题

1. 激光针灸与传统针灸虽在某些方面有不同之处，但他们都是建立在经络学说之上的，应该说激光针灸是在传统针灸基础上发展起来的，激光针灸是针灸的一个组成部分，当然他又是一个发展了的部分。经络与穴位的诊疗作用，仍是激光针灸发挥作用的主要途径之一，如何用激光针灸调动经络穴位的作用，目前还处于被动状态，他缺乏像传统针灸那样以深度、手法补泻、引气催气等主动调动经络穴位功能的能力，如何控制激光针灸的深度（是以尺寸为准，还是以得气为准，还是结合二者），并产生补泻样作用（是以旋转为准，还是以强度为主，还是以闪烁为主）尚无定论，也缺乏研究。

2. 激光针灸有能量输入体内，它是循经而行还是循生化反应链而行，是否经络的循行途径就是生化反应链的最佳途径。这种能量的输入的最佳量是多少，现代报道的激光照射时间是几秒到几分钟，这与经络的气血运行五十营规律似乎不合，按照经络的气血五十营规律，指导针灸则可留针30分钟左右，而激光针灸的时间远远低于这个时间，那么激光针灸照射几秒到几分钟的理论依据是什么？

3. 辨证论治是中医治病的一大特色，是提高疗效的一个关键，但现代激光针灸的报道大多不讲辨证论治，甚至有人认为辨证分型都用不着，用经络穴位的双向作用代替一切，那么辨证论治与不辨证论治有何区别，尚未见到令人心服的报道，辨证论治问题牵涉面大，影响深刻，应该慎重研究。

4. 激光针灸是现代科学技术与传统的中医理论结合研究得比较好的一项技术，但目前的推广面还不宽，激光的无痛无痒虽然是件好事，但对不太了解的人来说，反而认为无刺激无变化也就是无作用，故激光针灸器的制造要适应人们的心理，使患者在治疗时能见到无痛无痒但有变化这一特点，用荧光屏或记录纸进行描述，或用其他方法记录描述，以提高对治疗的认识。